普通高等教育"十一五"国家级规划教材

新世纪全国高等中医药院校七年制规划教材

U0248531

中医骨伤科学

主　编　施　杞（上海中医药大学）

副主编　王和鸣（福建中医学院）

　　　　肖鲁伟（浙江中医学院）

　　　　石关桐（上海中医药大学）

中国中医药出版社·北京

图书在版编目（CIP）数据

中医骨伤科学/施杞主编. —北京：中国中医药出版社，2005.2（2016.6重印）

普通高等教育"十五"国家级规划教材

ISBN 978－7－80156－565－7

Ⅰ. 中… Ⅱ. 施… Ⅲ. 中医骨伤科学-中医学院-教材 Ⅳ. R274

中国版本图书馆 CIP 数据核字（2004）第 005127 号

中 国 中 医 药 出 版 社 出 版

北京市朝阳区北三环东路 28 号易亨大厦 16 层

邮政编码 100013

传真 010 64405750

北京市卫顺印刷厂印刷

各地新华书店经销

*

开本 860×1168 1/16 印张 35 字数 427 千字

2005 年 2 月第 1 版 2016 年 6 月第 4 次印刷

书 号 ISBN 978－7－80156－565－7/R·565

*

定价 42.00 元

网址 www.cptcm.com

全国高等中医药专业教材建设

专家指导委员会

主 任 委 员 李振吉 （国家中医药管理局副局长）

副主任委员 王永炎 （中国中医研究院名誉院长　中国工程院院士）

　　　　　　 贺兴东 （国家中医药管理局科技教育司司长）

委　　　员（按姓氏笔画排列）

　　　　　　 王绵之 （北京中医药大学　　　　　教授）

　　　　　　 王明来 （国家中医药管理局科技教育司副司长）

　　　　　　 王新陆 （山东中医药大学校长　　　教授）

　　　　　　 邓铁涛 （广州中医药大学　　　　　教授）

　　　　　　 石学敏 （天津中医学院教授　中国工程院院士）

　　　　　　 龙致贤 （北京中医药大学　　　　　教授）

　　　　　　 皮持衡 （江西中医学院　　　　　　教授）

　　　　　　 刘振民 （北京中医药大学　　　　　教授）

　　　　　　 任继学 （长春中医学院　　　　　　教授）

　　　　　　 严世芸 （上海中医药大学校长　　　教授）

　　　　　　 李任先 （广州中医药大学　　　　　教授）

　　　　　　 李庆生 （云南中医学院院长　　　　教授）

　　　　　　 吴咸中 （天津中西医结合医院教授　中国工程院院士）

　　　　　　 张士卿 （甘肃中医学院院长　　　　教授）

　　　　　　 肖培根 （中国医学科学院教授　中国工程院院士）

　　　　　　 陈可冀 （中国中医研究院教授　中国科学院院士）

　　　　　　 周仲瑛 （南京中医药大学　　　　　教授）

　　　　　　 郑守曾 （北京中医药大学校长　　　教授）

　　　　　　 胡之璧 （上海中医药大学教授　中国工程院院士）

　　　　　　 项　平 （南京中医药大学校长　　　教授）

　　　　　　 施　杞 （上海中医药大学　　　　　教授）

　　　　　　 徐志伟 （广州中医药大学副校长　　教授）

　　　　　　 曹洪欣 （黑龙江中医药大学校长　　教授）

　　　　　　 梁繁荣 （成都中医药大学副校长　　教授）

　　　　　　 焦树德 （中日友好医院　　　　　　教授）

　　　　　　 路志正 （中国中医研究院　　　　　教授）

　　　　　　 颜德馨 （上海铁路医院　　　　　　教授）

前　言

　　"新世纪全国高等中医药院校七年制规划教材"，是高等中医药院校成立七年制以来第一版规划教材，是依据教育部《关于"十五"期间普通高等教育教材建设与改革的意见》精神，在教育部、国家中医药管理局宏观指导下，由全国中医药高等教育学会主办，全国设有七年制的高等中医药院校为主联合编写。第一批规划教材计 18 种，均为七年制各专业（各培养方向）必修的主干课程。包括：《中医古汉语基础》《中医哲学基础》《中医基础理论》《中医诊断学》《中医医家学说及学术思想史》《临床中药学》《方剂学》《中医内科学》《中医外科学》《中医妇科学》《中医儿科学》《中医骨伤科学》《针灸学》《内经学》《伤寒论》《温病学》《金匮要略》《中医养生康复学》。

　　本套规划教材系统总结了中医药七年制教育和教材建设的经验，根据七年制教学和学生素质特点，在吸取历版五年制教材成功经验的基础上，立足改革，更新观念，勇于探索，在继承传统理论基础上，择优吸收现代研究成果，拓宽思路，开阔视野；在注重"三基"教育的同时，注意启迪学生的思维；在"宽基础"的基本原则下，注意实践能力的培养。

　　本规划教材采用了"政府指导，学会主办，院校联办，出版社协办"的运作机制。教育部和国家中医药管理局有关部门、有关领导始终关注、关心本规划教材，及时予以指导；全国高等中医药专业教材建设专家指导委员会予以全程指导和质量监控，从教材规划、主编遴选、教学大纲和编写大纲审定、教材质量的最后审查，都进行了严肃认真的工作，严格把关，确保教材高质量，为培养新世纪中医药高级人才、为培养新一代名医奠定坚实的基础。

　　需要特别提出的是全国各高等中医药院校，尤其是设立七年制的中医药院校，在本规划教材编写中积极支持、积极参与，起到了主体作用；中国中医药出版社积极协办，从编校、设计、印装质量方面严格要求、注重质量，使本教材出版质量得以保证。各高等中医药院校和中国中医药出版社还在经费方面予以支持，为教材编写提供了保障。在此一并致谢！

　　由于编写中医药七年制教材尚属首次，本规划教材又在继承的基础上进行了一定力度的改革与创新，所以在探索的过程中难免有不足之处，甚或错漏之处，敬请各教学单位、各位教学人员在使用中发现问题及时提出，以便我们及时修改，不断提高质量。谨此致以衷心感谢！

全国中医药高等教育学会
全国高等中医药教材建设研究会
2004 年 6 月

普通高等教育"十五"国家级规划教材

新世纪全国高等中医药院校七年制规划教材

《中医骨伤科学》编委会

编写说明

《中医骨伤科学》是一门运用中医学理论和诊治方法研究骨、关节及周围组织损伤与疾病的课程。本教材根据国家中医药管理局、全国中医药高等教育学会召开的新世纪全国高等中医药教材建设工作会议精神与制定的教学大纲,并结合七年制教学的特点和实际需要进行编写。

学习本课程的目的是使学生在系统学习中医学各门基础课程的基础上,了解与掌握中医骨伤科的基本理论和常见疾病的诊断和防治方法,从而为从事中医或骨伤科临床与科学研究工作打下较扎实的基础。全书系统地论述了有关中医骨伤科学的基本内容,共十三章,分总论与各论两大部分:总论介绍中医骨伤科学发展简史、损伤的分类与病因病机、损伤辨证、临床检查、治疗方法、创伤急救、骨伤科实验、骨伤生物力学基础;各论包括骨折、脱位、筋伤、内伤及骨病。在章、节或疾病之后大多附有相关的"古籍选萃",对正文起补充、说明作用。

使用本教材应理论联系实际,既强调中医学术的系统性,又要突出骨伤科的学术特点,培养学生的辨证思维方法并使其掌握中医骨伤科学的基本理论、基本知识和基本临床实践能力。教学中应充分利用现代诊断设施及现代教学设备进行启发式形象教学、提高教学效果,以造就新一代高素质的能适应医疗、教学、科研及产业需要的现代化中医骨伤科人才。

本书编写分工:中医骨伤科学发展简史、治疗方法由福建中医学院王和鸣执笔,损伤的分类与病因病机、损伤辨证、临床检查及骨伤科实验由上海中医药大学王拥军执笔,创伤急救由成都中医药大学江蓉星执笔,骨伤生物力学基础由福建中医学院刘献祥执笔,上肢骨折由长春中医学院赵文海执笔,下肢骨折由河南中医学院张建福执笔,躯干骨折与骨骺损伤由山东中医药大学徐展望执笔,脱位由江西中医学院彭太平执笔,筋伤由北京中医药大学丁建中执笔,内伤及附方由湖南中医学院熊辉执笔和汇编,骨病由浙江中医学院肖鲁伟执笔。

编写过程中,施杞主编对全书进行整体策划和协调并最后进行统稿和审定。王和鸣、肖鲁伟、石关桐三位副主编分别对有关篇章进行协调和审稿。主编助理王拥军、秘书谢兴文协助主编进行统稿和审定工作。

在当前高等中医药教育不断深入改革的形势下,对于如何提高七年制教学质量,本教材虽作了初步探索,但难免有疏漏或不足之处,希望各院校师生在使用过程中提出宝贵意见,以便再版时修订提高。

编者

2004 年 8 月

目 录

总　　论

第一章
中医骨伤科学发展简史

中医骨伤科学是一门研究骨与关节及其周围软组织损伤与疾病的学科。古属"疡医"范畴，又称"接骨"、"正体"、"正骨"、"金镞"、"骨伤"等。是中华民族长期与伤科疾患斗争的经验总结，具有丰富的学术内容和卓著的医疗成就，已形成一门独立的学科，是中医学的重要组成部分。

第一节　中医骨伤科学的起源

一、远古时期（远古～1.8 万年前）

60 多万年前，"北京猿人"已经能制造粗糙的石器和原始骨器工具。20 万年前"河套人"、"马坝人"时期，发明了人工取火。在烘火取暖和烤炙食物的基础上，产生了原始的热熨疗法。原始人在对付大自然灾害及抗击猛兽侵袭时，经常造成创伤，经过长期实践，摸索出一些简易的理伤按摩手法；对伤口则用树叶、草茎及矿石粉等裹敷，这便是外治法的起源。

二、原始氏族社会时期（1.8 万年前～公元前 21 世纪）

在旧石器晚期（约 1.8 万年前）的"山顶洞人"遗址中，发现有骨针、骨锥和其他骨制尖状器具。《山海经·东山经》记载："高氏之山，其上多玉，其下多箴石。"后世郭璞注解时认为，箴石"可以为砭针治痈肿者"。仰韶文化时期（约公元前 5000～前 3000 年）已发现可作砭刺、切割之用的石镰。《史记·扁鹊仓公列传》记载："上古之时，医有俞跗，治病不以汤液醴灑，镵石、挢引、案扤、毒熨，一拨见病之应，因五脏之输，乃割皮解肌、诀脉、结筋。"说明新石器时代外科手术器械——砭镰已产生。

三、奴隶社会时期（公元前 21 世纪~公元前 476 年）

我国奴隶社会经历了夏、商、周三代。奴隶社会较之原始社会在生产力、文化等方面都有了发展，中医骨伤科开始萌芽，出现了"疡医"。

（一）夏代（公元前 21 世纪~公元前 16 世纪）

夏代生产工具主要是石器，用以治病的针是石针、骨针。在夏代已有了人工酿酒。酒可以通血脉、行药势，也可以止痛、消毒，这对治疗创伤疾病很有意义。

（二）商代（公元前 16 世纪~公元前 1066 年）

由于商代青铜器的广泛使用，医疗工具也有了改进和提高，砭石逐渐被金属的刀针所代替，据《韩非子》记载，古人"以刀刺骨"，说明"刀"已经作为骨伤疾患的手术工具了。从商代后期甲骨卜辞和器物铭文中发现记载的疾病有几十种，其中骨伤科的有疾手、疾肘、疾胫、疾止、疾骨等。相传商代伊尹创制"汤液"，标志着方剂的诞生。

（三）西周、春秋时期（公元前 1066 年~公元前 476 年）

奴隶社会晚期，有了医政的设置和医疗的分科。《周礼·天官》记载："医师掌医之政令，聚毒药以共（供）医事。"且将医师分为"食医"、"疾医"、"疡医"和"兽医"。其中疡医"掌肿疡、溃疡、金疡、折疡之祝药、劀杀之齐。疡医就是外伤科医师。

第二节 中医骨伤科学基础理论的形成

战国、秦汉时代（公元前 476~公元 220 年），我国从奴隶社会进入封建社会，政治、经济、文化都有显著的进步，出现"诸子蜂起，百家争鸣"的局面，促进了医学的发展，骨伤科基础理论亦初步形成。

1973 年湖南长沙马王堆三号汉墓发掘的《足臂十一脉灸经》、《阴阳十一脉灸经》、《阴阳脉死候》、《五十二病方》和《帛画导引图》等医学帛书，为现存战国时代的医学著作。《足臂十一脉灸经》记载了"折骨绝筋"（即闭合性骨折）；《阴阳脉死候》记载了"折骨裂肤"（即开放性骨折）。《五十二病方》载有 52 种病，共 103 个病名，涉及内、外、伤、妇、儿、五官诸科，其中有"诸伤"、"胻伤"、"骨疽"、"骨瘤"等骨伤科病证。《五十二病方》记载了金伤、刃伤、外伤出血等多种外伤疾病，其中水银膏治疗外伤感染，是世界上应用水银于外伤科的最早记载。

《黄帝内经》是我国最早的一部医学典籍，较全面、系统地阐述了人体解剖、生理、病因、病机、诊断、治疗等基础理论，奠定了中医理论体系。对人体头颅、躯干、四肢各部骨骼的长短、大小、广狭标记出测量的尺寸；如《灵枢·经水》曰："若夫八尺之士，皮肉在此，外可度量切循而得之，其死可解剖而视之。"《内经》对人体的骨、脉、筋、肉及气血的生理功能都有精辟的论述，如《灵枢·经脉》曰："骨为干，脉为营，筋为刚，肉为墙。"《灵枢·邪客》曰："营气者，泌其津液，注之于脉，化以为血，以荣四末，内注五脏六腑。"《内经》阐发的肝主筋、肾主骨、肺主皮毛、脾主肌肉、心主血脉及气伤痛、形伤肿等基础理论，一直指导着骨伤科的临床实践。《内经》还阐述骨病的病因病机，《灵枢·刺节真邪》曰："热胜其寒，则烂肉腐肌为脓，内伤骨为骨蚀。……有所结，深中骨，气因于骨，骨与气并，日以益大，则为骨疽。"《素问·痹论》曰："风寒湿三气杂至，合而为痹也。"《素问·生气通天论》曰："因于湿，首如裹，湿热不攘，大筋緛短，小筋弛长，緛短为拘，弛长为痿。"《素问·痿论》还将痿证分为痿躄、脉痿、筋痿、肉痿、骨痿等五痿分别加以论述。此外，《吕氏春秋·季春纪》认为："流水不腐，户枢不蠹，动也；形气亦然，形不动则精不流，精不流则气郁。"主张用练功疗法治疗足部"痿躄"，为后世骨伤科动静结合理论奠定了基础。

奉汉时期，骨伤科临床医学得到发展。西汉初期，名医淳于意留下的"诊籍"记录了两例完整骨伤科病案：一则是堕马致伤，一则是举重致伤。西汉中期《居延汉简》的"折伤部"记载了骨折创伤的治疗医案。东汉早期，《武威汉代医简》载录治疗金疡、外伤方10余首，有止痛、逐瘀、止痉的作用，配伍较之《五十二病方》有明显的进步。成书于东汉时期的《神农本草经》载有中药365种，其中应用于骨伤科的药物约100种。汉代著名外伤科医家华佗精通方药、针灸、养生，更擅长外伤科手术。他发明了麻沸散，施行于剖腹术、刮骨术，还创立了五禽戏，似今练功疗法，可运用于骨伤科疾病之康复。东汉末年杰出医学家张仲景总结了前人的医疗成就，并结合自己的临床经验著成《伤寒杂病论》，这是我国第一部临床医学巨著，他在《内经》、《难经》的理论基础上，以六经论伤寒，以脏腑论杂病，创立了理、法、方、药结合的辨证论治方法。书中记载的攻下逐瘀方药，如大承气汤、大黄牡丹汤、桃仁承气汤、大黄蛰虫丸和下瘀血汤等，至今仍被骨伤科医家所推崇。

第三节　中医骨伤科学诊疗技术的进步

三国、晋朝至隋唐、五代（公元220～960年），由于战乱频繁，骨伤科疾患更多见，促进了骨伤科诊疗技术的进步。晋·葛洪著《肘后救卒方》，在世界上最早记载了下颌关节脱位手法整复方法："令人两手牵其颐已，暂推之，急出大指，或咋伤也。"并首先记载用竹片夹板固定骨折。南齐·龚庆宣整理的《刘涓子鬼遗方》对创口感染、骨关节化脓性疾病采用外消、内托、排脓、生肌、灭瘢等治法；运用虫类活血药治疗金疡；提出骨肿瘤的诊断和预后；记述了"阴疽"（似髋关节结核）、"筋疽"（似脊柱结核）的证候。隋·巢元方等编著的《诸病源候论》，是我国第一部中医病理专著，载录证候1720条，其中有"金疮病诸候"23论，腕折（泛指骨折、扭伤等）证候9论，还有妇人与小儿金疮、瘀血证候等。"金疮病诸候"精辟论述了金疮化脓感染的病因病理，提出清创疗法四要点：清创要早，要彻底，要正确地分层缝合，要正确包扎，为后世清创手术奠定了理论基础。对治疗开放性骨折、清除异物、结扎血管止血、分层缝合等方面的论述，都达到了较高的水平。"中风候"和"金创中风痉候"对破伤风的症状描写得非常详细，提出它是创伤后的并发症。"金疮伤筋断骨候"、

"金疮筋急相引痛不得屈伸候"、"腕折破骨伤筋候"等论述了"伤筋"的证候、治疗方法及其预后，指出筋断"可连续"。"箭簇金刃入肉及骨不出候"、"金疮久不瘥候"对创口不愈合的病因病理有了较深刻的认识，强调清除碎骨和异物的重要性。"金疮肠断候"、"被打头破脑出候"记载了肠断裂、颅脑损伤的症状和手术缝合治疗方法。《诸病源候论》还阐述了内伤气血、津液、五脏的病机。

唐·孙思邈著《备急千金要方》、《千金翼方》，是中医临床的百科全书，在骨伤科方面总结了补髓、生肌、坚筋、固骨类药物，介绍了人工呼吸复苏、止血、镇痛、补血、活血化瘀等疗法；载录了下颌关节脱位手法复位后采用蜡疗、热敷、针灸等外治法，丰富了伤科治疗法。王焘著《外台秘要》，是一部综合性医学论著，其中收录了折损、金疮、恶刺等骨伤科疾病治疗方药；把损伤分为外损和内损；列骨折、脱位、内伤、金疮和创伤危重证等五大类。蔺道人著《仙授理伤续断秘方》，是我国现存最早的一部骨伤科专著，分述骨折、脱位、内伤三大类证型；总结了一套诊疗骨折、脱位的手法，提出了正确复位、夹板固定、内外用药和功能锻炼的治疗大法；对筋骨并重、动静结合的理论也作了进一步的阐发；对于难以手法复位的闭合性或开放性骨折，主张采用手术整复："凡伤损重者，大概要拔伸捺正，或取开捺正"，"凡皮破骨出差爻，拔伸不入，撙捺相近，争一二分，用快刀割些捺入骨。"该书首次记载了手牵足蹬整复手法治疗髋关节后脱位及采用"椅背复位法"治疗肩关节脱位。对内伤证采用"七步"治疗法；提出了伤损按早、中、晚三期治疗的方案。所载方50首，药139味，包括内服及煎洗、填疮、敷贴等外用方剂，体现了骨伤科内外兼治的整体观。

第四节　中医骨伤科学的发展

宋、辽、金、元时代（公元960～1368年），官方相继建立了更为完善的医学机构，涌现出不少著名医学家，他们从各自角度总结和论述了自己的临证经验，出现了学术上的争鸣局面，使中医骨伤科学蓬勃发展。

宋代"太医局"设立"疮肿兼折疡科"。宋代法医家宋慈著《洗冤集录》是我国现存最早的法医学专著，对全身骨骼、关节结构描述较详细，同时还记载了人体各部位损伤的致伤原因、症状及检查方法。宋医官王怀隐等编成《太平圣惠方》，其中"折伤"、"金疮"属骨伤科范畴；对骨折提出了"补筋骨，益精髓，通血脉"的治疗思想，用柳木夹板固定骨折；推广淋、熨、贴、熁、膏摩等外治法治疗损伤。太医局编辑的《圣济总录》内容丰富，其中"折伤门"总结了宋代以前骨伤科医疗经验，强调骨折、脱位复位的重要性。张杲著《医说》记载了随军医生"凿出败骨"治疗开放性胫腓骨骨折成功的病案，并介绍了采用脚踏转轴及竹管的搓滚舒筋练功疗法。许叔微著《普济本事方》记载了用苏合香丸救治跌伤重证。《夷坚志》记载了邢氏同种异体骨移植颌骨成功病例。张元素《医学启源》总结了治疗内伤的引经药，促进了骨伤科理气活血疗法的发展。张从正采用攻下逐瘀法治伤。李杲创制疏肝活血逐瘀的"复元活血汤"。"火热论"代表人物刘完素，在骨伤科临证治疗时主张用甘凉、活血、润燥、生津的药物。朱震亨认为人体"阳常有余，阴常不足"，提倡滋阴疗法，强调补肝肾治本的原则。

元代"太医院"设十三科,其中包括"正骨科"和"金镞兼疮肿科"。元代李仲南首创过伸牵引加手法复位治疗脊柱屈曲型骨折;此外还创制了手术缝合针——"曲针"用于缝合伤口;提出以"有无粘膝"体征鉴别髋关节前后脱位,至今仍有临床意义。危亦林著《世医得效方》,按元代十三科分类,其中"金镞正骨科"不仅继承前人治伤病经验,而且对骨折、脱位的整复手法和固定技术有所创新。危氏在世界上最早施用"悬吊复位法"治疗脊柱骨折;对开放性骨折,主张扩创复位加外固定治疗。危氏还创制了"草乌散"(又名麻药方),对其组成、功用、剂量及注意事项都有详细记载。元代《回回药方》中"金疮门"、"折伤门"大部分内容继承《仙授理伤续断秘方》、《世医得效方》和《永类钤方》等经验,同时还吸收阿拉伯外来医学知识,反映了元代中医骨伤科鼎盛的状况。

第五节 中医骨伤科学的兴盛与危机

一、中医骨伤科学的兴盛(公元 1368 ~ 1840 年)

明清时代,骨伤科出现了许多学术上有相当成就的医学家,撰写了大量的骨伤科专著,不断提出新的理论和观点,形成不同学派,标志着中医骨伤科学的兴盛。

明初,太医院设有十三科,其中属骨伤科范畴的有"接骨"、"金镞"两科。隆庆五年(1571 年)改名为正骨科(又名正体科)。公元 1644 年清朝建立,太医院设九科,其中有"疮疡科"和"正骨科",后者又名"伤科"。明代《金疮秘传禁方》记载了用骨擦音检查骨折的方法;对开放性骨折,主张把穿出皮肤已被污染的骨折端切除,以防感染等。明代永乐年间(公元 1406 年)朱橚等编著《普济方》,其中"折伤门"、"金疮门"和"杖伤门"等辑录治疗骨伤科方药 1256 首,是 15 世纪以前治伤方药的总汇。在"接骨手法"中,介绍了 12 种骨折脱位的复位固定方法。明·异远真人著《跌损妙方》记载全身 57 个穴位,总结了一套按伤处所在穴位而施治的方药,其"用药歌"在骨伤科广为流传。明·薛己撰《正体类要》共两卷:上卷论正体主治大法及记录治疗骨伤科内伤验案 65 则;下卷介绍诸伤方 71 首。薛氏重视整体疗法,如序曰:"肢体损于外,则气血伤于内,营卫有所不贯,脏腑由之不和",强调突出八纲、脏腑、气血辨证论治,用药主张以补气血、补肝肾为主,行气活血次之,其"气血学说"和"平补法"对后世产生巨大影响。著名医药学家李时珍《本草纲目》载药 1892 味,其中骨伤科药物 170 余种。明·王肯堂《证治准绳·疡医准绳》对骨折亦有较精辟的论述,如对肱骨外科颈骨折采用不同体位固定;把髌骨损伤分为脱位、骨折两类,骨折又分为分离移位或无移位两种;对骨伤科的方药还进行了由博而约的归纳整理,深为后世医家所推崇。

清代吴谦等著《医宗金鉴》,其中"正骨心法要旨"较系统地总结了清代以前的骨伤科经验,对人体各部的骨度、损伤的治法记录周详,既有理论,亦重实践,图文并茂。该书将正骨手法归纳为摸、接、端、提、推、拿、按、摩八法,并介绍腰腿痛等疾患的手法治疗,及运用攀索叠砖法、腰部垫枕法整复腰椎骨折脱位等。在固定方面，主张"爰因身体上下正侧之象，制器以正之，用辅手法之所不逮，以冀分者复合，欹者复正，高者就其平，陷者升其位"；并改进了多种固定器具，如脊柱中段损伤采用通木固定，下腰损伤采用腰柱固定，四肢长骨干骨折采用竹帘、杉篱固定，髌骨骨折采用抱膝圈固定等。沈金鳌著《沈氏尊生书·杂病源流犀烛》，发展了骨伤科气血病机学说，对内伤的病因病机、辨证论治有所阐发。胡廷光著《伤科汇纂》，收集了清代以前有关骨伤科的文献，结合其临床经验系统地阐述了各种损伤的证治，骨折、脱位、筋伤的检查、复位法，并介绍了大量骨伤科处方及用药方法。钱秀昌著《伤科补要》，较详细论述骨折、脱位的临床表现及诊治方法，如髋关节后脱位采用屈髋屈膝拔伸回旋法整复等。该书并载有医疗器具固定图说、周身各部骨度解释、伤科脉诊及大量方剂。

二、中医骨伤科学的危机（公元 1840～1949 年）

鸦片战争后，随着西方文化的侵入，中医受到歧视，骨伤科面临危机。在此期间，骨伤科著作甚少，较有代表性的是 1852 年赵廷海著《救伤秘旨》，收集少林学派的治伤经验，记载人体 36 个致命大穴，介绍了各种损伤轻重证的治疗方法，并增加了"按证加减法"。

中华人民共和国成立前，中医骨伤科的延续以祖传或师承为主，医疗活动只能以规模极其有限的私人诊所形式开展。这种私人诊所在当时不仅是医疗单位，而且也是教徒授业的教学单位。借此，中医骨伤科学的许多宝贵的学术思想与医疗经验才得以流传下来。全国各地骨伤科诊所，因其学术渊源的差别，出现不少流派，较著名的诸如：河南省平乐镇郭氏正骨世家，天津苏氏正骨世家，上海石筱山、魏指薪、王子平等骨伤科八大家，广东蔡荣、何竹林等五大骨伤科名家，湖北武当派李氏正骨，福建少林派林如高，四川杜自明、郑怀贤，江苏葛云彬，北京刘寿山，山东梁铁民及辽宁孙华山等，各具特色，影响广泛。

第六节　中医骨伤科学的新生

一、社会变革促进了中医骨伤科学的发展

中华人民共和国成立后，政治经济制度发生了根本变化，为中医药事业的发展提供了前所未有的良机。中医有了国家兴办的教育、科研和医疗机构，为大批人才培养及卓有成效地进行科研和医疗工作提供了良好的环境条件。中医骨伤科也从建国初期的个体开业形式向集中的医院形式过渡。1958 年以后，全国各地相继成立了设有伤科、正骨科或骨伤科的中医院，不少地区还建立了专门的骨伤科医院。20 世纪 50 年代上海市首先成立了"伤骨科研究所"，70 年代在北京成立了中国中医研究院骨伤科研究所，天津市成立中西医结合治疗骨折研究所，嗣后其他不少省市也纷纷成立骨伤科研究机构，标志着中医骨伤科不仅在临床医疗实践方面，而且在基础理论与科学研究方面都取得了很大进展。

除了医疗与科研机构外，自 50 年代开始，全国普遍建立的中医学院与中医学校，为国

家培养了大批中医人才。80年代10余所中医院校相继成立中医骨伤系，除了招收大学本科生外，不少院校还培养中医骨伤专业硕士与博士研究生。90年代，上海中医药大学率先建立了中医骨伤科博士后流动站。

在发展中医政策的正确指引下，一批著名老中医的正骨经验得到了整理和继承。其中影响较大的代表性著作有：《正骨疗法》（石筱山）、《平乐郭氏正骨法》、《魏指薪治伤手法与导引》、《伤科疗法》（郑怀贤）、《中医正骨经验概述》（杜自明）、《正骨学》（梁铁民）、《刘寿山正骨经验》、《林如高正骨经验》等。

二、建国后中医骨伤科学的新成就

1958年，我国著名骨伤科专家方先之、尚天裕等虚心学习著名中医苏绍三正骨经验，博采各地中医骨伤科之长，运用现代科学知识和方法，总结出新的正骨八大手法，研制成功新的夹板外固定器材，同时配合中药内服、外治及传统的练功方法，形成一套中西医结合治疗骨折的新疗法，其编著的《中西医结合治疗骨折》一书，提出"动静结合"、"筋骨并重"、"内外兼治"、"医患合作"治疗骨折的四项原则，使骨折治疗提高到一个新水平，在国内外产生重大影响。

20世纪70年代后，中西医结合在治疗开放性感染骨折、脊椎骨折、关节内骨折及陈旧性骨折脱位等方面总结了成功经验，慢性骨髓炎、关节炎的治疗也取得了一定的效果。传统的中医骨伤科经验得到进一步发掘、整理与提高，逐步形成一套有中医特色的治疗骨折、骨病与软组织损伤的新疗法。对肩、肘、踝关节内骨折多采用手法复位、钢针撬拨复位、自身重量牵引、夹板固定及早期活动，既平整了关节，又恢复了关节功能。以往多主张手术治疗或"听其自然"的陈旧性关节脱位，随着中医疗法的进步，总结出舒筋、解凝、整复、练功等一套治疗陈旧性关节脱位的方法，提高了手法整复率与疗效。骨髓炎、骨结核、股骨头无菌性坏死等都是易造成肢体畸形或运动功能障碍的疾病，中医骨伤科在这方面的治疗上取得了长足的进步，如天津医院采用中医药治疗开放性骨折并发骨髓炎，取得良好效果，充分体现了传统中医药学的特色和优势。

中医骨伤科药物疗法起源甚早，内容极为丰富。中国中医研究院骨伤科研究所利用电子计算机对历代111种医学书籍中所收载的治疗跌打损伤3269首方药进行研究，对其骨伤用药和方剂作了临床规律性探讨。常用药可达921种，其中植物药639种，矿物药74种，动物药159种。根据各医籍的成书年代，把汉唐、宋金元、明、清作为四个历史断代，将各方药中的药物使用频度进行了分析统计研究。总体看，治疗跌打损伤的药物都具有活血化瘀作用，因而可以推断，活血化瘀是中医治疗跌打损伤的基本治法，在临床上可辨证运用益气、行气、散寒、软坚、通经及止血等。

在外固定方面，各地在总结中西医固定器械的优缺点基础上，把两者有机结合在一起，运用现代科学理论加以论证，这方面工作较突出的如中国中医研究院"骨折复位固定器"、天津医院"抓髌器"、河南洛阳正骨医院"尺骨鹰嘴骨折固定器"及上海市第六人民医院"单侧多功能外固定器"等。

1986年中国中医药学会骨伤科分会在上海成立，中医骨伤科学术交流日趋广泛，一方面推广传统、有效的医疗方法，另一方面用先进的科学技术深入研究损伤治疗机理。90年代，光学显微镜、电子显微镜、电生理、生物化学、生物力学、分子生物学、电子计算机、磁共振、骨密度仪等现代科学技术已在本学科的基础研究与临床医疗中得到应用。一些治疗骨延迟愈合、骨质疏松、颈椎病、腰椎病、骨缺血性坏死、骨髓炎及骨性关节炎的中药新药不断研制出来，产生了良好的社会效益与经济效益。

随着科学技术的日益发展，工农业机械化和高速交通工具的应用，各类损伤的发生也必将出现一些新问题，人类对伤病康复的要求也将越来越高，这就向中医骨伤科学提出了新的要求。从自然科学发展史来看，各门科学都是相互渗透、相互促进的。按照"古为今用，洋为中用"的原则，今后应继续发掘整理中医骨伤科历代文献和传统经验，不断吸收现代科学的成就，运用科技手段，促进中医骨伤科学迅速发展，为人类健康事业做出更大的贡献。

第二章
损伤的分类与病因病机

第一节　损伤的分类

损伤是指外界的刺激突然作用于人体所引起的组织或器官在解剖或生理上的紊乱且伴有局部和全身性反应。

中医学对损伤的分类认识较早，在甲骨文卜辞和器物铭文中就有"疾手"、"疾肘"、"疾胫"、"疾止"、"疾骨"的记载。周代为医学分科之始，《周礼·天官》描述了疡医主治肿疡（一般外科感染和创伤感染引起的红、肿、热、痛）、溃疡（肿疡破溃后）、金疡（金属器械所致的开放性创伤）、折疡（骨折、脱位）。"疡"字即"伤"字之义（郑玄注："身伤曰疡"），虽然骨伤科的内容与一般疮疡外科混在一起，但是从分类上已与一般疮疡外科有了比较明确的区别。之后，《礼记·月令孟秋》记载了损伤可分为伤（皮伤）、创（肉创）、折（骨折）、断（骨肉皆断离）四类。唐代《外台秘要》又将损伤分为外损与内伤两类。

目前按损伤的性质和特点主要有下列分类方法：

1. 按照损伤部位分类　分为外伤和内伤。外伤是指皮、肉、筋、骨损伤，可根据受伤的具体部位分为骨折、脱位与伤筋；内伤是指脏腑损伤及损伤所引起的气血、脏腑、经络功能紊乱而出现的各种损伤内证。人体是一个内外统一的整体，从外伤来讲，皮肉裹于外，筋骨连续于内，皮肉受损可累及筋骨，筋伤骨损也可伤及皮肉。对内伤来讲，无论伤气血或伤脏腑均可导致经络阻滞；反之经络损伤亦可内传脏腑，经络运行阻滞必然引起气血、脏腑功能的紊乱。外伤与内伤也是相互影响的，肢体虽受损于外，也会由外及内伤及气血，并可引起脏腑功能不和，出现损伤内证。

2. 按照损伤性质分类　根据外力作用的性质，分为急性损伤与慢性劳损。急性损伤是急骤的暴力引起的损伤；慢性劳损是劳逸失度或体位不正确，导致外力长期累积作用于人体，从而产生各种临床表现。

3. 按照损伤后就诊时间分类　分为新伤与陈伤。新伤一般认为在2～3周以内的损伤或发病后立即就诊者；陈伤往往是新伤失治，日久不愈，或愈后又因某些诱因在原受伤部位复发者。

4. 按照损伤部位情况分类　根据受伤部位的皮肤或黏膜是否完整，可分为闭合性损伤与开放性损伤。闭合性损伤外部无创口，往往是钝性暴力损伤；如皮肤、黏膜或深层组织破损有创口，系开放性损伤，往往是锐器、火器所致。

5. 按照受伤程度分类　根据致伤因素的性质、强度，作用时间的长短，受伤的部位以及面积的大小等，分为轻度伤与重度伤。一般根据临床症状体征综合判断。

6．按照职业特点分类　根据患者的职业特点，有生活损伤、工业损伤、农业损伤、交通损伤和运动损伤等。运动员及舞蹈、杂技、武打演员容易发生各种运动损伤，经常卧床颈部过度屈曲看书看电视者或经常低头工作的人群容易患颈椎病。

7．按照理化性质分类　有物理损伤、化学损伤和生物损伤等。

第二节　损伤的病因

损伤的病因是指引起人体皮肉、筋骨、脏腑等组织结构的破坏，及其带来的局部和全身性反应的原因。中医骨伤科历来重视病因的研究。《内经》指出"坠堕"、"击仆"、"举重用力"、"五劳所伤"是损伤的致病因素。汉代张仲景在《金匮要略·脏腑经络先后病脉证》中提出了"千般疢难，不越三条"的观点。宋代陈无择在《三因极一病证方论·三因论》中一方面指出了损伤的病因不同于七情内因和六淫外因，而属于不内外因，另一方面也提出不内外因仍属外因或内因的范围。只有掌握损伤的病因，才能循因辨证，审因论治，指导损伤的治疗。

一、外因

外因是指由外界因素作用于人体而引起的损伤，与外感六淫及邪毒感染也有一定的关系。

（一）外力伤害

跌仆、坠堕、撞击、闪挫、压轧、负重、刀刃、劳损等引起的损伤都与外力作用有关。根据外力性质的不同，可分为直接暴力、间接暴力、肌肉强烈收缩和持续劳损等4种。

1．直接暴力　所致的损伤发生在外力直接作用的部位，如创伤、挫伤、骨折、脱位等。

2．间接暴力　所致的损伤都发生在远离外力作用的部位，包括传达暴力、扭转暴力等。如自高处坠落时臀部先着地，因身体下坠的冲击力与地面对脊柱的反作用力互相挤压，可发生胸腰椎压缩性骨折，甚至伴有严重的椎体脱位和脊髓损伤。

3．肌肉过度强烈收缩　如跌仆时股四头肌强烈收缩可引起髌骨骨折，投掷手榴弹时肌肉强烈收缩致肱骨干骨折。

4．持续劳损　肢体因长时间劳损或姿势不正确的操作，使筋骨受到持续或反复多次的慢性牵拉、摩擦等，均可使筋骨持续受外力积累损伤。如单一姿势的长期弯腰负重可造成慢性腰肌劳损，长时间的步行可能引起跖骨疲劳性骨折等。

（二）邪毒感染

外伤后又感受毒邪，脓毒不泄，蚀筋破骨，则可引起局部和全身感染。如开放性骨折处理不当可引起骨髓炎等。

（三）外感六淫

风、寒、暑、湿、燥、火六种不同的气候变化，若太过或不及，引起人体发病者，称之为"六淫"。外感六淫可直接引起筋骨、关节疾患，也可以在损伤之后，六淫乘虚侵袭，阻塞经络，气机不得宣通，进一步加重肢体功能障碍。

二、内因

由人体内部变化的影响而致损伤的因素称为内因，如年龄、体质、局部解剖结构等。古代大量文献都证明大部分外界致病因素只有在机体虚弱的情况下，才能伤害人体。因此，我们不仅要重视损伤外因的作用，而且要强调内因在发病学上的重要作用。

（一）年龄

年龄与伤病的好发部位及发生率有关。如小儿骨骼柔嫩，容易发生骨折，但小儿的骨膜较厚而富有韧性，多为不完全性骨折。骨骺损伤多发生在幼儿或少年。跌倒时臀部受到同样外力，老年人易引起股骨颈骨折或股骨粗隆间骨折。

（二）体质

体质的强弱与损伤的发生有密切的关系。年轻人气血旺盛、筋骨坚固，不易发生骨折；年老者气血虚弱、骨质疏松，容易发生损伤。

（三）解剖结构

损伤与其局部解剖结构也有一定的关系。如桡骨远端骨折好发于桡骨下端 $2 \sim 3cm$ 松质骨与密质骨交界处，锁骨骨折大多发生在两个弯曲的交界处。

（四）病理因素

伤病的发生还与组织本身的病变关系密切。内分泌代谢障碍可影响骨结构的成分，骨肿瘤、骨结核、骨髓炎等则因骨组织被破坏，易引起骨折的发生。

（五）先天因素

损伤的发生与先天禀赋不足也有密切关系。如第 1 骶椎隐性脊柱裂，因棘突缺如，棘上与棘间韧带失去了依附，导致腰骶关节不稳定，容易发生劳损。先天性脆骨病和先天性骨关节畸形可造成骨组织脆弱，容易发生骨折。

（六）职业工种

损伤的发生与职业工种有一定的关系，如手部损伤较多发生在缺乏必要的防护设备下工作的机械工人，慢性腰部劳损多发于经常弯腰负重操作的工人，运动员及舞蹈、杂技、武打演员容易发生各种运动损伤，经常低头工作者容易患颈椎病等。

（七）七情内伤

在骨伤科疾病中，内伤与七情变化的关系密切。在一些慢性骨关节痹痛疾病中，如果情志郁结，则内耗气血，可加重病情。在创伤骨折及各类骨关节疾病患者中，乐观开朗者有利于创伤修复。因此，中医骨伤科历来重视情志调摄。

第三节　损伤的病机

人体是由皮肉、筋骨、脏腑、气血、经络等共同组成的有机整体，皮肉筋骨遭受损伤后，可引起体内气血、营卫、脏腑等功能紊乱。因经络为气血运行的通道，经络"内属于脏腑，外络于肢节"，因此无论是伤皮肉或伤筋骨，均可导致经络闭阻，引起气血、脏腑功能失调。因此，在骨伤科的辨证论治过程中，均应从整体观念加以分析，既要辨治局部的外伤，又要注意调整外伤引起的气血、营卫、脏腑、经络功能的变化，正确认识损伤的本质和病理现象的因果关系。这种局部与整体、体表与体内的统一观，是中医骨伤科认识及治疗损伤疾患的重要特点之一。

一、皮肉筋骨病机

（一）皮肉筋骨的生理功能

皮肉为人之外壁，内充卫气。筋是筋络、筋膜、肌腱、韧带、肌肉、关节囊、关节软骨等组织的总称。筋的主要功能是连属关节，络缀形体，主司关节运动。骨属于奇恒之府，它不但为立身之主干，还内藏精髓，与肾气有密切关系。肢体的运动，有赖于筋骨，而筋骨离不开气血的温煦濡养，气血化生，濡养充足，筋骨功能才可强劲。筋骨又是肝肾的外合，肝血充盈，肾精充足，则筋劲骨强。

（二）损伤与皮肉筋骨的关系

皮肉筋骨的损伤，在骨伤科疾患中最为多见，一般分为"伤皮肉"、"伤筋"、"伤骨"，但又互有联系。

1. 伤皮肉　伤病的发生，或破其皮肉，易使外邪侵入；或气血瘀滞逆于肉理，郁而化热，以致瘀热为毒。局部皮肉组织受邪毒感染，营卫运行机能受阻，气血凝滞，则郁热化火，酿而成脓，出现局部红、肿、热、痛等症状。

2. 伤筋　凡跌打损伤，筋常常首当其冲。在临床上，凡扭伤、挫伤后局部肿痛、青紫，关节屈伸不利者，统称为"伤筋"。即使在"伤骨"的病证中，由于筋附着于骨的表面，筋亦往往首先受伤。所以，在治疗骨折、脱位时都应考虑伤筋的因素。

3. 伤骨　在骨伤科疾患中所见的"伤骨"病证，多因直接暴力或间接暴力引起。凡伤后出现肿胀、疼痛、青紫、功能障碍，并有畸形、骨擦音、异常活动或弹性固定等，称"伤骨"，包括骨折和脱位两种情况。

二、气血病机

（一）气血的生理功能

气血运行于全身，周流不息，无处不到，外充养皮肉筋骨，内灌溉五脏六腑，维持着人体正常生命活动。

"气"一方面来源于与生俱来的肾之精气，另一方面来源于从肺吸入的清气和由脾胃所化生的"水谷精气"。前者为先天之气，后者乃后天之气，这两种气相互结合形成"真气"，成为人体生命活动的原动力，故有"气主煦之"之说。气的主要功能包括推动一切生理活动、温煦形体及防御外邪的侵入。

"血"由脾胃运化而来的水谷精气变化而成。血循行于脉中，依靠气的推动而周流于全身，有营养各个脏腑、器官、组织的作用，前人称"血主濡之"。《素问·五脏生成》曰："肝受血而能视，足受血而能步，掌受血而能握，指受血而能摄"，说明全身的皮肉、筋骨、脏腑，都需要得到血液的营养才能行使各自的生理活动。

"气"和"血"两者相互依附、相互制约。"气为血之帅"，血的流行，靠气的推动，气行则血行；反之，血溢于外，成为瘀血，气亦随之而滞。

（二）损伤与气血的关系

损伤与气血的关系十分密切，当人体受到外力伤害后，常导致气血运行紊乱而产生一系列的病理改变。

1. 伤气 因用力过度、跌仆闪挫或撞击胸部等因素，导致人体气机运行失常，皮肉筋骨乃至脏腑发生病变，即可出现"气"的功能失常及相应的病理现象。一般表现为气滞与气虚，严重者可出现气闭、气脱、气逆的表现。

（1）气滞 正常时气应流通疏畅，当人体某一部位或脏腑发生受伤或病变，都可使气的流通发生障碍，出现"气滞"的病理现象。胀、痛是其主要证候，如气滞发生于胸胁则胸胁胀痛，呼吸、咳嗽时均可牵掣作痛等；气滞发生于胃肠，则脘腹胀痛。其特点为外无肿形，痛无定处，范围较广，体表无明显压痛点。

（2）气虚 气虚是全身或某一脏腑、部位出现功能不足和衰退的病理现象。在某些慢性损伤、严重损伤后期、体质虚弱和老年患者等均可出现。它的主要证候是疲倦乏力、语声低微、气短、自汗、脉细软无力等，其中以疲倦乏力和脉细软无力最为基本。

（3）气闭 气滞严重者可导致气闭，其主要证候为出现一时性的晕厥、窒息、烦躁妄动、四肢抽搐等危急之证。

（4）气脱 严重损伤可造成本元不固而出现气脱，是气虚最严重的表现。如损伤引起大出血，造成气随血脱；或头部外伤，神明失守，出现"损伤气脱"。其证候为突然昏迷或醒后又昏迷、呼吸浅促、面色苍白、四肢厥冷、二便失禁、脉微弱等。

（5）气逆 损伤而致内伤肝胃，可造成肝胃气机不降而上逆，出现嗳气频频、作呕欲吐或呕吐等症。

2．伤血 因跌打、挤压、挫撞以及各种机械冲击等伤及血脉，导致出血或瘀血停积。主要有血瘀、血虚、血脱和血热。

（1）血瘀 血瘀多由于局部损伤出血所致。瘀血阻络，经脉不通，不通则痛，故疼痛是血瘀最突出的一个症状。特点是局部肿胀青紫，痛如针刺刀割、痛点固定不移。气滞血瘀常常同时并见，临床上多见气血两伤，肿痛并见，或伤气偏重，或伤血偏重，出现先痛后肿或先肿后痛等表现。

（2）血虚 由于失血过多或生血不足所致。在骨伤科疾患中，血虚往往由于失血过多，新血一时未及补充；或瘀血不去，新血不生；或筋骨严重损伤，累及肝肾，肝血肾精不充导致血虚。主要证候表现为面色不华、头晕、目眩、爪甲色淡、唇舌淡白、脉细无力，心悸、手足发麻等也常可见到。

（3）血脱 在创伤严重失血时，还可出现气随血脱、血脱气散的虚脱证候，如四肢厥冷、大汗淋漓、烦躁不安，甚至晕厥等。

（4）血热 损伤后积瘀化热或肝火炽盛均可引起血热。临床可见高热、口渴、心烦、舌红、脉数等证候，严重者可出现昏迷。若血热妄行，则可见出血不止等。

三、津液病机

（一）津液的生理功能

津液是人体内一切正常水液的总称，主要是指体液而言。清而稀薄者称为"津"，浊而浓稠者称为"液"。"津"布散于肌表、筋骨之间，有温养充润的作用；"液"流注、浸润于关节、脑髓之间，以滑利关节、濡养脑髓和骨髓，同时也有润泽肌肤的功能。津和液都是体内正常水液，两者之间可互相转化，故并称津液。

（二）损伤与津液的关系

损伤而致血瘀时，由于积瘀生热，热邪灼伤津液，可使津液出现一时性消耗过多，出现口渴、咽燥、大便干结、小便短少、舌苔黄而干燥等症。重伤久病，常能严重耗伤阴液，除了出现较重的伤津证候外，还可见全身情况差、舌色红绛而干燥、舌体瘦瘪、舌苔光剥、口干而不欲饮等症。

津液与气关系密切，津液亏损时，气亦随之受损。津液大量丢失，可导致"气随液脱"。

损伤后如果有关脏腑的气机失调，必然会影响"三焦气化"。人体水液代谢的调节虽然是肺、脾、肾、三焦等脏器共同的职能，但起主要作用的是肾。这是因为三焦气化生于肾气，脾阳根源于肾阳，膀胱的排尿功能依赖于肾的气化作用之故。肾气虚衰时可见小便清长，或水液潴聚的表现。

精、气、神三者，前人称为三宝，气的化生源于精，精的化生赖于气，精气生而津液成则表现为神。若精气伤，津液损，则神失所藏，出现危候。如机体因创伤、失血引起休克时，便会出现反应迟钝、表情淡漠、精神恍惚、烦躁不安或不省人事等神志异常症状。

四、脏腑病机

（一）脏腑的生理功能

脏腑是化生气血、通调经络、营养皮肉筋骨、主持人体生命活动的主要器官。脏与腑的功能各有不同：脏的功能是化生和贮藏精气；腑的功能是腐熟水谷、传化糟粕、排泄水液。

（二）损伤与脏腑的关系

脏腑病机是探讨疾病发生发展过程中脏腑功能活动失调的病理变化机制。外伤后往往造成脏腑生理功能紊乱，进而出现脏腑病理变化。

1. 肝、肾　《素问·宣明五气》中提出五脏随其不同功能而各有所主。"肝主筋"、"肾主骨"的理论亦广泛地运用在骨伤科辨证治疗上。

肝主筋，肝血充盈才能养筋，筋得其所养，才能运动有力而灵活；肝血不足，血不养筋，则出现手足拘挛、肢体麻木、屈伸不利等症。

肝藏血，指肝脏具有贮藏血液和调节血量的功能。凡跌打损伤之证，而有恶血留内时，从其所属，必归于肝。

肾主骨生髓，骨的生长、发育、修复，均依赖肾精所提供的营养和推动。肾精不足可导致小儿的骨软无力、囟门迟闭以及某些骨骼的发育畸形；肾精不足，骨髓空虚，可致腿足痿弱而行动不便，或骨质脆弱，易于骨折。"肾主腰脚"，肾虚者易患腰部扭闪和劳损等，出现腰背酸痛、腰脊活动受限等症状。

2. 脾、胃　脾主运化、胃主受纳，对于气血的生成和维持正常活动起着重要的作用，故称为气血生化之源。此外，脾还具有统摄血液防止逸出脉外的功能，对损伤后的修复起着重要的作用。

脾主肌肉四肢，全身的肌肉都要依靠脾胃所运化的水谷精微营养。脾胃运化功能正常，水谷精微得以生气化血，气血充足，损伤也容易恢复。如果脾胃运化失常，则化源不足，无以滋养脏腑筋骨，必然影响损伤的修复，所以损伤后要注意调理脾胃的功能。

3. 心、肺　心主血，肺主气。气血周流不息，输布全身，还有赖于心肺功能的健全，心肺调和则气血得以正常循环输布，发挥煦濡作用，筋骨损伤才能得到修复。肺主一身之气，如果肺的功能受损，不但会影响呼吸功能，而且也会影响宗气的生成，从而导致全身性的气虚，出现体倦无力、气短、自汗等症状。血液的正常运行，不仅需要心气的推动，而且有赖于血液的充盈，气为血之帅，而又依附于血，因此损伤后出血过多，血液不足而心血虚损时，心气也会随之不足，出现心悸、胸闷、眩晕等症。

五、经络病机

（一）经络的生理功能

经络是运行全身气血、联络脏腑肢节、沟通上下内外、调节体内各部分功能活动的通路，包括十二经脉、奇经八脉、十五别络，以及经别、经筋等。每一经脉都连接着内在的脏或腑，同时脏腑又通过经络存在互为表里的关系。

（二）损伤与经络的关系

经脉内联脏腑，外络肢节，布满全身，是营卫气血循行通路。所以经络一旦受伤就会使营卫气血的通路受到阻滞。经络病候主要有两方面：一是脏腑的损伤病变可以累及经络，经络损伤病变又可内传脏腑而出现症状；二是经络运行阻滞，会影响它循行所过组织器官的功能，出现相应部位的症状。

古 籍 选 萃

《礼记·月令孟秋》："命理瞻伤，察创，视折，审断，决狱讼必端平。"汉代蔡邕注释："皮曰伤，肉曰创，骨曰折，骨肉皆绝曰断。"

《素问·宣明五气》："久视伤血，久卧伤气，久坐伤肉，久立伤骨，久行伤筋，是谓五劳所伤。"

汉·张仲景《金匮要略·脏腑经络先后病脉证第一》："千般疢难，不越三条。""一者，经络受邪，入脏腑，为内所因也；二者，四肢九窍，血脉相传，壅塞不通，为外皮肤所中也；三者，房室、金刃、虫兽所伤。"

宋·陈无择《三因极一病证方论·三因论》："六淫者，寒暑燥湿风热是；七情者，喜怒忧思悲恐惊是。""六淫，天之常气，冒之则先自经络流入，内合脏腑，为外所因。七情，人之常性，动之则先自脏腑郁发，外形于肢体，为内所因。""其如饮食饥饱，叫呼伤气，尽神度量，疲其筋力，阴阳违逆，乃至虎狼毒虫，金疮踒折……有悖常理，为不内外因。""如欲救疗，就中寻其类例，别其三因，或内外兼并，淫情交错，推其深浅，断其所因为病源，然后配合诸证，随因施治，药石针艾，无施不可。"

清·莫文泉《研经言》："百病之因有八，一邪气、二水湿、三鬼神、四虫兽、五器物、六饮食、七药石、八人事。前五者在身外，后三者在身内。"

《素问·评热病论》："邪之所凑，其气必虚。"

《素问·五脏生成》："肝受血而能视，足受血而能步，掌受血而能握，指受血而能摄。"

《素问·阴阳应象大论》："气伤痛，形伤肿。故先痛而后肿者，气伤形也；先肿而后痛者，形伤气也。"

明·薛己《正体类要·陆序》："……肢体损于外，则气血伤于内，营卫有所不贯，脏腑由之不和，岂可纯任手法，而不求之脉理，审其虚实，以施补泻哉。太史公有言，人之所病病疾多，医之所病病道少，吾以为患在不能贯而通之耳。"

清·唐容川《血证论·吐血》："气为血之帅，血随之而运行；血为气之守，气得之而静谧。"

明·张介宾《景岳全书·跌打损伤》："凡跌打损伤，或从高坠下，恶血流于内，不分何经之伤，皆肝之所主，盖肝主血也。故凡败血凝滞，以其所属而必归于肝，多在胁肋小腹者，皆肝经之道也。"

清·吴谦《医宗金鉴·正骨心法要旨》："今之正骨科，即古跌打损伤之证也。专从血论，须先辨或有瘀血停积，或为亡血过多，然后施以内治之法，庶不有误也。"

清·沈金鳌《杂病源流犀烛·跌仆闪挫源流》："跌仆闪挫，卒然身受，由外及内，气血俱伤病也。何言之，凡人忽跌忽闪挫，皆属无心。故其时本不知有跌与闪挫之将至也，而忽然跌，忽然闪挫，气必为之震，震则激，激则壅，壅则气之周流一身者，忽因所壅而凝聚一处，是气失其所以为气矣。气运乎血，血本随气以周流，气凝则血亦凝矣。气凝在何处，则血亦凝在何处矣。夫至气滞血瘀，则作肿作痛，诸变百出。虽受跌受闪挫者，为一身之皮肉筋骨，而气既滞，血既瘀，其损伤之患，必由外侵内，而经络脏腑并与俱伤。其为病，有不可胜言，无从逆料者矣。至于打扑，有受人谴责者，有与人斗殴者，虽不尽无心，然当谴责斗殴之时，其气必壅，其血必凝，固与跌闪挫无异也。其由外侵内，而经络脏腑之俱伤，亦与跌闪挫无异也。故跌仆闪挫，方书谓之伤科，俗谓之内伤，其言内而不言外者，明乎伤在外而病必及内。其治之之法，亦必于经络脏腑间求之。而为之行气，为之行血，不得徒从外涂抹之已也。"

第三章

损 伤 辨 证

第一节　损伤的症状与体征

人体遭受外力作用而发生损伤后，由于气血、营卫、皮肉、筋骨、经络、脏腑以及精津的病理变化，因而出现损伤局部和全身一系列相应症状、体征，这些临床表现对于诊断伤患以及了解其发展过程与预后等均有重要的价值。

一、全身情况

轻微损伤一般无全身症状体征。较重损伤之后，往往有神疲纳呆、夜寐不安、形羸消瘦、舌紫暗或有瘀斑、脉浮弦等症状；若瘀血停聚，积瘀化热，则有口渴、口苦、心烦、便秘、尿赤、烦躁不安、脉浮数或弦紧、舌质红、苔黄厚腻等表现。严重损伤者还可出现面色苍白、肢体厥冷、出冷汗、口渴、尿量减少、血压下降、脉微细或消失、烦躁或神情淡漠等休克表现。

二、局部症状与体征

（一）一般症状与体征

1. 疼痛　伤后患处经脉受损，气机凝滞，经络阻塞，不通则痛，出现不同程度的疼痛。气滞者表现为无形之疼痛，痛无定处，且范围较广，忽聚忽散，无明显压痛点。若伤在胸部，多有咳嗽、呼吸不畅、气急、胸闷胀满、牵掣作痛。气闭则因骤然损伤而使气机闭塞不通，多为颅脑损伤，出现晕厥、神志昏迷等症状。若肝肾气伤，则痛在筋骨；若营卫气滞，则痛在皮肉。伤处可出现直接压痛或间接压痛（纵轴叩击痛和骨盆、胸廓挤压痛等）。

2. 肿胀青紫　伤后患处络脉损伤，营血离经，阻塞络道，瘀滞于皮肤腠理，出现肿胀。若血行之道不得宣通，离经之血较多，透过撕裂的肌膜与深筋膜，溢于皮下，一时不能消散，即成瘀斑。伤血者肿痛部位固定；严重肿胀时还可出现张力性水疱。

3. 功能障碍　由于损伤后气血阻滞引起剧烈疼痛，肌肉反射性痉挛以及组织器官的损害，可引起肢体或躯干发生不同程度的功能障碍。伤在手臂则活动受限，伤在下肢则步履无力，伤在腰背则俯仰阻抑，伤在关节则屈伸不利，伤在颅脑则神明失守，伤在胸胁则心悸气急，伤在肚腹则纳呆胀满。若组织器官仅仅机能紊乱，无器质性损伤，功能障碍可以逐渐恢复；若组织器官有形态的破坏与器质性损伤，应采用手术或其他有效的治疗措施，否则功能障碍将不能完全得以恢复。

疼痛、肿胀青紫及功能障碍是损伤较普遍的一般症状。由于气血是相辅相成、互相依存的，故临床多见气血两伤、痛肿并见，只是各有偏重而已。

（二）特殊症状与体征

1. 畸形 发生骨折或脱位时，由于暴力作用以及肌肉、韧带的牵拉，常使骨折端移位，出现肢体形状改变，而产生特殊畸形。

2. 骨擦音、骨擦感 骨折时，由于断端相互触碰或摩擦而产生，一般在检查骨折局部时，用手触摸可听到或感觉到。

3. 关节盂空虚 原来位于关节盂的骨端脱出，致使关节盂空虚，关节头处于异常位置，这是脱位的特征。

4. 弹性固定 脱位后，关节周围的肌肉痉挛收缩，可将脱位后骨端保持在特殊的位置上。对该关节进行被动活动时，仍可轻微活动，但有弹性阻力，被动活动停止后，脱位的骨端又恢复原来的特殊位置。这种情况称为弹性固定。

第二节 骨病的症状与体征

骨骼、关节及其周围筋肉的疾病，称为骨病。骨病不仅产生局部病损与机能障碍，而且可能影响整个机体的形态与功能。

一、全身症状与体征

先天性骨关节畸形、良性骨肿瘤、骨关节退行性疾病等，对整个机体影响较少，全身症状通常不明显。

骨痈疽发病时可出现寒战高热、出汗、烦躁不安、口渴、脉数、舌红、苔黄腻等全身症状；脓肿溃破后体温逐渐下降，全身症状减轻。骨痨发病时表现骨蒸潮热、盗汗、口燥咽干、舌红少苔或无苔、脉沉细数等阴虚火旺的症状；后期呈慢性消耗性病容、倦怠无力、舌淡苔白、脉濡细等气血两虚的症状。热痹可兼有发热、恶风、口渴、烦闷不安等全身症状。痿证表现为面色无华、食欲不振、肢体痿软无力、舌苔薄白或少苔、脉细等症状。恶性骨肿瘤晚期可出现精神萎靡、食欲不振、消瘦、贫血等恶病质表现。

二、局部症状与体征

（一）一般症状与体征

1. 疼痛 骨病罹患部位常发生疼痛，不同类型或病期，临床表现各异。行痹表现为游走性关节疼痛；痛痹者疼痛较剧，痛有定处，得热痛减，遇寒痛增；着痹者关节酸痛，痛有定处；热痹者患部灼痛，得冷稍舒，痛不可触；骨痈疽发病时疼痛彻骨，痛如锥刺，脓溃后疼痛减轻；骨痨初起时仅有酸痛隐隐，继而疼痛加重，尤其夜间或活动时较明显；脊柱退行性疾病可出现颈肩或腰腿放射性疼痛；骨质疏松症在登楼梯、体位改变以及震动时腰背疼痛加重；恶性骨肿瘤后期呈持续性剧痛，夜间加重，止痛剂往往不能奏效。

2．肿胀　骨痈疽、骨痨、痹证等患处常出现肿胀。骨痈疽者局部红肿；骨痨局部肿而不红；各种痹证，如风湿性、类风湿性、痛风性、血友病性关节炎等，关节部位常肿胀。

3．功能障碍　发生骨关节疾患后，常引起肢体功能障碍。关节本身疾患，主动和被动运动均有障碍；神经疾患引起肌肉瘫痪者，不能主动运动，而被动运动一般良好。

（二）特殊症状与体征

1．畸形　骨关节疾患，可出现典型的畸形。如脊柱结核后期常发生后凸畸形；类风湿性关节炎可表现腕关节尺偏畸形、手指鹅颈畸形等；强直性脊柱炎可引起圆背畸形；特发性脊柱侧凸症在青春期可出现脊柱侧凸畸形。

2．肌萎缩　肌肉萎缩是痿证最主要的临床表现。小儿麻痹后遗症出现受累肢体肌肉萎缩；多发性神经炎表现两侧手足下垂与肌肉萎缩；进行性肌萎缩症出现四肢对称近端肌萎缩；肌萎缩性侧索硬化症呈双前臂广泛萎缩，伴肌束颤动等。

3．筋肉挛缩　身体某筋肉群持久性挛缩，可引起关节畸形与活动功能障碍。如前臂缺血性肌挛缩，呈爪状手；掌腱膜挛缩症发生屈指挛缩畸形；髂胫束挛缩症呈屈髋、外展、外旋挛缩畸形等。

4．肿块　骨肿瘤、痛风性关节炎、骨突部骨软骨病等，局部可触及肿块。骨肿瘤者，肿块固定不移，质较硬。

5．疮口与窦道　骨痈疽的局部脓肿破溃后，疮口流脓，初多稠厚，渐转稀薄，有时夹杂小块死骨排出，疮口周围皮肤红肿；慢性附骨疽反复发作者，有时可出现数个窦道，疮口凹陷，边缘常有少量肉芽形成；骨痨的寒性脓肿可沿软组织间隙向下流注，出现在远离病灶处；寒性脓肿破溃后，即形成窦道，日久不愈，疮口凹陷、苍白，周围皮色紫暗，开始时可流出大量稀脓和豆腐渣样腐败物，以后则流出稀薄脓水，或夹有碎小死骨。

第三节　骨伤科四诊

骨伤科辨证是在中医诊断学的基本理论指导下，通过望、闻、问、切四诊，结合实验室和影像学等辅助检查，在临床资料的基础上，根据损伤的病因、部位、程度进行分类，并以脏腑、气血、经络、皮肉筋骨等理论为指导，加以综合分析。在辨证时，既要求有整体观念，重视全面检查，还要结合骨伤科的特点，进行细致的局部检查，才能全面了解病情，作出正确诊断。

一、望诊

伤科的望诊，除了对全身的神色、形态、舌象及分泌物等做全面的观察检查外，对损伤局部及其邻近部位必须认真察看。通过望全身、望损伤局部、望舌质苔色等，并采用患肢与健肢对比观察，可以初步确定损伤的部位、性质和轻重。

（一）望全身

1．望神色 察看神态色泽的变化，根据患者的精神和色泽来判断损伤之轻重、病情之缓急。精神爽朗、面色清润者，正气未伤；表情痛苦、神气萎顿、色泽晦暗者，是伤情较重的表现；若神志昏迷、神昏谵语、瞳孔缩小或散大、面色苍白、呼吸微弱或喘急异常，多属危候。

2．望形态 形态发生改变多见于骨折、关节脱位。如下肢骨折时，患者多不能直立行走；肩、肘关节脱位时，多用健侧手扶持患侧的前臂，身体向患侧倾斜；颞颌关节脱位时，多用手托住下颌；腰部急性扭伤，身体多向患侧倾斜，且用手支撑腰部。

（二）望局部

1．望畸形 骨折或关节脱位后，肢体一般均有畸形出现，可通过观察肢体标志线或标志点的异常改变作出判断。畸形往往是骨折或脱位的标志：如肩关节前脱位有方肩畸形；又如完全性骨折，因重叠移位伤肢可出现不同程度的增粗和缩短；股骨颈和股骨粗隆间骨折，多有典型的患肢缩短与外旋畸形；伸直型桡骨远端骨折有"餐叉"样畸形。

2．望肿胀、瘀斑 损伤后，因气滞血凝，都伴有肿胀。肿胀较重，肤色青紫者，为新伤；肿胀较轻，青紫带黄者多为陈伤。

3．望创口 对开放性损伤，须注意创口的大小、深浅，创缘是否整齐，有否污染及异物，色泽鲜红还是紫暗以及出血情况等。如已感染，应注意流脓是否畅通，脓液的颜色、气味及稀稠等情况。

4．望肢体功能 肢体功能的望诊，对了解骨关节损伤有重要意义。除观察上肢能否上举、下肢能否行走外，还应进一步检查关节能否进行屈伸旋转等活动。为了精确掌握功能障碍的情况，除嘱其主动活动外，往往与摸法、运动、量法、健肢对比结合进行。

（三）望舌

心开窍于舌，舌又为脾胃之外候。它能反映人体气血的盛衰、津液的盈亏、病邪的深浅及病情的进退。因此望舌也是伤科辨证的重要内容。

舌质和舌苔都可以诊察人体内部的寒热、虚实等变化。两者既有密切的关系，又各有侧重：舌质以气血的变化为重点；舌苔以脾胃的变化为重点。观察舌苔的变化，还可鉴别疾病是属表还是属里。

1．舌质

（1）**正常舌** 正常人舌色为淡红色，如舌色淡白，为气血虚弱或为阳气不足而伴有寒象。

（2）**红绛舌** 舌色红绛为热证，或为阴虚。舌色鲜红，深于正常，称为红舌，进一步发展而成为深红者称为绛舌。两者均主有热，但绛者为热势更甚，多见于里热实证、感染发热和创伤大手术后。

（3）青紫舌 舌色青紫，为气血运行不畅，瘀血凝聚；局部紫斑表示血瘀程度较轻，或局部有瘀血；全舌青紫表示全身血行不畅或血瘀程度较重；青紫而滑润，表示阴寒血凝，为阳气不能温运血液所致；绛紫而干表示热邪深重，津伤血滞。

2．舌苔

（1）白苔 薄白而润滑为正常舌苔，或为一般外伤复感风寒，初起在表，病邪未盛，正气未伤。苔过少或无苔表示脾胃虚弱。薄白而干燥为寒邪化热，津液不足；厚白而滑为损伤伴有寒湿或寒痰等兼证；厚白而腻为湿浊；厚白而干燥表示湿邪化燥；白如积粉可见于创伤感染、热毒内蕴之证。

（2）黄苔 黄苔一般主热证，在创伤感染，瘀血化热时多见。脏腑为邪热侵扰，皆能使白苔转黄，尤其是脾胃有热。薄黄而干为热邪伤津；黄腻为湿热；老黄为实热积聚；淡黄薄润表示湿重热轻；黄白相兼表示由寒化热，由表入里；白、黄、灰、黑色泽变化标志着人体内部寒热以及病邪发生变化；若由黄色而转为灰黑苔时表示病邪较盛，多见于严重创伤感染伴有高热或失水等。

（3）厚薄苔 舌苔的厚薄与邪气的盛衰相关。舌苔厚腻为湿浊内盛，舌苔愈厚则邪愈重。根据舌苔的消长和转化可测知病情的发展趋势。由薄增厚为病进，由厚减薄为病退，但舌红光剥无苔则属胃气虚或阴液伤。

二、闻诊

闻诊是从听患者的语言、呻吟、呼吸、咳嗽，嗅呕吐物及伤口、二便或其他排泄物的气味等方面获得临床资料。骨伤科的闻诊还需注意以下几点：

1．听骨擦音 骨擦音是骨折的主要体征之一。无嵌插的完全性骨折，当摆动或触摸骨折的肢体时，两断端互相摩擦可发生响声或摩擦感，称骨擦音。听骨擦音，不仅可以帮助辨明是否存在骨折，而且还可进一步分析骨折属于何种性质。骨骺分离的骨擦音与骨折的性质相同，但较柔和。骨擦音出现处即为骨折处。骨擦音经治疗后消失，表示骨折已接续。但应注意，骨擦音多数是医者触诊检查时偶然感觉到的，不宜主动去寻找，以免增加患者的痛苦和加重损伤。

2．听骨传导音 主要用于检查某些不易发现的长骨骨折，如股骨颈骨折、股骨粗隆间骨折等。检查时将听诊器置于伤肢近端的适当部位，或置于耻骨联合部上，或放在伤肢近端的骨突起部上，用手指或叩诊锤轻轻叩击远端骨突起部，可听到骨传导音。骨传导音减弱或消失说明骨的连续性遭到破坏。但应注意与健侧对比、伤肢不附有外固定物、与健侧位置对称、叩诊时用力大小相同等。

3．听入臼声 关节脱位在整复成功时，常能听到"格得"关节入臼声，当复位时听到此响声时，应立刻停止增加拔伸牵引力，以免肌肉、韧带、关节囊等软组织被过度拔伸而增加损伤。

4．听筋的响声 部分伤筋或关节病在检查时可有特殊的摩擦音或弹响声，最常见的有以下几种：

（1）关节摩擦音　医者一手放在关节上，另一手移动关节远端的肢体，可检查出关节摩擦音，或感到有摩擦感。一些慢性或亚急性关节疾患可出现柔和的关节摩擦音；骨性关节炎可出现粗糙的关节摩擦音；如在关节运动之某一角度，在关节内经常出现一个尖细的声音，表示关节内有移位的软骨或游离体。

（2）腱鞘摩擦音　屈拇与屈指肌腱狭窄性腱鞘炎患者在做屈伸手指的检查时可听到弹响声，多系肌腱通过肥厚之腱鞘所产生，所以习惯上又把这种狭窄性腱鞘炎称为弹响指或扳机指。腱周围炎在检查时常可听到好似捻干燥的头发时发出的一种声音，即"捻发音"。多在有炎性渗出液的腱鞘周围听得，好发于前臂的伸肌群、大腿的股四头肌和小腿的跟腱部。

（3）关节弹响声　膝关节半月板损伤或关节内有游离体时，在做膝关节屈伸旋转活动时，可发生较清脆的弹响声。

5．听气肿摩擦音　创伤后发现皮下组织有大片不相称的弥漫性肿起时，应检查有无皮下气肿。检查时手指分开，轻轻揉按患部可感到一种特殊的捻发音或捻发感。肋骨骨折后，若断端刺破肺脏，空气渗入皮下组织可形成皮下气肿；开放性骨折合并气性坏疽时可出现皮下气肿。

6．听啼哭声　应用于小儿患者，以辨别受伤之部位。小儿不会准确表达伤部病情，家属有时也不能提供可靠病史资料。检查患儿时，当摸到患肢某一部位时，小儿啼哭或哭声加剧，则往往提示该处可能是损伤的部位。

7．闻气味　骨伤科的闻气味除二便气味外，主要是闻局部分泌物的气味。如局部伤处分泌物有恶臭，多为湿热或热毒；带有腥味，多属虚寒。

三、问诊

问诊是骨伤科辨证的一个非常重要的环节，在四诊中占有重要地位。《四诊抉微》："问为审察病机之关键。"中医骨伤科临床辨证论治根据"肢体损于外，气血伤于内，营卫有所不贯，脏腑由之不和"的理论，认为无论内损外伤，局部均与全身密切相连。通过问诊可以更多更全面地把握患者的发病状况，更准确地辨证论治，从而提高疗效、缩短疗程、减少损伤后遗症。

（一）一般情况

了解患者的一般情况，如详细询问患者姓名、性别、年龄、职业、婚姻、民族、籍贯、住址、就诊日期、病历陈述者等，建立完整的病案记录，以利于查阅、联系和随访。涉及交通意外、刑事纠纷等伤者，这些记录更加重要。

（二）重点询问内容

1．主诉　主诉是促使患者前来就医的原因，可以提示病变的性质。骨伤科患者的主诉有疼痛、肿胀、功能障碍、畸形及挛缩等。记录主诉应简明扼要。

2．发病过程　如详细询问患者的发病情况和变化的缓急，受伤的过程，有无昏厥、持续的时间以及醒后有无再昏迷，经过何种方法治疗，效果如何，目前症状情况怎样，是否减轻或加重等。如跌仆、闪挫、扭捩、坠堕等，询问打击物的大小、重量和硬度，暴力的性质、方向和强度，以及损伤时患者所处的体位、情绪等，如伤者因高空作业坠落，足跟着地，则损伤可能发生在足跟、脊柱或颅底；平地摔倒者，则应问清着地的姿势，如肢体处于屈曲位还是伸直位，何处先着地；若伤时正与人争论，情绪激昂或愤怒，则在遭受打击后不仅有外伤，还可兼有七情内伤。

3．伤情 问损伤的部位和各种症状，包括创口情况。

（1）疼痛 详细询问疼痛的起始日期、部位、性质、程度。应问清患者是剧痛、酸痛还是麻木；疼痛是持续性还是间歇性；麻木的范围是在扩大还是缩小；痛点固定不移或游走，有无放射痛，放射何处；服止痛药后能否减轻；各种不同的动作（负重、咳嗽、喷嚏等）对疼痛有无影响；与气候变化有无关系；劳累、休息及昼夜对疼痛程度有无影响等。

（2）肿胀 应询问肿胀出现的时间、部位、范围、程度。如系增生性肿物，应了解是先有肿物还是先有疼痛，以及肿物出现的时间和增长速度等。

（3）功能障碍 如有功能障碍，应问明是受伤后立即发生的，还是受伤后经过一段时间才发生的。一般骨折或脱位后，功能大都立即发生障碍或丧失，骨病则往往是得病后经过一段时间才影响到肢体的功能。如果病情许可，应在询问的同时，由患者以动作显示其肢体的功能。

（4）畸形 应询问畸形发生的时间及演变过程。外伤引起的肢体畸形，可在伤后立即出现，亦可经过若干年后才出现。与生俱来或无外伤史者应考虑为先天性畸形或发育畸形。

（5）创口 应询问创口形成的时间、污染情况、处理经过、出血情况，以及是否使用过破伤风抗毒血清等。

（三）全身情况

1．问寒热 恶寒与发热是骨伤科临床上的常见症状。除指体温的高低外，还有患者的主观感觉。要询问寒热的程度和时间的关系，恶寒与发热是单独出现抑或并见。感染性疾病，恶寒与发热常并见；损伤初期发热多属血瘀化热，中后期发热可能为邪毒感染，或虚损发热；骨关节结核有午后潮热；恶性骨肿瘤晚期可有持续性发热；颅脑损伤可引起高热抽搐等。

2．问汗 问汗液的排泄情况，可了解脏腑气血津液的状况。严重损伤或严重感染，可出现四肢厥冷、汗出如油的险象；邪毒感染可出现大热大汗；自汗常见于损伤初期或手术后；盗汗常见于慢性骨关节疾病、阴疽等证。

3．问饮食 应询问饮食时间、食欲、食量、味觉、饮水情况等。对腹部损伤应询问其发生于饱食后或空腹时，以估计胃肠破裂后腹腔污染程度。食欲不振或食后饱胀，是胃纳呆滞的表现，多因伤后血瘀化热导致脾虚胃热，或长期卧床体质虚弱所致。口苦者为肝胆湿热，口淡者多为脾虚不运，口腻者属湿阻中焦，口中有酸腐味者为食滞不化。

4．问二便 伤后便秘或大便燥结，为瘀血内热。老年患者伤后可因阴液不足，失于濡润而致便秘。大便溏薄为阳气不足，或伤后机体失调。对脊柱、骨盆、腹部损伤者尤应注意询问二便的次数、量和颜色。

5．问睡眠 伤后久不能睡，或彻夜不寐，多见于严重创伤；昏沉而嗜睡，呼之即醒，闭眼又睡，多属气衰神疲；昏睡不醒或醒后再度昏睡，不省人事，为颅内损伤。

（四）其他情况

1．过去史 自出生起详细询问，按发病的年月顺序记录。对过去的疾病可能与目前的损伤有关的内容，应记录主要的病情经过，当时的诊断、治疗情况，以及有无合并症或后遗症。例如，对先天性斜颈、新生儿臂丛神经损伤，要了解有无难产或产伤史；对骨关节结核要了解有无肺结核史。

2．个人史 应询问患者从事的职业或工种的年限，劳动的性质、条件和常处体位，以及家务劳动、个人嗜好等。对妇女要询问月经、妊娠、哺乳史等。

3．家族史 询问家族内成员的健康状况。如已死亡，则应询问其死亡原因、年龄，以及有无可能影响后代的疾病。这对有肿瘤、先天性畸形的诊断尤有参考价值。

四、切诊

骨伤科的切诊包括脉诊和摸诊两方面内容：通过脉诊掌握机体内部气血、虚实、寒热等变化；摸诊则能鉴别外伤轻重深浅和病变性质的不同（具体内容见第四章）。

（一）骨伤科常见脉象

损伤常见的脉象有如下几种：

1．浮脉 轻按应指即得，重之后反觉脉搏的搏动力量稍减而不空，举之泛泛而有余。在新伤瘀肿、疼痛剧烈或兼有表证时多见。大出血及长期慢性劳损患者，出现浮脉时说明正气不足，虚象严重。

2．沉脉 轻按不应，重按始得。一般沉脉主病在里，伤科的内伤气血、腰脊损伤疼痛时多见。

3．迟脉 脉搏至数缓慢，每息脉来不足四至。一般迟脉主寒、主阳虚，在伤筋挛缩、瘀血凝滞等证常见。迟而无力者，多见于损伤后期气血不足，复感寒邪。

4．数脉 每息脉来超过五至。数而有力，多为实热；虚数无力者多属虚热。浮数热在表，沉数热在里。

5．滑脉 往来流利，如珠走盘，应指圆滑，充实而有力。主痰饮、食滞，在胸部挫伤血实气壅时及妊娠期多见。

6．涩脉 指脉行不流利，细而迟，往来艰涩，如轻刀刮竹。主气滞、血瘀、精血不足，损伤血亏津少不能濡润经络的虚证、气滞血瘀的实证多见。

7．弦脉 脉形端直以长，如按琴弦。主诸痛，主肝胆疾病，阴虚阳亢，在胸胁部损伤以及各种损伤剧烈疼痛时多见，还常见于伴有肝胆疾患、动脉硬化、高血压等疾病的损伤患者。弦而有力者称为紧脉，多见于外感寒胜之腰痛。

8．濡脉 与弦脉相对，浮而细软，脉气无力以动，气血两虚时多见。

9．洪脉 脉来如波涛汹涌，来盛去衰，浮大有力，应指脉形宽，大起大落。主热证，在经络热盛、伤后血瘀化热时多见。

10．细脉 脉细如线，应指显然。多见于虚损患者，以阴血虚为主，亦见于气虚或久病体弱患者。

11．芤脉 浮大中空。为失血之脉，在损伤出血过多时多见之。

12．结、代脉 间歇脉之统称。脉来缓慢而时一止，止无定数为结脉；脉来动而中止，不能自还，良久复动，止有定数为代脉。在损伤疼痛剧烈，脉气不衔接时多见。

（二）骨伤科脉法纲要

清朝钱秀昌《伤科补要·脉诀》中的伤科脉诀具有临床参考价值，归纳如下：

1．闭合性损伤瘀血停积或阻滞，脉宜洪大，坚强而实者为顺证；开放性损伤失血之证，难以摸到洪大脉象，或呈芤脉，或为缓小，亦属脉证相符的顺脉。反之，如蓄血之证脉见缓小，失血之证脉见洪大，是脉证不相符的逆脉，往往病情复杂，比较难治。

2．脉大而数或浮紧而弦者，往往伴有外邪。

3．沉脉、伏脉为气滞或寒邪凝滞。沉滑而紧者，为痰瘀凝滞。

4．乍疏乍数，时快时缓，脉律不齐者，重伤时应注意其他传变的发生。

5．六脉（左右手寸、关、尺）模糊不清者，预后难测，即使伤病较轻，亦应严密观察其变化；和缓有神者，伤病虽危重，但一般预后较佳。

6．严重损伤，疼痛剧烈，偶尔出现结、代脉，系痛甚或情绪紧张所致，并非恶候。但如频繁出现，则应注意。

古 籍 选 萃

《素问·脉要精微论》："黄帝问曰：诊法何如？岐伯对曰：诊法常以平旦，阴气未动，阳气未散，饮食未进，经脉未盛，络脉调匀，气血未乱，故乃可诊有过之脉。切脉动静，而视精明，察五色，观五脏有余不足，六腑强弱，形之盛衰。以此参伍，决死生之分。"

《灵枢·卫气失常》："何以知皮肉、气血、筋骨之病也？伯高曰：色起两眉薄泽者，病在皮。唇色青黄赤白黑者，病在肌肉。营气濡然者，病在血气。目色青黄赤白黑者，病在筋。耳焦枯受尘垢，病在骨。"

金元·朱震亨《丹溪治法心要》："肾虚、瘀血、湿热、痰积、闪挫。腰痛之脉必弦而沉。弦者，为虚；沉者，为滞。若脉大者，肾虚；涩者，是瘀血；缓者，是湿；滑与伏者，是痰。"

元·李仲南《永类钤方·风损伤折》："凡辨腿胯骨出，以患人膝比并之，如不粘膝便是出向内，如粘膝不能开，便是出外。"

清·吴谦《医宗金鉴·正骨心法要旨》："盖一身之骨体，既非一致，而十二经筋之罗列序属，又各不同，故必素知其体相，识其部位，一旦临证，机触于外，巧生于内，手随心转，法从手出。"

第四章

临床检查

骨伤科临床检查是为了发现客观体征，用以诊断有无骨折、脱位、筋伤、内伤、骨病等病变，以及病变的部位、性质、程度、缓急和有无合并症的一种诊断方法，只有认真、细致地进行骨伤科相关检查，才能避免误诊、漏诊。对于症状复杂而诊断困难者，不仅需要全面系统的检查，而且需定期、多次、反复的检查。骨伤科检查要有整体观念，不可只注意局部或一个肢体，除了病情简单的病例外，都应在全身检查的基础上，根据骨与关节损伤和疾病情况，结合诊断和治疗的需要，选择不同的检查方法。常用骨伤科检查有骨与关节检查、神经功能检查、影像学检查及其他相关检查。

一般按下列次序进行检查：视诊→触诊→叩诊→听诊→关节活动→测定肌力→测量→特殊试验（特殊检查）→神经功能检查→血管检查→影像学检查及其他相关检查等。结合病情，每项检查都各有重点，如一些骨与关节畸形的检查，视诊、关节活动、测量、特殊试验等比较重要；对肿块的检查，则以触诊为主；对神经麻痹如脊髓灰质炎后遗症的检查，则以步态、关节活动、肌力检查更为重要。

第一节　骨与关节检查

首先要熟悉被检查部位的解剖关系和生理功能，明确每项检查的目的。骨与关节是运动系统，在不同的体位其表现不一，同时因肌张力的改变，使邻近关节产生代偿性体位的变化。因此，在检查某关节时，要注意身体的姿势，并常需在关节的不同运动体位下进行检查。检查时应遵循"对比"原则，即患侧与健侧对比，如果两侧都有伤病时可与健康人对比；对不能肯定的体征需进行反复检查；对急性疾患、损伤和肿瘤患者，手法要轻巧，以减少患者的痛苦和病变扩散的机会。

临床常用检查方法如下：

一、测量

《灵枢·经水》就有"度量"的记载，《仙授理伤续断秘方》也提出要"相度患处"。量法至今仍在骨伤科广泛应用。对伤肢望诊时，可用带尺测量其长短、粗细，量角器测量关节活动角度大小等，并与健侧作比较。通过测量法进行对比分析，能使辨证既准确又具体，要作正确、详细的记录。

（一）肢体长度测量法

测量时应将肢体置于对称的位置上，而且先定出测量的标志，并作好记号，然后用带尺测量两标志点间的距离。如有肢体挛缩而不能伸直时，可分段测量。测量中发现肢体长于或短于健侧，均为异常。四肢长度测量方法如下（图4-1）：

1. 上肢长度 从肩峰至桡骨茎突尖（或中指尖）。

2. 上臂长度 肩峰至肱骨外上髁。

3. 前臂长度 肱骨外上髁至桡骨茎突，或尺骨鹰嘴至尺骨茎突。

4. 下肢长度 髂前上棘至内踝下缘，或脐至内踝下缘（骨盆骨折或髋部病变时使用）。

5. 大腿长度 髂前上棘至膝关节内缘。

6. 小腿长度 膝关节内缘至内踝，或腓骨头至外踝下缘。

（二）肢体周径测量法

两肢体取相应的同一水平测量，测量肿胀时取最肿处，测量肌萎缩时取肌腹部。如下肢常在髌上10~15cm处测量大腿周径，在小腿最粗处测定小腿周径等。通过肢体周径的测量，以了解其肿胀程度或有无肌肉萎缩等。肢体长短、周径变化可见如下几种情况：

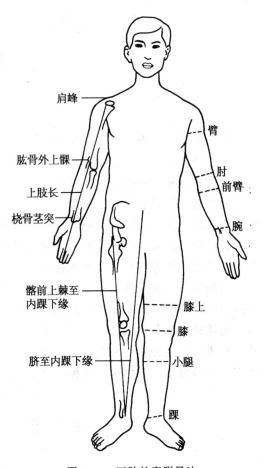

图4-1 四肢长度测量法

1. 长于健侧 伤肢比健肢显著增长者，常为脱位的标志，多见于肩、髋等关节向前或向下脱位，亦可见于骨折过度牵引等。

2. 短于健侧 伤在肢体，多系骨折有短缩畸形；伤在关节，则因脱位而引起，如髋关节、肘关节之向后脱位等。

3. 粗于健侧 较健侧显著增粗并有畸形者，多属骨折、关节脱位等。如无畸形而量之较健侧粗者，多为伤筋肿胀等。

4. 细于健侧 可为陈伤误治或有神经疾患而致筋肉萎缩。

（三）关节活动范围测量法

可用特制的量角器来测量关节活动范围，并以角度记录其屈伸旋转的度数，与健侧进行对比，如小于健侧，多属关节活动功能障碍。测量关节活动度时应将量角器的轴心对准关节的中心，量角器的两臂对准肢体的轴线，然后记载量角器所示的角度（没有量角器时，也可用目测并用等分的方法估计近似值），与健肢的相应关节比较。目前临床应用的记录方法多为中立位0°法。对难以精确测量角度的部位，关节活动功能可用测量长度的方法以记录各骨的相对移动范围。例如，颈椎前屈活动可测量下颏至胸骨柄的距离，腰椎前屈测量下垂的中指尖与地面的距离等。

1. 中立位 0°法 先确定每一关节的中立位为 0°，例如，肘关节完全伸直时定为 0°，完全屈曲时可成 140°。人体各关节功能活动范围见表 4-1。

2. 邻肢夹角法 以两个相邻肢段所构成的夹角计算。例如，肘关节完全伸直时定为 180°，完全屈曲时可成 40°，则关节活动范围是 140°（180°-40°）。

（四）测量注意事项

1. 测量前应注意有无先天、后天畸形，防止混淆。

2. 患肢与健肢放在完全对称的位置上，如患肢在外展位，健肢必须放在同样角度的外展位。

3. 定点要准确，可在起点及止点处做好标记，带尺要松紧适度。

表 4-1　　　　　　　　　　人体各关节功能活动范围（中立位 0°法）

关节	中立位	前后	左右	旋转	内外展	上下
颈椎 （图 4-2）	面部向前，双眼平视	前屈、后伸 35°~45°	左右侧屈 45°	左右 60°~80°		
腰椎 （图 4-3）	腰伸直自然体位	前屈 90°，后伸 30°	侧屈 20°~30° 左右	30° 左右		
肩关节 （图 4-4）	上臂下垂，前臂指向前方	前屈 90°，后伸 45°		内旋 80°，外旋 30°	外展 90°，内收 20°~40°	上举 90°
肘关节 （图 4-5）	前臂伸直，掌心向前	屈曲 140°，过伸 0°~10°		旋前 80°~90°，旋后 80°~90°		
腕关节 （图 4-6）	手与前臂成直线（0°），掌心向下	背伸 35°~60°，掌屈 50°~60°	桡偏 25°~30°，尺偏 30°~40°			
髋关节 （图 4-7）	髋关节伸直，髌骨向前	屈曲 145°，后伸 40°		内旋和外旋均为 40°~50°（屈曲膝关节）	外展 30°~45°，内收 20°~30°	
膝关节 （图 4-8）	膝关节伸直，髌骨向前	屈曲 145°，过伸 15°		内旋 10°，外旋 20°（屈曲膝关节）		
踝关节 （图 4-9）	足外缘与小腿呈 90°，无内或外翻	背伸 20°~30°，跖屈 40°~50°				
跟距关节					内翻 30°，外翻 30°~35°	

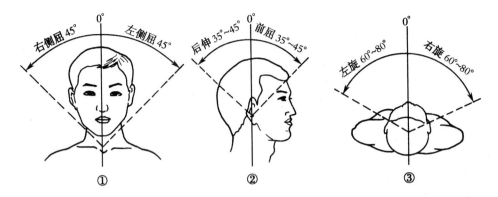

图 4-2　颈椎活动范围

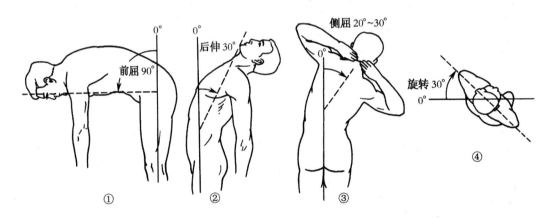

图 4-3　腰椎活动范围

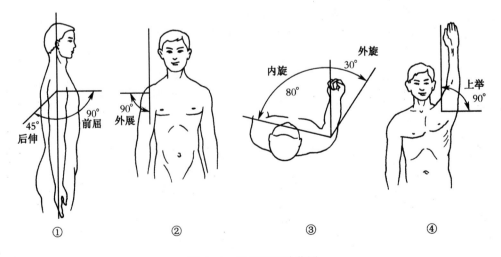

图 4-4　肩关节活动范围

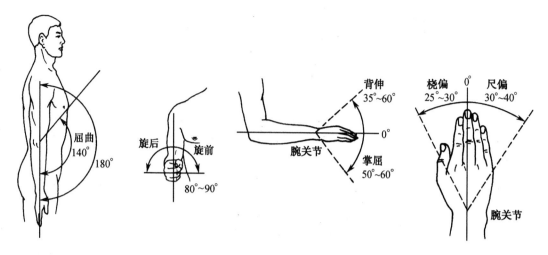

图 4 - 5 肘关节活动范围   图 4 - 6 腕关节活动范围

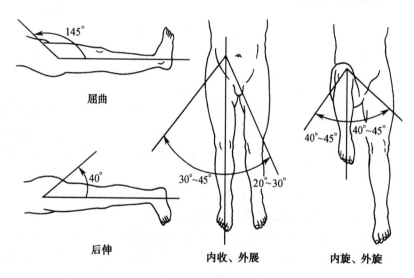

图 4 - 7 髋关节活动范围

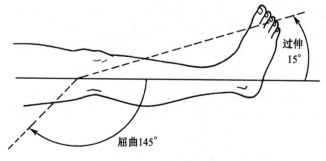

图 4 - 8 膝关节活动范围

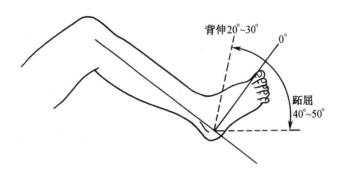

图 4－9 踝关节活动范围

二、摸法

摸法又称摸诊。通过医者的手对损伤局部进行认真触摸，以了解损伤的性质、程度，判断有无骨折、脱位，以及骨折、脱位的移位方向等。摸法的用途极为广泛，在骨伤科临床上的作用十分重要。在缺少影像设备的情况下，依靠长期临床实践积累的经验，运用摸法，亦能对许多骨伤科疾患作出比较正确的诊断。

（一）主要用途

1．摸压痛 根据压痛的部位、范围、程度来鉴别损伤的性质种类：直接压痛可能是局部有骨折或伤筋，而间接压痛（如纵轴叩击痛）常提示骨折的存在。长骨干完全骨折时，在骨折部出现环状压痛。斜形骨折时，压痛范围较横断为大。压痛面积较大，程度相仿，表示是筋伤。

2．摸畸形 当发现有畸形时，结合触摸体表骨突变化，可以了解骨折或脱位的性质、移位方向以及呈现重叠、成角或旋转畸形等情况。

3．摸肤温 根据局部皮肤冷热的程度，可以辨别是热证或是寒证，并可了解患肢血运情况。热肿一般表示新伤或局部积瘀化热、感染；冷肿表示寒性疾患；伤肢远端冰凉、麻木，动脉搏动减弱或消失，则表示血运障碍。摸肤温时一般用手背测试并与对侧比较。

4．摸异常活动 在肢体没有关节处出现了类似关节的活动，或关节原来不能活动的方向出现了活动即为异常活动，多见于骨折和韧带断裂。检查骨折患者时，不要主动寻找异常活动，以免增加患者的痛苦和加重局部组织的损伤。

5．摸弹性固定 脱位的关节常保持在特殊的畸形位置，在摸诊时手中有弹力感。这是关节脱位特征之一。

6．摸肿块 首先应区别肿块的解剖层次，是在骨骼还是在肌腱、肌肉等组织中，是骨性的或囊性的，还需触摸其大小、形状、硬度，边界是否清楚，推之是否可以移动及表面光滑度。

（二）常用检查手法

1．触摸法 以拇指或拇、食、中三指置于伤处，稍加按压之力，细细触摸。范围先由远端开始，逐渐移向伤处，用力大小视部位而定。触摸时仔细体验指下感觉，古人有"手摸心会"的要领。通过触摸可了解损伤和病变的确切部位，损伤处有无畸形、摩擦感，皮肤温度、软硬度有无改变，有无波动征等。触摸法往往在检查时最先使用，然后在此基础上再根据情况选用其他手法。

2．挤压法　用手掌或手指挤压患处上下、左右、前后，根据力的传导作用来诊断骨骼是否折断。如检查肋骨骨折时，常用手掌挤按胸骨及相应的椎骨，进行前后挤压；检查骨盆骨折时，常用两手挤压两侧髂骨翼；检查四肢骨折，常用手指挤捏骨干或于骨折两端纵向挤压。此法有助于鉴别是骨折还是挫伤。但检查骨肿瘤或感染患者，不宜在局部过多或过于用力挤压。

3．叩击法　以掌根或拳头对肢体远端的纵向叩击所产生的冲击力，来检查有无骨折的一种方法。检查股骨、胫腓骨骨折，有时采用叩击足跟的方法；检查脊椎损伤时可采用叩击头顶的方法；检查四肢骨折是否愈合，亦常采用纵向叩击法。

4．旋转法　用手握住伤肢下端，做轻轻的旋转动作，以观察伤处有无疼痛、活动障碍及特殊的响声。旋转法常与屈伸关节的手法配合应用。

5．屈伸法　用一只手握关节部，另一手握伤肢远端，做缓慢的屈伸活动。若关节部出现剧痛，说明有骨与关节损伤；关节内骨折者，可出现骨擦音。此外，患者主动的屈伸与旋转活动常与被动活动进行对比，以此作为测量关节活动功能的依据。

6．摇晃法　用一只手握于伤处，另一手握伤肢远端，做轻轻的摇摆晃动，结合问诊与望诊，根据患部疼痛的性质、异常活动、摩擦音的有无，判断是否有骨与关节损伤。

临床运用摸法时非常重视对比，并注意"望、比、摸"的综合应用，只有这样才能正确地分析通过摸诊所获得的资料。应用四诊辨证时也常采用"对比"的方法来帮助诊断。如望诊与量法主要是患侧与健侧比形态、比长短、比粗细、比活动功能等；此外，治疗前后的对比，如对骨折、脱位复位前后的对比，功能恢复过程的对比，对全面了解患者情况也有帮助。

三、骨伤科特殊检查法

（一）肩部

1．搭肩试验　又称为肩关节内收试验。嘱患者端坐位或站立位，肘关节取屈曲位，将手搭于对侧肩部，如果手能够搭于对侧肩部，且肘部能贴近胸壁即为正常。如果手能够搭于对侧肩部，但肘部不能贴近胸壁，或者肘部能贴近胸壁，但手不能够搭于对侧肩部，均为阳性体征，提示可能有肩关节脱位。

2．肱二头肌抗阻力试验　嘱患者屈肘 90°，检查者一手扶住患者肘部，一手扶住腕部，嘱患者用力屈肘、外展、外旋，检查者拉前臂抗屈肘，如果结节间沟处疼痛为试验阳性，表示该肱二头肌腱滑脱或肱二头肌长头肌腱炎。

3．直尺试验　以直尺贴上臂外侧，正常时不能触及肩峰。若直尺能触及肩峰则为阳性，说明有肩关节脱位，或其他因素引起的方肩畸形，如三角肌萎缩等。

4．疼痛弧试验　嘱患者肩外展或被动外展其上肢，当肩外展到 60°～120°范围时，肩部出现疼痛为阳性（图 4 - 10）。这一特定区域的外展痛称为疼痛弧，由于冈上肌腱在肩峰下面摩擦、撞击所致，说明肩峰下的肩袖有病变。

5. 冈上肌腱断裂试验 嘱患者肩外展，当外展 30°～60°时，可以看到患侧三角肌明显收缩，但不能外展上举上肢，越用力越耸肩。若被动外展患肢超过 60°，则患者又能主动上举上肢，这一特定区的外展障碍即为阳性征，提示有冈上肌腱的断裂或撕裂。

（二）肘部

1. 腕伸肌紧张试验 嘱患者屈腕屈指，检查者将手压于各指的背侧作对抗，再嘱患者抗阻力伸指及背伸腕关节，如出现肱骨外上髁疼痛即为阳性，多见于网球肘。

2. 叩诊试验 用手指自远端向病变区轻叩神经干，可

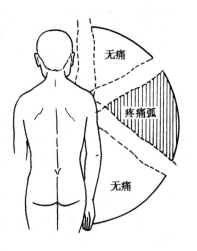

图 4 - 10 疼痛弧试验

在该神经分布区的肢体远端产生如蚁走或刺痛等异样感觉，这是神经再生或机能恢复的表现，用于再生的感觉纤维的检查。另外，本试验也用来检查神经内有无神经瘤，若尺神经有神经瘤时，轻叩神经瘤处，会产生向远端放射痛，甚至由前臂达手的尺神经分布区。

（三）腕和手部

1. 握拳试验 又称为尺偏试验。嘱患者拇指内收，并屈曲各指，在紧握拳后向尺侧倾斜屈曲，若桡骨茎突部出现疼痛，即为阳性。有些患者在拇指内收时，即可产生疼痛，尺偏时疼痛加重，表示患有桡骨茎突部狭窄性腱鞘炎。

2. 腕三角软骨挤压试验 嘱患者端坐，检查者一手握住患者前臂下端，另一手握住手部，用力将手腕极度掌屈、旋后并向尺侧偏斜，同时施加压力旋转，若在尺侧远端侧方出现疼痛，即为阳性体征，说明有三角软骨损伤。

3. 舟状骨叩击试验 使患手偏向桡侧，叩击第 3 掌骨头部，若舟状骨骨折时，可产生剧烈的叩击痛，有时叩击第 2 掌骨头时也可出现剧烈疼痛，即为阳性征。在叩击第 4～5 掌骨头时则无疼痛出现。

4. 指浅屈肌试验 将患者的手指固定于伸直位，然后嘱患者屈曲需检查的手指的近端指间关节，这样可以使指浅屈肌单独运动。如果关节屈曲正常，则表明指浅屈肌是完整的；若不能屈曲，则该肌有断裂或缺如。

5. 指深屈肌试验 将患者掌指关节和近端指间关节固定在伸直位，然后让患者屈曲远端指间关节。若能正常屈曲，则表明该肌腱有功能；若不能屈曲，则该肌可能有断裂或该肌肉的神经支配发生障碍。

（四）髋部

1. 髋关节屈曲挛缩试验 患者取仰卧位，腰部放平，嘱患者分别将两腿伸直，注意腿

伸直过程中，腰部是否离开床面，向上挺起。如某一侧腿伸直时，腰部挺起，本试验为阳性。另一种方法是当一侧腿完全伸直，另一侧腿屈膝、屈髋，使大腿贴近腹壁，腰部下降贴近床面，伸直一侧的腿自动离开床面，向上抬起，亦为阳性。本试验常用于检查髋关节结核、类风湿性关节炎等疾病所引起髋关节屈曲挛缩畸形。

2. 髋关节过伸试验 又称腰大肌挛缩试验。患者俯卧位，屈膝90°，检查者一手握踝部，将下肢提起，使髋关节过伸，若骨盆亦随之抬起，即为阳性，说明有腰大肌脓肿、髋关节早期结核或髋关节强直。

3. "望远镜"试验 患儿仰卧位，髋、膝关节伸直，一助手固定骨盆，检查者一手置于大粗隆部，另一手持小腿或膝部将大腿抬高约30°，并上推下拉股骨干，若股骨头有上下活动或打气筒的抽筒样感，即为阳性。用于检查婴幼儿先天性髋关节脱位，往往进行双侧对照检查。

4. 蛙式试验 患儿仰卧位，使双膝双髋屈曲90°，并使患儿双髋外展、外旋至蛙式位，双下肢外侧接触到检查床面为正常。若一侧或两侧下肢的外侧不能接触到床面，即为阳性，提示有先天性髋关节脱位。

5. 下肢短缩试验 患者取仰卧位，两腿屈髋屈膝并拢，两足并齐，放于床面，观察两膝的高度，如两膝等高为正常。若一侧膝部比另一侧低，即为阳性，表明有髋关节后脱位、股骨、胫骨短缩，先天性髋关节脱位等。

（五）膝部

1. 回旋挤压试验 又称为回旋研磨试验，用于检查膝关节半月板有无裂伤。取仰卧位，使患侧髋关节和膝关节充分屈曲，尽量使足跟碰触臀部（图4-11）。检查内侧半月板时，检查者一手握膝部以稳定大腿及注意膝关节内的感觉，另一手握足部使小腿在充分外旋、外展位伸直膝关节，在伸直过程中，股骨髁经过半月板损伤部位时，因产生摩擦可感触到或听到弹响声，同时患者感觉膝关节内侧有弹响和疼痛；检查外侧半月板时，在使小腿充分内收、内旋位伸直膝关节时，出现膝关节外侧有弹响和疼痛为试验阳性，提示半月板有裂伤。还可根据弹响和疼痛出现时膝关节所处的位置推断半月板损伤的部位。

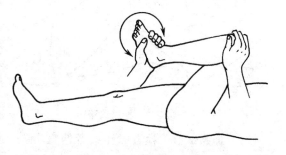

图4-11 回旋挤压试验

2. 挤压研磨试验 患者俯卧位，膝关节屈曲90°，固定腘窝部，检查者握住患者足踝部，向下压足，使膝关节面靠紧床面，然后进行小腿旋转动作（图4-12），如有疼痛，提示有半月板破裂或关节软骨损伤。

3. 抽屉试验 又称为前后运动试验、推拉试验（图4-13）。患者取坐位或仰卧位，双膝屈曲90°，固定踝部，检查者双手推拉小腿上段，如能明显拉向前方约1cm，即前抽屉试验阳性，提示有前交叉韧带损伤；若能推向后约1cm，即后抽屉试验阳性，则为后交叉韧带损伤；若前后均能推拉 1cm，即为前后抽屉试验阳性，说明有前后交叉韧带损伤。

4．侧方挤压试验　又称为膝关节分离试验、侧位运动试验。患者伸膝，并固定大腿，检查者用一只手握踝部，另一手扶膝部，做侧位运动检查内侧或外侧副韧带，若有损伤，检查牵扯韧带时，可以引起疼痛或异常活动。

5．浮髌试验　嘱患者取仰卧位，下肢伸直，股四头肌处于松弛状态，检查者一手压在髌上囊部，向下挤压使积液局限于关节腔；然后另一手拇、中指固定髌骨内、外缘，食指按压髌骨，即感髌骨有漂浮感，重压时下沉，松指时浮起，为浮髌试验阳性，说明关节腔内有积液。（图 4 - 14）。

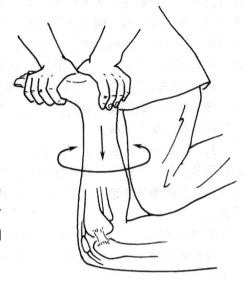

图 4 - 12　挤压研磨试验

（六）踝部

1．踝关节背伸试验　患者屈曲膝关节，由于腓肠肌起点在膝关节线上，此时腓肠肌松弛，踝关节能背伸；当膝关节伸直时，踝关节不能背伸，说明腓肠肌挛缩。若伸膝或屈膝时，踝关节均不能背伸，说明比目鱼肌挛缩。比目鱼肌起点在膝关节线以下，所以伸膝或屈膝时做此试验结果相同。该试验是鉴别腓肠肌与比目鱼肌挛缩的方法。

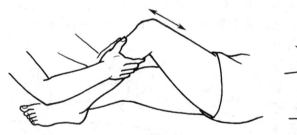

图 4 - 13　抽屉试验

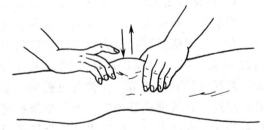

图 4 - 14　浮髌试验

2．伸踝试验　检查时让患者伸直小腿，然后用力背伸踝关节，如小腿肌肉发生疼痛，则为阳性。在小腿肌肉深部触诊时出现疼痛，更证实小腿有深静脉血栓性静脉炎。

（七）颈部

1．分离试验　检查者一手托住患者颏下部，另一手托住枕部，然后逐渐向上牵引头部，如患者感到颈部和上肢的疼痛减轻，即为阳性。该试验可以拉开狭窄的椎间孔，减少颈椎小关节周围关节囊的压力，缓解肌肉痉挛，减少对神经根的挤压和刺激，从而减轻疼痛。

2．颈椎间孔挤压试验　患者坐位，检查者双手手指互相嵌夹相扣，以手掌面压于患者头顶部，同时向患侧或健侧屈曲颈椎，也可以前屈后伸，若出现颈部或上肢放射痛加重，即为阳性。多见于神经根型颈椎病或颈椎间盘突出症。该试验是使椎间孔变窄，从而加重对颈神经根的刺激，故出现疼痛或放射痛。

3．臂丛神经牵拉试验　患者坐位，头微屈，检查者立于患者被检查侧，一手推头部向对侧，同时另一手握该侧腕部作相对牵引，此时臂丛神经受牵拉，若患肢出现放射痛、麻木，则为阳性（图 4 - 15）。多见于神经根型颈椎病患者。

（八）胸腹部

胸廓挤压试验　肋骨骨折时，两手分别置于胸骨和胸椎，前后挤压胸廓，可引起骨折处剧烈疼痛，称胸廓挤压试验阳性（图 4 - 16）。

（九）腰背部

1．直腿抬高试验　患者仰卧位，两下肢伸直靠拢，检查者用一手握患者踝部，另一手扶膝保持下肢伸直，逐渐抬高患者下肢，正常者可以抬高 70°～90°而无任何不

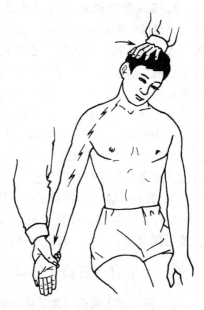

图 4 - 15　臂丛神经牵拉试验

适感觉；若小于以上角度即感该下肢有传导性疼痛或麻木者为阳性，多见于坐骨神经痛和腰椎间盘突出症患者（图 4 - 17）。若将患者下肢直腿抬高到开始产生疼痛的高度，检查者用一手固定此下肢保持膝伸直，另一手背伸患者踝关节，放射痛加重者为直腿抬高踝背伸试验（亦称"加强试验"）阳性。该试验用以鉴别是神经受压还是下肢肌肉等原因引起的抬腿疼痛。

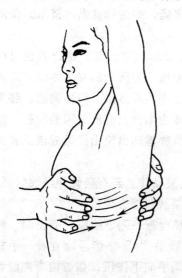

图 4 - 16　胸廓挤压试验

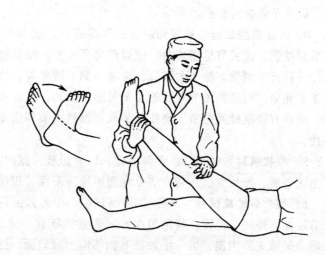

图 4 - 17　直腿抬高试验

2．拾物试验　小儿站立，让其拾起地上物品。正常小儿可以两膝微屈，弯腰拾物；若腰部有病变，可见腰部挺直、双髋和膝关节微屈的姿势去拾地上的物品，此为该试验阳性（图 4 - 18）。常用于检查儿童脊柱前屈功能有无障碍。

3．仰卧挺腹试验　通过增加椎管内压力，刺激神经根产生疼痛，以诊断腰椎间盘突出症。分4个步骤：①患者仰卧，双手放在腹部或身体两侧，以头枕部和双足跟为着力点，将腹部及骨盆用力向上挺起，若患者感觉腰痛及患侧传导性腿痛即为阳性。若传导性腿痛不明显，则进行下一步检查。②患者保持挺腹姿势，先深吸气后停止呼吸，用力鼓气，直至脸面潮红约30秒钟左右，若有传导性腿痛即为阳性。③在仰卧挺腹姿势下，用力咳嗽，若有传导性腿痛即为阳性。④在仰卧挺腹姿势下，检查者用手轻压双侧颈内静脉，若出现患侧传导性腿痛即为阳性。

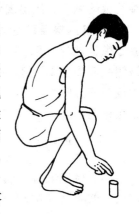

图4-18　拾物试验

4．背伸试验　患者站立位，让患者腰部尽量背伸，如有后背疼痛为阳性。说明患者腰肌、关节突关节、椎板、黄韧带、棘突、棘上或棘间韧带有病变，或有腰椎椎管狭窄症。

（十）骨盆和骶髂关节部

1．骨盆挤压试验　患者仰卧位，检查者用双手分别于髂骨翼两侧同时向中线挤压骨盆；或患者侧卧，检查者挤压其上方的髂嵴。如果患处出现疼痛，即为骨盆挤压试验阳性，提示有骨盆骨折或骶髂关节病变。

2．骨盆分离试验　患者仰卧位，检查者两手分别置于两侧髂前上棘前面，两手同时向外下方推压，若出现疼痛，即为骨盆分离试验阳性，表示有骨盆骨折或骶髂关节病变。

3．骨盆纵向挤压试验　患者仰卧位，检查侧的髋关节、膝关节半屈曲位，检查者用左、右手分别置于髂前上棘和大腿根部，双手用力挤压，若出现疼痛，即为骨盆纵向挤压试验阳性，提示单侧骨盆骨折。

4．屈膝屈髋试验　患者仰卧位，双腿靠拢，嘱其尽量屈曲髋、膝关节，检查者也可两手推膝使髋、膝关节尽量屈曲，使臀部离开床面，腰部被动前屈，若腰骶部发生疼痛，即为阳性。若行单侧髋、膝屈曲试验，患者一侧下肢伸直，检查者用同样方法，使另侧髋、膝关节尽量屈曲，则腰骶关节和骶髂关节可随之运动，若有疼痛即为阳性，表示有闪筋扭腰、劳损，或者有腰椎间关节、腰骶关节或者骶髂关节等病变。但腰椎间盘突出症患者该试验为阴性。

5．梨状肌紧张试验　患者仰卧位，伸直患肢，做内收内旋动作，若有坐骨神经放射痛，再迅速外展、外旋患肢，若疼痛立刻缓解即为阳性，说明有梨状肌综合征。

6．髋外展外旋试验　又称"4"字试验。患者仰卧位，被检查一侧下肢膝关节屈曲，髋关节屈曲、外展、外旋，将足架在另一侧膝关节上，使双下肢呈"4"字形。检查者一手放在屈曲的膝关节内侧，另一手放在对侧髂前上棘前面，然后两手向下按压，如被检查侧骶髂关节处出现疼痛即为阳性，说明有骶髂关节病变。

7．斜扳试验　患者侧卧位，下面腿伸直，上面腿屈髋、屈膝各90°，检查者一手将肩部推向背侧，另一手扶臀部将骨盆推向腹侧，并内收内旋该侧髋关节，若发生骶髂关节疼痛即为阳性，表示该侧骶髂关节或下腰部有病变。

古 籍 选 萃

清·曹炳章《辨舌指南》："辨舌质，可诀五脏之虚实；视舌苔，可察六淫之浅深。"

清·钱秀昌《伤科补要》："凡视重伤，先解开衣服，遍观伤之重轻。""骨若全断，动则辘辘有声。如骨损未断，动则无声。或有零星败骨在内，动则淅淅之声。"

清·林之瀚《四诊抉微》："滑伯仁曰，提纲之要，不出浮沉迟数滑涩之六脉，夫所谓不出于六者。亦为其足统表里阴阳虚实，冷热风寒湿燥，脏腑血气之病也。"

清·吴谦《医宗金鉴·正骨心法要旨》："以手扪之，自悉其情。""摸者，用手细细摸其所伤之处，或骨断、骨碎、骨歪、骨整、骨软、骨硬、筋强、筋柔、筋歪、筋正、筋断、筋走……以及表里虚实，并所患之新旧也。"

第二节　神经功能检查

神经功能检查在骨伤科中相当重要，不仅脊柱、四肢损伤常伴有神经的损害，而且在诊断骨伤科疾病时，常需要与神经系统方面的疾病相鉴别。神经功能检查应与全身体格检查同时进行，应在患者的充分合作下，根据病史和症状系统地进行，并将检查结果按精神状态、感觉、运动、反射等项目依次记录。

一、感觉检查

进行感觉检查时，患者必须意识清醒并合作。检查时让患者闭目，告知在受感觉刺激时，应立即主动回答，避免暗示性提问。先全身检查一遍，如发现有感觉障碍，再从感觉消失或减退区查至正常区，再至过敏区。检查部位应充分暴露，并进行两侧对称区的比较。应注意感觉障碍的程度、性质，其界线可用笔在患者皮肤上划出，并反复检查核实，从而推断病变的部位，用于随访比较。

（一）检查内容

临床上，将感觉分为浅感觉、深感觉及复合感觉3种。

1. 浅感觉　浅感觉是指皮肤及黏膜的痛觉、温度觉及触觉。

（1）痛觉　痛觉检查一般是用圆头针针尖以均匀的力量轻刺患者皮肤，嘱患者回答"痛"、"不痛"、"尖的"、"钝的"。为了避免患者主观的不正确回答，间或用圆头针针帽钝端触之，或将针尖提起而用手指尖触之，以判断患者回答是否正确。痛觉障碍有痛觉缺失、痛觉减退和痛觉过敏等。检查时应掌握刺激强度，可从无痛觉区向正常区检查，自上而下，两侧对比。

（2）触觉　常用捻成细条的棉花，轻触患者皮肤，嘱患者每次感觉到时，即回答"有"或说出触到之次数。每次给予的刺激强度应一致，但刺激的速度不能有规律，以免患者未受刺激而顺口回答。触觉分为粗触觉和精细触觉，分别在脊髓内通过对侧脊髓丘脑束及同侧后索的薄束和楔束两条通路传导，故在脊髓病变时其他感觉明显障碍而触觉仍可存在。

（3）温度觉 包括温觉及冷觉，可用分别盛有冷水（5℃~10℃）或热水（40℃~45℃）的试管两支，轮番接触皮肤，嘱患者说出"冷"或"热"的感觉。测定温度觉的试管温度过高、过低会在刺激时引起痛觉反应。

2．深感觉 深感觉是指身体深部组织（肌肉、韧带、肌腱、骨骼及关节等）的感觉，包括关节觉、震动觉和深部痛觉3种。

（1）关节觉 有被动运动觉和位置觉两种。测定被动运动觉时，嘱患者闭目，检查者轻轻握住患者手指或足趾的两侧，做伸或屈的动作，由患者说出活动后与前一静止位置的方向关系，如"向上"、"向下"等，幅度由小到大，以了解其程度。如测定共济运动的指鼻试验、踝膝胫试验、站立、行走步态等，如在闭眼后进行，则为测定位置觉的方法。

（2）震动觉 是用产生震动的音叉置于某些骨突起处所感到的震动。一般都用震动着的音叉柄置于骨突起处（踇趾、内外踝、髂嵴、棘突、锁骨、胸骨、腕关节等），正常人即有震动的感觉。骨骼具有共鸣的作用，在骨突起处较易测定；但是如放于提起皮肤的皱褶上亦可有震动觉，这是因为皮肤、皮下组织、肌肉、骨骼等均有深感觉感受器。脊髓后束损害时，下肢震动觉丧失往往较上肢早。下肢震动觉减退或上、下肢震动觉不同，可能具有临床意义；但是震动觉可随年老而进行性丧失，在较年老者可完全丧失。

（3）深部痛觉 机体深部组织所感到的疼痛，称为深部痛觉。它不像浅感觉性疼痛那样局限，而较为弥散，属深感觉，但其传导通路与深感觉不同，不是通过后索的薄束和楔束，而与浅感觉的痛觉一样经脊髓丘脑束传导。深部痛觉的检查可用挤捏肌肉或肌腱，或压迫睾丸、眼球等方法，用力宜逐渐增加。脊髓痨患者的下肢肌腱（特别是跟腱）深部痛觉很早就丧失，周围神经炎患者的肌肉、肌腱及周围神经的压痛增加，肌炎患者的肌肉压痛亦增加。在个别周围神经损伤时，沿该神经进行压迫，有刺痛感觉的部位，即为神经再生之处。

3．复合感觉（皮质感觉） 复合感觉是指利用上述两种以上的感觉进行辨认的感觉，实际上并不是以上感觉的混合，而需要大脑皮质（顶叶皮质）的综合、分析、统一和判断，因此又称为皮质感觉。如果单纯感觉正常，而复合感觉障碍时，提示丘脑以上特别是顶叶的损害。临床上常用的复合感觉有皮肤定位觉、两点辨别觉、实体觉、图形觉等。

（二）临床意义

感觉障碍可能提示有下列损害。

1．神经干损害 深、浅感觉均受累，其范围与该损伤神经的感觉分布区相一致。

2．神经丛损害 该神经丛分布区的深、浅感觉均受累。

3．神经根损害 深、浅感觉均受累，其范围与脊髓神经节段分布区相一致，并伴有该部位的疼痛，称为"根性疼痛"，如椎间盘突出症、颈椎病等。

4．脊髓横断性损害 损害节段以下深、浅感觉均受累。

5．脊髓半侧损害 损害节段以下同侧痉挛性瘫痪、深感觉障碍，对侧痛、温觉障碍，两侧触觉所受影响往往不明显，同时伴有同侧运动功能障碍，称为脊髓半侧损害综合征。

二、肌力检查

（一）检查内容

1．肌容量 观察肢体外形有无肌肉萎缩、挛缩、畸形。测量肢围（周径）时，应根据患者情况（成年人或儿童），规定测量的部位。如测量肿胀时取最肿处，测量肌萎缩时取肌腹部。

2．肌张力 在静止状态时肌肉保持一定程度的紧张度称为肌张力。检查时，嘱患者肢体放松，做被动运动以测其阻力，亦可用手轻捏患者的肌肉以体验其软硬度。如肌肉松软，被动运动时阻力减低或消失，关节松弛而活动范围扩大，称为肌张力减低；反之，肌肉紧张，被动运动时阻力很大，称为肌张力增高。

3．肌力 指肌肉主动运动时的力量、幅度和速度。检查及测定方法如下：

（1）检查方法 肌力测定一般不用任何特殊设备，仅通过对关节运动加以阻力（对抗）的方法，嘱患者做抗阻力运动，就能大致判断肌力正常、稍弱、弱、甚弱或完全丧失。检查时应两侧对比，观察和触摸肌肉、肌腱，了解收缩情况。肌力检查可以测定肌肉的发育情况和用于神经损伤的定位，对神经、肌肉疾患的预后和治疗也有一定价值。

（2）测定标准 分为6级。0级：肌肉无收缩（完全瘫痪）。Ⅰ级：肌肉有轻微收缩，但不能够移动关节（接近完全瘫痪）。Ⅱ级：肌肉收缩可带动关节水平方向运动，但不能对抗地心引力（重度瘫痪）。Ⅲ级：能抗地心引力移动关节，但不能抵抗阻力（轻度瘫痪）。Ⅳ级：能抗地心引力运动肢体，且能抵抗一定强度的阻力（接近正常）。Ⅴ级：能抵抗强大的阻力运动肢体（正常）。

（二）临床意义

1．肌麻痹 上、下运动神经元损害，均可产生肌力的减退或丧失，出现部分或完全的瘫痪。

2．肌萎缩 肌萎缩多见于下运动神经元损害，而上运动神经元损害，则无明显肌萎缩，但如瘫痪过久，可出现轻度的废用性萎缩。

3．肌张力改变 下运动神经元损害时，肌张力减低；上运动神经元损害时，肌张力增高。

三、反射检查

对感觉刺激所引起的不随意运动反应称为反射。反射是神经活动的基础，是通过反射弧完成的。反射弧包括感受器、传入神经元、反射中枢、传出神经元和效应器5部分。反射中枢有两种情况，一种为传入神经元纤维直接与传出神经元接触，此为最简单型的反射；另一种为传入神经元分出侧支纵横走行，与中间神经元接触，再由中间神经元发出纤维与传出神经元接触，此为多种神经元构成的反射弧。

反射可根据各种方法而命名，有的根据刺激部位，有的根据参与反应的肌肉、关节或神经。在临床上检查的反射可以分为生理反射（包括深反射、浅反射、脊髓自动反射、脑干反射）、病理反射和脑膜刺激征等。

（一）检查内容

1．生理反射

（1）深反射　刺激肌腱、骨膜等引起的反应，因系通过深感觉感受器（本体感觉）传导，故称深反射（本体反应），又称腱反射。深反射的检查最好用较软的橡皮叩诊锤叩击有关肌腱以引起反射。常检查的深反射有肱二头肌反射、肱三头肌反射、桡骨膜反射、膝腱反射和跟腱反射。

（2）浅反射　刺激皮肤或黏膜引起的反应称为浅反射。临床上常检查的浅反射有腹壁反射、提睾反射和肛门反射。

2．病理反射

病理反射是正常情况下不出现，仅在中枢神经系统损害时才发生的异常反射。脊髓性和脑性的各种病理反射主要是由锥体束受损后失去对脑干和脊髓的抑制所产生的。临床上常检查的病理反射有以下几项：

（1）划跖试验　又称Babinski's征。患者平卧，全身放松，髋、膝关节伸直，足跟放于诊疗床上；坐位检查时膝关节需适当伸直，检查者用手握住其踝关节，用火柴棒、棉花签或大头针等自足底外缘从跟部向前轻划皮肤，至足趾根部转向内侧，直到踇趾附近。开始刺激宜轻，如无反应，则可以逐渐增加刺激的强度，但要避免疼痛而引起逃避反应。典型的阳性反应为踇趾背伸，其余各趾呈扇形散开，其反应较跖反射缓慢。这是锥体束损害的重要体征，可以出现于大脑皮质运动区及其向下投射的皮质脊髓束任何部位的损害，也可出现于各种原因引起的昏迷、深睡、深度麻醉及癫痫大发作后。

（2）压擦胫试验　又称Oppenheim's征。以拇指用力沿胫骨前嵴内侧面从上而下压擦，阳性反应同划跖试验。

（3）捏腓肠肌试验　又称Gordon's征。用手捏压腓肠肌，阳性反应同划跖试验。

（4）踝阵挛　检查者一手托住患者腘窝，一手握其足，用力使其踝关节突然背伸，然后放松，如产生踝关节连续的交替的屈伸运动，则为阳性。

（5）髌阵挛　患者仰卧，检查者以一手的拇、食二指抵住髌骨上极，用力向下急促推动髌骨，然后放松，引起髌骨连续交替的上下移动为阳性。

（6）弹手指征　又称Hoffmann's征。患者腕部略伸，手指自然微屈，检查者快速弹压被夹住的患者中指指甲，引起其余手指的掌屈反应为阳性。

3．脑膜刺激征

脑膜刺激征多见于脑膜炎症、蛛网膜下腔出血，或脑脊髓压力增高时。重要的脑膜刺激征有以下几种：

（1）颈强直　表现为颈部屈曲有阻力，下颌不能抵及胸部。其特点为颈部僵直而被动运动时有抵抗，试图活动时有疼痛和痉挛，在颈部的各种方向运动时都可能有阻力。颈强直还可见于颈椎关节炎、肌炎、颈淋巴腺病、咽后脓肿、外伤、颈椎脱位、颈椎结核等颈部的其他疾病。

（2）屈髋伸膝试验　又称 Kernig's 征。患者仰卧，下肢髋、膝关节屈曲 90°，然后伸其膝关节，由于屈肌痉挛，伸膝受限，并有疼痛及阻力，称为屈髋伸膝试验阳性。

（3）抬颈试验　患者仰卧，将其头用力向胸部屈曲，阳性者可见两侧大腿及小腿屈曲。

（4）坐位低头试验　取坐位，双下肢伸直，使下肢与躯干呈直角，嘱患者低头，如下颌不能触及前胸和产生疼痛者为阳性。

（二）临床意义

反射检查可帮助判定神经系统损害的部位。反射强度和性质的改变在神经系统损害的早期即可发生，而且与神经系统其他损害比较起来，反射检查受患者的主观影响较少，因此它是比较客观与重要的检查方法。

1．深反射减弱或消失　反射弧任何部位的抑制或中断可产生深反射减弱或消失，是下运动神经元瘫痪的一个重要体征；反射弧未中断时，如上运动神经元损害，可因中枢的抑制释放而反射增强，亦可因超限抑制而反射消失。肌肉本身的病变也影响深反射。

2．浅反射减弱或消失　脊髓反射弧的中断或锥体束病变均引起浅反射减弱或消失，故上运动神经元瘫痪及下运动神经元瘫痪皆可出现。反射弧未中断时，如上运动神经元损害，亦可因浅反射的皮层反射通路受损，表现为反射减弱或消失。

3．反射对比　检查反射时一定要两侧比较，对称性的反射减弱和增强，未必都是神经损害的表现，而反射的不对称是神经损害的可靠指征。

4．病理反射　表示上运动神经元损害。但在 1 岁以下小儿，正常者亦可以引出，属于原始保护反射。

四、周围神经检查

周围神经损伤包括闭合性损伤和开放性损伤：闭合性损伤，如关节脱位或骨折可挤压或牵拉神经，骨筋膜室综合征对神经血管的压迫，锐利骨折端刺破和切割作用致伤神经，暴力冲击钝性挫伤，或石膏外固定压伤浅表神经，肢体被暴力牵拉等因素致伤神经；开放性损伤，如锐器切割和火器伤致神经断裂，机器绞伤或撕脱伤等。周围神经损伤后，受该神经支配区的运动、感觉和营养均将发生障碍，临床上表现为肌肉瘫痪、皮肤萎缩、感觉减退或消失。

（一）正中神经检查

正中神经是由臂丛内侧束和外侧束的内、外两根合成；在上臂沿肱二头肌内侧沟伴随肱动脉下至肘窝，从肘窝向下穿旋前圆肌，继而在前臂正中下行，位于浅、深屈肌之间，经腕管入掌。在肘部分出旋前圆肌支、桡侧腕屈肌支、指浅屈肌支、指深屈肌支、拇长屈肌支等肌支；进入腕管以后，又分出拇短屈肌支、拇短展肌支、拇对掌肌支等。

1．临床表现　①手握力减弱，拇指不能对指对掌；②拇、食指处于伸直位，不能屈曲，中指屈曲受限；③大鱼际肌及前臂屈肌萎缩，呈"猿手"畸形；④桡侧 3 个半指掌面及这 3 个半指背面的末 2 节皮肤感觉缺失。

2．临床检查　根据正中神经损伤的平面高低不同，临床表现也不一样。当发生在肘部以上高位损伤时，则前臂的旋前动作、桡侧屈腕动作、1~3指的屈指动作完全丧失。检查旋前圆肌时，嘱患者屈肘90°，上臂靠近胸壁，医者握住患者的手，嘱患者做旋前运动时，医者施以旋后阻力，可测出肌力大小。当损伤平面发生在腕部时，指浅屈肌无麻痹，而只有手的内在肌麻痹。因此，检查时只有仔细区别肌肉麻痹范围，才能判断损伤平面高低。

（二）桡神经检查

桡神经由臂丛的后束延伸而来，最高分支是在腋窝部分出肱三头肌支，临床常见的桡神经损伤，多数发生在此分支之下，所以出现肱三头肌麻痹者较少。继此分支之后，桡神经绕过肱骨桡神经沟，在三角肌粗隆下方出现，穿过肌间隔，在肘上部有4个分支，即肱桡肌支、桡侧腕长伸肌支、桡侧腕短伸肌支和旋后肌支，桡神经损伤多发生在这一段。

1．临床表现　①腕下垂，腕关节不能背伸；②拇指不能外展，拇指间关节不能伸直或过伸；③掌指关节不能伸直；④手背桡侧皮肤感觉减退或缺失；⑤高位损伤时肘关节不能伸直；⑥前臂外侧及上臂后侧的伸肌群及肱桡肌萎缩。

2．临床检查　桡神经损伤后的主要临床表现是前臂伸肌群萎缩和腕下垂。因此，临床做肌力检查时，多是检查伸腕运动，检查桡侧腕长伸肌、桡侧腕短伸肌、尺侧腕伸肌的肌力。检查时嘱患者屈肘90°，手掌向下，半握拳，医者一手托住前臂，令患者做伸腕动作，并给予阻力，可根据肌力大小判断桡神经损伤程度。除伸腕肌检查外，还可检查指总伸肌、拇长伸肌、旋后肌等。

（三）尺神经检查

尺神经是由臂丛的内侧束延伸而来，随肱动脉而下，在上臂无任何分支，经过肱骨下端尺神经沟，到前臂分出尺侧腕屈肌支，然后下行至腕豆骨桡侧转入掌心。

1．临床表现　①拇指处于外展位，不能内收；②呈"爪状"畸形，环、小指最明显；③手尺侧（包括掌侧面的一个半手指和背侧面的两个半手指）皮肤感觉缺失；④骨间肌、小鱼际肌萎缩；⑤手指内收、外展受限，夹纸试验阳性；⑥Forment试验阳性，拇内收肌麻痹。

2．临床检查　检查尺侧腕屈肌时，嘱患者屈肘90°，掌心向上，半握拳位，前臂旋后，医者一手托住前臂，一手握手部，嘱患者向尺侧屈腕，并给以阻力。检查拇指内收肌时，在上述位置将手指伸直，拇指外展，然后嘱患者做拇指内收动作，观察拇指是否能向食指并拢，检查有无拇指内收肌麻痹。

（四）股神经检查

股神经来自腰丛，在腰大肌和髂腰肌之间下行并向此两肌发出分支。再从腹股沟韧带深面至大腿前部股三角内，并向股四头肌、缝匠肌、耻骨肌等发出肌支，并发出支配小腿内侧皮肤的皮支。

1．临床表现　①大腿前侧、小腿内侧皮肤感觉缺失；②膝腱反射减弱或丧失；③膝关节不能伸直，股四头肌萎缩。

2．临床检查 检查髂腰肌时，患者坐于诊疗床边，双腿并齐，两小腿自然下垂。医者一手扶住患者膝部，另一手扶住肩部，嘱患者向上抬起大腿，做屈髋动作，如能抬起大腿，再进行抗阻力检查，判断肌力。检查股四头肌时，患者平卧，两腿伸直并齐，医者一手托住腘窝部，将膝部抬高屈曲90°，然后嘱患者将小腿伸直，如能完成伸膝动作，医者另一手可按压踝部给予阻力，测定肌力。膝腱反射是检查股神经损伤和腰2～4神经根损伤及脊髓损伤的一种检查方法。检查膝腱反射时，患者坐于诊疗床边，双小腿自然下垂，医者一手扶住膝上部，另一手持叩诊锤叩击髌韧带。如能引起小腿快速前伸，为生理反射存在；若无任何反应，则为生理反射消失，说明有运动神经损伤。

（五）坐骨神经检查

坐骨神经来自骶丛。经梨状肌下孔穿出盆腔，从梨状肌中点下缘穿出，在臀大肌深面，经坐骨结节与股骨大转子之间至大腿后方，被股二头肌和半膜肌、半腱肌所覆盖。走行过程中向这些肌肉发出肌支，再向下延续分出腓总神经和胫神经。

1．临床表现 ①膝以下受伤表现为腓总神经或胫后神经症状；②膝关节屈曲受限，股二头肌、半腱肌、半膜肌无收缩功能；③髋关节后伸、外展受限；④小腿及臀部肌肉萎缩，臀皱襞下降。

2．临床检查 检查坐骨神经支配的股后侧肌肉肌力时，患者取俯卧位，双下肢并拢伸直，然后嘱患者将患肢小腿抬高，做主动屈膝运动，然后再在足跟后部给予阻力，嘱患者抗阻力屈膝，测定肌力大小。跟腱反射检查，用于诊断坐骨神经损伤。检查时，患者体位同上，将双膝屈曲90°，医者一手扶住双足底前部，另一手持叩诊锤叩击跟腱，正常可引起踝跖屈，应作两侧对比观察，观察有否反射减弱或消失，从而判断坐骨神经损伤程度。

（六）腓总神经检查

腓总神经是由坐骨神经在大腿中部下方分支而来，至腘窝向外走行，绕过腓骨颈下外侧到小腿外前方分为深、浅两支。腓深神经的肌支支配胫骨前肌、趾长伸肌、踇长伸肌、趾短伸肌等；其皮支分布于第1、2趾之间背面皮肤。腓浅神经的肌支支配腓骨长肌和腓骨短肌等。

1．临床表现 ①足下垂，走路呈"跨阈步态"；②踝关节不能背伸及外翻，足趾不能背伸；③小腿外侧及足背皮肤感觉减退或缺失；④胫前及小腿外侧肌肉萎缩。

2．临床检查 检查胫骨前肌时，患者坐于诊疗床上，两腿伸直，嘱患者做足背伸动作，医者可用手按压跖骨远端部，嘱患者抗阻力背伸，以判断肌力。检查踇长伸肌时，体位同上，嘱患者做踇趾背伸运动，然后医者用手按踇趾背侧，嘱其抗阻力背伸，可测出肌力。

（七）胫神经检查

胫神经是坐骨神经的主要延续部分，在大腿后侧中下部与腓总神经分开，从腘窝向下穿过比目鱼肌腱弓，在肌层内伸延到足跟部，然后入足底，分为足底内、外侧神经。胫神经的主要肌支有腓肠肌支、比目鱼肌支、胫骨后肌支、趾长屈肌支、踇长屈肌支。

1．临床表现 ①踝关节不能跖屈和内翻；②足趾不能跖屈；③足底及趾跖面皮肤感觉缺失；④小腿后侧肌肉萎缩；⑤跟腱反射丧失。

2．临床检查 检查腓肠肌时，患者取直立位，单腿站立，然后将足跟抬起，前足着地，如不能抬起足跟，则说明有腓肠肌麻痹或肌力不足。检查踇长屈肌时，患者坐于诊疗床上，两下肢伸直，嘱患者作踇趾跖屈运动，然后医者给跖屈阻力，测肌力大小。胫神经的感觉支配区，为小腿的后外侧和足底部，如有胫神经损伤，则此区皮肤感觉丧失。跟腱反射也常用于胫神经损伤时的检查。

第三节　影像学及其他检查

一、X线检查

（一）X线检查应用原理

X线检查是骨伤科临床检查、诊断的重要手段之一。骨组织是人体的硬组织，含钙量多，密度高，X线不易穿透，与周围软组织形成良好的对比条件，使X线检查时能显出清晰的影像。通过X线检查，不仅可以了解骨与关节伤病的部位、类型、范围、性质、程度、与周围软组织的关系，进行一些疾病的鉴别诊断，为治疗提供参考，还可在治疗过程中知道骨折脱位的手法整复、牵引、固定等治疗效果，病变的发展以及预后的判断等。此外，还可以通过X线检查观察骨骼生长发育的情况，以及某些营养和代谢性疾病对骨骼的影响。

（二）X线检查的投照位置

1．正位 又分前后正位和后前正位，X线球管在患者前方、照相底片在体后是前后位；若球管从患者后方向前投照，则为后前位。

2．侧位 X线球管置侧方，底片置另一侧，投照后获得侧位照片，和正位照片结合起来，即可获得被检查部位的完整影像。

3．斜位 侧位片上重叠阴影太多时，可以申请斜位片。为显示椎间孔或椎板病变，在检查脊柱时可申请斜位片。骶髂关节在解剖上是偏斜的，也只有斜位片方能看清骶髂关节间隙。

4．开口位 第1～2颈椎正位与门齿和下颌重叠，无法看清，开口位X线片可以看到寰枢椎脱位、齿状突骨折、齿状突发育畸形等病变。

5．脊椎运动检查 颈椎或腰椎，除常规X线检查外，为了解椎间盘退变情况，椎体间稳定情况等，可将X线球管由侧方投照，令患者过度伸展和屈曲颈椎或腰椎，拍摄X线侧位片。

6．断层摄影检查 利用X线焦距的不同，使病变分层显示影像，减少组织重叠，可以观察到病变中心的情况，如肿瘤、椎体爆裂性骨折检查中有时采用。

（三）X 线检查在骨伤科的应用

1．X 线片的质量评价　首先要评价 X 线片质量如何，质量不好的 X 线片常常会使一些病变显示不出，或无病变区看似有病变，引起误判。高质量的 X 线片黑白对比清晰，骨小梁、软组织的纹理清楚。

2．骨骼的形态及大小比例　因为 X 线检查对各部位检查的焦距和片距是一定的，所以 X 线片上的影像大体也一致，只要平时掌握了骨骼的正常形态，阅片时对异常情况很容易分辨出来；大小比例虽按年龄有所不同，但也大致可以看出正常或不正常，必要时可与健侧对比。

3．骨结构　骨膜在 X 线下不显影，若在骨皮质外有骨膜阴影，表明有骨过度生长。在炎症、恶性肿瘤可先有骨膜阴影；雅司病、青枝骨折或疲劳骨折等骨膜下有血肿或骨膜下新骨形成时，也会出现阴影。骨膜阴影可见葱皮样、花边样、放射状改变及 Codman 三角样改变。骨皮质是致密骨，呈透亮白色，骨干中部厚、两端较薄，表面光滑，但肌肉韧带附着处可有局限性隆起或凹陷，是解剖上的凹沟或骨嵴，不要误认为是骨膜反应。长管状骨的内层或两端，扁平骨如髂骨、椎体、跟骨等处均系松质骨，良好 X 线片上可以看到按力线排列的骨小梁；若排列紊乱可能有炎症或新生物；若骨小梁透明、皮质变薄，可能是骨质疏松。有时在松质骨内看到有局限的疏松区或致密区，可能是无临床意义的软骨岛或骨岛，但要注意随访。在干骺端看到有一条或数条横形的白色骨致密阴影，这是发育期发生疾病或营养不良等原因产生的发育障碍线，无明显的临床意义。

4．关节及关节周围软组织　关节面透明软骨不显影，故 X 线片上可看到关节间隙，此间隙有一定宽度，过宽可能有积液，关节间隙变窄，表示关节软骨有退变或破坏。骨关节周围软组织如肌腱、肌肉、脂肪虽显影不明显，但它们的密度不一样，若 X 线片质量好，可以看到关节周围脂肪阴影，并可判断关节囊是否肿胀、腘窝淋巴结是否肿大等，对诊断关节内疾患有帮助。

5．儿童骨骺　注意儿童生长的骨骺骨化中心出现年龄。在长管状骨两端为骨骺，幼儿未骨化时为软骨，X 线不显影；出现骨化后，化骨核由小逐渐长大，此时 X 线片上只看到关节间隙较大，在化骨核和干骺端也有透明的骺板。当幼儿发生软骨病或维生素 A 中毒时，出现骺板增宽或杯状等异常形态。

6．脊柱　上颈椎开口位要看齿突有无骨折线，侧块是否对称；颈椎侧位观察寰椎的位置，一般寰椎前弓和齿突前缘的距离，成人不超过 3mm，幼儿不超过 5mm，若超过可能有脱位。寰椎后弓结节前缘和第 2 颈椎棘突根前缘相平，否则可能是脱位。齿突后缘和第 2 颈椎椎体后缘成一直线，否则可能是齿状突骨折脱位。其他颈椎正位两侧稍突起为钩状突，若钩椎关节突起较尖而高，或呈鸡嘴样侧方突出，临床上可压迫神经根或椎动脉。侧位片先看椎体、小关节的排列，全颈椎生理弧度是否正常，有无中断现象，还要看椎间隙有无狭窄，椎体缘有无增生，屈伸位动态照片上颈椎弧度有无异常，椎体间有无前后错位形成台阶状。还要测量椎管的前后径、椎弓根的横径，过大可能是椎管内肿瘤，过小可能是椎管狭窄。颈椎前方为食道、气管，侧位片上椎体和气管间软组织阴影有一定厚度，若增厚应怀疑有血肿或炎症。

胸腰椎正位片要注意椎体形态、椎弓根的厚度和间距，若椎弓根变狭窄，椎弓根间距增大，可能椎管内有新生物；还要注意脊柱全长是否正常，椎体是否正常或有无异常的半椎体；并注意两侧软组织阴影，寒性脓疡常使椎旁出现阴影或腰大肌肿胀。下腰椎正位片还要注意有无先天异常，如隐形骶裂、钩棘、浮棘、腰 5 横突不对称、腰椎骶化或骶椎腰化等。

侧位片观察胸腰椎体排列弧度和椎间隙有无狭窄。下腰椎有时会看到过度前凸，这可能是腰痛的原因之一，如有滑脱，可能是椎间盘退变的结果。下胸椎多个楔形或扁平可能是青年性骨软骨炎的后果。单个的变形以外伤多见，但要注意排除转移病变。在质量好的 X 线片，椎体骨小梁清晰可见，若看不见骨小梁或出现透明样变化，可能有骨质疏松症。骶尾部侧位片应注意腰骶角是否正常，有无尾骨骨折及移位。

斜位片上可以看到胸腰椎小关节和关节对合情况，如果小关节面致密或不整齐，可能是小关节有创伤性关节炎或小关节综合征。腰椎侧位动态 X 线片可发现椎体间某一节段有过度运动或不稳情况。

二、CT 检查

（一）CT 图像形成的原理

CT 即电子计算机 X 线横断体层扫描（Computed Tomography，CT）。X 线通过人体时，因人体组织的吸收和散射而衰减。X 线衰减的程度取决于组织密度，密度高的人体组织比密度低的能够吸收更多的 X 线。CT 图像中黑的区域表示低吸收区，即低密度区；白的表示高吸收区，即高密度区。CT 图像就是由几万到几十万个由黑到白不同灰度的微小方块按矩阵排列而组成，检测器将此信息由光电转换器转变为电信号，并通过模拟/数字转换器（Analog/Digital Converter）转变为数字信号，经计算机处理形成吸收系数矩阵；经数字/模拟转换器（Digital/Analog Converter）把数字矩阵中的每个数字转为由黑到白不同灰度的小方块，即像素（Pixel），并按矩阵排列，即构成 CT 图像。

（二）CT 在骨伤科的应用

高分辨率 CT 机能够从躯干横断面图像观察脊柱、骨盆、四肢关节较复杂的解剖部位和病变，还有一定分辨软组织的能力，且不受骨骼重叠及内脏器官遮盖的影响，有利于骨伤科疾病的诊断、定位，为区分性质、范围等提供一种非侵入性辅助检查手段。根据病变选择合适的扫描厚度和间距，一般病变小需要薄的断层。如正常腰椎间盘厚度为 8～15mm，检查时断层厚度 5mm 左右；颈椎及胸椎的椎间盘较薄，断层厚度 2～3mm 左右。CT 检查时注入造影剂称造影增强法，主要用于不够清楚或难于显示的组织病变，如脊髓病变和损伤、血管疾病等，加造影剂可以增加病变处与正常组织之间的对比度。

1. 正常脊柱 CT 表现

（1）椎管　颈部椎管略呈三角形，从颈 1 到颈 2 逐渐缩小，其余椎管差别不大。正常颈 1 前后径为 16～27mm，颈 2 以下为 12～21mm，一般认为小于 12mm 为狭窄。颈段椎管内脂肪组织很少，普通 CT 对硬膜囊显示不清楚，但蛛网膜腔比较宽大。胸段椎管的外形大小比较一致，上胸段略呈椭圆形，下胸段略呈三角形，椎管内脂肪稍多于颈段，仅限于背侧及椎间孔部位。上腰段椎管呈圆形或卵圆形，下段为三角形，前后径 CT 测量正常范围为 15～25mm，椎弓间距离为 20～30mm，腰 4～5 段均大于腰 1～3 平面。因为腰椎段硬膜囊外的脂肪组织丰富，CT 扫描能够识别蛛网膜腔、神经、黄韧带，有时可以显示出椎管内的马尾神经、圆锥、硬膜外静脉；而颈段和胸段椎管的正常解剖结构常常不能清楚显示出来，这与该段椎管的大小、形态不同，硬膜外脂肪组织较少有关。

（2）椎间盘　颈胸段椎间盘平均厚度为 3～5mm，腰段为 15mm，而腰 5 骶 1 椎间盘厚度一般不超过 10mm。颈椎间盘横切面近乎圆形，胸椎及上 4 个腰椎间盘后缘呈长弧形凹陷，腰 4～5 椎间盘后缘弧形中部变浅，腰 5 骶 1 椎间盘后缘呈平直状或轻度隆凸。腰骶段与颈段不同，椎管内有丰富的脂肪组织分布在硬膜囊周围和侧隐窝内，厚度可达 3～4mm，由于脂肪的CT稍低于椎间盘组织，所以普通 CT 扫描大都可以清楚看出椎间盘及硬膜囊的关系。

（3）脊髓　颈段脊髓横断面呈椭圆形，前缘稍平，在前正中可见浅凹陷为正中裂，后缘隆凸，后正中沟看不清楚。胸段脊髓横断面为圆形，大约相当于胸 9～12 段为脊髓膨大，其远侧很快缩小成为脊髓圆锥。

（4）侧隐窝（神经根管）　侧隐窝由前、后、外侧壁构成，内侧向硬膜囊开放。椎体后上缘和椎间盘构成前壁，上下关节突、关节囊、黄韧带构成后壁，外侧壁由椎弓根所构成，在椎弓根上缘处最窄，为神经根到达椎间孔的通道，正常前后径为 5～7mm，一般小于 5mm 考虑为狭窄。

（5）黄韧带　正常厚度为 2～4mm，在椎管及腰神经孔部位稍变薄。

2．椎间盘突出症

（1）腰椎间盘突出　常发生在腰 4、5 及腰 5 骶 1 间隙，约占90%。CT 扫描可以显示突出位置，如侧方、中央、中间偏一侧和最外侧的较小突出。突出部位邻近的硬膜外脂肪消失，硬膜囊受压变形，神经根移位、增粗、变形及突出髓核钙化等，因为脊柱两侧自然对称，所以容易发现异常变化。椎间盘术后症状复发的患者，CT 扫描可以帮助区别骨或软组织的压迫，了解病变部位上、下椎间盘的情况。

（2）胸椎间盘突出　由于椎管相对较小，硬膜外脂肪也少，普通 CT 扫描不易发现突出，必要时可采用注入水溶性造影剂增强检查法，一般常规脊髓造影也可以显示出来。

（3）颈椎间盘突出　颈椎管虽然比胸椎管宽大，但脂肪组织也少，有时普通 CT 扫描可以显示颈椎间盘突出是由于椎间盘组织的 CT 值比硬膜囊高，为显示清楚，注射造影剂进行检查较好。

3．椎管狭窄　椎管狭窄是由于先天性骨发育异常、脊柱退行性变或多种混合因素导致脊髓、马尾和神经根受压引起的症状，最多见的是腰椎管狭窄，其次为颈椎管狭窄，胸椎管狭窄很少见。腰椎管狭窄表现为上下关节突增生肥大，椎管呈三叶状改变，通常椎管矢状径小于 12mm，侧隐窝小于 5mm 者为狭窄，黄韧带增厚是造成椎管狭窄的重要因素之一。当椎间盘退变伴有椎间盘膨出时，CT 图像可见椎体周围呈均匀性膨隆，有时多节段性，这与腰椎间盘局限性突出不同，椎间盘膨隆在脊柱原有退变的基础上可加重对脊髓、神经根的压迫。CT扫描能分清大多数椎管狭窄是发育型、退变型或混合型。颈椎管狭窄与腰椎管狭窄的原因基本相同，但由于颈椎解剖部位关系，临床症状比较复杂，大多数学者应用测量椎管矢状中径作为判断狭窄的依据，但不能作为诊断狭窄唯一的依据。

4．软组织及骨肿瘤　CT扫描有助于肿瘤定位和受累范围的确定，还可了解肿瘤与邻近神经干、大血管的解剖关系。CT扫描不受骨组织和内脏器官遮叠的影响，对早期发现脊柱、骨盆等解剖部位复杂的肿瘤有独特的作用。CT可观察脊柱肿瘤骨质破坏程度、范围及与软组织等的关系。对外向生长的骨肿块，CT扫描可以明确肿块基底部与骨质的关系，有助于判断切除后局部骨质是否需要重建等情况。CT扫描软组织肿瘤，可以从肿瘤密度的差异、边缘是否完整和有无包膜等区别恶性或良性肿瘤，如脂肪瘤、血管瘤等，但并不能够鉴别所有肿瘤。

5．脊柱结核　一般正、侧位X线片可以明确脊柱结核的诊断，但对椎间隙正常、骨质破坏或椎旁寒性脓肿阴影不明显者，X线片往往不能明确诊断，CT扫描检查可提供重要帮助。

6．骨折　常规X线片基本上都能满足骨折临床诊断的需要，但普通X线平片不能满足脊柱、骨盆等部位骨折的检查。CT扫描可以发现X线平片很难辨认的小碎骨片，如陷入髋关节腔内的股骨头或髋臼缘骨折的小碎片；能够较好地显示出骨折片与椎管、脊髓的关系及脊柱后侧骨折累及的范围；应用CT扫描显示椎体爆裂骨折效果十分满意，能看到椎体破坏程度及骨折片穿入椎管压迫脊髓神经等，为手术摘除骨碎片提供重要依据。

三、磁共振成像（MRI）

（一）MRI成像应用原理

磁共振成像（Magnetic Resonance Imaging，MRI）是质子从外加的射频脉冲中获得能量，受激发而发生"共振效应"，并以共振频率将能量放射至周围环境，这种能量可被检测出来，称为磁共振信号。信号的强弱在人体各部分根据质子的不同差数、活动质子的密度、质子的分子环境、温度与黏稠度等因素而有差异。磁共振器中的电子计算机利用磁共振信号的强弱重组信息，从而得到各种脏器显示出来的各种不同图像。不同组织在MRI图像上可显示不同的灰阶，其信号强度有高低不同。

（二）MRI在骨伤科的应用

1．骨折　目前MRI多以组织中的氢核质子的变化为信号来源，软组织氢核密度大，发出的信号多，分辨能力好。皮质骨缺乏信号，显示能力不如X线和CT，但骨折缝隙仍可显示。松质骨含大量骨髓，骨髓含脂量高，信号强，累及骨髓的肿瘤、变性、感染和代谢病，在MRI图像中均可清晰显示。MRI还可显示病变侵入软组织的程度。

2．脊柱损伤　脊柱是MRI临床应用的重要领域，可获取直接的多平面图像而不像X线和CT那样会产生影像衰变，观察脊髓和神经根可以不用椎管内对比剂。对急性脊柱创伤进行MRI检查时，可不翻动伤员而获得各部骨结构与脊膜囊及脊髓之间相互关系的信息，也可显示蛛网膜下腔阻塞和脊髓肿胀情况。用 MRI 追踪观察脊髓创伤可显示脊髓萎缩、血肿吸收、脊髓坏死及随之而来的脊髓空洞等变化。

在 T_1 加权图像中，枕骨大孔前缘可被齿状突上方的高强度脂肪信号描出，其后缘不易辨认，因为颅骨皮质缘本身无信号。脊髓在中线矢状面图像中特别清楚，为中强度信号。脑脊液在 T_1 加权图像为低强度信号。正常椎体充满骨髓，在 T_1 加权图像中信号强度高于椎间盘，且均匀一致。枢椎齿突信号低于其他椎体，椎间盘大体均匀。硬脊膜外脂肪信号强度高，产生极好的软组织反差，紧贴硬脊膜囊和环绕神经根。

在 T_2 加权图像中，脑脊液信号显著加强。正常椎间盘髓核信号一般高于纤维环。腰椎间盘髓核常显示较低强度信号缝隙，可能表示纤维环组织凹入。

3．椎间盘疾患　MRI 在椎间盘疾患的诊断中能发挥重要作用。T_1 和 T_2 加权图像都可以显示椎间隙变窄，T_2 加权图像对椎间盘变性最敏感。正常情况下纤维环含水约 78%，髓核含水约 85%～95%，但变性椎间盘二者的含水量均下降至 70% 左右，以致这两部分在 MRI 图像中变得难以区别。由于所有突出的椎间盘几乎都有变性，此种现象就更具临床意义。采用 T_2 加权 MRI 矢状面检查脊柱，能迅速排除椎间盘疾病。MRI 可直接识别突出的椎间盘物质，还可间接地从脊膜囊前方的硬脊膜外压迹或椎间孔内脂肪影的变化诊断椎间盘突出症。在 T_2 加权图像通常能分清脑脊液与变性的椎间盘，从而可估计椎管变窄程度。

4．椎管狭窄　MRI 在椎管狭窄症中显示压迫部位及范围的精确度较高。尤其当椎管高度狭窄时，脊髓造影可能得不到关键部位的满意对比，而 T_2 加权 MRI 可较好地观察到脊膜管的硬膜外压迹。MRI 能显示蛛网膜下腔完全阻塞时梗阻的上、下平面。MRI 对神经根管狭窄的诊断特别有效，硬脊膜外脂肪和侧隐窝内脂肪减少是诊断神经根受压的重要标志。MRI 能迅速排除枕骨大孔疾病和髓内病变等其他病因。矢状面 MRI 屈、伸位动态检查可观察颈椎排列情况，用于颈椎融合术前、后，有助于确定融合部位及了解融合部位是否稳定。

5．椎骨或椎间盘的感染　椎骨或椎间盘的感染在 MRI 图像显示特殊变化。受累椎骨或椎间盘在 T_1 加权图像显示信号强度一致性降低，而在 T_2 加权图像显示信号增强，同时髓核内的缝隙消失。如有椎旁脓肿，MRI 可明确显示。

6．脊髓内、外肿瘤　MRI 所具有的显示整个脊髓和区分脊髓周围结构的能力有助于脊髓内、外肿瘤的诊断，并能确切区分肿瘤实质和囊性成分。髓外硬脊膜内肿瘤表现为脊膜囊内软组织包块，可使脊髓移位，并常见骨质异常改变或同时出现椎旁包块。多平面成像对神经纤维瘤的诊断非常准确，可以描绘出硬脊膜囊的扩张以及肿瘤的硬脊膜内外成分。脂肪瘤在 T_1 及 T_2 加权 MRI 图像中显示特有的强信号。脊椎肿瘤不论原发抑或继发，在 T_1 加权图像表现为信号减弱，在 T_2 加权图像表现为信号增强。椎体血管瘤在 T_1 加权图像信号强度中等。

7．膝关节病变　MRI 可显示膝关节前、后交叉韧带和侧副韧带，可用于急性韧带伤，特别是完全性韧带撕裂的诊断。膝关节韧带发出低强度信号，在 MRI 图像依靠具有较强信号的关节液和周围软组织的衬托对比识别。膝关节内外侧半月板呈低强度信号，MRI 对诊断半月板损伤及区别损伤的部位、类型有很高的参考价值，是目前比较公认的无创性检查。膝关节膝关节影像要结合临床或手术所见加以解释。

四、放射性核素

（一）放射性核素应用原理

放射性核素显像是利用可以被骨骼和关节浓聚的放射性核素或标记化合物注入人体后，通过扫描仪或 γ 照相仪探测，使骨骼和关节在体外显影成像的一种诊断技术。

骨骼内存在的羟基磷灰石结晶和未成熟的骨母质，与骨显像剂具有亲和能力，或进行离子交换（如^{85}Sr、^{18}F），或进行吸附与结合（如^{99m}Tc或^{113m}In标记的磷酸化合物）。由于这些物质具有放射性，故能使骨骼显像，且分布与骨代谢活性相一致。当骨骼有病变时，会发生骨质破坏及骨质修复两种改变，使放射性显像剂在病灶部位相对减少形成"冷区"，或沉积增加形成"热区"。根据体内各部位放射性核素分布的情况，可以了解各部位的解剖结构及其功能变化。全身骨骼均可进行扫描，骨伤科常利用放射性核素显像协助诊断骨骼系统疾病，可提高诊断阳性率，并且具有早期诊断的价值。

（二）放射性核素在骨伤科的应用

1. 骨骼系统疾病　^{99m}Tc磷酸盐是一种亲骨作用强、血液清除率快的骨显像剂，由于骨骼摄取量高，所以骨骼显像清楚。它最大的优点是比 X 线检查早 3~6 个月发现病灶，其阳性发现率比 X 线检出率高 25%。全身骨骼均可进行扫描，可见颅骨、脊柱、骨盆、肩、肘、膝、踝等关节均浓集有放射性核素，肋骨亦见有散在点状分布的核素。用此核素来检查骨骼系统疾病，阳性率较高。

2. 原发性恶性骨肿瘤　放射性核素显像对诊断原发性骨肿瘤无特异性，但恶性骨肿瘤对核素聚集比度较高。核素骨显像对原发性骨肿瘤的应用价值主要是确定放射治疗的照射野、截肢范围和活检定位。因为显像的病灶范围一般比 X 线所见的范围大，灵敏度高。

3. 骨转移灶　放射性核素显像可比 X 线检查提前 3~6 月发现转移病灶。因此，当确诊为癌症的患者，应定期进行全身骨骼显像，以便及时随访确定有无早期骨转移。

4. 骨病　诊断创伤性和非创伤性股骨头无菌性坏死，早期表现为股骨头局部出现放射性减低区或缺损区，坏死中期在缺损区周围出现不同程度的放射性浓集反应，坏死晚期整个股骨头呈放射性浓集区。早期诊断急性血源性骨髓炎，并通过核素血管动态造影和延迟显像对骨髓炎和蜂窝组织炎等疾病进行鉴别诊断。另外，对各种骨代谢疾患，如原发性或继发性副甲状腺功能亢进、骨软化病、骨髓纤维化病、骨关节炎等，均可用以进行诊断。

5. 植骨的存活情况　要了解吻合血管是否通畅，虽可进行 X 线血管造影术，但吻合的血管内膜异常敏感，碘油造影容易引起血管痉挛，而使用核素造影则无此危险。可在手术后 10 天左右进行，如血运通畅或移植骨有代谢能力时，就会在该处出现浓聚区。

五、造影检查

（一）造影剂

1. 碘油类 如碘苯酯（Myodil）等，此类刺激性小，但吸收慢而不完全，且与脑脊液不相溶。椎管造影检查完毕后，应将造影剂尽可能抽出，在脊髓造影时尽量不要选用。

2. 碘水类 如碘曲仑（Iotrolan）、三碘三酰胺六醇苯（Omnipaque）等，能与脑脊液充分混合，吸收快，无再行抽出必要，应用安全，可避免抽搐或后遗蛛网膜粘连等，是目前比较理想的造影剂。

3. 过滤空气及氧气 是较早使用的造影剂，目前主要用于关节造影，也可与碘类联合运用，成为双重对比造影。特点是显负影，刺激性小，易吸收，但显影欠清晰。

（二）造影在骨伤科的运用

1. 关节造影 选用不同的造影剂注入关节腔内，以便对关节内软骨表面、滑膜、韧带或半月板等组织进行检查，达到辅助诊断目的。常见的造影部位有髋、膝、肩、腕等关节。其分类如下：

（1）**髋关节造影** 主要适用于先天性或其他原因引起的髋关节脱位，尤其是轻度的髋关节脱位，在普通平片上往往无任何异常发现，而通过造影则可早期明确诊断；同时可以了解髋关节内各部分结构，包括髋臼软骨、股骨头形态、关节囊及圆韧带等情况；此外，还可以了解有无滑膜病变、游离体及髋关节置换术后并发症等。

腹股沟部常规消毒，局部浸润麻醉，穿刺点常选用髋前侧进路，即腹股沟韧带的中点向下、向外各 2.5cm，股动脉稍外侧垂直刺入，在 X 线透视协助下，于股骨颈内下方、髋臼下缘进入关节腔，证实穿刺针头在关节腔内后，注入 30%～35%碘酞葡胺或泛影葡胺等碘制剂 10～20ml。被动活动髋关节，促使造影剂在关节内均匀分布。拍摄髋关节正位片。

（2）**膝关节造影** 适用于对膝关节滑膜、半月板、韧带、游离体等病变进行检查。常可采用单纯碘剂造影、气体造影，或碘剂、气体双重对比造影。膝部常规消毒，局部浸润麻醉，穿刺点在髌骨内上或外上方距髌骨缘 1cm 处，斜行刺入膝关节腔内后，吸出关节液。然后注入造影剂，如选用碘制剂，可用 30%～35%碘酞葡胺或泛影葡胺 10ml；如选用气体造影，可用氧气、氮气或过滤空气 40～100ml，注入气体量以患者感觉膨胀时为止；如选用双重造影，可用碘制剂 10～15ml 和气体 20ml 注入膝关节腔内。屈伸膝关节，促使造影剂在关节内均匀分布。拍摄膝关节正、侧位片。

（3）**肩关节造影** 适用于肩袖破裂、肩周炎、习惯性肩关节脱位、肱二头肌长头腱滑脱或断裂等病变。局部常规消毒，局部浸润麻醉，穿刺点常选用肩关节前侧进路，可在透视协助下将穿刺针头刺入关节腔内。证实穿刺针在关节腔内后，注入 30%～35%碘酞葡胺或泛影葡胺 15～20ml，或碘制剂 5ml 和过滤空气 20ml，活动肩关节，拍摄肩关节正位、轴心位、肩内旋和外旋各 30°位片。

（4）**腕关节造影** 适用于腕三角纤维软骨破裂、囊性变及韧带损伤等疾患。腕部常规消毒，局部浸润麻醉，穿刺点可选用尺骨茎突背外侧或鼻咽窝处，证实穿刺针在关节腔内后，注入 30% 碘制剂 2ml，活动腕关节，拍摄腕关节正、侧、斜位片。

2．椎管造影 利用碘剂或空气作比衬，注入蛛网膜下腔或硬膜外腔，拍摄 X 线片以显示椎管内病变。适用于椎管内肿瘤、椎间盘突出、神经根管及椎管狭窄等病变。

（1）**蛛网膜下腔造影** 或称髓腔造影，按腰椎穿刺法常规进行穿刺，将造影剂缓慢注入，然后根据检查目的，采用不同体位，观察造影剂在髓腔内流动情况，注意有无造影剂充盈缺损、受阻等现象。

（2）**硬膜外腔造影** 可选用经腰椎穿刺法和经骶管裂孔穿刺法，造影剂注入硬脊膜外腔，以显示硬脊膜外状态，对椎间盘突出显像效果好，还可显示黄韧带肥厚、椎管内静脉曲张等。造影后摄脊椎正、侧位 X 线片。

（三）注意事项

1．术前应进行碘过敏试验。

2．严格执行无菌操作。

3．使用碘水类造影剂，能很快被吸收，故注射造影剂后应立即透视检查、摄片。

4．椎管造影无论使用碘油类或碘水类造影剂，如需采用足高位时，应将头部垫高，防止造影剂流入脑室，以免发生意外。

5．椎管造影后应平卧 24 小时，以避免不良反应。

六、肌电图检查

肌电图是利用电子技术记录神经肌肉生物电活动的诊断技术，用电极把肌肉所产生的生物电位引导出来，经过放大，可显示出一定的波形，就是肌电图。根据神经、肌肉的解剖特点及其支配关系，可以利用肌电图进行定位、定性及鉴别诊断。

（一）肌电图基本原理

肌电位是指肌肉纤维在不同状态下的电位活动，按大类可分为自发肌电、诱发肌电（在电流刺激状态下的肌电位活动）。自发肌电位即平常所称的"肌电图"，一般分为静息状态（自发电位）、轻收缩状态（MUP 运动单元电位）、最大用力状态（干扰相、同步电位）；诱发肌电又称神经电图，主要由运动传导速度（MCV）、感觉传导速度（SCV）、F 波、H 反射、瞬目反射等项目组成。

（二）肌电图的基本情况

1．正常肌电图 肌肉松弛时不出现电位，称为静息电位；肌肉收缩时只有少数运动单位兴奋产生动作电位，表现为界限清楚的单相波、双相波、三相波，较少出现多相波；随着收缩力增强，运动单位数量和每个运动单位的放电频率均增加；肌肉最大收缩时，各放电波形互相重叠，波幅参差不齐，不能分出单个电位，称为干扰相。

2．病理肌电图 在病理状态下，失去神经支配的肌纤维，如神经损伤 15～20 天以后，在放松时即出现波形纤细、低窄的纤颤电位，时限一般为 1～2ms，波幅多小于 $300\mu V$。此外，有的患者在肌肉放松时出现自发的颤动，此时可出现自发的运动单位电位，称为束颤电位，时限宽，波幅高，常为多相波。

（三）肌电图检查的临床意义

1．脊髓前角细胞疾病

（1）运动神经元疾病　进行性脊髓性肌萎缩症、肌萎缩性侧索硬化症、婴儿脊髓性肌萎缩症、先天性脊髓性肌萎缩症。

（2）其他脊髓前角细胞病　脊髓灰质炎、脊髓空洞症、脊髓肿瘤、脊髓血管畸形、脊髓炎及其他脱髓鞘病。

2．神经根、神经丛及周围神经疾病

（1）神经损伤　神经根损伤，臂丛神经损伤，副神经损伤，腋神经损伤，肌皮神经损伤，上肢尺神经、桡神经及正中神经损伤，下肢股神经、坐骨神经、闭孔神经、胫神经及腓总神经损伤，面神经损伤等。

（2）神经压迫征　颈椎病、颈肋、前斜角肌综合征、腰椎间盘突出症、腕管综合征等。

（3）周围神经病　急性感染性多发性神经炎、腓肠肌萎缩症、其他原因引起的周围神经病。

3．肌原性疾病

（1）进行性肌营养不良症。

（2）多发性肌炎、皮肌炎及其他胶原病并发的肌炎。

（3）肌强直综合征、先天性肌强直症、萎缩性肌强直症。

（4）周期性麻痹。

（5）其他原因引起的肌病，如甲状腺毒性肌病、甲状腺机能低下肌病、甲状旁腺机能亢进肌病、垂体及肾上腺皮质机能紊乱伴发肌病、肿瘤性肌病等。

4．神经肌肉接头疾病　重症肌无力、肌无力综合征。

5．锥体系及锥体外系疾病　脑血管病、帕金森综合征、舞蹈病、手足徐动症、扭动痉挛、遗传性共济失调等。

第五章

治 疗 方 法

　　骨伤科疾病的治疗，应以辨证论治为基础，贯彻固定与活动统一（动静结合）、骨与软组织并重（筋骨并重）、局部与整体兼顾（内外兼治）、医疗措施与患者的主观能动性密切配合（医患合作）的治疗原则。

　　骨伤科主要有药物、手法、固定、练功等治疗方法，临床中应根据病情针对性地应用，必要时需采用综合疗法。

第一节　药　物　治　疗

　　药物是治疗骨伤科疾病的一种重要方法。机体的外伤，可导致内在气血、营卫、脏腑功能失调。因此，治疗损伤，必须从整体观念出发，才能取得良好的效果。

一、内治法

　　根据损伤"专从血论"、"恶血必归于肝"、"肝主筋、肾主骨"以及"客者除之、劳者温之、结者散之、留者攻之、燥者濡之"等骨伤科基本理论，临床应用可以归纳为下、消、清、开、和、续、补、舒等内治方法。

　　骨伤科常用内治法根据疾病分类不同，又可分为骨伤内治法与骨病内治法。

（一）骨伤内治法

　　1. 损伤三期辨证治法　人体一旦遭受损伤，根据损伤的发展过程，一般分初、中、后三期。初期，一般在伤后 1~2 周内，由于气滞血瘀，需消肿止痛，以活血化瘀为主，即采用"下法"或"消法"；若瘀血积久不消，郁而化热，或邪毒入侵，或迫血妄行，可用"清法"；气闭昏厥或瘀血攻心，则用"开法"。中期在损伤后 3~6 周期间，虽损伤症状改善，肿胀瘀阻渐趋消退，疼痛逐步减轻，但瘀阻去而未尽，疼痛减而未止，仍应以活血化瘀、和营生新、接骨续筋为主，故以"和"、"续"两法为基础。后期为损伤 7 周以后，瘀肿已消，但筋骨尚未坚实，功能尚未恢复，应以坚骨壮筋，补养气血、肝肾、脾胃为主；而筋肌拘挛，风寒湿痹，关节屈伸不利者则予以温经散寒、舒筋活络，故后期多施"补"、"舒"两法。三期分治方法是以调和疏通气血、生新续损、强筋壮骨为主要目的。临证时，必须结合患者体质及损伤情况辨证施治。

　　（1）*初期治法*　有攻下逐瘀法、行气消瘀法、清热凉血法、开窍活血法等。

　　①攻下逐瘀法：本法适用于损伤早期瘀血滞留，大便不通，腹胀拒按，苔黄，脉洪大而

数的体实患者。临床多应用于胸、腰、腹部损伤蓄瘀而致阳明腑实证，常用方剂有大成汤、桃核承气汤、鸡鸣散加减等。

攻下逐瘀法属下法，常用苦寒泻下药以攻逐瘀血，通泄大便，排除积滞。由于药效峻猛，对年老体弱、气血虚衰、妇女妊娠、经期及产后失血过多者，应当禁用或慎用该法，而宜采用润下通便或攻补兼施的方法，方剂可选用润肠汤加减。

②行气消瘀法：为骨伤科内治法中较常用的一种治疗方法。适用于损伤后有气滞血瘀，局部肿痛，无里实热证，或有某种禁忌而不能猛攻急下者。常用的方剂有消瘀活血为主的桃红四物汤、活血四物汤、复元活血汤或活血止痛汤，以行气为主的柴胡疏肝散、复元通气散，以及活血祛瘀、行气止痛并重的血府逐瘀汤、膈下逐瘀汤、顺气活血汤等方。临证可根据损伤的不同，或重于活血化瘀，或重于行气止痛，或活血行气并重。

行气消瘀法属于消法，具有消散瘀血的作用。行气消瘀方剂一般并不峻猛，如需逐瘀通下，可与攻下药配合。对于素体虚弱或年老体虚、妊娠产后、月经期间、幼儿等不宜猛攻破散者，可遵王好古"虚人不宜下者，宜四物汤加穿山甲"之法治之。

③清热凉血法：本法包括清热解毒与凉血止血两法。适用于跌仆损伤后热毒蕴结于内，引起血液错经妄行，或创伤感染、邪毒侵袭、火毒内攻等证。常用的清热解毒方剂有五味消毒饮、龙胆泻肝汤、普济消毒饮；凉血止血方剂有四生丸、小蓟饮子、十灰散、犀角地黄汤等。

清热凉血法属清法，药性寒凉，需量人虚实而用，凡身体壮实之人患实热之证可予以清热凉血。若身体素虚，脏腑虚寒，饮食素少，肠胃虚滑，或妇女分娩后有热证者，均慎用。应用本法应注意防止寒凉太过。在治疗一般出血不多的疾病时，常与消瘀和营之药同用。如出血太多时须辅以补气摄血之法，以防气随血脱，可选独参汤、当归补血汤。必要时需结合输血、补液等疗法。

④开窍活血法：本法是用辛香开窍、活血化瘀、镇心安神的药物，治疗跌仆损伤后气血逆乱、气滞血瘀、瘀血攻心、神昏窍闭等危重证的一种急救方法。适用于头部损伤或跌打重证神志昏迷者。

神志昏迷可分为闭证和脱证两种。闭证是实证，治宜开窍活血、镇心安神；脱证是虚证，是伤后元阳衰微、浮阳外脱的表现，治宜固脱，忌用开窍。头部损伤等重证，若在晕厥期，主要表现为人事不省，常用方剂有黎洞丸、夺命丹、三黄宝蜡丸、苏合香丸、苏气汤等。复苏期表现眩晕嗜睡、胸闷恶心，需熄风宁神佐以化瘀祛浊，方用羚角钩藤汤或桃仁四物汤加减。熄风可加石决明、天麻、蔓荆子；宁神可加菖蒲、远志；化瘀可加郁金、三七；去浊可加茅根、木通；降逆可加半夏、生姜等。恢复期表现心神不宁、眩晕头痛，宜养心安神、平肝熄风，用镇肝熄风汤合吴茱萸汤加减。若热毒蕴结筋骨而致神昏谵语、高热抽搐者，宜用紫雪丹合清营凉血之剂。开窍药走窜性强，易引起流产、早产，孕妇慎用。

（2）中期治法　损伤诸证经过初期治疗，肿胀消退，疼痛减轻，但瘀肿虽消而未尽，断骨虽连而未坚，故损伤中期宜和营生新、接骨续损。其治疗以和法为基础，即活血化瘀的同时加补益气血药物，如当归、熟地、黄芪、何首乌、鹿角胶等；或加强壮筋骨药物，如续断、补骨脂、骨碎补、煅狗骨、煅自然铜等。结合内伤气血、外伤筋骨的特点，具体分为和营止痛法、接骨续筋法，从而达到祛瘀生新、接骨续筋的目的。

①和营止痛法：适用于损伤后，虽经消、下等法治疗，但仍气滞瘀凝，肿痛尚未尽除，而继续运用攻下之法又恐伤正气。常用方剂有和营止痛汤、橘术四物汤、定痛和血汤等。

②接骨续筋法：本法是在和法的基础上发展起来的。适用于损伤中期，筋骨已有连接但未坚实者。瘀血不去则新血不生，新血不生则骨不能合，筋不能续，所以使用接骨续筋药，佐活血祛瘀之药，以活血化瘀、接骨续筋。常用的方剂有接骨丹、接骨紫金丹等。

（3）后期治法　损伤日久，正气必虚，根据"虚则补之"的治则，选用补法，分为补气养血、补养脾胃、补益肝肾。此外，由于损伤日久，瘀血凝结，筋肌粘连挛缩，复感风寒湿邪，关节酸痛、屈伸不利者颇为多见，故后期治疗除补养法外，舒筋活络法也较为常用。

①补气养血法：本法是使用补养气血药物，使气血旺盛以濡养筋骨的治疗方法。凡外伤筋骨、内伤气血以及长期卧床，出现气血亏损、筋骨痿弱等证候，均可应用本法。补气养血法是以气血互根为原则，临床应用本法时常需区别气虚、血虚或气血两虚，从而采用补气为主、补血为主或气血双补。损伤气虚为主，用四君子汤；损伤血虚为主，用四物汤；气血双补用八珍汤或十全大补汤。气虚者，如元气虚常投以扶阳药补肾中阳气，方选参附汤；中气虚方用术附汤；卫气虚用芪附汤；如脾胃气虚可选用参苓白术散；中气下陷用补中益气汤。对损伤大出血而引起的血脱者，补气养血法要及早使用，以防气随血脱，方选当归补血汤，重用黄芪。

补血药多滋腻，素体脾胃虚弱者易引起纳呆、便溏，补血方内宜兼用健脾和胃之药。阴虚内热肝阳上亢者，忌用偏于辛温的补血药。此外，若跌仆损伤而瘀血未尽，体虚不任攻伐者，于补虚之中仍需酌用祛瘀药，以防留邪损正，积瘀为患。

②补益肝肾法：本法又称强壮筋骨法，凡骨折、脱位、筋伤的后期，年老体虚，筋骨痿弱、肢体关节屈伸不利、骨折迟缓愈合、骨质疏松等肝肾亏虚者，均可使用本法加强肝肾功能，加速骨折愈合，增强机体抗病能力，以利损伤的修复。

应用本法时应注意肝肾之间的相互联系及肾的阴阳偏盛。肝为肾之子，肝虚者也应注意补肾，养肝常兼补肾阴，以滋水涵木，常用的方剂有壮筋养血汤、生血补髓汤；肾阴虚用六味地黄汤或左归丸；肾阳虚用金匮肾气丸或右归丸；筋骨痿软、疲乏衰弱者用健步虎潜丸等。在补益肝肾法中参以补气养血药，可增强养肝益肾的功效，加速损伤筋骨的康复。

③补养脾胃法：本法适用于损伤后期，因耗伤正气，气血亏损，脏腑功能失调，或长期卧床缺少活动，而导致脾胃气虚、运化失职、饮食不消、四肢疲乏无力、肌肉萎缩者。胃主受纳，脾主运化，补益脾胃可促进气血生化，充养四肢百骸，本法即通过助生化之源而加速损伤筋骨的修复，为损伤后期常用之调理方法。常用方剂有补中益气汤、参苓白术散、归脾汤、健脾养胃汤等。

④舒筋活络法：本法适用于损伤后期，气血运行不畅，瘀血未尽，腠理空虚，复感外邪，以致风寒湿邪入络，遇气候变化则局部症状加重的陈伤旧疾的治疗。本法主要使用活血药与祛风通络药，以宣通气血，祛风除湿，舒筋通络。如陈伤旧患寒湿入络者用小活络丹、大活络丹、麻桂温经汤；损伤血虚兼风寒侵袭者，用疏风养血汤；肢节痹痛者，用蠲痹汤、宽筋散、舒筋活血汤；腰痹痛者，用独活寄生汤、三痹汤。祛风寒湿药，药性多辛燥，易损

伤阴血，故阴虚者慎用，或配合养血滋阴药同用。

以上治法，在临床应用时都有一定的规律。例如：治疗骨折，在施行手法复位、夹缚固定等方法外治的同时，内服药物初期以消瘀活血、理气止痛为主，中期以接骨续筋为主，后期以补气养血、强筋壮骨为主。如骨折气血损伤较轻，瘀肿、疼痛不严重者，往往在初期就用接骨续筋法，配合活血化瘀之药。扭挫伤筋的治疗，初期也宜消瘀活血、利水退肿，中期则用和营续筋法，后期以舒筋活络法为主。创伤的治疗，在使用止血法之后，亦应根据证候而运用上述各法。如失血过多者，开始即用补气摄血法急固其气，防止虚脱，血止之后应用"补而行之"的治疗原则。对上述的分期治疗原则，必须灵活变通，对特殊病例尤需仔细辨证，正确施治，不可拘泥规则或机械分期。

内治药物的剂型，分为汤剂、丸剂、散剂、药酒4种。近代剂型改良，片剂、颗粒剂、口服液应用也较普遍。一般急性损伤者，多用散剂或丸剂，如夺命丹、玉真散、三黄宝蜡丸等，如受伤而气闭昏厥者，急用芳香开窍之品，如苏合香丸、夺命丹、黎洞丸调服（或鼻饲）抢救。治疗严重内伤或外伤出现全身症状者，以及某些损伤的初期，一般服汤剂或汤丸剂兼用。宿伤而兼风寒湿者，多选用药酒，如虎骨木瓜酒、蕲蛇酒、三蛇酒等。此外，患者无出血，损伤处无红肿热痛者，可用黄酒少许以助药力，通常加入汤剂煎服，或用温酒冲服丸散。

2. 损伤部位辨证治法 损伤虽同属瘀血，但由于损伤的部位不同，治疗的方药也有所不同。

（1）**按部位辨证用药法** 临床应用可根据损伤部位选方用药：头面部用通窍活血汤、清上瘀血汤；四肢损伤用桃红四物汤；胸胁部伤可用复元活血汤；腹部损伤可用膈下逐瘀汤；腰及小腹部损伤可用少腹逐瘀汤、大成汤、桃核承气汤；全身多处损伤可用血府逐瘀汤加味。

（2）**主方加部位引经药** 根据不同损伤的性质、时间、年龄、体质选方用药时，可因损伤的部位不同加入几味引经药，使药力作用于损伤部位，加强治疗效果。损伤早期症见肿胀、皮下瘀斑、局部压痛明显、患处活动功能受限，治以活血化瘀、消肿止痛，方选桃红四物汤；筋伤中期治以活血舒筋、祛风通络，方选橘术四物汤；骨折者治以接骨续筋，方选接骨紫金丹。辨证加减：如上肢损伤加桑枝、桂枝、羌活、防风；头部损伤若伤在巅顶加藁本、细辛，两太阳伤加白芷，后枕部损伤加羌活；肩部损伤加姜黄；胸部损伤加柴胡、郁金、制香附、苏子；两胁肋部损伤加青皮、陈皮、延胡；腰部损伤加杜仲、补骨脂、川断、狗脊、枸杞、桑寄生、萸肉等；腹部损伤加炒枳壳、槟榔、川朴、木香；小腹部损伤加小茴香、乌药；下肢损伤加牛膝、木瓜、独活、千年健、防己、泽泻等。

（二）骨病内治法

骨病的发生可能与损伤有关，但其病理变化、临床表现与损伤并不相同，故其治疗有其特殊性。骨病的用药基本遵循上述原则。如骨痈疽多属热证，"热者寒之"，宜用清热解毒法；骨痨多属寒证，"寒者热之"，宜用温阳驱寒法；痹证因风寒湿邪侵袭，"客者除之"，故以祛邪通络为主；软骨病者气血凝滞，"结者散之"，宜用祛痰散结法。

1．清热解毒法 适用于骨痈疽，热毒蕴结于筋骨或内攻营血诸证。骨痈疽早期可用五味消毒饮、黄连解毒汤或仙方活命饮合五神汤加减。如热毒重者加黄连、黄柏、山栀，有损伤史者加桃仁、红花；热毒在血分的实证，疮疡兼见高热烦躁、口渴不多饮、舌绛、脉数者，可加用生地黄、赤芍、牡丹皮等药；热毒内陷或有走黄重急之征象，症见神昏谵语或昏沉不语者，当加用清心开窍之药，如安宫牛黄丸、紫雪丹等。本法是用寒凉的药物使内蕴之热毒清泄，因血喜温而恶寒，寒则气血凝滞不行，故不宜寒凉太过。

2．温阳驱寒法 适用于阴寒内盛之骨痨或附骨疽。本法是用温阳通络的药物，使阴寒凝滞之邪得以驱散。流痰初起，患处漫肿酸痛、不红不热、形体恶寒、口不作渴、小便清利、苔白、脉迟等内有虚寒现象者，可选用阳和汤加减。阳和汤以熟地黄大补气血为君，鹿角胶生精补髓、养血助阳、强壮筋骨为辅，麻黄、姜、桂宣通气血，使上述两药补而不滞，主治阴疽。

3．祛痰散结法 适用于骨病见无名肿块，痰浊留滞于肌肉或经隧之内者。骨病的癥瘕积聚均为痰滞交阻、气血凝留所致。此外，外感六淫或内伤情志，以及体质虚弱等，亦能使气机阻滞，液聚成痰。本法在临床运用时要针对不同病因，与下法、消法、和法等配合使用，才能达到化痰、消肿、软坚之目的。常用方剂有二陈汤、温胆汤、苓桂术甘汤等。

4．祛邪通络法 适用于风寒湿邪侵袭而引起的各种痹证。祛风、散寒、除湿及宣通经络为治疗痹证的基本原则，但由于各种痹证感邪偏盛及病理特点不同，辨证时还应灵活变通。常用方剂有蠲痹汤、独活寄生汤、三痹汤等。

二、外治法

损伤外治法是指对损伤局部进行治疗的方法，在骨伤科治疗中占有重要的地位。临床外用药物大致可分为敷贴药、搽擦药、熏洗湿敷药与热熨药。

（一）敷贴药

外用药应用最多的剂型是药膏、膏药和药散3种。使用时将药物制剂直接敷贴在损伤局部，使药力发挥作用，可收到较好疗效，正如吴师机论其功用：一是拔，二是截，凡病所结聚之处，拔之则病自出，无深入内陷之患；病所经由之处，截之则邪自断，无妄行传变之虞。

1．药膏（又称敷药或软膏）

（1）**药膏的配制** 将药碾成细末，然后选加饴糖、蜜、油、水、鲜草药汁、酒、醋或医用凡士林等，调匀如厚糊状，涂敷伤处。近代骨伤科医家的药膏用饴糖较多，主要是取其硬结后药物本身的功效和固定、保护伤处的作用。饴糖与药物的比例为3:1，也有用饴糖与米醋之比为8:2调拌的。对于有创面的创伤，都用药物与油类熬炼或拌匀制成的油膏，有滋润创面的作用。

（2）**药膏的种类**

①消瘀退肿止痛类：适用于骨折、筋伤初期，肿胀疼痛剧烈者。可选用定痛膏外敷。

②舒筋活血类：适用于扭挫伤筋，肿痛逐步减退之中期患者。可选用七厘散外敷。

③接骨续筋类：适用于骨折整复后，位置良好、肿痛消退之中期患者。可选用外敷接骨丹。

④温经通络类：适用于损伤日久，复感风寒湿邪者。发作时肿痛加剧，可用四生散外敷；或在舒筋活络类药膏内酌加温散风寒、利湿的药物外敷。

⑤清热解毒类：适用于伤后感染邪毒，局部红、肿、热、痛者。可选用金黄膏、四黄膏。

⑥生肌拔毒长肉类：适用于局部红肿已消，但创口尚未愈合者，可选用象皮膏、生肌玉红膏等。

（3）临床应用注意事项

①药膏在临床应用时，摊在棉垫或纱布上，大小根据敷贴范围而定，摊妥后还可以在敷药上加叠一张极薄的棉纸，然后敷于患处。棉纸极薄，药力可渗透，不影响药物疗效的发挥，又可减少对皮肤的刺激，也便于换药。摊涂时敷料四周留边，以防药膏烊化玷污衣服。

②药膏的换药时间，根据伤情的变化、肿胀的消退程度及天气的冷热来决定，一般2～4天换1次，古人的经验是"春三、夏二、秋三、冬四"。凡用水、酒、鲜药汁调敷药时，需随调随用勤换，一般每天换药1次。生肌拔毒类药物也应根据创面情况而勤换药，以免脓水浸淫皮肤。

③药膏一般随调随用，凡用饴糖调敷的药膏，室温高容易发酵，梅雨季节易发霉，故一般不主张一次调制太多，或将饴糖煮过后再调制。寒冬气温低时可酌加开水稀释，以便于调制拌匀。

④少数患者对敷药及膏药过敏而产生接触性皮炎，皮肤奇痒及有丘疹、水疱出现时，应注意及时停药，外用六一散，严重者可同时给予抗过敏治疗，如蒲公英、黄芩、金银花、连翘、车前子、生苡仁、茯苓皮、甘草水煎服。

2. 膏药 古称为薄贴，是中医学外用药物中的一种特有剂型。南北朝时期的《肘后备急方》中就有膏药制法的记载，后世广泛地应用于各科的治疗上，骨伤科临床应用更为普遍。

（1）膏药的配制 将药物碾成细末配以香油、黄丹或蜂蜡等基质炼制而成。

①熬膏药肉：将药物浸于植物油中，主要用香油（芝麻油），加热熬炼后，再加入铅丹（又称黄丹或东丹），其主要成分为四氧化三铅，也有用主要成分为一氧化铅的密陀僧制膏的。经过"下丹收膏"，制成的一种富有黏性、烊化后能固定于伤处的成药，称为膏或膏药肉，要求老嫩合度，达到"贴之即粘，揭之易落"的标准。膏药肉熬成后浸入水中数天，再藏于地窖阴暗处以"去火毒"，可减少对皮肤的刺激，防止诱发接触性皮炎。

②摊膏药：将已熬好经"去火毒"的膏药肉置于小锅中用文火加热烊化，然后将膏药摊在皮纸或布上备用，摊时应注意四面留边。

③掺药法：膏药内药料掺和方法有3种：第一是熬膏药前将药料浸油，使有效成分溶于油中；第二是将小部分具有挥发性又不耐高温的药物如乳香、没药、樟脑、冰片、丁香、肉桂等先研成细末，在摊膏药时将膏药肉在小锅中烊化后加入，搅拌均匀，使之融合于膏药中；第三是将贵重的芳香开窍药物，或特殊需要增加的药物，临贴时加在膏药上。

（2）**膏药的种类**　膏药按功用可分为3类。

①治损伤类：适用于损伤者，有太乙膏；适用于陈伤气血凝滞、筋膜粘连者，有化坚膏。

②治寒湿类：适用于风湿者，有狗皮膏；适用于损伤与风湿兼证者，有万灵膏。

③提腐拔毒生肌类：适用于创伤而有创面溃疡者，有太乙膏、陀僧膏等。一般常在创面另加药散，如九一丹。

（3）**临床使用注意事项**

①膏药有较多的药物组成，适用于多种疾患。一般较多应用于筋伤、骨折的后期，若新伤初期有明显肿胀者，不宜使用。

②含有丹类药物的膏药，多含四氧化三铅或一氧化铅，X线不能穿透，进行X线检查时应取下。

3．药散　又称药粉、掺药。

（1）**药散的配制**　是将药物碾成极细的粉末，收贮瓶内备用。使用时可将药散直接掺于伤口处，或置于膏药上，将膏药烘热后贴患处。

（2）**药散的种类**

①止血收口类：适用于一般创伤出血撒敷用，常用的有桃花散、花蕊石散、如圣金刀散、云南白药等。近年来研制出来的不少止血粉，都具有收敛凝血的作用，对一般创伤出血掺上止血粉加压包扎，即能止血。对较大的动脉、静脉血管损伤的出血往往采用其他止血措施。

②祛腐拔毒类：适用于创面腐脓未尽，腐肉未去，窦道形成或肉芽过长的患者。常用红升丹、白降丹。红升丹药性峻猛，系朱砂、雄黄、水银、火硝、白矾炼制而成，临床常加入熟石膏使用。白降丹专主腐蚀，只可暂用而不可久用，因它纯粹成分是氧化汞，故也需加赋形药使用。常用的九一丹即指熟石膏与红升丹之比为9∶1，七三丹两者之比为7∶3。红升丹过敏的患者，可用不含红升丹的祛腐拔毒药，如黑虎丹等。

③生肌长肉类：适用于脓水稀少，新肉难长的疮面，常用的有生肌散等，也可与祛腐拔毒类散剂掺合在一起应用，具有促进新肉生长、疮面收敛、创口迅速愈合的作用。

④温经散寒类：适用于损伤后期，气血凝滞疼痛或局部寒湿侵袭患者，常用的有桂麝散等，具有温经活血、散寒逐风的作用，故可作为一切阴证的消散掺药。

⑤散血止痛类：适用于损伤后局部瘀血结聚肿痛者，常用的有四生散、消毒定痛散等，具有活血止痛的作用。四生散对皮肤刺激性较大，使用时要注意预防皮肤药疹的发生。

⑥取嚏通经类：适用于坠堕、不省人事、气塞不通者。常用的有通关散等，吹鼻中取嚏，使患者苏醒。

（二）搽擦药

搽擦药可直接涂搽于伤处，或在施行理筋手法时配合推擦等手法使用，或在热敷熏洗后进行自我按摩时涂搽。

1．酒剂　又称为外用药酒或外用伤药水，是用药与白酒、醋浸制而成，一般酒醋之比为 8：2，也有单用酒浸者。近年来还有用乙醇溶液浸泡加工炼制的酒剂。常用的有息伤乐酊、正骨水等，具有活血止痛、舒筋活络、追风祛寒的作用。

2．油膏与油剂　用香油把药物熬煎去渣后制成油剂，或加黄蜡或白蜡收膏炼制而成油膏。具有温经通络、消散瘀血的作用，适用于关节筋络寒湿冷痛等证。也可配合手法及练功前后作局部搓擦，常用的有跌打万花油。

（三）熏洗湿敷药

1．热敷熏洗　《仙授理伤续断秘方》中就有记述热敷熏洗的方法，古称"淋拓"、"淋渫"、"淋洗"或"淋浴"，是将药物置于锅或盆中加水煮沸后熏洗患处的一种方法。先用热气熏蒸患处，待水温稍减后用药水浸洗患处。冬季气温低，可在患处加盖棉垫，以保持热度持久，每日 2 次，每次 15～30 分钟，每贴药可熏洗数次。药水因蒸发而减少时，可酌加适量水再煮沸熏洗。具有舒松关节筋络、疏导腠理、流通气血、活血止痛的作用。适用于关节强直拘挛、酸痛麻木或损伤兼夹风湿者。多用于四肢关节的损伤，腰背部也可熏洗，常用的方药可分为新伤瘀血积聚熏洗方及陈伤风湿冷痛熏洗方两种。

（1）新伤瘀血积聚者　用散瘀和伤汤、海桐皮汤。

（2）陈伤风湿冷痛、瘀血已初步消散者　用八仙逍遥汤，或艾叶、川椒、细辛、炙川草乌、桂枝、伸筋草、透骨草、威灵仙、茜草共研为细末包装，每袋 500g 分 5 次开水冲，熏洗患处。

2．湿敷洗涤　古称"溻渍"、"洗伤"等，在《外科精义》中有"其在四肢者溻渍之，其在腰腹背者淋射之，其在下部者浴渍之"的记载，多用于创伤，使用方法是"以净帛或新棉蘸药水"，"渍其患处"。现临床上把药制成水溶液，供创伤伤口湿敷洗涤用，常用的有金银花煎水，野菊花煎水，2%～20% 黄柏溶液以及蒲公英等鲜药煎汁。

（四）热熨药

热熨法是一种热疗方法。本法选用温经祛寒、行气活血止痛的药物，加热后用布包裹，热熨患处，借助其热力作用于局部，适用于不宜外洗的腰脊躯体之新伤、陈伤。主要的剂型有下列几种：

1．坎离砂　又称风寒砂。用铁砂加热后与醋水煎成药汁搅拌制成，临用时加醋少许拌匀置布袋中，数分钟内会自然发热，热熨患处，适用于陈伤兼有风湿证者。现工艺革新，采用还原铁粉加上活性炭及中药，制成各种热敷袋，用手轻轻摩擦，即能自然发热，使用更为方便。

2．熨药　俗称"腾药"。将药置于布袋中，扎好袋口放在蒸锅中蒸气加热后熨患处，能舒筋活络、消瘀退肿，适用于各种风寒湿肿痛证。常用的有熨风散等。

3．其他　如用粗盐、黄砂、米糠、麸皮、吴茱萸等炒热后装入布袋中热熨患处。民间还采用葱姜豉盐炒热，布包敷脐上治风寒。这些方法简便有效，适用于各种风寒湿型筋骨痹痛、腹胀痛及尿潴留等症。

古 籍 选 萃

《素问·缪刺论》:"人有所堕坠,恶血留内,腹中满胀,不得前后,先饮利药。"

《素问·血气形志》:"经络不通,病生于不仁,治之以按摩醪药。"

元·张元素《活法机要·坠损》:"治登高坠下,重物撞打箭镞刀伤,心腹胸中停积郁血不散,以上中下三焦分之,别其部位,上部犀角地黄汤,中部桃仁承气汤,下部抵当汤之类下之,亦可以小便与酒同煎治之。"

元·杜思敬《济生拔粹》:"夫从高坠下,恶血留内,不分十二经络","血者,皆肝之所主,恶血必归于肝,不问何经之伤,必留于胁下,盖肝主血故也,……故以破血行经药治之。"

明·朱橚《普济方·折伤门》:"凡伤折者,有轻重浅深久新之异,治法亦有服食淋熨贴熁之殊。"

清·吴谦《医宗金鉴·正骨心法要旨》:"今之正骨科,即古跌打损伤之证也。专从血论,须先辨或有瘀血停积,或为亡血过多,……二者治法不同,有瘀血者,宜攻利之;亡血者,宜补而行之。但出血不多,亦无瘀血者,以外治之法治之。"

清·吴师机《理瀹骈文·略言》:"凡病多从外入,故医有外治法,经文内取外取并列,未尝教人专用内治也。""外治之理即内治之理,外治之药亦即内治之药,所异者法耳。""膏药热者易效,凉者次之。热性急而凉性缓也,……若夫热证亦可以用热者,一则得热则行也,一则以热引热,使热外出也,即从治之法也。"

第二节 手 法 治 疗

手法在骨伤科治疗中占有重要地位,是骨伤科四大治疗方法(手法、固定、药物、练功)之一。手法的目的是理伤续断,所以均称为理伤手法。按其作用,理伤手法可分为正骨手法和理筋手法两大类。

一、正骨手法

(一)正骨手法的注意事项

1.明确诊断 复位之前,医者对病情要有充分了解,根据病史、受伤机制和 X 线检查结果作出明确诊断,同时分析骨折、脱位发生移位的机制,选择有效的整复手法。

2.密切观察全身变化 对多发性骨折气血虚弱,严重骨盆骨折发生出血性休克,以及脑外伤重证等,均需暂缓整复,可采用临时固定或持续牵引等法,待危重病情好转后再考虑骨折整复。

3.掌握复位标准 骨骼是人体支架,它以关节为枢纽,通过肌肉收缩活动而进行运动。在治疗骨折时,应以恢复骨骼的支架作用为目的,骨折对位越好,支架越稳定,固定也越稳当，骨折才能顺利愈合，功能亦恢复满意。对每一个骨折，都应争取达到解剖和接近解剖对位。若某些骨折不能达到解剖对位，也应尽量达到功能对位。

4．抓住整复时机　只要全身情况允许，整复时间越早越好。骨折后半小时内，局部疼痛、肿胀较轻，肌肉尚未发生痉挛，最易复位。伤后 4 ～ 6 小时内局部瘀血尚未凝结，复位也较易。一般成人伤后 7 ～ 10 天内可考虑手法复位，但时间越久复位困难越大。

5．选择适当麻醉　根据患者具体情况，选择有效的止痛或麻醉，伤后时间不长，骨折又不复杂，可用 0.5% ～ 2% 普鲁卡因局部浸润麻醉，如果伤后时间较长，局部肿硬，骨折较为复杂，估计复位有一定困难者，上肢采用臂丛神经阻滞麻醉，下肢采用腰麻或坐骨神经阻滞麻醉，尽量不采用全身麻醉。

6．做好整复前准备

（1）**人员准备**　确定主治者与助手，并作好分工。参加整复者应对伤员全身情况、受伤机理、骨折类型、移位情况等进行全面的了解，做到认识一致、动作协调。

（2）**器材准备**　根据骨折的需要，准备好一切所需要的物品，如纸壳、石膏绷带、夹板、扎带、棉垫、压垫，以及需要的牵引装置等。还需根据病情准备好急救用品，以免在整复过程中发生意外。

7．参加整复人员精力要集中　注意手下感觉，观察伤处外形的变化，注意患者的反应，以判断手法的效果，并防止意外事故的发生。

8．切忌使用暴力　拔伸牵引须缓慢用力，恰到好处，勿太过或不及，不得施用猛力。整复时着力部位要准确，用力大小、方向应视病情而定，不得因整复而增加新的损伤。

9．尽可能一次复位成功　多次反复整复，易增加局部软组织损伤，使肿胀更加严重，再复位难以成功，而且还可能造成骨折迟缓愈合或关节僵硬。

10．避免 X 线伤害　为减少 X 线对患者和术者的损害，整复、固定尽量避免在 X 线直视下进行，若确实需要，应注意保护，尽可能缩短直视时间。在整复后常规拍摄正侧位 X 线片复查，以了解治疗效果。

（二）正骨手法的操作

1．拔伸　是正骨手法中的重要步骤，用于克服肌肉拮抗力，矫正患肢的重叠移位，恢复肢体的长度。按照"欲合先离，离而复合"的原则，开始拔伸时，肢体先保持在原来的位置，沿肢体的纵轴，由远近骨折段作对抗牵引（图 5 - 1）。然后，再按照整复步骤改变肢体的方向，持续牵引。牵引力的大小以患者肌肉强度为依据，要轻重适宜、持续稳妥。小儿、老年人及女性患者，牵引力不能太大；反之，青壮年男性患者，肌肉发达，牵引力应加大。对肌群丰厚的患肢，如股骨干骨折应结合骨牵引。肱骨干骨折，虽肌肉发达，在麻醉下骨折的重叠移

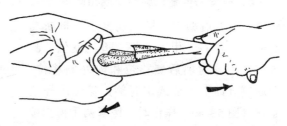

图 5 - 1　拔伸

位容易矫正，如果用力过大，常使断端分离，以致造成不愈合。

2．旋转　主要矫正骨折断端的旋转畸形（图 5 - 2）。单轴关节（只能屈伸的关节），只有将远骨折段连同与之形成一个整体的关节远端肢体共同旋向骨折近端所指的方向，畸形才能矫正，重叠移位也能较省力地克服。因此，肢体有旋转畸形时，可由术者手握其远段，在拔伸下围绕肢体纵轴向左或向右旋转，以恢复肢体的正常生理轴线。

3．屈伸　术者一手固定关节的近段，另一手握住远段，沿关节的冠轴摆动肢体，以整复骨折脱位（图 5 - 3）。如伸直型的肱骨髁上骨折，需在牵引下屈曲，屈曲型则需伸直。伸直型股骨髁上骨折可以在胫骨结节处穿针，在膝关节

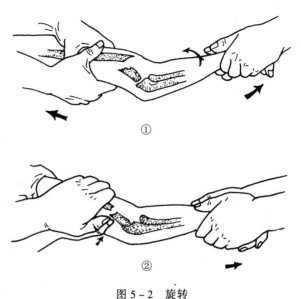

①

②

图 5 - 2　旋转

屈曲位牵引；反之，屈曲型股骨髁上骨折，则需要在股骨髁上处穿针，将膝关节处于半屈曲位牵引，骨折才能复位。

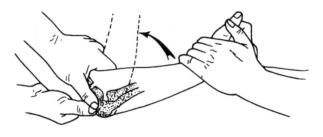

图 5 - 3　屈伸

骨折端常见的 4 种移位（重叠、旋转、成角、侧方移位），经常是同时存在的，在拔伸牵引下，一般首先矫正旋转及成角移位，即按骨折的部位、类型，明确骨折断端附着肌肉牵拉方向，利用其生理作用，将骨折远端旋转、屈伸，置于一定位置，远近骨折端才能轴线相对，重叠移位也能较省力地矫正。

4．提按　重叠、旋转及成角畸形矫正后，侧方移位就成了骨折的主要畸形。对于侧方移位，医者借助掌、指分别置于骨折断端的前后或左右，用力夹挤，迫其就位。侧方移位可分为前后侧移位和内外侧移位。前后侧（即上下侧或掌背侧）移位用提按手法（图 5 - 4）。操作时，医者两手拇指按突出的骨折一端向下，两手四指提下陷的骨折另一端向上。

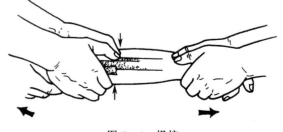

图 5 - 4　提按

5．端挤 内外侧（即左右侧）移位用端挤手法（图5－5）。操作时，医者一手固定骨折近端，另一手握住骨折远端，用四指向医者方向用力谓之端；用拇指反向用力谓之挤，将向外突出的骨折端向内挤迫。

经过提按端挤手法，骨折的侧方移位即得矫正。但在操作时手指用力要适当，方向要正确，部位要对准，着力点要稳固。术者手指与患者皮肤要紧密接触，通过皮下组织直接用力于骨折端，切忌在皮肤上来回摩擦，以免损伤皮肤。

6．摇摆 摇摆手法用于横断型、锯齿型骨折。经过上述正骨手法，一般骨折基本可以复位，但横断、锯齿型骨折其断端间可能仍有间隙。为了使骨折端紧密接触，增加稳定性，术者可用两手固定骨折部，由助手在维持牵引下轻轻地左右或前后方向摆动骨折的远段（图5－6），待骨折断端的骨擦音逐渐变小或消失，则骨折断端已紧密吻合。

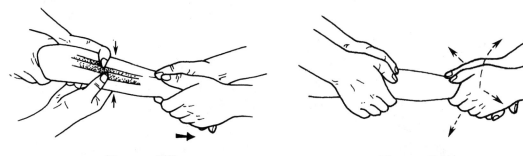

图5－5 端挤   图5－6 摇摆

7．触碰 又称叩击手法，用于需使骨折部紧密嵌插者，横型骨折发生于干骺端时，骨折整复夹板固定后，可用一手固定骨折部的夹板，另一手轻轻叩击骨折的远端，使骨折断端紧密嵌插，复位更加稳定（图5－7）。

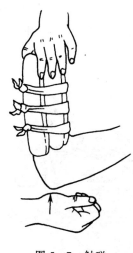

8．分骨 是用于矫正两骨并列部位的骨折，如尺桡骨双骨折，胫腓骨、掌骨与跖骨骨折等，骨折段因受骨间膜或骨间肌的牵拉而呈相互靠拢的侧方移位。整复骨折时，可用两手拇指及食、中、无名三指由骨折部的掌背侧对向夹挤两骨间隙（图5－8），使骨间膜紧张，靠拢的骨折端分开，远近骨折段相对稳定，并列双骨折就像单骨折一样一起复位。

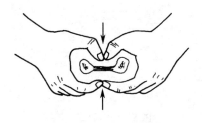

图5－7 触碰   图5－8 分骨

9．折顶 横断或锯齿型骨折，如患者肌肉发达，单靠牵引力量不能完全矫正重叠移位时，可用折顶法（图5－9）。术者两手拇指抵于突出的骨折一端，其他四指重叠环抱于下陷的骨折另一端，在牵引下两拇指用力向下挤压突出的骨折端，加大成角，依靠拇指的感觉，估计骨折的远近端骨皮质已经相顶时，而后骤然反折。反折时环抱于骨折另一端的四指将下陷的骨折端猛力向上提起，而拇指仍然用力将突出的骨折端继续下压，这样较容易矫正重叠移位畸形。用力大小以原来重叠移位的多少而定。用力的方向可正可斜：单纯前后移位者，正位折顶；同时有侧方移位者，斜向折顶。通过这一手法不但可以解决重叠移位，也可以矫正侧方移位。此法多用于前臂骨折。

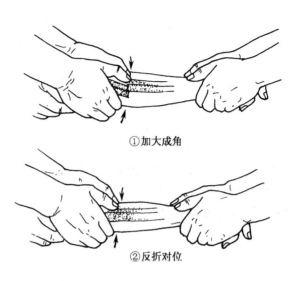

①加大成角

②反折对位

图 5-9　折顶

10．回旋　多用于矫正背向移位的斜型、螺旋型骨折，或有软组织嵌入的骨折。有软组织嵌入的横断骨折，需加重牵引，使两骨折段分离，解脱嵌入骨折断端的软组织，而后放松牵引，术者分别握远近骨折段，按原来骨折移位方向逆向回转，使断端相对，从断端的骨擦音来判断嵌入的软组织是否完全解脱。

背向移位的斜面骨折，虽用大力牵引也难使断端分离，因此必须根据受伤的力学原理，判断背向移位的途径，以骨折移位的相反方向，施行回旋方法（图 5-10）。操作时，必须谨慎，两骨折段须相互紧贴，以免损伤软组织，若感到回旋时有阻力，应改变方向，使背向移位的骨折达到完全复位。

11．蹬顶　通常一个人操作，常用在肩、肘关节脱位以及髋关节前脱位。以肩关节为例，患者仰卧床上，术者立于患侧，双手握住伤肢腕部，将患肢伸直并外展；术者脱去鞋子，用足底蹬于患者腋下（左侧脱位用左足，右侧脱位用右足），足蹬手拉，缓慢用力拔伸牵引，然后在牵引的基础上，使患肢外旋、内收，同时足跟轻轻用力向外顶住肱骨头，即可复位（图 5-11）。

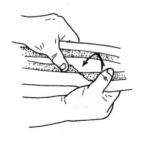

图 5-10　回旋

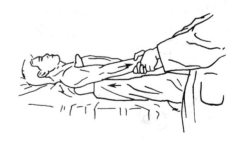

图 5-11　蹬顶

12．杠杆　本法是利用杠杆原理，力量较大，多用于难以整复的肩关节脱位或陈旧性脱位。采用一长 1m，直径为 4~5cm 圆木棒，中间部位以棉垫裹好，置于患侧腋窝，两助手上抬，术者双手握住腕部，并外展 40°向下牵引，解除肌肉痉挛，使肱骨头摆脱盂下的阻挡，容易复位（图5-12）。整复陈旧性关节脱位，外展角度需增大，各方向活动范围广泛，以松解肩部粘连。本法因牵引力量较大，活动范围亦大，如有骨质疏松和其他并发症者应慎用，并注意勿损伤神经、血管。

此外，尚有椅背复位法、梯子复位法等，均属杠杆法。

二、理筋手法

理筋手法是由推拿按摩手法组成。手法内容丰富，流派较多，为了便于学习和掌握，将传统的理筋手法结合临床实际，重点加以讲述。

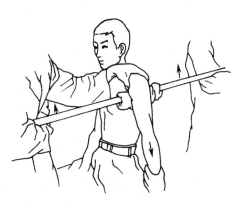

图 5-12　杠杆

（一）理筋手法的功效

理筋手法是治疗筋伤主要手段之一，手法作用也是多方面的，其主要功效有以下几点：

1. 活血散瘀，消肿止痛　手法按摩能解除血管、筋肉的痉挛，增进血液循环和淋巴回流，加速瘀血的吸收，达到活血散瘀、消肿止痛的目的，有利于组织损伤的修复。

2. 舒筋活络，解除痉挛　通过推拿按摩，能起到舒展和放松肌肉筋络的效应，使患部脉络通畅，疼痛减轻，从而能解除由于损伤所引起的反射性痉挛。

3. 理顺筋络，整复错位　理筋手法能使跌仆闪错所造成的"筋出槽、骨错缝"得到整复。临床上常用于外伤所造成的肌肉、肌腱、韧带、筋膜组织的破裂、滑脱及关节半脱位。总之，理筋手法对软组织破裂、滑脱、关节错缝具有理顺、整复、归位的作用。

4. 松解粘连，通利关节　理筋手法能活血散瘀、松解粘连、滑利关节，可使紧张僵硬的组织恢复正常。临床上对于组织粘连、关节功能障碍者，可用弹拨和关节络手法，再配合练功活动，使粘连松解，关节功能逐渐得以恢复正常。

5. 通经活络，祛风散寒　理筋手法可以温通经络、祛风散寒、调和气血，从而调整机体内阴阳平衡失调，恢复肢体的功能。用点穴按摩法，循经取穴，具有镇痛、移痛、消痛之功效。医者在痛处用按法减轻疼痛，谓之镇痛法。在伤处邻近取穴，"得气"后伤处疼痛减轻，称为移痛法。对陈旧性损伤所致的局部疼痛，反复用强刺激手法治疗后，局部疼痛逐渐消失，谓消痛法。

（二）理筋手法的分类及操作

根据理筋手法具体作用部位、功用及操作方法的不同，可以将其分为舒筋通络法和活络关节法。

1. 舒筋通络法　舒筋通络法是术者利用一定的手法作用于患者肌肉较为丰满的部位，从而达到疏通气血、舒筋活络、消肿止痛的目的。现将临床常用的基本手法、动作要领、功用及其适应证介绍如下：

（1）**按摩法** 根据手法轻重一般可分为轻度按摩和深度按摩两种。

①轻度按摸法（或称浅按摩法）：用单手或双手的手掌或指腹，放在患处用力轻柔缓慢地作来回直线形或圆形的抚摩动作（图5－13）。

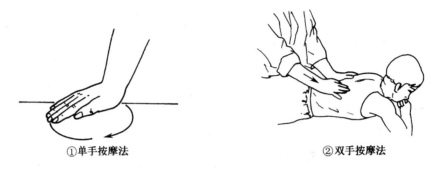

①单手按摩法 ②双手按摩法

图5－13 按摩法

动作要领：按摩时动作要轻柔和谐，动作要缓慢。

功用：有消瘀退肿、镇静止痛的功效，并能缓解肌肉紧张疼痛。

适应证：在一般理筋手法开始和结束时应用，适合全身各部位，以胸腹胁肋处损伤较为常用。

②深部按摩法（或称推摩法）：用手指、掌根及全掌进行推摩理筋手法，也可用双手重叠在一起操作，按摩力量较浅按摩力量要大，要求力的作用直达深部软组织（图5－14）。

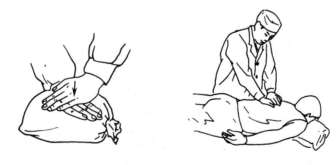

图5－14 推摩法

动作要领：摩动的频率快慢可根据病情、体质而决定，动作要协调，力量要均匀。

功用：本法能舒筋活血，去瘀生新，对消肿及缓解局部伤痛很有效。可以解除痉挛，使粘连的肌腱、韧带、瘢痕组织软化分离。

适应证：本法在理筋手法开始由轻度按摩法转入，或结合点穴进行，并可运用在各个手法中，是治伤最基本的手法之一。对肢体各部位的损伤、各种慢性劳损、风湿痹证等均可采用。

在深部按摩法中还有捋顺法和拇指推法。

捋顺法：由肢体的近端向远端推摩的手法称为捋顺法（图5－15）。俗称"推上去捋下来"，或"捋下来，顺上去"，其手法劲力与推摩相同，只是有向心与离心方向上的区别。

拇指推法：又称一指禅推法，是用拇指单独进行的摆动性推法。用大拇指端掌面或偏桡侧，着力于一定部位或经络穴位上，通过腕部的摆动和拇指关节的屈伸活动，使力持续作用于患部或穴位上，推动局部之筋肉。要求沉肩、垂肘、悬腕（图5－16）。临床根据需要或加按摩，或结合揉法中之拨络手法，或加压、镇定。一般久伤主要用按摩，新伤主要用加压镇定。单指操作力量集中，指感确切，作用深透。

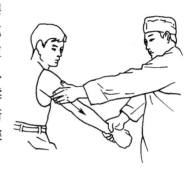

图5－15 捋顺法

（2）揉擦法 揉、擦二法是理伤常用手法。

①揉法：用拇指或手掌在皮肤上做轻轻回旋揉动的一种手法。也可用拇指与四指成相对方向揉动，揉动的手指或手掌一般不移开接触的皮肤，仅使该处的皮下组织随手指或手掌的揉动而滑动（图5－17）。

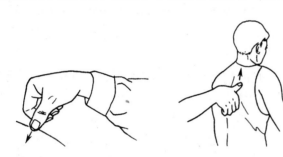

图5－16 拇指推法

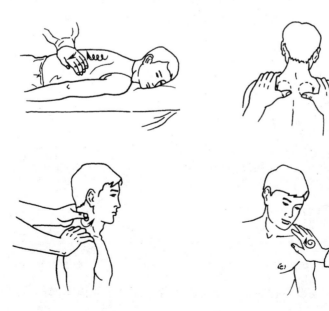

图5－17 揉法

动作要领：动作应柔和，手指或手掌不要与皮肤摩擦，使皮下组织随手指或手掌滑动。

功用：具有放松肌肉、缓解症状、活血祛瘀、消肿止痛的作用。

适应证：适应于肢体各部位损伤、慢性劳损、风湿痹痛等。

［附］拨络法　用拇指加大劲力与筋络循行方向横向拨动，或拇指不动，其他四指取与肌束、肌腱、韧带的垂直方向，单向或反复揉拨（图5－18），起到类似拨动琴弦一样的拨动筋络的作用。手法力量与频率快慢，可根据伤情而定。

功用：具有缓解肌肉痉挛、松解粘连、活血化瘀、通络止痛等作用。

适应证：适用于急慢性伤筋而致肌肉痉挛或粘连等。

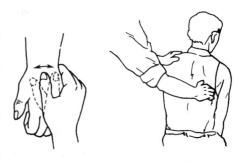

图5－18　拨络法

②擦法：是用手掌、大小鱼际、掌根或手指在皮肤上摩擦的一种手法（图5－19）。

动作要领：用上臂带动手掌、力量大而均匀，动作要灵巧而连续不断，使皮肤有红热舒适感。施行手法时要用润滑剂，防止擦伤皮肤。

功用：具有活血散瘀、消肿止痛、温经通络之功效，并具有松解粘连、软化瘢痕的作用。

适应证：适用腰背部以及肌肉丰厚部位的慢性劳损和风湿痹痛等。

（3）滚法　是指肢体在被治疗部位以滚动运动形式，形成滚压刺激的一类手法。

动作要领：用手的小鱼际尺侧缘及3、4、5掌指关节的背侧，按于体表，沉肩、屈肘约120°，手呈半握拳状，手腕放松，利用腕力和前臂的前后旋转，反复滚动，顺其肌肉走行方向自上而下或自左而右，按部位顺序操作（图5－20），压力要均匀，动作要协调而有节律。

功用：具有调和营卫、疏通经络、祛风散寒、解痉止痛的作用。

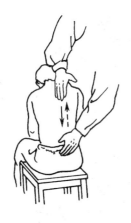

图5－19　擦法

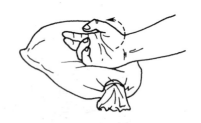

图5－20　滚法

适应证：适应于陈伤及慢性劳损，颈肩、腰背、四肢等肌肉丰厚部位的筋骨酸痛、麻木不仁、肢体瘫痪等。

（4）击打法　用拳捶击肢体的手法叫捶击法，用手掌拍打患处的手法叫拍打法，两法并用称击打法。用掌侧击打又称劈法。头部可用指尖及指间关节叩打（图5-21）。

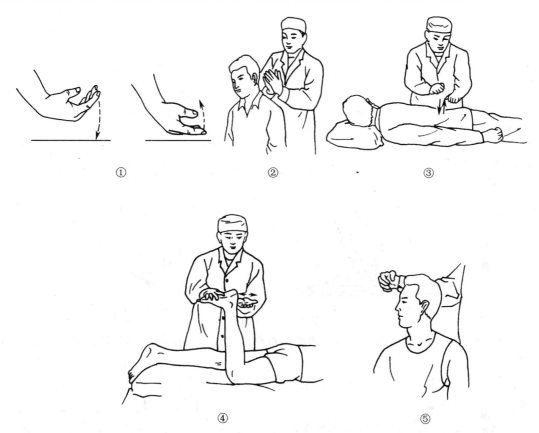

①②击打法；③插击法；④劈法；⑤叩打

图 5 – 21 击打法

动作要领：击打时要求蓄劲收提，即用力轻巧而有反弹感，避免产生震痛感。动作要有节奏，快慢要适中，腕关节活动范围不宜过大，以免手掌接触皮肤时用力不均。

功用：能疏通周身气血，消除外伤瘀积及疲劳酸胀，又有祛风散寒的作用。

适应证：击打法适用于胸背部因用力不当内部进伤岔气，亦适用于腰背部、大腿及臀部肌肉肥厚的区域，对陈旧性损伤兼有风寒湿证者有较好的疗效。

（5）拿捏法　本法是用拇指与其他四指作相对钳形的用力，一紧一松地拿捏，以挤捏肌肉、韧带等软组织的一种手法（图5-22）。本法在临床上有很多变化，可与揉法结合在一起，使其兼有揉捏两种作用。

动作要领：腕要放松，用指面着力，逐渐用力内收，并做连续不断的揉捏动作，用力由轻到重，再由重到轻，不可突然用力。

［附］弹筋法　本法是将肌肉、肌腱捏拿起来，然后迅速放开，像射箭时拉弓弦动作一样，让其在指间滑落弹回（图5-23）。从劲力上看有提、弹两种作用力，临床上常与拨络法综合应用，称为弹筋拨络法。

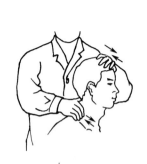
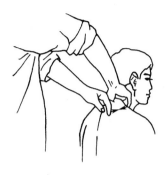

图 5 - 22 拿捏法

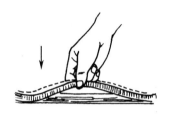
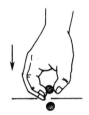

图 5 - 23 弹筋法

[附] 捻法 拿捏手指等小关节变揉捏为对称地稍用力灵活捻动的手法，称为捻法（图 5 - 24）。

功用：具有缓解肌肉痉挛、松解粘连、活血消肿、祛瘀止痛等作用。

适应证：急慢性伤筋而致痉挛或粘连者。

（6）点压法 是根据经络循行路线，选择适当穴位，用手指在经穴上点穴按摩，又称穴位按摩，是中医正骨按摩特色之一。因用手指点压刺激经穴，与针刺疗法颇为相似，故又称指针疗法（图 5 - 25）。近年来，又在点穴按摩的基础上发

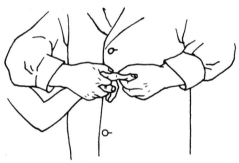

图 5 - 24 捻法

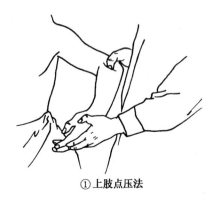
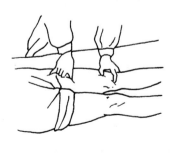

①上肢点压法　　　　　②下肢点压法

图 5 - 25 点压法

展成为指压按摩麻醉。点压法的取穴基本与针灸学相同，在治疗外伤时，除以痛为腧的取穴方法外，还可以循经取穴。

动作要领：用中指为主的一指点法，或用拇、食、中三指点法，或用五指捏在一起，组成梅花状的五指点法。医者应用点压法治疗时，应将自身的气力运到指上，以增强指力。指与患者的皮肤成 60°～90°。用力大小可分为轻、中、重点压三种。

轻点压，是以腕关节为活动中心，主要以腕部的力量，与肘和肩关节活动协调配合。其力轻而有弹性，是一种轻刺激手法，多用于小儿及老年体弱患者。

中点压，是以肘关节为活动中心，主要用前臂的力量，腕关节固定，肩关节协调配合，是一种中等刺激手法。

重点压，以肩关节为活动中心，主要用上臂的力量，腕关节固定，肘关节协调配合，刺激较重，多用于青壮年及肌肉丰厚的部位。

功用：本法是一种较强的刺激手法，具有疏通经络、宣通气血、调和脏腑、平衡阴阳的作用。但对重要脏器所在部位应慎用，如用时力量要适当减轻。

适应证：多用于胸腹部内伤、腰背部劳损、截瘫及神经损伤、四肢损伤及损伤疾患伴有内证者。

（7）搓抖法

①搓法：用双手掌面相对放置患部两侧，用力做快速的搓揉，并同时做上下或前后往返移动的手法，称为搓法（图 5－26）。

动作要领：双手用力要对称，搓动要快，移动要慢，动作要轻快、协调、连贯。

功用：具有调和气血、舒筋活络、放松肌肉的作用，能消除肌肉的疲劳。

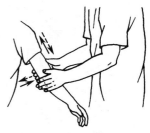

图 5－26 搓法

适应证：多用于四肢、肩、肘、膝关节，也可用于腰背、胁肋部的伤筋。

②抖法：用双手握住患者的上肢或下肢的远端，稍微用力做连续的小幅度的上下快速的抖动，使关节有松动感，称为抖法（图 5－27）。

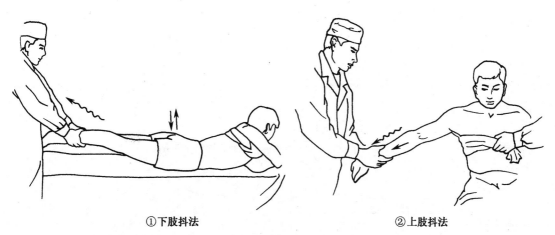

①下肢抖法　　　　　　　②上肢抖法

图 5－27 抖法

动作要领：抖动幅度要小，频率要快，轻巧舒适，嘱患者要充分放松肌肉。

功用：本法能松弛肌肉关节，缓解外伤所引起的关节功能障碍，并能减轻施行重手法的反应，增加患肢的舒适感。

适应证：多用于四肢关节，以上肢为常用，常配合按摩与搓法，综合运用于理筋手法的结束阶段。

2.活络关节法　活络关节是医者用一种或数种手法，作用于关节处，从而达到活络和通利关节的作用，一般在舒筋手法施行后的基础上再应用。适用于组织粘连、挛缩，关节功能障碍、活动受限，或伤后关节间微有错落不合缝者。通过活络关节手法逐步使肢体功能恢复正常。

（1）屈伸法　本法是针对有屈伸功能活动障碍的关节，做被动屈伸活动的一种手法。如内收、外展功能受限，可加用被动外展、内收的手法。

动作要领：一手握肢体的远端，一手固定关节部，然后缓慢、均匀、持续有力地做被动屈伸或外展、内收活动（图5－28），在屈伸关节时，要稍微结合拔伸或按压力。在特殊情况下可做过度屈曲或收展手法来分离粘连，但应防止粗暴的推扳而造成骨折等并发症，用力

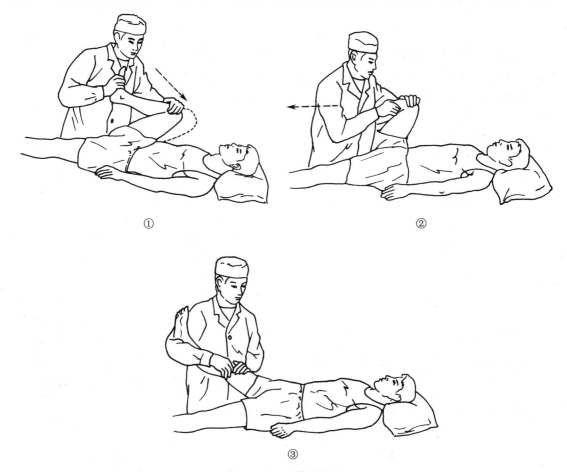

①

②

③

图5－28　屈伸关节法

需恰到好处，刚柔相济。

功用：本法对各种损伤后的关节屈伸、收展活动障碍，筋络挛缩，韧带及肌腱粘连，关节强直均有松解作用。

适应证：适用于肩、肘、髋、膝、踝等关节伤后所致关节功能障碍。

（2）**旋转摇晃法** 本法是针对关节旋转功能障碍，做被动旋转摇晃活动的一种手法，临床常与屈伸法配合使用。

动作要领：一手握住关节的近端，另一手握肢体的远端，做来回旋转及摇晃动作（图5－29）。要按关节功能活动的范围，掌握旋转及摇晃的幅度。本法应轻柔，循序渐进，活动的范围由小到大，以不引起剧痛为原则。

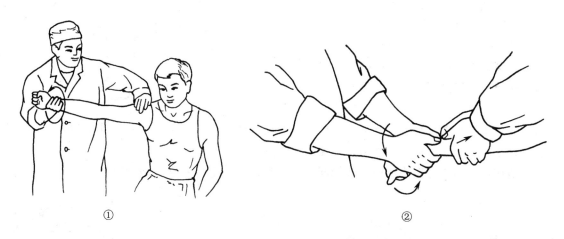

①　　　　　　　　　　　　　　　　　②

图 5－29　四肢旋转摇晃法

颈部旋转法，又称扳颈手法，操作时一手托住下颌，另一手按扶头后；或一手托住下颌，另一手按住颈椎患部棘突上，做旋转动作（图5－30），可听到"格"的响声。

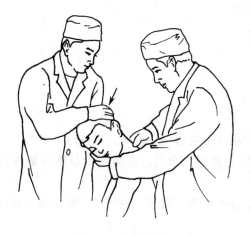

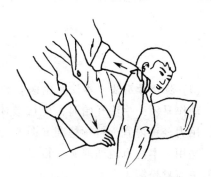

图 5－30　颈部旋转法　　　　　　　　图 5－31　腰部旋转法

腰部旋转法，又称斜扳法。患者俯卧位，操作时一手扳肩，一手扶臀，向相反方向用力，使腰部产生旋转（图5-31）。本法也可采取坐位。

功用：本法具有松解关节滑膜、韧带及关节囊之粘连，促进与恢复关节功能的作用。

适应证：多用于四肢关节及颈椎、腰椎部的僵硬、粘连及小关节的滑脱错位等。

（3）**腰部背伸法**　本法含有拔伸与背伸两种作用力。分立位、卧位两式。

动作要领：立位法，又名背法。医者略屈膝，背部紧贴患者背部，使其骶部抵住患者之腰部，患者与医者双肘屈曲反扣，将患者背起，使其双足离地，同时以臀部着力晃动牵引患者腰部。臀部的上下晃动要和两膝的屈伸协调（图5-32）。

卧位法，又名扳腿法或推腰扳腿法。俯卧、侧卧均可，术者一手扳腿，一手推按于腰部，迅速向后拉腿而达到使腰部过伸的目的（图5-33）。

功用：使腰部脊柱及两侧背伸肌过伸，松弛肌紧张，使扭错的小关节复位，有助于腰椎间盘突出症状缓解，还可使压缩性椎体骨折的楔形变得以改善。

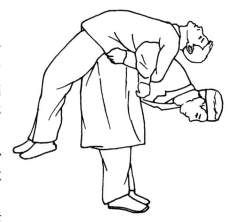

图5-32　腰部背伸法

适应证：用于急性腰扭伤、腰椎间盘突出症以及稳定性腰椎压缩骨折。

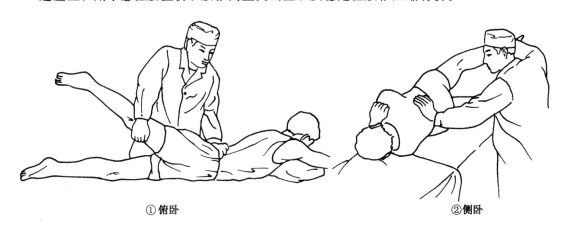

①俯卧　　　　②侧卧

图5-33　扳腿手法

（4）**拔伸牵引法**　本法是由医者和助手分别握住患肢远端和近端，对抗用力牵引。

动作要领：手法开始时，先按肢体原来体位顺势用力牵引，然后再沿肢体纵轴对抗牵引，用力轻重得宜，持续稳准（图5-34）。

功用：本法有疏通筋脉、行气活血的作用。能使痉挛、缩短、僵硬的筋脉松弛，或使挛缩的关节囊松解。

适应证：多用于肢体关节扭伤、挛缩及小关节错位等。

（5）**按压踩跷法**　本法是以拇指、手掌或掌根部，或双手重叠在一起向下按压（图

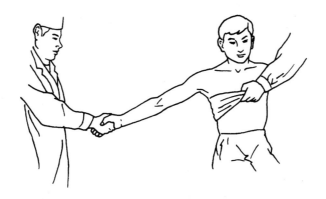

图 5－34 拔伸牵引法

5－35），使力作用于患部。必要时医者可前倾身体，用上半身的体重加强按压力，在腰臀部肌肉丰厚处可用肘尖按压。如需要更大的按压力，可用足部踩跷法。

动作要领：拇指按压应握拳，拇指伸直，用指端或指腹按压。掌根按压应用单掌或双掌掌根着力，向下按压，也可用双掌重叠按压。肘尖按压（肘压法）用屈肘时突出的鹰嘴部分按压。

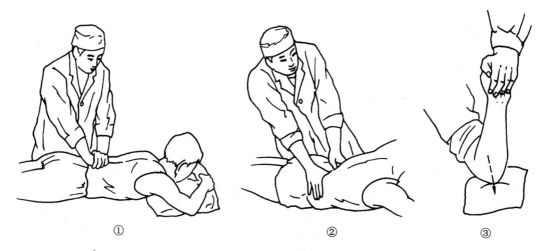

① ② ③

①②双手按压法；③肘尖按压法

图 5－35 按压法

踩跷法：医者双足踏于患部，双手撑于特制的木架上（以控制用力之轻重）进行踏跳（图 5－36）。患者躯体下需垫软枕，以防损伤，并嘱患者做深呼吸配合，随着踏跳的起落，张口一呼一吸，切忌屏气。

功用：具有通络止痛、放松肌肉、松解粘连的作用。

适应证：本法是一种较强的刺激手法，常与揉法结合应用。适应于肢体麻木、酸痛、腰肌劳损及腰椎间盘突出症等。拇指按压法适应于全身各个穴位；掌根按压法适应于腰背及下肢部；肘尖按压法与踩跷法压力较大，用于腰背臀部肌肉丰厚处。

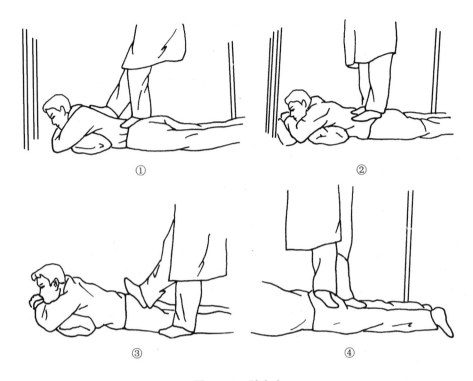

① ② ③ ④

图5-36 踩跷法

古 籍 选 萃

隋·巢元方《诸病源候论·腕伤系缚候》："夫腕伤重者，为断皮肉、骨髓，伤筋脉。皆是卒然致损，故血气隔绝，不能周荣。所以须善系缚，按摩导引，令其血气复也。"

宋·太医局《圣济总录·折伤门》："凡坠堕颠仆，骨节闪脱，不得入臼，遂致蹉跌者，急需以手揣搦，复还枢纽。次用药调养，使骨正筋软，荣卫气血，不失常度。加以封裹膏摩，乃其法也。"

元·李仲南《永类钤方·风损伤折》："凡腰骨损断，先用门扉一片，放斜一头，令患人覆眠以手捍止，下用三人拽伸，医以手按损处三时久，却用贴药，患者浑身动作一宿，至来日患处无痛，即可自便左右翻转，仍用通贴药。"

清·吴谦《医宗金鉴·正骨心法要旨》："夫手法者，谓以两手安置所伤之筋骨，使仍复于旧也。但伤有轻重，而手法各有所宜。其痊可之迟速，及遗留残疾与否，皆关乎手法之所施得宜，或失其宜，或未尽其法也。盖一身之骨体，既非一致，而十二经筋之罗列序属，又各不同，故必素知体相，识其部位，一旦临证，机触于外，巧生于内，手随心转，法从手出。或拽之离而复合，或推之就而复位，或正其斜，或完其阙，则骨之截断、碎断、斜断，筋之弛纵、卷挛、翻转、离合，虽在肉里，以手扪之，自悉其情。法之所施，使患者不知其苦，方称为手法也。况所伤之处，多有关于性命者，如七窍上通脑髓，膈近心君，四末受伤，痛苦入心者。即或其人元气素壮，败血易于流散，可以克期而愈，手法亦不可乱施；若元气素弱，一旦被伤，势已难支，设手法再误，则万难挽回矣。此所以尤当审慎者也。盖正骨者，须心明手巧，既知其病情，复善用夫手法，然后治之多效。诚以手本血肉之体，其宛转运用之妙，可以一己之卷舒，高下疾徐，轻重开合，能达病者之血气凝滞，皮肉肿痛，筋骨挛折，与情志之苦欲也。较之以器具从事于拘制者，相去甚远矣。是则手法者，诚正骨之首务哉。"

第三节 固 定 方 法

为了维持损伤整复后的良好位置，防止骨折、脱位再移位，保证损伤组织正常愈合，在复位后必须予以固定。固定是治疗损伤的一项重要措施。目前常用的固定方法，有外固定与内固定两大类。外固定有夹板、石膏、绷带、牵引、支架等；内固定有接骨钢板、螺丝钉、髓内针、三翼钉、钢丝等。良好的固定方法应具有以下标准：①能达到良好的固定作用，对被固定肢体周围的软组织无损伤，保持损伤处正常血运，不影响正常的愈合；②能有效地固定骨折，消除不利于骨折愈合的旋转、剪切和成角外力，使骨折端相对稳定，为骨折愈合创造有利的条件；③对伤肢关节约束小，有利早期功能活动；④对骨折整复后的残留移位有矫正作用。

一、外固定

外固定是指损伤后用于体外的一种固定方法。目前常用的外固定方法有：夹板固定、石膏固定、牵引固定及外固定器固定等。

（一）夹板固定

骨折复位后选用不同的材料，如柳木板、竹板、杉树皮、纸板等，根据肢体的形态加以塑形，制成适用于各部位的夹板，并用系带扎缚，以固定垫配合保持复位后的位置，这种固定方法称为夹板固定。夹板固定是从肢体功能出发，通过扎带对夹板的约束力、固定垫对骨折端防止或矫正成角畸形和侧方移位的效应力，并充分利用肢体肌肉的收缩活动时所产生的内在动力，克服移位因素，使骨折断端复位后保持稳定。因此，夹板固定是治疗骨折的良好固定方法。

1. 夹板固定的作用机理

（1）扎带、夹板、压垫的外部作用力　扎带的约束力是局部外固定力的来源，这种作用力通过夹板、压垫和软组织传导到骨折段或骨折端，以对抗骨折发生再移位。如三垫固定的挤压杠杆力可防止骨折发生成角移位，二垫固定的挤压剪切力可防止骨折发生侧方移位。总之，用扎带、夹板、压垫可防止骨折发生侧方、成角移位，合并持续骨牵引能防止骨折端发生重叠移位。

（2）肌肉收缩的内在动力　骨折经整复后，夹板只固定骨折的局部和一个关节，一般不超上下关节，这样既有利于关节屈伸及早期进行功能活动，又不妨碍肌肉纵向收缩活动，使两骨折端产生纵向挤压力，加强骨折端紧密接触，增加稳定性。另一方面，由于肌肉收缩时体积膨大，肢体的周径随之增大，肢体的膨胀力可对压垫、夹板产生一定的挤压作用力，与此同时，骨折端亦承受了由夹板、压垫产生同样大小的反作用力，从而也加强了骨折断端的稳定性，并起到了矫正骨折端残余移位的作用。当肌肉舒展放松时，肢体周径恢复原状，夹板也恢复到原来的松紧度。因此，按照骨折不同类型和移位情况，在相应的位置放置恰当压力垫，并保持扎带适当的松紧度，可把肌肉收缩不利因素转化为对骨折愈合的有利因素。但肌肉收缩活动必须在医护人员的指导下进行，否则可引起再移位。为此，必须根据骨折类型、部位，病程的不同阶段和患者不同年龄等进行不同方式的练功活动。

（3）伤肢置于与移位倾向相反的位置　肢体骨折后的移位，可由暴力作用的方向、肌肉牵拉和远端肢体的重力等因素引起。即使骨折复位后，这种移位倾向仍然存在，因此应将肢体置于逆损伤机制方向的位置，防止骨折再移位。

2．夹板固定的适应证和禁忌证

（1）适应证　①四肢闭合性骨折，包括关节内及近关节内骨折经手法整复成功者。股骨干骨折因肌肉发达、收缩力大，须配合持续牵引。②四肢开放性骨折，创面小或经处理伤口闭合者。③陈旧性四肢骨折运用手法整复者。

（2）禁忌证　①较严重的开放性骨折；②难以整复的关节内骨折；③难以固定的骨折，如髌骨、股骨颈、骨盆骨折等；④肿胀严重伴有水疱者；⑤伤肢远端脉搏微弱，末梢血液循环较差，或伴有动脉、静脉损伤者。

3．夹板的材料与制作要求　夹板的材料应具备以下性能：

（1）可塑性，制作夹板的材料能根据肢体各部的形态塑形，以适应肢体生理弧度的要求。

（2）韧性，具有足够的支持力而不变形，不折断。

（3）弹性，能适应肌肉收缩和舒张时所产生的肢体内部的压力变化，发挥其持续固定复位作用。

（4）夹板必须具有一定程度的吸附性和通透性，以利肢体表面散热，不致发生皮炎和毛囊炎。

（5）质地宜轻，过重则增加肢体的重量，增加骨折端的剪力和影响肢体练功活动。

（6）能被 X 线穿透，有利于及时检查。

常用的夹板材料有：杉树皮、柳木板、竹板、厚纸板、胶合板、金属铝板、塑料板等。木板、竹板应按损伤的部位和类型，锯成长宽适宜的形状，并将四角边缘刨光打圆。需要塑形者，用热水浸泡后再用火烘烤，弯成各种所需要的形状，内衬毡垫，外套袜套。按大、中、小配成套备用。

夹板长度应视骨折的部位不同而异，分不超关节固定和超关节固定两种。前者适用于骨干骨折，夹板的长度等于或接近骨折段肢体的长度，以不妨碍关节活动为度；超关节固定适用于关节内或近关节处骨折，其夹板通常超出关节处 2～3cm，以能捆住扎带为度。夹板一般为 4～5 块，总宽度相当于所需要固定肢体周径的 4/5 或 5/6 左右。每块夹板间要有一定的间隙。夹板不宜过厚或过薄，一般来说，竹板为 1.5～2.5mm，木板为 3～4mm，如夹板增长时，其厚度也应相应增加。纸板以市售工业用纸板为佳，厚度 1～2mm，可根据肢体的部位和形状剪裁，两板间距约 1 指宽，在夹板内面衬以 0.5cm 厚毡垫或棉花。

4．固定垫 又称压垫，一般安放在夹板与皮肤之间。利用固定垫所产生的压力或杠杆力，作用于骨折部，以维持骨折断端在复位后的良好位置。固定垫必须质地柔软，并具一定的韧性和弹性，能维持一定的形态，有一定的支持力，能吸水，可散热，对皮肤无刺激。可选用毛头纸、棉花、棉毡等材料制作（内放金属纱网等）。固定垫的形态、厚薄、大小应根据骨折的部位、类型、移位情况而定。其形状必须与肢体外形相吻合，以维持压力平衡。压垫安放的位置必须准确，否则会起相反作用，使骨折端发生再移位。

（1）**固定垫种类** 常用的固定垫有以下几种（图 5－37）：

①平垫：适用于肢体平坦部位，多用于骨干骨折。呈方形或长方形，其宽度可稍宽于该侧夹板，以扩大与肢体的接触面；其长度根据部位而定，一般 4～8cm；其厚度根据局部软组织厚薄而定，约为 1.5～4cm。

②塔形垫：适用于肢体关节凹陷处，如肘、踝关节。做成中间厚，两边薄，状如塔形的固定垫。

③梯形垫：一边厚，一边薄，形似阶梯状。多用于肢体有斜坡处，如肘后、踝关节等。

④高低垫：为一边厚一边薄的固定垫。用于锁骨骨折或复位后固定不稳的尺桡骨骨折。

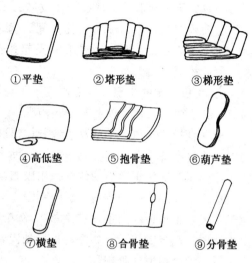

①平垫　②塔形垫　③梯形垫

④高低垫　⑤抱骨垫　⑥葫芦垫

⑦横垫　⑧合骨垫　⑨分骨垫

图 5－37　固定垫

⑤抱骨型：呈半月状，适用于髌骨及尺骨鹰嘴骨折。最好用绒毡剪成。

⑥葫芦垫：厚薄一致，两头大、中间小，形如葫芦状。适用于桡骨头骨折或脱位。

⑦横垫：为长条形厚薄一致的固定垫，长约 6～7cm，宽约 1.5～2cm，厚约 0.3cm。适用于桡骨下端骨折。

⑧合骨垫：呈中间薄、两边厚的固定垫，适用于桡尺远侧关节分离。

⑨分骨垫：用一根铅丝为中心，外用棉花或纱布卷成，其直径为 1～1.5cm，长约 6～8cm。适用于尺桡骨骨折、掌骨骨折、跖骨骨折等。

⑩大头垫：用棉花或棉毡包扎于夹板的一头，呈蘑菇状。适用于肱骨外科颈骨折。

（2）**固定垫使用方法** 使用固定垫时，应根据骨折的类型、移位情况，在适当的位置放置固定垫，常用的固定垫放置法有一垫固定法、二垫固定法及三垫固定法。

①一垫固定法：主要压迫骨折部位，多用于肱骨内上髁骨折、肱骨外髁骨折、桡骨头骨折及脱位等。

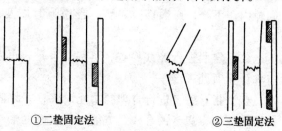

①二垫固定法　②三垫固定法

图 5－38　固定垫使用方法

②二垫固定法：用于有侧方移位的骨折。骨折复位后，将两垫分别置于两骨折端原有移位的一侧，以骨折线为界，两垫不能超过骨折端，以防止骨折再发生侧方移位（图 5 - 38 ①）。

③三垫固定法：用于有成角畸形的骨折。骨折复位后，一垫置于骨折成角突出部位，另两垫分别置于靠近骨干两端的对侧。三垫形成杠杆力，防止骨折再发生成角移位（图 5 - 38 ②）。

5．扎带 扎带的约束力是夹板外固定力的来源，扎带的松紧度要适宜，过松则固定力不够，过紧则引起肢体肿胀，压伤皮肤，重者则发生肢体缺血坏死。临床常用宽 1～2cm 布带，将夹板安置妥后，依次捆扎中间、远端、近端，缠绕两周后打活结于夹板的前侧或外侧，便于调节松紧。捆扎后要求能提起扎带在夹板上下移动 1cm，即扎带的拉力约为 0.8N 左右，此松紧度较为适宜。

6．夹板固定的步骤 各部位及不同类型骨折，其固定方法亦不一样。现以长骨干骨折局部小夹板固定为例，说明其操作步骤。

根据骨折的部位、类型及患者肢体情况，选择合适的夹板（经过塑形后），并将所需用的固定器材准备齐全。整复完毕后，在助手维持牵引下，如需外敷药者将药膏摊平敷好，再将所需的压垫安放于适当的位置，用胶布贴牢。将棉垫或棉纸包裹于伤处，勿使其有皱褶，将夹板置于外层，排列均匀，板间距以 1～1.5cm 为宜。板的两端勿超过棉垫，骨折线最好位于夹板之中央，由助手扶持夹板，术者依次捆扎系带，两端扎带距板端 1～1.5cm 为宜，防止滑脱。固定完毕后，如需附长板加固者，可置于小夹板的外层，以绷带包缠，如需持续牵引者，按牵引方法处理。

7．夹板固定后注意事项

（1）抬高患肢，以利肿胀消退。

（2）密切观察伤肢的血运情况，特别是固定后 3～4 天内更应注意观察肢端皮肤颜色、温度、感觉及肿胀程度。如发现肢端肿胀、疼痛、温度下降、颜色紫暗、麻木、屈伸活动障碍并伴剧痛者，应及时处理。切勿误认是骨折引起的疼痛，否则有发生缺血坏死之危险。

（3）注意询问骨骼突出处有无灼痛感，如患者持续疼痛，则应解除夹板进行检查，以防止发生压迫性溃疡。

（4）注意经常调节扎带的松紧度，一般在 4 日内，因复位继发性损伤，局部损伤性炎症反应，夹板固定后静脉回流受阻，组织间隙内压有上升的趋势，可适当放松扎带。以后组织间隙内压下降，血循环改善，扎带松弛时应及时调整扎带的松紧度，保持 1cm 的正常移动度。

（5）定期进行 X 线检查，了解骨折是否再发生移位，特别是在 2 周以内要经常检查，如有移位及时处理。

（6）指导患者进行合理的功能锻炼，并将固定后的注意事项及练功方法向患者及家属交待清楚，取得患者的合作，方能取得良好的治疗效果。

8．解除夹板固定的日期 夹板固定时间的长短，应根据骨折临床愈合的具体情况而定。达到骨折临床愈合标准，即可解除夹板固定。

（二）石膏固定

医用石膏系脱水硫酸钙（$CaSO_4 \cdot H_2O$），是由天然结晶石膏（$CaSO_4 \cdot 2H_2O$）煅制而成。将天然石膏捣碎，碾成细末，加热至100℃～200℃，使其失去水分，即成白色粉状，变为熟石膏。使用时石膏粉吸水后又变成结晶石膏而凝固，凝固的时间随温度和石膏的纯度而异，在40℃～42℃温水中，约10～20分钟即凝固。石膏中加少许盐可缩短凝固时间。石膏凝固后体积膨胀1/500，故使用石膏管型不宜过紧。石膏干燥一般需要24～72小时。

1．石膏绷带的用法　使用时将石膏绷带卷平放在30℃～40℃温水桶内，待气泡出净后取出，以手握其两端，挤去多余水分，即可使用。石膏在水中不可浸泡过久，或从水中取出后放置时间过长，因耽搁时间过长，石膏很快硬固，如勉强使用，各层石膏绷带将不能互相凝固成为一个整体，因而影响固定效果。

2．石膏绷带内的衬垫　为了预防骨隆突部的皮肤和其他软组织受压致伤，包扎石膏前必须先放好衬垫。常用的衬垫有棉纸、棉垫、棉花等。根据衬垫的多少，可分为有衬垫石膏和无衬垫石膏。有衬垫石膏衬垫较多，即将整个肢体先用棉花或棉纸自上而下全部包好，然后外面包石膏绷带。有垫石膏，患者较为舒适，但固定效果略差，多用在手术后作固定用。无垫石膏，仅需在骨突处放置衬垫，其他部位不放。无垫石膏固定效果较好，石膏绷带直接与皮肤接触，比较服贴切实。但骨折后因肢体肿胀，容易影响血液循环或压伤皮肤。

3．石膏绷带操作步骤

（1）体位　将患肢置于功能位（或特殊要求体位）。如患者无法持久维持这一体位，则需有相应的器具，如牵引架、石膏床等，或有专人扶持。

（2）保护骨隆突部位　放上棉花或棉纸。

（3）制作石膏条　在包扎石膏绷带时，先做石膏条，放在肢体一定的部位，加强石膏绷带某些部分的强度。其方法是在桌面上或平板上，按所需要的长度和宽度，往返折叠6～8层（图5－39），每层石膏绷带间必须抹平，切勿形成皱褶。也可不用石膏条，在包扎过程中，可在石膏容易折断处或需加强部，按肢体的纵轴方向，往返折叠数层，以加强石膏的坚固性。

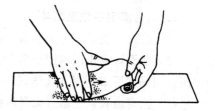

图5－39　制作石膏条

（4）石膏托的应用　将石膏托置于需要固定的部位，在关节处为避免石膏皱褶，可将其横向剪开一半或1/3，呈重叠状，而后迅速用手掌将石膏托抹平，使其紧贴皮肤。对单纯石膏托固定者，按体形加以塑形。此时，内层先用石膏绷带包扎，外层则用干纱布绷带包扎。包扎时一般先在肢体近端缠绕两层，然后再一圈压一圈地依序达肢体的远端。在关节弯曲部勿包过紧，必要时应横向将绷带剪开适当宽度，以防边缘处的条索状绷带造成压迫。对需双石膏托固定者，依前法再做一石膏托，置于前者相对的部位，纱布绷带缠绕二者之外。

（5）包扎石膏绷带的基本方法　环绕包扎时，一般由肢体的近端向远端缠绕，且以滚动方式进行，切不可拉紧绷带，以免造成肢体血液循环障碍。在缠绕的过程中，必须保持石膏绷带的平整，切勿形成皱褶，尤其在第1、2层更应注意。由于肢体的上下粗细不等，当需向上或向下移动绷带时，要提起绷带的松弛部并向肢体的后方折叠（图 5－40），不可翻转绷带（图 5－41）。操作要迅速、敏捷、准确，两手互相配合，即一手缠绕石膏绷带，另一手朝相反方向抹平，使每层石膏绷带紧密贴合，勿留空隙。石膏的上下边缘及关节部要适当加厚，以增强其固定作用。整个石膏的厚度，以不致折裂为原则，一般应为 8～12 层。最后将石膏绷带表面抹光，并按肢体的外形或骨折复位的要求加以塑形。因石膏易于成形，必须在成形前数分钟内完成，否则不仅达不到治疗目的，反而易使石膏损坏。对超过固定范围部分和影响关节活动的部分（不需固定关节），应加以修削。边缘处如石膏嵌压过紧，可将内层石膏托起，适当切开。对髋"人"字石膏、蛙式石膏，应在会阴部留有较大空隙。最后用色笔在石膏显著位置标记诊断及日期。有创面者应将创面的位置标明，以备开窗。

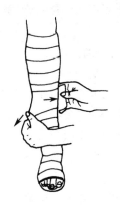
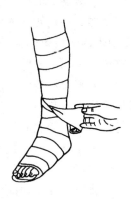

图 5－40　将石膏绷带松弛部向后方折叠　　　　　图 5－41　错误的包扎法

4．石膏固定后注意事项

（1）石膏定型后，可用电吹风或其他办法烘干。

（2）在石膏未干以前搬动患者，注意勿使石膏折断或变形，常用手托起石膏，忌用手指捏压，回病房后必须用软枕垫好。

（3）抬高患肢，注意有无受压症状，随时观察指（趾）血运，皮肤颜色、温度、肿胀、感觉，及运动情况。如果有变化，立即将管型石膏纵形切开。待病情好转后，再用浸湿的纱布绷带自上而下包缠。使绷带与石膏粘在一起，如此石膏干固后不减其固定力。固定后肢体肿胀,可沿剖开缝隙将纱布绷带剪开，将剖缝扩大，在剖缝中填塞棉花并用纱布绷带包扎。

（4）手术后及有伤口患者，如发现石膏被血或脓液浸透，应及时处理。

（5）注意冷暖，寒冷季节注意外露肢体保温；炎热季节，对包扎大型石膏患者，要注意通风，防止中暑。

（6）注意保持石膏清洁，勿使尿、便等浸湿污染。翻身或改变体位时，应保护石膏原形，避免折裂变形。

（7）如因肿胀消退或肌肉萎缩致使石膏松动者，应立即更换石膏。

（8）患者未下床前，需帮助其翻身，并指导患者做石膏内的肌肉收缩活动，情况允许时，鼓励下床活动。

（9）注意矫正畸形。骨折或因畸形做截骨术的患者，X线复查发现骨折或截骨处对位尚好，但有成角畸形时，可在成角畸形部位的凹面横行切断石膏的周径2/3，以石膏凸面为支点，将肢体的远侧段向凸面方向反折，即可纠正成角畸形。然后用木块或石膏绷带条填塞石膏之裂隙中，再以石膏绷带固定。

（三）牵引

牵引是通过牵引装置，利用悬垂之重量为牵引力，身体重量为反牵引力，达到缓解肌肉紧张和强烈收缩，整复骨折、脱位，预防和矫正软组织挛缩，以及对某些疾病术前组织松解和术后制动作用的一种治疗方法。多用于四肢和脊柱。

牵引疗法有皮肤牵引、骨牵引及布托牵引等，临床根据患者的年龄、体质、骨折的部位和类型、肌肉发达的程度和软组织损伤情况的不同，可分别选用。牵引重量以缩短移位程度和患者体质而定，应随时调整，牵引力不宜太过与不及。牵引力太大，易使骨折端发生分离，造成骨折迟缓愈合和不愈合；牵引力不足，则达不到复位固定的目的。

1. 皮肤牵引 凡牵引力通过对皮肤的牵拉使作用力最终达到患处，并使其复位、固定与休息的技术，称皮肤牵引。此法对患肢基本无损伤，痛苦少，无穿针感染之危险。由于皮肤本身所承受力量有限，同时皮肤对胶布黏着不持久，故其适应范围有一定的局限性。

（1）适应证 骨折需要持续牵引疗法，但又不需要强力牵引或不适于骨牵引、布带牵引的病例，如小儿股骨干骨折、小儿轻度关节挛缩症、老年股骨粗隆间骨折及肱骨髁上骨折因肿胀严重或有水疱不能即刻复位者。

（2）禁忌证 皮肤对胶布过敏者；皮肤有损伤或炎症者；肢体有血循环障碍者，如静脉曲张、慢性溃疡、血管硬化及栓塞等；骨折严重错位需要重力牵引方能矫正畸形者。

（3）牵引方法（图5-42）

①按肢体粗细和长度，将胶布剪成相应宽度（一般与扩张板宽度相一致），并撕成长条，其长度应根据骨折平面而定，即骨折线以下肢体长度与扩张板长度两倍之和。

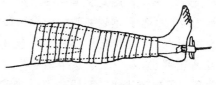

图 5-42　皮肤牵引

②将扩张板贴于胶布中央，但应稍偏内侧 2～3cm，并在扩张板中央孔处将胶布钻孔，穿入牵引绳，于板之内侧面打结，防止牵引绳滑脱。

③防止胶布粘卷，术者将胶布两端按 3 等分或 2 等分撕成叉状，其长度为一侧胶布全长的 1/3～1/2。

④在助手协助下，骨突处放置纱布，术者先持胶布较长的一端平整地贴在大腿或小腿外侧，并使扩张板与足底保持两横指的距离，然后将胶布的另一端贴于内侧，注意两端长度相一致，以保证扩张板处于水平位置。

⑤用绷带缠绕，将胶布平整地固定于肢体上。勿过紧以防影响血液循环。

⑥将肢体置于牵引架上，根据骨折对位要求调整滑车的位置及牵引方向。

⑦腘窝及跟腱处应垫棉垫，切勿悬空。

⑧牵引力根据骨折类型、移位程度及肌肉发达情况而定，小儿宜轻，成人宜重，但不能超过5kg。

（4）注意事项　需及时注意检查牵引重量是否合适，太轻不起作用，过重胶布易滑脱或引起皮肤水疱；注意有无皮炎发生，特别是小儿皮肤柔嫩，对胶布反应较大，若有不良反应，应及时停止牵引；注意胶布和绷带是否脱落，滑脱者应及时更换；特别注意检查患肢血运及趾（指）活动情况。

2．骨牵引　骨牵引又称为直接牵引，系利用钢针或牵引钳穿过骨质，使牵引力直接通过骨骼而抵达损伤部位，并起到复位、固定与休息的作用。优点：可以承受较大的牵引力，阻力较小，可以有效地克服肌肉紧张，纠正骨折重叠或关节脱位造成的畸形；牵引后便于检查患肢；牵引力可以适当增加，不致引起皮肤发生水疱、压迫性坏死或循环障碍；配合夹板固定，保持骨折端不移位的情况下，可以加强患肢功能锻炼，防止关节僵直、肌肉萎缩，以促进骨折愈合。缺点：钢针直接通过皮肤穿入骨质，如果消毒不严格或护理不当，易招致针眼处感染；穿针部位不当易损伤关节囊或神经血管；儿童采用骨牵引容易损伤骨骺。

（1）适应证　①成人肌力较强部位的骨折；②不稳定性骨折、开放性骨折；③骨盆骨折、髋臼骨折及髋关节中心性脱位；④学龄儿童股骨不稳定性骨折；⑤颈椎骨折与脱位；⑥皮肤牵引无法实施的短小管状骨骨折，如掌骨、指（趾）骨骨折；⑦手术前准备，如人工股骨头置换术等；⑧关节挛缩畸形者；⑨其他需要牵引治疗而又不适于皮肤牵引者。

（2）禁忌证　①牵引处有炎症或开放创伤污染严重者；②牵引局部骨骼有病变及严重骨质疏松者；③牵引局部需要切开复位者。

（3）操作方法

①颅骨牵引：适用于颈椎骨折脱位。患者仰卧，头下枕一沙袋，剃光头发，用肥皂及清水洗净、擦干，用龙胆紫在头顶正中划一前后矢状线，将头顶分为左右两半，再以两侧外耳孔为标记，经头顶划一额状线，两线在头顶相交为中点。张开颅骨牵引弓两臂，使两臂的钉齿落于距中点两侧等距离的额状线上，该处即为颅骨钻孔部位。另一方法是由两侧眉弓外缘向颅顶画两条平行的矢状线，两线与上述额状线相交的左右两点，为钻孔的位置。以龙胆紫标记，常规消毒，铺无菌巾，局部麻醉后，用尖刀在两点处各作一长约1cm小横切口，深达骨膜，止血，用带安全隔板的钻头在颅骨表面斜向内侧约45°角，以手摇钻钻穿颅骨外板（成人约4mm，儿童为3mm）。注意防止穿过颅骨内板伤及脑组织。然后将牵引弓两钉齿

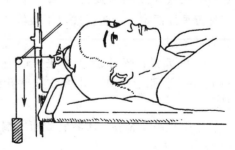

图5-43　颅骨牵引

插入骨孔内，拧紧牵引弓螺丝钮，使牵引弓钉齿固定牢固，缝合切口并用酒精纱布覆盖伤口。牵引弓系牵引绳并通过滑车，抬高床头进行牵引（图5-43）。牵引重量一般第1~2颈椎用4kg，以后每下一椎体增加1kg。复位后其维持牵引重量一般为3~4kg。为了防止牵引弓滑脱，于牵引后第1、2天内，每天将牵引弓的螺丝加紧一扣。

②尺骨鹰嘴牵引：适用于难以复位或肿胀严重的肱骨髁上骨折和髁间骨折、粉碎型肱骨下端骨折、移位严重的肱骨干大斜形骨折或开放性骨折。患者仰卧位，屈肘 90°，前臂中立位，常规皮肤消毒、铺巾，在尺骨鹰嘴下 2cm，尺骨嵴旁 1 横指处，即为穿针部位（图5－44）。龙胆紫标记，局麻后，将克氏针自内向外刺入直达骨骼，注意避开尺神经，然后转动手摇钻，将克氏针垂直钻入并穿出对侧皮肤，使外露克氏针两侧相

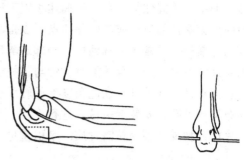

图 5－44　尺骨鹰嘴牵引穿针部位

等，以酒精纱布覆盖针眼处，安装牵引弓进行牵引。儿童患者可用大号巾钳代替克氏针直接牵引。牵引重量一般为2～4kg。

③股骨髁上牵引：适用于股骨干骨折、粗隆间骨折、髋关节脱位、骶髂关节脱位、骨盆骨折向上移位、髋关节手术前需要松解粘连者。患者仰卧位，伤肢置于牵引架上，使膝关节屈曲 40°，常规消毒铺巾，局部麻醉后，在内收肌结节上 2cm 处标记穿针部位，此点适在股骨下端前后之中点。向上拉紧皮肤，以克氏针穿入皮肤，直达骨质，掌握骨钻进针方向，徐徐转动手摇钻，当穿过对侧骨皮质时，同样向上拉紧皮肤，以手指压迫针眼处周围皮肤，穿出钢针，使两侧钢针相等，酒精纱布覆盖针孔，安装牵引弓，进行牵引（图 5－45）。穿针时一定要从内向外进针，以免损伤神经血管。穿针的方向应与股骨纵轴成直角，否则钢针两侧负重不平衡，易造成骨折断端成角畸形。牵引重量一般为体重的 1/8～1/6，维持量为 3～5kg。

④胫骨结节牵引：适用于股骨干骨折、伸直型股骨髁上骨折等。将患肢置于牵引架上，穿针的部位在胫骨结节向后 1.25cm，在此点平面稍向远侧部位即为进针点。标记后消毒铺巾，局部浸润麻醉后，由外侧向内侧进针，以免伤及腓总神经，钢针穿出皮肤后，使两针距相等，酒精纱布保护针孔，安置牵引弓进行牵引（图 5－46）。如用骨圆针作牵引时，必须用手摇钻穿针，禁用锤击，以免骨质劈裂。牵引重量为 7～8kg，维持量 3～5kg。

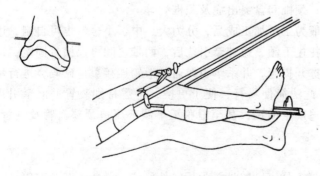

图 5－45　股骨髁上牵引

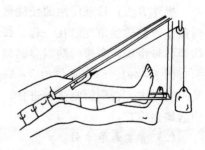

图 5－46　胫骨结节牵引

⑤跟骨牵引：适用于胫骨髁部骨折、胫腓骨不稳定性骨折、踝部粉碎性骨折、跟骨骨折向后上移位、膝关节屈曲挛缩畸形等。将伤肢置于牵引架上，小腿远端垫一沙袋使足跟抬

高，助手一手握住前足，一手握住小腿下段，维持踝关节中立位。内踝尖与足跟后下缘连线的中点为穿针部位；或者内踝顶点下 3cm 处，再向后画 3cm 长的垂线，其顶点即是穿针处。以龙胆紫标记，常规消毒铺巾，局部麻醉后，以手摇钻将骨圆针自内侧钻入，直达骨质。注意穿针的方向，胫腓骨骨折时，针与踝关节面呈 15°，即进针处低，出针处高，有利于恢复胫骨的正常生理弧度。在此角度上旋转手摇钻，骨圆针缓慢贯通骨质，并穿出皮肤外，酒精纱布覆盖针孔，安装牵引弓，进行牵引（图 5 - 47）。跟骨牵引成人最好用骨圆针，骨圆针较克氏针稳妥，不易拉豁骨质。牵引重量为 3～5kg。

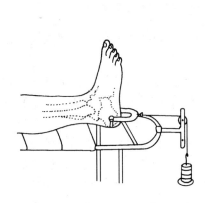

图 5 - 47　跟骨牵引

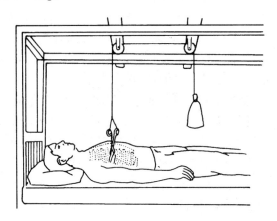

图 5 - 48　肋骨牵引

⑥肋骨牵引：适用于多根多段肋骨骨折造成浮动胸壁，出现反常呼吸时。患者仰卧位，常规消毒铺巾，选择浮动胸壁中央的一根肋骨。局部浸润麻醉后，用无菌巾钳将肋骨夹住，钳子一端系于牵引绳，进行滑动牵引（图 5 - 48）。牵引重量一般为 2～3kg。

3．布托牵引　系用厚布或皮革按局部体形制成各种兜托，托住患部，再用牵引绳通过滑轮连接兜托和重量进行牵引。常用的有以下几种：

（1）颌枕带牵引

适应证：无截瘫的颈椎骨折脱位、颈椎间盘突出症及颈椎病等。

操作方法：目前使用的颌枕带一般为工厂加工成品，分为大、中、小号。也可自制，用两条布带按适当角度缝在一起，长端托住下颌，短端牵引枕后，两带之间再以横带固定，以防牵引带滑脱，布带两端以金属横梁撑开提起，并系牵引绳通过滑轮连接重量砝码，进行牵引（图 5 - 49）。牵引重量为 3～5kg。此法简便易行，便于更换，不需特别装置。但牵引重量不宜过大，否则影响张口进食，压迫产生溃疡，甚至滑脱至下颌部压迫颈部血管及气管，引起缺血窒息。

（2）骨盆悬吊牵引

适应证：耻骨联合分离、骨盆环骨折分离、髂骨翼骨折向外移位、骶髂关节分离等。

操作方法：布兜以长方形厚布制成，其两端各穿一木棍。患者仰卧位，用布兜托住骨盆，以牵引绳分别系住横棍之两端，通过滑轮进行牵引（图 5 - 50）。牵引重量以能使臀部稍离开床面即可，一侧牵引重量为 3～5kg。

（3）骨盆牵引带牵引

适应证：腰椎间盘突出症、神经根受压、腰椎小关节紊乱症。

操作方法：用两条牵引带，一条骨盆带固定骨盆，一条固定胸部，并系缚在床头上，再以两根牵引绳分别系于骨盆牵引带两侧扣眼，通过床尾滑轮进行牵引（图 5 - 51）。一侧牵引重量为 5 ~ 15kg。

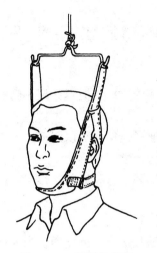

图 5 - 49　颌枕带牵引

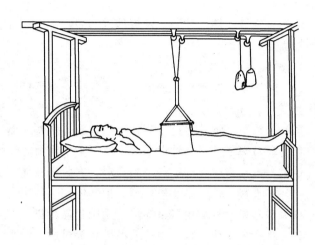

图 5 - 50　骨盆悬吊牵引

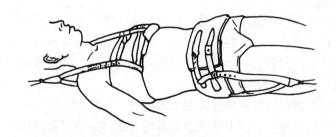

图 5 - 51　骨盆牵引带牵引

4．牵引的注意事项

（1）牵引装置安置完毕后将牵引针两端多余部分剪去，并套上小瓶，以防止针尖的损害。

（2）注意牵引针两侧有无阻挡，如有阻挡应及时调整，以免减低牵引力。

（3）经常检查针眼处有无感染，为防止感染，隔日向针孔处滴 75% 酒精 2 ~ 3 滴。如感染明显又无法控制，应将其拔出，并根据病情采用他法。

（4）注意牵引针有无滑动或将皮肤拉豁。此种情况多见于克氏针，应及时调整牵引弓或重新更换。

（5）注意肢体有无压迫性溃疡。

（6）鼓励患者及时进行肌肉运动和指（趾）功能锻炼。

（7）每天测量肢体长度并与健侧比较。在牵引最初数日，应及时进行 X 线透视或摄片，以便及时了解骨折对位情况，如对位不良，应相应调节牵引方向或重量。牵引重量应一次加到适当最大量，以矫正骨折重叠移位。如系关节挛缩可逐渐增加重量，但应注意肢体运动情况及有无血液循环障碍。

（四）外固定器固定

应用骨圆针或螺纹针穿入骨折远近两端骨干上，外用固定器使骨折复位并固定，称为外固定器固定。

1. 外固定器的类型

（1）单边架　在骨折的一侧上下端各穿一组钢针，穿过两侧骨皮质，但不穿越对侧的软组织。

（2）双边架　钢针穿过对侧软组织，肢体两侧外露钢针，通过连接杆加以固定。

（3）三角形架　将穿针设在两个或多个平面上，以增强其稳定性。

（4）半圆形架　外固定器呈半圆形，安装在肢体一侧，既能固定，又起复位作用。

（5）环形架　外固定器呈环形，把肢体完全环绕。

（6）梯形架　外固定器呈梯形，用于骨盆骨折。

（7）平衡固定牵引架　由一枚斯氏针穿过股骨髁上，在大腿根部套一固定圈，内外侧连接伸缩杆，治疗股骨干骨折。

2. 外固定器的适应证

（1）肢体严重的开放性骨折伴广泛的软组织损伤，需行血管、神经、皮肤修复者；或需维持肢体的长度，控制骨感染的二期植骨者，如小腿开放性骨折等。

（2）各种不稳定性新鲜骨折，如股骨、胫骨、髌骨、肱骨、尺桡骨等。

（3）软组织损伤、肿胀严重的骨折。

（4）多发性骨折以及骨折后需要多次搬动的患者。

（5）长管骨骨折畸形愈合、延迟愈合或不愈合，手术后亦可使用外固定器。

（6）关节融合术、畸形矫正术均可用外固定器加压固定。

（7）下肢短缩需要延长者。

3. 操作方法　各种固定器因结构不同，故其操作方法亦各异。现以平衡固定牵引架及单侧多功能外固定支架治疗股骨干骨折为例，说明其操作方法。

（1）平衡固定牵引架

构造：由三部分组成（图 5-52）。①支撑套：由 1~2mm 厚铝合金板制成类似斜喇叭口状之圆圈，分前后两叶，同时可合拢，以螺丝固定，内外侧设有固定栓，以备安装牵引杆用，上缘包绕海绵，以防压伤大腿部皮肤，内侧有鸭嘴状凹陷，嵌入耻骨联合处，加上大转子、坐骨结节三点支撑和夹板与皮肤摩擦阻力，有力地防止支撑套的旋转，达到牵引治疗股骨干骨折的目的。②牵引杆：以尼龙棒或铝合金制成。其中两条长 10~12cm，直径 1cm 的全长螺丝合金铝棒，铝棒中部套一长 18~20cm 两端带有反正螺丝的伸缩调节合金铝管，以此来调节牵引杆的长短，即调节牵引力的大小。③骨圆针：以直径 3~4mm 的骨圆针为宜。

操作方法：在股神经和坐骨神经阻滞麻醉下，股骨下端常规皮肤消毒、铺巾，于股骨髁上穿一根骨圆针，横贯骨干，两侧外露针相等，该针的方向需与骨的横切面平衡，并在股骨的轴线上，以纱布覆盖针孔处。先以手法进行牵引复位，复位满意后，根据骨折移位情况，将压垫放于适当的位置，小夹板外固定。将支撑套安装在大腿根部，将两条牵引杆的上端安插在固定栓内，并拧紧上下螺母。支撑杆的远端固定在骨圆针上，拧紧螺母，调节中间的伸缩管，使牵引力恰好维持在骨折断端良好的对位上（图 5 - 53）。牵引重量一般为 4 ~ 6kg。

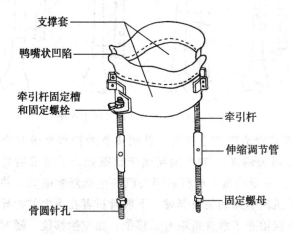

支撑套
鸭嘴状凹陷
牵引杆固定槽
和固定螺栓
牵引杆
伸缩调节管
固定螺母
骨圆针孔

图 5 - 52　平衡固定牵引架结构

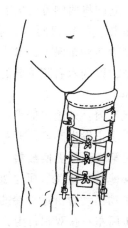

图 5 - 53　平衡固定牵引架应用方法

注意事项：术后抬高患肢，注意血液循环，主动练习足背伸运动及股四头肌收缩活动；每日检查支撑套、牵引杆及夹板的松紧度；及时进行 X 线检查，如骨折端向内成角或移位，可将外侧牵引杆延长，内侧牵引杆缩短；出现前后成角移位，可均衡延长两侧牵引杆，并以压垫来矫正；保护针孔以防感染；牵引固定后，一般 7 ~ 8 天扶双拐下地行走。

（2）单侧多功能外固定支架

构造：①定位器、外套管、内套管、外固定模具等整套穿针器具；②外固定支架：包括两端夹块，能作 360°旋转的万向关节、延节调节装置等；③固定针：直径为 3 ~ 4mm。

操作方法：在硬膜外麻醉下，患者仰卧，患肢外展 20°~ 30°，中立位。患侧大腿常规消毒铺巾，自股骨大转子顶点至股骨外髁划一连线，在电视 X 线机或手提 X 线机下确定骨折位置并作标志，在所划的连线上于骨折端的两侧各穿上两根固定针。第 1 穿针点距断端 4 ~ 5cm 处，将定位器连同外套管（既保护肌肉又作导向管）经切口达骨骼，拔除定位器后用锤轻叩外套管使之固定在骨表面，将内套管插入外套管内，维持套管的正确位置，经内套管用带有定位限制器的电钻钻孔，当钻头钻破一侧皮质进入髓腔内时停止钻头转动，将钻头推至对侧骨质，根据皮质的厚度确定定位限制器的位置并固定于钻头上，继续推进钻头钻孔至对侧骨质，这样不易损伤软组织，退出钻头，测出固定针进入的深度，外套管仍置原位并维持之，拔出内套管插入固定针旋入，一般以穿出对侧皮质两个螺纹为准。安装外固定器模具，根据模具的孔道在皮肤上作标记，依上法打入第 2 根固定针。在模具的适当位置穿入第 3、4 根固定针，这 4 根针以相平行为准。取下外固定器模具，拔除 4 根固定针的外套管，将外固定器的两端夹块的锁钮放松，两端的万向关节能作 360° 旋转，延长器能自由伸缩、变换长度。将固定针置入两端夹块的孔道内，旋紧锁钮使之牢固夹紧，注意外固定器放置于离皮肤1cm 处。手提 X 线机或电视 X 线机透视下，在牵引患肢的同时用手法或用复位钳夹紧外固定器两端的夹块，操纵骨段矫正各种移位，整复骨折直至对线对位满意后，立即将两侧万向关节的锁钮及延长调节装置的锁钮旋紧，手术完成。切口处敷酒精纱布保护，术毕即被动屈伸膝关节，以利术后膝关节的功能操练（图 5 - 54）。

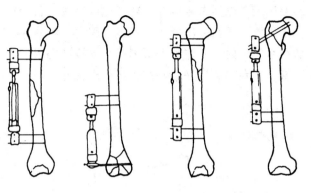

图 5 - 54　单侧多功能外固定支架

注意事项：外固定器术后适当给予抗生素，防止发生感染。开放性骨折要按常规治疗方法进行。针眼皮肤的护理是极其重要的，术后第 2 天便更换敷料，清洁皮肤，每天两次用 75％ 酒精滴于针眼处，下肢术后均在腘窝处垫薄枕使膝关节屈曲 20°～30° 左右，鼓励病员术后行股四头肌的主动舒缩锻炼，并且主动和被动活动骨折远近端的关节，防止肌肉萎缩和关节僵硬。下肢骨折者在医生的指导下手术后 1 周左右扶双拐行走，并且随时 X 线检查了解骨折端有无移位，如发生移位，随时调节外固定器予以矫正。定期摄片，检查对线对位、骨痂生长和骨折愈合情况。

当 X 线片显示骨折线模糊、有骨痂时，可放松调节器的锁钮，并鼓励病员逐渐用患肢负重，扶单拐而后无拐行走；当有临床愈合征象、X 线片显示连续性骨痂时可拆除外固定器，旋出固定针，针眼用酒精纱布及敷料覆盖，一般 1 周左右愈合。

二、内固定

内固定是在骨折复位后，用金属内固定物维持骨折复位的一种方法。临床有两种置入方法：一是切开后置入固定物；二是闭合复位，在 X 线透视下将钢针插入，固定骨折。内固定是治疗骨折的方法之一，但具有严格的适应证，也有一定的缺点。在骨伤科随着中西医结合的发展，复位与外固定技术不断提高，大多数骨折都能得到治愈，但是有些复杂骨折及合并损伤采用非手术治疗效果不佳，仍有切开复位内固定的必要。

1. 切开复位内固定的适应证

（1）手法复位与外固定未能达到功能复位的标准，而影响肢体功能者。

（2）骨折端有肌肉、肌腱、骨膜或神经血管等软组织嵌入，手法复位失败者，如肱骨下1/3 骨折伴有神经损伤。

（3）某些血液供应较差的骨折，而闭合复位与外固定不能稳定和维持复位后的位置，应采用内固定，以利于血管长入血液供应不佳的碎段，促进骨折愈合，如股骨颈骨折。

（4）有移位的关节内骨折，手法不能达到满意复位，估计以后必将影响关节功能者，如肱骨外髁翻转骨折、胫骨髁间隆突骨折等。

（5）撕脱性骨折，多因强大肌群牵拉而致，外固定难以维持其对位，如移位较大的髌骨骨折、尺骨鹰嘴骨折等。

（6）血管、神经复合损伤。骨折合并主要神经、血管损伤者，需探查神经、血管进行修复，并同时内固定骨折，如肱骨髁上骨折合并肱动脉损伤。

（7）开放性骨折，在6～8小时之内需要清创，如伤口污染较轻，清创又彻底，可直接采用内固定。

（8）多发骨折和多段骨折，为了预防严重并发症和便于患者早期活动，对多发骨折某些重要部位可选择内固定。多段骨折难以复位与外固定，如移位严重者应采用内固定。

（9）畸形愈合和骨不连造成功能障碍者。

（10）骨折伴有关节脱位，经闭合复位未能成功者。

（11）肌腱和韧带完全断裂者。

2．切开复位内固定的缺点

（1）切开复位内固定，必然切断部分血管及软组织，剥离骨膜，影响骨折部的血液供应，导致骨折迟缓愈合或不愈合。

（2）手术中可能损伤肌腱、神经、血管，术后又能引起上述组织粘连。

（3）术后感染发生。骨折处周围软组织因暴力作用已有严重的损伤，手术增加创伤和出血，致使局部抵抗力下降。如无菌技术不严格，易发生感染，影响骨折愈合。

（4）内固定器材质量不高，可因生锈和电解作用，发生无菌性炎症。也可产生螺丝钉松动，骨折端固定不牢，造成骨折迟缓愈合和不愈合。

（5）技术条件要求较高，内固定材料和手术器械要求较严，如选择不当，可在手术过程中产生困难，或影响固定效果。

（6）手术创伤和出血，甚至发生意外。

（7）骨折愈合后，有些内固定物还需手术取出，造成二次创伤和痛苦。

因此在临床上应严格掌握内固定的适应证，切忌滥用。

3．内固定物的材料要求　用于人体内的内固定物，必须能与人体组织相容，能抗酸抗碱，而且不起电解作用，必须是无磁性，在相当长的时间内有一定的机械强度，不老化，不因长时间使用而发生疲劳性折断等。常用的不锈钢材料，有镍钼不锈钢、钴合金钢、钛合金钢、钴铬钼合金钢等，以后两种材料较好。但必须设计合理，制作精细，否则亦会发生弯曲折断，产生骨折再移位，甚至发生迟缓愈合和不愈合。

在选择内固定材料时还需注意：同一部位使用的接骨板和螺丝钉，必须由同一种成分的合金钢制成，否则发生电位差而形成电解腐蚀；内固定物光洁度要求很高，如表面粗糙或有损坏，也可形成微电池，而起电解腐蚀作用；内固定物不宜临时折弯，将其变形，否则将损坏钢材内部结构，发生应力微电池，在钢材内部起电解腐蚀作用。因此手术者必须知道内固定物原材料的性能，用过的钢板、螺丝钉等不能再使用。手术过程中要保护内固定物，不要损伤其表面的光洁度和内部结构等。

4．内固定的器材和种类　根据手术部位的不同，所采用的内固定式式也不同，需准备相应的内固定器材。常用的有不锈钢丝、钢板、螺丝钉、克氏针、斯氏针及各种类型髓内针、三翼钉等。还需准备手术所用的特殊器械，如手摇钻或电钻、三叉固定器、螺丝刀及固定器、持钉器、持骨器、骨撬等。

常用的内固定种类有钢丝内固定（图5－55）、螺丝钉内固定（图5－56）、钢板螺丝钉内固定（图5－57）、髓内钉内固定（图5－58）等。

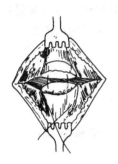

图5－55　髌骨骨折钢
丝内固定

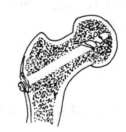

图5－56　股骨颈骨折加压
螺丝钉内固定

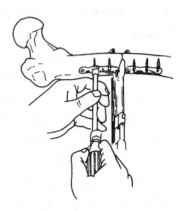

图5－57　股骨中段骨折钢板
螺丝钉内固定

[附] 传统固定方法简介（《医宗金鉴·正骨心法要旨》）

裹帘：以白布为之，因患处不宜他器。只宜布缠，始为得法，故名裹帘。其长短阔狭，量病势用之。

振挺：振挺，即木棒也，长半尺，圆如钱大，或面杖亦可。盖受伤之处，气血凝结，疼痛肿硬，用此挺微微振击其上下四旁，使气血流通，得以四散，则疼痛渐减，肿硬渐消也。

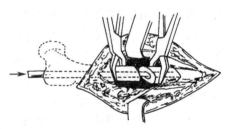

图5－58　股骨中段骨折髓内钉内固定

披肩：披肩者，用熟牛皮一张，长五寸，宽三寸，两头各开二孔，夹于伤处，以棉绳穿之，紧紧缚定，较之木板稍觉柔活。

攀索：攀索者，以绳挂于高处，用两手攀之也。

叠砖：叠砖者，以砖六块，分左右各叠置三块，两足蹬于其上也。

通木：用杉木宽三寸，厚二寸，其长自腰起上过肩一寸许，外面平整，向脊背之内面刻凹形，务与脊骨脊肉吻合，约以五分度之：第一分自左侧面斜钻二孔，右侧面斜钻二孔；越第二分至第三分、四分、五分，俱自左右侧面各斜钻一孔，用宽带一条，自第一分上左孔穿入，上越右肩，下胸前，斜向左腋下绕背后，穿入第一分右次孔内；再用一带自第一分上右孔穿入，上越左肩，下胸前，斜向右腋下绕背后，穿入第一分左次孔内，两带头俱折转紧扎木上；第三分、四分亦以带穿之，自软肋横绕腹前，复向后穿入原孔内，紧扎木上；第五分以带穿入孔内，平绕前腹，复向后紧扎木上，切勿游移活动，始于患处有益。凡用此木，先以棉帛贴身垫之，免致疼痛。

腰柱：腰柱者，以杉木四根，制如扁担形，宽一寸，厚五分，长短以患处为度，俱自侧面钻孔，以绳联贯之。

竹帘：竹帘者，即夏月凉帘也，量患处之大小长短裁取之。

杉篱：杉篱者，复逼之器也，量患处之长短阔狭、曲直凸凹之形，以杉木为之。酌其根数，记清次序，不得紊乱，然后于每根两头各钻一孔，以绳联贯之。有似于篱，故名焉。但排列稀疏，不似竹帘之密耳。

抱膝：抱膝者，有四足之竹圈也。以竹片作圈，较膝盖稍大些须，再用竹片四根，以麻线紧缚圈上，作四足之形，将白布条通缠于竹圈及四足之上。用于膝盖，虽拘制而不致痛苦矣。

古 籍 选 萃

唐·蔺道人《仙授理伤续断秘方》："凡夹缚，夏三两日，冬五三日解开；夹缚处用热药水泡洗去旧药，洗时切不可惊动损处，仍用黑龙散敷，夹缚，盖伤重者方如此。"

"凡夹缚用杉木皮数片，周回紧夹缚，留开皆一缝，夹缚必三度，缚必要紧。"

"凡平处骨碎皮不破，用药贴，周密夹缚。大概看曲转处脚凹之类不可夹缚，恐后伸不得，止用黑龙散贴帛片包缚，庶可曲转屈伸。有数处如指骨断，止用苎麻夹缚，腿上用苎麻绳夹缚，绳如线绳许大。"

"凡用杉皮，浸约如指大片，疎排令周匝用小绳三度紧缚，三日一次，如前淋洗，换涂贴药。"

元·李仲南《永类钤方·风损伤折》："凡椎进颈骨，手巾一条绳一茎，系在枋上垂下来，以手中兜缚颔下，系于后脑，杀缚，接绳头，却以瓦罂一个五六寸高，看撑入浅深，斟酌高低，令患人端正坐于其罂上，令伸脚坐定，医用手采捺平正，说话不觉，以脚一踢踢去罂子。如在左用手左边缀出，在右边右边缀出。又一法，令患人卧床上，以人挤其头，双足踏两肩即出。"

清·吴谦《医宗金鉴·正骨心法要旨》："跌仆损伤，虽用手法调治，恐未尽得其宜，以致有治如未治之苦，则未可云医理之周详也。爰因身体上下、正侧之象，制器以正之，用辅手法之所不逮，以冀分者复合，欹者复正，高者就其平，陷者升其位，则危证可转于安，重伤可就于轻。再施以药饵之功，更示以调养之善，则正骨之道全矣。"

清·沈金鳌《杂病源流犀烛·跌仆闪挫源流》："四折骨用正副夹缚。六出白只以布包，不可夹，手臂出白与足骨同。"

"束缚之法，用杉木浸软去粗皮，皮上用蕉叶或薄纸摊药，移至伤处，杉木为夹，再用竹片去黄，用青为副夹，疏排周匝，以小绳三度缚，缚时相度高下远近，使损处所血相续，有紧有宽。"

第四节 练 功 疗 法

练功又称功能锻炼，古称导引，它是通过自身运动防治疾病、增进健康、促进肢体功能恢复的一种疗法。

临床实践证明，伤肢关节活动与全身功能锻炼对损伤部位有推动气血流通和加速祛瘀生新的作用，可改善血液与淋巴循环，促进血肿、水肿的吸收和消散，加速骨折愈合，使关节、筋络得到濡养，防止筋肉萎缩、关节僵硬、骨质疏松，有利于功能恢复。目前练功疗法在骨伤科临床中已普遍应用，并被列为骨折及颈、肩、腰、腿等部位筋伤治疗的基本方法之一。

一、练功疗法的分类

（一）按照锻炼的部位分类

1．局部锻炼 指导患者进行伤肢主动活动，使功能尽快恢复，防止组织粘连、关节僵硬、肌肉萎缩。如肩关节受伤，练习耸肩、上肢前后摆动、握拳等；下肢损伤，练习踝关节背伸、跖屈，以及股四头肌舒缩活动、膝关节屈伸活动等。

2．全身锻炼 指导患者进行全身锻炼，可促使气血运行，脏腑功能尽快恢复。全身功能锻炼不但可以防病治病，而且还能弥补方药之不及，促使患者迅速恢复劳动能力。

（二）按有无辅助器械分类

1．有器械锻炼 采用器械进行锻炼的目的，主要是加强伤肢力量，弥补徒手不足，或利用其杠杆作用，或用健侧带动患侧。如用大竹管搓滚舒筋及蹬车活动锻炼下肢各关节功能，肩关节练功可用滑车拉绳，手指关节锻炼用搓转胡桃或小铁球等。

2．无器械锻炼 不应用任何器械，依靠自身机体做练功活动，这种方法锻炼方便，随时可用，简单有效，常用有太极拳、八段锦等。

二、练功疗法的作用

练功疗法治疗骨关节以及软组织损伤，对提高疗效、减少后遗症有着重要的意义。临床经验总结证实，练功疗法是治疗骨折不可缺少的治疗手段。骨伤科各部位练功法，既可加强局部肢体关节的活动功能，又有促进全身气血运行、增强体力的功效。练功疗法对损伤的防治作用可归纳为以下几点：

（一）活血化瘀、消肿定痛

由于损伤后瘀血凝滞，络道不通而导致疼痛肿胀。局部锻炼与全身锻炼有促进血液循环、活血化瘀的作用，通则不痛，可达到消肿定痛的目的。

（二）濡养患肢关节筋络

损伤后期及肌筋劳损，局部气血不充，筋失所养，酸痛麻木。练功后血行通畅，化瘀生新，舒筋活络，筋络得到濡养，关节滑利，屈伸自如。

（三）促进骨折愈合

功能锻炼后既能活血化瘀，又能生新；既能改善气血之道不得宣通的状态，又有利于续骨。在夹板固定下进行功能锻炼，不仅能保持良好的骨位，而且还可使骨折的轻度残余移位逐渐得到矫正，使骨折愈合与功能恢复同时并进，缩短疗程。

（四）防治筋肉萎缩

骨折或者较严重筋伤可导致肢体废用，所以对骨折、扭伤、劳损及韧带不完全断裂，都应积极进行适当的功能锻炼，使筋伤修复快，愈合坚，功能好，减轻或防止筋肉萎缩。

（五）避免关节粘连和骨质疏松

关节粘连、僵硬强直以及骨质疏松的原因是多方面的，但其主要的原因是患肢长期的固定和缺乏活动锻炼，所以积极、合理地进行功能锻炼，可以促使气血通畅，避免关节粘连、僵硬强直和骨质疏松，是保护关节功能的有效措施。

（六）扶正祛邪

局部损伤可致全身气血虚损、营卫不固和脏腑不和，风寒湿外邪乘虚侵袭。通过练功能扶正祛邪，调节机体功能，促使气血充盈，肝血肾精旺盛，筋骨强劲，关节滑利，有利于损伤和整个机体的全面恢复。

三、练功注意事项

（一）内容和运动强度

确定练功内容和运动强度，制定锻炼计划。首先应辨明病情，估计预后，应因人而异，因病而异，根据伤病的病理特点，在医护人员指导下选择适宜各个时期的练功方法，尤其对骨折患者更应分期、分部位对待。

（二）动作要领

正确指导患者练功，是取得良好疗效的关键。要将练功的目的、意义及必要性对患者进行解释，使患者乐于接受，充分发挥其主观能动性，加强其练功的信心和耐心，从而自觉地进行积极的锻炼。

1．上肢 上肢练功的主要目的是恢复手的功能，凡上肢各部位损伤，均应注意手部各指间关节、掌指关节的早期练功活动，特别要保护各关节的灵活性，以防关节发生功能障碍。

2．下肢 下肢练功的主要目的是恢复负重和行走功能，保持各关节的稳定性。在肢体的活动中，尤其需要依靠强大而有力的臀大肌、股四头肌和小腿三头肌，才能保持正常的行走。

（三）循序渐进

严格掌握循序渐进的原则，是防止加重损伤和出现偏差的重要措施。练功时动作应逐渐增加，次数由少到多，动作幅度由小到大，锻炼时间由短到长。

（四）随访

定期复查不仅可以了解患者病情和功能恢复的快慢，还可随时调整练功内容和运动量，修订锻炼计划。

（五）其他注意事项

1．练功时应思想集中，全神贯注，动作缓而慢。

2．练功次数，一般每日2~3次。

3．练功过程中，对骨折、筋伤患者，可配合热敷、熏洗、搽擦外用药水、理疗等方法。

4．练功过程中，要顺应四时气候的变化，注意保暖。

四、全身各部位练功法

（一）颈项部练功法

可坐位或站立。站时双足分开与肩同宽，双手叉腰进行深呼吸并做以下动作：

1．前屈后伸 吸气时颈部尽量前屈，使下颌接近胸骨柄上缘，呼气时颈部后伸至最大限度，反复6~8次（图5-59）。

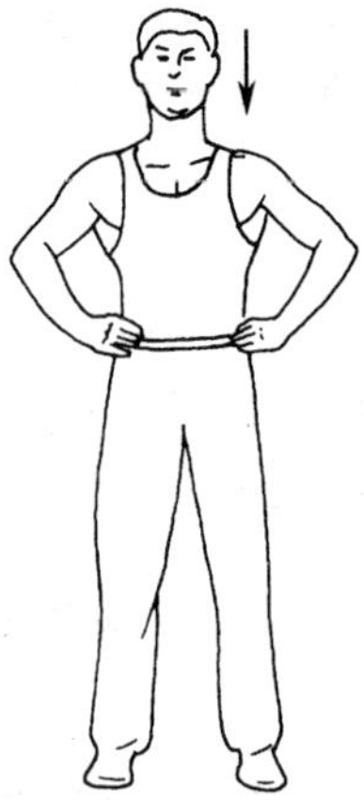

2．左右侧屈 吸气时头向左屈，呼气时头部还原正中位；吸气时头向右屈，呼气时头还原，左右交替，反复6~8次（图5-60）。

3．左右旋转 吸气时头向左转，呼气时头部还原正中位；吸气时头向右转，呼气时头部还原正中位，左右交替，反复6~8次（图5-61）。

图5-59 前屈后伸

4．前伸后缩 吸气时头部保持正中位，呼气时头部尽量向前伸，还原时深吸气，且头部稍用劲后缩。注意身体保持端正，不得前后晃动，反复伸缩6~8次（图5-62）。

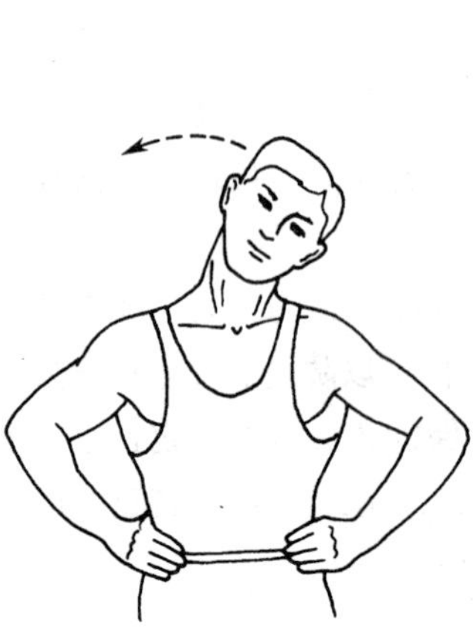

图5-60 左右侧屈

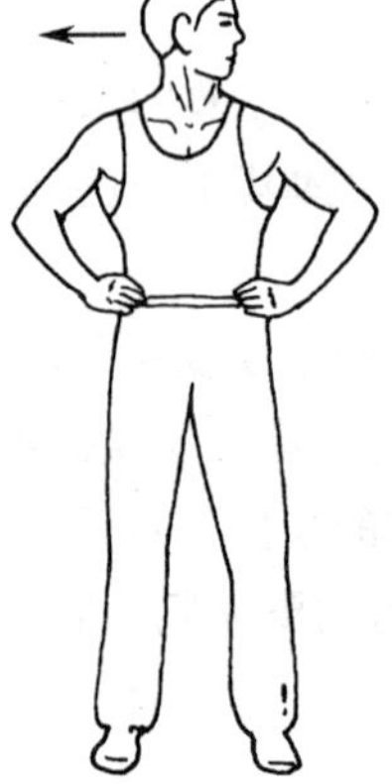

图5-61 左右旋转

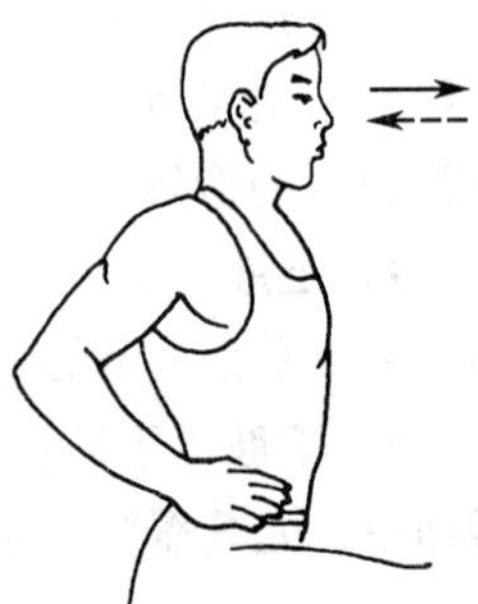

图5-62 前伸后缩

（二）腰背部练功法

1. 前屈后伸 双足分开与肩同宽站立，双下肢保持伸直，双手叉腰，腰部做前屈、后伸活动，反复6~8次，活动时应尽量放松腰肌。

2. 左右侧屈 双足分开与肩同宽站立，双上肢下垂伸直，腰部做左侧屈，左手顺左下肢外侧尽量往下，还原。然后以同样姿势做右侧屈，反复6~8次。

3. 左右回旋 双足分开与肩同宽站立，双手叉腰，腰部做顺时针及逆时针方向旋转各1次，然后由慢到快、由小到大地顺逆交替回旋6~8次（图5-63）。

4. 五点支撑 仰卧位，双侧屈肘、屈膝，以头、双足、双肘五点作支撑，双掌托腰用力把腰拱起，反复多次（图5-64）。

5. 飞燕点水 俯卧位，双上肢靠身旁伸直，头、肩并带动双上肢向后上方抬起；或双下肢直腿向后上抬高；进而两个动作合并同时进行，成飞燕状，反复多次（图5-65）。

（三）肩肘部练功法

1. 前伸后屈 双足分开与肩同宽站立，双手握拳放在腰间，用力将一上肢向前上方伸直，用力收回，左右交替，反复多次（图5-66）。

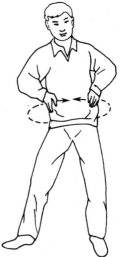

图5-63 左右回旋

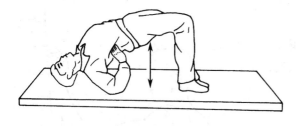

图5-64 五点支撑

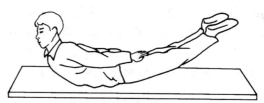

图5-65 飞燕点水

2. 内外运旋 双足分开与肩同宽站立，双手握拳，肘关节屈曲，前臂旋后，利用前臂来回划半圆圈做肩关节内旋和外旋活动，两臂交替，反复多次（图5-67）。

3. 叉手托上 双足分开与肩同宽站立，两手手指交叉，两肘伸直，掌心向前，健肢用力帮助患臂左右摆动，同时逐渐向上举起，以患处不太疼痛为度（图5-68）。亦可双手手指交叉于背后，掌心向上，健肢用力帮助患臂做左右或上下摆动，以患处不太疼痛为度。

4. 手指爬墙 双足分开与肩同宽站立，正面及侧身向墙壁，用患侧手指沿墙徐徐向上爬行，使上肢高举到最大限度，然后再沿墙归回原处，重复多次（图5-69）。

5. 弓步云手 双下肢前后分开，成弓步站立，用健手托扶患肢前臂使身体重心先后移，双上肢屈肘，患肢前臂靠在胸前，再使身体重心移向前，同时把患肢前臂在同水平上做顺时针或逆时针方向弧形伸出，前后交替，反复多次（图5-70）。

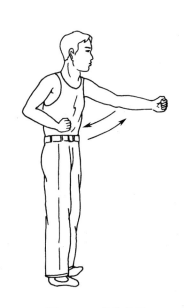

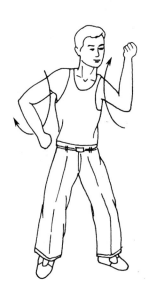

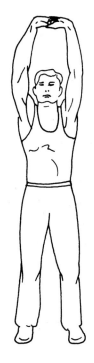

图 5-66 前伸后屈   图 5-67 内外运旋   图 5-68 叉手托上

6. 肘部屈伸 坐位，患肘放在桌面的枕头上，手握拳，用力徐徐屈肘、伸肘，反复多次。

7. 手拉滑车 安装滑车装置，患者在滑车下，坐位或站立，两手持绳之两端，以健肢带动患肢，徐徐来回拉动绳子，反复多次（图 5-71）。

（四）前臂腕手部练功法

1. 前臂旋转 将上臂贴于胸侧，屈肘 90°，手握棒，使前臂做旋前旋后活动，反复多次（图 5-72）。

2. 抓空握拳 将五指用力张开，再用力抓紧握拳，反复多次。

3. 背伸掌屈 用力握拳，做腕背伸、掌屈活动，反复多次。

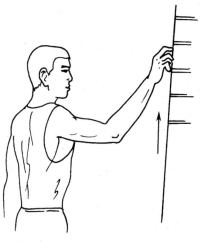

图 5-69 手指爬墙

4. 手滚圆球 手握两个圆球，手指活动，使圆球滚动或变换两球位置，反复多次。

（五）下肢练功法

1. 举屈蹬腿 仰卧，把下肢直腿徐徐举起，然后尽量屈髋屈膝背伸踝，再向前上方伸腿蹬出，反复多次（图5－73）。

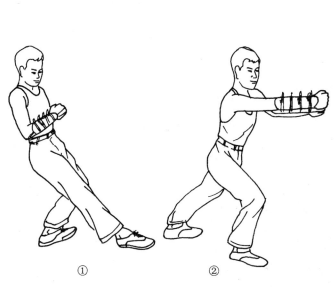

① ②

图5－70　弓步云手

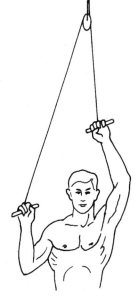

图5－71　手拉滑车

2. 股肌舒缩　又称股四头肌舒缩活动。患者卧位，膝部伸直，做股四头肌收缩与放松练习，当股四头肌用力收缩时，髌骨向上提拉，股四头肌放松时，髌骨恢复原位，反复多次（图5－74）。

3. 旋转摇膝　两足并拢站立，两膝稍屈曲成半蹲状，两手分别放在膝上，膝关节做顺、逆时针方向旋转活动，由伸直到屈曲，又由屈曲到伸直，反复多次（图5－75）。

4. 踝部伸屈　卧位、坐位均可，足部背伸至最大限度，然后跖屈到最大限度，反复多次。

5. 足踝旋转　卧位、坐位均可，足按顺、逆时针方向旋转，互相交替，反复多次。

6. 搓滚舒筋　坐位，患足蹬踏圆棒，做前后滚动，使膝及踝关节做屈伸活动，反复多次（图5－76）。

7. 蹬车活动　坐在一特制的练功车上，用足练习踏车，使下肢肌肉及各个关节均得到锻炼，反复多次（图5－77）。

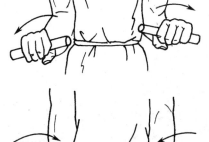

图5－72　前臂旋转

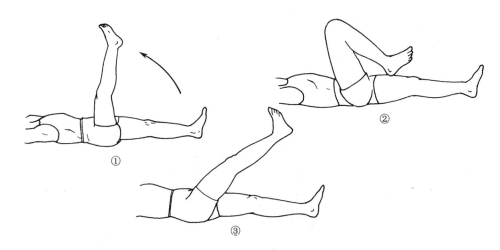

图 5 - 73　举屈蹬腿

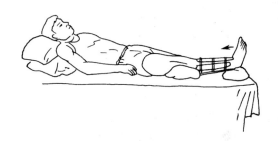

图 5 - 74　股肌舒缩

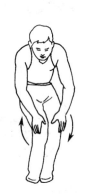
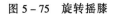

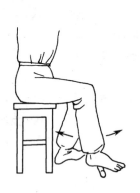

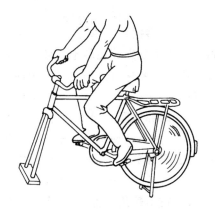

图 5 - 75　旋转摇膝　·　图 5 - 76　搓滚舒筋　　　图 5 - 77　蹬车活动

[附] 罗洪先《万寿仙书》五禽图

1．虎形　闭气，低头，捻拳，战如虎发威势；两手如提千金，轻轻起来，莫放气；平身，吞气入腹，使神气上而复下，觉腹内如雷鸣，或七次；如此运动，一身气脉调和，百病不生（图 5 - 78）。

2．熊形　如熊身侧起，左右摆脚腰后，立定，使气两旁胁，骨节皆响，亦能动腰力、除肿，或三五次止，能舒筋骨而安，此乃养血之术也（图5-79）。

3．鹿形 闭气，低头，捻拳，如鹿转头顾尾；平身缩肩立，脚尖翘起，跟连天柱，通身皆动，或三次，每日一次也可，如下床做，做一次更妙（图5-80）。

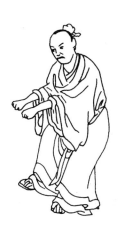 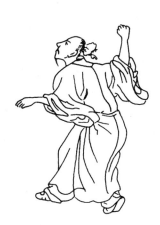 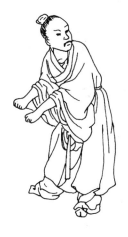

图5-78 虎形　　　　　　图5-79 熊形　　　　　　图5-80 鹿形

4．猿形 闭气，如猿爬树，一只手如捻果，一只脚跟抬起，一只脚转身，更运神气，吞入腹内，觉有汗出方可罢（图5-81）。

5．鸟形 闭气，如鸟飞，头起，吸尾闾气朝顶，虚双手躬前，头要仰起，迎神破顶（图5-82）。

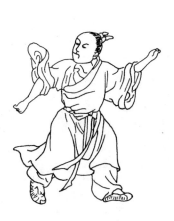 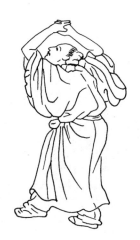

图5-81 猿形　　　　　　　　　图5-82 鸟形

古 籍 选 萃

《素问·异法方宜论》："故其病多痿厥寒热，其治宜导引按跷，故导引按跷者，亦从中央出也。"

《灵枢·病传》："余受九针于夫子，而私览于诸方，或有导引、行气、乔摩、灸慰、刺、烩、饮药之一者，可独守耶。"

《医学入门·保养附导引》："欲引腰脚病者，仰足十指；欲引胸中病者，挽足十指；欲引臂病者，挽臂。"

《杂病源流犀烛·凡例》："导引、运动，本养生家修炼要诀，但欲长生，必先却病。其所导所运，皆属却病之法。"

《后汉书·方技传》："吾有一术，名五禽之戏：一曰虎，二曰鹿，三曰熊，四曰猿，五曰鸟。亦以除疾，兼利蹄足，以当导引。"

第六章

创 伤 急 救

第一节 急 救 技 术

创伤是指机械性致伤因素造成的损伤，自然灾害、生产或交通事故以及战争发生时，都可能在短时间内出现大批伤员，需要及时地进行抢救。创伤急救的目的是保护伤员的生命，避免继发性损伤，防止伤口污染。这就要求医护人员必须熟练掌握创伤急救知识与救护技能，力求做到快抢、快救、快运，尽快安全地将伤员转送至医院进行妥善的治疗。

创伤急救原则是先抢后救、检查分类、先急后缓、先重后轻、先近后远、连续监护、救治同步、整体治疗。现代急救技术与救护步骤：保持呼吸道通畅，对心跳与呼吸骤停的复苏，止血、包扎、固定、搬运。同时及时救治创伤昏迷等危急重证，积极防治休克与多器官衰竭等各种并发症。

一、现场检查

（一）神智检查

神智清醒，语言对答准确，对疼痛刺激反应灵敏，表示精神神经状态正常；反之，则不正常。

（二）呼吸检查

呼吸平稳，每分钟 15～25 次，不发绀，发音清楚，表示气道通畅和肺功能良好；否则为气道不通畅和肺功能障碍。

（三）脉搏、血压检查

脉搏触及清楚有力，每分钟 60～100 次左右，血压 90/140mmHg，毛细血管充盈时间＜2秒，表示心血管功能正常；反之，心血管功能不正常。

（四）创伤检查

1. 创伤症状体征 如开放性伤口，外出血，剧烈疼痛，局部肿胀、畸形，骨擦音，假关节活动，弹性固定和感觉运动功能障碍等。

2. 开放性伤口 要注意检查伤口大小、形态，伤道深度、走向，伤口污染及流出物情况，有无异物存留和创面组织性状等。

二、闭合性骨折的急救处理

（一）保持呼吸道通畅

首先使伤员仰卧，解开伤员衣领和腰带等妨碍呼吸的约束物，及时清除口鼻咽喉中的假牙、泥块、黏痰、呕吐物及其他异物等，保持呼吸道通畅。必要时将舌牵出口外，或插入口咽通气管或鼻咽通气管，或急行环甲膜切开术，用粗针头穿刺环甲膜通气，气管内插管及气管切开插管。

（二）防治休克

严重骨折或多处骨折时，易引起休克，要早期发现、及时处理。除抗休克外，应同时处理引起或加重休克的原因。防治休克的方法一般有止痛、补充血容量、给氧和保暖等。

（三）有效固定

怀疑有骨折、脱位、肢体挤压伤和严重软组织损伤的患者必须可靠地固定，以减轻疼痛，预防休克，防止再损伤。临时固定的范围应包括位于骨折处上下两个关节、脱位的关节和严重损伤的肢体；对开放性骨折按救护顺序先止血、包扎，后固定骨折断端。固定物与肢体之间应加衬垫，防止皮肤压伤；固定四肢时要露出指、趾端以便随时观察血循环情况。

（四）迅速转运

经上述处理后，可根据实际情况酌情转运患者。上肢损伤的患者应鼓励自己行走，下肢损伤患者固定后再搬运。有昏迷或气胸的伤员必须采用仰卧位或俯卧位二人搬运或三人搬运法。对怀疑有脊椎骨折的伤员，要保持脊柱的平直，搬动时尽可能不改变原来的体位和减少不必要的活动以免引起或加重脊髓损伤，绝对禁止一人搬运。正确的搬运法是三人采用平卧式搬运或滚动式搬运法（图 6-1）。

三、开放性骨折的急救处理

（一）保持呼吸道通畅

同"闭合性骨折的急救处理"所述。

（二）防治休克

同"闭合性骨折的急救处理"所述。

（三）止血

创伤出血者，首先进行准确有效止血，然后再行其他处理。急救常用的止血方法有：

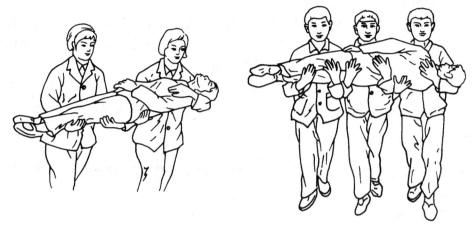

① 平卧式搬运法

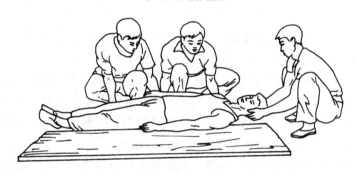

② 脊柱骨折滚动式搬运法

图 6 - 1 三人采用平卧式搬运或滚动式搬运法

1. 指压止血法 仅适用于四肢及头面部的大出血。方法是：在出血大血管的近心端，用手指把血管压在临近的骨骼上。本法不宜长时间使用，也不便于伤员的搬运，应及时更换其他有效的止血方法。

2. 加压包扎止血法 控制外出血最好的方法是直接加压包扎，适用于全身各部位静脉和大多数动脉出血。方法是：先用无菌或干净敷料覆盖伤口，外加消毒或干净纱布压垫，再用绷带进行加压包扎。包扎时动作要轻巧、迅速、准确，敷料要包住伤口，同时要严密牢固，松紧适度。包扎完毕应检查远端肢体血运是否正常，若被阻断，应予放松，重新包扎。

3. 填塞止血法 用无菌纱布 1～2 层贴于伤口，再向内填塞纱布或纱块，或直接用消毒急救包、棉垫填塞伤口，外用绷带或三角巾加压包扎，松紧以达到止血为度。3～4 日后待出血停止时，再更换填塞的纱布块。

4. 止血带止血法 常用的止血带有橡皮管（条）和气压止血带两种，要严格掌握使用方法、注意事项和止血带使用时间。

（1）操作方法 选择弹性好的止血带，确定止血带的部位。上肢扎于上臂上 1/3 处，下肢扎于大腿中上 1/3 处，距离伤口 10～15cm，前臂和小腿禁用止血带。在扎止血带部位先用1~2层软敷料或毛巾、绷带等垫好。

（2）注意事项 使用止血带，以出血停止为度。扎止血带后应标明开始时间，每隔1小时应放松1次，待肢体有新鲜血液渗出后，再重新扎上，若出血停止则不必重复使用。严重挤压伤和远端肢体严重缺血者，要忌用或慎用止血带。

5．屈肢加垫止血法 在腋窝、肘窝、腹股沟和腘窝处加纱布垫或棉垫，上臂内收靠近胸壁，或屈肘、屈髋、屈膝，用绷带或三角巾固定其于内收或屈曲位，即可止血。

（四）包扎

伤口用无菌棉垫包扎，外露的骨端不要复位，更不宜进行伤口的缝合，以免已被污染的骨端再污染深部组织。

1．绷带包扎法

（1）环形包扎法 环绕肢体数圈包扎，每圈需重叠，用于胸腹和四肢等处小伤口及固定敷料。

（2）螺旋形包扎法 先环绕肢体三圈，固定始端，再斜向上环绕，后圈压住前圈的1/2~2/3。此法用于肢体周径变化不大的部位，如上臂和足部。

（3）螺旋反折包扎法 先环绕肢体远端数圈以固定始端，再斜旋向上环绕，每圈反折一次，压住前圈的1/2~2/3。此法用于肢体周径不等的部位，如小腿和前臂等。

（4）"8"字形包扎法 先环绕肢体数圈以固定始端，再跨越关节一圈向上，一圈向下，每圈在中间交叉成"8"字形，此法用于关节部位的包扎。

2．三角巾包扎法 适用于头面、胸腹、四肢等全身各部位。三角巾包扎应用灵活，包扎面积大，效果好，操作快。使用时要求三角巾边要固定，角要拉紧，中心舒展，敷料贴体。

3．急救包包扎法 多用于头面部开放性损伤。使用时拆开急救包，将包中的无菌敷料和压垫对准伤口盖住，再按三角巾包扎法将带系好。腹部开放性损伤，腹腔脏器膨出时，不能将污染的脏器纳入腹腔内，先用无菌纱布覆盖，再用碗或口盅扣在膨出的脏器上，或用纱布、毛巾做成环状保护圈，再用三角巾或绷带包扎，避免继续脱出、干燥或受压等，同时避免运送途中因搬运伤员使伤口暴露增加感染或继发性损伤的机会。对颅脑伤口应将周围头发剃除，用生理盐水冲洗局部后，以无菌纱布包扎。

（五）固定与转运

开放性骨折经止血包扎后，应临时固定，再力求迅速、舒适、安全转送至医院进一步治疗。转运中要注意患者全身情况，有条件者可以静脉输液，一般不使用止痛剂，以免影响对内脏损伤的诊断。

四、创伤的处理

（一）清创的时机

任何开放性损伤均应争取尽早进行清创，通常伤后6小时以内，污染伤口的细菌尚未侵入组织深部，是清创术的黄金时间，对于污染不太严重的伤口基本可以做到彻底清创。伤后8～24小时（最长不得超过72小时）的伤口，如果尚未感染，配合抗生素的有效运用，仍可清创。是否缝合或延期缝合应根据伤口情况而定。伤口是否缝合、能否顺利愈合、是否会感染或感染后能否顺利痊愈取决于下列条件：①受伤环境是否干净，侵入细菌的数量和毒力大小，有无异物和异物的多少及性质，坏死组织的多少与死腔大小，损伤处的血循环好坏，伤口组织是否新鲜和机体抵抗力的强弱等；②治疗是否及时彻底和手术后处理是否得当等。对开放性损伤应及时注射破伤风抗毒素（TAT）和抗生素防治感染。

（二）清创的步骤和要点

1．清洗 在良好的麻醉下，严格按无菌要求，用无菌纱布盖住伤口，彻底清洗伤口周围和伤肢上的污物。除去纱布后，反复冲洗伤口，尽量冲洗掉伤口内异物和细菌，用双氧水浸泡，再用生理盐水冲洗5～10分钟。擦干皮肤后，按无菌原则严格消毒，铺巾。

2．清创 要做到显露充分、止血和清除坏死组织彻底、清创后充分冲洗和引流。清创时无大出血不宜使用止血带，以免健康组织缺血，同时增加识别坏死组织的难度。

（1）皮肤 应根据伤口部位、污染程度和损伤范围，沿肢体纵轴作"S"形切口扩大伤口，以充分显露创腔为度。清除已被挫灭失去活力的组织，并将不整齐的皮肤边缘切除1～2mm。同时清除已剥脱皮瓣的皮下脂肪。

（2）深筋膜 沿肢体纵轴切开深筋膜，以防组织肿胀，筋膜室内压力增加可导致组织缺血坏死。肘、腘部以下有严重创伤，或大血管重建术后，筋膜"十"字切开术对防止骨筋膜室综合征尤其重要。

（3）肌肉 失去活力的肌肉应彻底清除，防止或减轻感染。但清创时对肌肉失活情况并不易正确判断。Scully（1965年）提出以肌肉颜色、循环情况、收缩力和肌肉韧性等进行判断的标准：即色泽鲜红，切面渗血，钳夹时有收缩力，肌肉有一定的韧性，是肌肉保持活力的良好标志；反之则肌肉无活力，应当彻底切除。但如果有休克或局部组织严重挫伤时，往往只有肌肉颜色是较为可靠的指标，其他三项并不可靠，术中应仔细辨认。

（4）肌腱 肌腱断裂时应争取一期缝合，以防止肌腱回缩而丧失功能。

（5）血管 如不影响患肢血液供应，清创以后结扎以彻底止血。如为重要的血管应当在无张力下一期缝合，必要时应行自体血管移植。

（6）神经 对功能影响不大的次要神经，可不处理。如神经干损伤，彻底清创后一期修复；若缺损或断端回缩不易吻合时，应进行断端定位缝合，用肌肉或筋膜覆盖，二期再处理。

（7）骨折端 一般骨皮质污染程度不会超过0.5～1mm，骨松质和骨髓腔可渗透1cm左右。因此被污染的骨折端，用刀片刮除或清洗，骨髓腔如有污染可用刮匙刮除。为防止骨缺损，只有完全游离的小骨片可以清除，较大的骨片即使完全游离，也应彻底清洗后放回原处，避免发生骨缺损。

（8）异物和组织碎片 伤口内的异物、组织碎片、血凝块等，均应彻底清除，但异物如果为铁片、子弹等无机物质，部位较深，不在创面表层，亦可暂不取出，留待二期处理。

3．缝合　清创后，除头面颈部、手部、外阴部和关节附近外，一般不作一期缝合；颅、胸、腹、关节腔的穿通伤，必须一期缝合腹膜、硬脑膜和关节囊。感染控制后应尽早闭合伤口，以缩短愈合时间，减少瘢痕、畸形与功能障碍。盲管伤引流不畅者，应行低位引流。

（三）固定

骨折、关节损伤、血管和软组织损伤等修复后皆应适当固定，可减轻疼痛、防治休克和预防感染。一般情况下，火器伤骨折早期不宜进行内固定。外固定器械可采用前后石膏托板、小夹板、开窗石膏管型或钢丝托板，禁用石膏管形。

（四）术后处理

1．抬高患肢，密切观察血循环和神经功能　抬高患肢与心脏于同一水平线上，有利消肿。伤口若发生感染，应打开敷料检查，伤口小而感染轻，可用五味消毒饮或黄连煎水冲洗或湿敷，也可用生理盐水或 0.2%呋喃西林等湿敷；感染重者，应拆除缝合线充分引流，清除坏死组织，争取二期缝合或植皮修复。防止骨筋膜室综合征的发生，一经发现，应及时解开敷料，对症处理，必要时拆除缝线或重新切开，彻底减压，延期缝合。

2．正确使用抗生素　闭合性损伤未受细菌感染者一般无需用抗生素；开放性损伤和闭合性损伤累及内脏器官及组织缺血时间较长者，均需用抗生素。创伤重，尤其并发休克者，抗感染能力降低，或患者原有慢性疾病（如糖尿病、低蛋白血症等），或使用免疫抑制剂（如皮质激素、抗癌药等），伤后易并发感染，故应用药防治，防止感染性休克的发生。使用抗生素要考虑病菌对药物的敏感性，药物对机体的影响，用药剂量、途径、时间及联合用药等。

3．维持水及电解质平衡　伤后脱水可给予等渗盐水或平衡液等。可能或已发生休克时，输液需要增加剂量和速度，或加以胶体液。大量补液时应重视其不利作用，如伤处出血尚未停止，输液可增加出血量；输液还可加重伤处组织水肿，甚至可能诱发肺水肿等。因此应观察患者的血压、尿量、中心静脉压等，必要时可给予利尿剂。

高钾血症见于损伤早期组织破坏、输入库存血和醛固酮等作用和肾功能不良者；低钾血症见于伤后较晚时间，钾摄入不足或丢失过多，应监测血清钾和心电图等；血钙浓度可能过低，见于大量输血、胰损伤、高位肠瘘等情况，需补充钙剂。伤后可能发生酸碱失衡，如伤后曾有组织低灌流、缺氧、分解代谢加速等，可出现酸中毒，但也不可以忽视碱中毒的发生，应根据具体情况予以调整。

（五）中药内治

运用药物治疗，调和阴阳，使气血流畅，纠正因受伤或感染而引起的局部器官乃至全身组织的生理紊乱，积极治疗原发病、并发症与继发症，促进创伤的痊愈。

1．预防伤口感染　用五味消毒饮合黄连解毒汤加减，以清热解毒、化瘀通络；或适当使用抗生素，防治感染。

2．伤口瘀肿疼痛　用复元活血汤或活血止痛汤等加减，以活血化瘀、消肿止痛。

3. 伤口感染 按痈和附骨疽分三期"消、托、补"。可配合使用抗生素抗感染。

4. 防治休克、并发症和继发症 根据患者具体情况，辨证施治。可输液防治休克。

古 籍 选 萃

华佗《中藏经》："先令人抱解绳，不得用刀断，扶于通风处，高斜卧，取葱根末，吹入口鼻，更令亲人吹气入口，喉喷出涎，即以明矾末取丁香煎汤一钱匕灌之。"

第二节 创伤性休克

由于严重创伤的刺激和组织损害，使有效循环血量锐减，同时损伤刺激神经系统，导致疼痛及神经–内分泌系统反应，引起以循环障碍为特征的急性循环功能不全及组织器官血灌流不足、缺氧和内脏损害的综合征，称为创伤性休克。

一、病因病机

创伤性休克的病理表现主要有以下几个方面：

（一）血流动力学变化

1. 失血致心输出量锐减 一次突然失血量不超过总血量的15%时，机体通过神经–体液调节，可代偿性地维持血压于正常范围，此时若能迅速有效地止血、输液或输血，可防止休克的发生。若失血量达到总血量的25%时，即可发生轻度休克；当失血量达到总血量的35%时，为中度休克；当失血量达到总血量的45%时，为重度休克。

2. 失血致外周血管阻力变化 失血刺激中枢和交感神经系统兴奋，儿茶酚胺等血管收缩物质大量分泌，使外周血管收缩，血液重新分配，血压暂时维持在稳定状态，此阶段为休克代偿期。若此状态不能立即纠正，组织缺血缺氧而发生无氧代谢，pH值降低，被破坏组织释放出大量血管活性物质作用于微循环，毛细血管网开放，导致大量血液淤积而使有效循环血量进一步减少，休克进入失代偿期。如果此期休克仍不能及时纠正，常可产生弥漫性毛细血管内凝血现象（DIC），使微循环衰竭更加严重，休克进入晚期，难以逆转。延髓等生命中枢长时间缺氧，患者随时都有呼吸和心跳停止的危险；肾、心、肺等都可因缺血造成严重损害而出现功能衰竭，致使休克的抢救困难，预后也差。

（二）组织代谢紊乱

严重的挤压伤，可导致局部组织缺血和组织细胞坏死。当压力解除后，由于局部毛细血管破裂和通透性增高，可导致大量出血、血浆渗出和组织水肿，有效循环血量下降，局部组织缺血；由于组织水肿可影响局部血液循环，使细胞氧代谢障碍加重，加速了组织细胞坏死的进程。组织细胞坏死后，释放出大量的酸性代谢产物和钾、磷等物质，又可引起酸碱平衡失调和电解质的紊乱。其中部分活性物质可破坏血管通透性和舒缩功能，使血浆大量渗入组织间隙中，造成有效循环血量进一步下降，加重了休克的程度。

（三）神经内分泌功能紊乱

严重创伤和疼痛、恐惧、焦虑、寒冷等刺激强烈而持续时，可扩散到皮层下中枢而影响神经内分泌功能，导致反射性血管舒缩功能紊乱，末梢循环障碍而发生休克。末梢循环障碍还可导致器官严重缺血缺氧，组织细胞变性坏死，引起器官功能不全，严重者可发生多器官衰竭，使休克加重。

（四）细菌毒素作用

由于创伤继发严重感染，细菌产生大量的内、外毒素，这些毒素进入血液循环，均可引起中毒反应，并通过血管舒缩中枢或内分泌系统，直接或间接地作用于周围血管，使周围血管阻力发生改变，小动脉和毛细血管循环障碍，有效循环血量减少，动脉压下降，导致中毒性休克。另外，毒素还可直接损害组织与毛细血管的通透性，造成血浆的丢失，使创伤性休克的程度加重。

二、诊断

（一）诊断要点

1．病史　有严重的外伤史；注意观察外伤后出血、感染及患者的健康状态等因素，评估休克发生的可能性及其程度。

2．临床表现

（1）**神志状态**　休克早期，脑缺氧较轻，神经细胞的反应为兴奋，主要表现为烦躁、焦虑或激动，当休克加重，脑组织缺血进一步加重，神经细胞功能转为抑制，而表现为神志淡漠，或神志模糊，甚至昏迷。

（2）**末梢循环**　皮肤颜面苍白、发绀，肢体末端皮肤湿冷，毛细血管充盈时间延长。

（3）**血流动力学的改变**　①颈静脉及周围静脉不充盈，甚至枯萎。②脉搏：在休克早期，血压下降之前，脉搏快而细；休克晚期，心力衰竭时，脉搏慢而细。③血压：血压下降到11.7～12kPa时，已进入轻度休克状态，其失血量大约500ml左右；血压下降到8kPa以下时为重度休克，此时失血量大约为1600～2500ml。④中心静脉压：血容量不足时，中心静脉压降低；反之中心静脉压升高。⑤休克指数：即脉率与收缩压之比，正常值为0.5。指数为1，则失血量为正常的20%～30%；指数大于1，则表示失血量达正常的30%～50%。⑥尿量：尿量是反应内脏血灌流量的一个重要指标，如每小时尿量少于25ml，说明肾脏血灌流量不足。

（4）**呼吸情况**　休克发生时，患者常有呼吸困难和发绀。代偿性代谢性酸中毒时，呼吸深而快；严重的代谢性酸中毒时，呼吸深而慢。

3．辅助检查

（1）**血液检查**　动态观察血常规及血细胞压积的变化，了解血液是浓缩或稀释，可指导补充液体种类和数量；血小板记数、凝血酶原时间和纤维蛋白原测定3次全部异常，即休克进入弥漫性血管内凝血阶段。

（2）血气分析　动脉血氧分压降低，动脉血二氧化碳分压一般亦下降，静脉血气和 pH 值的测定与动脉血相对照表明组织的氧利用情况。由于二氧化碳排出过多，虽有乳酸蓄积，动脉血 pH 值仍高，当休克程度加重或迁延时间较长时，才随着无氧代谢产物乳酸的增加而下降。

（3）电解质测定　有钠及其他电解质丢失；由于细胞损害累及细胞膜，钠钾异常交换造成高钾低钠血症。

（4）尿常规、比重、酸碱度测定　反应肾功能情况，必要时结合做二氧化碳结合力及非蛋白氮的测定。

（5）心电图检查　休克时因缺氧而心律失常，心肌缺氧可造成局灶性心肌梗死，ST 段降低和 T 波倒置有时可见。

（二）辨证分型

创伤性休克，中医学将其归属脱证范畴，临床上可分为气脱、血脱、亡阴、亡阳 4 种类型。

1. 气脱　表现为创伤后突然神色颓变，面色苍白，口唇发绀，汗出，肢冷，胸闷气促，呼吸微弱，舌质淡，脉细数。

2. 血脱　表现为头晕眼花，面色苍白，四肢厥冷，心悸，唇干淡白，脉细数无力，或出现芤脉。

3. 亡阴　表现为烦躁，口渴唇燥，汗少而黏，舌质红干，脉虚细无力。

4. 亡阳　表现为四肢厥冷，汗出如珠，呼吸微弱，舌质淡润，脉细欲绝。

三、鉴别诊断

创伤性休克应与失血性休克、感染性休克相鉴别。失血性休克多见于大血管破裂、腹部损伤引起的肝、脾破裂，胃、十二指肠出血，门静脉高压症所致的食管与胃底静脉曲张破裂出血等。感染性休克继发于以释放内毒素的革兰阴性杆菌为主的感染，如急性腹膜炎、胆道感染、绞窄性肠梗阻及泌尿系感染等，又称中毒性休克。

四、治疗

创伤性休克的救治应包括：①维持呼吸道通畅，止血，补充血容量；②调整和改善心肺功能；③积极处理危及生命的创伤；④纠正电解质和酸碱失衡；⑤防治感染和重要器官的衰竭。

（一）一般治疗

平卧，保持安静，保暖防暑；止血，包扎，固定；止痛，抗感染等。

（二）及时有效地控制活动性出血

紧急情况下可用手压迫出血部位或出血的血管，也可加压包扎或用止血带等。对于内脏破裂或大血管破裂出血很多时，不应等休克纠正后再行手术。及时终止造成休克的主要原因，是救治休克的重要手段。

（三）补充血容量

创伤性休克的早期为单纯失血性休克。因此，及时快速地补充血容量是治疗这类休克的重要措施。一般应在对中心静脉压的监测下进行，尽早使组织供血得到恢复。

1．全血　治疗创伤性休克最为理想的是胶体溶液，但在急性出血时由于血源和配血时间，往往不能应急，因此临床上先用其他液体，然后再输血。为防止大量输血产生的一些并发症，在输血时必须掌握以下原则：①输血量在2500ml以内可应用血库全血，但必须在输完1000ml后，静脉注射10%葡萄糖酸钙10ml，以中和枸橼酸；②输血超过2500ml时，最好用新鲜肝素血，以防血栓形成，影响微循环，并按1:1比例用鱼精蛋白中和之；③加强对输血不良反应的预防。

2．血浆及白蛋白　无血库的条件下或来不及输血时，可随时供应，以维持最低限度的血容量，尤其适用于中等量以下失血。无传染性病毒性肝炎及其他疾病的潜在危险。血浆及白蛋白内无红细胞，其功能不能完全代替全血。

3．血浆增量剂　临床常用右旋糖酐及"706"代血浆等。

4．平衡盐溶液　乳酸钠格林液等等渗电解质溶液。

5．葡萄糖和氯化钠溶液　为常用的体液补充剂，输入量根据休克程度、时间、病情变化及个体情况而定；对老人、小儿和心肾功能不全的患者，最好参照中心静脉压并结合临床表现应用。

（四）清创缝合

开放性创伤的患者，经抗休克治疗情况稳定后，应尽快手术清创缝合，防治感染，争取一期愈合。对于骨折与脱位等要进行复位和适当的内外固定或牵引等，对危及生命的张力性或开放性气胸与连枷胸等应紧急处理。

（五）纠正电解质和酸碱失衡

补充血容量的同时了解电解质及酸碱平衡情况，发现紊乱应及时纠正，否则血容量已补充而休克状态仍不能改善。常见的代谢性酸中毒及高钾血症等应根据化验检查结果，适量应用碱性缓冲液及保钠排钾药物予以纠正。

（六）血管收缩剂与舒张剂

若血容量已补足，血管舒张剂已用过，血压仍低，或无大血管出血，为使重要器官的低血流量状态不要拖延过久，可暂时使用升压剂甲氧胺与间羟胺等提高血压。为解除血管痉挛，改善组织灌流与缺氧状态，促使休克缓解，可在补足血容量情况下应用血管舒张剂，改善微循环，如异丙肾上腺素、多巴胺等。

（七）调整与改善心肺功能

1. 改善心率，增强心肌收缩力 当补足液体和应用血管扩张剂后，中心静脉压高而动脉压低时，可考虑使用洋地黄制剂，如西地兰等。

2. 纠正心率失常 补充血容量是纠正心率失常的重要措施。若由于心肌缺氧、酸中毒、高或低钾血症等导致心律失常，应根据心电图检查作出诊断，消除病因，通气给氧，改善微循环等。

3. 保持呼吸道通畅 及时清除分泌物、吸氧。如呼吸急促、紫绀、意识障碍等进行性低氧血症出现，则应及早采用辅助呼吸。防治肺水肿。

（八）防治肾功能衰竭

休克患者皆应置入导尿管，记录每小时尿量，不断改善肾血供。如果心输出量及血压正常后，尿量仍少，应考虑使用利尿剂，若还不能使尿量增加，则表明有肾功能衰竭发生，应及时对症处理。

（九）补充高能量

如三磷酸腺苷、辅酶 A 和细胞色素 C，加入 5% ~ 10% 的葡萄糖溶液中静脉滴入。

（十）中医治疗

1. 中药 气脱宜补气固脱，用独参汤；血脱宜补血益气固脱，用当归补血汤加减；亡阴宜益气养阴，用生脉饮加减；亡阳宜温阳固脱，用四逆汤合参附汤加减。

2. 针灸 针灸行气活血，通络止痛，回阳固脱，调整阴阳，重建新的平衡以抗休克。常选用涌泉、足三里、血海、人中为主穴，内关、太冲、百会为配穴，昏迷则加十宣，呼吸困难加素髎。针刺入，得气后大幅度捻转，或用电针间歇性强刺激，血压回升稳定后拔针。艾灸选择大敦、隐白、三阴交、百会、神阙、气海、关元等穴。以悬灸为主，尽量接近皮肤而不烫为度，或在针上加灸。

古 籍 选 萃

隋·巢元方《诸病源候论》："诊金疮，血出太多，其脉虚细者生，数实大者死；沉小者生，浮大者死。所伤在阳处者，去血四五斗，脉微缓而迟者生，急疾者死。"

元·危亦林《世医得效方》："如伤脏腑致命处，一观其脉虚促，危矣。伤处浅，命脉虚促，亦为后虑。伤至重，命脉和缓，亦无虑也。"

明·朱橚《普济方·金疮门》："夫血行脉中，周行而无穷矣。金刃所伤者，深则其流湍激，若海沸河决，御之至难。要在杜其冲溢之势，外观其形，内诊其脉之如何。若出血不断，其脉大而止者为难治。"

第三节　周围血管损伤

血管损伤可为直接损伤，亦可为间接损伤。严重的血管损伤，若救治不及时，可导致患者丧失性命或肢体功能障碍及残废等。

一、病因病机

（一）病因

1．直接暴力　主要为切割、挤压、挫裂、火器、碾压伤等，可造成血管完整性被破坏或血管壁损伤等。

2．间接暴力　多见于骨折、脱位等，可造成血管受压或痉挛等。

（二）病理类型

血管损伤病理改变比较复杂，多数为复合性损伤，因创面挫裂大，肢体软组织破坏严重，处理比较困难。在诸类损伤中，尤以动脉损伤所造成的危险性最大。

1．血管完整性被破坏　血管完全或部分断裂，管壁破裂，部分或一段缺损。血管完全断裂后断端向内收缩致血栓形成及出血停止，但会造成肢体缺血、坏死或休克，甚至死亡；血管部分断裂，血管壁肌肉的收缩使裂口加大，出血不易停止，且止血后有再度出血的可能。枪弹伤及血管可致血管破裂、管壁广泛性烧灼伤。

2．血管痉挛、受压　其后果与血管完全断裂相同。导致痉挛的原因有肢体挤压伤、撕裂伤、贯穿伤、爆炸伤、手术刺激和寒冷等，最易发生痉挛的动脉为肱动脉、股动脉、胫后动脉。受压原因有骨折或脱位引起的深部张力性血肿压迫或直接压迫。

3．血管壁被损伤　血管完整性未被破坏，但血管各层受损伤、出血、肿胀、内膜撕裂或卷曲，损伤处可形成血栓，中断血循环致肢体缺血坏死。

4．病理性损伤　动静脉损伤可继发血栓形成、动-静脉瘘、假性动脉瘤和周围血肿。

二、诊断

（一）诊断要点

1．病史　典型损伤有明显的外伤史。

2．临床表现

（1）出血　根据出血情况可分为4类：①按出血的来源可分为动脉、静脉、毛细血管和内脏（多为肝、脾、肾等实质脏器）出血。②按出血的部位可分为外出血和内出血。血液从伤口向外流出，称为外出血；血液流入体腔形成胸、腹腔积血或停积于筋肉之间，形成血肿为内出血。③按出血时间分为原发性出血和继发性出血。继发性出血是伤后一段时间所发生的出血，多因堵塞血管缺口的血凝块被冲开或伤口感染所引起。④按出血量分为小量、中量和大量出血。小量出血不引起明显的全身表现；中量出血将引起明显的全身表现，如治疗及时，多可获救；大出血如抢救不及时，将丧失性命。

（2）血压下降、休克　由于创伤、出血和疼痛而导致创伤性休克或失血性休克。

（3）皮肤颜色及温度改变　皮肤发绀，提示血流减慢，若绀色加深，则静脉回流受阻；皮肤苍白，提示动脉受阻，血供中断；皮温下降，提示动脉血供受阻。

（4）疼痛　血循环中断，肢体缺血缺氧所致。肌肉急性缺血，丧失舒缩功能，被动牵拉时将产生剧烈疼痛。

（5）脉搏减弱或消失、毛细血管充盈时间延长　动脉血供部分受阻或完全中断。

（6）肿胀　软组织广泛损伤；血肿形成；静脉断裂、外力压迫和血栓形成所引起的静脉回流受阻；组织水肿。

（7）感觉及运动障碍　肢体急性严重缺血，皮肤感觉很快减退或消失，肌肉麻痹。

（8）搏动性血肿和连续性杂音　闭合性血管损伤，动脉壁部分破裂或完全断裂，较多的出血积聚在肌肉筋膜之间形成血肿；动脉缺口未闭合，血肿与动脉管腔相通，血肿随心脏搏动而搏动。有损伤性动–静脉瘘可闻及连续性杂音，大动–静脉瘘处理不及时，很快出现心衰。

3．辅助检查　常用的检查技术有：X 线摄片、彩色超声多普勒扫描和血流图像、血管数字造影、同位素显像、CT、MRI 等，彩色超声多普勒可确诊血管内膜的撕裂伤。

根据外伤史、受伤时间、性质、外力大小方向、神志、生命体征、皮温皮色和伤口，结合辅助检查情况，应尽快明确诊断及损伤部位、损伤的动静脉血管和损伤的程度等。必要时需结合手术探查以明确血管壁的损伤情况。

（二）辨证分型

1．气虚血脱　血溢脉外，气随血脱，汗出如油，舌淡白无华，脉象微弱。

2．虚寒出血　血虚则阳气不能达于四末，患者面白神呆，四肢厥冷，口唇爪甲苍白，舌苔白润，脉沉细无力。

三、鉴别诊断

典型的血管损伤诊断不难。血管损伤常合并周围神经损伤，故临床上需鉴别有无合并损伤。周围神经损伤早期亦出现感觉和运动功能障碍，但感觉障碍和神经纤维分布相一致；周围神经损伤可致特殊畸形产生，如桡神经损伤的腕下垂、腓总神经损伤的足下垂等。

四、治疗

（一）急救

1．止血、包扎和固定　对血管损伤出血，最重要的就是止血，尤其大动脉损伤的出血，若救治不及时，将危及性命。对开放性伤口要进行包扎，防治感染；对骨折脱位要进行固定，防止骨折断端活动，加重血管神经损伤。

2．抗休克、抗感染 防止休克和感染的发生及加重。抗休克可输鲜血或代血浆；要强调术前、术中和术后使用广谱抗生素。

（二）手术

1．手术适应证

（1）开放性血管损伤，血管继续出血者。

（2）闭合性损伤出现搏动性血肿或膨胀性血肿，或张力性血肿影响伤肢血运者。

（3）怀疑有大血管穿通性损伤者。

（4）经穿刺证实胸腹腔有内出血伴休克者。

（5）有明显动脉供血中断现象，肤色苍白，肤温下降，脉搏消失者。

（6）广泛挤压伤和捻挫伤，软组织肿胀严重伴患肢血循环障碍者。

（7）创口污染或有异物者。

2．手术方法

（1）**血管周围清创** 血管在修复前，必须将损伤部分做彻底清创，切除损伤处外膜、断端的外膜、内膜挫伤而外膜完整的血管段及损伤的血管壁。

（2）**缓解血管痉挛** 血管修复前必须将血管的痉挛缓解后再行修复。原因为：①血管痉挛将使管腔变细，血流缓慢或管腔闭塞，血流中断；②痉挛没有解除即修复血管，将因血管栓塞而导致手术失败。防治血管痉挛的方法有：①用温热盐水纱布覆盖伤口，避免损伤、寒冷、干燥等刺激，及时解除血管外压迫；②用普鲁卡因交感神经阻滞法，或口服或肌注盐酸罂粟碱 0.03～0.1g 解痉；③手术探查，用血管内液压扩张法解除痉挛。

（3）**血管修复方法** 包括：①修复血管壁裂伤：根据具体情况，可采用直接间断缝合、连续缝合，或静脉片修补或移植静脉段修复，小动脉可将损伤段截除后行端－端吻合术；②血管端－端吻合：整齐的切割伤，倘若血管无缺损，可行端对端吻合术；③血管端－侧吻合：常用于血管搭桥、血管移位吻合或带血管蒂游离组织移植；④血管移植术：适用于血管伤后缺损，最实用的方法是用自体血管移植，必要时用人造血管移植；⑤显微血管吻合术：为提高血管修复的质量，对于直径小于 3mm 的血管，应行血管显微吻合；⑥解剖外动脉旁路：对于局部损伤和污染严重，不能在原位修复重建者，可用此方法。

（4）**血管壁内治疗** 对于周围动脉非活动性出血、动－静脉瘘和假性动脉瘤，可采用经皮穿刺动脉栓塞治疗。

（5）**血管结扎术** 适用于：①非主要动脉损伤，结扎后无不良影响者；②伤肢损伤严重，无法修复重建者；③全身情况危重，不能进行血管重建者；④止血措施无效，为抢救生命而必须结扎者。

（6）**血管修复要求** 对修复材料的要求：通用材料为尼龙单丝无创缝合线，常用规格是 7－0、8－0、9－0 无创针线。操作要求：①适当的切口，良好的暴露，无张力吻合；②修复后的血管必须有良好的软组织床和肌肉或皮肤覆盖，而且软组织床血运必须良好；③修复后的血管无压迫；④血管吻合点应避开皮肤创缘，必要时行"Z"形切开减张缝合；⑤血管缺损较大者应移植血管。

3．术后观察与处理

（1）包扎敷料和应用外固定器械时，要注意不得阻碍血循环或压迫血管。

（2）维持伤肢温度，预防或缓解血管痉挛。适宜温度为 20℃～25℃，修复局部用 60～100W 照明灯泡距离患肢 40～60cm 照射以保暖。

（3）密切观察伤肢血循环情况，要用超声多普勒定期检测，发现问题及时纠正。若伤肢严重肿胀、剧痛、感觉运动功能障碍，发热和心率加快，多为筋膜室高压，立即切开筋膜室减压。

（4）定期（24～48 小时/次）观察伤口，发现感染立即引流，再次清创。

（三）药物治疗

应用药物，目的在于提高血管修复的成功率。为防止血管吻合时凝血，可局部运用抗凝剂，术后及时用生理盐水冲洗，去除抗凝剂。术后连续 3～5 天每日静滴低分子右旋糖酐 500ml，降低红细胞和血小板之间的凝集作用，增加血容量，减低血液黏稠度；之后可酌情用抗血小板凝聚和抗凝药物。术后血管痉挛，可根据具体情况应用罂粟碱、妥拉苏林、烟草酸等血管扩张药物。

（四）中医治疗

辨证分型，对症治疗。

1．气虚血脱 宜补气摄血，方用益气摄血汤或独参汤。

2．虚寒出血 当回阳救逆或温阳散寒，用四逆散合黄土汤。

伤口感染，按痈和附骨疽分三期"消、托、补"；继发性大出血，须辨证施治，或益气止血，或清热化瘀、凉血止血等。

古 籍 选 萃

《素问·谬刺论》："人有所堕坠，恶血留内，腹中满胀，不得前后，先饮利药。"

清·沈金鳌《杂病源流犀烛·跌仆闪挫源流》："跌仆闪挫，卒然身受，由外及内，气血俱伤病也。"

第四节 周围神经损伤

周围神经干由神经束集合而成，外有结缔组织构成的神经外膜。结缔组织向神经干内延伸，形成许多间隔将神经分隔成束，各种神经束外有结缔组织膜，为神经束膜。神经束内有若干神经纤维，神经束膜进入神经束内，分布于神经纤维之间，形成神经内膜。神经内膜紧贴雪旺鞘，当神经损伤发生退变时，神经内膜所形成的微型管不会消失，是神经再生通道。

周围神经损伤可导致损伤麻木或瘀血痿弱。麻木可分为瘀血麻木与血虚麻木。周围神经损伤所致者以瘀血麻木为主。瘀血阻滞、筋脉失养导致四肢痿软无力、肌肉消瘦称为痿弱。

周围神经损伤较常见，好发于尺神经、正中神经、桡神经、坐骨神经和腓总神经等。上肢神经损伤多于下肢，约占四肢神经损伤的 60% ~ 70%，而在上肢神经损伤中，桡神经损伤居第 1 位，尺神经次之。约 1/4 ~ 1/3 的周围神经损伤伴发骨折。

一、病因病机

（一）病因

神经损伤的原因很多：原发性周围神经损伤可由骨关节损伤等引起；继发性周围神经损伤则由感染、疤痕挛缩、骨痂刺激或血管损伤的并发症导致。

1．闭合性损伤

（1）牵拉伤　神经弹性有限，超限牵拉或遇突然暴力牵拉可造成神经功能障碍或轴索中断，甚至使神经支持组织损伤或神经离断。

（2）挤压伤　为骨折脱位、石膏过紧和小夹板扎缚过久压迫所致。一般为神经轴索断裂，雪旺细胞和神经内膜仍完整，预后较好。

（3）挫伤　为暴力冲击神经所致，神经纤维及鞘膜完整。一般表现为完全损伤，仅功能出现障碍，多数可自行恢复。

（4）神经断裂　多见于锐利的骨折断端切割造成的神经断裂，如肱骨中下段骨折和肱骨髁上骨折造成的桡神经或正中神经损伤。

2．开放性损伤

（1）火器伤　常合并开放性骨折，且伤口污染严重，多导致神经传导功能障碍或轴索中断，或晚期形成神经内瘢痕。

（2）撕裂伤　神经干内部分神经束或神经干完全断裂，多因锐利的骨折端和钝器损伤所造成。伤口边缘多不整齐，软组织损伤较重。

（3）切割伤　为刀具和玻璃等利器割伤，大多边缘整齐，伤口污染不严重。

3．其他损伤

（1）迟发性损伤　为骨折后遗症，多由骨痂压迫神经所致。

（2）缺血性损伤　因周围神经对缺血的耐受性强于肌肉，单纯性神经缺血性损伤不多见，多合并周围肌肉缺血性坏死。

（3）电灼伤　以损伤部位深和范围广为特点。

（4）放射伤　病变发展缓慢，因烧灼往往形成神经内外瘢痕。

（5）化学药物损伤　可造成不同程度的神经损害与瘢痕形成。

（二）病理分类

1．神经传导功能障碍　常见于轻微损害，如轻度牵拉、短时间受压和震荡等。神经轴索及鞘膜无明显损伤，有时有局限性脱髓鞘改变。临床表现为运动功能障碍显著，感觉丧失不完全，肌肉麻痹，但并不萎缩。可持续数小时至数月，以后逐渐恢复。

2．神经轴索断裂　常见于牵拉、长时间受压、缺血、骨折和药物刺激等损伤，临床表现为运动感觉功能障碍。此类损伤轴索断裂而周围支持结构及内膜管仍完整，一般不需要手术治疗，多自行恢复，有时需进行神经松解术。

3．神经断裂　多为开放性损伤、暴力牵拉、缺血和化学药物破坏所致。神经完全或不完全断裂或两断端之间有瘢痕组织形成，自行恢复可能性小，需手术治疗。临床表现为运动、感觉功能完全或不完全丧失。

4．神经刺激　四肢神经因不完全性损伤所致烧灼样神经痛、伤肢血管舒缩功能紊乱与肌肉神经营养不良性改变等，多见于正中神经和胫神经损伤等。

二、诊断

（一）诊断要点

1．病史　了解损伤的时间、原因及现场情况，判断损伤的性质与程度。

2．临床表现

（1）**感觉功能障碍**　周围神经损伤后，受其支配的皮肤区域发生感觉障碍，根据感觉减退或消失的区域与范围可判断是何种神经损伤。由于感觉神经在皮肤上的分布区域有一定重叠，因此检查时应特别注意各种神经的绝对支配区域的感觉变化，如正中神经的绝对支配区域为食指与中指远节，而尺神经的绝对支配区域在小指远节。

（2）**运动功能障碍**　神经损伤后，受其支配的肌肉即麻痹，该神经所支配的肌腱反射亦消失。由于关节周围肌力平衡失调而出现不同畸形，如尺神经损伤引起的爪形手畸形、桡神经损伤引起的垂腕畸形、正中神经损伤后出现的"猿手"畸形等。根据肌肉麻痹的程度和范围，可以判断神经损伤的程度、范围及平面。在检查某一肌肉功能时，要分辨协同肌的补偿功能或假象，避免漏诊或误诊。

（3）**自主神经功能障碍**　汗腺的分泌和皮肤血管的收缩受自主神经所控制，周围神经损伤后将出现皮肤营养障碍，如无汗、干燥、发热和潮红等，可持续2周左右。晚期因血管收缩而致皮肤发白、发凉、皮纹变浅、少汗及干燥，指甲变长而弯曲。

可做汗腺试验判断交感神经是否损伤：无汗即有交感神经损伤，从无汗到有汗表示交感神经功能恢复，多汗为恢复早期的表现。

（4）**神经干叩击试验**　判断神经损伤的部位，检查神经修复过程中神经纤维的生长情况。当神经轴突再生尚未形成髓鞘之前，外界的叩击可导致疼痛、放射痛及电击感等过敏现象，沿修复的神经干到达神经轴突再生的前端为止，此为Tinel's征阳性，表示再生神经到达的部位。神经损伤未修复时，神经损伤部位亦可出现上述现象。

（5）**神经本身的变化**　神经损伤后，触诊时出现疼痛，常提示神经部分损伤。晚期神经断端可触及肿块，常为假性神经瘤。

3．辅助检查

（1）**肌电图检查**　神经断裂后，主动收缩肌肉的动作电位消失，2~4周后出现去神经纤颤电位。神经再生后，去神经纤颤电位消失，而表现为主动运动电位。该项检查可帮助与脊髓前角细胞病变、肌肉病变和癔病等进行鉴别诊断，可帮助判断周围神经损伤的范围和程度，观察神经修复及功能恢复情况。

（2）诱发电位检查　目前临床上常用的有感觉神经动作电位（SNAP）、肌肉动作电位（MAP）和体感诱发电位（SEP）等，主要用于诊断神经损伤，评估神经再生、预后情况及指导神经损伤的治疗。

（二）辨证分型

1．瘀血阻络　多见于骨折、脱位与扭挫伤等。症见肌肤麻木，甚则运动障碍，肢体畸形，舌质暗红，边有瘀点，苔厚，脉弦数。

2．气虚不养　多见于失血过多，未及时恢复。症见肌肤麻木，四肢皮肤干燥，甚至肌肉萎缩，功能障碍，舌质淡，苔薄白，脉虚细无力。

3．经脉损伤　因骨折脱位，造成经脉受压或离断而致。

4．瘀血停滞　经脉损伤，瘀血停聚凝结，压迫阻闭经络，使经络功能发生障碍。

三、鉴别诊断

典型的神经损伤诊断不难。周围神经损伤常合并血管损伤，故临床上需鉴别有无合并损伤。周围血管损伤常伴有内出血或外出血等明显出血症状，严重时可发生失血性休克，早期一般不会发生肢体特殊畸形，中晚期可发生伤肢缺血性肌挛缩和坏死。

四、治疗

良好地修复受损伤神经，尽早地恢复神经的连续性。

（一）开放性神经损伤的治疗

1．火器伤所致骨折合并神经损伤，因伤口污染严重，宜早期清创，但不缝合伤口，用较健康的肌肉覆盖神经，留待二期修复。

2．神经撕裂，若伤口污染不严重，可彻底清创，固定骨折，一期修复神经，否则留待二期处理。

3．切割伤因断端整齐，可以早期吻合修复。

（二）闭合性神经损伤的治疗

大多为牵拉伤所引起的神经传导功能障碍或轴索断裂，因此暂不手术探查，观察神经功能有无恢复。神经纤维生长速度以每天平均 $1 \sim 2 mm$ 来计算，每月做一次电生理检测，若伤后时间超过神经损伤部位到距离最近该神经所支配肌肉需要的时间，而该肌肉仍未恢复功能，则应尽早进行神经探查并及时修复。

1．整复骨折和脱位　解除骨折断端对神经的压迫及牵拉；未断裂神经，可在1～3月内恢复功能；若神经断裂或嵌入骨折断端或关节面之间，应尽早手术探查修复。

2．应用外固定或支架妥善保护患肢　将伤肢固定在功能位，为日后伤肢功能恢复奠定良好的基础，同时防止发生关节畸形与肌肉萎缩，特别要防止患肢冻伤、烫伤与压伤等。

3．关节主被动锻炼　保持肌张力，防止肌肉萎缩、关节僵硬及关节畸形等。

（三）神经损伤修复法

1．神经损伤的修复时机及影响神经功能恢复的因素

（1）神经损伤的修复时机　神经损伤的修复要早，早修复比晚修复效果好，但时间不是唯一的决定因素。根据损伤程度、伤后时间、创面污染情况、有无合并损伤及其损伤程度，神经损伤的修复可分为一期修复（伤后 6~8 小时内）、延迟一期修复（伤口愈合后 2 周内）、二期修复（伤后 1~3 月）和晚期修复（伤后半年以上）。

（2）影响神经功能恢复的因素　有手术操作，吻合张力，不同的神经，损伤的程度、时间及部位，伤者年龄及其健康状况，伤处局部条件等。治疗时要注意避害趋利，促使其康复。一般是单纯感觉和运动神经比混合神经修复效果好，近末梢神经比近中枢神经修复效果好。

2．神经修复方法　根据神经损伤的性质、程度、类型和部位等情况选择修复的方法。

（1）神经松解术　目的是改善受损伤神经的血循环，促使其功能的恢复，方法有神经外与神经内松解术。前者是解除直接压迫，游离和切除神经周围瘢痕组织；后者除神经外松解术外，尚需切开或切除病变段神经外膜，分离神经束间粘连，切除束间瘢痕组织。

（2）神经吻合术　方法有神经外膜吻合，神经束膜吻合，神经束膜、外膜联合吻合。神经外膜吻合主要用于周围神经近端（混合神经）损伤的吻合，只吻合外膜，如臂丛神经、上臂部神经和坐骨神经等；神经束膜吻合先在显微镜下分离出两断端的神经束，然后将相对应的神经束膜吻合；神经束膜、外膜联合吻合主要用于周围神经远端损伤的吻合，如腕部正中神经与尺神经、腘窝部腓总神经和胫神经等。

（3）神经转移术　神经近端损伤严重而无法吻合者，把另一条不重要的神经或部分正常神经离断，将其近端转移到较重要的需要恢复肌肉功能的受损伤神经的远端，重建失神经支配的肌肉功能。

（4）神经移植术　适用于缺损超过 2~4mm 或超过该神经直径的 4 倍以上，难以用游离神经、屈曲关节或神经改道移位等方法达到无张力吻合者。神经的弹性有一定限度，如缝合时张力过大或需过度屈曲关节才能缝合，术后吻合处易发生分离或损伤，或因过度牵拉而引起缺血坏死，导致神经束间纤维组织增生，影响神经的恢复。神经移植的方法有神经干移植、束间神经电缆式移植、带血管蒂神经移植等。

（5）神经植入术　神经远端在进入肌肉处损伤，不能进行吻合时，可把神经近端分成若干神经束，分别植入肌肉组织内，通过再生新的运动终板或重新长入原运动终板，恢复其部分功能。将感觉神经近端植入皮肤下可恢复皮肤的感觉功能。

（四）功能重建

神经损伤严重不能修复时，可待创伤与骨折愈合后行肌腱转移术或关节融合术来重建功能。如桡神经损伤可用旋前圆肌、桡侧腕屈肌及尺侧腕屈肌转移来恢复伸腕、伸拇及伸指功能。为重建下肢稳定负重的功能，可进行关节融合术来实现其目的。

（五）中医治疗

根据辨证施治原则，分型治疗。

1．瘀血阻络　有3种治疗方法：

（1）逐瘀通络法　用于损伤愈合后，患处麻木，时作时止，久不愈者。上肢损伤用活血止痛汤加桑枝，下肢损伤用活络效灵丹加牛膝。

（2）祛邪通络法　用于各种肢体麻木，遇寒受冷即作，得暖痛减者，用续断丸加减。

（3）行气导滞法　用于脾胃气滞，湿痰内生，肢体、手指麻木不仁者，用止麻消痰汤加减。

2．气虚不养　根据"虚则补之"的原则：

（1）补肺益气法　用于肌肤麻木或项部、胸背、头面及上肢麻木，用神效黄芪汤加减。

（2）补中益气法　用于肌肉麻木或下肢麻木，用补中益气汤加减。

（3）补肾益气法　用于劳损所致的四肢麻木，用补肾活血汤加减。

3．经脉损伤　用于外伤所致的经络损伤，用新伤续断汤加减。

4．瘀血停滞　用于外伤所致的瘀血压迫经络，轻者肢体麻木不仁，重者肢体不用。用复元活血汤加减。

神经损伤恢复期可用中药熏洗，促进其功能的恢复。

（六）针灸治疗

多用于损伤中后期。根据证候循经取穴配以督脉相应穴位或沿神经干取穴或兼取两者之长，用强刺激手法或电针（在神经损伤的康复期可以采用疏密波）。

1．正中神经损伤　取手厥阴心包经穴，如天泉、曲泽、郄门、间使、内关、大陵、劳宫和中冲等。

2．桡神经损伤　取手太阴肺经穴，如中府、孔最、尺泽、列缺、鱼际和少商等。

3．尺神经损伤　取手少阴心经穴，如少海、通里、阴郄、神门、少府、少冲等。

4．胫神经损伤　取足太阳膀胱经穴和足太阴脾经穴，如委中、委阳、合阳、承筋、承山、阴陵泉、地机、三阴交、商丘、公孙、太白和隐白等。

（七）手法治疗

有针对性进行手法治疗，保持肌张力，防治肌肉萎缩，关节僵硬、萎缩、畸形等。手法由肢体近端到远端，反复捏揉数遍，强度以肌肉感觉酸胀为宜，可涂搽活血酒；瘫痪较重者用弹筋法和穴位推拿法。

古　籍　选　萃

清·沈金鳌《杂病源流犀烛·麻木源流》："麻木，风虚病亦兼寒湿痰血病也。麻，非痒非痛，肌肉之内，如千万小虫乱行，或遍身淫淫如虫行有声之状，按之不止，搔之愈甚，有如麻之状。

第五节　脂肪栓塞综合征

脂肪栓塞综合征是外伤和骨折的严重并发症之一，外伤、骨折或骨科手术后，髓腔内游离脂肪滴进入血液，栓塞于肺、脑、皮肤等器官血管中而导致的以进行性肺功能不全、意识障碍、皮肤与黏膜有出血点、内脏瘀血和进行性低氧血症为主要表现的病证。

本综合征好发于严重多发性创伤、骨盆与长管状骨骨折，或骨折行髓内针固定术后，也可发生于人工关节置换术患者。因其表现不典型而被误认为伤后或术后吸收热、失血性贫血、感冒、肺感染等而呈现发病率低的假象。

一、病因病机

（一）病因

本病主要发生于严重创伤多发骨折和骨科手术后，也偶见于软组织损伤、吸脂术等普通外科手术，感染或糖尿病合并高脂血症，高空飞行和胸外按摩等。

（二）发病机制

1．机械学说　由于骨折局部血肿形成或骨科手术操作中造成髓腔内压力增加，使脂肪滴进入破裂的静脉血流中，体积增大的脂肪滴不能通过毛细血管，而在肺血管床内形成脂肪栓塞，造成机械性阻塞。

2．化学毒素学说　如上所述，大的脂肪栓停留在肺血管床内，机体应激反应通过交感神经系统的神经－体液效应，释放大量儿茶酚胺，使肺脂酶活力增加，脂肪滴水解为甘油及游离脂肪酸。过多的脂肪酸在肺内聚集，产生毒副作用，使肺内毛细血管通透性增加，导致肺间质水肿、肺泡出血、肺不张和纤维蛋白栓子形成等一系列肺部病理改变，即化学性肺炎。

（三）病理改变

主要在肺部及脑组织。肺部可见微小灶状出血、蛋白性液体水肿及"脂栓"，肺部严重病变者可见肺出血性水肿。脑部典型的病变是在大脑和小脑白质中有广泛的出血点，在中脑、后脑和脊髓白质中有散在性出血点。全身性脂肪栓塞病变可发生在多数器官组织中，其特点为毛细血管破裂造成的出血点。

二、诊断

（一）诊断要点

根据病史、临床表现、X线检查、实验室检查，排除胸肺部和脑部损伤，按照下列诊断标准即可作出诊断。

1. 病史 有严重创伤、骨折或骨科手术史，成年男性发病率高，死亡率为 0.1% ~ 5.5%。

2. 临床表现 根据其表现可分为 3 型：

（1）暴发型 伤后短暂清醒，迅速出现昏迷、谵妄，有时出现痉挛、手足抽搐，可在 1~3 天内死亡，由于出血点和肺部症状等典型病变出现不完全，故诊断困难。

（2）临床型 可在伤后 1 天内无症状，以后迅速出现体温升高、心动过速、呼吸快、啰音、咯脂肪痰、嗜睡、昏迷与谵妄、皮下出血点等，严重者有痉挛与手足抽搐、潮式呼吸或呼吸骤停等肺脑部及皮肤症状体征。

（3）亚临床型 无典型症状或无症状，多数为脂肪栓塞不完全型，症状轻微。

①无呼吸症状者：脑部症状亦轻微，主要有发热、心动过速及皮肤出血点。

②有呼吸症状而无脑及神经系统症状者：表现有呼吸困难、低氧血症、发热、心动过速及皮肤出血点。

③无呼吸症状及无明显脑部症状者：表现有发热、皮肤出血点和心动过速。

（二）诊断标准

1. 主要指标 ①伤后 1~2 天颈胸腹部皮下成批出血点，可反复发生；②无胸部损伤，但有呼吸困难、咳嗽、咯痰、肺部啰音、双侧肺水肿体征及 X 线表现；③无脑部损伤，有头痛不安、嗜睡、昏迷、谵妄、痉挛、手足抽搐和二便失禁等脑部症状体征。

2. 次要指标 ①动脉血氧分压进行性降低；②血红蛋白急剧下降。

3. 参考指标 ①心动过速，120 次/分以上；②38℃以上高热；③尿少和尿脂肪滴阳性；④血小板急剧下降；⑤血沉加快；⑥血清脂肪酶浓度上升；⑦血游离脂肪酸滴阳性；⑧视网膜改变。

（三）诊断分级

1. 可疑诊断 有外伤史，短期出现肺脑部症状体征，高热、心动过速，排除感染、脑部损伤和休克后，首先考虑脂肪栓塞综合征。

2. 早期诊断 有外伤史，有明显的次要指标，可密切观察，先按本病治疗。

3. 临床诊断 具备所有主要指标。

（四）辨证分型

1. 瘀阻肺络（不完全型或部位综合征型） 胸痛，咳嗽，咯痰，痰中带血，神疲肢软，颜面无华，皮下瘀血点，脉细涩。

2. 瘀滞胸膈（完全型或典型综合征型） 呼吸困难，嗜睡，神情恍惚，唇绀，胸痛，脉细涩。严重者昏迷、谵妄、呼吸窘迫。

3. 瘀攻心肺（暴发型） 呼吸困难，昏迷，谵妄，有时出现痉挛，手足抽搐，面黑唇绀，胸闷胀，颈胸腹部皮下瘀斑，舌紫，脉涩。

三、鉴别诊断

脂肪栓塞综合征应与呼吸窘迫综合征、创伤性休克和颅脑损伤相鉴别。

1．呼吸窘迫综合征 休克、外伤、感染、烧伤和大手术等均可引发本病，肺脂肪栓塞是诱发本病的原因之一。不同点是脂肪栓塞导致肺部机械性阻塞和化学性炎症。

2．创伤性休克 与脂肪栓塞综合征不同的是：该病有血压下降、周围循环衰竭，血液相对浓缩、血小板和血细胞压积不减少等。二者后期皆出现 DIC。

3．颅脑损伤 无颅脑损伤的患者，突然出现颅脑损伤和神经系统症状和体征，应密切观察，警惕脂肪栓塞综合征的发生。

四、治疗

脂肪栓塞综合征轻者有自然痊愈倾向，而肺部病变明显者经正确治疗，绝大多数可治愈。

（一）支持呼吸，纠正和预防低氧血症

本法是治疗脂肪栓塞综合征最基本的措施。经过给氧和辅助通气后，使动脉血氧分压保持在 9.4 ~ 10.4kPa 水平，纠正和预防低氧血症。

（二）保护中枢神经系统

1．头部降温，维持在 35℃ ~ 36℃ 之间，可降低脑代谢，对于高热患者有使用价值。
2．脱水治疗脑水肿。
3．冬眠疗法，保护脑部。

（三）维持有效血容量，预防肺水肿

补充血容量，纠正休克的同时，有条件者可补充血液和白蛋白，有利于提高血氧结合力和保持血液的胶体渗透压以预防和减轻肺水肿。无心力衰竭和肺水肿的情况下，可用低分子右旋糖酐静脉滴注，增加血容量、降低血液黏稠度和红细胞的凝集及增加微循环内的冲刷力，每 500ml 低分子右旋糖酐加 8ml 复方丹参液 1 ~ 2 次/天静脉滴注。

（四）药物治疗

1．肾上腺皮质激素冲击疗法 降低毛细血管通透性，减轻肺水肿；稳定肺泡表面活性物质，改善气体交换，增加肺换气与灌注比率，改善肺功能。可用甲基强的松龙，首剂 125mg 静滴，以后每 6 小时 80mg，持续 3 天。其次可用地塞米松和氢化可的松。

2．抑肽酶 抑制激肽系统活性，阻断休克发生发展的通路；影响脂肪代谢，降低创伤后一过性高脂血症；防止血栓对毛细血管的毒性作用；稳定血压。首剂 100 万单位，以后 50 万单位/天静滴，持续使用 5 天。

3．肝素 有抗凝、抑制血小板释放 5 - 羟色胺及其他脂类和澄清血脂的作用，首剂 125 ~ 250mg 静脉点注，以后每 4 ~ 6 小时 125mg。

4. 高渗葡萄糖 常规用量可降低儿茶酚胺分泌和游离脂肪酸浓度，减少脂肪动员。

5. 支持疗法 适当输入血液和白蛋白提高血浆蛋白含量，中和游离脂肪酸，减轻细胞毒性；使用大剂量、有效的抗生素防治肺感染；补充营养，保持正氮平衡。

6. 清蛋白 与游离脂肪酸结合，降低脂肪酸毒性，对治疗肺脂肪栓塞有良好作用。

（五）中医治疗

根据中医辨证施治原则，分型论治。

1. 瘀阻肺络 用清上瘀血汤活血化瘀，祛风通络解毒。

2. 瘀滞胸膈 用犀角地黄汤加田三七活血化瘀，凉血解毒。

3. 瘀攻心肺 用犀角地黄汤冲服逐瘀护心散，必要时可冲服紫雪丹或苏合香丸。

古 籍 选 萃

清·唐宗海《血证论》："跌打最危险者，则有血攻心肺之证。血攻心者，心痛欲死，或心烦乱，或昏迷不省人事；……血攻肺者，面黑胸胀，发喘作渴。"

第六节 骨筋膜室综合征

骨筋膜室综合征又称为筋膜间隔区综合征、筋膜间室综合征等，是指各种原因造成骨筋膜室内组织压升高致使血循环障碍，肌肉和神经组织因缺血而产生的一系列症状和体征。若骨筋膜室内组织压继续增高，导致肌肉和神经组织缺血坏死，将形成缺血性肌挛缩。

骨筋膜室由骨、肌间隔、骨间膜和深筋膜等构成。骨筋膜室内的组织主要是肌肉，神经血管穿行其中，在正常情况下，骨筋膜室内保持一定的压力，称为组织压。上臂和大腿筋膜较薄，且较松弛富有弹性，故受压后不易形成骨筋膜室综合征；前臂和小腿筋膜厚韧，弹性小，而皆有双骨和骨间膜，骨筋膜室容积不易增大，因此容易发生骨筋膜室综合征。

一、病因病机

（一）病因

1. 骨筋膜室容积减少 肢体外伤后，石膏、夹板、绷带等外固定包扎过紧、过久；房屋或矿井倒塌，肢体被重物挤压；昏迷或麻醉时，肢体长时间受到自身体重压迫等，均可使骨筋膜室容积变小。

2. 骨筋膜室内容物体积增大 血管损伤、痉挛、梗塞与血栓形成使远端骨筋膜室内组织缺血、水肿，室内组织容积增大、组织压升高，导致缺血–水肿恶性循环；严重移位骨折或有巨大血肿，肢体挫伤及创伤炎性反应等均可致组织肿胀，骨筋膜室内容物体积增大、组织压增高。

（二）病理

当骨筋膜室的容积突然减小或内容物体积突然增大时，组织压升高致使肌肉、血管和神经组织受到挤压。当组织压大于动脉血压时，肌肉因缺血而产生组织胺等物质，使毛细血管通透性增加，大量血浆和液体渗入组织间隙，从而发生水肿，骨筋膜室内组织压急剧增高，形成缺血－水肿恶性循环，最后将导致肌肉坏死和神经麻痹等，即"痹而不仁"。肌肉和神经组织的缺血有 3 个不同的发展阶段：

1．缺血性肌挛缩的初期　组织缺血初期，若及时救治，恢复血供后，可避免或仅极少发生肌肉坏死，对肢体功能无影响或影响很小。

2．缺血性肌挛缩的中期　组织缺血较重，尽管救治及时，仍有部分肌肉坏死，经纤维组织修复及瘢痕挛缩形成特有的畸形——Volkmann 挛缩，对肢体功能有严重影响。

3．坏疽　组织缺血严重且时间长和范围广，导致大量肌肉坏死而无法修复，严重者将截肢保命。

骨筋膜室综合征讨论的是缺血性肌挛缩的初期及中期，若大量肌肉组织缺血坏死，毒素进入血循环引起电解质与酸碱平衡紊乱、肌红蛋白尿、休克和急性肾功能衰竭等，则属于挤压综合征研究范畴。

二、诊断

（一）诊断要点

1．病史　肢体有明显的外伤史、受压史或血管受损史。

2．临床表现　早期以局部症状体征为主，中期则伴有全身表现。

（1）局部症状体征

①疼痛：初期以疼痛、麻木、异样感为主；中期疼痛为伤肢深部广泛、剧烈的进行性灼痛；晚期缺血严重，神经功能丧失，感觉亦消失，则转为无痛。

②感觉和肌力异常：初期受损神经支配区域感觉过敏或迟钝，患肢肌力减弱，患指（趾）呈屈曲状，被动牵拉患指（趾）引起剧烈疼痛；晚期感觉消失，肌力逐渐消失。

③肢体肿胀、皮温升高：早期肿胀并不显著，但压痛明显，局部组织张力增高，硬韧无弹性，皮肤略红，皮温偏高。

④患肢远端脉搏和毛细血管充盈时间：初期远端仍可触及脉搏，毛细血管充盈时间仍正常；但若继续发展，脉搏逐渐减弱直至消失。若动脉血流阻断致病，开始即无脉搏。

⑤若发展至缺血性肌挛缩和坏疽，主要症状体征则变为：疼痛转为无痛（Painless）、苍白（Pallor）或紫绀等、感觉异常（Paresthesia）、麻痹（Paralysis）、无脉（Pulselessness），即"5P"征。

（2）全身症状体征　发热、口渴、心烦、尿黄、脉搏增快、血压下降等。

3．辅助检查

（1）组织压测定　正常前臂骨筋膜室组织压为 9mmHg，小腿为 15mmHg。当前臂组织压大于 20mmHg，小腿大于 30mmHg 时，即需严密观察，反复测定。当舒张压与组织压的差为 10~20mmHg 时，必须紧急彻底切开深筋膜，以充分减压。

（2）影像学检查 超声多普勒检查可发现肢体血循环受阻。

（3）实验室检查 当骨筋膜室内肌肉发生坏死时，血液检查有白细胞增多，血沉加快；严重时出现肌红蛋白血症、肌红蛋白尿，电解质测定可出现高钾低钠等。肌电图、CT 和血管造影皆有助于诊断。

（二）辨证分型

1. 脉络瘀阻型 损伤早期，血溢脉外，瘀积不散，阻滞经络，气血不能循行分布，受累神经部位筋肉失养，故患肢肿胀灼痛，压痛明显，屈伸无力，皮肤麻木，舌质青紫，脉紧涩。

2. 肝肾亏损型 损伤后期，病久耗气伤血，肝肾亏虚。肝主筋，肝不荣筋，筋肉拘挛萎缩；肾主骨，肾亏则骨髓失充，骨质疏松，关节僵硬，舌质淡，脉沉细。

三、鉴别诊断

本病应与挤压综合征相鉴别。当四肢或躯干肌肉丰厚的部位被外部重物长时间挤压，或长时间固定体位自压，解除压迫后，出现以肢体肿胀、肌红蛋白血症、肌红蛋白尿、高血钾和急性肾功能衰竭为特点的全身性病变，即为挤压综合征。

四、治疗

（一）早期治疗

1. 全身治疗

（1）大量应用扩血管药增进血供，用脱水剂降低其组织压，可使大部分患者获愈。

（2）抗感染，防治破伤风及气性坏疽；输血输液，纠正休克，纠正酸碱失衡、电解质紊乱，防治高血钾与肾衰。

2. 局部治疗 立即去除外固定与敷料，适当屈伸关节，患肢制动，可用硬膜外和交感神经阻滞，禁抬高患肢、按摩及热敷。

3. 切开减压 当确诊或高度怀疑时，应立即（本病发生后 6~8 小时内）彻底切开筋膜，解除骨筋膜室内高压，防止缺血性坏死的发生或加重。其疗效取决于切开时间和范围，时间越早越好，必须将骨筋膜室全长充分切开。对血管损伤应进行修复术。

（1）切开位置与范围 沿肢体纵轴方向切开，深筋膜切口应与皮肤切口一致或略长，务必切开每一个筋膜室以求彻底减压。上臂和前臂均在旁侧做切口，手部在背侧做切口，大腿切口在外侧，小腿切口在前外侧或内侧。

（2）切开后处理及注意事项 ①严格无菌操作，预防破伤风及气性坏疽；彻底清除坏死组织，消灭感染病灶。②切开后伤口不能加压包扎，避免再度阻断血循环；切口暂不缝合，创面可用凡士林纱布、生理盐水纱布或生肌象皮膏加珍珠粉换药，切口可自行愈合或二期缝合或植皮覆盖。③注意观察伤口分泌物颜色，将分泌物作细菌培养加药敏试验，以选用有效抗生素。

4. 中医治疗

（1）中药治疗 根据辨证，分型施治：①脉络瘀阻型，治宜活血化瘀，疏经通络，用圣愈汤加减。②肝肾亏损型，治宜补肝益肾，滋阴清热，用虎潜丸加减。③损伤后期，瘀阻经络，肢体麻木，筋肉拘挛萎缩，关节僵硬，应祛风除痹，舒筋活络，方用大活络丹、小活络丹等。若风寒乘虚入络，关节僵硬痹痛者，宜除风散寒、通利关节，方用蠲痹汤、宽筋散或独活寄生汤等。

外治可选用舒筋活血洗方或八仙逍遥汤或旧伤洗剂合五味消毒饮或仙方活命饮熏洗患肢，用活血散合金黄散外敷患肢。

（2）理筋手法 对恢复期用理筋手法治疗效果较好。其步骤是先对前臂或小腿屈肌群从远端向近端，用摩、揉与推等手法，由浅入深，反复施行5分钟。然后逐一揉捏每个手指或足趾，被动地牵拉伸指（趾），以患者略感疼痛为度，不可用暴力。继而推、摩、揉与屈伸腕或踝关节，幅度由小渐大，维持3分钟左右。在患部外循经点揉穴位，上肢可取曲池、少海、合谷、内关、外关等穴，下肢可取足三里、丰隆、委中、承山、血海等穴，最后以双手揉搓前臂或小腿，放松挛缩肌群。

（3）练功疗法 在恢复期，上肢用健肢协助患肢做屈伸腕、指关节、握拳与前臂旋转动作，下肢练习屈伸踝、趾关节与站立行走。

（二）中后期的治疗

1. 中期治疗 肌肉已坏死，神经已损伤，在挛缩畸形未出现前，尽早进行关节与肌肉功能锻炼，以期最大限度的恢复，减轻畸形程度。必要时可行神经松解术。

2. 晚期治疗 矫形，尽量恢复神经与肌肉功能。

（1）若出现挤压综合征表现，按挤压综合征进行治疗；若发生坏疽，则应截肢保命。

（2）将患肢固定于功能位，防治畸形及减轻其程度；按摩，理疗，功能锻炼。6～12月后（儿童1年后）对畸形进行矫形术，神经松解与移植术。

（3）全身治疗包括控制感染、对症处理及支持疗法。

古 籍 选 萃

隋·巢元方《诸病源候论》："夫金疮始伤之时，半伤其筋，荣卫不通，其疮虽愈合后，仍令痹不仁也。"

清·钱秀昌《伤科补要》："夫跌打损伤，坠堕磕碰之证，专从血论。或有瘀血停积，或为亡血过多，然后施治，庶不有误。若皮不破而内损者，多有瘀血停滞，或积于脏腑者，宜攻利之。"

第七节　挤压综合征

凡肢体受到重物砸压或长时间挤压致肌肉缺血，继而引起以肢体肿胀、肌红蛋白血症、肌红蛋白尿、高血钾和急性肾功能衰竭为特点的全身性改变，称为挤压综合征。该病常发生于四肢或躯干肌肉丰厚部位。因挤压造成肌肉缺血性坏死，出现肌红蛋白尿而无肾功能衰竭，只能称之为挤压伤或筋膜间室综合征。严重创伤亦可发生肾功能衰竭，如无肌肉坏死、肌红蛋白尿和高血钾，亦不能称为挤压综合征。

一、病因病机

挤压综合征多发生于意外伤害中，战争或发生强烈地震等严重自然灾害时可成批出现。偶见于昏迷与手术的患者，肢体长时间被压迫而致。

伤处肌肉组织遭受重物砸压或长时间挤压，肌肉出血、渗出和变性等而致肢体肿胀、肌肉缺血或缺血加重，肌肉坏死，由此引起缺血－水肿－坏死恶性循环。坏死肌组织产生大量的肌红蛋白、肌酸、肌酐和钾离子等代谢产物，同时导致酸中毒和高血钾。

随着肌肉缺血坏死，大量血浆渗出，造成低血容量性休克，肾血流量和肾小球滤过率减少；机体受伤所释放出的肾上腺素和去甲肾上腺素可使肾内小血管发生痉挛性收缩，亦致肾内血流量降低，而引起肾小管缺血坏死。肌肉坏死产生大量肌红蛋白、肌酸、肌酐、钾、磷和镁离子等有害物质，在酸中毒和酸性尿情况下沉积于肾小管，形成肌红蛋白尿管型、尿少甚至尿闭，进一步加重肾脏的损害，最终导致急性肾功能衰竭的发生。

二、诊断

（一）诊断要点

1. 病史　有受伤或受压史，注意其受压部位、范围，肿胀时间，伤后症状体征和诊治经过等。了解伤后尿色（褐色尿）及尿量的改变。

2. 临床表现

（1）**局部肿胀疼痛、运动感觉功能障碍**　因皮肉受损，血溢脉外，瘀阻气机，气血停滞，经络不通，故有伤处疼痛与肿胀，皮下瘀血，皮肤有压痛、变硬，皮肤张力增加，受压处及周围皮肤有水疱。伤肢远端血循环障碍，部分患者动脉搏动可不减弱，毛细血管充盈时间正常。伤肢运动感觉功能障碍。

（2）**休克**　少数患者早期可能不出现休克，或者休克期短暂，未被发现。大多数患者由于疼痛刺激，组织广泛破坏，血浆大量渗出，迅速产生休克，且不断加重。

（3）**肌红蛋白尿**　这是诊断挤压综合征的一个重要依据。伤肢解除压力后，24小时内出现褐色尿或自述血尿，同时尿量减少，比重升高，酸性尿，应考虑肌红蛋白尿。肌红蛋白在血与尿中的浓度，待伤肢减压后 3～12 小时达到高峰，以后逐渐下降，1～2 天后可恢复正常。

（4）**高钾血症** 肌肉坏死，细胞内的钾大量进入循环，加之肾衰排钾困难，在少尿期血钾可每日上升2mmol/L，甚者24小时内升高至致命水平，早期心电图有典型表现。高血钾同时伴有高血磷、高血镁及低血钙，可以加重血钾对心肌的抑制和毒性作用，应连续监测。

（5）**酸中毒及氮质血症** 肌肉缺血坏死后大量酸性物质释出，使体液pH值降低，导致代谢性酸中毒。此种酸中毒因肌肉坏死加重而难以纠正。严重创伤后组织分解代谢旺盛，大量中间代谢物积聚体内，非蛋白氮与尿素氮迅速升高。

（6）**其他损伤** 缺血再灌注可引起全身性的损伤，如心力衰竭，成人呼吸窘迫综合征，肝脏、脑部的功能障碍。

3．辅助检查

（1）**尿液检查** 肌红蛋白尿与尿比重降低是诊断该病的重要依据。休克纠正后首次排尿呈褐色或棕红色，呈酸性，尿量少，比重高，内含红细胞、血红蛋白与肌红蛋白、白蛋白、肌酸、肌酐和色素颗粒管型等。每日记录出入量，监测尿比重，尿比重低于1.018以下。多尿期与恢复期尿比重仍低，尿常规可逐渐恢复正常。

（2）**血液检查** 可出现二氧化碳结合力下降，尿素氮升高，高血钾，高血磷，高血镁，低血钙；血小板与出凝血时间检查可提示机体出凝血系统、纤溶系统功能的异常。血色素、红细胞计数与红细胞压积测定可估计失血、血浆成分丢失、贫血或少尿期水钠潴留的程度。血肌红蛋白测定，可以了解病情的严重程度。

（3）**谷草转氨酶（GOT）、肌酸磷酸激酶（CPK）** 测定肌肉坏死所释放的酶，了解肌肉坏死程度及其变化。CPK > 1 万单位/升即有诊断价值。

（二）临床分级

按伤情轻重和实验室检查，可将本症分为三级。

1．一级 肌红蛋白尿阳性，CPK > 1 万单位/升（正常值为130单位/升），无急性肾功能衰竭等全身反应。此期应称为筋膜间室综合征，早期切开筋膜间室可防止发生全身反应。

2．二级 肌红蛋白尿阳性，CPK > 2 万单位/升，血肌酐和尿素氮增高，无少尿；血浆渗入组织间隙，有效血容量降低而出现低血压。

3．三级 肌红蛋白尿阳性，CPK 增高明显，少尿或尿闭，休克，代谢性酸中毒和高血钾。

（三）辨证分型

1．瘀阻下焦 伤后血溢脉外，恶血留内，阻隔下焦，腹中满胀，尿少黄赤，大便不通，舌红有瘀斑，苔黄腻，脉弦紧数。此型多见于发病初期。

2．水湿潴留 患处气滞血瘀，气不行则津液不能敷布而为水湿。水湿潴留则小便不通，津不润肠则大便秘结，二便不通则腹胀满，津不上承故口干渴。湿困脾胃，中焦运化失常则苔厚腻，脉弦数或滑数。此型多见于肾衰少尿期。

3．气阴两虚 患者长时间少尿或无尿，加之外伤、发热、纳差，致气阴两虚。肾气虚，固摄失司，故有尿多。尿多则进一步伤阴及气，而出现气短、乏力、盗汗、面色苍白、舌质红、无苔或少苔和脉弦细数等气阴两虚的一系列表现，此型多见于肾衰多尿期。

4．气血不足 患者饮食与二便基本正常，但肢体肌肉尚肿痛，面色苍白，全身乏力，舌质淡，苔薄，脉细缓。此型多见于肾衰恢复期。

三、鉴别诊断

本病应与筋膜间室综合征相鉴别：筋膜间室综合征多发生于四肢筋膜较致密、肌肉较丰厚的部位，常见于前臂和小腿部位，局部症状较为严重而全身反应较轻；挤压综合征多发生于肌肉较丰厚的部位，它所引发的全身症状较为严重。结合病史、症状体征及实验室检查不难作出判断。

本病与感染、深静脉血栓形成和动脉损伤鉴别：从病史、临床表现、肌电图、多普勒和动脉造影等可区别。

四、治疗

本病是骨伤科的危急重证，病情复杂，治疗应兼顾全身与局部，防治并发症。早诊早治，早期切开减压是防治肾衰的关键；凡重压超过 1 小时以上者，均应按挤压综合征处理；如出现无尿或少尿 1～2 天，立即进行透析，防止肾衰的发生。

（一）紧急处理

1．立即解除压迫，避免或减少本病的发生。

2．伤肢制动，降温，禁止抬高患肢、按摩与热敷，避免降低局部血压，减少坏死组织分解产物的吸收与减轻疼痛。

3．止血，但禁用加压绷带和止血带，大血管断裂除外。

4．凡受压超过 1 小时的伤员一律饮用碱性饮料（每 8～10g 碳酸氢钠溶于 1000ml 水中，再加适量糖与食盐），碱化尿液，防止肌红蛋白与酸性尿液作用后在肾小管中沉积。如不能进食者，可用 5% 碳酸氢钠静滴。

5．输液补充血容量，防治休克。

（二）局部处理

1．早期有效的筋膜间室切开减压 通常沿肢体纵轴方向切开减压可使筋膜间室内组织压下降，改善静脉回流，恢复动脉血供，防止或减轻挤压综合征的发生或加重。适应证为：①有明显的挤压伤史；②有 1 个以上的筋膜间室压力增高，局部肿胀明显及运动感觉功能障碍；③尿肌红蛋白阳性。切开后用敷料包扎时不能加压；如伤口渗液量多，应输血、输液等防治低蛋白血症。

2．截肢 其适应证为：①全身中毒症状严重，经正确处理不见缓解，或有加重趋势危及伤员性命者。②伤肢并发气性坏疽等特异性感染，经切开减压冲洗无效，或并发严重感染者。③伤肢无血运或有严重血运障碍，估计保留伤肢也无功能并可危及伤员性命者。

（三）全身处理

1．中医辨证治疗

（1）瘀阻下焦　治宜化瘀通窍，方用桃仁四物汤合皂角通关散加琥珀。

（2）水湿潴留　治宜化瘀利水、益气生津，方用大黄白茅根汤合五苓散加减。

（3）气阴两虚　方用六味地黄汤合补中益气汤加减。

（4）气血不足　治宜益气养血，方用八珍汤加鸡血藤、肉苁蓉、木香、红花。

2．防治急性肾功能衰竭

（1）控制液体量　潜伏期注意利尿；少尿或无尿期，要限制水摄入，防治水中毒，严重创伤者应每日称体重，测定中心静脉压，防止液体输入过多（每日补水量＝不显性失水量＋显性失水量－内生水量）；多尿期要适当补液，每日补充尿量的 $1/3 \sim 1/2$。

（2）防治高血钾　彻底清除坏死组织和血肿，纠正酸中毒，防治感染，供给足够的热量，减少体内蛋白分解加速。也可缓慢静滴 10％葡萄糖酸钙或 5％氯化钙，但使用洋地黄时禁用。在多尿期也要注意补充电解质，防治低血钾。

（3）防治酸中毒　二氧化碳结合力大于 17mmol/L，可不处理；如低于 15mmol/L，应用碱性药物（以碳酸氢钠为主）碱化尿液。

（4）营养和饮食的管理　对肾衰患者，症状轻者适当补充蛋白质，以减少内源性蛋白分解增加而导致营养不足，进而对创伤的愈合、维持免疫功能及机体康复产生不利影响。一般每日至少补充 20g，全静脉营养的应用提高了防治急性肾衰的疗效。

（5）抗生素的使用　选择既有效，又对肾脏毒性小的药物。

（6）透析疗法　一旦出现肾衰，立即进行透析。

（7）解除肾血管痉挛　血中肾素与组胺等物质增加，可使肾血管痉挛。早期输入甘露醇时加入血管扩张药，解除肾血管痉挛，增加血流量。

（8）抗感染　应用不影响肾脏的青霉素、红霉素和新霉素等抗生素。

3．使用氧自由基清除剂和抗氧化剂　清除大量氧自由基，以减轻对组织的损害，越早使用效果越好。常用的氧自由基清除剂有 SOD、CAT、甘露醇、别嘌呤醇等；抗氧化剂有维生素 C、B、E，谷胱甘肽，胱氨酸及辅酶 Q 等。

古 籍 选 萃

隋·巢元方《诸病源候论·压砟坠堕内损候》："此为人卒被重物压砟，或从高坠下，致吐下血，此伤五内故也。"

清·胡廷光《伤科汇纂·压砟伤》："压砟伤，意外所迫致也。或屋倒墙塌，或木断石落，压著手足，骨必折断，压砟身躯，人必昏迷。"

第七章

骨伤科实验

第一节 骨组织形态学基础

一、骨组织

（一）骨的种类

骨分为密质骨和松质骨，密质骨见于长骨的骨干和扁平骨的表层，又称皮质骨，内含许多相互连通的小管道及血管、神经。松质骨是由大量针状或片状的骨小梁相互连接而成的多孔网架结构，网孔中充满骨髓。骨小梁普遍按照最大应力和张力线排列。

密质骨内胶原纤维环绕血管间隙呈同心圆排列；松质骨内胶原纤维与骨小梁的纵轴平行排列，许多胶原纤维穿过板间区。这种排列增加了骨对机械应力的抵抗。在成年人，这两种骨都具有板层状结构，故称为板层骨。

编织骨是由不规则未机化的胶原类和陷窝状结构的骨组织构成，其胶原纤维粗短，呈纵横交错的不规则排列。编织骨内的骨细胞较圆而大，细胞数目也较板层骨多，因而，编织骨比板层骨更处于活跃状态。在生长时期长骨的干骺端由编织骨构成，通常经过再吸收，最终被板层骨替代。在胚胎或幼儿以及在成人某些病理状态，可出现编织骨结构。

（二）骨的组织结构

骨由不同排列方式的骨板构成，骨板自外向内可分为骨膜、外环骨板层、哈佛系统和内环骨板层。

1. 骨膜 骨膜是由致密结缔组织组成的纤维膜，包被在骨表面，称骨外膜；衬附在骨髓腔面等部位的则称骨内膜。

（1）**骨外膜** ①纤维层：是最外的一层薄而致密、排列不规则的结缔组织，其中含有一些成纤维细胞。结缔组织中含有较粗大的胶原纤维束，彼此交织成网状，有血管和神经纤维束从中穿行，沿途有一些分支进入深层伏克曼管。有些粗大的胶原纤维束向内穿进骨质的外环骨板层，还有大的营养血管穿过这些纤维进入骨内。②新生层或成骨层：为骨外膜的内层，主要由多功能的扁平梭形细胞组成，含有较多的弹力纤维以及较少的胶原纤维，形成一薄层弹力纤维网。在胚胎时期或幼年时期，骨骼迅速生成，内层的细胞数量较多，甚为活跃，直接参与骨的生成。在成年期，骨外膜内层细胞呈稳定状态，变为梭形，与结缔组织中的成纤维细胞很难区别。当骨受损后，这些细胞又恢复造骨能力，变为典型的成骨细胞，参与新的骨质形成。

（2）**骨内膜** 是一薄层含细胞的结缔组织，除衬附在骨髓腔面以外，也衬附在哈佛管内以及包在松质骨的骨小梁表面。骨内膜中的细胞也具有成骨和造血功能。成年后的骨内膜细胞呈不活跃状态，若遇有骨损伤时，也可恢复造骨功能。

2．外环骨板层 表面的数层骨板环绕骨干排列，称为外环骨板层，其外和骨外膜紧密相连。在外环骨板层中可见与骨干相垂直的孔道，横向穿行于骨板层，称为伏克曼管。通过伏克曼管，营养血管进入骨内，与纵向走行的哈佛管内的血管相通。哈佛管经伏克曼管与骨面和髓腔相通。

3．内环骨板层 靠近骨髓腔面也有数层骨板环绕骨干排列，称为内环骨板层。骨板层可因骨髓腔的凹凸面而排列不甚规则，骨板的最内层衬附有骨内膜，可见有垂直穿行的伏克曼管。

4．哈佛系统 哈佛管与其周围的骨板层共同组成骨单位，称作哈佛系统。在内外环骨板层之间是骨干密质骨的主要部分，由许多骨单位构成。骨单位为厚壁的圆筒状结构，与骨干的长轴呈平行排列，中央有一条细管称哈佛管。围绕哈佛管有 5～20 层骨板呈同心圆排列，宛如层层套入的管鞘。陷窝是扁形或椭圆形结构，其内壁有无数小裂隙，与骨小管相通，骨细胞的许多细长的突起，经裂隙伸入骨小管内，使陷窝内的骨细胞经骨小管获得营养液，同时将代谢产物排出。

（三）骨的血液供应

长骨的血液供应来自 3 个方面：①骨端、骨骺和干骺端的血管；②进入骨干的营养动脉（常有 1～2 条）；③骨膜的血管。进入骨干的营养动脉分为两个大的分支，即升支和降支，每一支都有许多细小的分支，大部分直接进入皮质骨，另一些分支进入髓内血管窦。升支和降支的终末血管供给长骨两端的血运，并与骨髓和干骺端血管形成吻合。

（四）骨的组成成分

骨由细胞、基质和纤维三种成分组成。骨的最大特点是细胞基质具有大量的钙盐沉积，成为很坚硬的组织，构成身体的骨骼系统。

1．细胞成分

（1）**骨细胞** 骨细胞是骨组织的主要细胞，包埋在坚硬的细胞基质腔隙中，此腔隙称作骨陷窝。骨细胞的胞体呈扁卵圆形，有许多细长的突起。骨细胞胞核大都为卵圆形，着色略深，胞浆稍呈嗜碱性。这些细长的突起伸进骨陷窝周围的骨小管内，细胞突起使骨细胞保持在通道的骨内，便于骨与血液之间交换离子和营养。

（2）**成骨细胞** 成骨细胞伸出细短的突起，与相邻的细胞连接，胞核位于细胞的一端，有明显的核仁，在核仁附近有一浅色区，高尔基复合体即在此区内，胞浆内有散在的线粒体。成骨细胞除合成骨基质外，还有引起骨质矿化和调节细胞外液和骨液间电解质流动的作用。一个成骨细胞在 3～4 天内可分泌其 3 倍体积的基质，然后自身埋于其中，即变为骨细胞。成骨细胞常呈圆形、锥形和立方形，胞浆嗜碱性。

（3）破骨细胞　破骨细胞是一种多核巨细胞，主要分布在骨质表面、骨内血管通道周围。破骨细胞的数量较少，体积大，核多，含有较多的线粒体，它是由多个单核细胞融合而成的，胞浆嗜碱性，但随着细胞的老化，渐变为嗜酸性。在破骨细胞吸收骨基质的有机物和矿物质的过程中，造成基质表面不规则，形成近似细胞形状的陷窝，称为吸收陷窝（How-ship's Lacunae）。

2.骨基质

（1）胶原　是一种结晶纤维蛋白原；被包埋在含有钙盐的基质中。

（2）非胶原蛋白　非胶原蛋白通常约占类骨质的20%。随着骨的成熟和钙化，比例逐渐下降，约为6%。目前已发现有多种对于骨的生长、再生、发育等有重要作用的蛋白质，如骨粘连素、纤维粘连素、骨钙素等。

（3）蛋白多糖类　矿化骨组织所含的蛋白多糖量很少，约占骨有机物的4%~5%。其化学结构及免疫学特性皆与其他组织内的蛋白多糖有明显之不同。

（4）脂质　脂质约占骨有机基质的7%~14%，主要分布于细胞外基质泡的膜上和细胞膜上，主要为游离脂肪酸、磷脂类和胆固醇等。酸性磷酸酯与磷酸钙结合形成复合体，参与骨的钙化过程。

（5）无机物　骨基质中的无机物通常称为骨盐，占骨干重的65%~75%，其中95%是固体钙和磷；次要的矿物质是镁、钠、钾和一些微量元素，包括锌、锰、氟化物和钼。在电镜下呈细针状结晶，沉积在胶原纤维中。结晶衔接成链，并沿纤维长轴呈平行排列，其排列方向显示出很强的抗压力效能。

3.骨纤维组织　骨膜是由纤维结缔组织构成的纤维膜，被覆于除关节面以外的骨质表面，并有许多纤维束伸入到骨质内。骨外膜纤维组织是薄而致密、排列不规则的结缔组织，其中含有一些成纤维细胞。

二、骨愈合

骨愈合常见于骨折、截骨、关节融合及骨移植过程中。骨缺损的修复实际上是一个骨再生的过程，在理想情况下，当骨修复完成后，常无瘢痕残留。骨折自然愈合过程分为6个不同的阶段，每个阶段具有明显的组织学和生理学特征。

（一）撞击期

撞击期是指骨开始受到冲击应力至冲击能量完全消失。

（二）诱导期

诱导期以骨折血肿的形成为特征，为骨折修复过程中产生具有成骨活性的细胞。骨折后，骨营养血管和周围软组织血管断裂并形成血肿。由于血供障碍，骨断端发生坏死、骨细胞变性坏死、周围软组织损伤后降解、血小板聚集、凝血因子聚集等，释放活性介质，产生化学趋化因子、血管生成因子及生长因子。血肿内的血小板可释放血小板衍生生长因子（PDGF）、表皮生长因子（EGF）、肿瘤坏死因子（TGFβ）以及许多其他因子。骨折血肿内氧分压低、偏酸。

（三）炎症期

炎症期在撞击期后 48 小时内即开始，直至软骨与骨形成。临床上表现为肿胀和疼痛的发展。最早出现在骨折部位的炎症细胞有多形核中性粒细胞、淋巴细胞、单核细胞、巨噬细胞和肥大细胞。巨噬细胞和单核细胞含有大量溶酶体，吞噬坏死组织和细胞残渣，为骨折修复铺平道路。此期释放细胞因子白细胞介素 1（IL-1）。IL-1 可通过中脑、骨吸收以及淋巴细胞的生成和向损伤部位的移行而致体温升高，并产生继发性血沉加快。细胞残渣（坏死的红细胞和血小板）刺激启动新的血管化，通过芽生作用形成新生的血管。新血管的形成或发生由各种生长因子诱导，血管内皮生长因子（VEGF）是唯一的内皮细胞选择性生长因子，以不同形式沉积于皮下细胞外基质中。

（四）软骨痂期

在软骨痂期，骨折间隙血管侵入，细胞高度增殖，骨折间隙邻近骨膜下新骨形成，断端间出现软骨细胞，类软骨替代纤维血管基质。其临床表现为疼痛和肿胀明显减退，骨折断端间异常活动消失。

（五）硬骨痂期

在硬骨痂期，软骨骨痂经软骨内成骨转化为编织骨，此期末骨折已达愈合，类软骨成分被碱性磷酸酶染色强阳性的细胞所替代。自然骨折愈合过程中，骨痂的多少与骨折断端间的活动度有关。

（六）改建期

改建期是骨折愈合的终末期，此期为板层骨替代编织骨，并重建骨髓腔，恢复骨的正常外形，此期长达数月至数年不等。骨的改建主要受应力的影响，是成骨细胞和破骨细胞共同活动的结果。骨改建遵从 Wolff 定律，机械应力对维持和改变骨的结构很重要。负重和电刺激可促使环磷酸腺苷（cAMP）、环磷酸鸟苷（cGMP）和各种生长因子的释放，生长因子在骨改建过程中既调节骨生成，也调节骨吸收。

第二节　骨伤科实验常用动物模型

动物疾病模型的复制，是采用人为的方法，在一定的致病因素的作用下，造成动物组织器官或全身出现一定的损害，出现某些类似人类疾病的变化。在某种意义上来说，动物疾病模型的复制研究，往往就是对某种疾病的机理研究。理想的动物模型是实验动物各方面均与人类最接近，造模方法简单、可靠。

一、急性软组织挫伤动物模型

（一）冲击挫伤动物模型

1．原理 用弹力原理对动物局部肌肉造成冲击力挫伤的模型。

2．方法 应用打击弹射器（包括弹射棒、套筒和橡皮条），造成家兔前肢外侧肱三头肌肌腹处软组织挫伤，并证实无骨折后，即可进行实验治疗。按打击刻度进行弹射，承受面上的被打击力为 $82.3N/cm^2$。

3．结果 造模部位局部肿胀，皮肤苍白，皮温下降，肢体活动功能障碍。皮肤、肌肉显示损伤后出血、水肿、炎症、纤维细胞增生、疤痕修复的整个病理过程。

（二）挤压挫伤动物模型

1．原理 利用局部的挤压力造成肌肉挫伤的模型。

2．方法 固定实验家兔四肢，以 50kg 的重物压迫家兔的左后肢，持续 1 小时解除肢体压迫和固定。

3．结果 家兔左后肢呈现强直，失去运动功能，活动以健侧代替，局部温度、肌张力、关节活动度出现异常，疗效指标可采用有关的病理学、生物化学、分子生物学等指标。

二、长骨干骨折动物模型

1．原理 直接用电锯造成兔桡骨骨质缺损。由于兔尺桡骨之间有较强的连接，桡骨骨折后尚有尺骨支撑体重，故不用任何内外固定，亦不会造成桡骨骨折端移位。用于观察骨折愈合过程、内外固定、电磁场、生物因子、中西药物对骨愈合的影响等方面的研究。

2．方法 一般采用成年健康的兔，体重在 1.5～3kg。动物固定于兔手术台上，一侧前肢剪毛，碘酒、酒精消毒，用 2.5% 戊巴比妥钠等静脉注射麻醉。手术过程按无菌手术操作。沿桡骨纵形切开皮肤，于肌间隙进入，暴露桡骨中段，在其弧形顶点处切开骨膜，剥离1.5cm 长，电锯横形切除桡骨，其间隙为 3mm（用电锯片的厚度来控制），冲净骨屑，缝合皮肤。无菌纱布包扎数天。

3．结果 采用 X 线、病理组织学等了解骨痂情况。手术最好由一人完成，以保证各组动物的切骨处、骨缺损宽度、手术创伤都比较近似。

三、颈椎病动物模型

（一）风寒湿痹证型颈椎病动物模型

1．原理 以中医痹证理论为指导，模拟自然界风寒湿邪反复刺激家兔颈部，导致颈椎力学失衡，诱导颈椎间盘退变，建立痹证型颈椎病动物模型。

2．方法 选择 6 月龄雄性新西兰白兔，模拟自然界风寒湿刺激，采用刺激的基本条件是风力 6 级左右，温度 5℃左右，饱和湿度，按轻、中、重度刺激组的不同要求，分别给予

32、64 和 128 小时的间断重复刺激，每次刺激 4 小时。

3. 结果 家兔颈部肌肉水肿、充血，伴炎性细胞浸润，血管扩张；颈部椎间盘可见纤维环出现裂隙，排列轻度不规则，髓核出现皱缩，部分椎间盘可见髓核突出。颈部肌肉和椎间盘中前列腺素等炎症介质含量明显增加，胶原酶（MMP - 1）、基质溶解酶（MMP - 3）活性明显升高，肿瘤坏死因子 α（TNFα）、白细胞介素 - 1β（IL - 1β）mRNA 表达增强。

（二）动、静力失衡性颈椎病动物模型

1. 原理 颈椎动、静力失衡导致颈椎间盘退变，从而指导建立动、静力失衡性颈椎病动物模型。

2. 方法 选择 8 月龄清洁级 SD 大鼠。取颈背部正中纵向切口，切开皮肤后，横向切断颈夹肌和头、颈、寰最长肌，切除颈髂肋肌与头半棘肌，然后依次切除颈 2～颈 7 棘上和棘间韧带。

3. 结果 大鼠造模 3 个月，纤维环出现裂隙，髓核皱缩，软骨终板不规则增生；5 个月髓核完全纤维化，纤维环板层状结构消失，多数椎间盘突出，部分软骨终板凸向椎体内，血管芽稀少，周边不规则；7 个月部分椎体边缘骨赘形成。证实颈椎病是脊柱动、静力长期失去平衡的结果。

（三）直接注射生理盐水致颈椎病动物模型

1. 原理 向颈椎间隙内推注生理盐水，增加局部压力，加剧椎间盘退变过程，引起椎间隙后缘处的韧带及骨膜产生分离，以致韧带骨膜下间隙血肿形成。

2. 方法 采用成年家兔。在全麻无菌条件下取颈前路左侧正中旁横形切口，直达深筋膜之后钝性分离，自血管神经鞘与内脏鞘间隙达椎体前方，剪开椎体前筋膜，显露颈 4～颈 6 前方椎体及椎间隙。取 TB 空针将 0.1ml 灭菌生理盐水缓慢推注至颈 5～颈 6 间隙后中部。

3. 结果 术后 3 个月椎间盘组织形态学显著改变，纤维环局部断裂肿胀，后部软骨板处纤维软骨细胞轻度增生，钙盐沉着增加形成沉积并延至椎体后部，椎体关节软骨面处有不规则增生，并伴有变性坏死区及钙盐沉着征。

四、腰椎间盘突出症动物模型

（一）马尾神经受压动物模型

1. 原理 采用特制的适当大小的硅胶片压迫物，将其置于大鼠马尾神经处，类似于脊柱退行性变过程中出现的椎间盘突出、骨赘形成、黄韧带或后纵韧带钙化等因素引起的压迫。

2. 方法 选择 8 月龄 SD 大鼠。以腰 5、6 棘突间隙为中心，取后背正中切口长约 4cm。切开皮肤、皮下组织，钝性分离椎旁肌，自动拉钩牵开，咬除腰 5、6 棘突、左侧椎板和部分上下关节突，在 4 倍手术放大镜下，充分暴露马尾神经和左侧腰 5 神经根，将硅胶片置于

左侧腰 5 神经根出硬膜囊的交界处，局部固定牢固，逐层缝合。

3．结果　光学显微镜观察神经根外形、结缔组织增生及与神经根粘连情况。透射电镜观察轴突有无塌陷、局限性脱髓鞘变，髓鞘有无空泡形成，神经根有无纤维华勒变性、脱髓鞘变，雪旺细胞胞浆有无肿胀、胞核浓缩。压迫区神经根组织内前列腺素 E_2（PGE_2）、5 - 羟色胺（5 - HT）、过氧化脂质（LPO）含量增高，超氧化物歧化酶（SOD）活性降低。

（二）持续负重诱导椎间盘退变模型

1．原理　大鼠长期、持续双后肢负重诱导椎间盘退变加快。

2．方法　出生 2 天 SD 大鼠，结扎并切除其双上肢和尾部，成活幼鼠术后 2 周即开始直身站立，34 周龄时已能随意站立，依靠双后肢自由行走。饲养过程中保证双后肢大鼠有足够的活动场所，并抬高食槽和饮水瓶，配合大鼠进食时直立身体，增加其下腰部负重。

3．结果　4 月龄以后，模型鼠血管造影发现大鼠椎间盘软骨终板下血管分布明显少于对照组。模型鼠椎间盘氢清除时间明显延长，尤以 4 月、12 月龄组变化幅度较大，各组均与其对照组有显著差异。扫描电镜见软骨终板与骨性椎体之间有明确的界限，前者胶原纤维呈水平走向，后者为纵行交错构成的松质骨桁架，两者之间隔以薄层骨板，增龄过程中此种营养通路逐渐减少。

五、膝骨关节病动物模型

1．原理　通过手术切除稳定膝关节的韧带结构，使膝关节不稳定，内侧胫骨平台负重增加，形成关节软骨变性。

2．方法　采用成年家兔，常规备皮消毒、麻醉。通过膝正中旁切口暴露膝关节，切断前交叉韧带、内侧副韧带和内侧半月板，然后缝合关节囊和皮肤。

3．结果　术后 2 个月 X 线摄片可见关节间隙狭窄，4 个月关节骨端有明显的骨质炎性变，胫骨平台边缘骨赘形成。光学显微镜下 2 个月的关节软骨表层变薄，4 个月见软骨细胞坏死等改变。

六、股骨头缺血坏死模型

（一）外伤性股骨头缺血坏死模型

1．原理　用手术的方法将动物股骨基底部截骨，使供养股骨头的血运中断而致股骨头缺血坏死。

2．方法　采用体重 3kg 左右的成年家兔。全麻后，以髋关节外侧入路，暴露一侧髋关节，切开关节囊，切断圆韧带，使髋关节脱位。从股骨头内上方沿股骨颈部向大粗隆下方穿入直径 1mm 的克氏钢针 1 枚，然后在股骨颈基底部截骨，将股骨头沿着钢针向上移位，使骨折端完全分离 3~5 分钟，随后将钢针向远端加压，使钢针不露出股骨头软骨面外表，而骨折端复位满意。最后将股骨头还纳于髋臼内。

3．结果 术后 8 周的 X 线片上见到密度增加，髋臼和股骨上端弥漫性骨质疏松，股骨颈骨折线清晰。8～20 周大多数动物股骨头密度进一步增加，并出现散在囊性变，骨折线模糊不清，髋臼上下缘、股骨颈、大小粗隆和股骨上段骨折端均有骨质增生，但无股骨头塌陷现象。

（二）激素性股骨头缺血坏死模型

1．原理 类固醇类激素使用后能引起骨质疏松和股骨头坏死。

2．方法 采用成年家兔，体重 3kg 左右。每周注射长效泼尼松 4.2mg/kg，连续 8 周。12.25mg/kg 的剂量虽能加快造模速度，但动物死亡太多。

3．结果 动物消瘦，不食，便稀。术后 2 周的股骨头切片即可见到毛细血管增多、充血，骨细胞坏死，脂肪细胞膨大的改变，8 周时骨细胞大量坏死，留下空的骨陷窝，骨小梁变细如飘带状。

七、脊髓损伤动物模型

1．原理 用一定重量重物从一定高度落下，直接打击在暴露的脊髓硬膜上，造成脊髓的急性损伤。目前常用的方法是 Allen（1911 年）的背侧撞击法，造成损伤的势能或冲量用重物的重量（g）×落下高度（cm）来表示。

2．方法 脊髓背侧打击造模：实验动物可选用犬或兔。全麻，无菌条件下后背正中切口，将胸 13～腰 1 椎板咬除，暴露脊髓之硬膜。然后用预制好的金属重锤，以一定高度通过玻璃管打击在脊髓硬膜上，可听到钝击物声，犬下肢立即有跳动。如果打击在周围椎板上，音响完全不同，造模即失去准确性。国内学者先后进行改良。

3．结果 对犬脊髓的打击能量用 15×4g·cm，脊髓结构尚完整，脊索中有空沟散在灶；15×8g·cm 损害者，脊髓中央管脊侧多有严重损害，脊索及灰质中有孤立的小片状出血；受 15×16g·cm 打击者，中央管严重受损，脊索及中央管周围灰质有密集的片状出血，前角结构尚可，但部分神经元中胞核及尼氏体模糊。实验动物用兔，4.5×9g·cm 和 4.5×11g·cm 均造成脊髓灰白质出血、水肿，以灰质出血明显，打击后有恢复。4.5×18g·cm 组织破坏严重，灰质结构几乎消失，诱发电位消失。

八、周围神经损伤动物模型

1．原理 用钳夹切割或牵拉的方法造成动物坐骨神经的直接损伤，供不同目的的实验观察周围神经生长情况。

2．方法 选择 40g 小鼠作为实验动物，全麻，消毒皮肤，在股后部位的皮肤上剪一长约 1cm 的纵形切口，用止血钳在股骨下约 0.2～0.4cm 钝性分离肌肉，暴露并游离出坐骨神经，用同一把方头显微持针器的夹口前中 1/3 交界处，垂直钳夹坐骨神经干，夹紧 5 秒钟，部位距梨状肌下缘约 0.5cm，然后缝合皮肤。

3．结果 被钳夹的神经部位在手术显微镜下如一透明薄膜。如此造成的神经损伤，组织切片示轴索全部断裂，仅外膜保持连续，刺激电压高达 50V 时亦无动作电位出现，证明神经干已被钳断，相当于 IV 度神经损伤，模型鼠一侧下肢呈软瘫状态。

九、骨质疏松症动物模型

1．原理 妇女绝经期后可引起骨质疏松症，并由此引起骨折率增加。临床和实验均发现雌激素有降低骨转换、维持骨量作用。故可通过切除动物卵巢，使动物无雌激素来源以建立骨质疏松症动物模型。

2．方法 采用雌性 12 周龄 Wistar 大鼠。以戊巴比妥钠腹腔内注射麻醉，皮肤常规消毒，从背侧腰椎下方进入腹腔，摘除双侧卵巢，止血后缝合。假手术组仅做背侧腰椎下方进入腹腔，随即止血缝合切口。

3．结果 去卵巢后的动物术后 3 个月可获得骨组织形态学的改变，如骨小梁相对体积、皮质骨平均厚度、骨小梁指数、平均骨壁厚度均减少，表明骨量明显减少，骨转换加快，重建负平衡，符合骨质疏松症表现。可根据实验需要观察：①骨代谢生物化学指标，如血清钙、尿钙、血清碱性磷酸酶、尿羟脯氨酸；②性激素测定，如雌二醇、睾酮；③骨矿密度测定，如单光子或双光子骨矿测量；④组织学切片，光镜或扫描电镜观察。

第三节 骨组织病理学实验方法

一、骨组织切片技术

（一）取材与固定

一般情况下，取材的组织块以 $1cm \times 1cm \times 0.3cm$ 以内为宜，并保证研究组织的完整性。固定是将要观察的新鲜组织，从动物体取下后立即投入固定剂内，借助化学药品的作用使细胞组织的形态结构保存起来，不使其改变形态和变质的一种方法。常用固定剂有甲醛、福尔马林、乙醇、醋酸、苦味酸、重铬酸钾、铬酸、氯化汞、四氧化锇等。常用混合固定液有 Zenker's 液、Helly's 液等。

（二）脱钙

骨和其他钙化组织需要脱去钙盐，使之软化，才可切成薄片。脱钙液均为酸性剂，有有机酸和无机酸两种，而用于配制脱钙液的药品中以硝酸为最佳。骨组织化学常用的脱钙法有 EDTA 脱钙。

（三）洗涤和脱水

组织在固定后一定要把渗入里面的固定液洗去，否则留在组织中的固定液有的可以妨碍染色，有的可以发生沉淀或结晶，影响观察，但冲洗有一定原则，要视固定剂的种类不同而定。

组织经固定及水洗后含有多量水分，不能和支持剂混合，必须先把组织中的水分彻底祛除，这一步骤称为脱水。脱水应逐步进行，不能操之过急，否则会引起组织强烈收缩，或使组织发生变形。一般把脱水剂配成各种浓度，自低浓度到高浓度循序渐进。脱水剂必须是与水在任何比例下都可混合的液体。一般有两种类型，其中非石蜡溶剂的脱水剂有酒精、丙酮等，组织在脱水后必须再经二甲苯透明才可浸蜡。而脱水兼石蜡溶剂的脱水剂有正丁醇、叔丁醇等，组织在脱水后即可直接透蜡。

（四）透明

在制片过程中有两次透明，第一次是在透蜡前脱水以后组织块的透明，第二次是在染色以后切片的透明。组织块透明的目的是便于透蜡包埋，切片透明的目的是有利于光线的透过，便于利用光学显微镜观察。最常用的透明剂有二甲苯、甲苯、氯仿、香柏油、丁香油、蓖麻油、石炭酸等。

（五）透入与包埋

组织经过脱水、透明后要让石蜡、火棉胶、炭蜡、明胶等支持剂透入内部使其变硬，并将组织包埋进去以利于切片和观察，这个过程称为"透入"和"包埋"。石蜡切片的透入即"浸蜡"，它的目的在于除去组织中的透明剂（如二甲苯等）而代之以石蜡，使石蜡渗入组织内部后把软组织变为适当硬度的蜡块，以便切成薄片。包埋剂亦即支持剂，常用的有石蜡、火棉胶、炭蜡、明胶等。

（六）脱钙骨及软组织切片

组织切片法根据所使用支持剂的不同主要有石蜡切片法、火棉胶切片法及冰冻切片法三种。

1. 石蜡切片法　石蜡切片法比较节省时间，操作容易，可通过石蜡切片机切成极薄片（一般 $4 \sim 8 \mu m$），并能制作连续切片。组织块可包埋在石蜡中永久保存。缺点是只能用于较小组织块，组织在脱水、透明过程中会产生收缩，易变硬变脆。石蜡切片机多为轮转式，为病理组织切片制作的主要工具。切片步骤有修切蜡块、固定蜡块、切片、贴片、烤片。贴片方法有烫片台法、温水捞取法。

2. 火棉胶切片法　此法优点是包埋不用二甲苯及石蜡，不经高温，可避免组织收缩及变脆，又因火棉胶有韧性，切片不致有折卷或破裂，适宜于大块、硬度较高的组织（如骨、肌腱）。缺点：火棉胶切片机不能切薄，起码在 $10 \mu m$ 以上，不能连续切片。火棉胶切片需用平推式切片机，贴片常用蛋白甘油法和明胶贴片法。

3. 冰冻切片法　是将组织冻结后用冷冻切片机切成的切片。这种切片法简便迅速，切片较薄，且可连续切片，较为理想，适用于临床手术急检标本的病理诊断。由于组织不经脂溶剂处理也不经加热处理，不论固定与否均可切片，适用于酶组织化学。脱钙骨经洗涤、硬化后，可直接进行冷冻切片。

二、骨组织切片染色

（一）染色目的与原理

1. 染色的目的　切片制成以后，必须经过染色，使组织或细胞的某一部分染上与其他部分不同深度的颜色或不同的颜色，产生不同的折射率，组织或细胞内各部分的结构显示得更清楚，便于利用光学显微镜进行观察。

2. 染色的原理　天然和人工合成的染料都是含发色团的有机化合物，当染料具有助色团成为盐类物质，即可溶解于水并带电荷，与组织有亲和力，使组织着色。细胞和组织的酸性物质或结构与碱性染料亲和力强者，称嗜碱性；而碱性物质或结构与酸性染料亲和力强者，称嗜酸性；若与两种染料的亲和力均不强者，称中性。组织的基本成分是蛋白质，构成蛋白质的氨基酸既含氨基，也含羧基，是两性电解质。各种蛋白质的等电点因氨基酸成分的不同而异，其电荷性质又与溶液的 pH 值相关，根据研究目的选用合适的染色方法，调整好染液的 pH 值，即可取得良好染色效果。常用的酸性染料如伊红、坚牢绿、橙黄等，碱性染料如苏木精、亚甲蓝、碱性品红等。

（二）染色的基本步骤

1. 石蜡切片染色　将石蜡切片牢固贴在载玻片上后即可进行染色。其基本步骤如下：

（1）脱蜡　经 2 次二甲苯，各 2~5 分钟。务必将石蜡脱净，否则影响染色。如室温低，脱蜡时间应延长。

（2）下行酒精　即依次浸入无水酒精、95% 酒精、90% 酒精、80% 酒精、70% 酒精，于每级酒精浸约 2 分钟。依次过渡到低度酒精，可防止切片骤然入水而容易脱落。

（3）浸洗　蒸馏水浸洗数分钟。

（4）染色　按各种染色法的要求进行。

（5）再浸洗　蒸馏水浸洗，洗去多余的染液，时间因不同方法而异。

（6）脱水　即依次经过 70% 酒精、80% 酒精、90% 酒精、95% 酒精和两次无水酒精，这个过程简称上行酒精脱水。逐步脱水可使切片不致急剧收缩。各步脱水时间约 1~2 分钟。

（7）透明　经过两次二甲苯，各数分钟。若切片呈云雾状，便是脱水不彻底，应将切片返回无水酒精继续脱水后再透明。

（8）封固　将切片 4 周的二甲苯擦去，在切片上滴上适量的树胶，取盖玻片小心盖在切片上，注意避免发生气泡。封固后，标本平置待干，并贴上标签。树胶是常用的干性封固剂，透明，淡黄色，溶于二甲苯。

2. 火棉胶切片染色　火棉胶切片可用各种染色剂进行染色，染色时不需将切片上的火棉胶除去，火棉胶本身虽可着色，但它的着色程度极微，并不影响显微镜观察。

（三）骨组织常用染色法

组织学中最常用的是苏木精和伊红染色，简称 HE 染色法。苏木精使细胞核和细胞质内的嗜碱性物质呈蓝紫色，伊红使细胞质基质和间质内的胶原纤维等着红色，脱钙骨基质粉红色，透明软骨基质蓝紫色，胶原纤维和弹性纤维粉红色。骨染色多数用茜素红，这一染料对于曾用碱处理过的小骨标本尤为适宜。

三、不脱钙骨组织制片技术

1.标本处理 在骨活检或采取实验标本前，应根据该机体骨再建的大致周期，对实验对象进行四环素双标记。如人类双标记需相隔 13 天左右，兔、大白鼠等动物相应缩短。活检前予以双标记，于第 2 次注射四环素 48 小时后采取标本。四环素剂量每次每千克体重 30～50mg。

2.固定 采取标本后即刻固定于 40％酒精内保存于 4℃冰箱中，起到固定兼脱水作用，固定后不需水洗，因水洗可导致组织肿胀，在脱水时发生组织收缩。

3.脱水 以 40％、70％、80％、95％、100％酒精脱水各 2 次，每次 24 小时。

4.透明 置二甲苯内 24 小时。

5.渗透及包埋 放入渗透Ⅰ液、渗透Ⅱ液、渗透Ⅲ液各 48 小时。在容器中，将骨标本浸渍于新鲜配制的渗透Ⅲ液中，置包埋容器于 40℃恒温箱中 12 小时，在室温下直至包埋液硬化，放入 4℃冰箱中保存。

6.切片 使用硬组织切片机。切片前整修包埋块，切片时要用 40％酒精湿润组织切面及刀面，95％酒精以展开铺平切面。要求连续切片，保留各种厚度的同一部位的切片。一般 5～7μm 切片为观察细胞结构之用，15～20μm 切片可供荧光下观察测量四环素标记情况。

7.贴片 ①先将洗净的载玻片浸于 50℃的贴片液中浸渍数分钟，然后在 50℃温箱中烘干玻片，即可用于贴片。②处理过的载玻片上滴数滴 95％酒精，放上切片，用眼科镊子小心展开，覆以盖玻片，压紧切片，夹紧后放 37℃恒温箱中烘干。

8.染色 一般用未染色的不脱钙切片进行染色。类骨质带为绿色或红色，潮线为绿色，矿化线为橘红色，矿化低密度处为橘黄色，矿化高密度处为碱性品红色，骨细胞为红色，成骨细胞和破骨细胞为蓝色至深紫色，胞浆为绿色，骺板的软骨细胞为红色或深红色，四环素标记带为金黄色。

四、骨组织形态计量

骨组织形态计量主要是通过不脱钙的骨组织切片进行显微镜下的观察测量，采用骨组织形态的计量方法，经过统计学处理后得出定量结果。研究骨的再建过程中组织及水平的改变时，尚需于采取标本前作荧光物质如四环素等骨形成过程的双标记，观察及记录有关各水平的数据，使用公式计算出骨再建的结果，结合实验设计或临床表现予以评价。

（一）骨组织形态半自动测量技术

骨组织形态计量的计算机软件是利用计算机图像分析系统对骨组织结构、骨形成、骨吸收及骨矿化等过程，进行半自动测量计算和打印出最后结果，由于精密度和精确度的提高，减少了标本量及标本数，节约了检验时间。测量是通过显微镜中视野内的图像，经绘图管装置绘像于数字板上，用光笔或光标描绘图像后经转换板将数据输入计算机，输入的基本数据有面积、周长、长度、间距及点数等。骨科软件中的 LM 程序是利用基本数据计算出普通光镜下的骨组织结构、骨吸收和骨形成的骨计量学参数（静态）；FL 程序除利用基本数据外，还需综合静态参数计算出荧光镜下或偏光镜、相差显微镜下骨再建过程的骨动力学参数。

（二）骨组织形态计量的参数

参数的计算是从已测定的基本数据进行处理而取得的。在光镜下测得的数据与荧光镜下取得的数据综合计算，可得出骨计量的静态和动态参数。主要参数如下：

1. 骨结构表面参数　有类骨缘表比（OS%）、吸收陷窝表面比（LTOT）、活性吸收表面（SVocl）、类骨质双标记表面比（LAB osd）。

2. 骨矿化沉积率（AR）　有年沉积率（AR/y）、日沉积率（AR/d）。

3. 平均骨壁厚度（MWT）　指经过完整的骨单位成骨周期后在成骨表面所见到的一层新骨平均厚度，或粘合线到骨表面的平均距离。

4. 细胞指数（Cell Index）　指不同类型细胞在一定单位内的密度。有形成骨表面成骨细胞指数（OB/F）、活性吸收表面破骨细胞指数（OC/R）、破骨细胞核指数（Nocl）、成骨细胞指数（OBI）、破骨细胞指数（OCI）。

5. 骨的形成参数　有少活性成骨表面成骨率（BFRsa）、成骨表面成骨率（BFRcs）、小梁表面成骨率（BFRTs）、成骨率（BFRoB）。

6. 骨吸收参数　有骨平衡Ⅰ（BBv）、骨平衡Ⅱ（BBs）、体积骨吸收率（BRRv）、吸收表面骨吸收率（BRRs）、活性表面骨吸收率（BRRsa）、破骨细胞吸收率（BRRoc）、线性吸收率（LRR）。

7. 骨转换和细胞水平活性周期　有辐射关闭率（RCR）、辐射吸收率（RRR）、成骨周期（δt）、吸收周期（ar）、骨单位活动周期（δ）。

8. 其他参数　有小梁骨宽度指数（TTI）、活性骨质表面比（Sfo）、平均类骨质宽度（OSW）、骨小梁面积体积比（S/V）等。

第四节 骨代谢生物化学

一、维生素 D_3 及其代谢产物

(一) 对骨的作用

维生素 D_3 对骨矿物质代谢的影响是双向的，既可以促进新骨钙化，又可促进钙由骨中游离出来，使骨盐不断更新，维持钙的平衡，同时对骨胶原也有调节作用。1，25－二羟维生素 D_3 ［1，25－$(OH)_2$－D_3］ 受体（VDR）是介导 1，25－$(OH)_2$－D_3 发挥生物效应的生物大分子，为一种基因转录调节蛋白。VDR 的表达除了在机体生长发育的不同时期明显不同外，还受到许多激素的调节，如维生素 A 的衍生物视黄酸可使大鼠成骨样细胞系 ROS17/2 的 VDR 明显增多，糖皮质激素也可使体外培养细胞和完整动物的 VDR 增多。此外 VDR 还受维生素 D_3 代谢产物的自身调节。

(二) 测定方法

维生素 D_3 可用生物学、免疫学和化学等方法测定，测定手段包括柱层析、气相色谱、液相色谱、色质联用、紫外吸收及竞争性蛋白结合、放射受体法等。维生素 D 本身不具有生物活性，在血中的含量低，半衰期短，临床上一般测定其代谢产物。

二、甲状旁腺激素

(一) 对骨的作用

甲状旁腺激素（PTH）对骨的作用主要是促进骨的吸收。PTH 对各种骨细胞的共同作用是促使钙离子从细胞外液进入及从线粒体释出，使细胞浆钙离子浓度增加。另外，由于 PTH 作用于破骨细胞，胞浆内钙离子浓度增高，抑制异柠檬酸脱氢酶，从而产生大量柠檬酸和乳酸，扩散到骨基质中，使骨周围 pH 降低，利于骨盐溶解释放。PTH 持续的分泌，能激活大量位于骨内膜中的骨原始细胞，使这些细胞加速分解，并形成前破骨细胞和新的破骨细胞，新增加的大量破骨细胞转化为成骨细胞，因而引起成骨细胞的数目增加，不仅骨的吸收增加，而且骨的生长也增加。

由于雌激素有拮抗 PTH 的骨吸收作用，降低骨细胞对 PTH 骨吸收作用的敏感性，并能刺激成骨细胞的活性。因此绝经期的女性，由于雌激素缺乏使骨组织对 PTH 作用的敏感性增强，骨质吸收增加，即骨质丢失增加而形成所谓绝经后骨质疏松。

(二) 测定方法

PTH 的测定方法分为生物测定法和放射免疫测定法。

1．生物测定法 最常用的是腺苷酸环化酶（cAMP）的测定。因为 PTH 能刺激 cAMP 的生成。此后超灵敏度的细胞化学测定能够测定血循环中 PTH 的存在。这种测定方法繁琐而且时间长，难以在临床上应用。

2．放射免疫测定法 根据 PTH 在体内代谢的特性，目前有氨基端和羧基端放免测定法两种。羧基端 PTH 在血循环中含量最高，经过典型的代谢途径，其测定结果更能反映体内 PTH 的分泌情况，更适合临床常规检验使用。

三、降钙素

（一）对骨的作用

降钙素对骨的作用是直接抑制骨质吸收，主要是抑制破骨细胞的活性和数量，同时也调节着成骨细胞的活性，促进骨生成。雌激素对降钙素的分泌可能有直接影响，绝经后妇女血中降钙素含量明显低于同年龄组男性，因此，绝经后妇女雌激素缺乏，以致降钙素减少可能是绝经后骨质疏松发病的一个重要原因。

（二）测定方法

主要有生物测定法和放射免疫测定法。

1．生物测定法 是一种间接测定降钙素浓度的方法。它基于低血钙反应对非肠道（静脉注射等）降钙素剂量的测定。用标定的降钙素国际参考制品去测定新合成的肽或提取物的生物活性和确定已测定了免疫化学的降钙素的生物活性。此种测定方法灵敏度低，但它却能真实反映降钙素的生物学活性或作用。该方法是检测长期接受降钙素治疗患者的破骨细胞对降钙素是否敏感的有效方法。

2．放射免疫测定法 放射免疫测定法是直接测定血中、体液中或经过提取的组织中降钙素含量的方法。本方法的灵敏度高，最低可测到 2pg/ml 水平，是目前临床上最常用的测定方法。由于是抗原和特异性抗体的免疫反应，因而测定的准确率高，而且能较快地分析大量的样品。其不足之处在于不能鉴别所测定的降钙素是否具有生物活性。

四、影响骨形成和吸收的调节因子

骨和骨代谢包括骨的形成和吸收两方面，从总体上来说维生素 D 活性代谢产物是起双向调节作用，甲状旁腺激素主要是促进骨吸收，而降钙素是抑制骨吸收，这 3 种钙调节激素是全身性的调节因子，共同维持体内血钙的平衡。

骨组织、软骨组织及其他组织中还存在一些局部调节因子，也对骨或软骨的形成和吸收起着重要的调节作用。包括骨钙素（BGP）、骨形态发生蛋白（BMP）、碱性磷酸酶（ALP）、骨结合素（Osteonectin）、骨骼特异生长因子（SGF）、骨源性生长因子（BDGF）、巨噬细胞源性生长因子（MDGF）、骨趋化因子（BCF）、转化生长因子（TGF）、胰岛素样生长因子（IGF）、软骨源性因子（CDF）、软骨源性生长因子（CDGF）、软骨诱导因子（CIF）、干扰素γ（INFγ）、甲状旁腺激素相关蛋白（PTHrp）、白细胞介素（IL）、肿瘤坏死因子（TNF）、前列腺素（PG）、分化诱导因子（DIF）、表皮生长因子（EGF）、血小板衍生生长因子（PDGF）等。其中骨形成的生化指标主要包括血清碱性磷酸酶、骨钙素、羧基端前胶原和尿羟脯氨酸等；骨吸收的主要生化指标包括羟脯氨酸、羟赖氨酸、血浆酸性磷酸酶等。

第五节　骨与软骨组织的培养

一、组织培养概述

（一）概念

体外培养包括细胞培养、组织培养和器官培养。

1．细胞培养　是指细胞（包括单个细胞）在体外条件下的生长。

2．组织培养　是在体外模拟体内生理环境，在无菌、适当温度和一定营养条件下，使从体内取出的组织生存、生长繁殖和传代，并维持原有的结构和功能特性。广义的组织培养与体外培养同义。狭义的组织培养是指组织在体外条件下保存或生长。

3．器官培养　是指以某种可以允许其结构和/或功能得以保存并维持分化的方法，使器官的全部或部分在体外生长或维持。

根据培养物细胞生物学的特点，组织培养可分为原代培养和传代培养。亦可根据培养条件和器皿的不同而分为静止培养和动态培养：静止培养有单细胞（克隆）培养、二维单层培养、三维器官培养等；动态培养有转管培养法、旋转培养法等。

（二）基本要求

体外培养细胞的生存条件主要有以下 3 方面：

1．营养　能进入细胞内被细胞利用和参与细胞代谢活动的物质属营养物质。体外营养细胞所需的营养物质与体内相同，主要有糖、氨基酸和维生素三大类。细胞所需的营养，常由培养基供给。

（1）按其物质状态分类　分为半固体培养基（如软琼脂培养基）和液体培养基。

（2）按其来源分类　分为合成培养基和天然培养基。合成培养基是根据已知细胞所需营养物质的种类和数量严格配制而成的。天然培养基是对细胞所需成分已基本掌握，但未完全搞清，在使用合成培养基时，仍需要加入一些天然成分，如人或动物的血清、血浆等，当前主要使用牛血清为主。无血清培养基是在基础培养基内，增添了促细胞生长因子、激素类物质和促贴附物等。

2．环境要求

（1）无菌　在培养物中不存在细菌、病毒、支原体、真菌或其他微生物。无菌是保证培养细胞生存的首要条件。

（2）温度　要维持细胞生长，必须有适宜的温度，人和哺乳动物培养细胞最适宜温度为

35℃~37℃。偏离这一温度范围，细胞的正常代谢和生长将会受到影响，甚至导致死亡。把细胞置于25℃~35℃时，细胞仍能生存和生长，但速度缓慢；放在4℃数小时后，再置37℃培养，细胞仍能继续生长。

（3）气体　气体也是细胞生存的必需条件之一。所需的气体主要有O_2和CO_2。O_2参与三羧酸循环，产生能量供给细胞生长、增殖和合成各种成分；CO_2既是细胞代谢产物，也是细胞所需成分，它主要与维持培养液pH值有直接关系。

（4）pH值　多数细胞的适宜pH值为7.2~7.4，偏离此范围对细胞可产生有害影响。各种细胞对pH的要求也不完全相同，原代培养细胞一般对pH值变动耐受差，连续性细胞系（株）耐力强。

（5）渗透压　人血浆渗透压约为290mOsm/kg，亦可看作培养细胞的理想渗透压。不同细胞可能有所不同，小鼠细胞的渗透压在320mOsm/kg左右。大多数细胞对渗透压有一定的耐受，在260~320mOsm/kg范围都适宜。

（6）培养底物　除少数悬浮生长的细胞外，绝大多数细胞属于贴壁依赖性细胞或培养物。由它们繁衍出来的细胞或培养物只有贴附于不起化学作用的物体（如玻璃或塑料等无活性物体）的表面时，才能生长、生存或维持功能。根据所培养细胞的种类和培养目的，常用的培养底物有玻璃、一次性塑料、微载体。

（7）饲养层细胞　也称饲细胞。可用小鼠成纤维细胞或其他细胞长成单层后，再用亚致死量射线照射，使细胞失去增殖力但仍存活并进行代谢活动，可支持其他细胞生长。在单克隆抗体制备过程中所用的饲细胞，通常是收集小鼠的胸腺细胞或腹腔巨噬细胞，不用大剂量射线照射而直接铺于多孔板内使用。

3．废物的排出　体内组织、细胞代谢所产生废物的排出依赖精密的排泄系统，而体外培养的细胞则靠换液排出废物和代谢产物。适时的换液对体外细胞培养极为重要。

（三）基本设备和试剂

1．培养室的准备　培养室设计的原则是防止微生物污染和有害物质影响。培养条件包括无菌操作、温育（37℃）、培养液配制、用品的洗刷和无菌处理以及贮存。

2．基本设备

（1）超净工作台　利用鼓风机驱动空气，通过高效滤器净化后，徐徐通过工作台面，使工作场地构成无菌环境。有侧流式和外流式两种。

（2）培养器　最好备有为封闭培养所需的电热恒温培养箱和用于开放系统的二氧化碳孵箱。

（3）显微镜　倒置显微镜，在培养过程中观察细胞的增殖状况，以能进行相差显微摄影的为宜。实体（解剖）显微镜，在原代培养时用于切割和准确地挑选用于培养的组织。

（4）蒸馏器　制作双蒸水和三蒸水用于配制各种培养液。玻璃器皿的冲洗也要使用纯化水。

（5）冰箱　将培养用液保存于4℃中。血清、消化液和抗生素液等在-20℃下长期保存。

（6）离心机 由于最常用的转速为每分钟 800～1000 转，应配置一台能够获得稳定转速的低速离心机为宜。

（7）天平 应配置普通天平、扭力天平和分析天平。

（8）滤器 用于各种培养液和不能用高压灭菌的液体除菌消毒。

（9）液氮容器 用于冻存培养细胞。

还有 pH 计、电磁搅拌器等。

3．基本试剂

（1）培养液 天然培养液主要有血浆、鸡胚浸出液、水解乳蛋白、鼠尾胶原和血清。其中血清是组织培养中用量最大的天然培养基。血清的种类有小牛血清、胎牛血清、马血清和人血清等，常用的是小牛血清。合成培养基一般是依据条件、经验和培养基的特点而定，已建成的细胞系最好选用最初原代培养使用的培养基。

（2）抗生素和抗霉素液 原代培养中取材的标本接种前的处理和常规培养液内均需加入抗生素和抗霉素，以预防污染。

（3）平衡盐和缓冲盐溶液 平衡盐溶液用来洗涤所要培养的组织及配制合成培养液的基础液。以无机盐类和葡萄糖制成保持生理状态的渗透压和 pH 值的溶液，称为平衡盐（BBS）溶液。Hank's 液和 Earle 液可作为大体完备的 BBS 溶液的代表。

（4）细胞分散剂 主要是胰蛋白酶。胰蛋白酶的活力用解离酪蛋白的能力表示。EDTA 溶液使用浓度一般为 0.02%。

（5）指示剂和染色液 1%酚红、1%胎盼蓝和 0.2%伊红染色液。

二、成骨细胞培养技术

（一）成骨细胞培养方法

体外培养成骨细胞，是研究力学环境、电磁刺激及药物治疗等理化因素对骨生长代谢影响机制的一种基本方法。

1．鼠颅盖骨成骨细胞体外培养 1～2 日龄 SD 大鼠断头处死，无菌操作取出颅盖顶骨，修整挑选适于培养的组织块，将其置于盛有 RPMI 1640 培养基的培养皿中，剪成 0.5cm × 0.5cm 大小碎块，加入 0.25% I 型粗胶原酶 1ml，置于孵箱中消化 20 分钟，吸取消化液至离心管中，加入胶原酶抑制剂 1ml。反复消化 4 次，弃去第 1 次消化液，收集后 3 次消化液，1000 转/分钟离心 5～8 分钟使细胞沉淀，用培养液冲洗细胞 2 次，胎盼蓝染色显示 90%以上细胞存活，将细胞悬液种植于直径 35mm 培养皿中，细胞密度 $4 \times 10^4/cm^2$。观察细胞已开始贴壁后，加 RPMI 1640 培养液 0.5ml，15%小牛血清，50mM 抗坏血酸 1 滴，置于 37℃，饱和湿度，5% CO_2 的孵箱中培养。置入后第 3 天换液，以后每 3 天换 1 次培养液。

2．人成骨细胞体外培养 实验材料取自经血、尿分析无代谢骨病的人髂骨的松质骨约 1cm³，置入装有 DMEM 培养液的无菌瓶内。将组织块剪碎成约 1mm³ 大小的骨粒，用 D－Hank's 液冲洗直至肉眼见不到红色为止。用 0.1%的胶原酶消化骨粒 1 小时（37℃）。中止消化后再用 D－Hank's 液冲洗数遍。将骨粒置于预先悬架在培养皿中的孔径 80μm 的尼龙网上孵育 3 天，每天换液 1 次，然后将骨粒移植入预先涂布鼠尾胶原的培养瓶中。骨粒间保持 0.5~0.7cm 的间距。作翻转培养 2 小时后加入培养液，置 37℃，95% 空气，5% CO_2 条件下继续培养，每 3 天全量换液 1 次。当原代细胞融合形成单层后，取出骨粒，然后用 EDTA 消化瓶中细胞，以 $2 \times 10^4 /cm^2$ 密度接种于新的培养瓶中进行传代培养。另将上述消化前取下的骨粒重新植入预先选好鼠尾胶原的培养瓶中进行再培养。

（二）成骨细胞的鉴定

1. 形态学观察　用倒置显微镜逐日观察细胞的生长情况及形态特征、成骨细胞体外培养动态变化。消化下来的成骨细胞，接种后 2 小时即开始贴壁，培养第 2~5 天细胞处于指数生长期，呈现出成纤维细胞样外观，倒置显微镜下可见绝大多数细胞为长梭形，个别细胞为多角形或不规则形，提示培养细胞除成骨细胞外，尚有其他来源细胞。培养第 6~7 天细胞融合成一层，形态变为镶嵌形，开始形成细胞团灶，此后叠层生长。细胞灶内成骨细胞样细胞呈锥样形、多角形或规则状，开始分泌骨基质，细胞被基质覆盖呈反光强的高亮点，随后基质中出现钙化斑，部分细胞退化坏死后被钙化。极少量细胞向骨细胞转变，核比例增大，借突起与表面新生成骨细胞连接以获取营养。培养 40 天后，培养皿底部肉眼可见新生骨组织凹凸不平，显微镜下观察到骨基质钙化，少量骨细胞样细胞散在其间，似编织骨形成。

2. 组织化学鉴定　培养皿中加入盖玻片，使细胞生长于盖玻片上。于培养第 7 天细胞相互连续成一层，此时取出盖玻片，4℃ 生理盐水冲洗，80% 丙酮固定，PBS 缓冲液冲洗，采用改良钙钴组化法和 ABC 免疫组化法，进行细胞内和基质中 ALP 染色。可见灶状细胞团内成骨细胞 ALP 染色强阳性，灶间细胞弱阳性，部分区域其他细胞阴性。

3. 钙化灶扫描电镜观察　细胞培养不同时期，分别取出培养皿中已长满细胞的盖玻片，二甲基砷酸盐缓冲液冲洗，2.5% 戊二醛和 4% 多聚甲醛固定，丙酮逐级脱水，临界点干燥，表面喷碳，置入扫描电子显微镜中，观察盖玻片上细胞生长及钙化灶位置、形状、大小等。扫描电镜下可见：培养 12 天的成骨细胞已出现钙化，钙化灶点状散布于细胞灶中；培养 25 天的成骨细胞内，钙化斑逐渐增大，相互连接成小片状，略凸出于细胞层之上，钙化斑结构较疏松、粗糙，似含砂较多的水泥。

4. 钙化灶 X 线能谱分析　扫描电镜观察过程中，选择细胞钙化灶用 X 线能谱仪进行区域扫描或点扫描，扫描时间 100 秒，打印出能谱图，测量钙化灶内组成元素的含量，计算钙、磷元素相对比值。

（三）成骨细胞的纯化

1. 机械刮除法　经过对体外培养成骨细胞内 ALP 染色定位，在显微镜下从瓶底标出 ALP 阳性区，此区为成骨细胞生长范围，用细胞刮在显微镜下刮除 ALP 阴性区之细胞。

2. 反复贴壁法　颅骨组织块经胶原酶消化后，加入 RPMI 1640 培养液，依次接种到 3 个培养皿中，第 1 皿接种 5~10 分钟后，轻轻倾斜吸出培养液，再接种至第 2 皿中，处理方法同第 1 皿，最后接种第 3 皿。根据成纤维细胞较易贴壁的特点，将其与成骨细胞分离。

三、破骨细胞培养技术

（一）破骨细胞培养方法

1. 兔破骨细胞体外培养　将仔兔清洗、消毒。无菌条件下取其股骨、肱骨和胫骨，去净骨面软组织及软骨骺。在无钙、镁的 Tyrode's 平衡盐溶液中，纵向剖开骨干及干骺端，轻刮骨的内表面，并用尖吸管吸 Tyrode's 平衡盐溶液，反复冲洗骨髓腔，获得的细胞为群 1 细胞。然后骨干及骨骺端放入 0.5mg/ml 的胶原酶/TB－SS 中，37℃，30 分钟，反复冲洗骨髓腔，获得的细胞为群 2 细胞。经胶原酶处理的骨组织，再放入含胰蛋白酶和 EDTA 的无钙、镁 TBSS 中，37℃，30 分钟，加入 1ml 胎牛血清终止胰蛋白酶的作用，彻底清洗骨髓腔，获得的细胞为群 3 细胞。上述 3 群细胞分别用 DMEM 清洗，2000 转/分钟离心 3 次，每次 10 分钟。最后各加入 8ml DMEM，吹匀细胞，备用。

取无菌 24 孔培养板一块，每孔加 1ml DMEM，其中 12 孔加一个盖玻片，另 12 孔各加骨磨片，置 CO_2 孵箱内 1 小时后，加入上述分离的 3 群细胞悬液，每孔 1ml，5% CO^2、37℃潮湿条件下共同培养。16 小时左右，冲掉未附着于骨片上的细胞（主要为红细胞），继续培养。每 24 小时换液 1 次。

2. 鼠破骨细胞体外培养　拉颈处死出生 24 小时以内的新生大鼠，75%酒精浸泡 5 分钟，分离四肢长骨，清除附着于表面的软组织与骨骺，骨干部分用 MEM 培养液洗两次后放入玻璃培养皿内，用解剖刀将骨质轻轻刮入培养液内，静置 30 秒钟，将细胞悬液吸入放置盖玻片（经清洗消毒）或薄骨片的 24 孔细胞培养板内，置 CO_2 培养箱，在 5% CO_2、95%空气、37℃条件下培养 30 分钟，用 MEM 冲掉贴壁细胞，更换培养液继续培养。每 24 小时换液 1 次。

（二）破骨细胞的鉴定

1. 相差显微镜观察　破骨细胞与骨片共同培养 1 天后，可见有吸收陷窝形成，开始多为单个圆形或椭圆形，随着培养时间的增加，吸收陷窝也不断增加，尤其是群 3 细胞形成吸收陷窝的速度更快，由开始的单个圆形到最后连接成串珠状。培养 1 周后，吸收陷窝的增加速度减慢或停止。

2. 组织形态学观察

（1）HE 染色　盖玻片培养 1 周后，80%酒精固定，HE 染色，脱水，透明，封固。光学显微镜下观察到培养的破骨细胞为多核，核的数量不等，由几个到几十个，每个核含 1～2 个核仁，周围可见许多伪足样胞浆突起。

（2）酸性磷酸酶染色　盖玻片入酸性磷酸酶液中，37℃孵育 2 小时，再入 1%硫化铵溶液中 1 分钟，脱水，透明，封固。破骨细胞酸性磷酸酶染色呈阳性反应，多个细胞核呈深棕色，核仁为黑色，胞浆呈棕黄色，其内见深棕色的酶原颗粒。

四、软骨细胞培养技术

（一）软骨细胞培养方法

软骨细胞增殖能力很有限，体外培养增殖一定数量后，细胞会进入不分裂状态，具有明显的复制衰老现象。此外，在同样条件下，由于细胞密度不同，培养的软骨细胞的生长分裂能力、形态和功能会完全不同。软骨细胞培养除了研究软骨的生长、发育、代谢等目的之外，还可使用关节软骨细胞分离后在体外培养并形成软骨组织，修补关节软骨缺损。

1．兔软骨细胞体外培养 步骤：①取 3 月龄家兔，耳动脉空气栓塞处死后剃毛，清洁消毒皮肤，用外科无菌手术截取股骨近、远端，胫骨近端，肱骨近、远端，所取组织立即放入 GKN 平衡盐溶液内。②把关节周围的软组织刮除干净，以解剖刀将每个关节处的软骨组织削下来放入盛有 GKN 溶液的器皿内。反复清洗除去软骨片表面的血液。将软骨组织漂洗完毕后，吸出 GKN 液。③加入 0.05％透明质酸溶液 40ml，室温下放置 3 分钟，吸取酶溶液，用 GKN 溶液洗 2 次。④把软骨切成 1mm³ 的小块，放入消化瓶。⑤将 0.2％胰蛋白酶 20ml 加入瓶内，在 37℃下搅拌 30 分钟，吸去酶溶液，以 GKN 液洗 2 次。⑥加入 0.2％胶原酶 40ml 于消化瓶内，37℃剪切搅拌 100 分钟。⑦吸出酶液及细胞，倒入无菌离心管内，每管加入 DMEM 5ml，混匀后 1500 转/分钟离心 3 分钟，弃去上清液，留下细胞，加入 5ml GKN 液。⑧消化分离的软骨细胞以细胞计数板计数 3 次，取均值，然后换算和稀释成所要求的细胞密度，分装在 25ml 培养瓶内。每瓶加入 5ml 培养液。培养液为 pH 值为 7.3 的 DMEM 液加 10％胎牛血清，其中含青霉素 100u/ml，链霉素 100u/ml，把培养瓶置 36.5℃，含 5％CO₂ 的恒温培养箱内培养，每 2 天换培养液 1 次。软骨细胞在培养瓶中形成单层后，就需要及时传代，如不及时传代，细胞很快会因营养不良、代谢产物积聚过多而死亡。

2．大鼠软骨细胞体外培养 步骤：①1 月龄 SD 大鼠，使用氯胺酮腹腔注射过度麻醉致死，取出整个颈椎；②4 倍解剖显微镜下取下椎间盘，并分离软骨终板、髓核、纤维环和膝关节软骨，仔细清除附着其上的韧带和肌肉，使用 Hank's 液分别清洗椎间盘组织和关节软骨组织各 3 次；③将椎间盘组织中软骨终板和关节软骨用眼科剪剪碎至 1mm³ 大小，加入 0.25％的胰蛋白酶溶液，于 37℃搅拌消化 15 分钟；④置于离心机内，1000 转/分钟，离心 5 分钟，去上清液；⑤加入 0.02％Ⅱ型胶原酶，37℃下搅拌消化 30 分钟，消化后液体过滤离心，1000 转/分钟，5 分钟；⑥去除上清液，加入含小牛血清的培养液后清洗离心（1000 转/分钟，5 分钟），去除上清液，重复 3 次；⑦将细胞吹打，镜下记数，按 2×10⁴/ml 密度种植于底面积为 25mm² 的培养瓶中，加入适量含 20％小牛血清的 DEME 培养液；⑧将培养瓶置于含 95％空气、5％二氧化碳的 37℃细胞培养箱中培养，应用倒置显微镜观察细胞贴壁及生长情况。2～3 天更换培养液。原代细胞形成单层后，进行传代，用 0.25％胰蛋白酶消化，收获细胞制成细胞悬液，按 2×10⁴/ml 密度接种于培养瓶中。

（二）软骨细胞的鉴定

1．细胞计数 以细胞计数板对细胞计数 3 次，取均值，通过计数，把细胞分成若干个不同的密度进行培养，并计算软骨细胞传代的接种率。接种率＝贴壁细胞数/接种细胞数。

2．细胞形态学观察 培养细胞密度不同及不同培养阶段，软骨细胞的形态学均会发生改变，以倒置相差显微镜直接观察活体细胞，确认细胞的活性程度。应用光学显微镜做组织学和组织化学的观察，染色方法通常采用 Giemsa、甲苯胺蓝以及 Alcian Blue 染色法。

3．透射电镜观察 通过对培养细胞不同阶段的透射电镜观察，了解软骨细胞超微结构的变化，如线粒体及粗面内质网的变化。原代细胞超微结构基本正常，个别细胞有线粒体略肿胀、粗面内质网稍膨大等改变。I 代细胞线粒体明显肿胀，粗面内质网膜大而显著，胞浆内出现较多空泡等变性。

4．生物化学检测 应用生物化学方法检测软骨细胞对胶原和硫酸软骨素的合成。

5．流式细胞仪检测 DNA 复制衰老决定软骨细胞的繁殖衰老，通过对 DNA 检测，可发现不同密度培养的细胞凋亡率及 G_2M 期细胞所占比率。若凋亡率低，G_2M 期细胞比率高，则细胞活性高；反之，则细胞活性低。

第八章

骨伤生物力学基础

骨伤生物力学是根据人体构件的解剖特征和力学性质用力学原理和方法研究骨折、脱位、筋伤、矫形、移植等病因、病机、诊断、治疗及预防的科学。是力学、生理学、解剖学和矫形外科等学科相互渗透的边缘学科，是生命科学的组成部分，是自然科学的前沿，它体现了当代科学的发展特点。

第一节 研究对象、内容及方法

一、研究对象

骨伤生物力学以骨骼、关节、筋肉为研究对象，研究骨关节、筋肉在负荷作用下的力学特性和变化规律。它的最终目的是剖析运动系统的力学性质，揭示骨骼系统生长、发育、吸收和改建与负荷之间的相互关系，给出生命科学中这类力学问题的精确定量分析，为预防、诊断、治疗骨伤科疾患提供理论依据。

二、研究内容

骨伤生物力学研究的内容广泛，概括起来有：

1. 骨力学性质，特别是与工程材料不同的生物体特有的一些力学性质，如骨的功能适应性，断面愈合、修复与应力间的定量关系等反映生命特征的性质。

2. 肌肉、肌腱、筋膜、韧带、腱鞘、滑囊等力学性质和正常功能，由功能的变化以示其病变情况。

3. 寻找环境效应对生物组织的影响，如风、寒、湿等对人体组织的影响，使机体达到所处环境的最佳状态，增强对环境的适应性。

4. 骨折的病因、病机、治疗研究，为新型医疗器械、假肢、人工关节的设计提供理论依据。

5. 骨矫形、延长和移植的手术方案和疗法。

6. 骨重建反馈机理及骨生长的人为控制，研究骨断面愈合速度与断面应力间的定量关系，确定生理应力值的区间和最优值。

7. 伤筋和错骨缝的研究，对于把关节和筋伤的诊断和治疗提高到新水平有重要意义。

8. 骨缺血坏死问题和骨性关节炎的病因、病理及疗法研究。

9. 现行骨伤科疗法的改进和完善，如为使加压钢板符合骨修复规律，改进取出钢板时间，使用随时间推移刚度逐渐降低的材料（生物降解材料）或改进钢板截面设计等。

骨伤生物力学的特点是密切与临床结合，以临床观察和动物实验数据为基础，以提高临床疗效为目的。它与中医骨伤科学研究内容大体一致，但在某些方面其研究内容已超出当今中医骨伤科学的范围。

三、研究方法

目前，研究骨伤生物力学问题依照连续体力学的传统理论和方法，即在深入研究骨组织结构的基础上，把骨抽象为一种模型化了的工程材料，把它看作理想弹性体，或看作黏弹性体等力学模型。它可以是各向同性、横观各向同性、正交各向异性两相或多相复杂形式的复合材料。在某种特定情况下选取好力学模型，是研究骨伤生物力学的首要问题，进而确定其本构关系。因此，我们得到的只是近似规律。建立骨的真实本构关系是一个非常困难的问题，最大难点在于目前还无法把有生命组织的本构关系用精确的数学方式表达出来。

第二节 骨的载荷、变形和内力

骨的种类很多，成人的 206 块大小、形状、功能不同的骨，借助韧带、肌肉或骨组织连成一个骨骼系统，骨骼通过关节及骨骼肌的收缩受到不同的载荷作用并产生不同的运动。

一、载荷和变形

载荷又称外力，是一物体对另一物体的作用。这种外界作用力可分为体积力和面积力，简称体力和面力。体积力是作用在人体体积内每一点上的力，例如重力、惯性力等。面积力是作用在人体表面上的力，像撞击力、挤压力等，在作用面积较大时称分布力或分布载荷，有均匀分布与不均匀分布之分。在外力分布的面积远小于物体时，可以把外力简化成集中作用于一点，这种外力称为集中力或集中载荷。

外力对物体产生的外部效应引起运动或平衡，对物体产生的内部效应则引起物体的变形，甚至使物体发生破坏。变形的大小不仅与作用在物体上的外力有关，而且也与物体的几何尺寸以及材料的物理性质有关。物体所以发生变形，是由于在外力作用下，组成物体的各微粒间的相对位置发生了变化。

我们把物体在引起变形的外力除去以后能即刻恢复它的原有形状和大小的这种性质，称为弹性。若物体在外力除去后能完全恢复原状，称为完全弹性体；不能完全恢复原状的物体则称为部分弹性体。部分弹性体的变形有两部分：一部分是随着外力除去后而完全消失的弹性变形；另一部分是外力除去后不能消失而残留下来的变形，这部分变形称为塑性变形。物体具有塑性变形的性质，称为塑性。自然界中并没有完全弹性体，一般的变形固体既具有弹性，也具有塑性，骨骼也是一样。

（一）骨骼的几何特征

骨骼形状复杂，受力也较为复杂，为便于认识其变形规律，将骨骼按其几何特征进行分类：

1．一个方向的尺寸远大于其他两个方向尺寸，例如长度远大于宽度和高度的物体称为杆件，四肢长骨属杆件类（图8－1）。

2．一个方向尺寸如厚度远小于其他两个方向的尺寸，呈平面形状的称为板，如肩胛骨；呈曲面形状的称为壳（图8－2）。

3．三个方向尺寸都差不多的物体，如椎骨。

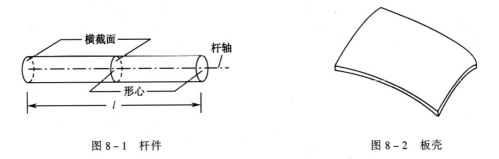

图8－1　杆件　　　　　　　　　　　　图8－2　板壳

（二）骨骼的基本变形

由于外力常以各种不同的方式作用在杆件上，尽管产生的变形各种各样，但是，这些变形总不外乎是以下四种基本变形中的一种，或者是它们之中几种基本变形的组合（图8－3）。

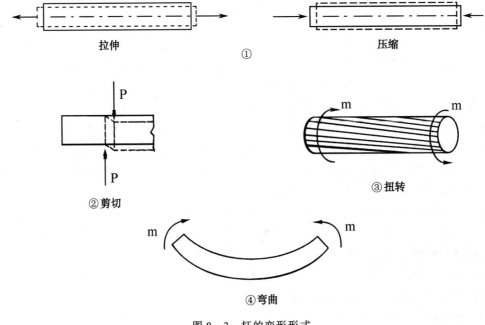

图8－3　杆的变形形式

1．拉伸或压缩 这种变形是由作用线与杆轴重合的外力所引起的，表现为杆件的长度发生伸长或缩短。

2．剪切 这类变形是由大小相等、方向相反、作用线垂直于杆轴且相距很近的一对外力引起的，受剪杆件的两部分沿外力作用方向发生相对的错动。

3．扭转 这种变形是由一对大小相等，转向相反、作用面都垂直于杆轴的力偶引起的，表现为杆件的任意两个横截面间发生绕轴线的相对转动。

4．弯曲 这种变形是由于垂直于杆件轴线的横向力作用，或作用于杆轴平面内的力偶引起的，表现为杆件的轴线由直线变为曲线。

二、内力、截面法

（一）内力

当外力使物体发生变形，质点间产生相对位移时，质点间的相互结合力也就有所改变。这种因外力作用而引起的质点结合力的改变量称为附加内力，简称为内力，其作用是使各质点恢复其原来的位置。如果外力增加，物体变形进一步增加，因之附加内力也随之增加。对于每一种材料附加内力的增加都有一定的限度，超过这个限度，物体就会被破坏。物体在未受外力作用时，其中已有内力存在，正是这些内力，使各质点之间保持一定的相对位置，使物体维持一定的形状。

（二）截面法

物系内两物体之间相互作用的力总是成对存在的，要显示和计算它们必须将此两物体拆开。同样，为了显示和计算杆件的内力，必须假想用一平面将杆件在需求内力的截面处"切开"，分成两部分，这样就可把两部分在"切开"处互相作用的内力以外力的形式显示出来，然后用静力平衡条件求出杆件"切开"处截面上的内力。这种方法称为截面法。

设一物体在外力作用下处于弹性平衡状态（图8-4①），为了寻求 m-m 截面上的内力，可在此截面处假想将杆切成两部分，留下一部分，移去另一部分（图8-4②）。为留下 A 部

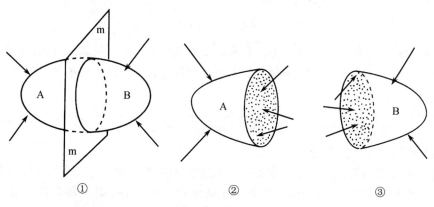

① ② ③

图 8-4 截面法

分，移去 B 部分，移去部分对保留部分的作用，用内力来代替。由力的作用与反作用定律可知，部分 B 对于部分 A 作用的内力必定与部分 A 对部分 B 的内力大小相等而方向相反（图 8 – 4③）。因此，当分析物体某一截面上的内力时，可随意选取任意部分来研究。由于整个物体原来处于平衡状态，切开后各部分仍应维持平衡。若对保留部分建立静力平衡方程，则可得作用在保留部分截面上的内力的合力。一般内力的合力是一过截面形心的力或一个力偶。

三、应力、应变及其之间的关系

（一）内力的集度——应力

只知道截面上内力合力的大小是不够的，一般还不足以判断该物体是否会被破坏和将从截面上哪一点开始被破坏，故必须知道内力在截面上各点的分布情况及其密度。由于内力是物体在外力作用下随着变形而产生的，因此必须根据物体在受力后变形的具体情况来确定内力的分布。

假定内力在截面上的分布是连续但不均匀的。现考察截面 m – m 上某一点（图 8 – 5①），围绕该点取一微面积 ΔA，其上作用有某内力 ΔP。把内力 ΔP 对微面积 ΔA 的比值称为微面积 ΔA 上的平均应力。以 Pm 表示：

$$Pm = \frac{\Delta P}{\Delta A}$$

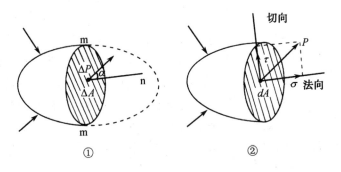

① ②

图 8 – 5 点的应力

平均应力就是单位面积上的内力，它表示 ΔA 内各点内力集度的平均值。

如果要知道截面上某一点内力集度的大小，则应将微面积 ΔA 缩小趋于一点，在极限情况下，就得：

$$\lim_{\Delta A \to 0} \frac{\Delta P}{\Delta A} = \frac{dP}{dA} = p$$

p 称为截面上某一点的全应力，它是矢量。

把全应力 p 分解为两个分量：沿某点法线方向的称为正应力 σ，沿某点切线方向的称为剪应力 τ（图 8 – 5②）。在计算时可将集中于微面积上的内力 ΔP 分解为垂直与平行于该微面积的力 ΔN 与 ΔT，从而写出：

$$\sigma = \lim_{\Delta A \to 0} \frac{\Delta N}{\Delta A}$$

$$\tau = \lim_{\Delta A \to 0} \frac{\Delta T}{\Delta A}$$

$$p = \sqrt{\sigma^2 + \tau^2}$$

在国际单位制中，力用牛顿（N），面积用平方米（m²），应力用帕斯卡（简称帕，代号为 Pa），1 帕 = 1 牛顿/米²（N/m²）。此外，常用兆帕（MPa）或吉帕（GPa），$1MPa = 10^6 Pa$，$1GPa = 10^9 Pa$。

（二）变形程度的度量——应变

为了研究杆件截面上内力分布规律，必须对杆件内一点处的变形作深入的研究。设想把杆件分割成无数微小的正六面体，在外力作用下这些小正六面体的边长将发生变化。假设从受力杆件的某一点 A 的周围取出的一个正六面体（图 8 - 6①），与其 X 轴平行的棱边 ab 的原长为 Δx。

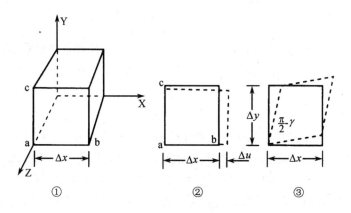

图 8 - 6　线应变和剪应变

变形后 ab 边的长度变为 $\Delta x + \Delta u$，Δu 称为线段 ab 的绝对变形（图 8 - 6②）。由于 Δu 的大小与原长 Δx 的长短有关，不能完全表明线段 ab 的变形程度。如在线段 ab 内各点处的变形程度相同，则比值：

$$\varepsilon = \frac{\Delta u}{\Delta x}$$

表示线段 ab 上每单位长度的伸长或缩短，称为线应变或相对变形。如在线段 ab 内各点处的变形程度并不相同，则以上比值只是线段 ab 内的平均线应变。若使微小正六面体的边长无限缩小，当 Δx 趋近于零时，极限值：

$$\varepsilon = \lim_{\Delta A \to 0} \frac{\Delta u}{\Delta x} = \frac{du}{dx}$$

即为 A 点处沿 X 轴方向的线应变。只有线应变才能表明一点处沿某一方向长度改变的程度。在小变形的杆件中，ε 是一个极其微小的量。上述微小正六面体，当其各边缩小为无穷小时，称为单元体。对单元体每一棱边上各点处的线应变，可以认为是相同的。

物体变形后，其任一单元体不但棱边的长度改变，而且原来相互垂直的两根棱边的直角夹角也将发生变化（图8-6③）；角度的改变量 γ 称为剪应变或角应变。γ 也是一个极其微小的量，用弧度来度量。

线应变 ε 和剪应变 γ 是度量杆件内一点处变形程度的两个基本量。若设想把杆件分割成无数单元体，每一单元体只有上述的长度和角度这两种基本变形。把这些变形后的单元体组合起来，就形成构件的整体变形，从而得到变形后杆件的形状。

（三）应力与应变的关系

实验表明，当材料在弹性范围内，小变形下，正应力 σ 与线应变 ε 成正比，引入比例常数 E，则得到

$$\sigma = E\varepsilon$$

式中 E 称为材料的弹性模量。正应力与线应变成正比的规律就是胡克定律。同时横向应变 ε' 与纵向应变 ε 成比例关系，即

$$\varepsilon' = -\mu\varepsilon$$

式中 $\mu = \left|\dfrac{\varepsilon'}{\varepsilon}\right|$ 是一个无量纲的比例常数，称为泊松比或横向变形系数。

实验结果也指出，材料在弹性范围内，剪应力 τ 与剪应变 γ 成正比关系，这就是剪切胡克定律，可写为

$$\tau = G\gamma$$

式中的比例常数 G 称为材料的剪切弹性模量。胡克定律中的弹性模量属于材料的力学性质，它反映材料弹性变形的能力。G 和 E 的量纲与应力相同，常用 MPa 或 GPa。

胡克定律（$\sigma = E\varepsilon$、$\tau = G\gamma$）揭示了弹性范围内应力与应变之间的物理关系或称本构关系。服从胡克定律的材料称为胡克材料。但大部分生物材料，不服从胡克定律。

第三节　骨的基本力学性质

骨是有生命的器官，具有优化的结构形式及力学性质以适应受力的要求。骨的力学性质受到诸如骨的种类（密质骨、松质骨）、干湿程度、种属、性别、年龄等影响，甚至同一根骨不同部位的力学性质也不尽相同。

一、拉压力学性质

常温、静载下的拉伸试验是最基本的，也是最重要的一个试验。由拉伸试验可以获得材料许多重要力学性质。工程中及医疗器械中广泛使用的低碳钢和铸铁的力学性质比较典型，在此加以介绍，便于在对比中了解骨的力学性质。

（一）低碳钢拉伸

由于材料的某些性质与试件的尺寸及形状有关，为了使不同材料的试验结果能互相比较，必须将试验材料做成标准试件。试验时，将试件两端装入试验机卡头内，开动试验机使拉力 P 由零缓慢增加，同时，试件逐渐伸长，标距段的伸长 Δl 由变形仪量得。将直至拉断前拉伸过程中的载荷 P 和对应的伸长 Δl 记录下来，以 Δl 为横坐标，以 P 为纵坐标就可画 $P - \Delta l$ 曲线（图 8－7①）。这曲线叫拉伸图，它描绘了从开始加载至破坏为止，试样承受的载荷和变形发展的全过程。

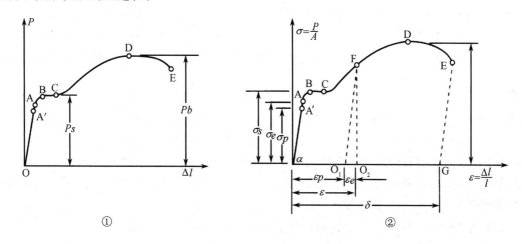

图 8－7　低碳钢拉伸 $\sigma - \varepsilon$ 图

拉伸图中 P 与 Δl 的对应关系与试件尺寸有关，如果标距 l 加大，由同一载荷引起的伸长 Δl 也要变大。为消除试件尺寸的影响，反映材料本身的性质，用应力 σ 作为纵坐标，用应变 ε 作为横坐标，由拉伸图改画出应力应变图（图 8－7②）。

从拉伸图可知，整个拉伸过程可分为 4 个阶段，每一阶段材料表现出不同的性质。

1. 弹性阶段 OA　这阶段的应变值始终很小，若将载荷卸去，变形立即全部恢复。斜直线 OA' 表示应力与应变成正比变化，即在这一直线段内材料服从胡克定律。直线最高点 A' 的应力 σ_p 称为比例极限。当应力不超过比例极限 σ_p 时材料服从胡克定律。低碳钢的比例极限在 200MPa 左右。

当试件应力小于 A 点应力时，只产生弹性变形。若超过 A 点，则试件除弹性变形外还产生塑性变形，即超过 A 点后如将载荷撤掉，弹性变形完全恢复，而另外遗留下来的变形不能恢复，是为塑性变形。A 点的应力 σ_e 是材料只产生弹性变形的最大应力，称为弹性极限。弹性极限与比例极限虽意义不同，但数值极接近，通常不作区分。在工程中常认为，在弹性范围内材料服从胡克定律。

又由应力应变曲线可知，在比例极限范围内，OA' 直线的斜率 $\mathrm{tg}a = \dfrac{\sigma}{\varepsilon} = E$，它是一个常数，就是材料的弹性模量，代表材料的刚度。

2. 屈服阶段 BC　在应力超过弹性极限 σ_e 以后，$\sigma - \varepsilon$ 曲线逐渐变弯，到达 B 点后，图形上出现一条水平 BC，即应力几乎不增加而应变却大量增加。材料好像暂时失去了对变形的抵抗能力，这种现象称为屈服。BC 阶段称为屈服阶段。屈服阶段的变形大部分为不可恢复的塑性变形。屈服阶段对应的应力值称为屈服极限，以 σ_s 表示。实际上在整个屈服阶段，试件承受的载荷有不大的波动。其最低值比较稳定，它代表材料抵抗屈服的能力，故取载荷波动的最低值 P_s，用试件原截面面积 A 去除，得屈服极限 σ_s，低碳钢的屈服极限 σ_s 在240MPa 左右。

若试件表面比较光滑，屈服时可在表面看到与轴线约成 45°的一系列迹线，这些迹线称为滑移线。金属材料塑性变形的产生是由于金属晶体滑移的结果。

3．强化阶段 CD 在试件内所有晶粒都发生了滑移之后，沿晶粒错动面产生了新的阻力，屈服现象终止。要使试件继续变形，必须增加外力，这种现象称为材料强化。由屈服终止到 D 点称为材料强化阶段。曲线的 CD 段向右上方倾斜。强化阶段的变形绝大部分也是塑性变形，同时整个试件的横向尺寸明显缩小。

D 点是 $\sigma - \varepsilon$ 图上的最高点，在这点试件承受的载荷 Pb 最大。以试样的原面积去除载荷 Pb 得到的这个应力值称为强度极限，用 σ_b 表示。低碳钢的强度极限 σ_b 在 400MPa 左右。

4．颈缩阶段 DE D 点过后，试件局部显著变细，出现颈缩现象。由于"颈缩"，试件截面显著缩小，使试件继续变形所需的载荷反而减少，到达 E 点试件断裂。

上述每一阶段都是由量变到质变的过程。4 个阶段的质变点就是比例极限 σ_p、屈服极限 σ_s 和强度极限 σ_b。σ_p 表示材料处于弹性状态的范围，σ_s 表示材料进入塑性变形，σ_b 表示材料最大的抵抗能力。故 σ_s、σ_b 是衡量材料强度的重要指标。

此外，试件断裂后，变形中的弹性部分因回复而消失，但塑性变形部分则保留下来。工程上用试件拉断后遗留下来的变形来表示材料的塑性性能。常用的塑性指标有二：

一是延伸率，用 δ 表示：

$$\delta = \frac{L_1 - L}{L} \times 100\%$$

式中 L 是标距原长，L_1 是拉断后的标距长度（图 8 - 8）。

二是截面收缩率，以 φ 表示：

$$\varphi = \frac{A - A_1}{A} \times 100\%$$

式中 A 是试验前试件横截面面积，A_1 是拉断后断口处横截面面积。

δ 和 φ 都表示材料直到拉断时其塑性变形所能达到的程度。δ、φ 越大，说明材料的塑性越好。低碳钢的 $\delta_{10} = $（20 ~ 30)%（标准试件 $L/d = 10$），$\varphi \approx $（60 ~ 70)%。一般 $\delta_{10} > 5\%$ 的材料为塑性材料，$\delta_{10} < 5\%$ 的材料为脆性材料。

（二）压缩试验

压缩试验的试件，常做成圆柱形状，其高度是直径的 1.5 ~ 3 倍，或立方体即体高与边长比取 3。试验表明：这类材料压缩时的屈服极限 σ_s 与拉伸时的相同。在屈服阶段以前，拉伸与压缩时的 $\sigma - \varepsilon$ 曲线是重合的，故可认为碳钢是拉、压等强度的材料（图 8 - 9）。低碳钢受压缩时，过屈服极限以后，越压越扁，横截面面积逐渐增大，因此试件不可能压断，故得不到材料压缩时的强度极限。一般塑性材料均具有上述特点。

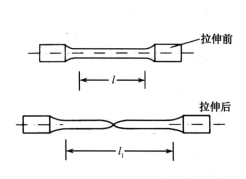

图 8 - 8 试件拉断前后

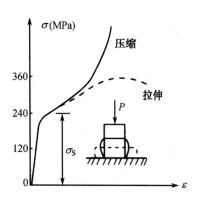

图 8 - 9 低碳钢压缩 $\sigma - \varepsilon$ 图

脆性材料在压缩时的力学性质与拉伸时有较大差别。铸铁压缩时 $\sigma - \varepsilon$ 图与拉伸时相似（图 8 - 10），但压缩时的延伸率 δ 要比拉伸时的大，压缩时的强度极限 σ_b 为拉伸的 4 ~ 5 倍。一般脆性材料的抗压能力显著高于抗拉能力。铸铁压缩时断口与轴线约成 45°角，而不像拉伸时沿横截面断开。

（三）骨的拉压力学性质

骨作为完整结构要确定其强度和刚度，可由载荷 - 变形曲线来显示。从载荷 - 变形曲线可确定骨在破坏前所能承受的载荷、能承受的变形以及所能吸收的能量。结构的刚度可由弹性阶段曲线的斜面率来表示。为此将骨组织的标准试件置于试验机的夹具中加载至破坏，获得骨的应力 - 应变值，画出应力 - 应变曲线来。

从成人湿润密质骨试件拉伸 $\sigma - \varepsilon$ 图（图 8 - 11）可见，当应变小于 0.4% ~ 0.5% 时，具有线弹性特性。精确试验表明骨骼 $\sigma - \varepsilon$ 曲线的弹性部分不是直线，但曲度很小，表明骨骼不是线弹性材料。当骨骼在弹性区受载时，可发生一些屈服变形。骨骼的屈服是由于骨单位的分离和微细骨折，骨骼存在一屈服点 A，超过此点骨将发生一定的永久变形。此 A 点对应的应力称为屈服应力（屈服极限），对应的应变称为屈服应变。断裂

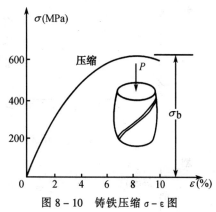

图 8 - 10 铸铁压缩 $\sigma - \varepsilon$ 图

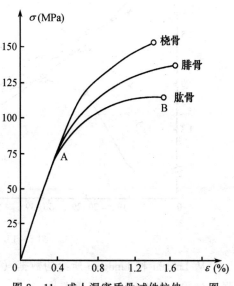

图 8 - 11 成人湿密质骨试件拉伸 $\sigma - \varepsilon$ 图

点 B 对应的应力称为强度极限，对应的应变称为极限应变（或延伸率、压缩率）。

不同的骨骼强度极限及极限应变有所不同。同一种骨骼，因个体差异及试验方法不同，所得的力学性质也有差别。

1．性别和年龄的影响 Lindahl 和 Lindgren（1967）给出男女股骨、肱骨拉伸强度极限和延伸随年龄的变化（图 8 - 12、13），图中可见，除女性 15～19 年龄组外，两种性别的骨骼平均拉伸强度极限随年龄显著减少（约 10％），延伸率也显著减少（约 35％）。

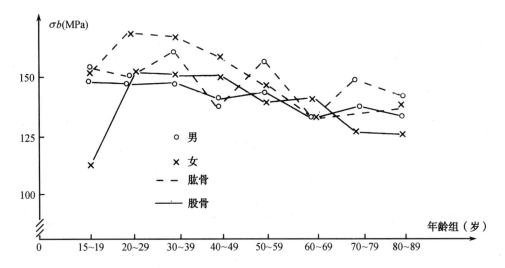

图 8 - 12　骨拉伸强度极限随年龄的变化

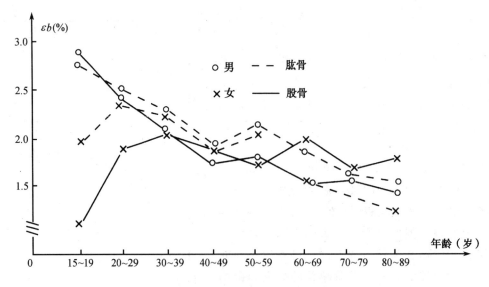

图 8 - 13　骨延伸率随年龄的变化

从 Lindahl 和 Lindgren 所给的数据（表 8 - 1）可见，比例极限、弹性模量、抗拉和抗压强度极限，在性别上无显著差异。

表 8 - 1　　　　　　　　　　　　　不同性别人的新鲜密质骨拉压力学性质比较

力	性质	股骨		肱骨	
		男	女	男	女
拉伸	试件数 n	29	30	27	26
	强度极限（MPa）	141.0 ± 2.0	134.0 ± 3.0	149.0 ± 2.0	151.0 ± 5.0
	延伸率（%）	2.0 ± 0.1	1.8 ± 0.1	2.2 ± 0.1	1.9 ± 0.1
	比例极限（MPa）	44.0 ± 1.0	42.0 ± 1.0	43.0 ± 1.0	43.0 ± 2.0
	弹性模量（GPa）	15.2 ± 0.3	15.0 ± 0.4	15.6 ± 0.3	16.1 ± 0.8
压缩	试件数 n	30	30	30	30
	强度极限（MPa）	197.0 ± 3.0	183.0 ± 4.0	188.0 ± 4.0	191.0 ± 3.0
	压缩率（%）	5.3 ± 0.5	4.3 ± 0.2	4.5 ± 0.3	3.9 ± 0.2
	比例极限（MPa）	158.0 ± 4.0	157.0 ± 4.0	161.0 ± 4.0	167.0 ± 3.0
	弹性模量（GPa）	10.5 ± 0.6	10.7 ± 0.5	11.0 ± 0.5	12.0 ± 0.7

2. 骨的各向异性及解剖部位差异

由于骨骼结构在横向与纵向上是不同的，故骨骼强度随载荷的方向而异。在最常见的载荷方向上，骨骼的强度和刚度最大。从人股骨密质沿 4 个不同方向取出试件，做拉伸试验得到拉伸强度、刚度和延伸率的变化，可看出沿骨轴线方向加载时这 3 个参数值最高（图 8 - 14）。

取自同一整骨不同部位的试件，由于解剖部位不同，力学性质也有差异。Evans 和 Lebow（1951）给出了试验结果的比较（表 8 - 2）。

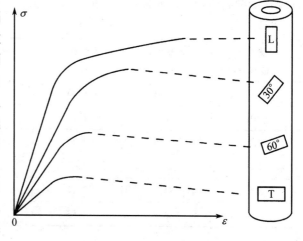

图 8 - 14　密质骨的方向性

表 8 - 2　　　　　　　　胫骨（湿防腐）拉伸和（未防腐）压缩性质差异

力	性质	近端1/3	中间1/3	远端1/3	前侧	外侧	内侧	后侧
湿防腐拉伸	强度极限（MPa）	92.3 ± 17.7	95.8 ± 21.1	95.8 ± 21.8	97.7 ± 18.6	95.9 ± 23.1	89.0 ± 21.8	95.1 ± 17.9
	弹性模量（GPa）	15.8 ± 3.2	16.2 ± 3.3	16.5 ± 3.8	15.3 ± 2.5	16.7 ± 3.9	16.2 ± 3.4	16.6 ± 3.8
	延伸率（%）	1.57 ± 0.62	1.88 ± 0.76	1.78 ± 0.88	2.09 ± 0.75	1.68 ± 0.94	1.75 ± 0.72	1.55 ± 0.61
未防腐压缩	强度极限（MPa）	88.1 ± 21.5	94.4 ± 20.5	87.3 ± 20.7	87.1 ± 25.5	95.4 ± 18.2	89.1 ± 19.5	89.4 ± 19.3
	弹性模量（GPa）	16.9 ± 5.1	17.6 ± 4.4	16.2 ± 4.8	16.9 ± 3.9	16.9 ± 4.2	18.2 ± 4.2	16.9 ± 4.3
	延伸率（%）	1.50 ± 0.83	1.73 ± 0.86	1.71 ± 0.79	1.76 ± 0.79	1.73 ± 0.85	1.73 ± 0.91	1.50 ± 0.79

3．骨的干湿影响　Dempster 和 Liddicoat（1952）给出了干骨和湿骨的强度、刚度数据对比（表8－3）。拉伸时，干骨强度极限比湿骨增加50%，弹性模量增加55%；压缩时，干骨强度极限比湿骨增加63%，弹性模量增加26%。

表8－3　　　　　　　　　成人密质干、湿骨拉伸和压缩的力学性质

力	性质	干骨	湿骨
拉伸	强度极限（MPa）	120.1 ± 27.7	80.3 ± 10.8
	弹性极限（GPa）	18.9 ± 2.95	12.2 ± 8.99
压缩	强度极限（MPa）	180.5 ± 33.3	110.9 ± 27.3
	弹性模量（GPa）	18.3 ± 1.17	14.5 ± 8.2

4．加载应变速率的影响　加载速率是指每单位时间内载荷增长量，单位为牛/分钟或千牛/分钟，试件中的应力速率也就是加载速率。每单位时间内应变的改变为应变效率，记作 $\varepsilon = d\varepsilon / dt$，单位为 mm/mm·s 或 s^{-1}。McElhancy 和 Byars（1965）研究防腐人股骨密质骨试件压缩时，加载应变速率对力学性质的影响（表8－4），结果指出压缩强度极限和弹性模量随应变速率增高而增大，而极限应变值在应变速率大于 $0.1s^{-1}$ 后呈递减趋势。

表8－4　　　　　　　　　加载应变速率对防腐人股骨压缩力学性质的影响

应变速率（mm/mm·s）	强度极限（MPa）	能量吸收容量（MJ/m³）	弹性模量（GPa）	极限应变（%）	试验数目
0.001	153.3	1.90	15.5	1.65	5
0.01	182.8	2.19	17.6	1.75	3
0.1	203.9	2.40	18.3	1.80	5
1.0	225.0	2.47	22.5	1.78	3
300	284.7	2.11	30.2	1.10	3
1500	323.4	1.83	41.5	0.95	5

5．应力集中影响　等截面直杆受轴向拉（压）时，横截面上的应力是均匀分布的。但是若有圆孔、沟槽、切口、细纹时，会使应力不再均匀分布。例如开有圆孔的板条当其受轴向拉伸时（图8－15），可看到 1－1 截面孔边方格比起离孔稍远的方格，其变形程度要严重得多。这表明 1－1 截面上孔边应力比同截面上其他处应力大得多。这种由于截面尺寸改变而引起应力局部增大的现象称为应力集中。应力集中现象只是发生在孔边附件，在 1－1 截面上离孔稍远应力急剧下降而趋于平缓，所以应力集中表现了局部性质。

在静载荷下，塑性材料与脆性材料对应力集中的反映是不同的。一般在静载荷作用下，对塑性材料可不考虑应力集中的影响；而对组织均匀的脆性材料，应力集中将大大降低杆件强度。

临床骨伤科手术中，经常遇到应力集中现象，例如四肢长骨骨折后，用螺钉固定钢板时

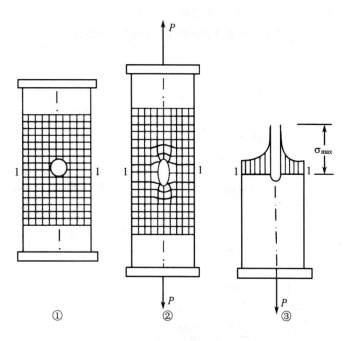

图 8 - 15 应力集中

骨要钻孔，骨折牵引要钻孔等，都出现应力集中。应力集中现象不仅在轴向拉压中出现，在扭转及弯曲中同样存在。这种应力集中使骨骼强度减弱，在扭转载荷时特别显著，可使其降低 60%。

二、剪切力学性质

骨试件的剪切试验是在特制的剪切器上进行的（图 8 - 16）。将长方形试件置于两块带有长孔的金属板之间，通过套管内的金属杆给剪切器刃口加压，使骨试件沿两个剪切面产生剪切变形 ΔS，直至剪断。

骨试件的剪切强度受到各种因素的影响。Evans 和 Lebow（1951）给出的成人股骨、胫骨和腓骨不同局部解剖位置试件，沿垂直于长轴方向得到的剪切强度差异，股骨、胫骨和腓骨都是在中间 1/3 处的剪切强度较大（表 8 - 5）。

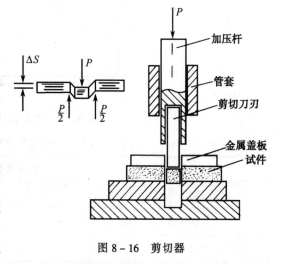

图 8 - 16 剪切器

三、扭转力学性质

扭转试验选取圆柱形试件，在扭转试验机上记录扭矩 Mn，同时记录扭转角 φ，一直到试件破坏，得到一条 $Mn - \varphi$ 曲线（图 8 - 17、表 8 - 6）。通过计算机绘制 $\tau - \alpha$ 曲线，由 τ

- α 曲线可直接得到扭转时剪切弹性模量和剪切强度极限。

表 8 – 5　　　　　**成人防腐湿密质骨剪切强度极限之局部解剖差异（MPa）**

骨	股 骨	胫 骨	腓 骨
近 端 1/3	70.3 ± 11.2	77.4 ± 7.3	79.3 ± 11.1
中 间 1/3	74.8 ± 10.2	83.1 ± 6.9	81.7 ± 9.6
远 端 1/3	70.6 ± 10.6	81.3 ± 11.4	68.8 ± 22.4
前 侧	70.1 ± 12.5	78.8 ± 10.5	—
外 侧	73.2 ± 9.9	82.0 ± 8.8	—
内 侧	72.3 ± 9.6	82.5 ± 7.4	—
后 侧	72.0 ± 1.12	79.4 ± 8.9	—

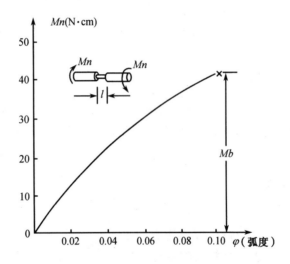

图 8 – 17　股骨试件扭转 Mn – φ 曲线

表 8 – 6　　　　　　　**人体骨骼扭转试验结果**

骨	极限扭矩（N. m）	极限扭转角（度）
肱 骨	60	5.9
桡 骨	20	15.4
尺 骨	20	15.2
股 骨	140	1.5
胫 骨	100	3.4
腓 骨	12	35.7

四、弯曲力学性质

骨的弯曲试验，要比单纯的拉压及剪切试验困难得多。因为弯曲时的应力是拉应力、压应力和剪应力的组合，而且又非均匀分布。

骨的弯曲试验通常有两种形式——整骨和试件。加载方式为四点弯曲（纯弯曲）或三点弯曲（剪切弯曲）。

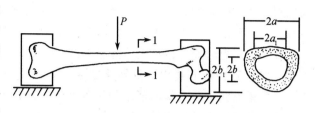

图 8－18 整骨的三点弯曲

长骨的整骨弯曲试验，骨两端用骨水泥包埋使支承面平整，减少扭转效应（图 8－18）。在计算弯曲强度中将骨简化为等厚的空心椭圆截面的直杆。由于长骨不直，横截面形状不规则，不等厚，并且整骨是由密质骨、松质骨、血液、骨髓等物质组成，故用整骨弯曲试验可反映整体的力学性质。

以整骨试验测得人湿骨的弯曲力学性质（表 8－7），可看到弯曲破坏载荷以股骨最高；弯曲强度极限以尺、桡骨最高；弹性模量以股骨最高。最大挠度的大小顺序是腓骨、股骨、尺骨、桡骨、胫骨和肱骨，而最大挠度比（单位跨度的最大挠度值）的大小顺序是腓骨、尺骨、桡骨、肱骨、股骨和胫骨。

表 8－7   **人湿骨弯曲力学性质**

骨	肱 骨	桡 骨	尺 骨	股 骨	胫 骨	腓 骨
弯曲破坏载荷（N）	1510	600	720	2770	2380	450
弯曲强度极限（MPa）	215	232	230	212	217	220
最大挠度（mm）	9.98	10.38	11.11	12.31	10.0	16.21
最大挠度比（mm）	0.039	0.053	0.055	0.036	0.035	0.056
弹性模量（Gpa）	10.2	16.2	15.7	18.7	12.2	12.6

第四节　骨的功能适应性与弹性固定准则

千万年的自然选择使骨成为相应环境下的最优结构。它不仅在某些不变的外力环境下显示出其承载的优越性，在外力环境发生变化时，通过内部调整，也能以有利的新结构形式来适应新的外部环境。

一、骨的功能适应性

（一）Wolff 定律

1638 年，伽利略首先发现负重与骨形态间的关系。1834 年，Bell 指出骨可以使用尽可能少的材料来承担载荷。1838 年，Ward 报道增加压缩载荷可以增加骨的形成。1852 年，Ludwig 论及重力和肌肉力对维持骨的质量是必要的。1862 年，两位德国学者各自独立地报告了加压对骨生长的影响。1867 年，瑞士 Herman Von Meyer 教授报道，骨的内部结构和外部形态一样，与其所承受载荷的大小及方向有直接关系。

在这一历史时期，德国医学博士 Jnlius Wolff 在前人工作的基础上，总结了他 30 多年的工作经验，于 1892 年提出了骨转化定律（Wolff 定律）：骨功能的每一改变，都按着数学法则以一定的方式来改变其内部结构和外部形态。1895 年，Roux 提出了骨生长的最小、最大原理，据此认为松质骨应具桁架结构。Evans 总结了大量临床经验，提出压力能刺激新生骨的生长，是骨折愈合的一个重要因素。Pauwels 对 Roux 原理作了理论证明，Kummer 则根据优化原理算出了股骨头三维桁架结构和观察结果一致。20 世纪 70 年代后期，Hayes 等关于髌骨的应力分析和实验表明，骨小梁结构确实是按最小正应力法线方向排列的，从而为 Wolff 定律提供了理论证明。

（二）骨对应力的适应性

活体骨不断地进行着生长、加强和再吸收，这些过程称为骨的重建。活体骨重建的目标是使其总的结构适应于载荷环境的变化。重建过程的时间尺度是月或年的量级，对人来说，骨受损伤重建的时间较短，其量级为几个星期。

了解及预言用来控制活体骨重建性能的应力，对于合理设计接触骨组织的假体器械颇为重要，如骨折固定板、外科螺杆及人工关节等。假体施一应力在临近骨组织上，如果这个应力与骨组织所习惯的应力不同，则骨将重建。有这样一种可能：重建的骨组织在某种意义上是较弱的，甚至导致外科处理的失败。

Frost（1964）对表面重建和内部重建之间作了如下的区别：表面重建指的是在骨的外表面上骨材料的再吸收或沉积；内部重建指的是通过改变骨组织的体积密度时骨组织内部的再吸收或加强。在松质骨里，骨小梁不同程度上变得数目很多，它们的厚度可以是变化的。在密质骨内，内部重建是通过骨单位的板层骨片直径的改变和骨单位的全部置换而发生的。Kazarian 与 Von Gierke（1969）的研究很生动地说明了松质骨的内部重建。在他们的研究中，把 16 只雄罗猴放在整个身体的模子里固定，另一组 16 只雄罗猴用作对照组，允许他们尽可能在一个笼子里自由运动，60 天后，把不动的猴与对照组猴骨组织的结果相比较。结果表明：不动猴的骨组织有可观的吸收现象，力学实验也反映了不动猴的重建损失现象。

拉脱维亚的一个研究（Shumskii，Mcrten & Dzenis，1978）说明了加载增大对骨组织重建的影响。在这个研究中，9 组单个的胫骨声速用超声波方法来确定。这 9 组受试对象都是训练有素的运动员。实验结果说明胫骨声速是随各运动员的技能而增加的，声速与弹性模量的平方根成正比，与体积密度的平方根成反比。因此，较大的模量，意味着随运动员的技巧的难度增大，有骨沉积以及骨组织的密度增大。

通过施加轴向和（或）弯曲载荷，可引起动物腿骨的表面重建。Woo 等（1981）指出，增加猪的体力活动量（缓慢走动），可使腿骨的骨膜表面向外移动和骨内膜表面向内移动。

Meade 等（1981）用一个植入弹簧系统沿狗股骨的轴施加一恒定的压力，横截面积会随着所施加的压力增加而增大。Liskova 与 Hert（1971）指出，施加在胫骨上的间歇性弯曲，可使骨膜表面向外移动。

骨或器官对应力的适应，不是只能适应某一种功能，只符合一种功能状态的优化结构，而是适合多种功能，其结构是"符合综合优化设计"的。

以股骨为例，对骨的功能适应性作一较深入分析。长骨两端是松质骨，其结构单元是骨小梁。骨小梁的排列是有序的，其方向沿着运动所引起的骨的主应变方向。这种拱式轨道排列避免了骨小梁承受剪力，最大限度地降低了弯矩，使骨小梁处于承受以轴为主的十分有利的受力状态。因此它既减轻了结构的重量，又显示了良好的应力、应变状态。Kummer 建立的股骨三维层次轨道结构的模型（图 8-19），从松质骨过渡到密质骨干，它形成连续表面，其结构单元是骨小体（Osteon）——即哈佛系统。如上所述，它们的排列方向都是或多或少平行于骨干轴线方向，这正是骨干主应变的方向。实验表明，在步态运动中尽管应力、应变值波动很大，但主应变方向却变化不大，相对长轴的方向十分稳定。所以密质骨中结构单元的排列也是沿主应变方向，它最大限度地减少了剪力。根据剪应力互等原理，从而避免了骨纤维间的纵向撕裂，可见密质骨的各向异性的力学性质是适应其力学状态的，即骨组织的结构是优化的。进一步研究还表明，骨干还以其截面形式、密度分布及不同的骨单元组织适应其受力状态。

股骨向内侧弯曲，承受弯曲与压缩复合载荷，最大压应力出现在截面内侧；最大拉应力出现在截面外侧，横截面的前后部位为中性层通过的低应力区域。

若股骨承受静态载荷，在横截面上应有应力为零的中性层，但实际上骨是承受动载荷，

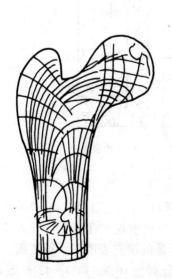

图 8-19　股骨三维层次轨道模型

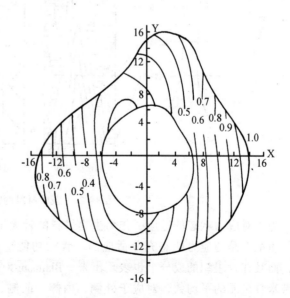

图 8-20　Amtmann 按波动载荷引起的平均应力所绘制
　　　　　的股骨中 1/3 横截面等值线

由于步态的改变、髋关节作用力的变化及肌肉力的重新分配，使作用于股骨上的合力在一定的区域内波动，从而导致中性层在横截面上波动。从股骨断面形式可以看出，内、外侧为适应高应力而长得厚，前、后侧则由于不完全骨吸收而成为狭谷状，以适应由于中性层波动而产生的低应力。Amtmann 按照波动载荷引起的平均应力所绘制的股骨干中 1/3 横截面的等值线（图 8 - 20），可看出这些等值线的方向与骨断面形式很适应。在皮质骨段，骨的强度及密度分布也不完全相同。Amtmann 利用 Schmitt 的大量关于人股骨强度分布资料及 Amtmann 和 Schmitt 的关于这些骨密度分布（X 线测密）的资料绘制出股骨表面的密度分布和强度分布图（图 8 - 21）。由此可见，骨的强度分布与应力分布是完全一致的，即内、外侧为高强度区，并且与密度分布相适应也是在内、外侧为高密度区。强度与密度的相关系数为 0.40 ~ 0.42。至于强度与密度分布的不完全一致性，可能是几何构造特征的影响，即骨的空间几何形式对应力状态是完全适应的，据此 Amtmann 提出骨还存在结构应力。

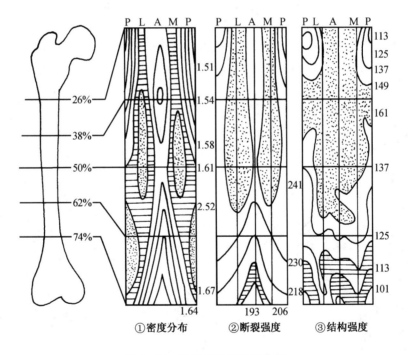

图 8 - 21　股骨材料的性能分布

　　为了对应力状态的适应，作为生物材料的骨无论是在断面形式、空间结构还是强度、密度分布上都是与应力状态充分适应的。骨的功能适应性，不仅表现在几何特征与力学特征上，而且在骨组织的成分上也表现出来。Blaimont 对两个干骨的研究表明，在横断面上每平方毫米骨单元的平均数，对应于外侧、内侧、前侧、后侧分别是 16.3、14.7、12.6 及 12.1，可见与应力分布相适应。Lanyang 的研究还表明，在高的压应力区域中骨单元的改型过程加快，承受高应力区域的组织结构多由再生骨单元（Secondary Osteon）组成。

二、弹性固定准则

各种疗法在骨折治疗上均有其优缺点，从生物力学观点出发，提出骨折治疗中应遵守的一些基本原则，它是衡量骨折疗法是否符合骨愈合规律，也是衡量骨折医疗器械优劣、设计或改进骨折医疗器械的依据。我们称之为弹性固定准则。该准则主要包括以下三项内容：

（一）固定稳定

固定是指复位后的骨折断端保持其几何位置相对不变。所以，如忽略骨折端的微小变形，所谓固定稳定即是使骨折远、近端与医疗器械构成几何不变体系。因而，固定稳定与否在不少情况下，可用几何构造分析方法判定。好的医疗器械应该是使骨折端与器械构成几何不变体系，又没有或较少有多余联系。多余联系虽然可增强固定稳定性，但往往带来一些问题，如结构复杂、提高造价、要求技术条件高、维修困难、损伤组织多，甚至有功能替代等。

固定既要保护复位后骨折位置，又要为功能活动创造条件。有效的固定是进行功能活动的基础，而功能活动又是骨折治疗的目的和手段。若固定不稳，不但不能发挥功能活动在骨折治疗中的促进作用，还会导致骨折再移位，引起骨折畸形愈合、延迟愈合，甚至不愈合。

固定阶段主要是骨桥搭接及塑形修复阶段，它是在一个开放的反馈系统中按照功能需要进行的所谓"继发性的长周期功能适应"修复，此时环境的特征即骨所处的力学状态将作为一种信息输入反馈系统，从而调整骨的修复。因此，固定应服从修复的需要。

一个良好的固定，应该是既具有几何上的稳定性，即能保持复位的效果，同时又较少干扰骨所承受的力学状态。如一个坚强的稳定固定，对骨的正常受力状态有很大干扰，甚至全部功能替代，则不能认为是好的固定，因此时骨折端只能得到畸变的力学信息。所以，对固定的要求：一是器械与骨折远近端构成几何不变体系；二是功能活动时对断端的正常应力分布干扰较少。

（二）非功能替代

长期以来，人们就发现应力调整骨的生长和吸收，力和骨组织之间存在着一种生理的平衡。在一定的应力范围内，骨质的加强和再吸收是互相平衡的。应力增加引起骨组织的加强，随应力的减少发生再吸收现象，也就是说，骨组织的量与应力值在确定的区间内成正相关。

Pauwels（1973）指出，在一个最优值 σ_s 时，骨组织的定常变化是平衡的，即增生的骨组织与再吸收的一样多。在允许的应力上限 σ_o 和下限 σ_u 内，当实际应力 σ_i 大于最优值 σ_s 时，增生占优势；而当 σ_i 低于 σ_s 时，再吸收占优势。若实际应力 σ_i 高于允许上限 σ_o，骨会被破坏或被病理性的再吸收所伤害；若 σ_i 低于下限 σ_u 时，再吸收将停止。

由此看来，作用力引起应力和应变，应力和应变对骨组织的变化过程是一种刺激，在稳定平衡状态（最优应变）时，骨组织的成骨细胞和破骨细胞的活性是相等的，比最优值大的应变引起骨质的异常生长，随之承载面增大，应力下降，可能降到低于最优值，这时破骨细胞活跃，骨组织萎缩，应力又重新升高。骨组织通过这样一个反馈系统维持着自身的平衡（图 8 – 22）。

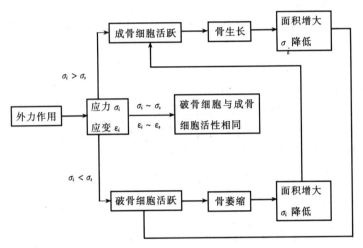

图 8 – 22　骨重建与应力关系的反馈系统

作为生物材料的骨无论在几何形式、空间结构还是强度分布及密度分布上都是与应力状态相适应的。骨的功能适应性，不仅表现在几何特征与力学特征上，且在骨组织的成分上也表现出来。

骨折后的修复过程，必须考虑活体骨的上述性质，以保证修复后的骨组织满足或接近正常生理功能。骨折端的固定装置，即骨折处的力学状态，将作为一种信息输入反馈系统，从而调整骨的修复，使断端形成新的骨结构，接近正常功能状态。所以，必须给骨的生长和修复创造有益于恢复正常功能的环境和条件。

（三）断端生理应力

骨的生长、发育和再吸收与所受应力的大小直接相关。作为生物材料的活体骨一旦遭到破坏，在生物体内有自行修复的能力。断骨的修复过程，即恢复正常功能的速度和质量与断端所受应力水平有关。我们把可加速骨折端愈合速度、提高愈合质量的断面应力，称为生理应力。生理应力值构成一个区间，且在该区间内存在最优值。

生理应力分为恒定的和间断性的。在临床上恒定生理应力多是由器械加载产生的，它可增加断面的摩擦力，增强固定稳定性，缩小新生骨细胞的爬行距离；而间断性生理应力则多是由功能锻炼、肌肉内在动力产生的，一般并非周期性的，它可促进局部血液循环，激发骨折端新生骨细胞增长。一般所谓生理应力系指两者叠加，尤其间断性生理应力，对加速断面愈合、提高愈合质量颇为有益。

在不同治疗阶段，生理应力概念也有差别。临床初期主要表现为断面法向压应力；中、后期为拉应力、压应力和剪应力，对断面的修复和改建都是有益的。这与骨的功能适应性有关，即骨的结构与功能相关，骨的结构正反映了它的生物力学功能特性。

生理应力观点在骨伤科治疗骨折中已得到应用，并取得较理想疗效。但由于它的复杂性，对它的研究和应用还处于初始阶段。

以上提出的在骨折治疗中应遵循的三条基本原则，之所以称为弹性固定准则，是由于只有在弹性固定条件下才能实现。除上述三条基本原则，还有不少其他衡量骨折疗法优劣的标准，如要求操作简单、少影响活动、不影响血运、要求技术条件低、便于护理、对骨及周围组织损伤小、患者乐于接受等。弹性固定准则，只是作为骨折治疗中应遵循的基本原则或者说衡量骨折治疗方法优劣的基本标准。

三、夹板局部外固定疗法的生物力学分析

夹板局部外固定是一种弹性固定方式，它把骨折远、近端与布带、夹板、纸压垫等组成一个局部外固定力学系统。该系统的使用，充分考虑到肢体各种组织的生理适应能力，在保持骨折整复效果的同时，也为肢体在固定期间进行功能活动创造了良好条件。该疗法从生物力学观点看，主要特点表现为：

（一）稳定的固定方式

用夹板局部外固定治疗骨折时，固定稳定的含意是：若忽略功能活动时产生的相对微小变形，夹板、布带与肢体远、近端间形成几何不变体系。但因固定过程实际上是使骨折端与器械成为一个新的力学系统，也可以说固定稳定是使骨折远、近端在布带约束力、夹板固定力、压垫效应力、摩擦力和"肌肉内在动力"作用下处于相对静止状态。

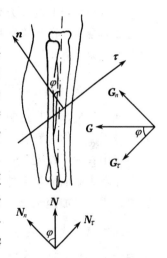

图 8 - 23　夹板局部外固定
下的受力条件

只要恰当利用布带约束力，其固定稳定性已由大量临床所证实。现以具有代表性的斜断面骨折为例，讨论夹板局部外固定治疗骨折的稳定性问题（图 8 - 23）。N 为肢体肌肉力的轴向力（一般在 8N 左右），N_τ 和 N_n 是力 N 在骨折端的切向和法向分量；G 是纸压垫的效应力，G_τ 和 G_n 是其作用到骨折端的切向和法向分量。

由于力 N 和 G 同时作用的结果，骨折端得到的法向力的合力大小为：

$$N_n + G_n = N\cos\varphi + G\sin\varphi$$

由于切向力 N_τ 和 G_τ 方向相反，因而，骨折端受切向力的合力大小可表为：

$$N_\tau - G_\tau = N\sin\varphi - G\cos\varphi$$

若设骨折端间摩擦系数为 f，则骨折端固定稳定条件为：

$$N\sin\varphi - G\cos\varphi \leqslant f\,(N\cos\varphi + G\sin\varphi)$$

从该式可以看出，由于效应力作用结果，较明显地减弱了由于功能活动作用于骨折端的切向力。实践说明，过大的切向力在临床初期不仅影响新生骨细胞的生长，且影响固定稳定性。同时，效应力还增加了骨折端间防止相对滑动的最大静摩擦力 F_{max}，进一步增强了固

定稳定性。

当非功能活动时，骨折端受的切向力较小，易于保持相对静止，即保持其固定稳定。当进行功能活动时，由于力 N 引起的切向力 N_τ 值增加，它增大了骨折端产生相对移位的可能性。与此同时，由于肌肉收缩，肢体周径变化，一般情况下布带张力随之增大，夹板压力也相继增加，这个压力又增大了效应力 G 值。效应力 G 的增大，不仅相应地减弱了骨折端的切向力，同时还增大了骨折端间的摩擦力。所以，只要约束力适当，它仍能保持骨折复位后的位置处于相对静止状态。临床实践证明，功能活动还能逐步矫正遗留的轻度成角和侧方移位。

（二）有益于愈合的压应力刺激

整个临床期间，使骨折端能获得应力刺激是夹板局部外固定治疗骨折疗法的又一特征。该应力就是生理应力。它对加速骨折愈合、提高愈合质量是有益的。

为了解夹板局部外固定治疗骨折中骨折端获得生理应力的大小和性质，仍以斜断面骨折为例（图 8 - 23），对临床初期骨折端应力的获得做一简要分析。

因运动是相对的，为简化研究，不妨认为骨折近端是固定的，并设力 N 只是肌群收缩力的轴向合力。由于临床初期骨折端生理应力系指法向压应力，在这种情况下，骨折端获得的生理应力计算得：

$$\sigma = \frac{Gx}{2S_0} \cdot \sin 2\varphi + \frac{1}{2S_0} \left[G_g \sin 2\varphi + N \left(1 + \cos 2\varphi\right) \right]$$

其中，S_0：骨折处的横截面面积；G_x：静效应力，即指无功能活动时，由于布带约束力通过纸压垫作用到骨折端的力；G_g：动效应力，即指由于功能活动而引起的附加效应力。

式中首项（$G_x/2S_0 \cdot \sin 2\varphi$）指出的应力恒定不变地作用在骨折端，故为恒定生理应力，该力除增大断面摩擦力外，还可使骨折断端间相互挤压，紧密嵌插，缩短新生骨细胞的爬行距离，因而可加速愈合。

式中第二项，即 $\frac{1}{2S_0} \left[Gg \sin 2\varphi + N \left(1 + \cos 2\varphi\right) \right]$，表示的应力则是骨折端得到的间断性生理应力，是由于功能活动给予骨折端的压应力，其值随功能活动时大时小，时有时无，不断变化，故称之为间断性生理应力。它对加快骨折愈合速度、提高愈合质量颇为有益。在中医治疗骨折中恒定生理应力是由器械给予断端的，而间断性生理应力则是由于功能活动得到的。

（三）非功能替代

骨折固定阶段主要是新生骨细胞聚集及塑形修复阶段，它是在一个开放的反馈控制系统中按着功能的需要进行所谓功能适应修复。因此，固定应服从修复的需要。

夹板局部外固定治疗骨折既要保持骨折端的稳定，又较少干扰骨所应承受的力学状态。因此它为断骨的重建创造了较好的客观环境。一个几何上十分稳定的坚强固定，如果对骨的正常受力状态有很大干扰，甚至功能替代，不能认为是好的固定，因为此时骨折端附近接收到的重建信息，不能完全适应正常功能的需要。

临床中，后期是骨折端加强和改建时期，应使其尽量适应肢体正常功能的需要。如有功能替代形成的新的骨组织，由于缺少应受的应力，使重建的骨不能适应正常功能的需要。夹板局部外固定治疗骨折，由于没有功能替代，所以，从愈合到改建按功能需要进行，不仅可提高愈合质量，且加快了功能恢复速度，缩短了疗程。

（四）强调功能锻炼

稳定固定不仅是骨折愈合的前提，也为骨折治疗期间进行功能锻炼创造了良好条件。功能活动既是治疗的目的，又是中医治疗手段。及时恰当的功能锻炼，不仅可防止肌肉萎缩、滑膜粘连、关节囊挛缩，使骨折端得到有益于加速愈合的间断性生理应力和促进骨的重建，同时功能锻炼对血运有较大影响。骨折发生后，血管立即扩张，呈现充血状态。骨折整复后，及时进行功能锻炼，可推动静脉血回流，促进软组织和骨内的血液循环，血流量显著增加。肌肉活动时产生的代谢产物，如乳酸等，能使局部血管扩张，肌肉内备用血管开放，保证更多的血液通过。如前臂肌肉持续强烈收缩 1 分钟，肢体的动脉血流量可增加 3～4 倍。血供在骨折愈合过程中，在骨形成的各个环节上都起着重要作用。因而，夹板局部外固定治疗骨折，自始至终强调功能锻炼。

古　籍　选　萃

《素问·痿论》："宗筋主束骨而利机关也。"

《吕氏春秋·本生》："出则以车，入则以辇，务以自佚，命之曰招蹶。"

《医宗金鉴·正骨心法要旨》："……或拽之离而复合，或推之就而复位，而正其斜，或完其阙。""制器以正之，用夫手法之所不逮。"

各 论

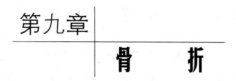

第一节 骨 折 概 论

骨或软骨组织的完整性或连续性遭到部分或全部破坏者，称为骨折。骨折的治疗在中医骨伤科治疗学上占有重要的地位，其复位、固定、练功活动和药物治疗四个方面均各有独特的优点。

一、病因病机

（一）外因

1. 直接暴力　系外力直接作用于骨骼局部并引起骨折者。在工矿交通事故、斗殴伤及战伤中多见。这类骨折多为横断骨折或粉碎骨折，骨折处的软组织损伤较严重。若发生在前臂或小腿，两骨骨折部位多在同一平面。如为开放性骨折，则因打击物由外向内穿破皮肤，故感染率较高。

2. 间接暴力　指通过传导、杠杆或旋转等作用引起远离外力作用的部位发生骨折者。多在骨质较弱处造成斜形骨折或螺旋形骨折，骨折处的软组织损伤较轻。若发生在前臂或小腿，则两骨骨折的部位多不在同一平面。如为开放性骨折，则多因骨折断端由内向外穿破皮肤，故感染率较低。

3. 筋肉牵拉　由于肌肉突然猛烈收缩引起附着点处发生骨折，以撕脱性骨折为多见。如跌倒时股四头肌剧烈收缩可导致髌骨骨折。

4. 疲劳骨折　骨骼长期反复受到震动或形变，外力的积累，可造成骨折。多发生于长途跋涉后或行军途中，以第 2、3 跖骨及腓骨干下 1/3 疲劳骨折为多见。这种骨折多无移位，但愈合缓慢。

（二）内因

1．年龄和健康状况　年轻体健，筋骨坚韧，不易受损；年老体弱，缺少运动锻炼或长期废用者，其骨质脆弱、疏松，遭受外力作用容易引起骨折。

2．骨的解剖位置和结构状况　幼儿骨膜较厚、胶质较多，易发生青枝骨折；18岁以下青少年，骨骺未闭合，易发生骨骺分离。骨折易发生在解剖薄弱部位或应力集中部位，如肱骨下端扁而宽，前面有冠状窝，后面有鹰嘴窝，中间仅有一层较薄的骨片，这一部位就容易发生骨折。在骨质的疏松部位和致密部位交界处是应力集中部位，也易发生骨折。

3．骨骼病变　骨组织本身存在病变，如先天性脆骨病、营养不良、佝偻病、甲状腺机能亢进症、骨感染和骨肿瘤等，常为导致骨折的内在因素。

外力作用于人体，还可由于年龄、健康状况、解剖部位、结构、骨骼是否原有病变等内在因素的差异，而产生各种不同类型的损伤。不同的致伤暴力又可有相同的受伤机理。例如，屈曲型脊椎压缩性骨折可因从高处坠下，足跟着地而引起，亦可因建筑物倒塌，重物自头压下而发生，但两者都要具备同一内在因素——脊柱处于屈曲位。因此，致伤外力是外因，而受伤机理则是外因和内因综合作用的现象。

（三）骨折移位

骨折移位的程度和方向，一方面与暴力的大小、作用方向及搬运情况等外在因素有关，另一方面还与肢体远侧段的重量、肌肉附着点及其收缩牵拉力等内在因素有关。骨折移位方式有5种，临床上常合并存在。

1．成角移位　两骨折段之轴线交叉成角，以角顶的方向称为向前、向后、向内，或向外成角（图9-1①）。

2．侧方移位　两骨折端移向侧方。四肢按骨折远段、脊柱按上段的移位方向称为向前、向后、向内或向外侧方移位（图9-1②）。

3．缩短移位　骨折段互相重叠或嵌插，骨的长度因而缩短（图9-1③）。

4．分离移位　两骨折端互相分离，且骨的长度增加（图9-1④）。

5．旋转移位　骨折段围绕骨之纵轴而旋转（图9-1⑤）。

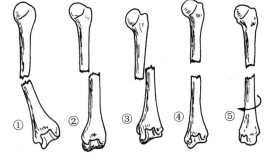

图9-1　骨折的移位方式

二、分类

对骨折进行分类，是决定治疗方法、掌握其发展变化规律的重要环节。分类的方法甚多，兹将主要的分类方法介绍如下：

（一）根据骨折处是否与外界相通分类

1. 闭合骨折 骨折断端不与外界相通者。

2. 开放骨折 有皮肤或黏膜破裂，骨折处与外界相通者。

（二）根据骨折的损伤程度分类

1. 单纯骨折 指不伴有神经、重要血管、肌腱或脏器损伤者。

2. 复杂骨折 指除骨折外尚伴有临近神经、重要血管、肌腱或脏器损伤者。

3. 不完全骨折 骨小梁的连续性仅有部分中断者。此类骨折多无移位。

4. 完全骨折 骨小梁的连续性全部中断者。管状骨骨折后形成远近两个或两个以上的骨折段。此类骨折多有移位。

（三）根据骨折线的形态分类

1. 横断骨折 骨折线与骨干纵轴接近垂直（图 9 - 2①）。

2. 斜形骨折 骨折线与骨干纵轴斜交成锐角（图 9 - 2②）。

3. 螺旋形骨折 骨折线呈螺旋形（图 9 - 2③）。

4. 粉碎骨折 骨碎裂成 3 块以上，称粉碎骨折。骨折线呈 "T" 形或 "Y" 形时，又称 "T" 型或 "Y" 型骨折（图 9 - 2④）；骨折线呈星芒状向四周辐射，称 "星状骨折"。

5. 青枝骨折 多发生于儿童。仅有部分骨质和骨膜被拉长、皱折或破裂，骨折处有成角、弯曲畸形，与青嫩的树枝被折时的情况相似（图 9 - 2⑤）。

6. 嵌插骨折 发生在长管骨干骺端密质骨与松质骨交界处。骨折后，密质骨嵌插入松质骨内，可发生在股骨颈和肱骨外科颈等处（图 9 - 2⑥）。

7. 裂缝骨折 或称骨裂，骨折间隙呈裂缝或线状，形似瓷器上的裂纹，常见于颅骨、肩胛骨等处。

8. 骨骺分离 发生在骨骺板部位，使骨骺与骨干分离，骨骺的断面可带有数量不等的骨组织，故骨骺分离亦属骨折的一种。见于儿童和青少年（图 9 - 2⑦）。

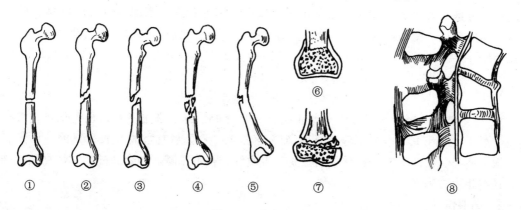

① ② ③ ④ ⑤ ⑦ ⑧

图 9 - 2 骨折的种类

9．压缩骨折 松质骨因压缩而变形，如脊椎骨及跟骨等（图 9 - 2⑧）。

10．爆裂骨折 松质骨骨折时，其骨折块向四周移位者，多见于椎体及跟骨。

（四）根据骨折整复后的稳定程度分类

1．稳定骨折 指复位后不易发生再移位者，如裂缝骨折、青枝骨折、嵌插骨折、横形骨折等。

2．不稳定骨折 指复位后不易或无法维持对位者，如斜形骨折、螺旋形骨折、粉碎骨折等。

（五）根据骨折后就诊时间分类

1．新鲜骨折 伤后 2~3 周以内就诊者。

2．陈旧骨折 伤后 2~3 周以后就诊者。

（六）根据受伤原因分类

1．外伤骨折 骨折前，骨质结构正常，纯属外力作用而产生骨折者。

2．病理骨折 骨质已有病变（如骨髓炎、骨结核、骨肿瘤等），经轻微外力作用而发生骨折者。

3．应力骨折 又称疲劳骨折，指由于骨组织长期承受过度的压应力，逐渐引起受力最大一侧的骨膜及骨小梁断裂，并渐而扩大波及整个断面者。

三、诊断

在骨折辨证诊断过程中，要防止只看表浅伤、不注意骨折，只看一处伤、不注意多处伤，只注意骨折局部、不顾全身伤情，只顾检查、不顾患者痛苦和增加损伤。通过询问受伤经过，详细进行体格检查，必要时做 X 线摄片检查，综合分析所得资料，从而得出正确诊断。

（一）受伤史

应了解暴力的大小、方向、性质和作用形式（高处跌下、车撞、打击、机器绞轧等），及其作用的部位、受伤现场情况、受伤姿势状态等，充分地估计伤情，为选择治疗提供重要依据。

（二）临床表现

1．全身情况 轻微骨折可无全身症状。一般骨折，由于瘀血停聚，积瘀化热，常有发热（体温约 38.5℃），5~7 天后体温逐渐降至正常，无恶寒或寒战，兼有口渴、口苦、心烦、尿赤便秘、夜寐不安，脉浮数或弦紧，舌质红，苔黄厚腻。如合并外伤性休克和内脏损伤，还有相应的表现。

2．局部情况

（1）一般情况 ①疼痛：骨折后脉络受损，气机凝滞，阻塞经络，不通则痛，故骨折部出现不同程度的疼痛、直接压痛和间接压痛（纵轴叩击痛和骨盆、胸廓挤压痛等）。②肿胀：骨折后局部经络损伤，营血离经，阻塞络道，瘀滞于肌肤腠理，而出现肿胀。若骨折处出血较多，伤血离经，通过撕裂的肌膜及深筋膜，溢于皮下，即成瘀斑，严重肿胀时还可出现水疱、血疱。③活动功能障碍：由于肢体失去杠杆和支柱作用，及剧烈疼痛、筋肉痉挛、组织破坏所致。一般来说，不完全骨折、嵌插骨折的功能障碍程度较轻，完全骨折、有移位骨折的功能障碍程度较重。

（2）骨折特征　①畸形：骨折时常因暴力作用、肌肉或韧带牵拉、搬运不当而使断端移位，出现肢体形状改变，而产生畸形，如成角、旋转、短缩畸形等。②骨擦音：由于骨折断端相互触碰或摩擦而产生，一般在局部检查时用手触摸骨折处而感觉到。③异常活动：骨干部无嵌插的完全骨折，可出现好像关节一样能屈曲旋转的不正常活动，又称假关节活动。

畸形、骨擦音和异常活动是骨折的特征，这三种特征只要有其中一种出现，即可在临床上初步诊断为骨折。但在检查时不应主动寻找骨擦音或异常活动，以免增加患者痛苦、加重局部损伤或导致严重的并发症。骨折端移位明显而无骨擦音，则骨折断端间或有软组织嵌入。

（三）X 线检查

诊断骨折，借助 X 线检查对于了解骨折的具体情况有重要参考价值。X 线摄片检查能显示临床检查难于发现的损伤和移位，如不完全骨折、体内深部骨折、脱位时伴有小骨片撕脱等。

尽管 X 线检查对于骨关节损伤的诊断如此重要，但只应该借助它来检查印证临床的现象，帮助确定骨与关节损伤的存在与否，而决不应单纯依赖它去发现损伤，否则便有可能为照片的假象所蒙蔽。有些无移位的腕舟状骨、股骨颈骨折早期，或肋软骨骨折，X 线片不容易发现。当 X 线片与临床其他诊断有矛盾，尤其是临床上有明确体征，而 X 线片显示阴性时，必须以临床表现为主，或是再做进一步检查，从而发现问题；或是加摄健侧 X 线片，予以对比；若临床仍不能排除骨折，应在 2~3 周后，再行摄片加以证实或排除。

四、骨折的并发症

是指骨折本身或在其愈合过程中或在对其处理过程中出现的全身或（和）局部的异常现象。有些并发症可于短时间内影响生命，必须紧急处理；另一些需要与骨折同时治疗或待骨折愈合后处理。因此，必须做周密的全身检查，确定有无并发症，然后决定处理方法。

1. 外伤性休克　严重骨折刺激和组织损害，引起以微循环障碍为特征的急性循环功能不全及组织器官血灌注不足从而出现相应脏器损害的综合征。本病关键在预防，一旦出现，应立即采取各种有效措施抢救。

2. 感染　开放性骨折如不及时清创或清创不彻底，有发生化脓性感染或厌氧菌感染的可能。一般与全身情况不佳、污染严重、转运拖延及早期处理不当有关。

3. 内脏损伤

（1）肺损伤　肋骨骨折可合并肺实质损伤或肋间血管破裂，引起闭合性气胸、开放性气胸、张力性气胸、血胸、血气胸。

（2）**肝、脾破裂**　暴力打击胸壁下段时，除可造成肋骨骨折外，还可发生肝或脾破裂，特别在有肝脾肿大时更易破裂，形成严重内出血和休克。

（3）**膀胱、尿道、直肠损伤**　耻骨和坐骨支同时断裂时，容易导致后尿道损伤，若此时膀胱处于充盈状态，则可被移位的骨折端刺破，这种膀胱损伤多为腹膜外损伤。骶尾骨骨折还可并发直肠损伤。

4．重要血管损伤　多见于严重的开放性骨折和移位较大的闭合性骨折。开放性骨折合并动脉破裂则鲜血从伤口喷射流出；由于骨折压迫或刺伤可发生血管痉挛，使血流不畅或完全不通，导致血栓形成；动脉被骨折端刺破，形成局部血肿，后期可形成假性动脉瘤，若动、静脉同时被刺破，可形成动 - 静脉瘘。重要动脉损伤后，肢体远端疼痛、麻木、冰冷、苍白或紫绀、脉搏消失或减弱。如肱骨髁上骨折伤及肱动、静脉（图9-3），股骨髁上骨折伤及腘动、静脉，胫骨上段骨折伤及胫前或胫后动、静脉。

5．缺血性肌挛缩　这是骨筋膜室综合征产生的严重后果。上肢多见于肱骨髁上骨折或前臂双骨折，下肢多见于股骨髁上或胫骨上端骨折。上、下肢的重要动脉损伤后，血液供应不足或因包扎过紧超过一定时限，前臂或小腿的肌群因缺血而坏死。神经麻痹，肌肉坏死，经过机化后，形成瘢痕组织，逐渐挛缩而形成特有的畸形——爪形手、爪形足，可造成严重的残废（图9-4）。

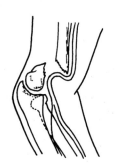 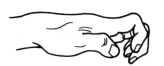 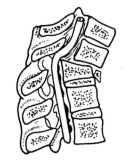

图9-3　损伤肱动脉的肱骨　　　图9-4　缺血性肌挛缩　　　图9-5　脊柱骨折脱位时
　　　　髁上骨折　　　　　　　　　　　典型畸形　　　　　　　　　损伤脊髓

6．脊髓损伤　颈段和胸、腰段脊柱骨折脱位时（图9-5），可形成损伤平面以下截瘫，以胸腰段最多见。

7．周围神经损伤　早期可因骨折时神经受牵拉、压迫、挫伤或刺激所致；后期可因外固定压迫、骨痂包裹或肢体畸形牵拉所致。肱骨骨折可合并桡神经损伤，腓骨小头上端骨折可合并腓总神经损伤。神经损伤后，其所支配的肢体范围即可发生感觉、运动障碍及神经营养障碍（图9-6~9）。

8．脂肪栓塞　是少见而严重的骨折并发症，由于髓腔内血肿张力过大，骨髓脂肪侵入血流，形成脂肪栓塞，堵塞血管，可以引起肺、脑等重要脏器或组织的缺血，因而危及生命。多见于股骨干、骨盆等脂肪丰富的大骨骼骨折。

9．坠积性肺炎 下肢和脊柱骨折，需长期卧床，致肺功能减弱，痰涎积聚，咯出困难，引起呼吸系统感染。老人常因此而危及生命，故患者在卧床期间应多做深呼吸，或主动按胸咳嗽帮助排痰，注意练功活动。

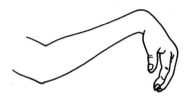

①腕下垂、拇指不能外展和背伸

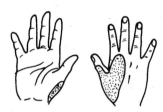

②感觉障碍区

图9-6 桡神经损伤

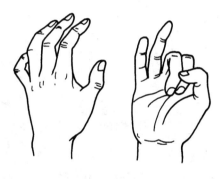

①爪形手　　　②第4、5指屈曲不全

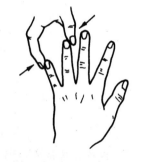

③第4、5指不能外展和内收

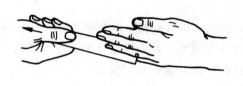

④第4、5指不能夹紧纸片

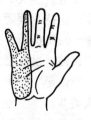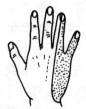

⑤感觉障碍区

图9-7 尺神经损伤

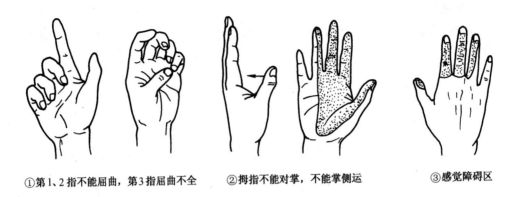

①第1、2指不能屈曲，第3指屈曲不全　　②拇指不能对掌，不能掌侧运　　③感觉障碍区

图 9-8　正中神经损伤

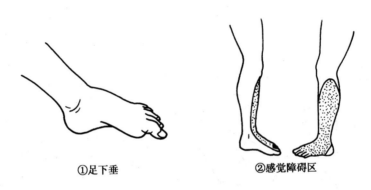

①足下垂　　　　　　　②感觉障碍区

图 9-9　腓总神经损伤

10．褥疮　严重损伤昏迷或脊椎骨折并发截瘫者，由于长期卧床，肢体或自身重量造成骨突部（如骶尾、后枕和足跟等处）受压，致局部循环障碍，组织坏死，形成溃疡，经久不愈。故应加强护理，早作预防。对褥疮好发部位要保持清洁、干燥，给予定时翻身、按摩，或在局部加棉垫、毡垫或空气垫圈等，以减少压迫。

11．尿路感染及结石　骨折长期卧床或合并截瘫者，需长期留置导尿管，若处理不当，可引起逆行性尿路感染，发生膀胱炎、肾盂肾炎等。应在无菌条件下，定期换导尿管和冲洗膀胱，并鼓励患者多饮水，保持小便通畅。

12．损伤性骨化（骨化性肌炎）　关节内或关节附近骨折，因损伤严重、反复施行粗暴的整复手法和被动活动，致使血肿扩散或局部反复出血，渗入被破坏的肌纤维之间，血肿机化后，通过附近骨膜化骨的诱导，逐渐变为软骨，然后再钙化、骨化。临床上以肘关节损伤容易并发，常可严重影响关节活动功能。

13．创伤性关节炎　关节内骨折整复不良或骨干骨折成角畸形愈合，以致关节面不平整或关节面压力状况改变，可引起关节软骨面损伤，形成创伤性关节炎。

14．关节僵硬　严重的关节内骨折可引起关节骨性僵硬。长期外固定可引起关节周围软组织粘连和肌腱挛缩，而致关节活动障碍。因此，对关节内骨折并有积血者，应尽量抽净。固定的范围和时间要恰到好处，并早期进行合理的功能锻炼。

15．缺血性骨坏死 骨折段的血供障碍可发生缺血性骨坏死，以股骨颈骨折并发股骨头坏死、腕舟骨腰部骨折并发近侧段坏死为多见。

16．迟发性畸形 少年儿童骨骺损伤，可影响该骨关节生长发育，日后逐渐（常需若干年）出现肢体畸形。肱骨外髁骨折可出现肘外翻畸形。

在治疗骨折时，对这些并发症应以预防为主，如果已经出现则应及时诊断和妥善治疗，这样，大多数并发症都是可以避免或治愈的。

五、骨折的愈合过程

骨折愈合的过程就是"瘀去、新生、骨合"的过程，是一面清除坏死组织，一面新生修复的过程（由膜内化骨与软骨内化骨共同完成），整个过程是持续的和渐进的。骨折愈合的过程也是暂时性紧急连接到永久性坚固连接的过程。一般将骨折愈合分为 3 个阶段，即血肿机化期（图 9 – 10① ~ ③）、原始骨痂形成期（图 9 – 10④ ~ ⑥）和骨痂改造塑形期（图 9 – 10⑦ ~ ⑧）；也有根据骨折愈合过程的组织学和生理学特征分为撞击期、诱导期、炎症期、软骨痂期、硬骨痂期和改建期 6 个不同的阶段。

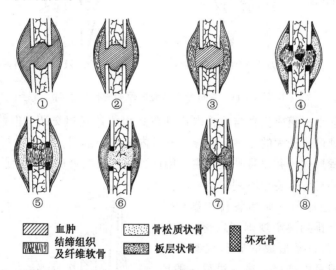

图 9 – 10　骨折愈合的过程

1．血肿机化期 骨折后，因骨折本身及邻近软组织的血管断裂出血，在骨折部形成了血肿，血肿于伤后 6 ~ 8 小时即开始凝结成血块，与局部坏死组织引起无菌性炎性反应。骨折断端因血循环中断，逐渐发生坏死，约有数毫米长。随着纤维蛋白的渗出，毛细血管的增生，成纤维细胞、吞噬细胞的侵入，血肿逐渐机化，形成肉芽组织，并进而演变成纤维结缔组织，使骨折断端初步连接在一起，这就叫纤维连接，约在骨折后 2 ~ 3 周内完成。同时，骨折端附近骨外膜的成骨细胞伤后不久即活跃增生，1 周后即开始形成与骨干平行的骨样组织，并逐渐向骨折处延伸增厚。骨内膜亦发生同样改变，只是为时稍晚。

2．原始骨痂形成期 原始骨痂形成或骨内膜和骨外膜的成骨细胞增生，在骨折端内、外形成的骨组织逐渐骨化，形成新骨，称为膜内化骨。随新骨的不断增多，紧贴骨皮质内、外面逐渐向骨折端生长，彼此会合形成梭形，称为内骨痂和外骨痂（图9－11①）。骨折断端及髓腔内的纤维组织亦逐渐转化为软骨组织，并随软骨细胞的增生、钙化而骨化，称为软骨内化骨，而在骨折处形成环状骨痂和髓腔内骨痂（图9－11②）。两部分骨痂会合后，这些原始骨痂不断钙化而逐渐加强，当其达到足以抵抗肌收缩及成角、剪力和旋转力时，则骨折已达到临床愈合，一般约需4~8周。此时X线片上可见骨折处四周有梭形骨痂阴影，但骨折线仍隐约可见。

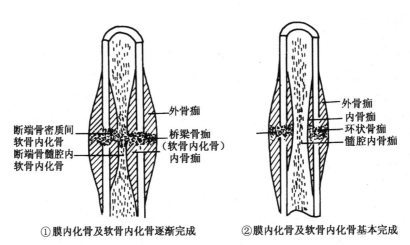

①膜内化骨及软骨内化骨逐渐完成　　　　②膜内化骨及软骨内化骨基本完成

图9－11　骨折愈合过程的原始骨痂形成期

　　骨折愈合过程中，膜内化骨与软骨内化骨在其相邻处互相交叉，但前者远比后者为快，故应防止在骨折处形成较大的血肿，以减少软骨内化骨的范围，加速骨折愈合。且骨性骨痂主要是经膜内化骨形成，并以骨外膜为主。因此，骨外膜在骨痂形成中具有重要作用，任何对骨外膜的损伤均对骨折愈合不利。

　　3．骨痂改造塑形期　　原始骨痂中新生骨小梁逐渐增加，且排列逐渐规则和致密，骨折断端经死骨清除和新骨形成的爬行代替而复活，骨折部位形成骨性连接。这一过程一般约需8~12周。随着肢体活动和负重，应力轴线上的骨痂不断得到加强，应力轴线以外的骨痂逐渐被清除，并且骨髓腔重新沟通，恢复骨的正常结构（图9－12），最终骨折的痕迹从组织学和放射学上完全消失。

　　近年来研究表明，多种骨生长因子与骨折愈合有关，它们共同作用可刺激成骨细胞的活性，调节局部成骨。如胰岛素生长因子Ⅰ、Ⅱ（IGF－Ⅰ、IGF－Ⅱ）、血小板衍生生长因子

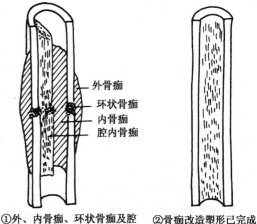

①外、内骨痂、环状骨痂及腔内骨痂形成后立体剖面示意图　　②骨痂改造塑形已完成

图9－12　骨折愈合过程的骨痂改造塑形期

（PDGF）、碱性成纤维细胞因子（bFGF）、β转化生长因子（TGF－β）等在炎性阶段可进一步

刺激间充质细胞聚集、增殖及血管形成。骨形态发生蛋白（BMP）有较强的跨种诱导成骨活性（即诱导未分化的间充质细胞分化形成软骨或骨）和骨损伤修复作用，其作用无种属特异性。

六、骨折的临床愈合标准和骨性愈合标准

掌握骨折的临床愈合和骨性愈合的标准，才有利于确定外固定的时间、练功计划和辨证用药。

（一）骨折的临床愈合标准

1．局部无压痛，无纵轴叩击痛。

2．局部无异常活动。

3．X 线照片显示骨折线模糊，有连续性骨痂通过骨折线。

4．在解除外固定情况下，上肢能平举 1kg 达 1 分钟，下肢能不扶拐在平地连续徒手步行 3 分钟，并不少于 30 步。

5．连续观察两周骨折处不变形，则观察的第 1 天即为临床愈合日期。

第 2、4 两项的测定必须慎重，以不发生变形或再骨折为原则。

（二）骨折的骨性愈合标准

1．具备临床愈合标准的条件。

2．X 线照片显示骨小梁通过骨折线。

七、影响骨折愈合的因素

认识影响骨折愈合的因素，以便利用对愈合有利的因素和避免对愈合不利的因素。

（一）全身因素

1．年龄　骨折愈合速度与年龄关系密切。小儿骨折愈合速度较快，青年人愈合稍慢，成年人更慢，尤其是老年人。如股骨干骨折的临床愈合时间，小儿需要 1 个月，成人往往需要 3 个月左右。

2．健康情况　身体总是动员体内一切力量促进骨折愈合的。身体强壮，气血旺盛，对骨折愈合有利；反之，慢性消耗性疾病，气血虚弱，如糖尿病、重度营养不良、骨软化症、恶性肿瘤等则骨折愈合迟缓。

（二）局部因素

1．断面的接触　断面接触大则愈合较易，断面接触小则愈合较难，故整复后对位良好者愈合快，对位不良者愈合慢；螺旋形、斜形骨折往往较横断骨折愈合快。若有肌肉、肌腱、筋膜等软组织嵌入骨折断端间，或因过度牵引而致断端分离，则妨碍了骨折断面的接触，愈合就更困难。

2．断端的血供　组织的再生，需要足够的血液供给，血供良好的松质骨部骨折愈合较

快，而血供不良的部位骨折则愈合速度缓慢，甚至发生延迟愈合、不愈合或缺血性骨坏死。胫骨干下 1/3 的血供主要依靠由上 1/3 进入髓腔的营养血管，故下 1/3 骨折后，远端血供较差，愈合迟缓。股骨头的血供主要来自关节囊和圆韧带的血管，故头下部骨折后，血供较差，就有缺血性骨坏死的可能。腕舟骨的营养血管由掌侧结节处和背侧中央部进入，腰部骨折后，近段的血供就较差，愈合迟缓（图 9 - 13）。一骨有数段骨折者，由于中间骨折段缺少血供，愈合速度较慢。

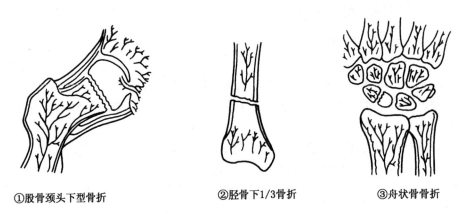

①股骨颈头下型骨折　　　②胫骨下1/3骨折　　　③舟状骨骨折

图 9 - 13　因血液供应差而影响骨折愈合的常见部位

3．损伤的程度　有大块骨缺损的骨折或软组织损伤严重、断端形成巨大血肿者，骨折的愈合速度就较慢。骨痂的形成，主要来自外骨膜和内骨膜，故骨膜的完整性对骨折愈合有较大的影响，骨膜损伤严重者，愈合也较困难。

4．感染的影响　感染引起局部长期充血、组织破坏、脓液和代谢产物的堆积，均不利于骨折的修复，迟缓愈合和不愈合率大为增高。

5．固定和运动　固定可以维持骨折端整复后的位置，防止软组织再受伤和血肿再扩大，保证修复过程顺利进行。但固定太过使局部血运不佳，骨代谢减退，骨质疏松，肌肉萎缩，对愈合不利。如果能在保证骨折不再移位的条件下，进行上下关节练功，从而使患肢肌肉有一定的生理舒缩活动，局部循环畅通，则骨折可以加速愈合。

6．其他因素　包括骨折的部位、治疗及时与否以及手术时骨膜的损伤情况等均影响骨折的愈合。

成人常见骨折临床愈合时间需根据临床愈合的标准而决定，表 9 - 1 供夹缚固定时参考。

八、治疗

治疗骨折时，必须在继承中医丰富的传统理论和经验的基础上，结合现代自然科学（如生物力学和放射学等）的成就，贯彻动静结合、筋骨并重、内外兼治、医患合作的治疗原则，辩证地处理好骨折治疗中的复位、固定、练功活动、内外用药的关系，尽可能做到骨折复位不增加局部组织损伤，固定骨折而不妨碍肢体活动，促进全身气血循环，增强新陈代谢，使骨折愈合和功能恢复齐头并进，并减轻患者痛苦、加速骨折愈合。

表 9 – 1 　　　　　　　　　　成人常见骨折临床愈合时间参考表

骨折名称	时间（周）
锁骨骨折	4 ~ 6
肱骨外科颈骨折	4 ~ 6
肱骨干骨折	4 ~ 8
肱骨髁上骨折	3 ~ 6
尺、桡骨干骨折	6 ~ 8
桡骨远端骨折	3 ~ 6
掌、指骨骨折	3 ~ 4
股骨颈骨折	12 ~ 24
股骨干骨折	7 ~ 10
股骨粗隆间骨折	8 ~ 12
髌骨骨折	4 ~ 6
胫腓骨干骨折	7 ~ 10
踝部骨折	4 ~ 6
跖部骨折	4 ~ 6

（一）复位

复位是将移位的骨折段恢复正常或近乎正常的解剖关系，重建骨骼的支架作用。在全身情况许可下，复位越早越好。复位的方法有两类，即闭合复位和切开复位。闭合复位又可分为手法复位和持续牵引。持续牵引既有复位作用，又有固定作用。

1. 手法复位 应用手法使骨折复位，称手法复位。绝大多数骨折都可通过手法复位取得满意的效果。手法复位要求及时、稳妥、准确、轻巧而不增加损伤，力争一次整复成功。

（1）复位标准

①解剖复位：骨折之畸形和移位完全纠正，恢复了骨的正常解剖关系，对位（指两骨折端的接触面）和对线（指两骨折段在纵轴上的关系）完全良好时，称为解剖复位。解剖复位可使骨折端稳定，便于早期练功，骨折愈合快，功能恢复好。对所有骨折都应争取达到解剖复位。

②功能复位：骨折复位虽尽了最大努力，某种移位仍未完全纠正，但骨折在此位置愈合后，对肢体功能无明显妨碍者，称为功能复位。对不能达到解剖复位者，必须达到功能复位。功能复位的要求按患者的年龄、职业和骨折部位的不同而有所区别。例如，治疗老年人骨折，首要任务是保存其生命，对骨折复位要求较低；然而，对于年轻的舞蹈演员、体育运动员，骨折的功能复位则要求很高，骨折复位不良则影响其功能。关节内骨折，对位要求也较高。功能复位的标准如下：

对线：骨折部位的旋转移位必须完全矫正。成角移位若与关节活动方向一致，日后可在骨痂改造塑形时有一定的矫正和适应，但成人不宜超过 10°，儿童不宜超过 15°。成角若与关节活动方向垂直，日后不能矫正和适应，故必须完全复位。膝关节的关节面应与地面平行，否则关节内、外两侧在负重时所受压力不均，继发创伤性关节炎。上肢骨折在不同部位，要求亦不同，肱骨干骨折一定程度成角对功能影响不大；前臂双骨折若有成角畸形将影响前臂旋转功能。

对位：长骨干骨折，对位至少应达 1/3 以上，干骺端骨折对位至少应达 3/4 左右。

长度：儿童处于生长发育时期，下肢骨折缩短在 2cm 以内，若无骨骺损伤，可自行矫正；成人则要求缩短移位不超过 1cm。

（2）复位前准备

①麻醉：采用麻醉可使局部肌肉放松，便于复位操作。局部麻醉是新鲜闭合性骨折的常用麻醉方法。局部麻醉时，无菌操作必须严格，以防骨折部感染。在骨折局部皮肤上先作少量皮内注射，将注射针逐步刺入深处，当注射针进入骨折部的血肿后，可抽出暗红色的陈旧血液，然后缓慢注入麻醉剂。四肢骨折用 2% 普鲁卡因注射液 10 ~ 20ml。麻醉剂注入血肿后，即可均匀地分布于骨折部（图 9 – 14）。通常在注射后 10 分钟，即可产生麻醉作用。对简单骨折，完全有把握在极短时间内获得满意复位者，也可以不用麻醉。

②摸诊：在麻醉显效后、手法复位前，要结合肢体畸形和 X 线照片的图像，先用手触摸骨折部，手法宜先轻后重，从上到下，从近端到远端，了解骨折移位情况，以便进行复位。

（3）复位基本手法　四肢各部分都有彼此拮抗的肌群。在复位时，应先将患肢所有关节放在肌肉相对松弛的位置，以利于复位。

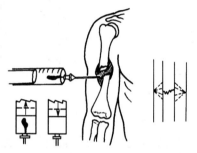

图 9 – 14　局部麻醉注射

骨折复位必须掌握以远端对近端的复位原则，即以"子求母"。于复位时移动远断端（子骨）去凑合近断端（母骨）为顺，反之为逆，逆则难以达到复位的目的。

复位后需检查对位情况。观察肢体外形，触摸骨折处的轮廓，与健肢对比，并测量患肢的长度，即可了解大概情况，X 线透视或摄片检查，可进一步肯定复位的效果。不宜在 X 线透视下反复做手法复位，因日久可对术者造成损害。

2. 切开复位　指通过外科手术切开骨折部的软组织，暴露骨折段，在直视下将骨折复位。术中应注意严格的无菌操作，操作应轻柔，切忌粗暴；尽量减少对周围软组织的损伤，避免对血管、神经的损伤；避免过多剥离骨膜，对直视下难以判断复位情况者，可术中摄片。

（二）固定

固定是治疗骨折的一种重要手段，复位后，固定起到主导作用和决定性作用。已复位的骨折必须持续地固定在良好的位置，防止再移位，直至骨折愈合为止。目前常用的固定方法分外固定和内固定两类。外固定有夹板、石膏绷带、持续牵引和外固定架等；内固定有钢丝、螺丝钉、克氏针、钢板、髓内针等。

（三）练功活动

练功活动是骨折治疗的重要组成部分，骨折经固定后，必须尽早进行练功活动，以促进骨折愈合，防止发生筋肉萎缩、骨质疏松、关节僵硬以及坠积性肺炎等并发症。必须根据具体的骨折部位、类型、骨折稳定程度，选择适当的练功姿式，在医护人员指导下进行练功活动。动作要协调，循序渐进，逐步加大活动量。练功活动从复位、固定后开始，并且贯穿于整个治疗过程中。

1. 骨折早期　伤后1~2周内，患肢局部肿胀、疼痛，筋骨正处于修复阶段，容易再发生移位。此期练功的目的是消瘀退肿，促进血液循环，主要通过患肢肌肉做舒缩活动。例如前臂骨折时，可做轻微的握拳及手指屈伸活动，上臂仅做肌肉舒缩活动，而腕、肘关节不活动。下肢骨折时可做股四头肌舒缩及踝部屈伸活动等。健肢及身体其他各部关节也应进行练功活动，卧床患者需加强深呼吸练习并结合自我按摩等。练功时以健肢带动患肢，次数由少到多，时间由短到长，活动幅度由小到大，切忌粗暴的被动活动。

2. 骨折中期　两周以后患肢肿胀基本消退，局部疼痛逐渐消失，瘀未尽去，新骨始生。此期练功的目的是加强去瘀生新、和营续骨能力，防止局部筋肉萎缩、关节僵硬以及全身的并发症。应继续进行患肢肌肉的舒缩活动，并在医务人员的帮助下逐步活动骨折部上下关节。动作应缓慢，活动范围应由小到大，至接近临床愈合时应增加活动次数，加大运动幅度和力量。例如股骨干骨折，在夹板固定及持续牵引的情况下，可进行撑臂抬臀，屈伸髋、膝等活动；胸腰椎骨折做飞燕点水、五点支撑、三点支撑法等活动。

3. 骨折后期　骨折已临床愈合，夹缚固定已解除，但筋骨未坚，肢体功能未完全恢复。此期练功的目的是尽快恢复患肢关节功能和肌力，达到筋骨强劲、关节滑利。练功的方法常取坐位、立位，以加强伤肢各关节的活动为重点，如上肢着重各种动作的练习，下肢着重于行走负重训练。在练功期间可同时进行热熨、熏洗等。部分患者功能恢复有困难时，或已有关节僵硬者可配合按摩推拿手法以协助达到活血舒筋通络之功。

（四）药物治疗

内服与外用药物是治疗骨折的两个重要方法。以"瘀去、新生、骨合"作为理论指导。内服和外用药物，对纠正因损伤而引起的脏腑、经络、气血功能紊乱，促进骨折的愈合均有良好作用。

1. 外用药

（1）初期　以活血化瘀、消肿止痛类的药膏为主，如消瘀止痛药膏、定痛膏、紫荆皮散。红肿热痛时可外敷清营退肿膏、双柏散。

（2）中期　以接骨续筋类药膏为主，如接骨续筋药膏、外敷接骨散、驳骨散、碎骨丹等。

（3）后期　可用舒筋活络类膏药外贴，如万应膏、损伤风湿膏、坚骨壮筋膏、金不换膏、跌打膏、伸筋散等。如折断在关节附近，为防止关节强直、筋脉拘挛，可外用熏洗、熨药及伤药水揉擦，配合练功活动。一般常用的熏洗及熨药方有海桐皮汤、舒筋活血洗方等，常用的伤药水有伤筋药水、活血酒等。

2. 内服药

（1）初期　由于筋骨脉络的损伤，血离经脉，瘀积不散，气血凝滞，经络受阻，故宜活血化瘀、消肿止痛为主，可选用活血止痛汤、和营止痛场、新伤续断汤、复元活血汤、夺命丹、八厘散等药。如损伤较重，瘀血较多，应防其瘀血流注脏腑而出现昏沉不醒等症，可用大成汤通利。

（2）中期 此期肿胀逐渐消退，疼痛明显减轻，但瘀肿虽消而未尽，骨尚未连接，故治宜接骨续筋为主，可选用新伤续断汤、续骨活血汤，或桃红四物汤、接骨丹、接骨紫金丹等，接骨药有自然铜、血竭、地鳖虫、骨碎补、续断等。

（3）后期 一般已有骨痂生长，治宜壮筋骨、养气血、补肝肾为主，可选用壮筋养血汤、生血补髓汤、六味地黄汤、补中益气汤、归脾丸、八珍汤、健步虎潜丸和续断紫金丹等。

九、骨折畸形愈合、迟缓愈合、不愈合的处理原则

由于存在着影响骨折愈合的不利因素，可造成畸形愈合、迟缓愈合或不愈合，内治法应加强使用养气血、补肝肾、壮筋骨药物，外治法应按具体情况予以处理。

（一）骨折畸形愈合

骨折后由于各种原因致使骨骼在非功能位愈合并伴有症状者称骨折畸形愈合。可由于治疗失当、固定不当、损伤严重所致。因此只要在整复后，给予有效的固定、合理的功能锻炼，并密切观察或做X线复查，发现骨折断端再移位及时给予矫正，骨折畸形愈合是可以防止发生的。若骨折后仅2~3月左右，因骨痂尚未坚硬，可在麻醉下，用手法折骨，再行整复，给予正确的局部固定，使骨折在良好的位置中愈合。但邻近关节与小儿骨骺附近的畸形愈合，不宜做手法折骨，以免损伤关节周围韧带和骨骺。畸形愈合较坚固，手法折骨不能进行时，可手术切开，凿断骨折处，清除妨碍复位的骨痂，按新鲜骨折处理，矫正畸形，选用适当的外、内固定。

（二）骨折迟缓愈合

骨折超过该类骨折正常临床愈合时间一半以上，患处仍有疼痛、压痛、纵轴叩击痛、异常活动现象，X线片上显示骨折端骨痂稀少，骨折线不消失，骨折断端无硬化现象，而有轻度脱钙。说明骨痂仍有继续生长的能力，只要找出发生的原因，进行针对性治疗，骨折还是可以连接起来的，称骨折迟缓愈合。

因固定不恰当引起者，应及时调整内固定。如股骨颈囊内骨折，骨折断端往往存在剪力和旋转力，一般的外固定不能控制这两种伤力，比较理想的治疗是应用滑动式钉板或多钉固定。腕舟状骨骨折，常存在剪式伤力，而局部血液供应也较差，应做较大范围和较长时间的固定。感染引起者，只要保持伤口的引流通畅和良好的制动，经过有效抗菌药物的应用，还是可以愈合的。过度牵引引起者，应立即减轻牵引力，使骨折断端回缩，鼓励患者进行肌肉舒缩活动。

（三）骨折不愈合

骨折所需愈合时间再三延长，骨折断端仍有异常活动，X线片显示骨折断端互相分离、骨痂稀少、两断端萎缩光滑、骨髓腔封闭、骨端硬化者，称骨折不愈合。临床上常由于骨折

端夹有较多的软组织，或开放性骨折清创中过多地去除碎骨片，造成骨缺损，多次的手术整复破坏了骨折部位的血液循环，对造成骨折迟缓愈合的因素没有及时去除，从而可造成骨不愈合。常用的有效治疗方法为植骨术。

古 籍 选 萃

　　清·吴谦《医宗金鉴·正骨心法要旨》："摸者，用手细细摸其所伤之处，或骨断、骨碎、骨歪、骨整、骨软、骨硬、筋强、筋柔、筋歪、筋正、筋断、筋走、筋粗、筋翻、筋寒、筋热，以及表里虚实，并所患之新旧也。先摸其或为跌仆，或为错闪，或为打撞，然后依法治之。接者，谓使已断之骨，合拢一处，复归于旧也。凡骨之跌伤错落，或断而两分，或折而陷下，或碎而散乱，或歧而唐突，相其形势，徐徐接之，使断者复续，陷者复起，碎者复完，突者复平。或用手法，或用器具，或手法、器具分先后而兼用之，是在医者之通达也。端者，两手或一手擒定应端之处，酌其重轻，或从下往上端，或从外向内托，或直端、斜端也。盖骨离其位，必以手法端之，则不待旷日迟久，而骨缝即合，仍须不偏不倚，庶愈后无长短不齐之患。提者，谓陷下之骨，提出如旧也。其法非一，有用两手提者，有用绳帛系高处提者，有提后用器具辅之不致仍陷者，必量所伤之轻重浅深，然后施治。倘重者轻提，则病莫能愈；轻者重提，则旧患虽去，而又增新患矣。按者，谓以手往下抑之也。摩者，谓徐徐揉摩之也。此法盖为皮肤筋肉受伤，但肿硬麻木，而骨未断折者设也。或因跌仆闪失，以致骨缝开错，气血郁滞，为肿为痛，宜用按摩法，按其经络，以通郁闭之气，摩其壅聚，以散瘀结之肿，其患可愈。推者，谓以手推之，使还旧处也。拿者，或两手一手捏定患处，酌其宜轻宜重，缓缓焉以复其位也。若肿痛已除，伤痕已愈，其中或有筋急而转摇不甚便利，或有筋纵而运动不甚自如，又或有骨节间微有错落不合缝者，是伤虽平，而气血之流行未畅，不宜接、整、端、提等法，惟宜推拿，以通经络气血也。盖人身之经穴，有大经细络之分，一推一拿，视其虚实酌而用之，则有宣通补泻之法，所以患者无不愈也。以上诸条，乃八法之大略如此。至于临证之权衡，一时之巧妙，神而明之，存乎其人矣。"

第二节　上 肢 骨 折

　　上肢以上臂和前臂为杠杆，各关节为运动枢纽，通过手部操作而体现其功能。因此，对上肢的要求灵活性高于稳定性。治疗上，必须重视手部早期练功活动，固定时间一般较下肢略为缩短。

锁 骨 骨 折

　　锁骨为长管状骨，呈"〰"形桥架于胸骨与肩峰之间，是上肢与躯干间的唯一骨性联系。锁骨内侧段前凸，且有胸锁乳突肌和胸大肌附着，外侧段后凸，有三角肌和斜方肌附着。锁骨骨折较常见，多发生在中1/3处，尤以幼儿多见。

【病因病机】

多因肩部外侧或手掌先着地跌倒，外力经肩锁关节传至锁骨而发生，以短斜形骨折为多。骨折后，内侧段可因胸锁乳突肌的牵拉向后上方移位，外侧段则由于上肢重力和胸大肌的牵拉而向前下方移位（图9－15）。

直接暴力多引起横断或粉碎骨折，临床较少见。骨折严重移位时，锁骨后方的臂丛神经和锁骨下动、静脉可能合并损伤。

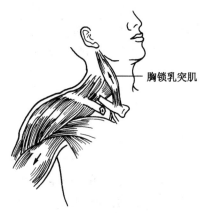

胸锁乳突肌

图9－15　锁骨骨折的典型移位

【诊　　断】

因锁骨位于皮下，骨折后局部疼痛、压痛、肿胀均较明显，可摸到移位的骨折端，故不难诊断。患肩向内、下、前倾斜，常以健手托着患侧肘部，以减轻上肢重量牵拉，头向患侧倾斜，下颌偏向健侧，使胸锁乳突肌松弛而减轻疼痛。幼儿缺乏自诉能力，且锁骨部皮下脂肪丰厚，不易触摸，尤其是青枝骨折，多无移位及明显畸形，易贻误诊断；但在穿衣、上提其手或从腋下托起时，会因疼痛加重而啼哭，常可提示诊断。X线正位照片可显示骨折类型和移位方向。根据受伤史、临床表现和X线检查即可作出诊断。

锁骨外侧1/3骨折时，需要判断喙锁韧带是否已损伤，因为该韧带损伤与否直接关系到治疗方法的选择和预后。不能肯定诊断时，可拍摄双侧应力X线片。即让患者坐位或站立位，以手腕各悬挂约2.5～6.5kg重物（不提在手中），放松上肢肌肉，然后拍摄双肩正位X线片。如患者肩锁韧带断裂，则X线片显示为骨折移位加大，并且喙突与锁骨之间距离增宽。

锁骨的胸骨端或肩峰端关节面的骨折，常规X线片有时较难确定诊断。必要时需行断层X线摄片检查。

诊断骨折的同时，应详细检查患肢感觉、运动及血液循环以确定有无锁骨下神经、血管的损伤。

【治　　疗】

对于常见的中1/3处骨折，幼儿无移位骨折或青枝骨折可用三角巾悬吊患侧上肢，有移位骨折可按以下方法治疗：

1. 整复方法　患者坐位，挺胸抬头，双手叉腰，术者将膝部顶住患者背部正中，双手握其两肩外侧，向背侧徐徐牵引，使之挺胸伸肩，此时骨折移位即可复位或改善，如仍有侧方移位，可用提按手法矫正。

2. 固定方法　在两腋下各置棉垫，用绷带从患侧肩后经腋下，绕过肩前上方，横过背部，经对侧腋下，绕

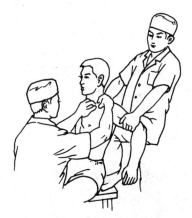

图9－16　锁骨骨折整复法

过对侧肩前上方，绕回背部至患侧腋下，包绕 8～12 层，包扎后，用三角巾悬吊患肢于胸前，即为"∞"字绷带固定法（图 9－17①）；亦可用双圈固定法（图 9－17②）。一般需固定 4 周，粉碎骨折可延长固定至 6 周。大多数病例均可达骨折愈合。

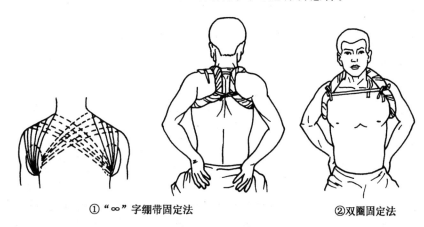

① "∞"字绷带固定法　　　　　　　　②双圈固定法

图 9－17　锁骨骨折固定法

3．手术治疗的适应证

（1）合并有锁骨下神经、血管损伤，经一般处理无明显改善甚至加重者。

（2）开放性骨折。

（3）多发骨折时，尤其同一肢体多发骨折时，可选择性应用。

（4）对畸形明显的成人，尤其对年轻女性，为美容考虑，可选择性应用。

（5）骨折不愈合。

对锁骨骨折采用切开复位内固定术应十分慎重。如需手术，应注意减少手术的创伤和骨膜的剥离范围。可采用克氏针、钢板或螺丝钉固定。术后以三角巾保护 4～6 周。

4．药物治疗　初期宜活血祛瘀、消肿止痛，可内服活血止痛汤加减，外敷接骨止痛膏或双柏散。中期宜接骨续筋，内服可选用新伤续断汤、续骨活血汤，外敷接骨续筋药膏。中年以上患者，因气血虚弱，血不荣筋，并发肩关节周围炎，故后期宜着重养气血、补肝肾、壮筋骨，可内服六味地黄丸，外贴坚骨壮筋膏；儿童患者骨折愈合迅速，后期不必用药。

5．练功活动　初期可做腕、肘关节屈伸活动，中后期逐渐做肩部练功活动，重点是肩外展和旋转运动，防止肩关节因固定时间太长而致功能受限制。

【预防与护理】

睡眠时需平卧去掉枕，肩胛间垫高，以保持双肩后仰，有利于维持骨折复位。固定期间如发现上肢神经或血管受压症状或绷带松动，应及时调整绷带松紧度。

【临证备要】

锁骨骨折较常见，多发生在中 1/3 处，尤以幼儿多见。中 1/3 骨折，内侧段向后上方移

◀ ....

位，外侧段向前下方移位。典型特征是以健手托着患侧肘部，头向患侧倾斜，下颌偏向健
侧。锁骨外侧 1/3 骨折时，需要判断喙锁韧带是否已损伤，对喙锁韧带完全断裂者，应采取
固定、修复等方法处理。严重移位的骨折，有损伤臂丛神经和锁骨下动、静脉的可能，应仔
细检查。锁骨骨折复位比较容易，但缺乏良好的固定方法，最终锁骨可能残留一定的畸形，
但一般不影响肩关节的功能。对锁骨骨折采用切开复位内固定术应十分慎重，因常导致骨折
不愈合。固定后睡眠时需平卧去掉枕，肩胛间垫高，以利于维持骨折复位。固定期间应及时
调整绷带松紧度。

古 籍 选 萃

明·刘基《金疮秘传禁方》："凡肩胛之间，其骨谓之天井骨，此骨若折必一头高跷不相
平，服以膏贴之用纸数层铺衬，取软施以薄荷杉板或用粉匠板以长布带穿缚在腋下紧紧系
栓，仍服接骨丹，愈日任意挑负无害。"

明·朱橚《普济方·折伤门》："缺盆骨损折法，令病者正坐，提起患人胳膊，用手揣捏骨
平正，用乳香消毒散数贴，以软绢掩如拳大，兜于腋下，上用一薄板子，长寸阔过半，软纸
包裹按定。止用鹰爪长带子拴缚定，……疼肿消后，次伸舒手指，以后骨可如旧。"

肱骨近端骨折

一、肱骨外科颈骨折

肱骨外科颈位于解剖颈下 2~3cm，相当于大、小结节下缘与肱骨干的交界处，是疏松
骨质和致密骨质交界处，常易发生骨折。紧靠肱骨外科颈内侧有腋神经向后进入三角肌内，
臂丛神经、腋动静脉通过腋窝，骨折严重移位时可合并神经、血管损伤。肱骨外科颈骨折较
为多见，多发于中老年患者。

【病因病机】

多因跌倒时手掌或肘部先着地，传达暴力所引起，若上臂在外展位则为外展型骨折，若
上臂在内收位则为内收型骨折。临床上有以下 3 种类型（图 9 - 18）：

1. 外展型骨折 受外展传达暴力所致。断端外侧嵌插而内侧分离，或断端重叠移位，

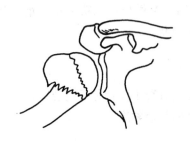 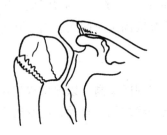 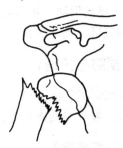

①外展型骨折　　　②内收型骨折　　　③合并肩关节脱位

图 9 - 18　肱骨外科颈骨折分类

远折端位于近端的内侧，多向前、内侧突起成角。有时远端向内侧移位，常伴有肱骨大结节撕脱骨折。

2．内收型骨折 受内收传达暴力所致。骨折远端呈内收位，近端呈外展位，断端外侧分离而内侧嵌插，或骨折远端向外侧移位，或有重叠移位，向外侧突起成角。

3．肱骨外科颈骨折合并肩关节脱位 受外展外旋传达暴力所致。若暴力继续作用于肱骨头，可引起前下方脱位，关节面向内下，骨折面向外上，位于远端的内侧。临床较少见，若处理不当，常易造成患肢严重的功能障碍。

肱骨外科颈骨折是接近关节的骨折，周围肌肉比较发达，肩关节的关节囊和韧带比较松弛，骨折后容易发生软组织粘连，或结节间不平滑。中年以上患者，易并发肱二头肌长头肌腱炎、冈上肌腱炎或肩关节周围炎。

【诊　　断】

伤后局部肿胀、功能障碍、疼痛，有环行压痛和纵轴叩击痛，上臂内侧可见瘀斑。非嵌插性骨折可出现骨擦音和异常活动。与肩关节脱位不同，无方肩畸形；合并脱位者搭肩试验阴性，与单纯肩关节脱位不同。X线正位、穿胸侧位（或外展侧位）照片可确定骨折类型及移位情况。根据受伤史、临床表现和X线检查可作出诊断。

【治　　疗】

多数患者可用手法复位，夹板固定治疗。对少数骨折完全移位，骨折后3～4周未经整复的青壮年患者，既不能手法复位，日后又必然影响肩关节功能者，则用切开复位和内固定。

无移位的裂缝骨折或嵌插骨折，仅用三角巾悬吊患肢1～2周即可开始活动。有移位骨折可按下列方法治疗：

1．整复方法 患者坐位或卧位，一助手用布带绕过腋窝向上提拉，屈肘90°，前臂中立位，另一助手握其肘部，沿肱骨纵轴方向牵拉，纠正缩短移位（图9-19①），然后根据不同类型再采用不同的复位方法。

（1）外展型骨折 术者双手握骨折部，两拇指置于骨折近端的外侧，其他各指抱骨折远端的内侧向外捺正，助手同时在牵拉下内收其上臂即可复位（图9-19②）。

（2）内收型骨折 术者两拇指压住骨折部向内推，其他四指使远端外展，助手在牵引下将上臂外展即可复位（图9-19③）。向前成角者，术者拇指置于骨折部的前侧向后按压。如成角畸形过大，还可继续将上臂上举过头顶；此时术者立于患者前外侧，用两拇指推挤远端，其他四指挤按成角突出处，如有骨擦感，断端相互抵触，则表示成角畸形矫正（图9-19④）。对合并肩关节脱位者，有些可先整复骨折，然后用手法推送肱骨头；亦可先持续牵引，使盂肱间隙加大，纳入肱骨头，然后整复骨折。

2．夹板固定

（1）夹板规格 长夹板3块，下达肘部，上端超过肩部，夹板上端可钻小孔系以布带结，以便做超关节固定。短夹板1块，由腋窝下达肱骨内上髁以上，夹板的一端用棉花包

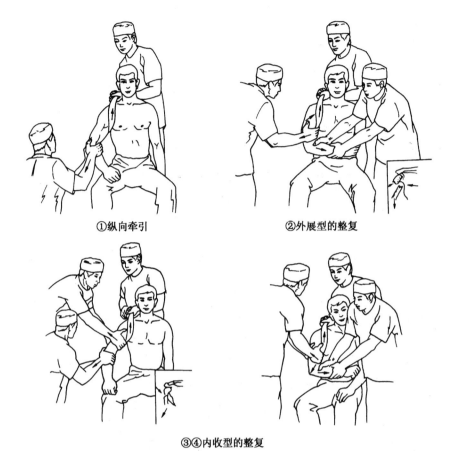

①纵向牵引　　　　　　②外展型的整复

③④内收型的整复

图 9 - 19　肱骨外科颈骨折复位法

裹，呈蘑菇头样，即成蘑菇头样大头垫夹板。

（2）固定方法　在助手维持牵引下，将棉垫 3~4 个放于骨折部的周围，短夹板放在内侧，若内收型骨折，大头垫应放在肱骨内上髁的上部，若外展型骨折，大头垫应顶住腋窝部，并在成角突起处放平垫，3 块长夹板分别放在上臂前、后、外侧，用 3 条绑带将夹板捆紧，然后用长布带绕过对侧腋下用棉花垫好打结（图 9 - 20）。

对移位明显的内收型骨折，除夹板固定外，尚可配合皮肤牵引 3 周。肩关节置于外展前屈位，其角度视移位程度而定。

对严重的粉碎骨折，若患者年龄过大，全身情况很差，可用三角巾悬吊，任其自然愈和。

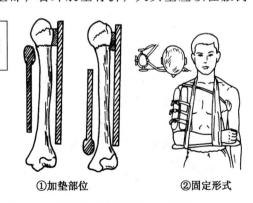

①加垫部位　　　②固定形式

图 9 - 20　肱骨外科颈骨折的夹板固定

粉碎骨折手法复位很难成功，即便复位也不容易使骨折端稳定，可采用手术方法治疗。经肩前外侧切口暴露骨折端，先用松质骨螺钉固定近折端骨折块，使外科颈骨折复位，再行钢板固定，或用张力带钢线固定。术中注意修复肩袖。术后 4～6 周开始肩关节活动。

对青壮年的严重粉碎骨折，估计切开复位难以内固定时，可做尺骨鹰嘴外展位牵引，辅以手法复位，小夹板固定。注意牵引力量不宜过大，避免过度牵引。6～8 周后去除牵引，继续用小夹板固定，并开始肩关节活动。

3. 药物治疗 初期宜活血祛瘀、消肿止痛，内服可选用和营止痛汤、活血止痛汤加减，外敷消瘀止痛药膏、双柏散。老年患者则因其气血虚弱，血不荣筋，易致肌肉萎缩，关节不利，故在中后期宜养气血、壮筋骨、补肝肾，还应加用舒筋活络、通利关节的药物，内服可选用接骨丹加减，外敷接骨膏等。解除固定后可选用海桐皮汤熏洗。

4. 练功活动 初期先让患者进行握拳，屈伸肘、腕关节，舒缩上肢肌肉等活动，3 周后练习肩关节各方向活动，活动范围应循序渐进，每日练习 10 多次。一般在 4 周左右即可解除外固定。后期应配合中药熏洗，以促进肩关节功能恢复。练功活动对老年患者尤为重要。

【预防与护理】

外展型骨折应使肩关节保持在内收位，切不可做肩外展抬举动作，尤其在固定早期更应注意这一点，以免骨折再移位。对内收型骨折，在固定早期则应维持在外展位，勿使患肢做内收动作。

【临证备要】

肱骨外科颈骨折多发于中老年患者。受伤时患者上肢处于不同的体位可引起不同的骨折，如上臂在外展位则为外展型骨折，上臂在内收位则为内收型骨折，多同时伴有向前成角，严重者可合并脱位。此处属近关节骨折，应仔细整复，可靠固定，若处理不当，可直接影响肩关节的功能。整复时先矫正短缩移位，然后矫正内、外成角畸形，有向前成角者也必须矫正。固定时应注意大头垫的放置，若内收型骨折，大头垫应放在肱骨内上髁的上部；若外展型骨折，大头垫应顶住腋窝部。对复位后不稳、固定困难的患者，可采用闭合复位经皮穿针固定。粉碎骨折手法复位很难成功，即便复位也不容易使骨折端稳定，可采用手术方法治疗。严重粉碎无法手术者，可用三角巾悬吊，任其自然愈和。因该病患者多为老年人，若肩部固定时间过长或锻炼不恰当、及时，易产生肩关节粘连、僵硬，因此正确的功能锻炼甚为必要。对于治疗后仍有轻度残余移位的患者，只要坚持正确的锻炼，往往可获得满意的效果。

二、肱骨大结节骨折

肱骨大结节位于肱骨上端，在解剖颈处分成一骨嵴，为冈上肌、冈下肌以及小圆肌的止点。大结节的内侧，有一较小的骨嵴，称小结节，为肩胛下肌的止点。大、小结节间有一纵行的结节间沟，肱二头肌腱长头通过肩关节囊，经过此沟穿出，并为腱滑液囊所包裹，有利于其往返滑动，并不易滑脱。所以大结节骨折后，对肩袖及肱二头肌功能均有一定影响。

【病因病机】

肱骨大结节骨折多为间接暴力所致，受肩袖的急剧牵拉，使大结节发生撕脱骨折。直接暴力所致骨折临床少见。临床应与正常骨骺相区别。按其损伤机制、骨折特点以及并发症，临床分为4型：

1．无移位大结节骨折 多为直接暴力打击伤所致，骨折常为粉碎型，骨折块较大，无明显移位。

2．有移位大结节骨折 单纯的撕脱性骨折较少见，多数是肩关节脱位或肱骨外科颈骨折的合并症。由于冈上肌、冈下肌及小圆肌的猛烈牵拉，造成撕脱性骨折，骨折片较小，移位较大。

3．肩关节脱位合并大结节骨折 由于肱骨头脱位，受冈上肌、冈下肌及小圆肌的牵拉，大结节被撕脱，骨折呈薄片状。移位较大，脱位整复后，多能自行复位。

4．肱骨外科颈骨折合并大结节骨折 多见于外展型肱骨外科颈骨折，临床上往往仅注意肱骨外科颈骨折而忽视大结节骨折。诊断时应引起注意。

【诊　断】

单纯的肱骨大结节骨折诊断比较困难，一般明显体征不多。诊断要点：明确的外伤史；伤后局部疼痛肿胀，皮下瘀斑，上臂功能受限，尤以外展及外旋疼痛加剧；骨折部位压痛点集中，或可听到骨擦音。肩关节脱位及肱骨外科颈骨折患者，多有大结节骨折并存，应注意这一点，以防漏诊。X线正位片对诊断有重要意义。

【治　疗】

1．治疗原则 对肱骨大结节骨折，首选的治疗方法是闭合手法整复。利用肢体外展位固定，一般均能达到满意的效果。除非骨折块较大，手法难以复位，严重影响关节功能，一般均不采用切开复位内固定的方法，以减少对肩周软组织的损伤，造成肩周软组织广泛粘连。

对于肩关节脱位或肱骨外科颈骨折合并大结节撕脱者，脱位或骨折整复后大结节骨折块多能随即复位，不需特殊处理。

2．整复方法 无移位者仅给予三角巾悬吊伤肢于胸前或局部给予消肿膏外敷即可。1周后主动小范围练习肩功能，辅以轻手法按摩、理疗，以防冻结肩发生。4周后伤肢即可随意活动。

移位较小者，患者取坐位，不需麻醉。术者位于患侧背后，一手托患肢，使伤肢前臂屈肘90°，肩外展位；用力按压移位的骨折块，使骨折复位。复位后，肩外展90°支架固定伤肢。固定2周后更换超肩关节夹板固定。

移位较大者，应局麻，抽吸血肿后，在X线透视直观配合下给予手法整复。一助手固定患侧胸肩部，一助手扶伤肢手外展外旋位。术者位于患肢肩侧上方，先摸清骨折块移位情况，一手扶患肢肘部，一手沿肩胛冈肩峰端下方顺冈上肌、冈下肌间，由内向外推骨折块，复位很容易成功。复位成功后，患肢给予外展支架固定，使伤肢保持外展外旋位以减轻肩袖的牵拉。固定后每周拍片1次，观察是否有移位发生。4~6周后可解除外固定，练习肩功能。

手法整复难以成功者，应采用手术治疗，整复后给予松质骨螺丝钉或张力带钢丝固定。

若放弃治疗，则肩袖失去止点，将严重影响肩关节外展功能。

3．练功活动　肱骨大结节骨折整复固定后即可活动腕及手部各关节，用力握拳以促进气血运行，减轻肿胀。骨折移位不大者，2 周后即可去除固定，练习肘部、肩部的屈伸活动；3 周后即可逐步练习环转活动及各方向的单向活动，直至恢复正常。骨折移位较大者，外展支架固定，10 ~ 14 天后可去除夹板，进行肩关节全面锻炼，力争在 2 周内使肩关节功能达到正常。拖延练功时间，对肩关节功能的恢复极为不利。

【临证备要】

肱骨大结节骨折，大多为撕脱性骨折，常继发于肱骨头盂下脱位，或肱骨外科颈骨折。由于脱位和骨折的症状严重，容易忽略对该病的诊断。因此凡是有肩关节脱位或肱骨外科颈骨折的病人，均应详细检查有无大结节的骨折。临床除局部疼痛、肿胀等外，外展及外旋可使疼痛加剧。应与肩峰下滑囊钙化以及肱骨上端骨骺分离相区别。闭合手法整复成功后利用肢体外展位固定，一般均能达到满意的效果。对于骨折块移位较大者，手法难以复位，估计日后严重影响肩关节的外展功能，可采用切开复位内固定的方法。固定时间不可太长，以防粘连，影响功能。

古　籍　选　萃

元·李仲南《永类钤方》："凡左右两肩或颠坠失落，若骨脑叉出在前，可用布带腕系在前，如出在后，腕系手在背后，若左出揎向右肱，右出揎向左肱，骨即入。接左摸右臀，接右摸左臀。"

肱骨干骨折

肱骨外科颈下 1cm 至内外髁上 2cm 处的一段长管状骨称为肱骨干，它上部较粗，自中 1/3 以下逐渐变细，至下 1/3 渐成扁平状，并稍向前倾。肱骨干骨折多见于青壮年。好发于骨干的中部，其次为下部，上部最少。肱骨干中下 1/3 交界处后外侧有一桡神经沟，有桡神经通过，紧贴骨干，故中下 1/3 交界处骨折，易并发神经损伤。

【病因病机】

肱骨干中上部骨折多因直接暴力引起，多为横断或粉碎骨折。肱骨干骨折后，由于骨折部位肌肉附着点不同，故在不同平面的骨折就会造成不同方向的移位。上 1/3 骨折（三角肌止点以上）时，近端因胸大肌、背阔肌和大圆肌的牵拉而向前、向内移位；远端因三角肌、喙肱肌、肱二头肌和肱三头肌的牵拉而向上、向外移位。中 1/3 骨折（三角肌止点以下）时，近端因三角肌和喙肱肌牵拉而向外、向前移位；远端因肱二头肌和肱三头肌的牵拉而向上移位（图 9－21）。

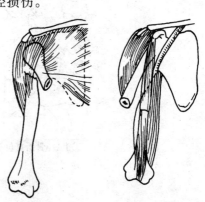

①三角肌止点以上　②三角肌止点以下

图 9－21　肱骨干骨折的移位

肱骨干下 1/3 骨折多由间接暴力（如投弹、掰手腕）所致，多呈斜形、螺旋形骨折。移位可因暴力方向、前臂和肘关节的位置而异，多为成角、内旋移位。

【诊　　断】

伤后上臂有明显疼痛、肿胀、环行压痛及纵轴叩击痛，活动功能障碍。绝大多数为有移位骨折，上臂有短缩或成角畸形，并有异常活动和骨擦音。检查时应注意腕和手指的功能，以便确定桡神经是否有损伤。X线正、侧位照片可明确骨折的部位、类型和移位情况。根据受伤史、临床表现和 X 线检查可明确诊断。

【治　　疗】

治疗肱骨干骨折时，如反复多次整复、过度牵引或患者体质虚、肌力弱，再因上肢重量悬垂作用，在固定期间可逐渐发生分离移位。如处理不及时或不恰当，则可致骨折迟缓愈合甚至不愈合。因此，在治疗过程中，必须防止骨折断端分离移位。

1. 整复方法　患者坐位或平卧位。一助手用布带通过腋窝向上，另一助手持前臂在中立位向下，沿上臂纵轴对抗牵引，牵引力不宜过大，否则易引起断端分离移位。待重叠移位完全矫正后，根据骨折不同部位的移位情况进行整复。

（1）上 1/3 骨折　在维持牵引下，术者两拇指抵住骨折远端外侧，其余四指环抱近端内侧，将近端托起向外，使断端微向外成角，继而拇指由外推远端向内，即可复位（图9-22①）。

（2）中 1/3 骨折　在维持牵引下，术者以两拇指抵住骨折近端外侧推向内，其余四指环抱远端内侧拉向外（图9-22②）。纠正移位后，术者捏住骨折部，助手徐徐放松牵引，使断端互相接触，微微摇摆骨折远端或从前后内外以两手掌相对挤压骨折处，可感到断端摩擦音逐渐减小，直至消失，骨折处平直，表示基本复位。

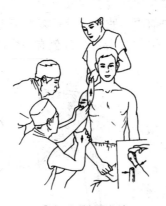 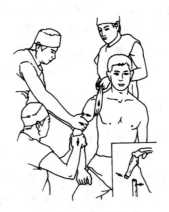

①上1/3骨折复位法　　　②中1/3骨折复位法

图 9 - 22　肱骨干骨折复位法

（3）下 1/3 骨折　多为螺旋或斜形骨折，仅需轻微力量牵引，矫正成角畸形，将两斜面挤紧撑正。

（4）**粉碎骨折** 术者从前后或两侧挤按骨折部，使骨折面相互接触即可。游离碎骨片一次不能靠拢时，可加用纸垫，在夹板固定中持续复位。整复过程中，不需纵向牵引，亦不可施用重手法，以免断端分离而影响骨折愈合。

2．夹板固定 前后内外 4 块夹板，其长度视骨折部位而定；上 1/3 骨折要超肩关节，下 1/3 骨折要超肘关节，中 1/3 骨折则不超过上、下关节，并应注意前夹板下端不能压迫肘窝。如果移位已完全纠正，可在骨折部的前后方各放一长方形大固定垫，将上、下骨折端紧密包围。若仍有轻度侧方移位时，利用固定垫两点加压；若仍有轻度成角，利用固定垫三点加压，使其逐渐复位。若碎骨片不能满意复位时，也可用固定垫将其逐渐压回，但应注意固定垫厚度宜适中，防止皮肤压迫性坏死。在桡神经沟部位不要放固定垫，以防桡神经受压而麻痹。固定时间成人约 6 ~ 8 周，儿童约 3 ~ 5 周。中 1/3 处骨折是迟缓愈合和不愈合的好发部位，固定时间应适当延长，经 X 线复查见有足够骨痂生长才能解除固定。固定后肘关节屈曲 90°，以木托板将前臂置于中立位，患肢悬吊在胸前（图 9 - 23）。应定期做 X 线透视或拍摄照片，以及时发现在固定期间骨折端是否有分离移位。若发现断端分离，应用弹性绷带上下缠绕肩、肘部，使断端受到纵向挤压而逐渐接近。

3．手术治疗 应用闭合方法治疗肱骨干骨折一般都能收到良好的治疗效果，骨折愈合率高。如果没有特殊的手术指征，原则上对肱骨干骨折应避免手术治疗。有下述情况时可对闭合骨折进行切开内固定手术：

（1）闭合复位失败，骨折对位对线不良者。

（2）肱骨中、下段骨折合并血管、神经损伤，需手术探查者。

（3）开放性骨折，在清创后可行内固定。

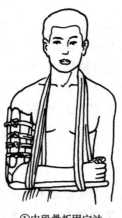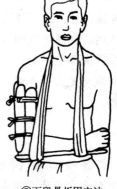

①中段骨折固定法　　②下段骨折固定法

图 9 - 23　肱骨干骨折固定法

（4）肱骨干骨折合并同侧其他长骨骨折或多段骨折者。

（5）肱骨干的病理性骨折宜行内固定，以减轻疼痛和改善患肢功能。

切开复位内固定必须达到严格的内固定要求，多选用 AO 钢板、髓内钉等固定。

4．骨科复位固定器治疗 是一种穿针局部外固定方法。适用于骨折合并软组织挫伤严重的病例，以及开放性骨折等局部外固定有困难者；此外对于横断骨折断端分离、迟延愈合或不愈合的病例，也可采用这种方法，通过外力加压使断端接触，有利于骨折的愈合。此法对软组织的修复与创面的处理，提供了方便的条件。

5．其他治疗方法 石膏固定法、肱骨外展夹板、功能支架或尺骨鹰嘴牵引等，现均已很少使用。

6．药物治疗 按骨折三期辨证用药。骨折迟缓愈合者，应重用接骨续损药，如土鳖、自然铜、骨碎补之类。闭合性骨折合并桡神经损伤，可将骨折复位，夹板固定，内服药还应加入行气活血、通经活络之品，如黄芪、地龙之类，外用海桐皮汤熏洗。

7. 练功活动 固定后即可做屈伸指、掌、腕关节活动，有利于气血畅通。肿胀开始消退后，患肢上臂肌肉做舒缩活动，并逐渐进行肩、肘关节活动。骨折愈合后，应加强肩、肘关节活动，并配合药物熏洗，使肩、肘关节活动功能早日恢复。

【预防与护理】

加强两骨折端在纵轴上的挤压力，防止断端分离，保持骨折部位相对稳定。手、前臂肿胀时，可嘱患者每日自行轻柔按摩手和前臂。若发现断端分离时，术者可一手按肩，一手按肘部，沿纵轴轻轻挤压，使骨断端逐渐接触，并适当延长木托板悬吊日期，直到分离消失、骨折愈合为止。

【临证备要】

肱骨干骨折后由于骨折部位肌肉附着点不同，故在不同平面的骨折就会造成不同方向的移位，但三角肌为最主要的影响因素。掌握各种骨折移位的规律是正确治疗的前提。手法复位、夹板固定治疗肱骨干骨折是比较简便和理想的方法，适用于肱骨干各种类型骨折。夹板固定可靠，且只固定骨折局部，保证了肩、肘关节的功能活动，骨折愈合快、愈合率高、功能恢复好。对于体质虚、肌力弱的患者，或经过反复多次整复、过度牵引以及上肢重量悬垂作用，在固定期间可逐渐发生分离移位。因此，在肱骨干骨折治疗过程中，必须防止骨折断端分离移位。对中 1/3 骨折，骨折后骨折断端有可能挤压或挫伤神经，在骨折愈合的过程中桡神经有可能被骨痂包埋而引起压迫症状，故在骨折的早期和晚期都要注意桡神经的检查。

古 籍 选 萃

清·赵廷海《救伤秘旨》："夫两臂骨折断或破碎者，先用消风散、住痛散加痹药服之。用杉木皮三片，削去粗皮，掐令微薄，如指面大，长短以患处为则。用绵纸包束粘定，用油透甲纸上，用左绑绳四部，编成栅子，如此通漏，内面药干，庶可掺湿。编毕，用热药汤盒软其筋骨。令患人卧于地，用绢带缚患人肘臂，系于医者腰间，医者坐其膝侧，双手捉定患肘，脚踏其腋下，倒腰向后，徐徐用力拔伸断骨，用手揣令归原。以姜汁韭汁醋调圣神散，摊于油布上贴之。外用甲缚，宽紧如法，带兜其手肘，悬于项下，要时常屈伸，肘腕不强，否则日久筋强，难以屈伸。日服加减活血住痛散，若甲两头泡起，不可挑破，用黑神散油调贴即消。"

肱骨髁上骨折

肱骨下端较扁薄，髁上部处于疏松骨质和致密骨质交界处，前有冠状窝，后有鹰嘴窝，两窝之间仅为一层极薄的骨片，两髁稍前屈，并与肱骨纵轴形成 30° ~ 50° 的前倾角（图 9 - 24）。前臂完全旋后时，上臂与前臂纵轴呈 10° ~ 15° 外翻的携带角，骨折移位可使此角改变而呈肘内翻或肘外翻畸形。肱动脉和正中神经从肱二头肌腱膜下通过，桡神经通过肘窝前

外方并分成深浅两支进入前臂。肱骨髁上骨折时，易被刺伤或受挤压
而合并血管神经损伤。

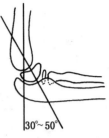

图 9 - 24　肱骨干与
肱骨髁的前倾角

【病因病机】

肱骨髁上骨折多见于儿童，儿童期肱骨髁上部位在结构上相对薄
弱，而肘关节囊及侧副韧带比较坚固，所以肘部损伤时容易发生骨折
而不易发生脱位。骨折多因跌倒所致。根据暴力形式和受伤机理的不
同，可将肱骨髁上骨折分为伸直型、屈曲型。若在伸肘位跌仆，手掌
先触地，则引起伸直型骨折，这是因地面反作用力经手掌、前臂传
达，将肱骨髁推向后上方，由上而下的重力将肱骨干推向前方，容易合并血管神经损伤。若
在屈肘位跌仆，肘后侧先触地，则引起屈曲型骨折，暴力从肘后侧经过尺骨鹰嘴把肱骨髁由
后下方推向前上方，很少并发血管神经损伤（图 9 - 25）。根据骨折端侧方移位情况，伸直
型及屈曲型又可分为尺偏型和桡偏型。有时，受伤姿势虽与骨折类型有关，但并非必然的因
果关系。

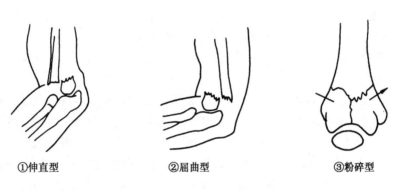

①伸直型　　　　　　　②屈曲型　　　　　　　③粉碎型

图 9 - 25　肱骨髁上骨折类型

【诊　　断】

无移位骨折肘部可有肿胀、疼痛，肱骨髁上处有压痛，功能障碍。骨折有移位者，肘部
疼痛、肿胀较明显，甚至出现张力性水疱，肘部呈靴形畸形，但肘后肱骨内、外髁和鹰嘴三
点关系仍保持正常，这一点可与肘关节后脱位相鉴别。此外，还应注意桡动脉的搏动，腕和
手指的感觉、活动、温度、颜色，以便确定是否合并神经或血管损伤。神经损伤表现为该神
经支配范围的运动和感觉障碍，以桡神经、正中神经损伤为多见。若肘部严重肿胀，桡动脉
搏动消失，患肢剧痛，手部皮肤苍白、发凉、麻木，被动伸指有剧烈疼痛者为肱动脉损伤或
受压，处理不当则前臂屈肌发生缺血性坏死，晚期形成缺血性肌挛缩。骨折畸形愈合的后遗
症以肘内翻为多见，肘外翻少见。肘关节正侧位 X 线片可显示骨折类型和移位方向。伸直
型骨折远端向后上移位，骨折线多从前下方斜向后上方。屈曲型骨折远端向前上方移位，骨
折线从后下方斜向前上方。根据受伤史、临床表现和 X 线照片可作出诊断。

【治　疗】

无移位骨折可置患肢于屈肘90°位，用颈腕带悬吊2～3周，有移位骨折应按以下方法处理。

1. 整复方法　肱骨髁上骨折整复手法较多，现将临床上常用的整复手法介绍如下：

患者仰卧，两助手分别握住其上臂和前臂，做顺势拔伸牵引，术者两手分别握住远近段，相对挤压，纠正重叠移位。若远段旋前（或旋后），应首先纠正旋转移位，使前臂旋后（或旋前）。纠正上述移位后，若整复伸直型骨折，则以两拇指从肘后推远端向前，两手其余四指重叠环抱骨折近段向后拉，同时用捺正手法矫正侧方移位，并令助手在牵引下徐徐屈曲肘关节，常可感到骨折复位时的骨擦感；整复屈曲型骨折时，手法与上述相反，应在牵引后将近端向背侧压下，并徐徐伸直肘关节（图9－26）。

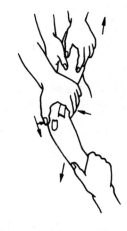

图9－26　肱骨髁上骨折整复法

2. 固定方法　伸直型骨折复位后固定肘关节于屈曲90°～110°位置3周。夹板长度应上达三角肌中部水平，内外侧夹板下达（或超过）肘关节，前侧板下至肘横纹，后侧板远端呈向前弧形弯曲，并嵌有铝钉，使最下一条布带斜跨肘关节缚扎而不致滑脱；采用杉树皮夹板固定时，最下一条布带不能斜跨肘关节，而在肘下仅扎内外侧夹板。为防止骨折远端后移，可在鹰嘴后方加梯形垫；为防止内翻，可在骨折近端外侧及远端内侧分别加塔形垫（图9－27①）。夹缚后用颈腕带悬吊（图9－27②）。屈曲型骨折应固定肘关节于屈曲40°～60°位置2周，以后逐渐屈曲至90°位置1～2周。如外固定后患肢出现血循环障碍，应立即松解全部外固定，置肘关节于屈曲45°位置进行观察。

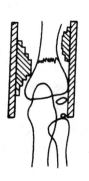
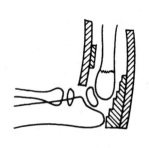
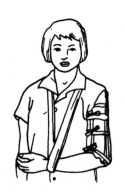

①加垫法　　　　　　　　　　　　　②夹板固定法

图9－27　伸直型肱骨髁上骨折夹板固定法

3．手术治疗 适应证：

（1）手法复位失败者。

（2）开放性骨折或有血管神经损伤者。

（3）陈旧性骨折畸形愈合，且影响功能和外观者。

5．药物治疗 肱骨髁上骨折的患者以儿童占大多数，且骨折局部血液供应良好，愈合迅速。骨折早期重在活血祛瘀、消肿止痛，肿胀严重、血运障碍者加用三七、丹参，并重用祛瘀、利水、消肿药物，如茅根、川木通之类；中、后期内服药可停用。成人骨折仍按三期辨证用药。合并神经损伤者，应加用行气活血、通经活络之品。早期局部水疱较大者可用针头刺破，或将疱内液体抽吸，并用酒精棉球挤压干净，外涂紫药水。解除夹板固定以后，可用中药熏洗，有舒筋活络、通利关节的作用，是预防关节强直的重要措施。

6．练功活动 固定期间多做握拳、腕关节屈伸等活动；粉碎骨折应于伤后 3 周在牵引固定下开始练习肘关节屈伸活动，其他类型骨折应在解除固定后，积极主动锻炼肘关节屈伸活动，严禁暴力被动活动。

【预防与护理】

该类骨折多数为伸直型骨折，早期换药、调整夹板松紧度或护送病者拍 X 线片检查等都不可使患肘伸直，否则易引起骨折再移位。反之屈曲型骨折，早期就不可随意做屈肘动作。骨折固定后，应密切观察患肢血运情况。

【临证备要】

肱骨髁上骨折为儿童最常见的骨折。根据暴力形式和受伤机理的不同，可将肱骨髁上骨折分为伸直型、屈曲型，但多同时伴有尺偏或桡偏。肘部呈靴形畸形，但肘后三角关系仍保持正常为诊断的重要依据，并可与肘关节脱位相鉴别。检查时要确定是否合并神经或血管损伤。复位时应避免反复粗暴的手法，也要避免轻率的切开复位以防止骨化性肌炎。非手术治疗效果比较理想，手术只适用于伴有重要血管神经损伤、开放性骨折或经非手术治疗后仍有明显的成角、旋转畸形时。因手术切开虽可获得精确复位，但可能破坏骨骺的血供，日后有可能出现骨骺生长障碍和严重畸形；也可出现瘢痕粘连、关节僵硬和鹰嘴窝充填等难以挽回的并发症。尺偏型骨折容易后遗肘内翻畸形，是由于整复不良或尺侧骨皮质遭受挤压而产生塌陷嵌插所致。因此，在整复肱骨髁上骨折时，应特别注意矫正尺偏畸形，以防止发生肘内翻。后期锻炼应循序渐进，切忌粗暴被动活动，屈曲型骨折不宜做过度屈曲活动，伸直型骨折不宜做过度伸展活动。

肱骨髁部骨折

一、肱骨外髁骨折

儿童肘关节有 6 个骨骺，即肱骨下端 4 个骨骺、桡骨头骨骺和鹰嘴骨骺。肘部各骨骺的出现（图 9－28）和融合有一定年龄。肱骨外髁包含非关节面（包括外上髁）和关节面两部分。前臂伸肌群附着于肱骨外髁。肱骨外髁骨折是儿童常见的一种肘关节损伤。

【病因病机】

本病多由间接暴力所致，跌倒时手部先着地，肘关节处于外展位或内收位均可引起肱骨外髁骨折，绝大多数发生在 5～10 岁的儿童。一般多由外力从手部传达至桡骨头撞击肱骨外髁而引起，或因附着肱骨外髁的前臂伸肌群强烈收缩而将肱骨外髁撕脱。分离的骨折块常包括肱骨外上髁、肱骨小头骨骺、滑车外侧部分和一部分干骺端。外髁骨折后，由于前臂伸肌群牵拉，骨折块发生翻转移位，有的甚至可达 180°。根根骨折块的移位情况可分为无移位骨折、轻度移位骨折和翻转移位骨折 3 种（图 9－29），翻转移位骨折又可分为前移翻转型和后移翻转型。若旋转发生于两个轴上，表明骨折块上的筋膜完全被撕裂。由于前臂伸肌群的牵拉，致关节面指向内侧，而骨折面指向外侧。在纵轴上旋转，还可致骨折块的内侧部分转向外侧，而外侧部分转向内侧。

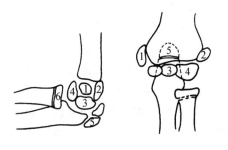

图 9－28 肘关节各骨骺出现年龄

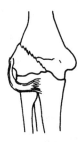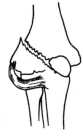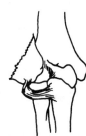

①无移位骨折　　②轻度移位骨折　　③翻转移位骨折

图 9－29 肱骨外髁骨折

【诊　断】

伤后肘关节呈半屈伸位，活动功能严重障碍，以肘外侧为中心明显肿胀、疼痛，相当于肱骨外髁部压痛明显，分离移位时，在肘外侧可摸到活动的骨折块或骨擦感，肘后三角关系改变。但早期可因明显肿胀而掩盖了畸形，及至消肿以后，在肘外侧才发现骨突隆起，肘关节活动障碍。晚期可出现骨不连接、进行性肘外翻和牵拉性尺神经麻痹。

肘关节正侧位 X 线照片可明确骨折类型和移位方向。在幼年时，大部分骨折块是属于软骨性的，仅骨化中心才在 X 线照片上显影，以致常被误认为仅是一块小骨片的轻微骨折，甚至被漏诊。事实上骨折块几乎等于肱骨下端的一半，属关节内骨折，若处理不恰当，往往会引起肢体严重的畸形和功能障碍。故在处理时，应当充分估计这一点，不能完全以 X 线显示的形态来衡量骨折的严重程度。根据受伤史、临床表现和 X 线检查可作出诊断。

【治　疗】

无明显移位的肱骨外髁骨折，仅屈肘 90°，前臂悬吊胸前即可。有移位的骨折，要求解剖复位，最好争取在软组织肿胀之前予以手法整复。若伤后时间超过 1 周或闭合复位不满意，应切开复位。

1. 手法整复　如单纯向外移位者，屈肘、前臂旋后，将骨折块向内推挤。使骨折块进入关节腔而复位。有翻转移位者，凡属前移翻转型者，先将骨折块向后推按，使之变为后移翻转型，然后用以下方法整复（以右肱骨外髁翻转骨折为例，阐述其整复步骤）：

复位时，可先用拇指指腹轻柔按摩骨折部，仔细摸认骨折块的滑车端和骨折面，辨清移位的方向及翻转、旋转程度。然后术者左手握患者腕部，置肘关节于屈曲 45°前臂旋后位，加大肘内翻使关节腔外侧间隙增宽，腕背伸以使伸肌群松弛。并以右手食指或中指扣住骨折块的滑车端，拇指扣住肱骨外上髁端，先将骨折块稍平行向后方推移，再将滑车端推向后内下方，把肱骨外上髁端推向外上方以矫正旋转移位，然后用右手拇指将骨折块向内挤压，并将肘关节屈伸、内收、外展以矫正残余移位。若复位确已成功，则可触及肱骨外髁骨嵴平整，压住骨折块时肘关节伸屈活动良好，且无响声。

2．钢针拨正法 用克氏针经皮插入顶拨翻转移位的骨折块上缘，使之复位。术中可将肘关节置于微屈内翻位以利操作，应避免损伤重要的神经血管。

3．固定方法 有移位骨折闭合整复后，肘伸直，前臂旋后位，外髁处放固定垫，肘关节尺侧上、下各放一固定垫，4 块夹板从上臂中上段到前臂中下段，4 条布带扎缚，使肘关节伸直而稍外翻位固定 2 周，以后改屈肘 90°位固定 1 周。亦可用 4 块夹板固定肘关节屈曲 60°位 3 周，骨折临床愈合后解除固定。

4．手术治疗 手法整复不成功者，晚期未复位者，则视肘关节的外形和功能而考虑是否手术。手术治疗时，术中应注意尽可能保留骨折块上附着的软组织，以免发生骨折块缺血坏死；较小骨骺分离块可做丝线缝合术固定，不可切除。晚期肘外翻引起牵拉性尺神经麻痹，可施行尺神经前置术。

5．药物治疗 与肱骨髁上骨折相同。

6．练功活动 有移位骨折在复位 1 周内，可做手指轻微活动，不宜做强力前臂旋转、握拳、腕关节屈伸活动。1 周后，逐渐加大指、掌、腕关节的活动范围。解除固定之后，开始进行肘关节屈伸，前臂旋转和腕、手的功能活动。

【预防与护理】

固定期间应注意观察患肢血液循环，经常调节夹板松紧度，若肱骨外髁处有疼痛时，应拆开夹板检查有无压疮，如皮肤呈局限性暗红时，应放松夹板或稍移动位置。固定期间，限制患者强力伸腕，以免骨折块移位。

【临证备要】

肱骨外髁骨折是儿童常见的一种肘关节损伤。骨折块常包括肱骨外上髁、肱骨小头骨骺、滑车外侧部分和一部分干骺端。在幼儿，大部分骨折块是软骨性的，仅骨化中心才在 X 线照片上显影，易误认为仅是一块小骨片的轻微骨折，甚至被漏诊。事实上骨折块几乎等于肱骨下端的一半，属关节内骨折，若处理不当可以发生骨折不连接或畸形愈合、肱骨小头缺血性坏死、肘外翻畸形、肘关节屈伸功能障碍、创伤性关节炎以及迟发性尺神经炎等。手法治疗时，要求一次准确的复位和妥善的固定，任何反复多次整复或固定，都可能损伤骨折块的血液供给或损伤骺板，引起肘外翻等并发症。骨折整复时间愈早愈好，早期整复时骨折块有自然回复力，历时愈久，此种回复力愈小，加之周围血肿机化、粘连，给骨折块整复带来困难。

二、肱骨内上髁骨折

肱骨内上髁为前臂屈肌群和旋前圆肌的附着处，其后方有尺神经紧贴尺神经沟通过。

【病因病机】

肱骨内上髁骨折多由间接暴力所致。常见于儿童跌倒时手掌着地引起，或青少年的举重、投掷等运动损伤。受伤时，肘关节处于伸直、过度外展位，使肘部内侧受到外翻应力，同时前臂屈肌群急骤收缩，而将其附着的内上髁撕脱。骨折块被拉向前下方，甚至产生旋转。根据骨折块移位的程度一般可分为4度（图9-30）。

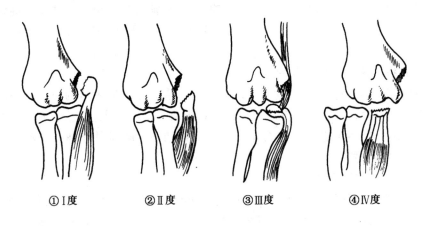

①Ⅰ度 　　②Ⅱ度 　　③Ⅲ度 　　④Ⅳ度

图9-30　肱骨内上髁骨折移位程度

1. Ⅰ度　裂缝骨折或仅有轻度移位，骨膜尚未完全断离。

2. Ⅱ度　骨折块有分离和旋转移位，但仍位于肘关节间隙的水平面以上。

3. Ⅲ度　由于肘关节遭受强大的外翻暴力，使肘关节的内侧关节囊等软组织广泛撕裂，肘关节腔内侧间隙张开，撕脱的内上髁骨折块被带进其内并嵌于关节内。

4. Ⅳ度　骨折块有旋转移位并伴有肘关节向桡侧脱位，骨折块的骨折面朝向滑车。此类骨折常易被忽略，而被误认为单纯肘关节脱位，仅采用一般肘关节脱位复位手法，致使骨折块嵌入尺骨鹰嘴和肱骨滑车之间，转成Ⅲ度骨折。

【诊　　断】

伤后肘关节呈半屈伸位，肘内侧肿胀、疼痛、压痛明显，有皮下瘀斑。分离移位时在肘内侧可触及活动的骨折块，Ⅰ、Ⅱ度骨折时仅有肘内侧牵拉性疼痛，关节活动轻度障碍。Ⅲ度骨折时肘关节屈伸明显障碍，Ⅳ度骨折时肘关节明显畸形，肿胀较严重，肘后三点关系不正常，有弹性固定。Ⅲ度和Ⅳ度骨折可合并尺神经损伤，晚期因骨痂压迫或尺神经沟粗糙，亦有可能损伤尺神经，应注意检查。肘关节正侧位X线照片可明确骨折类型和移位方向。但 6 岁以下儿童该骨骺尚未出现，只要临床检查符合即可诊断，不必完全依赖 X 线照片。

【治　疗】

1. 整复手法　Ⅰ度骨折者用夹板固定屈肘 90°，约 2 周即可。Ⅱ度骨折手法整复时，在屈肘 45°前臂中立位，术者以拇、食指固定骨折块，拇指自下方向上方推挤，使其复位。Ⅲ度骨折手法复位时，在拔伸牵引下，伸直肘关节，前臂旋后、外展，造成肘外翻，使肘关节的内侧间隙增宽，术者拇指在肘关节内侧触到骨折块的边缘时，助手即强力背伸患肢手指及腕关节，使前臂屈肌群紧张，将关节内的骨折块拉出，必要时术者还可用拇指和食指抓住尺侧屈肌肌腹的近侧部向外牵拉，以辅助将骨折块拉出关节间隙，以后再按Ⅱ度骨折做手法整复。Ⅳ度骨折应先将脱位的肘关节整复，助手两人分别握住患肢远、近端，尽量内收前臂，使肘内侧间隙变窄，防止骨折块进入关节腔内，术者用推挤手法整复肘关节侧方脱位，使其转化为Ⅰ度或Ⅱ度骨折，再按上法处理，整复时应注意勿使转变为Ⅲ度。整复后应及时进行 X 线复查，并应常规检查尺神经有无损伤。

2. 固定方法　对位满意后，在骨折块的前内下方放置固定垫，再用夹板超肘关节固定于屈肘 90°位 2~3 周。

3. 手术治疗　手法复位失败，或同时有尺神经损伤，则应切开复位内固定；陈旧性Ⅲ度或Ⅳ度骨折，或骨折不愈合，可以考虑手术切开复位。将骨折块从关节内移出，骨折块较大时可缝回原位，否则切除。

4. 药物治疗　与肱骨髁上骨折相同。

5. 练功活动　1 周内只做手指轻微屈伸活动；1 周后可逐渐加大手指屈伸活动幅度，禁忌做握拳及前臂旋转活动；2 周后可开始做肘关节屈伸活动；解除固定后可配合中药熏洗并加强肘关节屈伸活动。

【预防与护理】

固定期间密切观察骨折处有无压痛，防止局部形成压迫性溃疡，定期拍片复查，防止骨折块移位。固定期间，限制患者强力屈腕，以免骨折块移位。

【临证备要】

肱骨内上髁骨折多由前臂屈肌群强烈收缩引起，是一种撕脱骨折。肱骨内上髁Ⅰ度、Ⅱ度骨折其骨折块位于关节间隙水平以上，在诊断和治疗上较为简单，预后满意。Ⅲ度、Ⅳ度骨折由于骨折块进入关节内，处理时首先要变成Ⅰ度、Ⅱ度骨折，再按Ⅰ度、Ⅱ度骨折处理。对Ⅳ度骨折在整复时要注意防止骨折块进入关节腔内而变成Ⅲ度骨折。肱骨内上髁骨折时尺神经损伤多为骨折时牵拉引起，不需特殊处理，可自行恢复。晚期若因骨痂压迫或尺神经沟粗糙不平，引起迟发性尺神经损伤，可采取尺神经移位术。复位不良骨折不愈合，只是纤维性连接，但大多数病例不引起明显症状，可不予处理。重要的是外固定 3 周以后，应开始积极主动屈伸关节运动和前臂旋前、旋后运动，避免局部因血肿机化而引起广泛粘连。

三、肱骨髁间骨折

肱骨髁间骨折是青壮年严重的肘部损伤，常呈粉碎型，复位较困难，固定后容易发生再移位及关节粘连，严重影响肘关节功能。多见于成人。

【病因病机】

肱骨髁间骨折的受伤机制与肱骨髁上骨折相似，但所受暴力较大，两者分类也相似，分成伸直型和屈曲型。伸直与屈曲两型皆可造成"T"型、"Y"型和粉碎型。在正位X线片上，"T"、"Y"型可清楚显示，经常伴有1~2块小碎骨片者，不应归入粉碎型。若骨折远段破裂成3块以上，游离的骨碎片较大，始可称为粉碎型。按骨折移位程度分成4型：

1.Ⅰ型 骨折无移位，关节面完整。

2.Ⅱ型 "T"型骨折，有移位，但两髁无旋转移位。

3.Ⅲ型 骨折远端有旋转移位，关节面不完整。

4.Ⅳ型 粉碎型骨折，骨折远端较大的骨折块超过3块，关节面严重紊乱。

【诊　　断】

肘部有严重肿胀和疼痛，鹰嘴部突出，肘关节呈半伸直位。前臂旋前，肘部三角关系改变，肘关节呈后脱位。稍用力指捏肘部，即有骨擦音。应注意桡动脉的搏动，腕和手指的感觉、活动、温度、颜色，以便确定是否合并神经或血管损伤。最后拍肘部正侧位X线片，明确诊断及骨折类型。

【治　　疗】

1.整复手法 患者平卧，采用臂丛麻醉。外展70°~80°前臂中立位，术者站于患肢前外侧。

(1)抱髁 术者用两手掌在肘两侧面抱髁，并向中心挤压，以免在牵引时加重两髁分离（图9-31①）。

(2)牵引 一助手握住上臂，另一助手把持前臂。肘关节在120°~140°半屈位，做对抗牵引。牵引时要轻轻用力，应持续稳妥约3~5分钟，使重叠移位完全拉开。千万不要猛然使用暴力。

(3)矫正侧方移位 以右侧为例，远段如向尺侧移位时，抱外髁之左手掌根部徐徐向上移动到髁上。移动时，腕部掌面移动到外髁处紧贴皮肤，代替手掌大鱼际的抱髁作用。抱内髁之右手掌在对抗压力下，慢慢将两髁向外侧推挤，有时可听到骨折断端的摩擦音。然后左手紧贴皮肤，在稍加压力持续抱髁的情况下徐徐回到外髁处，恢复抱髁。再做对向挤压，矫正两髁近端的侧方分离（图9-31②）。有时也可让另一助手用拇指及食指由内、外髁的两侧面向中心挤压。

(4)矫正前后移位 术者两手仍为抱髁状。两手四指上移，环抱肘前。两手拇指移到尺骨鹰嘴处，两拇指推骨折远端向前，两手四指拉近端向背；同时两手"虎口"对向挤压两髁；持握前臂牵引的助手同时徐徐屈肘到90°使四方面的力量联合一致，同时操作。其目的是在保持两髁已复位成功的条件下，同时又矫正前后移位（图9-31③）。

（5）向中心推挤 一般的骨折经上述手法即可基本复位。但常因远段的两髁近端受两侧关节囊韧带的牵拉，各向内、外张口，使滑车关节面不平。因而，术者一手继续抱髁，由另一手在髁上向中心推按（图9-31④）。

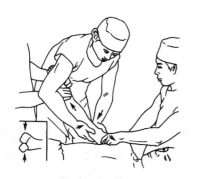
①抱髁

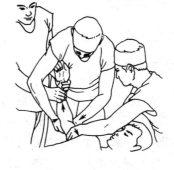
②矫正侧方移位

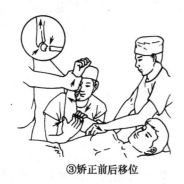
③矫正前后移位

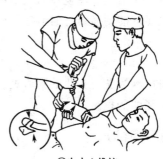
④向中心推挤

图9-31 肱骨髁间骨折的整复

2．固定方法 骨折整复后，放妥纸压垫、木板，超关节固定，做X线检查。如关节面平整，仅有骨折远近端稍许重叠者，可利用尺骨上端骨牵引来慢慢复位。如单一侧髁骨折块仍有向外移位时，可用拇指挤压。如两髁仍有明显移位时，须再行复位，达到满意对位为止。

3．尺骨鹰嘴骨牵引 适用于骨折端明显重叠、骨折分离、旋转移位、关节面不平、开放性或严重粉碎骨折，手法复位失败或骨折不稳定者。患肢外展70°～80°，前臂中立位，牵引重量1.5～2kg，肘关节屈曲90°～120°。3周后去牵引，用夹板再继续固定2周。

4．颈胸吊带和早期活动 适用于全身条件不佳，骨折严重粉碎的老年患者。利用颈腕吊带保持肘关节屈曲90°以内，及早进行肘关节屈伸活动，争取最大的恢复功能。

5．手术治疗 适用于髁间粉碎骨折有较大游离骨块者；手法复位不成功或复位不稳定者，尤其是关节面不平滑者（Ⅲ、Ⅳ型）；伤口较大的开放性骨折。切开复位内固定，可以达到复位准确、可靠固定、早期进行功能锻炼的目的。

6. 练功活动 复位 1 周内进行握拳活动。1 周后开始肘关节主动屈伸活动。在无痛的情况下,加大活动范围。若患者自主活动能力差,则需辅以被动活动。当解除夹板后,除仍进行主动活动外,可做轻手法按摩。复位后,1 周内争取将残余的移位矫正完全,因此应拍 X 线片或透视检查。如发现远端髁间仍有分离,及时用拇指及食、中、环指由两髁的侧面向中心推挤,使之合拢。

【预防与护理】

参照肱骨髁上骨折。

【临证备要】

肱骨髁间骨折是青壮年严重的肘部损伤。骨折所受暴力大,按骨折移位程度分成 4 型。骨折线可呈"T"型、"Y"型和粉碎型。粉碎型易合并血管神经损伤。对这类骨折的治疗,各家意见颇不一致。非手术疗法往往疗效欠佳。手术疗法可得到理想的骨折对位,但疗效也不理想。必须强调指出,功能锻炼的活动范围和时间,必须在无痛下逐渐增加。忌用强力被动活动,也不要一次活动时间过长,否则会引起骨折迟缓愈合或不愈合或骨化性肌炎。肱骨髁间骨折是一个具有代表性的关节内骨折,它要求正确的整复、稳妥的固定,和早期功能活动,总之要贯彻动静结合的治疗原则方能获得满意的效果。

尺骨鹰嘴骨折

尺骨鹰嘴为肱三头肌的附着处,尺骨半月切迹关节面与肱骨滑车关节面构成肱尺关节,是肘关节屈伸的枢纽。

【病因病机】

尺骨鹰嘴骨折多数由间接暴力造成。跌倒时,肘关节突然屈曲,同时肱三头肌强烈收缩,则发生尺骨鹰嘴撕脱骨折,近端被肱三头肌牵拉而向上移位(图 9 – 32)。直接暴力亦可造成尺骨鹰嘴骨折,如肘后部受直接打击,或跌倒时肘后着地而使鹰嘴受直接撞击,常发生粉碎骨折,但多数无明显移位。鹰嘴骨折线多数侵入半月切迹,为关节内骨折;少数撕脱的骨折片较小,骨折线可不侵入关节。成年人多见,少年儿童亦可发生。

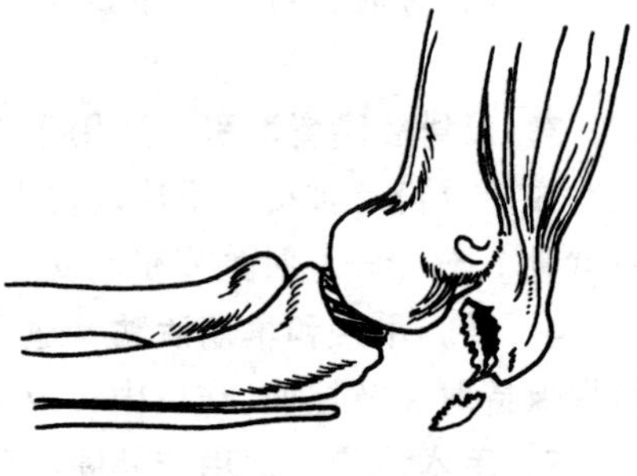

【诊 断】

伤后尺骨鹰嘴部疼痛、压痛明显,肘后侧明显肿胀,肘关节屈曲活动障碍。分离移位时,在局部可扪到鹰嘴骨片向上移和明显的骨折间隙或骨擦感,主动伸肘功能丧失。关节内积血时,鹰嘴两侧凹陷处隆起。肘关节 X 线侧位照片可明确骨折类型和移位程度。对

图 9 – 32 尺骨鹰嘴骨折移位

儿童怀疑有骨折及骨骺分离者,可拍健侧 X 线片对照。根据受伤史、临床表现和 X 线检查,可作出诊断。

【治　疗】

无移位骨折或老人粉碎骨折移位不显著者,不必手法整复。有分离移位者,则必须整复。

1. 整复方法　先把血肿抽吸干净,术者站在患肢近端外侧,两手环握患肢,以两拇指推迫其近端向远端靠拢,两食指与两中指使肘关节徐徐伸直,即可复位。

2. 固定方法　无移位骨折、已施行内固定者或肱三头肌成形术者,可固定肘关节于屈曲 20°~60°位 3 周;有移位骨折手法整复后,在尺骨鹰嘴上端用抱骨垫固定,并用前、后侧超肘关节夹板固定肘关节于屈曲 0°~20°位 3 周,以后再逐渐改固定在 90°位 1~2 周。

3. 手术治疗　适应证:

(1) 手法复位后,关节面仍不平整。

(2) 手法复位后,骨折裂隙仍大于 3mm 者。

(3) 开放性鹰嘴骨折,经彻底清创后,即时施行内固定术。

(4) 陈旧性鹰嘴骨折有功能障碍者。

术中可采用螺丝钉、钢丝或粗丝线固定,若移位明显的粉碎骨折,应将骨碎片切除,行肱三头肌成形术。

4. 药物治疗　按骨折三期辨证用药,解除固定后加强中药熏洗。

5. 练功活动　3 周以内只做指、腕关节屈伸活动,禁止肘关节屈伸活动,第 4 周以后才逐步做肘关节主动屈伸锻炼,严禁暴力被动屈肘。此外,可配合进行肩关节练功活动。

【预防与护理】

保持肘关节处于伸直位固定,扎带绑缚既不能过紧,也不宜过松。过紧易阻碍远端血运,过松则达不到固定作用。

【临证备要】

尺骨鹰嘴骨折多数由肱三头肌强烈收缩引起,鹰嘴骨折线多数侵入半月切迹,为关节内骨折。尺骨鹰嘴骨骺 5~8 岁左右出现,16~18 岁左右融合。遇到此年龄组患者时,要注意检查有无骨骺骨折及骨骺分离,有者应予适当复位及固定。在行内固定时,应选用细克氏针,与骺板垂直方向固定,尽量避免过多破坏骺板,而影响鹰嘴发育。螺钉及髓内针对骺板破坏较大,应少采用。在骨折复位过程中,应尽量达到关节面平滑。如关节面破坏严重,并有严重骨质缺损,如果冠状突无损伤,可将鹰嘴破坏部切除,而不致影响肘关节的稳定性。解除固定后,即要开始肘关节的功能锻炼,同时配合按摩,有助于加快功能恢复。但切忌过度强力屈伸肘关节,否则将引起组织撕裂、出血而导致骨化性肌炎。

古 籍 选 萃

清·吴谦《医宗金鉴·正骨心法要旨》："肘骨者，胳膊中节上、下支骨交接处也，俗名鹅鼻骨。若跌伤其肘尖向上突出，疼痛不止……用手法翻其臂骨，拖肘骨令其合缝。其斜弯之筋，以手推摩，令其平复。"

桡骨头骨折

桡骨近端包括桡骨头、颈和结节。桡骨头关节面呈浅凹形，与肱骨小头构成肱桡关节。桡骨头尺侧边缘与尺骨的桡切迹相接触，构成尺桡上关节。桡骨头和颈的一部分位于关节囊内，环状韧带围绕桡骨头。桡骨头骨折临床上易被忽略，若未能及时治疗，将造成前臂旋转功能障碍或引起创伤性关节炎。

【病因病机】

桡骨头骨折多由间接暴力造成。跌倒时手掌先着地，肘关节处于伸直和前臂旋前位，暴力沿前臂桡侧向上传达，引起肘部过度外翻，使桡骨头撞击肱骨小头，产生反作用力，使桡骨头受挤压而发生骨折，常合并肱骨小头骨折或肘内侧损伤。多见于青壮年。在儿童则发生桡骨颈骨折或桡骨头骨骺分离。桡骨头骨折可分为幼年青枝骨折，无移位或轻度移位骨折，有移位的嵌插、粉碎和劈裂骨折等（图9-33）。

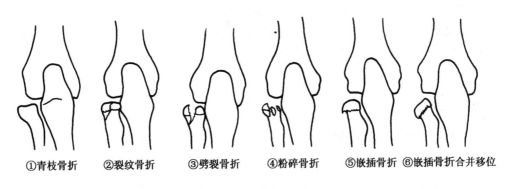

①青枝骨折　②裂纹骨折　③劈裂骨折　④粉碎骨折　⑤嵌插骨折　⑥嵌插骨折合并移位

图9-33　桡骨头骨折

【诊　　断】

伤后肘部疼痛，肘外侧明显肿胀（若血肿被关节囊包裹，可无明显肿胀），桡骨头局部压痛，肘关节屈伸旋转活动受限制，尤以旋转前臂时，桡骨头处疼痛加重。肘关节X线正侧位照片可明确骨折类型和移位程度。但5岁以下儿童，该骨骺尚未出现，只要临床表现符合，即可诊断，不必完全依赖X线照片。

【治　　疗】

对无移位或轻度移位的嵌插骨折而关节面倾斜度在30°以下者，估计日后影响肘关节功能不大，则不必强求解剖复位。对明显移位骨折则应施行整复。

1．整复方法 整复前先用手指在桡骨头外侧进行触摸，准确地摸出移位的桡骨头。复位时一助手固定上臂，术者一手牵引前臂在肘关节伸直内收位来回旋转，另一手的拇指把桡骨头向上、向内侧按挤，使其复位。

若手法整复不成功，可使用钢针拨正法：局部皮肤消毒，铺巾，在 X 线透视下，术者用不锈钢针自骨骺的外后方刺入，针尖顶住骨骺，向内、上方拨正。应避开桡神经，并注意无菌操作。

移位严重，经上述方法仍不能整复者，应切开复位，如成年人的粉碎、塌陷、嵌插骨折，关节面倾斜度在 30° 以上者，可做桡骨头切除术。但 14 岁以下的儿童不宜做桡骨头切除术，否则会影响桡骨的生长，而继发肘外翻畸形、下桡尺关节脱位以及腕部尺骨小头隆突畸形。

2．固定方法 各类型骨折复位后均应固定肘关节于 90° 位置 2～3 周。

3．药物治疗 早期治法是活血祛瘀、消肿止痛，儿童骨折愈合较快，在中后期主要采用中药熏洗，内服药可减少。

4．练功活动 整复后即可做手指、腕关节屈伸活动，2～3 周后做肘关节屈伸活动。桡骨头切除术后，肘关节的练功活动应更提早一些。

【预防与护理】

复位固定后要注意患肢血运情况，定期检查石膏、夹板固定情况及松紧度，术后要注意检查腕部和手指的感觉及运动情况，以了解是否损伤桡神经深支。早期切忌进行前臂的旋转活动。

【临证备要】

桡骨头骨折常合并肱骨小头骨折或肘内侧损伤。对 5 岁以下儿童，该骨骺尚未出现，只要临床表现符合，即可诊断，不必完全依赖 X 线照片。桡骨近端骨折为关节内骨折，要求有良好的复位，以恢复肘关节的屈伸功能和前臂的旋转动能。若复位不良，则容易造成肘关节屈伸和前臂旋转功能障碍。骨折线通过关节面的骨折，复位不良，若不早期进行功能锻炼，可由于关节面的不平滑，至晚期产生创伤性关节炎，造成肘关节屈伸疼痛和前臂旋转功能障碍。切开复位时应尽力保持骨膜的完整性，否则桡骨头将发生缺血性坏死。

桡、尺骨骨折

一、尺骨上 1/3 骨折合并桡骨头脱位

尺骨上 1/3 骨折合并桡骨头脱位又称孟氏骨折，是指尺骨半月切迹以下的上 1/3 骨折，桡骨头同时自肱桡关节、尺桡上关节脱位，而肱尺关节没有脱位。这与肘关节前脱位合并尺骨鹰嘴骨折应有所区别。

【病因病机】

直接暴力和间接暴力均能引起尺骨上 1/3 骨折合并桡骨头脱位，而以间接暴力所致者为多。根据暴力方向及骨折移位情况，临床上可分为伸直、屈曲、内收三型（图 9 - 34）。

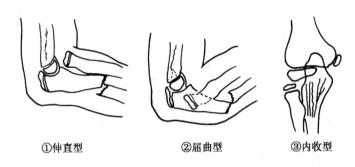

①伸直型　　　　　　②屈曲型　　　　　　③内收型

图 9 - 34　尺骨上 1/3 骨折合并桡骨头脱位的类型

1. 伸直型　比较常见，多见于儿童。跌倒时，肘关节处于伸直位或过伸前臂旋后位，手掌先着地，传达暴力由掌心通过尺桡骨传向上前方，先造成尺骨斜形骨折，继而迫使桡骨头冲破或滑出环状韧带，向前外方脱出，骨折断端随之突向掌侧及桡侧成角。在成人，外力直接打击背侧，亦可造成伸直型骨折，为横断或粉碎骨折。

2. 屈曲型　多见于成人。跌倒时，肘关节处于微屈前臂旋前位，手掌着地，传达暴力由掌心传向上后方，先造成尺骨横断或短斜形骨折，并突向背侧、桡侧成角，桡骨头向后外方滑脱。

3. 内收型　多见于幼儿。跌倒时，肘关节处于伸直内收前臂旋前位，手掌着地，传达暴力由掌心传向上外方，造成尺骨冠状突下方纵形劈裂或横断骨折并突向桡侧成角，桡骨头向外侧脱出。

【诊　　断】

伤后肘部及前臂肿胀，移位明显者，可见尺骨成角畸形，在肘关节前、外或后方可摸到脱出的桡骨头，骨折和脱位处压痛明显。检查时应注意腕和手指感觉和运动功能，以便确定是否因桡骨头向外脱位而合并桡神经挫伤。对儿童的尺骨上 1/3 骨折，必须仔细检查桡骨头是否同时脱位。凡有移位的桡尺骨干单骨折的 X 线照片需包括肘、腕关节，以免遗漏桡尺上下关节脱位的诊断。正常桡骨头与肱骨小头相对，桡骨干纵轴线向上延长，一定通过桡骨小头的中心。桡骨小头骨骺一般在 1～2 岁时出现，因此对 1 岁以内的患儿，最好同时摄健侧 X 线片以便对照。桡骨头脱位后可能自动还纳，X 线照片仅见骨折而无脱位，若此时忽略对桡骨头的固定，可能发生再脱位。移位多不明显，易漏诊。

【治　　疗】

1. 整复方法　原则上先整复桡骨头脱位，后整复尺骨骨折。患者平卧，前臂置中立位，两助手顺势拔伸，矫正重叠移位，对伸直型骨折，术者两拇指放在桡骨头外侧和前侧，向尺侧、背侧推挤，同时肘关节徐徐屈曲90°，使桡骨头复位，然后术者捏住骨折断端进行分骨，在骨折处向掌侧加大成角，再逐渐向背侧按压，使尺骨复位；对屈曲型骨折，两拇指放在桡骨头的外侧、背侧，向内侧、掌侧推按，同时肘关节徐徐伸直至0°位，使桡骨头复位，有时还可听到或感觉到桡骨头复位的滑动声，然后先向背侧加大成角，再逐渐向掌侧挤按，使尺骨复位；对内收型骨折，助手在拔伸牵引的同时，外展患侧的肘关节，术者拇指放在桡骨头外侧，向内侧推按桡骨头，使之还纳，尺骨向桡侧成角亦随之矫正。

2. 固定方法 先以尺骨骨折平面为中心，在前臂的掌侧与背侧各置一分骨垫，在骨折的掌侧（伸直型）或背侧（屈曲型）置平垫；在桡骨头的前外侧（伸直型）或后外侧（屈曲型）或外侧（内收型）放置葫芦垫；在尺骨内侧的上下端分别放平垫（图9－35），用胶布固定。然后在前臂掌、背侧与桡、尺侧分别放上长度适宜的夹板，用4道布带捆绑。伸直型骨折脱位应固定于屈肘位4～5周；屈曲型或内收型宜固定于伸肘位2～3周后，改屈肘位固定2周。

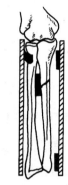

图9－35 分骨垫和纸压垫的放置法

3. 手术治疗 手法整复失败者应早期切开整复内固定。对陈旧性骨折畸形愈合者，成人可行桡骨头切除术，儿童则需切开整复，将桡骨头整复、环状韧带重建、尺骨骨折复位内固定。

4. 药物治疗 按骨折三期辨证用药，中后期加强中药熏洗。

5. 练功活动 在伤后3周内，做手、腕诸关节的屈伸锻炼，以后逐步做肘关节屈伸锻炼。前臂的旋转活动应在X线照片显示尺骨骨折线模糊并有连续性骨痂生长时，才开始锻炼。

【预防与护理】

复位固定后，应注意观察患肢血液循环情况，卧床休息时抬高患肢，以利肿胀消退，要经常检查夹板的松紧度，注意压垫是否移动，且应防止压疮。定期复查X线片，了解骨折是否移位及其愈合情况。

【临证备要】

尺骨上1/3骨折是上肢最常见的骨折合并脱位。临床上常造成漏诊、误诊或处理不当。桡骨头脱位时伴有环状韧带、肱桡关节囊不同程撕裂和上桡尺关节脱位，撕裂的软组织又可嵌入关节间隙。同时尺骨移位破坏了桡、尺骨的稳定性。尺骨移位越大，脱位越严重，骨折移位与关节脱位互为因果。因此凡有移位的尺骨上1/3骨折，X线照片上虽只有骨折而无桡骨头脱位，在治疗时，亦应按此种骨折处理。儿童尺骨上1/3骨折合并桡骨头脱位，闭合复位疗效是满意的。但如何治疗成人孟氏骨折，存在着争论。目前认为：桡骨头脱位并无手术的必要。如尺骨内固定坚强，亦无必要重建环状韧带。近年来随着对前臂旋转功能认识的深化，对尺骨复位要求更为严格。凡闭合复位不能达到要求时尺骨即应切开复位，坚强内固定，以期获得更好的治疗结果。桡神经深支损伤是一常见并发症，但桡骨头复位后几乎都能恢复，一般不需手术探查。

二、桡、尺骨干双骨折

正常的尺骨是前臂的轴心，通过上、下桡尺关节及骨间膜与桡骨相连。桡骨沿尺骨旋转，自旋后位至旋前位，旋转幅度可达150°。前臂肌肉较多，有屈肌群、伸肌群、旋前肌和旋后肌等，骨折后可出现重叠、成角、旋转及侧方移位，故整复较难。前臂骨间膜是致密的纤维膜，几乎连接桡、尺骨的全长，其松紧度随着前臂的旋转而发生改变。前臂中立位时，两骨干接近平行，骨干间隙最大，骨干中部距离最宽，骨间膜上下松紧一致，对桡、尺骨起稳定作用；当旋前或旋后位时，骨干间隙缩小，骨间膜上下松紧不一致，而两骨间的稳定性消失。因此，在处理桡、尺骨干双骨折时，为了保持前臂的旋转功能应使骨间膜上下松紧一致，并预防骨间膜挛缩，故尽可能在骨折复位后将前臂固定在中立位。

【病因病机】

桡尺骨干双骨折可由直接暴力、传达暴力或扭转暴力造成。

1. 直接暴力 多由于重物打击、机器或车轮的直接压轧，或刀砍伤，导致同一平面的横形或粉碎骨折（图9-36①）。多伴有较严重的软组织损伤，包括肌、肌腱断裂，神经、血管损伤等，因此骨折对位不稳定，愈合较慢。

2. 间接暴力 跌倒时手掌着地，暴力通过腕关节及桡骨下段向上传导，由于桡骨负重多于尺骨，暴力作用首先使桡骨中1/3骨折，多为横形或锯齿状骨折。若残余暴力比较强大，则通过骨间膜向内下方传导，引起低位尺骨斜形骨折。此类骨折软组织损伤一般不严重（图9-36②）。

3. 扭转暴力 跌倒时手掌着地，同时前臂发生旋转，导致不同平面的桡尺骨螺旋形骨折或斜形骨折。多为高位尺骨骨折和低位桡骨骨折（图9-36③）。

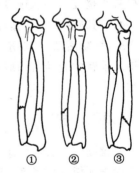

图9-36 不同外力所致
桡尺骨干双骨折

【诊　　断】

伤后局部肿胀、疼痛，压痛明显，前臂功能障碍，特别是前臂不能旋转活动。完全骨折时多有成角畸形、骨擦音和异常活动，但儿童青枝骨折仅有成角畸形。X线照片时应包括肘关节和腕关节，除确定骨折类型和移位方向外，还可确定有无桡尺上、下关节脱位。

【治　　疗】

桡、尺骨干双骨折可发生多种移位，如重叠、成角、旋转及侧方移位等。若治疗不当可发生桡、尺骨交叉愈合，影响旋转功能。因此治疗的目标除了良好的对位、对线以外，特别注意防止畸形和旋转。

1. 整复方法 患者平卧，肩外展90°，肘屈曲90°，中、下1/3骨折取前臂中立位，上1/3骨折取前臂旋后位，由两助手做拔伸牵引，矫正重叠、旋转及成角畸形。桡、尺骨干双骨折均为不稳定时，如骨折在上1/3，则先整复尺骨；如骨折在下1/3，则先整复桡骨；骨折在中段时，应根据两骨干骨折的相对稳定性来决定。若前臂肌肉比较发达，加之骨折后出血肿胀，虽经牵引后重叠未完全纠正者，可用折顶手法加以复位。若斜形骨折或锯齿形骨折有背向侧方移位者，应用回旋手法进行复位。若桡、尺骨骨折断端互相靠拢时，可用分骨手法，术者用两手拇指和食、中、环三指分置骨折部的掌、背侧，用力将桡、尺骨间隙分到最大限度，使骨间膜恢复其紧张度，向中间靠拢的桡、尺骨断端向桡、尺侧各自分离。横断或斜形骨折有侧方移位者，内外侧方移位可用端提手法复位，掌侧移位可用提按手法复位。

2．固定方法　若复位前桡、尺骨相互靠拢者，可采用分骨垫放置在两骨之间（图9-37），若骨折原有成角畸形，则采用三点加压法。各垫放置妥当后，依次放掌、背、桡、尺侧夹板：掌侧板由肘横纹至腕横纹，背侧板由鹰嘴至腕关节或掌指关节，桡侧板由桡骨头至桡骨茎突，尺侧板自肱骨内上髁下达第5掌骨基底部，掌背两侧夹板要比桡尺两侧夹板宽，夹板间距离约1cm。扎缚后，再用铁丝托或有柄托板固定，屈肘90°，三角巾悬吊，前臂原则上放置在中立位（图9-38），固定至临床愈合，成人约6~8周，儿童约3~4周。

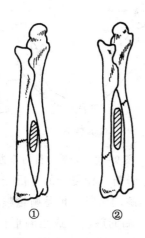

图9-37　分骨垫放置法

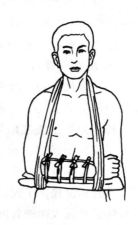

图9-38　夹板固定外观

3．手术治疗　适应证：

（1）手法复位失败者。

（2）受伤时间较短、伤口污染不重的开放性骨折。

（3）合并神经、血管、肌腱损伤。

（4）同侧肢体有多发性损伤。

（5）对位不良的陈旧性骨折，手法已不能整复者。

在直视下准确对位。用加压钢板螺钉固定，也可用髓内钉固定。

4．药物治疗　按骨折三期辨证用药，若尺骨下1/3骨折愈合迟缓时，要着重补肝肾、壮筋骨以促进愈合，若后期前臂旋转活动仍有障碍者，应加强中药熏洗。

5．练功活动　初期鼓励患者做手指、腕关节屈伸活动及上肢肌肉舒缩活动；中期开始做肩、肘关节活动（如小云手、大云手等），活动范围逐渐增大，但不宜做前臂旋转活动。解除固定后做前臂旋转活动（如反转手等）（图9-39）。

【预防与护理】

在固定期间，应使前臂维持在中立位，要鼓励和正确指导患者做适当的练功活动。此外，在更换外敷伤药、调整夹板松紧度及拍片复查时，应用双手托平患肢小心搬动，切不可用一手端提患肢，同时还应避免伤肢前臂的任何旋转活动，以防骨折再移位。

【临证备要】

了解桡、尺骨的正常解剖特点和骨间膜的作用，对治疗桡、尺骨干骨折有重要意义。桡、尺骨干骨折后，由于暴力作用和前臂肌肉的牵拉，导致断端间重叠、成角、侧移和旋转畸形。单纯的牵引手法虽能解决重叠、旋转移位，但由于桡、尺骨为并列双骨折，常常顾此失彼，不能满意复位。只有恢复桡、尺骨的正常骨间隙和前臂骨间膜的生理张力，才能使骨折满意复位。因此，利用分骨手法在断端间加压，克服桡、尺骨互相靠拢的倾向，使骨折端相对稳

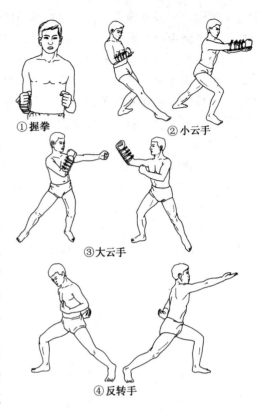

① 握拳　② 小云手　③ 大云手　④ 反转手

图 9 - 39　前臂骨折的练功

定，上下桡、尺两骨各自成为一个单位，使双骨折变成单骨折，使复杂的骨折变成简单的骨折，就为纠正各种移位提供了先决条件。同时，正常骨间隙的恢复，也是衡量整复质量的重要标准。只有远近骨折段间的骨间隙相等，才能表明骨折端的旋转、成角畸形得到了纠正。由于尺骨是前臂的轴心，故对尺骨的复位要求极高，骨折后，尺骨远端无论成角、旋转畸形均应控制在 10° 以内，并保持良好的对位，才不影响前臂的旋转功能。

古 籍 选 萃

明·朱橚《普济方·折伤门》："凡两手臂打断者有碎骨；跌断者无碎骨。"

清·吴谦《医宗金鉴·正骨心法要旨》："臂骨者，自肘至腕有正辅二根，其在下而形体长大，连肘尖者为臂骨；其在上而形体短细者为辅骨，俗名缠骨。叠并相倚，俱下接于腕骨焉。凡臂骨受伤者，多因迎击而断也。或断臂辅二骨，或惟断一骨，瘀血凝结疼痛。"

清·赵廷海《救伤秘旨》："夫两臂骨断或破碎者，先用消风住痛散加痹药服之。用杉木皮三片，消去粗皮，掐令微薄，如指面大，长短以患处为则。……令患人卧于地，用绢带缚患人肘臂，系于医者腰间，医者坐其膝侧，双手捉定患肘，脚踏其腋下，倒腰向后，徐徐用力拔伸断骨，用手揣令归原。以姜汁韭汁醋调圣神散，摊于油布上贴之。外用甲缚，宽紧如法，带兜其手肘，悬于项下，要时常屈伸，肘腕不强，否则日久筋结，难以屈伸。"

三、桡、尺骨干单骨折

桡、尺骨干单骨折多发生于青少年，临床较少见。

【病因病机】

直接暴力与间接暴力均可造成桡、尺骨干单骨折，因为有对侧骨的支持，一般无严重移位；由于骨间膜作用，折端易向对侧骨移位，但当有明显移位时，可合并上或下桡尺关节脱位，而出现成角、重叠畸形。桡骨干骨折多为间接暴力造成。上 1/3 骨折，骨折线位于旋前圆肌止点之上时，由于附着于桡骨结节的肱二头肌以及附着于桡骨上 1/3 的旋后肌的牵拉，骨折近段向后旋转移位；由于附着于桡骨中部及下部的旋前圆肌和旋前方肌的牵拉，骨折远段向前旋转移位（图 9－40①）。桡骨干中 1/3 或中下 1/3 骨折，骨折线位于旋前圆肌止点以下时，因肱二头肌与旋后肌的旋后倾向，被旋前圆肌的旋前力量相抵消，骨折近段处于中立位；骨折远段因受旋前方肌的牵拉而向前旋转移位（图 9－40②）。尺骨干骨折多为直接暴力所致，骨折远端因受肱肌的牵拉向前移位；骨折近端因外力作用和旋前圆肌的牵拉向桡侧、掌侧轻度移位。

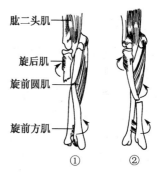

肱二头肌
旋后肌
旋前圆肌
旋前方肌

①　　　②

图 9－40　桡骨干骨折

【诊　　断】

伤后局部肿胀、疼痛、压痛明显，完全骨折时，可有骨擦音，前臂旋转功能障碍，但不全骨折时，尚可有旋转功能。较表浅骨段，可触及折端。前臂 X 线正侧位照片应包括上、下关节，注意有无合并脱位。根据受伤史、临床表现和 X 线检查可作出诊断。

【治　　疗】

1．整复方法　患者平卧、肩外展、肘屈曲，两助手行拔伸牵引。桡骨干骨折在中或下 1/3 时前臂置中立位牵引 3～5 分钟，待断端重叠拉开后，若两骨靠拢移位，可采用分骨手法纠正，若掌背侧移位则用提按手法纠正；但在桡骨干上 1/3 骨折时，应逐渐由中立位改成旋后位牵引，将远段推向桡侧、背侧，术者用拇指挤按近段向尺侧、掌侧。尺骨上 1/3 骨折，前臂中立位，下 1/3 骨折，前臂旋前位牵引，矫正侧方和旋转移位。向背侧成角者，以两手拇指向掌侧推按骨折处，矫正骨折成角畸形。有侧方移位者，先用分骨手法，然后用推挤提按手法矫正侧方移位。

2．固定方法　先放置掌、背侧分骨垫各 1 个，再放好其他固定垫，桡骨上 1/3 骨折需在近端的桡侧再放 1 个小固定垫，以防止向桡侧移位，然后放置掌、背侧夹板并用手捏住，再放桡、尺侧板；桡骨干下 1/3 骨折时，桡侧板下端超腕关节，将腕部固定于尺偏位，借紧张的腕桡侧副韧带限制远端向尺偏移位（图 9－41）。

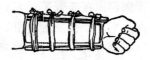

图 9－41　桡骨干骨折
固定外观

尺骨上 1/3 骨折移位较大时，应按孟氏骨折固定；尺骨下 1/3 骨折尺侧板需超腕关节，使腕部固定于桡偏位。最后用 4 条布带固定。一般屈肘 90°，前臂中立位，用三角巾悬挂于胸前。

3．药物治疗　与桡、尺骨干双骨折相同。

4．练功活动　初期鼓励患者做握拳锻炼，待肿胀基本消退后，开始肩、肘关节活动（如小云手、大云手等）。解除固定后，可做前臂旋转活动锻炼（如反转手等）。

【预防与护理】

同桡、尺骨干双骨折。

【临证备要】

桡骨骨折后影响移位的主要是旋前圆肌和旋前方肌，骨折发生在旋前圆肌止点上、下者，移位完全不同，应熟练掌握。桡骨干骨折整复时一定要注意恢复桡骨向桡侧的生理弧度，并要考虑到骨折后引起的旋转移位，否则将畸形愈合而影响前臂的旋转功能。若整复不满意，可考虑切开复位或使用复位固定器。尺骨干骨折多无明显移位，整复较容易。尺骨干骨折的成角畸形及旋转移位必须矫正，以免影响前臂的旋转功能。需要注意的是尺骨干下 1/3 部位的骨折，此处肌肉附着少，血液供应差，容易发生迟缓愈合。

四、桡骨下 1/3 骨折合并下桡尺关节脱位

桡骨下 1/3 骨折合并下桡尺关节脱位又称盖氏骨折，多见于成人，儿童较少见。桡骨下 1/3 骨折极不稳定，整复固定较难，下桡尺关节脱位容易漏诊，造成不良后果，故对这种损伤应予足够重视。

【病因病机】

间接和直接暴力均可引起此类骨折，以间接暴力所致者多见。直接暴力多因前臂被重物打击、砸压或机器轮带卷伤。桡骨远折端常因旋前方肌的牵拉向尺侧移位。间接暴力所致者，多因跌倒时手掌着地，传达暴力向上传至桡骨下 1/3 处而发生骨折，同时引起三角纤维软骨破裂或尺骨茎突骨折，造成下桡尺关节脱位。跌倒时，若前臂旋前，则桡骨远侧段可向背侧移位；如前臂旋后，则桡骨远侧段可向掌侧和尺侧移位。常见骨折远端向尺侧与背侧移位，主要因围绕桡骨远侧段的拇长展肌、拇短伸肌在前臂旋前时，可将其压向前臂的掌侧和尺侧，及旋前方肌的牵拉所致（图9－42）。

桡骨骨折合并下桡尺关节脱位的病理变化比较复杂，临床可分为 3 型：

1．Ⅰ型　稳定型。桡骨干下 1/3 无移位或轻度移位骨折

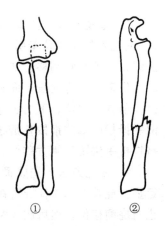

①　　　　②

图 9－42　桡骨下段骨折
合并下桡尺关节脱位

（儿童为青枝型），合并下桡尺关节脱位或尺骨下端骨骺分离，多见于儿童。

2．Ⅱ型 不稳定型。桡骨干中、下 1/3 横断、螺旋或斜形骨折，骨折移位较多，下桡尺关节明显脱位，多属传达暴力造成。此型最常见，多为成年人。

3．Ⅲ型 特殊型。桡骨干下 1/3 骨折合并下桡尺关节脱位，同时可合并尺骨干骨折或弯曲畸形，多为机器绞伤。

【诊　　断】

伤后前臂肿胀、疼痛，桡骨下 1/3 部向掌侧或背侧成角畸形，腕部亦有肿胀、压痛，下桡尺关节松弛并有挤压痛。当桡骨有明显成角或重叠移位而尺骨尚完整时，即应想到本病。拍摄 X 线片时，必须包括腕关节，以观察下桡尺关节的分离程度，是否伴有尺骨茎突骨折。正位片下桡尺关节间隙若成人超过 2mm，儿童超过 4mm，则为下桡尺关节脱位。

【治　　疗】

Ⅰ型骨折按桡骨下端骨折处理。Ⅱ型骨折先整复下桡尺关节，然后整复骨折，按前臂骨折处理。Ⅲ型骨折对尺骨仅有弯曲无骨折者，需先将尺骨的弯曲畸形矫正，桡骨骨折及下桡尺关节脱位才能一起复位；尺骨弯曲畸形不能矫正，或整复固定失败者，则切开整复内固定。现将Ⅱ型骨折的整复固定方法分述如下：

1．整复方法 患者平卧。肩外展，肘屈曲，前臂中立位，两助手行拔伸牵引 3～5 分钟，将重叠移位拉开。然后术者用左手拇指及食、中二指挤平掌侧移位（图 9－43①），再用两拇指由桡尺侧向中心扣紧下桡尺关节（图 9－43②）。关节脱位整复后，将备妥的合骨垫置于腕部背侧，由桡骨茎突掌侧 1cm 处绕过背侧到尺骨茎突掌侧 1cm，做半环状包扎，再用 4cm 宽绷带缠绕 4～5 圈固定。然后嘱牵引远段的助手，用两手环抱腕部维持固定，持续牵引。

桡骨远折段向尺侧、掌侧移位时，一手做分骨，另一手拇指按近折段向掌侧，食、中、环三指提远折段向背侧，使之对位（图 9－43③）。

桡骨远折段向尺侧、背侧移位时，一手做分骨，另一手拇指按远折段向掌侧，食、中、环三指提近折段向背侧，使之对位（图 9－43④）。

骨折整复后，再次扣挤下桡尺关节。如合骨垫松脱，则重新固定。用分骨垫、夹板固定后，经 X 线透视检查，位置满意，再正式包扎固定。

2．固定方法 在维持牵引和分骨下，捏住骨折部，敷消肿药膏，再用绷带松松包 3～4 层。掌、背侧各放一个分骨垫。分骨垫在骨折线远侧占 2/3，近侧占 1/3（图 9－44）。用手捏住掌、背侧分骨垫，各用两条粘膏固定。根据骨折远段移位方向，再加用小平垫。然后再放置掌、背侧夹板，用手捏住，再放桡、尺侧板。桡侧板下端稍超过腕关节，以限制手的桡偏。尺侧板下端不超过腕关节，以利于手的尺偏，借紧张的腕桡侧副韧带牵拉桡骨远折段向桡侧，克服其尺偏倾向（图 9－45）。对于桡骨骨折线自外上方斜向内下方的患者，分骨垫置骨折线近侧，尺侧夹板改用固定桡、尺骨干双骨折的尺侧夹板（即长达第 5 掌骨颈的尺侧夹板），以限制手的尺偏，利于骨折对位。

3.练功活动与药物治疗 与桡、尺骨干双骨折大致相同。

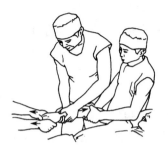

①整复下桡尺关节脱位

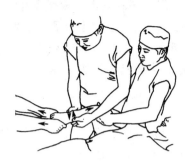

②扣紧下桡尺关节

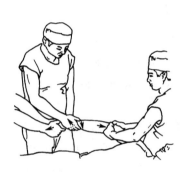

③矫正远折段向掌侧移位

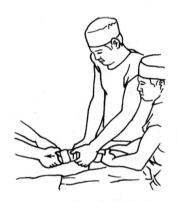

④矫正远折段向背侧移位

图9-43　桡骨下1/3骨折合并下桡尺关节脱位的整复

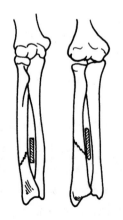

图9-44　分骨垫放置法

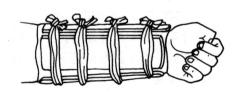

图9-45　固定外形

【预防与护理】

桡骨下 1/3 骨折合并下桡尺关节脱位属于不稳定性骨折，复位与固定后极易发生移位，3 周内必须严密加以观察，如有移位，应及时整复。要经常检查夹板和分骨垫的位置是否合适，松紧度如何。早期练习握拳、伸指活动，但要严格限制前臂旋转与手尺偏活动。

【临证备要】

下桡尺关节的稳定，主要由坚强的三角纤维软骨与较薄弱的掌、背侧韧带维持，骨折后这些结构全部破坏，因此桡骨下 1/3 骨折是一种极不稳定的骨折。下桡尺关节脱位容易漏诊，造成不良后果。儿童的桡骨干中、下 1/3 骨折，可以合并尺骨下端骨骺分离，而不发生下桡尺关节脱位，应引起重视。凡桡骨干下 1/3 骨折有明显成角或重叠移位，而尺骨未见骨折或弯曲畸形时，应考虑下桡尺关节脱位。整复的重点要放在整复骨折上，只要桡骨恢复了原来的长度，下桡尺关节即可满意复位。而固定的重点应放在下桡尺关节上，只要下桡尺关节稳定，复合损伤就转化为单纯桡骨干骨折。盖氏骨折病理改变较为复杂，误诊率较高。一旦误诊极易导致前臂旋转功能受限、下桡尺关节疼痛与继发畸形等远期并发症，应当警惕。

桡骨下端骨折

桡骨下端（包括桡骨远侧端 2.5cm 以内）骨折，在临床上比较常见。桡骨远端与腕骨（舟状骨与月骨）形成关节面，其背侧边缘长于掌侧，故关节面向掌侧倾斜 10°~15°，桡骨下端内侧缘切迹与尺骨头形成下桡尺关节，切迹的下缘为三角纤维软骨的基底部附着，三角软骨的尖端起于尺骨茎突基底部。前臂旋转时桡骨沿尺骨头回旋，而以尺骨头为中心。桡骨下端外侧的茎突，较其内侧长 1~1.5cm，故其关节面还向尺侧倾斜 20°~25°。这些关系在骨折时常被破坏，在整复时应尽可能恢复正常解剖。

【病因病机】

多为间接暴力所致，跌倒时，躯干向下的重力与地面向上的反作用力交集于桡骨下端而发生骨折。骨折是否有移位与暴力的大小有关。根据受伤姿势和骨折移位的不同，可分为伸直型和屈曲型两种。跌倒时，腕关节呈背伸位，手掌先着地，可造成伸直型骨折。伸直型骨折远段向背侧和桡侧移位，桡骨远段关节面改向背侧倾斜，尺侧倾斜减少或完全消失，甚至形成相反的倾斜。如合并尺骨茎突骨折，下桡尺关节的三角纤维软骨盘随骨折片移向桡侧、背侧；如尺骨茎突完整，骨折远端移位明显时，三角纤维软骨盘附着点必然破裂，掌侧屈肌腱及背侧伸肌腱亦发生相应的扭转和移位。若造成桡骨下端背侧缘劈裂骨折，骨折块包括部分关节面，则称巴尔通（Barton）骨折。跌倒时，腕关节是掌屈位，手背先着地，可造成屈曲型骨折，远段向桡侧和掌侧移位，此类骨折较少见。若造成桡骨下端掌侧缘劈裂骨折，则称反巴尔通骨折。直接暴力造成的骨折为粉碎型。老人、青壮年、儿童均可发生。在 20 岁以前，桡骨下端骨骺尚未融合，可发生骺离骨折。

【诊　断】

伤后局部肿胀、疼痛，手腕功能部分或完全丧失。骨折远端向背侧移位时，可见"餐叉样"畸形（图9-46）；向桡侧移位时，呈枪上刺刀状畸形；短缩移位时，可触及上移的桡骨茎突；无移位或不完全骨折时，肿胀多不明显，仅觉局部疼痛和压痛，可有环状压痛和纵轴压痛，腕和指运动不便，握力减弱，需注意与腕部软组织扭伤鉴别。腕关节X线正侧位照片，可明确骨折类型和移位方向。

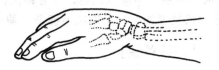

图9-46　餐叉样畸形

【治　疗】

无移位的骨折不需要整复，仅用掌、背两侧夹板固定2~3周即可，有移位的骨折则必须整复。

1. 整复方法　患者坐位，老年人则平卧为佳，肘部屈曲90°，前臂中立位。整复骨折线未进入关节、骨折段完整的伸直型骨折时，一助手把住上臂，术者两拇指并列置于远端背侧，其他四指置于其腕部，扣紧大小鱼际肌，先顺势拔伸2~3分钟，待重叠移位完全纠正后，将远段旋前（图9-47①），并利用牵引力，骤然猛抖，同时迅速掌屈尺偏，使之复位（图9-47②）；若仍未完全整复，则由两助手维持牵引，术者用两拇指迫使骨折远段掌屈尺偏即可达到解剖对位。整复骨折线进入关节或骨折块粉碎的伸直型骨折时，则在助手和术者拔伸牵引纠正重叠移位后，术者双手拇指在背侧按压骨折远端，双手余指置于近端的掌侧，端提近端向背侧，以矫正掌背侧移位，同时使腕掌屈、尺偏，以纠正侧方移位。整复屈曲型骨折时，由两助手拔伸牵引，术者可用两手拇指由掌侧将远段骨折片向背侧推挤，同时用食、中、环三指将近段由背侧向掌侧挤压，然后术者捏住骨折部，牵引手指的助手徐徐将腕关节背伸，使屈肌腱紧张，防止复位的骨折片移位。

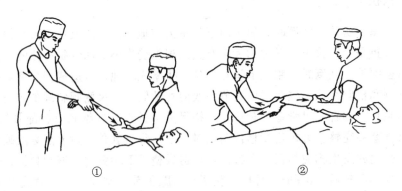

①　　　　　　　　　　　　②

图9-47　桡骨下端伸直型骨折复位法

2. 固定方法　伸直型骨折先在骨折远端背侧和近端掌侧分别放平垫，然后放上夹板，夹板上端达前臂中、上1/3，桡、背侧夹板下端应超过腕关节，限制手腕的桡偏和背伸活动；屈曲型骨折则在远端的掌侧和近端的背侧各放平垫，桡、掌侧夹板下端应超过腕关节，限制桡偏和掌屈活动，扎上 3 条布带，最后将前臂悬挂胸前，保持固定 4~5 周。

3. 药物治疗 儿童骨折早期治法是活血祛瘀、消肿止痛，中后期不需内服中药。中年人骨折按三期辨证用药。老年人骨折中后期着重养气血、壮筋骨、补肝肾。解除固定后，均应用中药熏洗以舒筋活络，通利关节。

4. 练功活动 固定期间积极做指间关节、掌指关节屈伸锻炼及肩肘部活动。解除固定后，做腕关节屈伸和前臂旋转锻炼。

【预防与护理】

复位固定后应观察手部血液循环，随时调整夹板松紧度；注意将患肢保持在旋后 15°或中立位，纠正骨折再移位倾向；伸直型骨折固定期间应避免腕关节向桡侧与背伸活动。

【临证备要】

桡骨下端骨折是最常见的骨折，成年与老年患者占多数。骨折属近关节骨折，部分可波及桡腕关节及下桡尺关节而属关节内骨折。整复的关键是恢复桡骨的长度和正常的掌倾角及尺倾角，要求骨折对位对线良好，才不致影响关节的活动功能和周围肌腱的正常活动。对桡骨远端背侧缘及掌侧缘骨折，若骨折块较大，复位后不稳定及夹板固定困难者，可在麻醉下行闭合穿针固定，或切开复位钢针或钢板螺丝钉固定。因复位不佳或在固定期间错位常导致骨折畸形愈合，如前臂旋转无困难，无症状，外表虽不佳，大多数患者无需手术治疗。如功能障碍明显，前臂旋转受限，可做楔形截骨术纠正畸形。粉碎骨折移位明显，桡腕关节面损伤严重，易引起腕管综合征及创伤性关节炎。尽快合理的功能锻炼，可使关节面得到模造，改善关节功能，预防后遗创伤性关节炎。后期已发生创伤性关节炎者，可考虑行腕关节融合术。

古 籍 选 萃

清·胡廷光《伤科汇纂》："腕骨屈而宛，形如龙虎吞，手心贴于前，仰掌向上掀，指背翻于后，手掌往下扣，均需带拔势，妙法出秘门。"

明·朱橚《普济方·折伤门》："凡手静手腕骨脱绷直拽出，医用手抬起手静腕，以患人本身膝头垫定。医用手于颈项肩处，按下其骨还白。却用定痛膏、接骨膏敷贴。若手腕失落，或在上在下，用手拽伸，却使手撚住，方可用前膏贴。"

腕舟骨骨折

腕舟骨是最大的一块腕骨，略弯曲呈舟状。中段较细者为腰，骨折多发生于此处。腕舟骨骨折是较常见的骨折，多发生于青壮年。

【病因病机】

多为间接暴力所致，跌倒时，手掌先着地，腕关节强度桡偏、背伸，暴力向上传达，舟骨被锐利的桡骨关节面的背侧缘或茎突缘切断。骨折可发生于腰部、近端或结节部（图

9－48），其中以腰部多见。由于掌侧腕横韧带附着在舟骨结节部，而舟骨其余表面多为关节软骨所覆盖，血液供应较差，故除结节部骨折愈合较佳外，其余部位骨折容易发生迟缓愈合、不愈合或缺血性坏死。腕舟骨腰部骨折后，两排腕骨间的活动就改为腕舟骨骨折线的活动，故骨折端所受剪力大，固定困难，易导致不愈合或缺血性坏死。

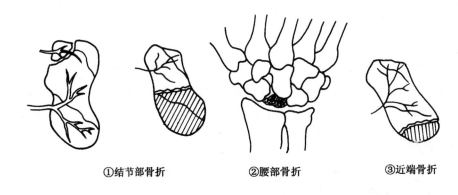

①结节部骨折　　②腰部骨折　　③近端骨折

图 9－48　腕舟骨骨折的不同部位

【诊　　断】

伤后局部轻度疼痛和腕关节活动功能障碍，鼻烟窝部位肿胀、压痛明显，将腕关节桡倾、屈曲拇指和食指而叩击其掌指关节时亦可引起疼痛。X 线检查，腕部正位、侧位和尺偏斜位照片可协助诊断。但第一次照片未发现骨折而临床表现仍可疑时，可于 2～3 周以后重复拍片，此时骨折端的骨质被吸收，骨折较易显露。或用牵引拇指的方法，拍摄腕正位片，骨折线常可显露。

【治　　疗】

1．非手术治疗　舟骨骨折很少移位，一般不需整复。若有移位时，可在用手牵引下使患腕尺偏，以拇指向内按压骨块，即可复位。鼻烟窝部位处放棉花球作固定垫，然后用塑形夹板或纸壳夹板固定腕关节伸直而略向尺侧偏、拇指于对掌位，固定范围包括前臂下 1/3、腕、拇掌及拇指指间关节，新鲜及陈旧性骨折均可采用。亦可用短臂石膏管形固定腕关节于背伸 25°～30°、尺偏 10°、拇指对掌和前臂中立位。结节部骨折一般约 6 周均可愈合，其余部位骨折愈合时间可为 3～6 个月，甚至更长时间，故应定期做 X 线照片检查，如骨折仍未愈合则需继续固定，加强功能锻炼，直至正斜位 X 线照片证实骨折线消失、骨折已临床愈合，才能解除外固定。对迟缓愈合的腕舟骨骨折，中后期应加强接骨续筋、益肝补肾中药内服和熏洗。

2．手术治疗　对少数不愈合患者可采用手术方法：

（1）**自体植骨术**　适用于骨折线清晰，两端轻度硬化，腕关节桡偏活动好，桡骨茎突未抵住舟骨骨折部位者。

（2）**桡骨茎突切除术**　适用于舟骨腰部骨折，骨折线无明显硬化，但有囊性改变，腕关节桡偏时桡骨茎突抵住骨折部，疼痛合并创伤性关节炎者。

（3）**舟骨切除术** 适用于舟骨部分坏死，腕关节疼痛，但尚未发生创伤性关节炎者。根据病变范围可部分或全部切除舟骨。

（4）**腕关节融合术** 对舟骨骨折不愈合且有严重的创伤性关节炎，腕关节活动大部受限，经常疼痛而影响工作者，可考虑腕关节融合术。

【临证备要】

腕舟骨骨折是腕骨中最常见的骨折，最易漏诊，高达25%的骨折不能在X线片中表现出来。临床怀疑有腕舟骨骨折但X线暂时不能确诊时，需做腕部过渡性固定。2周后重新X线检查，若无骨折则终止治疗。由于MRI能早期诊断舟骨隐性骨折，推荐对疑有舟骨骨折者做MRI检查，可避免误诊为单纯腕扭伤而经数周毫无必要的固定。由于腕舟骨的特殊血运关系以及两排腕骨活动时腕舟骨骨折端所受的剪力很大，骨折后预后多不佳，特别是移位性舟骨骨折，骨折不愈合或近折端骨块发生缺血性坏死的发生率较高。当然这些并发症的发生与复位不良和固定不可靠也有着密切的关系。固定时应尽量使骨折线垂直于前臂纵轴，以增加骨折间隙的压力，避免剪力，有利于骨折愈合。

古 籍 选 萃

清·钱秀昌《伤科补要》："腕骨，即掌骨，乃五指之本节也，俗名虎骨。其大小六枚，凑以成掌，非块然一骨也。其上并接臂辅两骨之端，其外侧高骨，俗名龙骨，能宛屈上下，故名腕。若手掌著地，只能伤腕。"

清·赵廷海《救伤秘旨》："夫两手腕骨断，极难调理，用药不可过凉。夹后不可时常兜挂项下，要时常屈伸。"

手 部 骨 折

手部骨折常见。若处理不当，可造成不良后果，影响手的功能。除开放骨折及少数不稳定骨折需用切开复位内固定外，绝大多数手部骨折可采用手法复位及各种外固定方法。

一、掌骨骨折

掌骨骨折是常见的手部骨折。第1掌骨短而粗，活动度较大，骨折多发生在基底部且常见。第2、3掌骨细长，且较突出，握拳击物时，暴力常落在第2、3掌骨上，故易骨折。第4、5掌骨短细，其中以第5掌骨易受直接暴力而骨折，而当其受间接暴力时可致掌骨颈骨折。掌骨骨折多见于成年人，男多于女。

【病因病机】

掌骨骨折可分下列几种：

1．第1掌骨基底部骨折 多由间接暴力引起，骨折远端受拇长屈肌、拇短屈肌与拇指内收肌的牵拉，近端受拇长展肌的牵拉，骨折总是向桡背侧突起成角。

2．第 1 掌骨基底部骨折脱位　由间接暴力引起，骨折线呈斜形经过第 1 掌腕关节面，第 1 掌骨基底部内侧的三角形骨块，因有掌侧韧带相连，仍留在原位，而骨折远端因拇长展肌和鱼际肌的牵拉从大多角骨关节面上脱位至背侧、桡侧及近侧（图 9－49）。

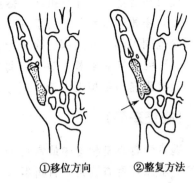

①移位方向　　②整复方法

图 9－49　第 1 掌骨基底部骨折脱位

3．掌骨颈骨折　由间接暴力或直接暴力所致。但以握拳时掌骨头受到冲击的传达暴力所致者为多见。第 4、5 掌骨因其易暴露和受打击，故最多见，第 2、3 掌骨次之。骨折后断端受骨间肌与蚓状肌的牵拉，而向背侧突起成角，掌骨头向掌侧屈转（图 9－50）；又因手背伸肌腱牵拉，以致近节指骨向背侧脱位，掌指关节过伸，手指越伸直，畸形越明显。

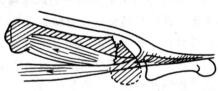

图 9－50　掌骨颈骨折畸形

4．掌骨干骨折　可为单根骨折或多根骨折。由直接暴力所致者，多为横断或粉碎骨折；传达及扭转暴力引起者，多为斜行或螺旋骨折。骨折后因骨间肌及蚓状肌的牵拉，使骨折向背侧成角及侧方移位，单根的掌骨骨折移位较轻，而多根骨折则移位较明显，且对骨间肌的损伤也比较严重。

【诊　　断】

掌骨全长均可在皮下摸到，骨折时局部肿痛，功能障碍，有明显压痛，纵压或叩击掌骨头则疼痛加剧，如有重叠移位，则该掌骨短缩，可见掌骨头凹陷，握拳时尤其明显。掌骨颈及掌骨干骨折，可扪及骨擦音，掌指关节屈伸功能障碍。宜摄手掌的正位与斜位 X 线片，因侧位片 2～4 掌骨互相重叠，容易漏诊。

【治　　疗】

1．第 1 掌骨基底部骨折　在常规麻醉下，先将拇指向远侧与桡侧牵引，之后将第 1 掌骨头向桡侧与背侧推扳，同时以拇指用力向掌侧与尺侧压顶骨折处以矫正向桡侧与背侧突起成角。手法整复后应用外展夹板固定（图 9－51），4 周解除外固定，进行功能锻炼。

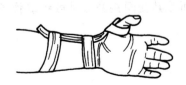

图 9－51　第 1 掌骨基底部
骨折固定法

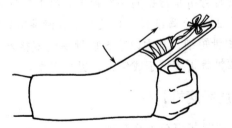

图 9－52　第 1 掌骨基底部骨折脱位的
石膏固定与拇指牵引

2. 第 1 掌骨基底部骨折脱位 整复手法和固定方法同单骨基底部骨折。但因这种骨折脱位很不稳定，容易引起短缩与移位。若复位后不能稳定时，可采用细钢针经皮肤做闭合穿针内固定。亦可采用局部加压短臂石膏管形外固定的同时加用拇指牵引，在石膏上包粗铁丝，于拇指的两侧贴一条 2cm×10cm 胶布做皮肤牵引，或做拇指末节指骨骨牵引（图9-52）3~4 周。陈旧性骨折脱位宜行切开复位内固定，固定拇指于握拳位。

3. 掌骨颈骨折 由于骨折片向背侧成角，常错误地将掌指关节固定于过伸位。在过伸位时，侧副韧带松弛，掌骨头仍向掌侧屈转不能整复。因此只有在屈曲 90°位，侧副韧带紧张，然后用食指压顶近节指骨头，使指骨基底部位于掌骨头之侧，将断骨片向背侧顶，同时用拇指将掌骨干向掌侧压才能准确整复（图9-53）。

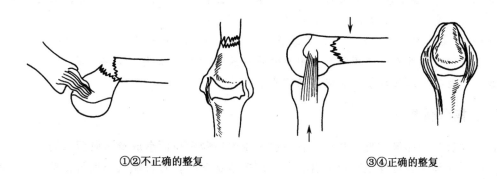

①②不正确的整复　　③④正确的整复

图 9-53　掌骨颈骨折的整复

4. 掌骨干骨折 横断骨折、短斜形骨折整复后比较稳定者，宜采用手法整复、夹板固定。在牵引下先矫正向背侧突起成角，以后用食指与拇指在骨折的两旁自掌侧与背侧行分骨挤压，并放两个分骨垫以胶布固定（图9-54①），如骨折片向掌侧成角则在掌侧放一小毡垫以胶布固定（图9-54②），最后在掌侧与背侧各放一块夹板，厚 2~3mm，以胶布固定，外加绷带包扎（图9-54③）。斜形、粉碎、短缩较多的不稳定骨折，宜加用指骨末节骨牵引。

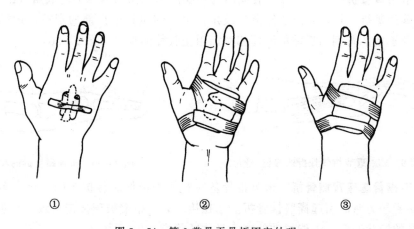

①　　　　　　②　　　　　　③

图 9-54　第 3 掌骨干骨折固定外观

【临证备要】

掌骨骨折多见于成年人，男多于女。掌骨骨折后，由于手部肌肉的牵拉，骨折端常发生成角、短缩及旋转移位，如处理不当，将严重影响手部功能的恢复。其中第1掌骨骨折伴脱位（即本奈骨折）因肌肉的牵拉而有移位倾向，属不稳定骨折脱位。本骨折固定较为困难，处理不好可严重影响拇指的对掌和外展活动。掌骨颈骨折复位时要注意将掌指关节屈曲90°，使掌指关节的侧副韧带紧张，此时复位则比较容易。

古 籍 选 萃

清·吴谦《医宗金鉴·正骨心法要旨》："掌骨乃五指之本节也，一名雍骨，俗名虎骨。其骨大小六枚，凑以成掌，非决然一骨也。"

清·赵廷海《救伤秘旨》："夫两手掌骨碎肉烂，……，揣正相接，用麻油调白金生肌散贴之，用蜜调圣神散敷。四围纸裹，用杉木皮一大片，按于掌上，又将纸裹软竹箸一大片，盖于掌背，用手巾绑敷如法，不必服药可也。"

二、指骨骨折

指骨骨折为手部最常见的骨折，骨折段受附着肌腱牵拉而造成较为典型的畸形。治疗时不可轻视，处理不当可发生畸形愈合，还可因关节囊挛缩，骨折端与邻近肌腱粘连而导致关节功能障碍，对手的功能产生不良影响。

【诊 断】

指骨骨折多由直接暴力所致，易引起开放性骨折。有横断、斜行、螺旋、粉碎或波及关节的骨折。骨折可发生于近节、中节或末节，而以近节骨干骨折多见，指骨均在皮下，只要注意检查，不易漏诊。骨折时有明显肿胀、疼痛和骨擦音。

1．近节指骨骨折 骨折断端因骨间肌与蚓状肌牵拉而向掌侧突起成角（图9-55）。

2．指骨颈骨折 骨折亦向掌侧突起成角，由于伸肌腱中央部的牵拉，远端可向背侧旋转达90°，使远端的背侧与近端的断面相对而阻止骨片的整复（图9-56）。

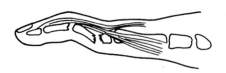

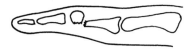

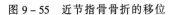

图9-55 近节指骨骨折的移位　　　　　　　图9-56 指骨颈骨折的移位

3．末节指骨基底背侧骨折 末节指骨基底背侧为指伸肌腱扩张的止点，多由于手指伸直时，指端受暴力弯曲引起撕脱性骨折。如在接球时，指端被球撞击所致。骨折后末节手指屈曲呈典型的锤状畸形，不能主动伸直，又称锤状指。

【治　疗】

1. 指骨干骨折　在神经阻滞麻醉下拔伸牵引，用拇指与食指自尺桡侧挤压矫正侧方移位，然后将远端逐渐掌屈，同时以另一手拇指将近端自掌侧向背侧顶住以矫正向掌侧突起成角。复位后根据成角情况放置小固定垫，用夹板局部固定患指，再令患指握一裹有 3～4 层纱布的小圆柱状固定物（小木棒或玻璃瓶），使手指屈向舟状骨结节，以胶布固定（图9－57），外加绷带包扎。3 周后去除固定，用舒筋活血药熏洗，进行功能锻炼。

2. 指骨颈骨折　整复时应加大畸形，用反折手法，将骨折远端呈 90°向背侧牵引，然后迅速屈曲手指，屈曲时应将近端的掌侧屈向背侧（图 9－58）。固定方法与指骨干骨折相同。

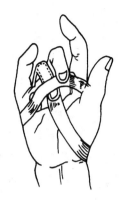

图 9－57　指骨干骨折整复后的固定方法

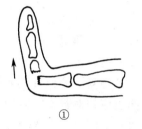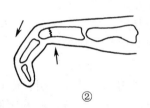

①　　　　　　　　　②

图 9－58　指骨颈骨折整复方法

3. 末节指骨基底背侧撕脱骨折　整复和固定较容易，只要将近侧指间关节屈曲、远侧指间关节过伸，便可使指骨基底向被撕脱的骨片靠近，然后用塑料夹板或石膏固定（图 9－59）。如系末节指骨粉碎骨折或指端骨折，其骨折块较小，又合并开放性骨折时，在清创缝合时，应将碎片切除，以免将来引起指端疼痛。

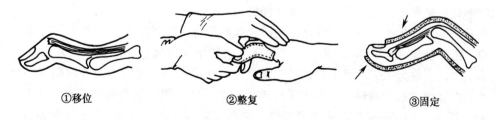

①移位　　　　　　②整复　　　　　　③固定

图 9－59　末节指骨基底背侧撕脱骨折

【临证备要】

手的功能在人体活动中至关重要。指骨骨折治疗时应遵循以下原则：① 骨折必须正确复位，不能有成角、旋转、重叠移位，以免影响手的功能。② 既要充分固定，又要适当活动，动静结合，有利于关节功能的恢复。③对未受伤的手指不能固定，以保证掌指及指间关节的活动。④开放性骨折要争取伤口一期愈合，同时尽可能把骨折复位。⑤ 手指尽可能固定在功能位，应置于半屈曲位，指端指向舟状骨结节。手部骨折治疗的稳定性及早期功能锻炼，对其功能恢复起重要作用。

古 籍 选 萃

清·赵廷海《救伤秘旨》："夫手指骨断者，先整筋骨合皮，用桃花散止其血。以竹箸软者一大片，要包得指头过，纸裹定，用麻油调白金生肌散，摊箸纸上，包束患指，用帛缠之，次日药干，再用麻油透润，三日后，再用麻油调白金生肌散贴之，仍服活血住痛散取效，或蜜调圣神散贴之，亦可取效。"

第三节 下 肢 骨 折

下肢的主要功能是负重和行走，故需要一个良好的稳定结构，两下肢要等长。当下肢发生骨折后，对骨折整复要求高，不仅需要患肢与健肢的长度相等，而且要求对位对线良好。若患肢成角畸形，将会影响肢体的承重力；若患肢短缩在2cm以上者，则会出现跛行。下肢肌肉发达，骨折整复后，单纯夹板固定难以保持断端整复后的位置，尤其是股骨干骨折及不稳定的胫腓骨骨折，常需配合持续牵引，固定时间也应相对长些，以防止过早负重而发生畸形或再骨折。下肢骨折在全身骨折中所占比例较大，临床上有四大特征：一是开放性骨折发生率高，尤以胫骨、股骨多见；二是骨折愈合慢，易发生迟延愈合或不愈合，多见于股骨颈骨折、胫骨中下段骨折、股骨中下段骨折及距骨骨折；三是对复位标准要求比上肢高，并要求各关节保持充分的稳定，以满足负重的需要；四是后期易发生关节僵硬或挛缩、肌力减退及骨质疏松等。

髋 部 骨 折

髋部骨折主要包括股骨颈及股骨粗隆间骨折。

股骨颈位于股骨头与转子间线之间。股骨颈和股骨干之间形成一个角度称内倾角，又称颈干角，正常值在110°～140°之间，颈干角随年龄的增加而减小，儿童平均为151°，而成年男性为132°，女性为127°。颈干角大于正常值为髋外翻，小于正常值为髋内翻（图9-60）。股骨颈的中轴线与股骨两髁中点间的连线形成一个角度，称前倾角或扭转角，正常在12°～15°之间（图9-61）。在治疗股骨颈骨折时，必须注意保持正常的颈干角和前倾角。

股骨头、颈部的血运主要来自三个途径（图9-62）：①关节囊的小动脉来源于旋股内侧动脉、旋股外侧动脉、臀下动脉和闭孔动脉的吻合部到关节囊附着部，分为外骺动脉、上干骺端和下干骺端动脉，进入股骨颈，供应股骨颈和大部分股骨头的血运。②股骨干滋养动脉仅达股骨颈基底部，小部分与关节囊的小动脉有吻合支。③圆韧带的小动脉较细，仅供应股骨头内下部分的血运，与关节囊小动脉之间有吻合支。此3条血管均比较细小，且股骨头的血液供应主要依靠关节囊和圆韧带的血管。由于股骨头、颈的血运较差，因此，在临床治疗中存在骨折不愈合和股骨头缺血两个主要问题。

股骨粗隆间部位血液循环非常丰富，骨折后较易愈合。

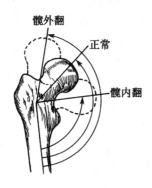

图 9 - 60 股骨颈内倾角

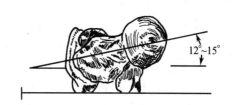

图 9 - 61 股骨颈前倾角

【病因病机】

髋部骨折常发生于老年人，女略多于男，随着人们寿命的延长，其发病率日渐增高。由于股骨颈部细小，处于疏松骨质和致密骨质交界处，负重量大，又因老年人肝肾不足，筋骨衰弱，骨质疏松，即使受轻微的直接外力或间接外力，如平地滑到，髋关节旋转内收，臀部

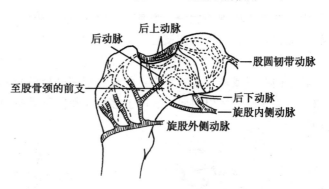

图 9 - 62 股骨头内血管分布

着地，便可引起骨折。青壮年、儿童发生股骨颈骨折较少见，若发生本骨折，必因遭受强大暴力所致。股骨颈骨折若按其部位之不同，可分为头下部、颈中部和基底部骨折三种（图9 - 63）。

头下部和颈中部骨折的骨折线在关节囊内，故称囊内骨折；基底部骨折因骨折线的后部在关节囊外，故又称囊外骨折。移位多的囊内骨折，股骨头脱离了来自关节囊及股骨干的血液供应，以致骨折近段缺血，不但骨折难以愈合，而且容易发生股骨头缺血性坏死。股骨颈的骨折线越高，越易破坏颈部的血液供应，因而骨折不愈合、股骨头缺血性坏死的发生率就越高。基底部骨折因骨折线部分在关节囊外，而且一般移位不多，除由股骨干髓腔来的滋养血管的血供断绝外，由关节囊来的血运大多完整无损，骨折近端血液供应良好，因此骨折不愈合和股骨头缺血性坏死的发生率较低。

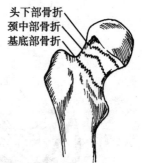

图 9 - 63 股骨颈骨折
的部位

股骨颈骨折按 X 线照片的表现可分为外展型和内收型两种（图9 - 64）。外展型骨折常在髋关节外展时发生，多为头下骨折，骨折端常互相嵌插，骨折线与股骨干纵轴的垂直线所形成的倾斜角（林顿角）往往小于 30°，骨折局部剪力小，较稳定，血运破坏较少，故愈合

率高。内收型骨折常在髋关节内收时发生，多为颈中部骨折，亦可发生在头下部或基底部，骨折线与股骨干纵轴的垂直线所形成的倾斜角往往在45°左右，颈干角小于正常值，如角度大于70°时，两骨折端往往接触很少，且有移位现象，骨折处剪力大，极不稳定，血运破坏较大，骨折愈合率低，股骨头缺血性坏死发生率高（图9-65）。临床上内收型骨折较多见，外展型骨折比较少见。

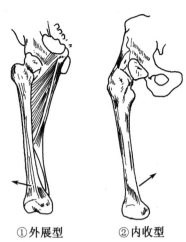

①外展型　　②内收型

图9-64　股骨颈骨折的类型

　　粗隆间骨折的发病原因与股骨颈骨折相同，因粗隆部骨质松脆，故多为粉碎骨折，临床分为顺粗隆间型、反粗隆间型、粗隆下型。顺粗隆间骨折的骨折线自大粗隆顶点开始，斜向内下方行走，达小粗隆部。根据暴力的情况不同，小转子或保持完整，或成为游离骨片，但只要股骨上端内侧的骨支柱保持完整，则髋内翻不严重，粉碎型则小转子变为游离骨块，内侧支柱塌陷，出现严重髋内翻，远端明显上移，患肢呈外旋短缩畸形。反粗隆间骨折的骨折线自大粗隆下方斜向内上方行走，达小粗隆的上方。骨折线的走向与转子间线（或嵴）大致垂直。骨折近端因外展肌与外旋肌的收缩而外展、外旋，远端因内收肌与髂腰肌的牵引而向内、向上移位。粗隆下骨折的骨折线经过大小粗隆的下方（图9-66）。

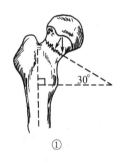
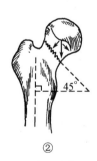
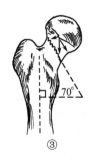

①　　　　　　　②　　　　　　　③

图9-65　骨折线的倾斜角与剪式伤力的关系

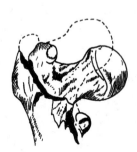
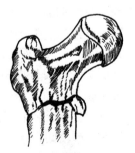
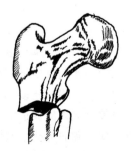

①顺粗隆间型　　　②反粗隆间型　　　③粗隆下型

图9-66　股骨粗隆间骨折的类型

【诊　　断】

老年人跌倒后诉髋部疼痛，不敢站立和行走，应首先考虑到有髋部骨折的可能。有移位的骨折伤肢外旋、短缩畸形，股骨颈囊内骨折足外旋约 45°~60°，囊外骨折及粗隆间骨折则外旋角度较大，常达 90°，并可扪及大粗隆上移。伤后髋部除有疼痛外，在患肢足跟部或大粗隆部有叩击痛。股骨颈骨折腹股沟附近有压痛，粗隆间骨折在大粗隆处有压痛，股骨颈骨折肿胀瘀斑不明显，粗隆间骨折因粗隆部血运丰富而肿胀明显，有广泛瘀斑。患髋功能障碍，不能站立行走，但有部分股骨颈嵌入骨折仍可短时站立或跛行，不要遗漏诊断而变为移位的不稳定性骨折。

摄髋关节正侧位 X 线照片可明确骨折部位、类型和移位情况，对决定治疗及预后均有帮助。

【治　　疗】

应按照骨折的时间、类型和患者的全身情况等决定治疗方案。新鲜无移位骨折或嵌插骨折不需复位，但患肢应制动；移位骨折应尽早给予复位和固定。

1. 整复方法

（1）屈髋屈膝法　患者仰卧，助手固定骨盆，术者握其腘窝，并使膝、髋均屈曲 90°，向上牵引，纠正短缩畸形。然后伸髋内旋外展以纠正成角畸形，并使骨折面紧密接触。复位后可做手掌试验，如患肢外旋畸形消失，表示已复位（图 9-67）。

（2）骨牵引复位法　多用于粗隆间骨折的治疗。为了减少对软组织的损伤，保护股骨头

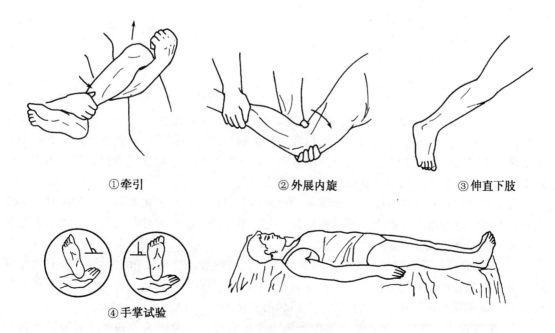

①牵引　　　　　②外展内旋　　　　　③伸直下肢

④手掌试验

图 9-67　股骨颈骨折复位法

的血运，目前股骨颈骨折亦采用骨牵引逐步复位法。若经骨牵引 1 周左右仍未复位，可采用上述手法整复剩余的轻度移位。

2. 固定方法 无移位或嵌插型骨折，可让患者卧床休息，将患肢置于外展、膝关节轻度屈曲、足中立位。为防止患肢外旋，可在患足穿一带有横木板的丁字鞋（图 9-68）。亦可用轻重量的皮肤牵引固定 6~8 周。在固定期间应嘱咐患者做到三不，即不盘腿，不侧卧，不下地负重。股骨颈骨折因局部剪力大，一般外固定不能有效控制移位，故对有移位的股骨颈骨折应早期进行有效的内固定。目前常用的内固定方法有：

（1）单钉固定 有三翼钉和单根较粗的螺丝钉固定（图 9-69）。前者抗扭转力好，后者有加压作用。

（2）滑动式钉板固定 由固定钉和侧方的带套筒钢板组成，优点是有利于骨折端的紧密接触，更常用于股骨粗隆间骨折。

（3）多钉固定 一般采用 3 枚或 4 枚斯氏针或加压螺丝钉固定，因总体积小于单钉，故对骨折的损伤较小，而且多钉可以分别承担不同应力和防止旋转。此种固定可以用于股骨颈骨折和股骨粗隆间骨折顺粗隆间型。

（4）髓内固定装置 如 Ender 钉或 Gamma 钉等，用于股骨粗隆间骨折，优点是降低弯曲力臂的长度，提高装置的稳定性。内固定能使患者早期离床活动，从而减少因卧床而发生的合并症。

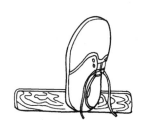

图 9-68 丁字鞋

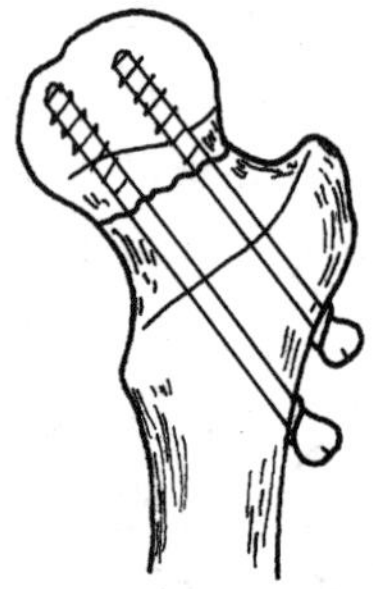

图 9-69 股骨颈骨折螺纹钉内固定

3. 手术治疗 股骨颈骨折不愈合或发生股骨头缺血性坏死者，可根据患者年龄、健康情况，结合局部的不同病理变化，选用粗隆间移位截骨术、粗隆下外展截骨术、股骨头切除及粗隆下外展截骨术或人工股骨头置换术等手术。少数不稳定性粗隆间骨折因年老不宜长期卧床，可行切开复位，用带接骨板的三刃钉内固定。

股骨粗隆间骨折无论牵引治疗或手术治疗，极少发生不愈合，但甚易发生髋内翻。老年患者即便有髋内翻畸形，如无严重功能障碍，无需手术治疗。对青壮年患者，髋内翻畸形可行粗隆下楔形外展截骨术。

4. 药物治疗 早期宜活血化瘀，消肿止痛，方用桃红四物汤加田三七等。若有大便秘结、脘腹胀满等症，可酌加枳实、大黄等通腑泄热。中期宜舒筋活络，补养气血，方用舒筋活血汤。后期宜补益肝肾，强壮筋骨，方用壮筋养血汤。

5. 练功活动 应积极进行患肢股四头肌的收缩活动，以及踝关节和足趾关节的屈伸功能锻炼，以防止肌肉萎缩、关节僵硬及骨质脱钙现象。解除固定和牵引后，逐渐加强患肢髋、膝关节的屈伸活动，并可扶双拐不负重下床活动。以后每 1~2 个月拍 X 线照片复查一次，至骨折坚固愈合，股骨头无缺血性坏死现象时，方可弃拐逐渐负重行走，一般约需半年左右。

【预防与护理】

固定期间应注意预防长期卧床的并发症，加强护理，防止发生褥疮，并经常按胸、叩背，鼓励患者咳嗽排痰，以防发生坠积性肺炎。伤后数天疼痛减轻后，应行患肢屈伸活动，但要防止盘腿、侧卧及负重。股骨颈骨折的患者，若有骨质疏松者，大约需 6 个月才可逐渐过渡到负重活动。

【临证备要】

髋部骨折多见于老年人，部分患者在伤前即可能患有高血压、心脏病、糖尿病或偏瘫等全身疾患，若长期卧床，容易出现一些危及患者生命的合并症。故固定期间应注意预防长期卧床的并发症，加强护理，防止发生褥疮，并经常按胸、叩背，鼓励患者咳嗽排痰，以防发生坠积性肺炎。

由于股骨头血液供应的特殊性，股骨颈骨折后易发生主要血液供应的阻断，不仅影响骨折愈合，后期可导致股骨头缺血性坏死及塌陷等严重的不良后果，尤其是股骨颈囊内骨折。另一个特点是骨折后骨折部位常承受较大的剪应力，影响骨折复位固定后的效果。股骨颈骨折的治疗一方面要恢复正常的解剖关系，尤其是颈干角和前倾角，更重要的是要进行坚强的固定，消除骨折断端间的剪力，增加骨折面的接触而又较少破坏局部的血运。此外固定还应当缩短卧床的时间，以减少并发症的发生。股骨颈骨折临床疑诊而 X 线照片无骨折线时，应按无移位骨折处理，2 周后拍片复查确诊。骨折愈合后 2 年内需定期做 X 线检查，了解骨折愈合情况，及时发现治疗股骨头缺血性坏死。伤后数天疼痛减轻后，应行患肢屈伸活动，但要防止盘腿、侧卧及负重。

股骨粗隆间骨折的患者比股骨颈骨折的患者平均年龄更大，因此伤后更容易引起一些危及患者生命的合并症。股骨粗隆间骨折最常见的后遗症是髋内翻畸形，因此治疗的关键是降低死亡率和减少髋内翻畸形的发生。影响内固定的因素有：①骨的机械强度：强度越强，固定的稳定性越好。②骨折的类型：骨折后若内侧发生粉碎或小转子区域的骨折，则稳定性差。③内固定物的放置：内固定物置于抗张力骨小梁和抗压缩骨小梁交叉部位，才能有效控制骨折近端。④骨折是否达到稳定对位。⑤选择的内固定物是否合理有效，一般认为钉板和髓内针固定效果好。

股骨干骨折

股骨干骨折是指股骨小粗隆下至股骨髁上之间部位的骨折。股骨是人体中最坚强和最长的管状骨，股骨干有一个轻度向前外的弧度，有利于股四头肌发挥其伸膝作用，骨干表面光滑，后面有一条隆起的粗线，称为股骨嵴，是肌肉附着处。股骨干的皮质厚而致密，骨髓腔略呈圆形，上、中 1/3 的内径大体均匀一致，下 1/3 的内径较膨大。股骨干周围由三群肌肉包围，其中以股神经支配的前侧伸肌群（股四头肌）为最大，由坐骨神经支配的后侧屈肌群（腘绳肌）次之，由闭孔神经支配的内收肌群最小。坐骨神经和股动、静脉，在股骨下 1/3 处紧贴着股骨下行至腘窝部，若此处发生骨折，易损伤血管和神经。

【病因病机】

股骨干骨折多见于儿童及青壮年，男多于女，以股骨干中部骨折最多，多由直接暴力所造成，间接暴力所产生的杠杆作用、扭转作用亦能引起骨折。直接暴力引起者多为横断或粉碎骨折；间接暴力引起者多为斜形或螺旋形骨折，此骨折均属不稳定性骨折。青枝型骨折仅见于小儿。股骨干骨折多由强大暴力所造成，骨折后断端移位明显，软组织损伤常较重。骨折移位的方向，除受外力和肢体重力的影响外，主要是受肌肉牵拉所致。

1. 股骨干上 1/3 骨折　骨折近端因受髂腰肌、臀中肌、臀小肌，以及其他外旋肌群的牵拉而产生屈曲、外展、外旋移位；骨折远段由于内收肌群作用则向后、向上、向内移位（图 9-70①）。

2. 股骨干中 1/3 骨折　两骨折段除有重叠畸形外，移位方向依暴力而定，但多数骨折近段呈外展屈曲倾向，远端因内收肌的作用，其下端向内上方移位。无重叠畸形的骨折，因受内收肌收缩的影响有向外成角的倾向（图 9-70②）。

3. 股骨干下 1/3 骨折　因膝后方关节囊及腓肠肌的牵拉，骨折远端往往向后移位（图 9-70③）。严重者，骨折端有损伤腘动、静脉及坐骨神经的危险。

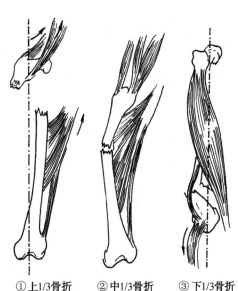

①上1/3骨折　②中1/3骨折　③下1/3骨折

图 9-70　股骨干骨折移位

【诊　　断】

有明显外伤史，伤后局部肿胀、疼痛、压痛、功能丧失，出现短缩、成角或旋转畸形，有异常活动，可扪及骨擦音。严重移位的股骨下 1/3 骨折，在腘窝部有巨大的血肿，小腿感觉和运动障碍，足背、胫后动脉搏动减弱或消失，末梢血液循环障碍，应考虑有血管、神经的损伤。损伤严重者，由于剧痛和出血，早期可合并创伤性休克。粉碎骨折或多发性骨折、严重挤压伤，还可并发脂肪栓塞或挤压综合征。X 线检查可显示骨折的部位、类型及移位情况。

【治　　疗】

处理股骨干骨折，应注意患者全身情况，积极防治创伤性休克，重视对骨折的急救处理，现场严禁脱鞋、脱裤或做不必要的检查，应用简单而有效的方法给予临时固定，急速送往医院。股骨干骨折因大腿的肌肉丰厚，拉力较强，骨折移位的倾向力大，在采用手法复位、夹板固定的同时需配合短期的持续牵引治疗。必要时，还需切开复位内固定。

1. 整复方法　患者仰卧位，一助手固定骨盆，另一助手用双手握小腿上段，顺势拔伸，并徐徐将伤肢屈髋屈膝各90°，沿股骨纵轴方向用力牵引，矫正重叠移位后，再按骨折的不同部位分别采用下列手法：

（1）股骨上 1/3 骨折　将伤肢外展，并略加外旋，然后术者一手握近端向后挤按，另一手握住远端由后向前端提。

（2）股骨中 1/3 骨折　将伤肢外展，术者以手自断端的外侧向内挤按，然后以双手在断端前、后、内、外夹挤。

（3）股骨下 1/3 骨折　在维持牵引下，膝关节徐徐屈曲，并以紧挤在腘窝内的双手作支点将骨折远端向近端推迫。

对于成年人或较大年龄儿童的股骨干骨折，特别是对粉碎骨折、斜行骨折或螺旋形骨折，多采用较大重量的骨骼牵引逐渐复位，只要牵引方向和牵引重量合适，往往能自动得到良好的对位，无需进行手法复位。3～5天后经 X 线床头透视或照片，骨折畸形已纠正，可逐步减轻牵引重量。若为横断骨折仍有侧方移位者，可用双手的手指或手掌，甚至十指合扣的两前臂的压力，施行端提和挤按手法以矫正侧方移位。粉碎骨折可用四面挤按手法，使碎片互相接近，斜形骨折如两斜面为背向移位时，可用回旋手法使远端由前或由后绕过对面。粉碎骨折因愈合较慢，牵引时间可适当延长。

2．固定方法

（1）夹板固定　骨折复位后，在维持牵引下，根据上、中、下不同部位放置压垫，防止骨折的成角和再移位。股骨干上 1/3 骨折，应将压垫放在近端的前方和外方，股骨干中 1/3 骨折，把压垫放在骨折线的外方和前方，股骨干下/3 骨折，把压垫放在骨折近端的前方（图 9－71①）。再按照大腿的长度放置 4 块夹板，后侧夹板上应放置一较长的塔形垫，以保持股骨正常的生理弧度，然后用 4 条布带捆扎固定（图 9－71②）。

（2）持续牵引　由于大腿部肌肉丰厚，肌力强大，加之下肢杠杆力量强，对骨折施行手法复位夹板固定术后，仍有可能使已复位的骨折端发生成角甚至侧方移位。因此，还应按照患者年龄、性别、肌力的强弱，分别采用持续皮肤牵引或骨牵引，才能维持复位后的良好位置。皮肤牵引适用于儿童和年老、体弱的成年人；骨牵引适用于下肢肌肉比较发达的青壮年或较大年龄的儿童。儿童牵引重量约为1/6体重，时间约3～4周；成人牵引重量约为1/7

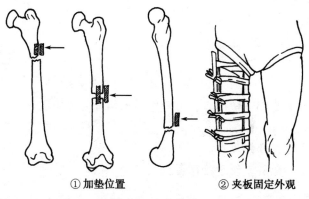

①加垫位置　　②夹板固定外观

图 9－71　加垫法

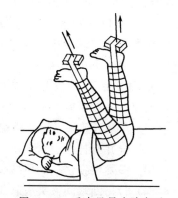

图 9－72　垂直悬吊皮肤牵引

体重，时间约 8～10 周。1 周后床边 X 线拍片复查，如骨位良好，即可将牵引的重量逐渐减轻至维持重量，一般成人为 5kg 左右，儿童为 3kg 左右。在维持牵引的过程中，应注意调整牵引的重量和方向，检查牵引装置，保持牵引效能，防止过度牵引，以达到维持骨折良好的对位对线的目的。股骨干骨折常用的持续牵引方法有以下几种：

①垂直悬吊皮肤牵引：适用于 3 岁以内的儿童。此法是把患肢和健肢同时用皮肤牵引向上悬吊，以臀部离开床面一拳之距为宜，依靠体重做对抗牵引（图 9－72）。牵引期间要注意双下肢血液循环情况。此法患儿能很快地适应，对治疗和护理都比较方便。一般牵引 3～4 周后，骨折均可获得良好的愈合。

②皮肤牵引：适用于小儿或年老体弱的人。用胶布贴于患肢内、外两侧，再用绷带裹住，将患肢放置在牵引架（托马斯架）上牵引（图 9－73）。4～8 岁的患儿牵引重量为 2～3kg，时间为 3～4 周；成人约为 1/12～1/7 体重，一般以不超过 5kg 为宜，时间约为 8～10 周。用皮肤牵引时，应经常检查，以防胶布滑落而失去牵引作用。

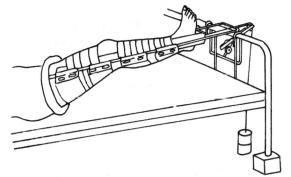

图 9－73 股骨干骨折皮肤牵引

③骨牵引：较大儿童及成人采用骨牵引，并将患肢放在布朗架上（图 9－74）。按部位不同，可采用股骨髁上牵引、股骨髁间牵引或胫骨结节牵引。股骨髁上牵引适用于中 1/3 骨折或远折段向后移位的下 1/3 骨折；股骨髁间牵引适用于骨折位置低且远段向后移位的下 1/3 骨折；胫骨结节牵引适用于上 1/3 骨折和骨折远段向前移位的下 1/3 骨折。上 1/3 骨折应置于屈髋外展位；中 1/3 骨折置于外展中立位；下 1/3 骨折远段向后移位时应置于屈髋屈膝中立位。较大的儿童或少年不宜在胫骨结节部穿针，应向下 2～3cm 处穿针。

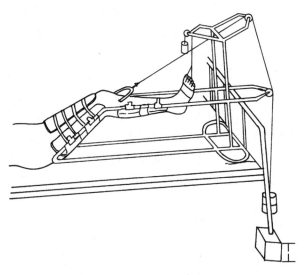

图 9－74 股骨干骨折骨牵引

3．手术治疗 股骨干骨折经过非手术治疗，一般都能获得满意的效果。但有以下情况者，可考虑手术切开复位内固定：

（1）严重开放性骨折早期就诊者。

（2）合并有神经血管损伤，需手术探查及修复者。

（3）多发性损伤，为了减少治疗中的矛盾，便于治疗者。

（4）骨折断端间嵌夹有软组织者。

常用的手术方法有接骨板固定和髓内针固定两大类：上、中 1/3 骨折，多采用髓内针，下 1/3 骨折多采用接骨板。髓内钉依据插钉的方式可分为开放复位插钉和闭合复位插钉；根据是否扩髓可分为扩髓穿钉和不扩髓穿钉；根据是否应用交锁分为非交锁和交锁固定。股骨骨折的接骨板多采用加压钢板，根据加压方式可分为加压器加压和自身加压。手术治疗存在着可能发生感染、骨痂生长慢、股四头肌粘连、骨折愈合时间偏长的缺点，所以必须严格掌握手术适应证。

股骨干骨折畸形愈合成角大于 10°～15°、旋转大于 30°、重叠在 2～3cm 以上者，若骨折在 3 个月以内，愈合未坚固，患者体质较好，可在充分麻醉下，重新折骨后给予外固定；若骨折已超过 3 个月，愈合坚强，手法折骨有困难者，应切开复位给予内固定。对迟缓愈合者，应着重改进外固定装置，延长固定时间，给骨折处按摩、卡挤和纵向压力刺激以促进骨折愈合。骨折不愈合者应施行切开内固定和植骨术。

4．药物治疗 按骨折治疗的三期辨证用药，早期可服新伤续断汤，中期服接骨丹，后期服健步虎潜丸。

5．练功活动 较大儿童、成人患者的功能锻炼应从复位后第 2 天起，开始练习股四头肌收缩及踝关节、跖趾关节屈伸活动（图 9－75①）。如小腿及足出现肿胀可适当按摩。从第 3 周开始，直坐床上，用健足蹬床，以两手扶床练习抬臀，使身体离开床面，以达到使髋、膝关节开始活动的目的（图 9－75②）。从第 5 周开始，两手扶吊杆，健足踩在床上支

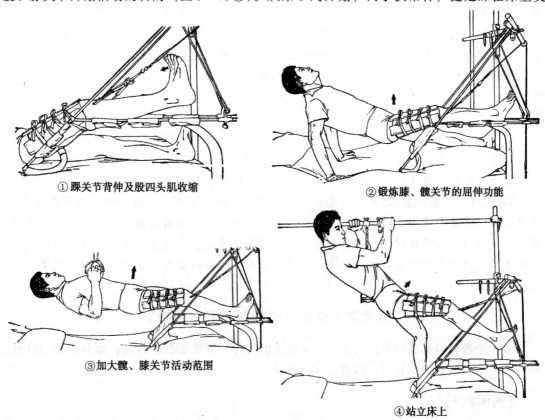

①踝关节背伸及股四头肌收缩　　　　　②锻炼膝、髋关节的屈伸功能

③加大髋、膝关节活动范围　　　　　④站立床上

图 9－75　股骨干骨折的功能锻炼

撑，收腹、抬臀，臀部完全离床，使身体、大腿与小腿成一平线以加大髋、膝关节活动范围（图9-75③）。经照片或透视，骨折端无变位，可从第7周开始扶床架练习站立（图9-75④）。解除固定后，对上1/3骨折加用外展夹板，以防止内收成角，在床上活动1周即可扶双拐下地做患肢不负重的步行锻炼。当骨折端有连续性骨痂时，患肢可循序渐进地增加负重。经观察证实骨折端稳定，可改用单拐，1~2周后才弃拐行走。此时再拍X线照片检查，若骨折没有重新变位，且愈合较好，方可解除夹板固定。

【预防与护理】

骨折持续牵引时，要注意牵引重量的调整、牵引力的方向、夹板位置及扎带的松紧度。患肢放置在牵引架上，要注意股四头肌和踝、跖趾关节的功能锻炼，并防止皮肤发生压疮。

【临证备要】

股骨干骨折后因下肢重而长，牵拉作用力大，骨折后如果搬运不当，易引起骨折端再移位，或严重的血管、神经损伤，也可因疼痛和出血而发生休克，因此骨折后急救处理十分重要。股骨干骨折出血量较多，可发生失血性休克，又有合并挤压综合征的可能。骨折后及髓内针固定后还要密切观察患者，一旦发生脂肪栓塞综合征，应及时抢救。治疗股骨干骨折的方法多种多样，应根据患者的具体情况，选择一种最理想的治疗方法，使其功能得到最大限度的恢复，不留后遗症或将后遗症减少到最低限度。皮肤牵引时，尤其是垂直悬吊皮肤牵引，要注意观察双下肢血液循环。各种牵引期间，应随时检查牵引绳和牵引方向，并及时拍片复查以调整牵引重量，防止过牵和牵引力不足。

古 籍 选 萃

明·朱橚《普济方·折伤门》："用手拿患者膝下，一手拿脚腕，伸舒扯拽脚跟对齐。如骨折处，再用手按捏骨平正，用消毒散敷帖。外用长板子纸包裹，绢带子扎缚。里外用砖靠定，勿令腿摇动。脚头抵正，二七日可。……勿令腿动，以后伸舒演习行步。"

清·吴谦《医宗金鉴·正骨心法要旨》："大楗骨，一名髀骨，上端如杵，入于髀枢之臼，下端如锤，接于骺骨，统名曰股，乃下身两大支之通称也，俗名大腿骨。坠马拧伤，骨碎筋肿……法以两手按摩碎骨，推拿复位，再以指顶按其伤处，无错落之骨，用竹帘裹之，每日早服正骨紫金丹。俟三日后，开帘视之，若有不平处，再捻筋结令其舒平，贴万灵膏，仍以竹帘裹之。"

股骨髁上骨折（包括股骨髁间骨折）

发生于股骨自腓肠肌起点上2~4 cm范围内的骨折称股骨髁上骨折；如骨折后股骨髁呈劈开状，则称股骨髁间骨折。以青壮年人多见。

【病因病机】

多由间接暴力引起，也可因直接打击造成。若膝关节强直、废用性骨质疏松，更容易因外力而发生股骨髁上骨折；如自高处坠下，足部或膝部着地，可发生股骨髁上骨折，若暴力向上继续传达，骨折近端嵌插于股骨二髁之间，将股骨髁劈为内外两块，成为"T"或"Y"型骨折，即为股骨髁间骨折（图9-76）。

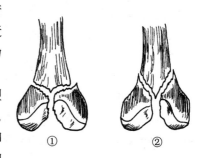

图9-76　股骨髁间骨折类型

股骨髁上骨折可分为屈曲型、伸直型，一般以屈曲型多见。屈曲型骨折远端向后侧移位，骨折呈横断或斜形，骨折线由后上斜向前下方，骨折远端因受腓肠肌的牵拉和关节囊的紧缩而向后移位，容易压迫或损伤腘动、静脉和神经；伸直型骨折，远端向前移位，骨折线从前上斜向后下。

【诊　　断】

临床表现与股骨干下1/3骨折相类似，检查时应注意防止膝关节过伸而造成血管神经损伤。若局部出现较大血肿，且胫后动脉、足背动脉脉搏减弱或消失时，应考虑为腘动脉损伤。膝关节正侧位X线照片，可确定骨折类型和移位情况。

【治　　疗】

对青枝骨折或无移位的骨折，用夹板固定，前侧板下端至髌骨上缘，后侧板的下端至腘窝中部，两侧板以带轴活动夹板超膝关节固定，小腿部的固定方法与小腿骨折相同，膝上以4根布带固定，膝下亦以4根布带固定。有移位的屈曲型骨折可采用股骨髁部冰钳牵引（图9-77①②）；伸直型骨折则采用胫骨结节牵引（图9-77③④）。骨牵引后只要稍配合手法即可复位，整复时要注意保护腘窝神经、血管，用力不宜过猛，复位困难者，可加大牵引重量后整复。骨折对位后局部用夹板固定，两侧板的下端呈叉状，骑在冰钳或克氏针上。若用上述方法仍不能复位或合并腘动、静脉损伤和压迫者，考虑手术探查、切开整复内固定。

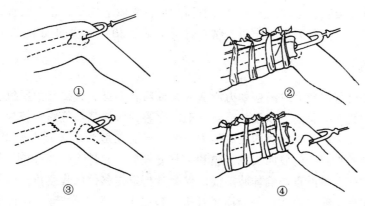

图9-77　股骨髁上骨折及牵引法

股骨髁间骨折，属关节内骨折，应保证达到良好的对位，使关节面完整光滑，才能有效地恢复关节功能和防止创伤性关节炎。整复前应将膝关节内积血抽吸干净，无明显移位者，可用胫骨结节牵引；有移位者，如手法复位达到满意复位者，可采用股骨髁冰钳牵引，复位不满意者，应施行切开复位内固定。5～7周后解除牵引，改用超膝关节夹板固定，直至骨折愈合。

药物治疗按骨折三期辨证施治。由于股骨下端骨折邻近膝关节，为了防止关节僵硬，解除夹板固定后应用中药熏洗并结合按摩。

练功方法与股骨干骨折基本相同，但因骨折靠近关节，易发生膝关节功能受限，所以应尽早进行股四头肌操练和关节屈伸功能锻炼。

【预防与护理】

早期要详细检查血管、神经功能，预防小腿筋膜间室综合征的发生。一旦发生，应早期处理，防止缺血性肌挛缩形成。股骨髁间骨折属关节内骨折，应准确对位，以防后期发生创伤性关节炎。

【临证备要】

股骨髁上屈曲型骨折易引起腘动脉的刺伤，血管一旦受损，肢体的坏死率在全身大血管中占首位，处理时务必小心谨慎。由于骨折类型不同，采用的牵引方法不同。屈曲型骨折采用股骨髁部冰钳牵引；伸直型骨折则采用胫骨结节牵引；股骨髁间骨折采用股骨髁冰钳牵引。股骨髁间骨折属关节内骨折，治疗比较复杂，尤其是粉碎骨折处理更棘手，多后遗关节粘连或不同程度功能障碍，后期可引起创伤性关节炎，因此如何准确复位、有效固定、尽早活动是治疗时始终应当考虑的问题。因骨折靠近关节或关节内骨折，易发生膝关节功能受限，所以应尽早进行股四头肌锻炼和关节屈伸功能锻炼。

髌 骨 骨 折

髌骨系人体中最大的籽骨，呈三角形，底边在上而尖端在下，髌骨后面完全被软骨覆盖。股四头肌腱连接髌骨上部，并跨过其前面，移行为髌下韧带，止于胫骨结节。髌骨有保护膝关节、增强股四头肌力量的作用。髌骨骨折多见于30～50岁的成年人，儿童极为少见。

【病因病机】

髌骨骨折多由直接暴力或间接暴力所造成，以后者多见。直接暴力所致者，多呈粉碎骨折，髌骨两侧的股四头肌筋膜以及关节囊一般尚完整，对伸膝功能影响较少；间接暴力所致者，由于膝关节在半屈曲位时股四头肌强力收缩，髌骨与股骨滑车顶点密切接触成为支点，多呈横形骨折。髌骨两旁的股四头肌筋膜和关节囊破裂，两骨块分离移位，伸膝装置受到破坏，如不正确治疗，将严重影响伸膝功能。髌骨骨折根据移位的程度可分为无移位骨折和有移位骨折；根据骨折线的形态可分为横形骨折（包括上、下极骨折）、垂直骨折、斜形骨折和粉碎骨折，以横形骨折最多见。

【诊　　断】

有明显的外伤史，局部肿胀、疼痛，膝关节不能自主伸直，常有皮下瘀斑以及膝部皮肤擦伤，有分离移位时，可以摸到凹下呈沟状的骨折断端，可有骨擦音或异常活动。可拍膝关节侧、轴位 X 线片，以明确骨折的类型和移位情况。

【治　　疗】

治疗髌骨骨折时，要求恢复伸膝装置的功能，并保持关节面的完整光滑，防止创伤性关节炎的发生。无移位的髌骨骨折，移位不大的裂纹骨折、星状骨折，可单纯采用抱膝圈固定膝关节于伸直位；横断骨折若移位在 1cm 以内者，可采用手法整复，抱膝圈固定膝关节于伸直位；如移位较大的髌骨骨折，手法整复有困难者，可采用抓髌器固定。

1．整复方法　患者平卧，在无菌操作下抽吸关节腔及骨折断端间的血肿后，注入 1%普鲁卡因溶液 10～20ml 做局部麻醉，术者以一手拇指及中指先捏挤远端向上推，并固定之，另一手拇指及中指捏挤近端上缘的内外两角，向下推挤，使骨折近端向远端对位（图9－78）。

2．固定方法

（1）抱膝圈固定法　用铅丝做一个较髌骨略大的圆圈，铅丝外缠以较厚的纱布绷带，并扎上 4 条布带，后侧板长度由大腿中部到小腿中部，宽 13cm，厚 1cm。复位满意后，外敷消肿药膏，用抱膝圈固定，腘窝部垫一小棉垫，膝伸直位于后侧板上，抱膝圈的 4 条布带捆扎于后侧板固定，时间一般为 4 周（图 9－79）。

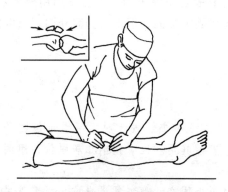

图 9－78　推挤两骨折段矫正分离

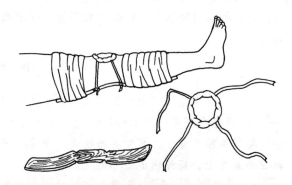

图 9－79　抱膝圈固定法

（2）抓髌器固定法　适用于有分离移位的新鲜闭合性髌骨骨折。在无菌操作下，麻醉后，抽净膝内积血，将抓髌器间距宽的双钩抓在髌骨上极前缘上，将其间距窄的双钩抓在髌骨下极前缘，拧紧加压螺丝，骨折即可自行复位（图 9－80）。术后 2 日可行走锻炼。亦可用其他各种类型的髌骨钳或髌骨固定器，自骨折块上下将骨折块向中央钳紧固定。

3．功能锻炼　在固定期间应逐步加强股四头肌的收缩活动，解除固定后，应逐步进行膝关节的屈伸锻炼。但在骨折未达到临床愈合之前，注意勿过度屈曲，避免将骨折处重新拉开。

4．药物治疗 髌骨骨折早期瘀肿非常明显，应重用活血祛瘀、利水消肿的药物，中期应用接骨续筋、通利关节之品，后期服补肝肾、壮筋骨的药物，解除固定后应用中药熏洗。

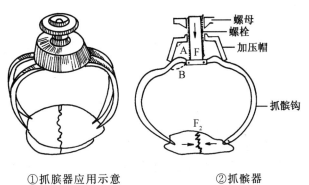

①抓膑器应用示意　　②抓髌器

图9-80　抓髌器固定法

【预防与护理】

注意调整抱膝圈扎带的松紧度或抓髌器螺旋盖的压力，松则不能有效地维持对位，抱膝圈过紧则影响患肢的血液循环，而抓髌器过紧则不能产生骨折自身模造效应。

【临证备要】

髌骨骨折后，主要造成膝关节伸膝装置失去连续性和髌股关节的功能紊乱。髌骨骨折的治疗应达到恢复伸膝装置功能并保持关节面的完整光滑，防止创伤性关节炎的发生和膝关节粘连强直。良好的固定要求适当有力，骨折愈合快，可早期进行关节功能活动。对手法整复或固定器治疗失败者，采用手术治疗，方法大致有丝线缝合固定、钢丝固定、张力带钢丝固定、螺丝钉固定等，各种固定治疗方法各有利弊。丝线缝合固定，具有操作简单、应力分布均匀、骨折愈合后不需再手术取内固定之优点。但是有固定不够牢固、术后需加用外固定，且固定时间长等弊病。不锈钢丝或螺丝钉固定虽较丝线固定牢固，但术后仍需外固定及取内固定。

古　籍　选　萃

《素问·骨空论》："膝解为骸关，侠膝之骨为连骸。"

清·胡廷光《伤科汇纂·膝盖骨》："两膝盖骨被伤，或碎断，或干脱，用绢缩箴圈子一个，要箍得膝盖骨住，其旁要两道带。令患者仰卧，直伸其足。医者揣扪相居原位，用圈子箍住膝盖骨上，将带两道上下缚定。"

清·吴谦《医宗金鉴·正骨心法要旨》："用抱膝之器以固之，庶免复离原位，而遗跛足之患也。其法将抱膝四足，插于膝盖两旁，以竹圈辖住膝盖，令其稳妥，不得移动，再用白布宽带紧紧缚之。"

"抱膝者，有四足之竹圈也。以竹片作圈，较膝盖稍大些须，再用竹片四根，以麻线紧缚圈上，作四足之形，将白布条通缠于竹圈及四足之上。用于膝盖，虽拘制而不致痛苦矣。"

胫骨髁骨折

胫骨髁泛指胫骨内、外侧髁，其边缘上覆有半月软骨，中间为髁间嵴，为非关节部位，有前后十字韧带附着，两侧有内外侧副韧带。因两髁的关节面比较平坦，且其形态呈倒锥状，故称平台。胫骨髁骨折也称胫骨平台部骨折，为较常见的骨折。胫骨外侧髁骨折又较内侧髁骨折多见，男性多于女性，好发于青壮年。

【病因病机】

多由高处跌下，足底触地产生传达暴力所致。若两髁受力不相等时，则受力较大的一髁发生骨折；若内外两侧髁所受压力相等时，则两侧髁同时发生骨折；膝关节过度外翻或内翻时，亦可造成胫骨内侧髁或外侧髁骨折，骨折后多有不同程度的关节面破坏。根据所受力不同可分为外翻骨折、内翻骨折和垂直冲击骨折（图9－81）。外翻骨折又可分为单纯劈裂骨折和劈裂塌陷骨折；垂直冲击骨折可有单纯中央塌陷骨折和双髁骨折，严重者可伴有干骺端骨折或骨干骨折。骨折可合并侧副韧带、交叉韧带及半月板损伤。

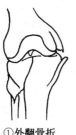 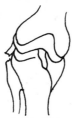 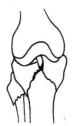

①外翻骨折　　　②内翻骨折　　　③垂直冲击骨折

图9－81　胫骨髁骨折的类型

【诊　　断】

膝部明显瘀肿、疼痛、功能障碍，关节内出血严重，按之有波动。可有膝外、内翻畸形。容易在胫骨髁部触及骨擦音。若侧副韧带撕裂，则膝关节侧向试验阳性；交叉韧带损伤者，抽屉试验阳性；半月板损伤早期检查困难，应仔细检查。临床应检查足背动脉搏动以及有无腓总神经损伤征象。X线照片可确诊。

【治　　疗】

无移位骨折，可固定膝关节于伸直位约4～5周；有移位骨折应施行手法整复、撬拨复位、持续牵引治疗，力求恢复胫骨关节面的平整和下肢正常的生理轴线，以防止创伤性关节炎的发生。

1．整复方法　患者仰卧位，一助手握住患肢大腿，另一助手握住患肢足踝部向下用力牵引。若外侧髁骨折，则再令一助手在维持牵引下将患肢内收，术者两手四指环抱膝关节内侧，两手拇指推按骨折片向上、向内复位。若内侧髁骨折，用相反方向的手法整复。双髁骨折者，两助手在中立位强力相对拔伸牵引，继而医者以两手掌根部分置于胫骨上端内、外侧髁处，相向扣挤复位。

2．固定方法

（1）骨折复位后取夹板5块，分别置于膝内、外、后侧及前内、前外侧处，夹板长度据患肢情况而定，加压垫包扎，另用一长夹板加于后托包扎固定，腘窝垫一小枕，置膝关节于微屈位。

（2）固定牵引治疗，适用于严重粉碎骨折，手法、手术难以复位者。采用胫骨下端或跟骨牵引，以便于膝关节屈伸练习，牵引后早期开始膝关节活动，以利用股骨髁的挤压使胫骨关节面复位。牵引持续6周，3个月后开始练习活动。

3．手术治疗 对无法通过保守治疗获得良好复位和固定的胫骨髁骨折，或伴有严重的韧带损伤的病例，应考虑手术治疗。术中应将塌陷的骨折块撬起并植骨，固定必须牢固，术中还应修复韧带和半月板，术后3个月内避免完全负重。

4．药物治疗 按骨折三期辨证施治，后期可用中草药煎洗配合膝关节练功活动，以利关节功能恢复。

5．练功活动 早期应做股四头肌功能锻炼及关节屈伸锻炼；解除固定后，在床上练习膝关节屈伸活动或扶拐不负重步行锻炼；5～6周后经检查骨折牢固愈合，方可下地练习负重，负重过早可造成胫骨平台重新塌陷。

【预防与护理】

胫骨髁骨折属关节内骨折，既不易复位，又难以固定，因此应指导患者早期进行功能锻炼，晚期负重，以免发生膝关节僵硬以及晚期退行性病变。

【临证备要】

胫骨髁部为松质骨，外侧髁皮质不如内侧髁皮质坚硬，加之受伤时多为膝外翻位，故胫骨外侧髁的骨折多于内侧髁。胫骨髁骨折属关节内骨折，骨折既不易整复，又难以固定，在治疗时应尽量恢复关节面的完整性，保持关节面的平整光滑，防止膝关节外翻和内翻畸形。应指导患者早期进行不负重功能锻炼，以免发生膝关节僵硬；负重不宜过早，以防止创伤性关节炎的发生。胫骨髁骨折常常伴有关节软骨、膝关节韧带或半月板的损伤，遗漏诊断和处理不当都可能造成膝关节不稳，导致关节功能障碍。因而对胫骨髁骨折的诊断与处理是膝关节外科中重要的课题。

胫腓骨干骨折

胫腓骨干骨折很常见，各种年龄均可发病，尤以10岁以下儿童或青壮年为多，儿童多为青枝骨折或无移位骨折。其中又以胫骨干骨折为多，胫腓骨干双骨折次之，腓骨干骨折少见。胫骨干中上段呈三棱形，有前、内、外三棱将胫骨干分成内、外、后三面，胫骨嵴前凸并向外弯曲，形成胫骨的生理弧度，其上端为胫骨结节。胫骨干下1/3处，横截面变成四方形。该中下1/3交界处比较细弱，为骨折的好发部位。

【病因病机】

1. 直接暴力 由重物打击或挤压造成，暴力多由外侧或前外侧而来，而骨折多是横断、短斜形，亦可造成粉碎骨折。胫腓骨两骨折线都在同一水平，软组织损伤较严重，常为开放性骨折（图9－82①）。

2. 间接暴力 由高处坠下时的传达暴力或扭伤时的扭转暴力所致，多为斜形或螺旋形骨折。双骨折时，腓骨的骨折线较胫骨为高（图9－82②）。软组织损伤较轻。

影响骨折移位的因素，主要是暴力的方向、肌肉的收缩、小腿和足部的重力，可以出现重叠、成角或旋转畸形。股四头肌和腘绳肌分别附着在胫骨上端的前侧和内侧，此二肌能使骨折近段向前、向内移位。小腿的肌肉主要在胫骨的后面和外面，由于肢体内动力的不平衡，故肿胀消退后，易引起断端移位。正常人的踝关节与膝关节是在两个相互平行的轴上运动，若发生成角和旋转移位，必然破坏二轴心的平行关系，既影响步行和负重功能，又可导致创伤性关节炎的发生。胫骨的前缘与前内侧面表浅，仅有皮肤遮盖，骨折

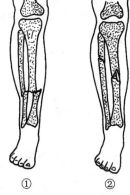

图9－82 不同暴力所致的胫腓骨干骨折

时容易刺破皮肤形成开放性骨折。动脉在进入比目鱼肌的腱弓后，分为胫前、后动脉，此二动脉都贴近胫骨下行，胫骨上端骨折移位时，有可能损伤血管。此外，胫骨骨折可造成小腿筋膜间隔区内肿胀，压迫血管，可引起缺血性肌挛缩。胫骨的营养血管由胫骨干上1/3的后方进入，在致密骨内下行一段距离，而后进入于髓腔，胫骨下1/3又缺乏肌肉附着，故胫骨干中、下段发生骨折后，往往因局部血液供应不良，而发生迟缓愈合或不愈合。

【诊　　断】

有明显的外伤史，患肢肿胀、疼痛和功能障碍，可有骨擦音及异常活动。严重者可有肢体短缩、成角及足外旋畸形。胫骨上1/3骨折者，检查时应注意腘动脉的损伤。腓骨上端骨折时要注意腓总神经的损伤。

小儿青枝骨折或裂纹骨折，临床症状可能很轻。但患者拒绝站立和行走，局部有轻微肿胀及压痛。X线照片可以明确骨折类型、部位及移位方向。因胫腓骨干可不在同一平面骨折，故X线照片应包括胫腓骨全长。

【治　　疗】

胫腓骨骨折的治疗原则主要是恢复小腿的长度和负重功能，因此应重点处理胫骨骨折。对骨折端的成角和旋转移位，应予以完全纠正。无移位骨折只需用夹板固定，直至骨折愈合；有移位的稳定性骨折（如横断骨折），可用手法整复，夹板固定；不稳定性骨折（如粉碎骨折、斜形骨折），可用手法整复，夹板固定，配合跟骨牵引。开放性骨折应彻底清创，尽快闭合伤口，将开放性骨折变为闭合性骨折。

1. 整复方法 患者平卧，膝关节屈曲呈150°～160°，一助手用肘关节套住患者腘窝部，

另一助手握住足部，沿胫骨长轴做对抗牵引 3 ~ 5 分钟，矫正重叠及成角畸形。若近端向前内移位，则术者两手环抱小腿远端并向前端提，一助手将近端向后按压，使之对位。如仍有左右侧移位，可同时推挤近端向外、拉远端向内，一般即可复位。螺旋形、斜形骨折时，远端易向外移位，术者可用拇指置于胫腓骨间隙，将远端向内侧推挤，其余四指置于近端的内侧，向外用力提拉，并嘱助手将远端稍稍内旋，可使完全对位（图 9 – 83）。然后，在维持牵引下，术者两手握住骨折处，嘱助手徐徐摇摆骨折远段，使骨折端紧密相插。最后以拇指和食指沿胫骨前嵴及内侧面来回触摸骨折部，检查对位对线情况。

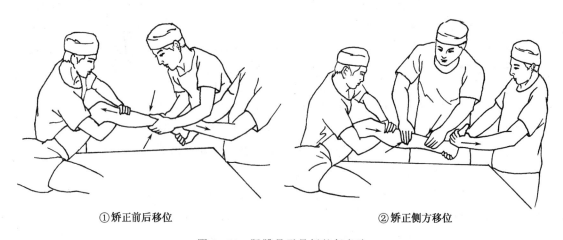

①矫正前后移位　　　　　②矫正侧方移位

图 9 – 83　胫腓骨干骨折整复方法

2．固定方法

（1）夹板固定　根据骨折断端复位前移位的方向及其倾向性而放置适当的压力垫。上 1/3 部骨折时，膝关节置于屈曲 40° ~ 80° 位，夹板下达内、外踝上 4cm，内外侧板上超过膝关节 10cm，胫骨前嵴两侧放置两块前侧板，外前侧板正压在分骨垫上。两块前侧板上端平胫骨内、外两侧髁，后侧板的上端超过腘窝部，在股骨下端做超膝关节固定，腓骨小头处应以棉垫保护，避免夹板压迫腓总神经而引起损伤（图 9 – 84①）。中 1/3 部骨折时，外侧板下平外踝，上达胫骨外侧髁上缘；内侧板下平内踝，上达胫骨内侧髁上缘。后侧板下端抵于跟骨结节上缘，上达腘窝下 2cm，以不妨碍膝关节屈曲 90° 为宜。两前侧板下达踝上，上平胫骨结节（图 9 – 84②）。下 1/3 部骨折时，内、外侧板上达胫骨内、外侧髁平面，下平齐足底，后侧板上达腘窝下 2cm，下抵跟骨结节上缘，两前侧板与中 1/3 骨折同（图 9 – 84③）。将夹板按部位放好后，用布带先捆中间两道，后捆两端。下 1/3 骨折的内、外侧板在足跟下方做超踝关节结扎固定；配合跟骨牵引，牵引重量一般约 3 ~ 5kg，牵引后 48 小时内拍 X 线照片检查骨折对位情况。如果患肢严重肿胀或有大量水疱，则不宜采用夹板固定，以免造成压疮、感染，暂时单用跟骨牵引，待消肿后再上夹板固定。运用夹板固定时，要注意抬高患肢，下肢在中立位置，膝关节屈曲呈 20° ~ 30°，每天注意调整布带的松紧度，检查夹板、纸垫有无移位，若骨位良好，则 4 ~ 6 周后拍 X 线照片复查，如有骨痂生长，则可解除牵引，单用夹板固定，直至骨折愈合。

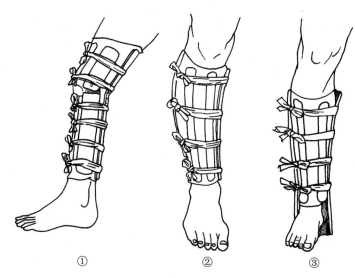

① ② ③

图 9 – 84 胫腓骨干骨折的夹板固定

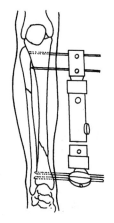

图 9 – 85 外固定支架
固定胫腓骨干骨折

（2）**外固定支架固定** 治疗胫腓骨干骨折，亦有很好的治疗效果，其原理是在骨折的远、近端部位穿入钢针，根据骨折移位方向的不同，通过调节固定在骨上的钢针使移位的骨折端复位，然后将万向关节及延长调节装置的锁钮旋紧，使已复位的骨折端稳定，患者可早期下地行走（图 9 – 85）。特别适用于伤口污染严重或伴有软组织损伤、缺损以及局部感染的患者，有利于对创面的换药及对皮肤缺损的修复。

（3）**小腿钳夹固定器固定** 适用于小腿斜形、螺旋形等不稳定性骨折。首先进行 X 线透视，以确定钳夹位置，钳夹力的方向应尽量做到与骨折线垂直。然后消毒铺巾，局部麻醉达骨膜，将钳环尖直接刺入皮肤，直达骨质，做加压固定，一定使两尖端稍进入骨皮质内，以防滑脱（图 9 – 86）。经 X 线检查，若骨折对位

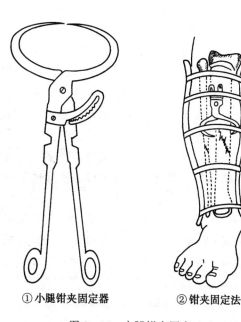

①小腿钳夹固定器 ②钳夹固定法

图 9 – 86 小腿钳夹固定

良好，用无菌敷料包扎两个钳夹入口，再以小腿夹板做辅助固定患肢。6 ~ 8 周后拆除钳夹，小腿夹板可继续固定 1 ~ 2 周。

3. **药物治疗** 按骨折三期辨证施治。胫骨中、下 1/3 骨折后期内治法应着重补气血、益肝肾、壮筋骨。陈旧骨折实行手法折骨或切开复位、植骨术后，亦应及早使用补法。

4. **练功活动** 整复固定后，即做踝、足部关节屈伸活动及股四头肌锻炼。跟骨牵引者，还可用健腿和两手支持体重抬起臀部。稳定性骨折从第 2 周开始进行抬腿及屈膝关节活动，

在第4周开始扶双拐做不负重步行锻炼。不稳定性骨折，则解除牵引后仍需在床上继续功能锻炼5~7天后，才可扶双拐做不负重步行锻炼。此时患肢虽不负重，但足底要放平，不要用足尖着地，以免致远折段受力引起骨折旋转或成角移位。锻炼后骨折部仍无疼痛，自觉有力，即可改用单拐逐渐负重锻炼。在3~5周内为了维持小腿的生理弧度和避免骨折段的向前成角，在床上休息时，可用两枕法。若解除跟骨牵引后，胫骨有轻度向内成角者，可令患者屈膝90°，髋屈曲外旋，将患足放于健肢的小腿上，呈盘腿姿势，利用肢体本身的重力来恢复胫骨的生理弧度。8~10周根据X线片及临床检查，达到临床愈合标准，即可去除外固定。

【预防与护理】

采用夹板固定时，要注意松紧适度，既要防止消肿后外固定松动而致骨折重新移位，也要防止夹缚过紧而妨碍患肢血运或造成压疮。用外固定器固定者，应每日在针孔处滴75%酒精，防止针孔感染。

【临证备要】

胫腓骨干骨折的治疗重点是处理胫骨骨折，整复时要充分利用胫骨结节和胫骨嵴等骨性标志，保持其生理弧度，并使膝、踝关节的两关节面轴心平行。胫骨干中、下1/3骨折，远端由于血液循环差，容易引起骨折迟缓愈合和不愈合，牵引治疗时应定期做X线复查，防止过牵而影响骨折愈合。对于骨折后软组织损伤较严重者，注意观察末梢血运和感觉，积极防治骨筋膜室综合征。肢端缺血的早期症状是足趾剧痛和被动牵拉痛。夹板固定时，注意用棉垫保护腓骨小头，以免引起腓总神经损伤。传统的闭合复位，小夹板或先牵引再用外固定，对骨折损伤小，有利于骨折的愈合，感染机会少。但患者卧床时间长、负重晚且功能恢复较慢。切开复位普通钢板内固定坚固，可以早期负重，但易发生感染和骨延迟愈合或不愈合。髓内钉尤其是交锁髓内钉的治疗优于钢板内固定，但仍有并发感染和肢体短缩等危险。

古 籍 选 萃

明·朱橚《普济方·折伤门》："令患者正坐，用一竹篾圈比膝盖大小，上用软纸缠圈。如皮破者，用玉真散敷贴破处，并敷贴纸篾圈，绢带子缚定。……用砖里外靠定，勿令腿动，痊可为妙。"

清·吴谦《医宗金鉴·正骨心法要旨》："胻骨，即膝下踝上之小腿骨，俗称臁胫骨者也。其骨二根，在前者名成骨，又名骭骨，其形粗；在后者名辅骨，其形细，又俗名劳堂骨。若被跌打损伤，其骨尖斜突外出，肉破血流不止……。宜用手法，按筋正骨令复其位，贴万灵膏，以竹帘裹住，再以白布缠之，先服正骨紫金丹，继服健步虎潜丸。"

清·赵濂《伤科大成·接骨入骱用手巧法》："小腿有二骨，一大一小，断一根者易治，断两根者难治。直挺者易治，分两段者难治。将伤骨捏对平正，敷金疮药，贴损伤膏，不可水洗。用木板六片，长三寸五分，加布条扎好，二日一换。此症极痛，先服接骨丹，次以壮筋续骨丹。"

踝 部 骨 折

踝关节由胫、腓骨下端和距骨组成。胫骨下端内侧向下的骨突称为内踝，其后缘向下突出者称为后踝，腓骨下端骨突构成外踝。外踝比较窄而长，位于内踝后约1cm、下约0.5cm，内踝的三角韧带也较外踝的腓距、腓跟韧带坚强，故阻止外翻的力量大，阻止内翻的力量小。内、外、后三踝构成踝穴，而距骨居于其中，呈屈戌关节。胫腓骨下端之间被坚强而有弹性的下胫腓韧带连接在一起。距骨分体、颈、头三部，其体前宽后窄，其上面为鞍状关节面，当做背伸运动时，距骨体之宽部进入踝穴，腓骨外踝稍向外后侧分开，而踝穴较跖屈时能增宽1.5～2mm，以容纳距骨体，当下胫腓韧带紧张时，关节面之间紧贴，关节稳定，不易扭伤，但暴力太大仍可造成骨折。而踝关节处于跖屈位（如下楼梯或下坡）时，下胫腓韧带松弛，关节不稳定，容易发生扭伤。

【病因病机】

踝部损伤原因复杂，类型很多。韧带损伤、骨折和脱位可单独或同时发生。根据受伤姿势可分为内翻、外翻、外旋、纵向挤压、侧方挤压、跖屈和背伸等多种，其中以内翻损伤最多见，外翻损伤次之。

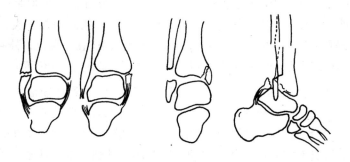

图 9 - 87　踝部内翻骨折

1. 内翻损伤　从高处跌下，足底外缘着地；或步行在不平路上，足底内侧踏在凸处，使足突然内翻。骨折时，内踝多为斜形骨折，外踝多为横形骨折，严重时可合并后踝骨折、距骨脱位（图9-87）。

2. 外翻损伤　从高处跌下，足底内缘着地；或外踝受暴力打击，可引起踝关节强度外翻。骨折时，外踝多为斜形骨折，内踝多为横形骨折，严重时可合并后踝骨折、距骨脱位（图9-88）。

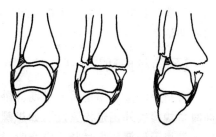

图 9 - 88　踝部外翻骨折

根据骨折脱位的程度，损伤又可分为3度：单踝骨折为Ⅰ度；双踝骨折、距骨轻度脱位为Ⅱ度；三踝骨折、距骨脱位为Ⅲ度。

【诊　断】

局部瘀肿、疼痛和压痛，功能障碍，可闻及骨擦音。外翻骨折多呈外翻畸形，内翻骨折多呈内翻畸形，距骨脱位时，则畸形更加明显。X线照片可显示骨折脱位程度和损伤类型。

【治　疗】

无移位骨折仅将踝关节固定在90°中立位3~4周即可，有移位的骨折脱位应予以整复。

1．整复方法　患者平卧屈膝，在麻醉下，一助手用肘抱住其大腿，术者握其足跟和足背做顺势拔伸，外翻损伤使踝部内翻，内翻损伤使踝部外翻，纠正内、外翻畸形。如有胫腓联合分离，可在内外两踝部加以挤压；对于内踝、外踝骨折，待重叠及后上移位的骨折远端牵下后，术者用拇指由骨折线分别向上、下轻推两踝，以解脱嵌入骨折裂隙内的韧带或骨膜。如后踝骨折合并距骨后脱位，可用一手握胫骨下段向后推，另一手握前足向前提并徐徐将踝关节背伸。利用紧张的关节囊将后踝拉下，或利用长袜套套住整个下肢，下端超过足尖20cm，用绳结扎，做悬吊滑动牵引，使后踝逐渐复位（图9-89）。总之，要根据受伤机制和损伤类型并分析X线照片，以酌定其整复手法。

2．固定方法　先在内外踝的上方各放一塔形垫，下方各放一梯形垫，用5块夹板进行固定。其中内、外、后板上自小腿上1/3，下平足跟，前内侧及前外侧夹板较窄，其长度上起胫骨结节，下至踝关节上。夹板必须塑形，使内翻骨折固定在外翻位，外翻骨折固定在内翻位。最后可加用踝关节活动夹板（铝制或木制），将踝关节固定于90°位置4~6周（图9-90）。

3．药物治疗　按骨折三期辨证用药，一般中期以后应注意舒筋活络、通利关节；后期局部肿胀难消，应行气活血、健脾利湿；关节融合术后则需补肾壮骨，促进愈合。

4．练功活动　整复固定后，鼓励患者活动足趾和踝部背伸。双踝骨折从第2周起，可在保持夹板固定的情况下加大踝关节的主动活动范围，并辅以被动活动。被动活动时，术者一手握紧内、外侧夹板，另手握前足，只做背伸和跖屈，但不做旋转或翻转活动。3周后可将外固定打开，对踝关节周围的软组织（尤其是肌腱经过处）进行按摩，理顺经络，点按商丘、解溪、丘墟、昆仑、太溪等穴，并配合中药熏洗。在袜套悬吊牵引期间亦应多做踝关节的屈伸活动。

【预防与护理】

骨折手法整复固定后，早期应卧床休息，抬高患肢，以促进患踝血液回流，减轻瘀肿，同时常规检查外固定松紧度，如患踝出现进行性加重的疼痛、肿胀，局部麻木，趾端皮肤苍白，常提示局部压迫过紧，应及时予以松解。踝部肿胀一般于固定4~6天后逐渐消退，此时应及时缩紧扎带，以免松脱使骨折移位。

【临证备要】

踝部骨折为最常见的关节内骨折，踝关节又是人体负重最大的关节，又接近地面，作用

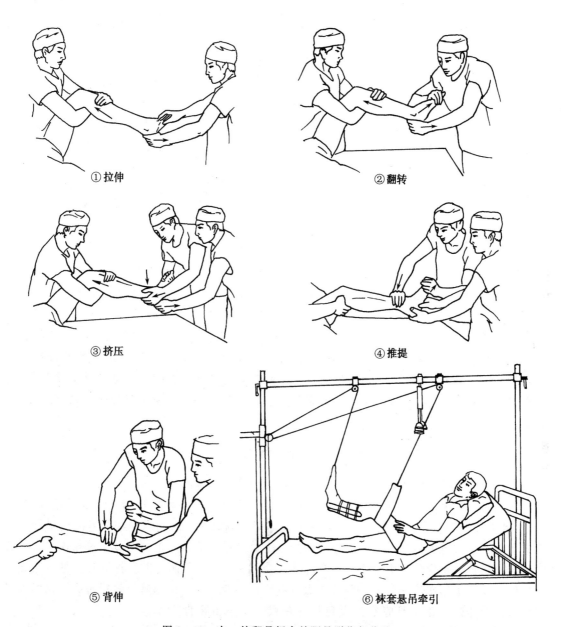

①拉伸 ②翻转

③挤压 ④推提

⑤背伸 ⑥袜套悬吊牵引

图 9-89 内、外翻骨折合并距骨脱位复位法

于踝关节的应力无法得到缓冲，因此对踝关节的治疗较其他部位要求高，要求解剖对位。踝部骨折损伤机制复杂且多合并韧带损伤，治疗时应认真、仔细分析患者受伤时的情况，并结合X线等检查，掌握损伤发生的机制，采用与损伤发生相反的原则复位。准确对位与稳固固定是踝部骨折治疗成功的关键。在牢固固定的同时，早期开始踝关节的练功活动，加强关节的自身模造有利于功能的恢复。内外踝骨折、闭合复位不满意、后踝骨折块超过关节面的1/3、开放性骨折等，宜行切开复位内固定术。陈旧性骨折复位效果不佳并有创伤性关节炎者，可行踝关节融合术。

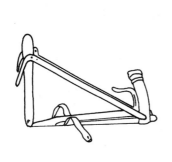 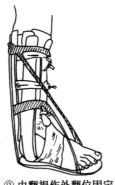 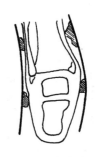

①踝关节活动夹板　　　②内翻损伤外翻位固定　　　③外翻固定后面观

图9-90　踝部骨折的固定

古 籍 选 萃

元·危亦林《世医得效方·正骨兼金镞科》："或骨突出在内，用手正从此骨头拽归外；或骨突向外，须用力拽归内。""若只拽不用手整入窠内，误人成疾。"

清·胡廷光《伤科汇纂·踝骨》："令患者坐定，以突出之足垂下，另倩一人，将膝胫抱住。如患者在左足，骨向内侧突出者，医人用两手将患足掰起，上面用两大拇指按在骨陷处，下面八指托在骨突出，以两手掌揪在患足跟跗之上，两手托起，两掌揪落，略带拽势，并齐着力一来，无有不入窠白矣。如骨突外侧者，令患人侧转，使突骨向下，用前法揣入。右足治同。如骨碎者，应用夹缚绑扎。"

足 部 骨 折

足部骨折是指发生于足部距骨、跟骨、跖骨及趾骨部位的骨折。

足部的骨骼由28块小骨组成，其中包括跗骨7块、跖骨5块、趾骨14块、固定的籽骨2块。由韧带与肌肉相连，构成3个主要足弓，即内侧纵弓、外侧纵弓与跖骨间的横弓。足弓有负重、推进行走与吸收人体震荡的功能。距骨是足弓的顶，上与胫骨下端相连接，下连跟骨与舟状骨。距骨分为头、颈、体3部分，表面3/5为关节面，发生骨折时，骨折线通过关节面，易发生创伤性关节炎。距骨的血液供给自颈部进入，颈部骨折将损害血液供给而易发生缺血性坏死。正常足底是三点负重，在跟骨、第1跖骨头和第5跖骨头三点组成的负重面上，跟骨和距骨组成纵弓的后臂，负担60%的重量。通过跟距关节可使足有内收、内翻或外展、外翻的作用，以适应在凹凸不平的道路上行走。跟骨结节为跟腱附着处，腓肠肌、比目鱼肌收缩，可做强有力的跖屈动作，跟骨结节上缘与跟距关节面成30°~45°的结节关节角，为跟距关节的一个重要标志（图9-91）。第1和第5跖骨头构成足内外侧弓前方的支重点，5块跖骨相连接又构成足的横弓。趾骨

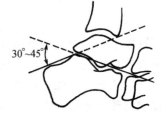

图9-91　跟骨结节关节角

具有足的附着功能，可防止人在行走中滑倒，并对足的推动和弹跳有辅助作用。

【病因病机】

1. 距骨骨折 多因踝背伸外翻暴力所致，如机动车驾驶员足踩刹车时撞车，足踝强烈背伸，胫骨下端的前缘像凿子一样插入距骨颈体之间，将距骨劈成前后两段而引起距骨颈与体部骨折，其中以颈部骨折多见。如暴力继续作用，则合并跟距关节脱位，跟骨、距骨头连同足向前上方移位。待暴力消失时，因跟腱与周围肌腱的弹性，足向后回缩，跟骨的载距突常钩住距骨体下面之内侧结节，而使整个骨折的距骨体随之向后移位，脱位于胫腓踝穴之后方，距骨体向外旋转，骨折面朝向外上方，甚至还合并内踝骨折（图9-92）。踝跖屈内翻暴力可引起距骨前脱位，单纯跖屈暴力可因胫骨后踝与距骨体后唇猛烈顶压而引起距骨后唇骨折，临床较为少见。

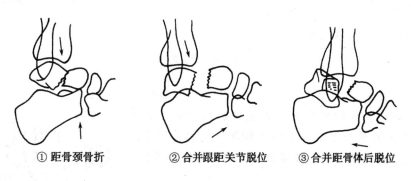

① 距骨颈骨折　② 合并跟距关节脱位　③ 合并距骨体后脱位

图9-92　踝背伸外翻暴力引起的距骨颈骨折脱位

2. 跟骨骨折 多由传达暴力造成。从高处坠下或跳下时，足跟部先着地，身体重力从距骨下传至跟骨，地面的反作用力从跟骨负重点上传至跟骨体，使跟骨被压缩或劈开，亦有少数因跟腱牵拉而致撕脱骨折。跟骨骨折后常有足纵弓塌陷，结节关节角减小、消失或成负角，影响足弓后臂，从而减弱了跖屈的力量及足纵弓的弹簧作用。

根据骨折线的走向可分为不波及跟距关节面骨折和波及跟距关节面骨折两类（图9-93）。前者包括跟骨结节纵形骨折、跟骨结节横断骨折、载距突骨折、跟骨前端骨折及接近跟距关节的骨折。由于骨折线不通过关节面而且足纵弓一般不塌陷，故预后较好。后者包括跟骨外侧跟距关节面塌陷骨折和跟距全部关节面塌陷骨折。因骨折线部分或全部通过关节面，使关节面因重力向下塌陷，甚至跟骨全部粉碎塌陷、增宽，跟距关节面中心塌陷，故预后较差。

3. 跖骨骨折 多由直接暴力，如压砸或重物打击而引起，可几根跖骨同时骨折。间接暴力如扭伤、过度旋转与外翻等，亦可引起跖骨骨折。足扭伤时，若足强力内翻，腓骨短肌、腓骨长肌猛力收缩，可发生第5跖骨基底部撕脱骨折。长途跋涉或行军则可引起疲劳骨折。按骨折的部位可发生于基底部、骨干及颈部，按骨折线可分为横断、斜形及粉碎骨折（图9-94）。因跖骨相互支持，骨折移位多不明显。按骨折的原因和解剖部位，临床上跖骨骨折可分为跖骨干骨折、第5跖骨基底部撕脱骨折、跖骨颈疲劳骨折3种类型。

4. 趾骨骨折 趾骨骨折发生率占足部骨折的第2位。多因重物砸伤或踢碰硬物所致。前者多为粉碎或纵裂骨折，后者多为横断或斜形骨折，且常合并有皮肤或甲床的损伤。第

A.跟骨结节纵形骨折

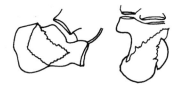
B.跟骨结节横断骨折

C.载距突骨折

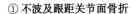
①不波及跟距关节面骨折

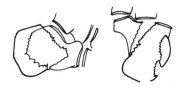
A.跟骨外侧跟距关节面塌陷骨折

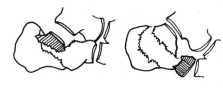
B.跟骨全部关节面塌陷骨折

②波及跟距关节面骨折

图 9 - 93　跟骨骨折

5 趾骨由于踢碰外伤的机会多，因此骨折较常见，第 2、3、4 趾骨骨折较少发生，第 1 趾骨较粗大，其功能也较重要，第 1 趾骨近端骨折亦较常见，远端多为粉碎骨折。

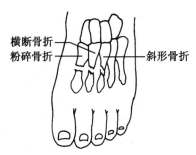

图 9 - 94　跖骨骨折类型

【诊　　断】

距骨骨折后局部肿胀、疼痛、活动功能障碍，被动活动踝关节时距骨疼痛剧烈，明显移位或脱位时则出现畸形。跟骨骨折时除足跟疼痛、肿胀、功能障碍外，可出现瘀血斑，多见于跟骨内侧及足底。严重者足跟部横径增宽，足弓变平，足部变长。从高处坠下时，若冲击力量大，足跟部先着地，脊柱前屈，引起脊椎压缩性骨折或脱位，甚至冲击力沿脊柱上传，引起颅底骨折和颅脑损伤，所以诊断跟骨骨折时，应常规询问和检查脊柱和颅脑的情况。跖骨、趾骨骨折时前半足或趾骨部位肿胀、疼痛明显。第 5 跖骨基底部撕脱骨折的诊断应与跖骨基底骨骺未闭合、腓骨长肌腱的籽骨相鉴别，后两者压痛肿胀不明显，骨片光滑规则，且为双侧性。跖骨颈疲劳骨折最初为前足痛，劳累后加剧，休息后减轻，2～3 周后在局部可摸到有骨隆凸。由于没有明显的暴力外伤史，易被误诊。

踝部与跗骨正侧位 X 线照片，跟骨 X 线侧位、轴位照片，跖、趾前半足正、斜位 X 线片可以明确距骨、跟骨、跖骨及趾骨骨折的移位程度、类型以及有无合并其他骨折脱位。

【治　　疗】

无移位的骨折，距骨骨折用超踝关节夹板或石膏托固定于足轻度背伸位 6～8 周，12 周后允许负重。跟骨、跖骨及趾骨骨折仅外敷活血化瘀、消肿止痛的中药加压包扎制动，3～4

周后逐渐练功负重。有移位的骨折脱位，手法复位外固定治疗。

1. 整复方法

（1）距骨骨折 单纯距骨颈骨折时，患肢膝关节屈曲至90°，术者一手握住前足，轻度外翻后，向下向后推压，另手握住胫骨下端后侧向前端提，使距骨头与距骨体两骨折块对合；合并距骨体后脱位时，应先增加畸形，即将踝关节极度背伸、稍向外翻，以解除载距突与距骨体的交锁，并将距骨体向前上方推压，使其复入踝穴，然后用拇指向前顶住距骨体，踝关节稍跖屈，使两骨折块对合；距骨后唇骨折伴有距骨前脱位时，先将踝关节极度跖屈内翻，用拇指压住距骨体的外上方，用力向内后方将其推入踝穴。距骨脱位复位后，往往其后唇骨折片亦随之复位。

（2）跟骨骨折 治疗的重点是恢复跟距关节的对位关系和结节关节角，并注意矫正跟骨体增宽。有移位的骨折应尽可能复位。

①不波及跟距关节面的跟骨骨折：跟骨结节纵形骨折的骨折块一般移位不大，予以挤按对位即可。跟骨结节横形骨折是一种撕脱性骨折，若骨折块大且向上移位者，可在适当麻醉下，患者取俯卧位，屈膝，助手尽量使足跖屈，术者以两手拇指在跟腱两侧用力推挤骨折块，使其复位。骨折线不通过关节面的跟骨骨折，若跟骨体后部同跟骨结节向后向上移位，应予充分矫正。患者仰卧，屈膝90°，助手固定其小腿，术者两手指相交叉于足底，手掌紧扣跟骨两侧，用力矫正骨折的侧方移位和跟骨体的增宽，同时尽量向下牵引以恢复正常的结节关节角（图9-95）。

②波及跟距关节面的跟骨骨折：对有关节面塌陷，粉碎而移位较多者，可用手掌扣挤足跟，尽量矫正跟骨体增宽，手法宜稳，在摇晃足跟时，同时向下用力，以尽可能纠正结节关节角（图9-96）。对于跟骨结节骨骺分离，骨折片明显上移，或跟骨体部冠状位骨折，后骨折段向上移位者可用跟骨结节牵引治疗。在常规无菌操作下，用一骨圆针，在跟骨结节部的后上方穿入，做向后向下的牵引，使向上移位的跟骨结节得以复位，恢复跟骨结节关节角下部的正常位置。牵引时间3~4周。

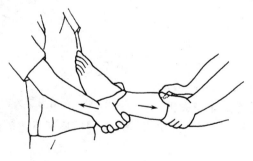

图9-95 不波及跟距关节面的跟骨
后部骨折整复法

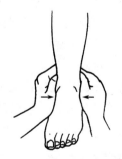

图9-96 波及跟距关节面的
跟骨骨折整复法

（3）跖骨干骨折、骨折脱位、多发性骨折 在适当麻醉下，先牵引骨折部位对应的足趾，以矫正其重叠及成角畸形，以另一手的拇指从足底部推压断端，使其复位。如仍有残留的侧方移位，仍在牵引下，从跖骨之间用拇食二指用夹挤分骨法迫使其复位（图9-97）。

跖骨骨折上下重叠移位或向足底突起成角必须纠正，否则会妨碍足的走路功能。

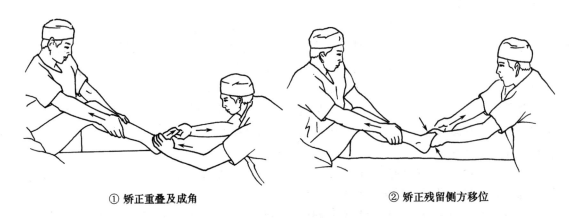

① 矫正重叠及成角　　　　　　　　② 矫正残留侧方移位

图 9 - 97　跖骨骨折整复法

（4）趾骨骨折　术者用一手拇、食二指捏住患趾近段的内外侧，另一手拇、食二指捏住患趾远段上下侧，在牵引下，将远骨折段向近端推挤接正。

2．固定方法　距骨颈骨折整复后，应将踝关节固定在跖屈稍外翻位 8 周。距骨后唇骨折伴有距骨前脱位者，应固定在功能位 4～6 周。对有移位的跟骨结节横形骨折、接近跟距关节骨折及波及跟距关节面骨折，可用夹板固定，即在夹板两侧各置一梯形压垫，用小腿两侧弧形夹板做超踝关节固定，前面用一弓形夹板维持患足于跖屈位，小腿后侧弓形板下端抵于跟骨结节之上缘，足底放一平足垫，一般固定 6～8 周（图 9 - 98）。跖骨骨折用分骨垫放置背侧跖骨间隙之间，上方再以压力垫加压包扎于足托板上固定。趾骨骨折用竹片小夹板或邻趾固定，3～4 周即可撤除固定。

3．药物治疗　按骨折早、中、后三期辨证用药，距骨骨折容易引起骨的缺血性坏死，故中后期应重用补气血、益肝肾、壮筋骨的药物，以促进骨折愈合。

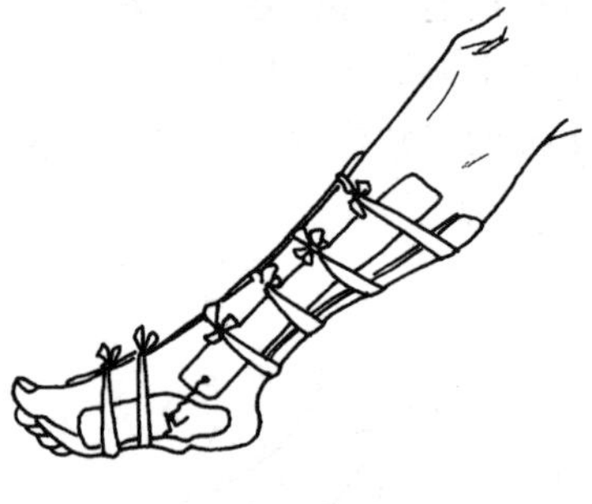

4．练功活动　距骨骨折固定期间应做足趾、膝关节屈伸锻炼，解除固定前 3 周，应开始扶拐做逐渐负重步行锻炼；解除固定后进行踝关节屈伸、内翻、外翻活动锻炼。跟骨骨折经复位固定后，即可做膝及足趾屈伸活动，待肿胀稍消减后，可扶双拐下地不负重行走。并在夹板固定下进行足部活动，关节面可自行模造而恢复部分关节功能，6～8 周后逐渐下地负重。

图 9 - 98　跟骨骨折夹板固定

【预防与护理】

骨折整复固定后，早期应卧床休息，抬高患肢，以促进足部血液回流，减轻瘀肿，常规检查外固定松紧度，及时进行调整，拆除固定后，循序渐进增加活动量。对累及跟距关节的骨折，外固定拆除早期不可做过量的足背伸活动，后期以锻炼时无锐痛、活动后无不适为度。

【临证备要】

距骨无肌肉附着，表面 3/5 为软骨面，发生骨折时，骨折线通过关节面，易发生创伤性关节炎。其营养血管多在距骨颈周围进入，而距骨骨折极易引起这些血管损伤，因此在治疗距骨骨折时，应防止距骨体缺血性坏死的发生。距骨骨折手法复位失败者，或距骨颈与距骨体骨折有旋转移位者，行切开复位内固定术。陈旧性距骨颈骨折发生严重创伤性关节炎、缺血性坏死者，可考虑做胫距、距跟关节融合术。

跟骨结节关节角是跟距关系的一个重要标志，跟骨骨折在治疗时应注意尽量恢复跟骨结节关节角，对波及跟距关节面的跟骨骨折，要力求恢复关节面的平整，预防创伤性关节炎的发生。同时也要注意矫正跟骨体增宽和恢复正常的足弓。跟骨结节横形或纵形骨折，骨折块移位较大者，应尽早切开复位内固定。波及跟距关节面，关节面塌陷而不粉碎者，宜行切开复位加植骨术填充塌陷部。严重跟骨骨折导致创伤性关节炎者，考虑行关节融合术。对于波及跟距关节的跟骨骨折，有时手法复位很难获得成功，则可在 X 线监视下，用骨圆针撬拨复位。

跖骨骨折和趾骨骨折诊断、处理比较简单，第 5 跖骨基底部撕脱骨折应与跖骨基底骨骺未闭合、腓骨长肌腱的籽骨相鉴别。对于陈旧性跖骨颈骨折而跖骨头向足底移位影响走路者，可施行跖骨头切除术。

古 籍 选 萃

清·胡廷光《伤科汇纂·上髎歌诀》："足趾足跟踝相并，伤筋动骨致难行。……骨突骨坳宜摸悉，筋翻筋结要分清。"

第四节 躯 干 骨 折

肋 骨 骨 折

肋骨、胸骨及胸壁肌肉等构成胸壁，与胸椎一起组成胸廓，保护着心、肺、大血管等重要生命器官。肋骨是胸廓的重要支架，共有 12 对，呈弓形而细长，分左右对称排列。第 1～7 对肋骨借肋软骨直接与胸骨相连，第 8～10 对肋骨借第 7 对肋软骨间接与胸骨相连，第 11～12 对肋骨前端游离，伸入腹侧肌肉内，不与胸骨相连，故称浮肋。肋骨有肋间内肌和肋间外肌附着，两组肌肉纤维相向交叉，在肋骨骨折时起一定稳定作用。肋骨的下内侧有容纳肋间神经、血管的肋沟，肋骨骨膜血运丰富，神经敏感。

【病因病机】

1. 直接外力 多由钝器打击或摔倒时胸壁碰撞于桌角、浴池边缘等引起。外力直接作用于肋骨，使其向内凹陷而断裂，骨折端向内移位较大时可损伤胸膜，造成气胸或血气胸

（图99①）。

2．间接外力 多由交通事故、重物倒塌压砸所致。外力前后对挤使胸廓矢状径减少，左右横径增大，肋骨向外弯曲而骨折，最常发生于腋中线处（图99②）。外力左右对挤时，可发生前肋或后肋向外突出骨折，或胸肋关节脱位。骨折线常呈斜形，尖端锐利，偶可刺破皮肤形成开放性骨折。

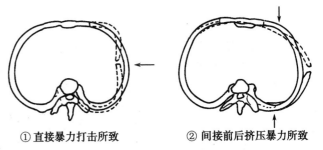

① 直接暴力打击所致　② 间接前后挤压暴力所致

图 9-99　肋骨骨折的发生机制

3．混合外力 由于直接外力过于强大，在造成被打击处骨折后，暴力继续沿肋骨传导而发生多根肋骨骨折或一根多段骨折，甚至多根多段骨折。在一次事故中，胸廓同时遭受直接打击和间接挤压，也是发生多段骨折的重要原因。

4．肌肉收缩 由于长期咳嗽或剧烈喷嚏，肋间肌肉反复急剧收缩可引起肋骨骨折。多发生于体质虚弱之人，如肺结核、慢性阻塞性肺病或有明显的骨质疏松者，故可视为病理性骨折。

一根肋骨单处或两段骨折，胸廓的稳定性常不被破坏；而多根多段骨折，或多根肋骨单处骨折合并肋软骨骨折、胸肋关节脱位时，可使该处胸廓失去支持，形成浮动胸壁，吸气时胸腔负压增大，该处胸壁向内凹陷，呼气时因胸腔负压减低而向外凸出，由于呼吸时胸廓运动方向与正常相反，故又称为反常呼吸（图 9-100）。

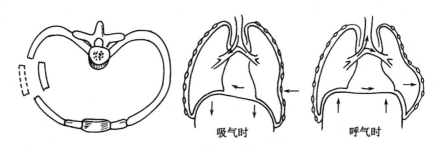

吸气时　　　　呼气时

图 9-100　浮动胸壁及反常呼吸

肋骨骨折时肺脏也会受到挫伤，发生肺泡内和肺间质出血水肿，肺顺应性降低，血气胸的机械性压迫可使肺脏萎陷、纵隔移位，反常呼吸时肺的通气功能更加障碍，潮气量下降，以上因素共同造成气体交换量和肺泡通气量的减少以及血液灌流失调，引起肺内分流，大量流经肺毛细血管的血液未经氧合进入左心而出现低氧血症，导致机体缺氧。

【诊　　断】

1．外伤史 有多种意外事故使胸廓遭受打击、撞击、挤压等外伤史。长期咳嗽剧烈喷嚏后，突然出现胸壁疼痛，应高度怀疑有肋骨骨折的可能。

2．临床表现 伤后局部疼痛，说话、咳嗽、喷嚏、深呼吸和躯干转动时疼痛加剧，呼吸较浅而快，胸闷气促甚至口唇紫绀。检查可见局部有血肿或瘀斑，骨折处压痛剧烈，沿肋骨可触知骨骼连续性中断或骨擦感（音）。两手分别置于胸骨和胸椎，前后挤压胸部，可引起骨折处剧烈疼痛，称为胸廓挤压征阳性，患者在挤压时可感到骨折移位的摩擦感，是诊断肋骨骨折的主要体征。多根双处肋骨骨折时，该部胸廓失去支持而出现反常呼吸。胸肋关节脱位时，可触及突出的肋软骨头。

第1、2肋骨骨折多由强大暴力引起，应同时考虑其周围的锁骨下血管和臂丛神经损伤的可能性；而下部肋骨骨折，应注意有无肝、脾、肾损伤。肋骨骨折的常见并发症是血气胸，故应特别注意患者的血压、脉搏和呼吸情况，有无紫绀缺氧症状，以及由于不能正常呼吸和咳嗽排痰而引起的肺部感染、肺不张。对年老体弱或原有慢性阻塞性肺部疾病者，更应提高警惕。

3. 影像学检查

（1）X线检查 凡疑有肋骨骨折时，必须拍胸部正侧位X线片，以明确骨折的部位、移位程度和累及肋骨的数量，更有助于判断血气胸、肺挫伤、肺不张、肺部炎症情况。由于无移位的肋骨骨折，早期X线可无阳性发现，而X线检查亦不能发现肋软骨损伤，因此肋骨骨折的早期诊断主要依靠临床体征，尤其是肋骨骨擦感（音）及胸廓挤压试验。

（2）CT检查 主要用于观察肺挫伤、肺部炎症以及血气胸情况，对于判断预后有很大帮助。

【治 疗】

单根肋骨骨折，因有肋间肌固定和其余肋骨支持，多无明显移位，即使有移位，愈合后也不会影响呼吸功能，故一般不需整复。多根多段骨折移位明显，甚至出现浮动胸壁时，需要复位与固定。

1. 整复方法 患者坐于凳子上，挺胸叉腰，助手立于患者背后将一膝顶于患者背部正中，双手握其肩，缓缓用力向后上方牵拉，嘱患者深吸气，使胸廓扩展，术者用手指或手掌挤按高凸部分使之复平。然后，由后上向前下方沿肋骨走行方向施以分肋推抹法，以开胸理气，祛痰止咳。若患者身体虚弱，可取仰卧位，背部垫高使双肩后伸，术者仍用双手挤按患处使骨折复位。

2. 固定方法

（1）胶布固定法 适用于5~9肋骨折。在患者呼气末胸廓周径最小时屏住呼吸，用宽7~10cm的长胶布自健侧肩胛下角线至健侧锁骨中线，由下而上、由后向前依次环绕伤肋加以固定，后一条胶布要覆盖前一条胶布上缘，重叠约1/3~1/2。以跨越骨折区及上下两根肋骨为度，固定3~4周。若皮肤对胶布过敏、患有慢性阻塞性肺病者，或老年人有心肺功能不全时，因该法能限制呼吸而不宜采用。

（2）弹力绷带或尼龙扣带固定法 弹力绷带有一定的伸缩性，对胸廓的限制作用较小，特别适用于老年患者有肺部疾病、心肺功能不全以及皮肤对胶布过敏者。在呼气末用弹力绷带环绕胸部，固定范围同上。尼龙扣带松紧可调，方便更换膏药及皮肤护理，故受到欢迎。

（3）棉垫纸壳固定法 适用于小范围的浮动胸壁。用4~5cm厚的棉垫贴压于患处，上覆弧形硬纸壳，再用弹力绷带或尼龙扣带加压固定胸部，可明显减轻胸壁反常运动。

3．药物治疗

（1）内治　初期应活血化瘀，理气止痛。伤气为主者，可选用柴胡疏肝散、金铃子散；伤血为主者，可选用复元活血汤或血府逐瘀汤加苏子降气汤。后期胸胁隐隐作痛或陈伤者，宜化瘀和伤，行气止痛，可选用身痛逐瘀汤、散瘀和伤汤；气血虚弱者，用八珍汤合柴胡疏肝散。

（2）外治　初期用定痛膏，中期用接骨丹，后期用万灵膏敷贴，或用海桐皮汤熏洗。

4．牵引或手术　大范围的浮动胸壁或外固定不能奏效时，可在局麻下用无菌巾钳经皮夹持浮动胸壁区中央 1~2 根肋骨，经床旁滑轮牵引，牵引重量 1~2kg，时间为 1~2 周。也可行手术钢丝或硅胶板固定。

5．并发症及其治疗

（1）疼痛　肋骨骨折疼痛剧烈，是影响呼吸、限制咳嗽排痰而引起肺炎的主要原因，应适当应用止痛药或局部注射 0.5％的利多卡因 30~50ml，止痛时间长达 2~3 小时，必要时可重复使用。肋间神经封闭、低浓度持续高位硬膜外麻醉或静脉持续泵注止痛药物，均能获得良好止痛效果。

（2）肺部感染　对有慢性阻塞性肺部感染者，应鼓励并协助患者咳嗽排痰，适当做深呼吸运动。对痰液黏稠不易咯出者，可每日 2~4 次雾化吸入庆大霉素及 α-糜蛋白酶，以稀释痰液有助咯出。尽早做痰培养，并给予广谱抗生素，待细菌药敏确定后，针对性应用抗生素。必要时采用无创面罩加压吸入湿化的氧气，可提高血氧分压，改善缺氧症状。

（3）血气胸　首先应诊断是气胸、血胸还是血气胸。气胸者还要鉴别是闭和性、开放性还是张力性；血胸者应鉴别是凝固性或进行性血胸；气血胸者兼有两者的特点。然后根据诊断采取相应的措施。

【预防与护理】

肋骨骨折处理的重点是针对其并发症的治疗，对于多发性肋骨骨折并发有血气胸者，尤其要谨慎小心，密切观察患者的呼吸，及时采取有效的措施，保证呼吸功能的正常，防止肺萎缩。对有慢阻肺的患者，应鼓励患者按住伤处咳嗽排痰，适当做深呼吸运动，必要时给予雾化吸入，精神高度紧张者给予镇静剂。

【临证备要】

肋骨骨折的诊断主要依靠临床表现和查体，X 线表现阴性并不能完全排除肋骨骨折的可能。对于肋骨骨折的患者，首先应注意是单根骨折还是多根骨折，是单处还是多处骨折。单根骨折多较轻，多根骨折较重。其次要密切观察有无气胸、血胸、气血胸等并发症，一旦发生，需要及时有效的治疗。多根肋骨双段骨折，出现反常呼吸者，引起呼吸困难，要十分重视。肋骨骨折可并发肺不张、肺部感染，导致机体缺氧。既往有慢性阻塞性肺病，心肺功能储备能力下降的患者，骨折虽不太严重，但由于咳嗽排痰困难，气道内的分泌物潴留阻塞支气管，引起肺不张和肺炎，导致机体缺氧进行性加重。外固定能减轻呼吸时骨折处疼痛，但需注意其限制呼吸的不足。肋骨骨折治疗的重点在于止痛，恢复患者的正常呼吸功能，并预防肺部感染。鼓励并协助患者咳嗽排痰,是预防肺炎发生的主要方法,雾化吸入可稀释痰液,有助排痰。

古 籍 选 萃

明·王肯堂《证治准绳》:"凡胸前跌出骨不得入,令患人靠实处,医人以两脚踏患人两脚,以手从胁下过背外相叉,抱住患人背后,以手于其肩掬起其胸脯,其骨自入,却用定痛膏、接骨膏敷贴。"

清·吴谦等《医宗金鉴·正骨心法要旨》:"其两侧自腋而下,至肋骨之尽处,统名曰胁。胁下小肋骨名曰季胁,俗名软肋,胁者单条骨之谓也,统称肋之总,又名曰胠。凫骨者,即胸下之边肋也。上下二条,易被损伤,左右皆然。"

清·钱秀昌《伤科补要》:"如肋骨断者,用布缠敷数转,服接骨紫金丹,外用定痛散熨之,贴万灵膏。"

脊 柱 骨 折

脊柱是躯干的中轴,位于背侧正中,是头颅和下肢带骨的连接结构。它是身体的支柱,具有负重、缓冲振荡、保持人体平衡和运动的功能,还参与组成胸、腹、盆壁,保护脊髓和神经根及胸腹、盆腔脏器。包括 7 个颈椎、12 个胸椎、5 个腰椎、5 个骶椎及 3~4 个尾椎,成年后由于骶尾段椎骨各自融合为骶骨和尾骨,故脊柱也可以说是由 26 块椎骨组成。典型的椎骨由前方的椎体与后方的椎弓及由椎弓发出的突起 3 部分组成。椎体呈扁圆形,主要由松质骨构成,外被以薄层皮质骨,由颈椎向下负重逐渐增加,椎体体积也逐渐增大,至第 4、5 腰椎和第 1 骶椎体积最大。每个椎弓发出上下关节突、横突和棘突。椎体与椎弓相连的部分称为椎弓根,是整个椎骨中唯一的一对小短管状骨,结构最为坚固,犹如联系椎体与椎弓的两个桥墩,是椎体与椎弓之间各种应力的传递通路,因此又被称为椎骨的"力学核心",这是利用椎弓根螺钉系统固定椎体的解剖基础。

椎骨之间借椎间盘、韧带和肌肉连接。椎间盘共 23 个,位于第 2 颈椎至第 1 骶椎的两个相邻的椎体之间,其中央为含水量很高的髓核,外有致密的纤维环包绕并连接固定于相邻椎体边缘,形成一个密闭的类似水囊的弹性结构。由于椎间盘前后高度的差异,就形成了脊柱颈段、腰段前凸,胸段后凸的生理弯曲,以缓冲外力对脊柱的冲击和震荡。前纵韧带位于椎体前面,坚强致密,能限制脊柱过度伸展。椎体的后面有后纵韧带,无论在强度上和宽度上都不如前纵韧带,尤其在腰段的两侧更加薄弱。在椎板之间有坚韧而富有弹性的黄韧带,横突之间有横突间韧带,各棘突借棘突间韧带和棘上韧带相连。

脊柱的运动和稳定与其解剖结构有密切关系。相邻两个椎骨的上下关节突构成关节突关节,有关节囊围绕,属微动关节。由于颈、胸、腰各段的运动方向和范围不同,在脊柱后方起主要引导运动方向作用的小关节的形状及排列方向也不一致。颈椎关节突的关节面与椎体呈 40°~45°,上关节突朝向后上方,下关节突朝向前下方,颈椎向前屈曲时,上位颈椎的下关节突向前滑动,虽有利于运动,但稳定性差。胸椎的关节突与椎体呈 60°~70°角,下关节突位于上关节突的背侧,且胸椎棘突细长伸向后下,彼此迭掩,又有胸肋和肋椎关节加强,故稳定性良好。腰椎的关节突关节则呈外后向内前的斜位排列，既有利于腰椎运动而且稳定性良好。椎骨的后部结构不但对运动起引导协调作用，还可承受一定的脊柱负荷，并有很多的肌肉附着。由于相邻的两个椎体间的活动很小，并不独立运动，因此脊柱的活动多是几个椎骨的联合运动。我们将两个相邻椎骨和它们之间连接的软组织称为脊柱运动单位，是脊柱的基本解剖和功能基础。

脊柱稳定性的维持有内在因素和外在因素两个方面。前者包括椎间盘、韧带和椎间关节囊等静力性限制结构，其中椎间盘是脊柱运动单位的主要约束，但由于其缺乏血供，修复能力极差，故在损伤后其结构强度和稳定性大大下降。后者主要包括肌肉动力系统，肌肉除了提供脊柱运动的动力外，更主要的是通过肌肉的收缩和牵张来吸收和分解脊柱所承受的负荷。如果没有肌肉，脊柱是非常不稳定的，会在很小的压缩应力下发生弯曲，一旦肌肉损伤变性或运动失调，也会引起脊柱失稳。另外，腹壁肌肉收缩引起的腹内压增高在脊柱稳定中也起很重要的作用，它可降低脊柱压缩力，对脊柱起支持作用，有助于其稳定。可以认为，脊柱的运动和稳定是在其解剖结构完整、功能协调并充分发挥的前提下完成的，内外平衡因素相辅相成，缺一不可。

脊柱损伤最常发生于活动度大与相对固定的交界区域，如下颈椎及胸腰椎移行区（胸11～腰1、2），其发生率占全身骨折的 4.8%～6.6%。

【病因病机】

1. 前屈外力 人体从高处坠落，由于防御性反射作用，机体多处于屈曲状态，在臀部或双足触地瞬间，躯干前屈，使应力最集中的椎体前半部受到上下位椎体和椎间盘的挤压而被压缩呈楔形改变。当压缩超过椎体高度的 50% 时，后部的棘上、棘间韧带等受到牵张应力而断裂，稳定性较差，骨折处的上位椎体可向前下方移位，伤椎椎体的后上角突入椎管可损伤脊髓。老年人可因骨质疏松在无外力或仅轻微外力（如跌坐、乘车颠簸）时，出现椎体压缩性骨折（图 9 - 101）。

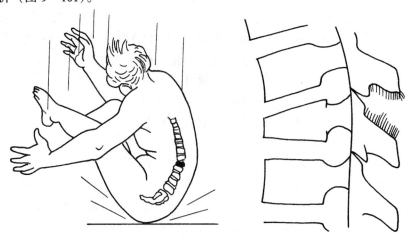

图 9 - 101　腰椎屈曲压缩骨折

2．侧屈外力 从高处坠落，一侧臀部触地或因重物压砸使躯干向一侧弯曲，应力最大的椎体一侧发生压缩骨折，多见于中腰段，比较稳定，偶可因压缩椎体的对侧受到牵拉，引起神经根损伤。

3．垂直压缩力 坠落伤时脊柱呈直立状态，脊柱承受轴间压缩暴力，应力集中的椎体受到其上下位椎体和椎间盘的对冲性挤压而发生爆裂性骨折，骨折块向四周爆裂移位，尤其是椎体后壁骨折块突入椎管损伤脊髓，椎板和关节突也可遭受挤压而断裂（图9-102）。

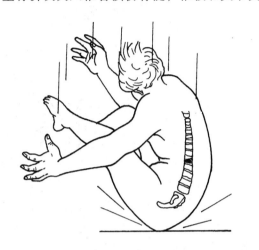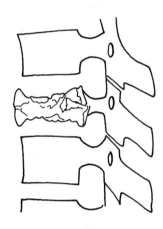

图9-102 腰椎爆裂骨折

4．屈曲旋转力 当弯腰工作时突发塌方或重物压砸于躯干一侧，使脊柱受到屈曲和向一侧旋转的两种暴力作用，除椎体骨折外，连接椎骨的椎间盘、韧带等软组织结构损伤断裂，故多出现骨折脱位，移位明显，稳定性差，神经损伤重。

5．过伸外力 当患者腰部急剧过度后伸，或从高处仰面摔下，腰背部受到物体支撑阻挡形成支点，使脊柱发生过伸损伤，也可因车祸、重物压砸使身体过度伸展致伤。多发生于中腰段，前纵韧带断裂，椎体前缘有撕脱骨折片，上位椎体向后移位，后方椎板、关节突相互挤压，可于峡部断裂。该损伤比较稳定，影响脊髓者少见（图9-103）。

6．水平剪力 是指来自与脊柱纵轴垂直的水平暴力，如高速行驶的汽车突然减速的瞬间，由于乘客下半身被安全带固定，躯干因惯性而急骤前移，造成后部骨-韧带结构受到牵张力而破裂张开，损伤可通过棘间韧带及椎间盘，亦可发生通过棘突、椎板、椎体的水平骨折，使应力部位下关节突向前移位至下一脊椎上关节突之前，形成关节突跳跃征，稳定脊柱的结构全部破坏。腰椎关节突较长，且为左右排列，故不易脱位而多发生骨折（图9-104）。

7．肌肉牵拉力 外伤时腰椎附着的肌肉急剧收缩可造成横突骨折，虽然骨折移位不显著，但腰部软组织撕裂严重。

【诊　断】

1．外伤史 脊柱损伤多由严重外力所致，且常为多发性损伤的一部分。任何高处坠落、重物压砸、交通损伤和坍塌事故的伤者，均有发生脊柱损伤的可能，应详细了解受伤史和伤

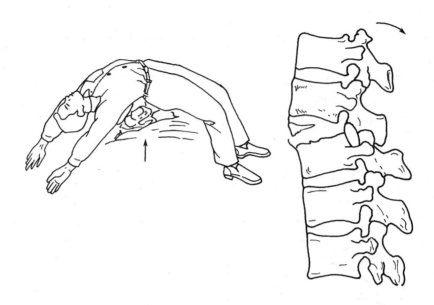

图 9 - 103　腰椎过伸骨折

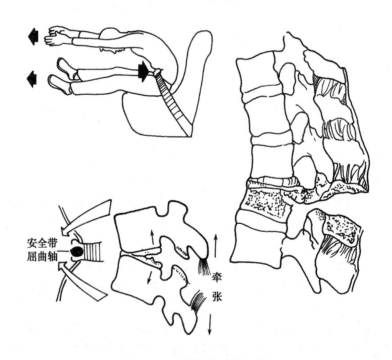

图 9 - 104　腰椎水平剪力骨折

后搬运情况。在有颅脑外伤、醉酒意识不清时，应特别注意颈椎损伤。老年人在无外伤或仅有轻微外伤后，出现腰背部疼痛时，也应警惕有腰椎骨折的可能。

2. 临床表现　伤后脊柱疼痛及活动障碍为主要症状。额面部皮肤擦伤或挫伤，提示颈椎过伸性损伤；沿脊柱中线自上而下逐个按压棘突，寻找压痛点，发现棘突后凸，表明椎体压缩或骨折脱位；棘突周围软组织肿胀、皮下瘀血，说明韧带肌肉断裂；棘突间距增大，说明椎骨脱位或棘间韧带断裂；棘突排列不在一条直线上，表明脊柱有旋转或侧方移位。当椎体只有轻微压缩骨折时，疼痛于站立和坐位时加重，卧位减轻，棘突处叩击引发脊椎深部的疼痛有助于发现骨折。

3．影像学检查

（1）X线检查 能了解脊柱的序列和整体结构的连续性及形态改变，是诊断脊柱损伤的首选方法，任何脊柱损伤均应摄正侧位X线片，或加照斜位片。阅读X线片时应明确以下内容：骨折或脱位的部位和类型；椎体压缩、前后左右移位、成角和旋转移位及其程度；脊柱的生理曲度和椎骨的排列有无改变；椎管管径改变；棘突间距有无改变及椎板、关节突、横突、棘突骨折及移位程度。观片时应考虑X线所见与受伤机理和体征是否符合。

（2）CT扫描 能清楚地显示椎体、椎骨附件和椎管等复杂的解剖关系和骨折移位情况，突出的优点是不受自身阴影重叠及周围软组织掩盖影响，对于观察椎管形态和附件损伤更具优越性；有助于发现标准X线片不能显示的骨折、椎管内移位、血肿及椎间盘；可清晰显示小的骨折片及其在椎管内的位置。缺点是不能显示椎体压缩程度、椎体间的分离、椎体水平方向的损伤以及脱位和半脱位。

（3）MRI检查 具有多平面成像及很高的软组织分辨能力，能非常清晰地显示X线片和CT无法显示的脊髓和椎旁软组织损伤情况，如脊髓出血受压，横断的部位、范围、长度等；还可以显示脊髓创伤后粘连及慢性期出现的血管改变，亦可清楚地显示脊髓萎缩情况；可以清晰地显示椎间盘的损伤，椎体出血，前、后纵韧带及棘间韧带的断裂、出血；由于从多方位成像，对椎体的移位情况也可以清晰显示。

4．临床分型 根据受伤机制和影像学检查，主要分为以下几型：

（1）屈曲压缩骨折 椎体前部挤压变扁呈楔形改变，椎体后部高度正常。正位片可见椎体高度减低，或椎体一侧压缩较重。侧位片可测量椎体压缩指数：椎体前缘压缩部分不超过椎体高度的25％为Ⅰ度，25％～49％为Ⅱ度，50％～75％为Ⅲ度，大于75％为Ⅳ度。也可测定椎体前缘残余高度与未被压缩的椎体后缘高度，二者之比为椎体压缩率。在侧位片上分别作伤椎的上位椎体和下位椎体后缘的延长线，两线所成的角度为脊柱后凸角（图9-105）。

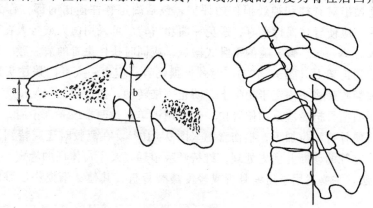

图9-105 椎体压缩率和脊柱后凸角的测量

压缩严重者，棘上、棘间韧带断裂，可见棘突间距增大。

（2）爆裂骨折　椎体骨折呈粉碎型，尤其是后壁骨折块移向椎管。正位片可见椎体高度下降，宽度增加，椎弓根间距增宽。侧位片可见不同程度的后凸畸形，有骨块突入椎管。

（3）骨折脱位　多为上位椎骨向前下移位，既有椎体或关节突骨折，也有椎间关节脱位，神经损伤重。根据上位椎体在下位椎体上移位的距离计算出脱位的百分率，25%以下为Ⅰ度，25%～49%为Ⅱ度，50%～75%为Ⅲ度，超过75%为Ⅳ度。

（4）附件骨折　为横突、棘突、椎板或关节突峡部骨折。

5. 脊柱损伤稳定性的判断　搬运或脊柱活动时骨折无移位倾向者，为稳定性损伤，如单纯椎体压缩骨折不超过1/3，单纯横突、棘突骨折等。在严重外力作用下，脊柱的稳定结构大部分被破坏，易发生移位，称为不稳定性损伤，如骨折脱位、椎体爆裂骨折、压缩骨折超过1/2等。Denis 提出脊柱"三柱"概念，即前纵韧带、椎体及椎间盘前2/3为前柱；后纵韧带、椎

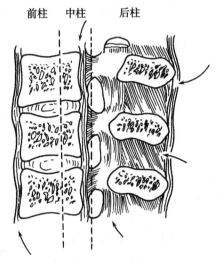

图 9 – 106　Denis 三柱概念图

体及椎间盘的后1/3为中柱；椎弓、关节突关节、棘突、椎板、黄韧带、棘间韧带和棘上韧带为后柱（图9–106）。脊柱的稳定性主要依靠中柱的完整。凡损伤累及二柱以上结构，脊柱的稳定性将明显下降而成为不稳定性损伤。如爆裂骨折破坏前柱与中柱，骨折脱位三柱结构均遭破坏，均属不稳定性损伤。脊柱骨折的不稳定分为Ⅲ度，Ⅰ度为机械性不稳定，如前柱与后柱受累或中柱与后柱受累，可逐渐发生后突畸形；Ⅱ度为神经性不稳定，在机械性不稳定的基础上发生神经损害；Ⅲ度为兼有机械及神经不稳定，多为三柱损伤，如骨折脱位等。

【治　疗】

1. 急救处理　脊柱骨折脱位正确的急救处理，对患者的预后有重要意义。在受伤现场就地检查，迅速做出对脊柱和神经损伤的评估，包括确定脊柱损伤的部位作为搬运时的依据。搬运过程中，应使脊柱保持平直，避免屈曲和扭转。可采用两人或数人在患者一侧，动作一致地平托头、胸、腰、臀、腿的平卧式搬运，或同时扶住患者的肩、腰、髋部的滚动方式，将患者平放到担架上（图9–107）。对颈椎损伤者，应由一人专门扶住头部或用沙袋挤住头部，并用前额胶带将头固定于担架上，防止颈椎转动。搬运用的担架应为木板担架，用帆布担架抬运屈曲型骨折者应采用俯卧位，切忌用被单提拉两端或一人抬肩，另一人抬腿的搬运法，因其可使骨折移位加重，损伤脊髓（图9–108）。在急救时还应特别注意颅脑和重要脏器损伤、休克等的诊断并优先处理，维持呼吸道通畅及生命体征的稳定。

2. 复位方法　主要适用于压缩骨折或轻度爆裂骨折，其他类型损伤以卧床休息和腰背肌锻炼为主。

（1）垫枕腰背肌功能锻炼复位法　以骨折处为中心垫高5～10cm的软垫，利用躯干重力

和杠杆原理使脊柱保持稳定而持续的过伸位牵拉，使得由于椎体压缩而皱折松弛的前纵韧带重新恢复原有张力，牵拉椎体前缘张开，达到循序渐进的复位。随着椎体高度和正常曲度的恢复，后侧关节突关节的关系也得到恢复和改善，与此同时，腰背肌肉尽快加强收缩，可以促进血肿吸收，在脊柱后面形成一个有力的肌肉夹板，对脊柱的稳定发挥重要的作用。由于坚持背伸肌肉的锻炼，防止了肌肉萎缩和骨质疏松，避免了晚期脊柱关节僵硬和慢性腰背疼痛的发生。该方法简便易行，安全可靠，功能恢复快，合并症少。要让患者理解功能锻炼的重要性并根据自身具体情况采用不同的功能锻炼方法。进行腰背肌锻炼时，先于仰卧位用头部、双肘及双足作为支撑点，使背、腰、臀部及下肢呈弓形撑起（五点支撑法），一般在伤后 1 周内要达到此练功要求；逐步过渡到仅用头顶及双足支撑，全身呈弓形撑起（三点支撑法），在伤后 2～3 周内达到此要求；以后逐步改用双手及双足支撑，全身后伸腾空如拱桥状（四点支撑法），此时练功难度较大，应注意练功安全，防止意外受伤。也可于俯卧位进行锻炼，第一步，患者俯卧，两上肢置于体侧，抬头挺胸，两臂后伸，使头胸离开床面；第二步，伸直双膝关节，后伸并尽量向上翘起下肢；第

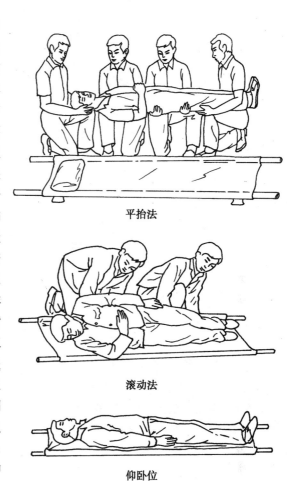

平抬法

滚动法

仰卧位

俯卧位

图 9 – 107　脊柱损伤正确搬运法

三步，头颈胸及双下肢同时抬高，两臂后伸，仅使腹部着床，整个身体呈反弓形，即为飞燕点水练功法（图 9 – 109）。

　　（2）**牵引复位法**　其原理是使脊柱保持过伸状态，利用施于骨折远近端的反向牵拉力，结合手法向前推按伤椎，通过前纵韧带和椎间盘纤维环产生张力，牵拉椎体前缘使之复位，同时胸腰椎后部结构在损伤时产生的牵张应力消失，椎板韧带复合体相互靠拢而复位。由于该类方法是在 1 次或 2～3 次牵引下完成复位的，因此要特别注意充分止痛和复位牵拉力的调整，防止加重损伤。复位后用夹板固定或置于垫枕过伸位，并尽早进行腰背肌的功能锻炼。

　　①牵引过伸按压法：患者俯卧硬板床上，两手抓住床头，助手立于患者头侧，两手反持腋窝处，一位助手立于足侧，双手握双踝，两助手同时用力，逐渐进行牵引至一定程度后，

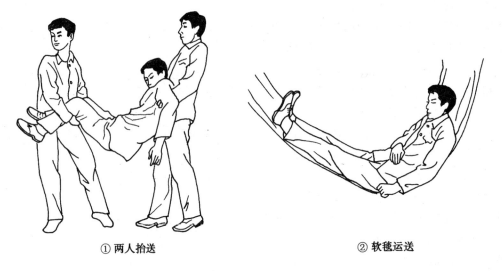

① 两人抬送　　　　　　　② 软毯运送

图 9 – 108　脊柱损伤错误搬运法

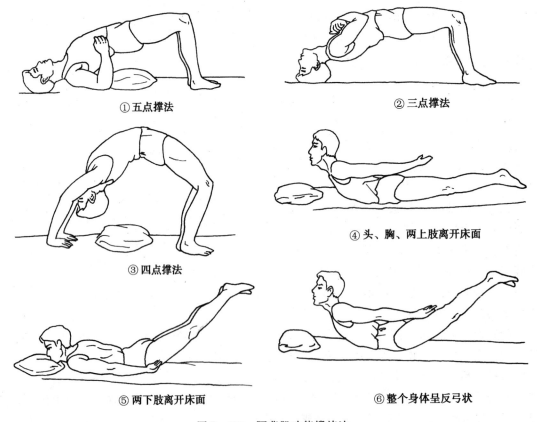

①五点撑法　　　　　　　　②三点撑法

③四点撑法　　　　　　　　④头、胸、两上肢离开床面

⑤两下肢离开床面　　　　　　⑥整个身体呈反弓状

图 9 – 109　腰背肌功能锻炼法

下助手逐渐将双下肢提起悬离床面，使脊柱得到充分牵引和后伸，当椎间隙及前纵韧带被拉开后，术者双手重叠按压骨折后突部位，借助前纵韧带的伸张力，将压缩之椎体拉开，同时后突畸形得以复平（图9-110）。

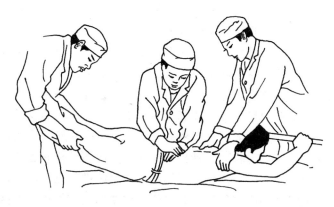

图9-110 牵引过伸按压复位法

　　②二桌复位法：用高低差约为25~30cm的二桌平排在一起，将患者置于桌上，患者头部朝高桌，然后将高桌边逐渐移至上臂中段及颏下处，将低桌渐移至大腿中段处，使胸腰部悬空，借助患者体重慢慢下沉，此时术者可用手掌或另加一桌托住患者的腹部，以减轻疼痛，达到脊柱过伸的目的（图9-111）。

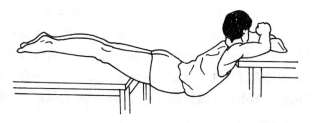

图9-111 二桌复位法

　　③两踝悬吊复位法：患者俯卧于复位床上，将两踝吊起，徐徐悬空，使胸腰段脊柱过伸复位（图9-112）。

3. 药物治疗

　　（1）早期 局部肿胀，剧烈疼痛，胃纳不佳，大便秘结，舌苔薄白，脉弦紧，证属气滞血瘀，治宜行气活血，消肿止痛。多用复元活血汤、膈下逐瘀汤，外敷消瘀膏或消肿散。兼有少腹胀满，小便不利者，证属瘀血阻滞，膀胱气化失调，治宜活血祛瘀，行气利水，用膈下逐瘀汤合五苓散。若局部持续疼痛，腹满胀痛，大便秘结，苔黄厚腻，脉弦有力，证属血瘀气滞，腑气不通，治宜攻下逐瘀，方用桃核承气汤或大成汤加减。

　　（2）中期 肿痛虽消而未尽，仍活动受限，舌暗红，苔薄白，脉弦缓，证属瘀血未尽、筋骨未复，治宜活血和营，接骨续筋，方用接骨

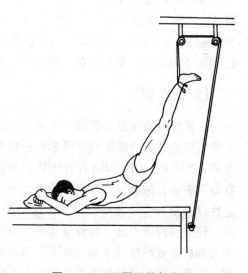

图9-112 两踝悬吊复位法

紫金丹。

（3）后期　腰酸腿软，四肢无力，活动后局部隐隐作痛，舌淡苔白，脉虚细，证属肝肾不足，气血两虚，治宜补益肝肾，调养气血，方用六味地黄丸合八珍汤，外贴万应膏。

4．手术治疗

（1）适应证　各种不稳定的脊柱损伤合并脊髓损伤者，均需手术治疗。椎体爆裂骨折、骨折脱位、严重椎体压缩骨折合并不完全性脊髓损伤是手术的绝对适应证。

（2）手术的目的　利用内固定器械使骨折复位，恢复正常脊柱顺列和椎管直径，充分有效进行椎管区域减压以解除脊髓压迫，为神经恢复创造条件，重建脊柱的稳定性，使患者早期活动，减少卧床并发症和护理难度，并能预防迟发性神经损伤的发生。

（3）手术方法的选择　主要依据致压物的来源和方向及其局部的病理解剖特点选择手术方式。爆裂骨折块多与后纵韧带相连，骨折脱位和严重压缩骨折时后柱软组织损伤严重，是不稳定的主要因素，故采用后路，用椎弓根螺钉复位系统进行三维牵引，通过前后纵韧带紧张使爆裂骨折块牵拉回弹达到间接复位，并可使后柱结构相互靠拢，恢复生理曲度。由于该系统同时贯穿三柱结构，复位固定的强度较高，是目前使用最多的手术方法。但复位后伤椎椎体中央骨质缺损出现"蛋壳现象"，前中柱结构得不到重建，而使椎弓根固定系统所承受的应力过大，易引起远期矫正度丢失和钉－棒松动断裂。当椎体骨块移位较大，后纵韧带断裂，前、中柱结构破坏严重时，则需采用前路内固定，具有直视下骨块复位、椎管减压充分而不需牵拉脊髓、神经，前中柱植骨充分、融合率高，内固定可靠，后期椎体高度丢失少等优点，但手术入路解剖复杂，具有一定的风险和难度。

【预防与护理】

骨折整复固定后，应鼓励患者早期进行四肢及腰背肌锻炼。行石膏及支架固定者，应早期进行背伸及伸髋活动。严重患者也不应绝对卧床，为防止褥疮，应每隔1～2小时帮助患者翻身1次，同时进行按摩。一旦病情稳定，患者肌力恢复，即可开始练功活动。轻者8～12周可下地活动，但应避免弯腰动作，12周后即可进行脊柱的全面锻炼。

【临证备要】

正确的救治搬运方法是防止或减少脊髓损伤的重要措施，应广泛宣传。结合创伤解剖、分析创伤机理、判断不稳定因素、明确有无脊髓损伤是诊断脊柱损伤时应当首先把握的几个方面。X线片、CT、MRI各有优势，在诊断时可各取所长，也可综合分析。因此应详细、认真询问病史，结合临床及影像检查，分析受伤机制，确定骨折类型，并根据骨折的类型和稳定性以及是否合并脊髓损伤选择恰当的治疗方法。在非手术治疗中，无论是垫枕法逐渐复位，还是过伸牵引法一次性复位，仍有可能遗留一定程度的椎体压缩畸形，但可通过在伤椎和相邻椎体前纵韧带下形成骨痂而恢复功能。软组织结构对脊柱的稳定发挥着极其重要的作用，韧带、椎间盘和肌肉等软组织损伤的修复应引起足够的重视，积极的腰背肌功能锻炼对于消除局部血肿、防止慢性下腰部劳损疼痛具有非常重要的意义。利用韧带和椎间盘的静力性牵拉限制作用，结合肌肉的动力性夹板作用，使脊柱软组织尤其是后柱软组织得到充分坚强的修复，从而发挥脊柱内部和外部的稳定作用，将大大提高脊柱损伤的近期和远期疗效。

古 籍 选 萃

元·危亦林《世医得效方》："凡锉脊骨不可用手整顿，须用软绳从脚吊起，坠下身直，其骨使自归窠。未直则未归窠，须要坠下，待其骨自归窠。然后用大桑皮一片，放在背皮上，杉树皮两三片，安在桑皮上，用软物缠夹定，莫令屈，用药治之。"

清·吴谦《医宗金鉴·正骨心法要旨》："一曰从高坠下，致颈骨插入腔内，而左右尚能活动者，用提法治之；一曰打伤，头低不起，用端法治之；一曰坠伤，左右歪斜，用整法治之；一曰仆伤，面仰头不能垂，或筋长骨错，或筋聚，或筋强，骨随头低，用推、端、续、整四法治之。"

元·李仲南《永类钤方》："凡腰骨损断，先用门扉一片，方斜一头，令患人复眠以手捭止，下用三人拽伸，医以手按损处三时久，却用贴药。"

附：脊髓损伤

脊髓位于椎管内，为前后略扁的圆柱形，上端较大与延髓相续，下端变尖成为脊髓圆锥。颈段脊髓含有较多进出大脑的神经纤维和支配上肢肌肉与皮肤的神经细胞，是臂丛神经发出处，称为颈膨大。胸段脊髓周径大致相同。腰段脊髓由于支配下肢的运动和感觉的神经元数量较多，也相应增粗，是腰骶丛神经发出处，称为腰膨大。脊髓两侧呈节段排列的31对脊神经，把脊髓分为31个节段，每一对脊神经的相应脊髓为一个节段，其中颈髓8个节段，胸髓12个节段，腰髓5个节段，骶髓5个节段，尾髓1个节段。由于脊柱生长明显快于脊髓，因而脊髓的节段与脊柱的节段并不一致，大体上下颈段脊髓较颈段脊柱高1个节段，上胸髓高2个节段，下胸髓高3个节段，整个腰脊髓位于胸11～胸12之间，骶脊髓相当于第12胸椎至第1腰椎体之间。由于存在脊髓节段与脊柱椎骨节段的不一致性，只有上段颈神经根在离开椎管时几乎与椎骨平行，而胸腰段脊神经根在椎管内需有相当的垂直下降的移行距离，才能经同一名称或同一数级的椎间孔穿出椎管，腰骶尾神经根位于椎管内的部分围绕终丝形成马尾神经，漂浮于脑脊液中（图9-113）。

脊髓横切面上中间"H"形呈灰色的区域称为灰质，后角是感觉神经元存在区，前角是运动神经元存在区，而侧角有交感神经的节前细胞。在灰质的周围白色区域称为白质，是上下传导运动和感觉冲动的神经纤维传导束。后索主要由脊神经后根的上行纤维组成（分为薄束和楔束），主要传导深感觉（位置觉、震动觉）和精细触觉。前索主要为传导浅感觉（疼痛觉、温度觉和粗触觉）的脊髓丘脑前束，其次为传导运动冲动的皮质脊髓前束。侧索主要为皮质脊髓侧束（运动）和脊髓丘脑侧束（浅感觉）的神经纤维通过。

脊髓的表面由内向外被软脊膜、蛛网膜和硬脊膜所覆盖，其中硬脊膜由致密的结缔组织构成，最为坚韧，其外腔内的脂肪和静脉网将椎管的韧带层隔离开。在蛛网膜下腔内充满脑脊液。软脊膜下脂肪和脑脊液能够降低摩擦和吸收震荡，对脊髓起一定的保护作用。

脊髓损伤也称外伤性截瘫，是脊柱骨折脱位最严重的合并伤。致伤原因与脊柱骨折一致，以交通伤、坠落伤和重物压砸伤为主，且与脊柱损伤程度密切相关，以脊柱脱位和椎体爆裂骨折为多见，约占90%。脊柱骨性结构损伤可通过 X 线片和 CT 得到确诊，而椎间盘突出、黄韧带皱褶挤压以及脊髓出血水肿等病理改变，只有通过 MRI 检查才能发现。致伤暴力越大，骨折脱位越重，损伤平面越高则截瘫的发生率和程度也就越大，对患者的影响越重，甚至可以导致死亡，是严重威胁患者生命安全的损伤类型。

【病因病机】

1. 脊髓损伤的基本病理 脊髓损伤后最早期的病理变化是灰质血管破裂出血水肿，数小时后，出血区扩大并有中心区凝固坏死，进一步灰质碎裂液化形成小囊腔。白质则以水肿为主，间杂以出血灶，脊髓肿胀使软脊膜绷紧，约束住脊髓，使内压升高，脊髓内血管瘪缩，发生微循环障碍。脊髓神经纤维髓鞘逐渐消失，轴索变性，神经元也因缺血缺氧发生变性坏死。除原始外力伤害外，损伤后脊髓水肿、缺血缺氧、酸性代谢产物和自由基聚集等继发性病理改变最终导致神经组织坏死，液化后的空腔由胶质填充。脊髓空洞、脊髓萎缩、脊髓软化、蛛网膜炎或囊肿等病理改变也相当多见，是外伤性进行性脊髓病（PTPM）发生的病理基础，也是脊髓损伤后远期本已稳定的神经功能又出现进行性加重的神经损害的原因。

2. 脊髓损伤的类型 脊髓损伤，按其由轻到重的程度和临床表现，分为以下几类：

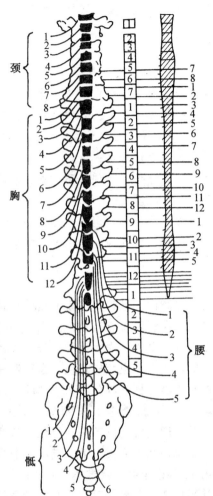

图 9 - 113 脊髓与脊柱的对应关系

（1）脊髓震荡 系脊髓的功能性损害，脊髓实质在镜下无明显改变，或有少许渗出或渗血。伤后表现为不完全性截瘫，24 小时内开始恢复，在 3~6 周内完全恢复。由于其早期的表现不易与不完全性损伤鉴别，所以脊髓震荡系回顾性诊断。

（2）脊髓休克 是指脊髓损伤后在损伤平面以下脊髓功能立即完全丧失，其临床特征为损伤水平以下运动功能丧失，呈弛缓性瘫痪，多种感觉和反射包括病理反射均消失，以及括约肌功能丧失。脊髓休克是脊髓损伤后产生的一个暂时的过渡状态，其特征是时限性，伤后立即开始，持续 1~6 周。脊髓损伤水平以下脊髓反射活动的恢复是脊髓休克结束的标志，尤以球海绵体反射和肛门反射恢复最早。

（3）脊髓挫裂伤 是指脊髓不完全性损伤，脊髓内有点状出血、水肿、软化和坏死。在损伤平面以下包括最低位的骶髓（S_{4-5}）存在部分感觉和运动功能，根据脊髓损伤节段和范围的不同，不完全截瘫的程度也轻重不一，又可分为：

①脊髓中央综合征：多因颈椎过伸性损伤所致，颈髓中央区出血水肿为主，程度常不太严重，预后较好。表现为四肢瘫上肢重于下肢，运动障碍重于感觉障碍，括约肌功能障碍常见。神经恢复常从下肢开始，继之膀胱功能逐渐恢复，最后上肢功能恢复，但手内在肌常遗留功能障碍。

②脊髓半切综合征：浅感觉传导束（脊髓丘脑束）进入脊髓后先交叉再上行，而深感觉传导路则先上行后交叉，因此损伤侧出现运动和本体深感觉丧失，但痛、温觉及粗触觉仍然保存，呈上运动神经元痉挛性瘫痪。

③前脊髓损伤综合征：脊髓前半部损伤，损伤平面以下运动功能障碍为主，浅感觉消失或减退，深感觉存在。

④后脊髓损伤综合征：脊髓后半部损伤，损伤平面以下深感觉障碍，浅感觉减退，运动功能存在。

（4）完全性脊髓损伤　脊髓完全断裂，或虽在解剖学上有连续性，但其传导功能完全丧失，脊髓坏死代之以胶质瘢痕组织。损伤平面以下无任何感觉和运动。

【诊　　断】

1．病史　从病史中可以收集到对诊断很有价值的资料。由于病史资料不全、过分依赖影像学检查所导致的误诊并不少见。

（1）外伤史　外力造成脊柱损伤时均应考虑到有脊髓损伤的可能。脊髓损伤的发生与多种因素有关，椎体移位程度与脊髓损伤程度也并非完全一致。因此对于所有脊柱损伤的患者均需进行详细、全面的神经系统并结合影像学检查，及时做出有否脊髓损伤的诊断。对于多发性损伤、颅脑损伤及醉酒后神志不清者更需注意脊髓损伤的可能。

（2）伤后肢体功能障碍发生的时间　外伤后立即出现，多为骨折脱位引起；如伤后没有出现而搬动患者后发生，表明搬动时引起骨折移位加重，损伤了脊髓。肢体功能障碍由轻渐重，截瘫平面由低渐高，说明脊髓内出血损伤范围增大。

（3）治疗经过及效果　了解脊髓损伤后经过何种治疗，疗效如何，有助于对病情的判断。

（4）既往史　过去有否脊柱外伤或疾病，神经系统症状如何，对脊髓损伤性质和预后的判断有着重要意义。如原有颈椎病脊髓受压，在轻微外力作用下即可发生严重的脊髓损伤；原有椎体骨折或脱位，数年后逐渐出现脊髓损伤表现，则多为脊柱节段性不稳慢性压迫损伤所致。

2．脊髓各节段损伤的临床特点

（1）颈段脊髓损伤　多是颈椎骨折、脱位的并发损伤。C_4 以上若发生横断损伤，称为高位横断。此段脊髓损伤后多因膈肌和肋间肌麻痹不能自主呼吸，如无人工辅助呼吸则迅速死亡。C_4 以下损伤者，由于肋间肌麻痹，胸式呼吸丧失而腹式呼吸明显代偿性增加。从锁骨下的躯干和下肢瘫痪，感觉消失，而上肢则有局域性感觉障碍、部分运动丧失。其中 C_5 节段损伤，肩部因肩胛提肌和斜方肌未瘫痪，牵拉肩胛耸起。C_6 节段损伤，因肩胛提肌、斜方肌、三角肌收缩而呈肩外展 90°，前臂靠近头部。C_7 节段损伤，由于肱二头肌正常，肱三头肌瘫痪，因此呈现典型的屈肘位瘫痪。C_8 节段损伤，可累及脊髓外侧角的交感神经纤维，出现霍纳征，表现为瞳孔缩小、眼睑下垂及同侧汗腺障碍，以手内在肌瘫痪为主。

（2）胸段脊髓损伤　为 T_{10} 以上胸椎骨折脱位的并发症。由于上胸髓支配肋间肌，下胸髓支配腹肌，故胸髓损伤除有下肢肌肉瘫痪、腱反射和提睾反射消失外，上胸髓损伤可出现肋间肌麻痹，呼吸困难，腹式呼吸代偿加强。感觉平面改变对胸髓损伤水平的定位具有十分重要的意义，T_4 平乳头，T_6 在剑突水平，$T_{7\sim8}$ 在肋下，T_9 在上腹部，T_{10} 平脐，T_{11} 在下腹部，T_{12} 在腹股沟部。$T_{6\sim9}$ 节段损伤，因腹直肌上段神经支配完好，而中下段受损，故该肌收缩时可见肚脐上移，称为比弗征。T_{10} 以下损伤时，由于腹肌下部瘫痪，咳嗽时腹压增高，下腹部向外膨隆。腹壁反射在 T_6 节段损伤时全部消失，上、中、下腹壁反射消失，提示损伤平面分别为 $T_{7\sim8}$、$T_{9\sim10}$ 和 $T_{11\sim12}$。

（3）腰段脊髓损伤　是第 10～11 胸椎椎体骨折、脱位的并发症。损伤后表现为双下肢肌肉不同程度的弛缓性瘫痪，提睾反射、膝腱反射、跟腱反射消失，大小便失禁。L_1 损伤，下肢运动、感觉全部消失。$L_{2\sim3}$ 损伤，感觉平面达大腿前面上 1/2，能屈髋。$L_{4\sim5}$ 损伤，屈髋、大腿内收及伸膝均有力，下肢后部、小腿前外侧部感觉消失。

（4）骶段脊髓损伤　为 T_{12} 与 L_1 椎体骨折、脱位的并发症。足部活动功能部分障碍，下肢后侧及鞍区感觉消失，膀胱、直肠和性功能丧失。

（5）马尾神经损伤　L_2 以下骨折脱位，仅损伤马尾神经，且多为不完全损伤，出现双侧大腿以下皮肤感觉不对称，以大腿小腿后部、足部及会阴区皮肤感觉减退或消失较明显，小腿肌肉瘫痪。膀胱亦失去神经支配，不能自主排尿，出现尿失禁。

3．神经系统检查

（1）浅感觉　感觉水平的确定是依据人体 28 个感觉位点的痛、温觉和轻触觉来确定的，感觉正常各 2 分，异常 1 分，消失 0 分。每一脊髓节段一侧正常共 4 分。人体左右各有 28 个感觉关键点，正常感觉功能总评分 224 分。28 个皮区关键点为：C_2 枕骨粗隆，C_3 锁骨上窝，C_4 肩锁关节部，C_5 肘窝桡侧，C_6 拇指，C_7 中指，C_8 小指，T_1 肘窝尺侧，T_2 腋窝顶部，$T_{3\sim11}$ 分别为各自肋间（其中 T_4、T_6、T_{10} 分别平乳头、剑突和脐），T_{12} 腹股沟韧带中点，L_1 大腿上 1/3 前面，L_2 大腿前方中点，L_3 股骨内髁，L_4 内踝，L_5 足背第 3 跖趾关节，S_1 足跟外侧，S_2 腘窝中点，S_3 坐骨结节，$S_{4\sim5}$ 肛周区（图 9-114）。

（2）深感觉　包括关节位置觉及震动觉，深感觉障碍说明脊髓后索损伤。

（3）肌力　选择双侧各 10 个关键肌肉，将肌力按 0～5 级进行评分，正常运动功能总评分为 100 分。C_5 肱二头肌，C_6 桡侧腕长、短伸肌，C_7 肱三头肌，C_8 中指屈指肌，T_1 小指展肌，L_2 髂腰肌，L_3 股四头肌，L_4 胫前肌，L_5 足踇长伸肌，S_1 腓肠肌。$S_{4\sim5}$ 肛门括约肌也应检查。如果一块肌肉肌力在 3 级以上，则说明该肌节的上一个肌节存在完整的神经支配。在确定运动平面时，以肌力至少为 3 级的那块关键肌所代表的节段为准，但要求该平面以上那个神经节段所支配的关键肌肌力必须是正常的。

（4）肌容积　肌肉萎缩多见于下运动神经元损伤，在上运动神经元损伤早期并不出现肌肉萎缩，但长期瘫痪也可出现不同程度的肌肉萎缩。

（5）肌张力　脊髓损伤时肌张力增高多呈痉挛性的"折刀征"样。在脊髓损伤早期或马

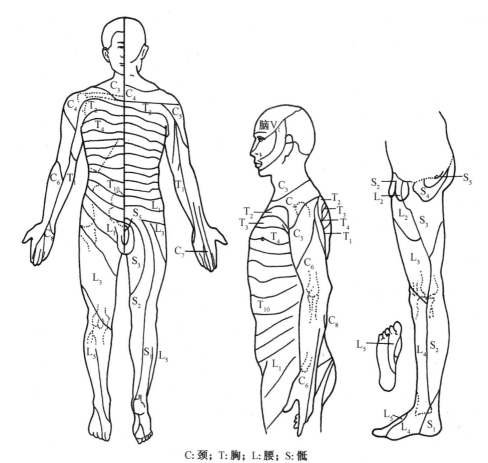

C:颈；T:胸；L:腰；S:骶

图 9 - 114 皮肤感觉的节段分布

尾神经损伤时则表现为肌张力降低。

（6）**浅反射** 浅反射减弱或消失表示反射弧中断或抑制。

（7）**深反射** 深反射减弱或消失表示反射弧中断或抑制，亢进则表示上运动神经元病变。双侧不对称性改变（如一侧增强、减弱或消失）是神经系统损害的重要体征，髌、踝阵挛是腱反射极度亢进的表现。

（8）**病理反射** 病理反射双侧明显不对称或过于强烈时，结合深反射亢进、浅反射减弱或消失，提示脊髓锥体束损害的上运动神经元病变。

4. 辅助检查

（1）**X 线检查** 既可判断脊柱损伤的部位、类型、程度和移位方向，又可间接了解脊髓损伤平面，估计其损伤程度。常规行正、侧位投照，可酌情投照斜位片。当致伤暴力结束后，移位的骨折脱位可因肌肉收缩或搬运而自行复位，虽然脊髓损伤很重，但 X 线照片却不能显示骨折脱位情况，因此 X 线照片必须与临床检查相结合，才能做出正确诊断。

（2）**CT检查** 可显示 X 线片不能显示的骨折、椎管形态及骨块突入侵占情况，对检查脊柱损伤合并脊髓损伤特别重要。

（3）MRI检查　能清楚地三维显示脊椎及脊髓改变和其相互关系，尤其对软组织如椎间盘突出移位，脊髓受压的部位、原因、程度和脊髓病理变化，如脊髓出血、水肿、坏死软化、囊性改变等的判断十分准确。但MRI对椎骨特别是椎管后部的骨性部分如椎板及关节突创伤的分辨能力不如CT。

（4）电生理检查　诱发电位（SEP）用于检查脊髓损伤，最主要的目的是确定截瘫程度。完全性脊髓损伤时SEP无诱发电位波形出现；不完全损伤时，则可出现诱发电位，但波幅降低及/或潜伏期延长，其中尤以波幅降低意义更大。

（5）腰椎穿刺及奎肯试验　在脊柱、脊髓损伤时，进行腰椎穿刺及奎肯试验，可帮助确定脑脊液的性质和蛛网膜下腔是否通畅，了解脊髓损伤程度和决定是否手术减压。检查结果可有下述3种情况：①蛛网膜下腔通畅：颈部加压后脑脊液迅速上升，减压后迅速下降至初压。②蛛网膜下腔部分梗阻：对颈静脉加压或解除压力后，脑脊液上升或下降均缓慢；有时上升较快而下降缓慢，或不能降至初压水平；或压力呈跳跃现象。根据脑脊液压力上升及下降程度及快慢，可大致区别蛛网膜下腔为轻度或重度部分梗阻。③蛛网膜下腔完全梗阻：对颈静脉加压至80mmHg时，脑脊液压力始终处于很低水平，保持不变。

5．脊髓损伤程度的评定标准　为了判断脊髓损伤的程度、疗效及估计预后，制定了一些评级标准，主要有以下几种判断方法：

（1）截瘫指数法　深浅感觉完全丧失为2，部分丧失为1，完全存在为0；肌肉运动完全丧失为2，部分丧失为1，正常肌力为0；膀胱及直肠括约肌（大小便功能）完全失去控制为2，部分丧失为1，正常为0。三者之和，6者为全瘫，1~5者为不全瘫，0者为正常。此方法简单易记，便于掌握，但在不全瘫中，对恢复程度之表示有时不够确切。

（2）Frankel评定标准　①无感觉或运动功能；②感觉功能不完全丧失，无运动功能；③感觉功能不完全丧失，无有用的运动功能；④感觉功能不完全丧失，具有有用的运动功能；⑤正常功能，可能有痉挛状态。

（3）美国脊髓损伤协会（ASIA）根据Frankel分级修订的标准　①在损伤平面以下（包括$S_{4~5}$）无任何感觉和运动功能保留；②在损伤平面以下（包括$S_{4~5}$）存在感觉功能，但无运动功能；③在损伤平面以下存在感觉和运动功能，但大部分关键肌肌力在3级以下；④损伤平面以下存在感觉和运动功能，但大部分关键肌肌力大于3级；⑤感觉和运动功能正常。

6．脊髓完全性损伤与不完全性损伤的确定　不完全性脊髓损伤，在脊髓休克期过后，感觉、运动及括约肌功能会逐渐出现恢复迹象。不完全性脊髓损伤提示脊髓损伤平面未发生完全性的横贯性损害，可有不同程度功能恢复的可能。而在生理反射尤其是阴茎球海绵体反射和肛门反射出现后，感觉及运动功能仍呈丧失状态，则完全性脊髓损伤的诊断可以成立。

【治　疗】

脊髓损伤的治疗应做到全身损伤与局部损伤、脊柱损伤和脊髓损伤、全身治疗和局部治疗相互兼顾，积极预防并及时处理并发症，对脊髓损伤更要强调伤后6小时至十数小时的"黄金时段"概念，争取尽早给予确定性治疗。

1．治疗原则 脊髓损伤的基本处理原则是在稳定患者生命体征的基础上，应用多种方法整复脊柱骨折脱位，解除脊髓压迫，预防及减少脊髓功能丧失，预防及治疗各种并发症，最大限度地尽快恢复所有的残余功能。

2．急救 急救阶段的处理对脊髓损伤患者至关重要，急救措施的正确、及时与否将影响患者的预后或残废程度。在急救现场首先要对伤员全身和脊柱神经方面进行评估，判断生命体征的稳定性、损伤的部位和范围及有否脊髓损伤等，并采用防止加重脊柱、脊髓损伤的办法直接迅速转运到具备脊柱、脊髓损伤救治条件的医院。优先处理休克及危及生命的并发伤。待生命体征趋于稳定，全身情况允许时，进行影像学检查，包括 X 线片、CT、MRI 等。还应对尿潴留患者进行导尿，胃肠胀满者进行胃肠减压等处理。

3．药物治疗 脊髓损伤后尽早静脉应用大剂量甲基强的松龙，可减轻脊髓水肿，抑制脊髓组织内儿茶酚胺的代谢和聚集，减少自由基脂质过氧化作用，使急性脊髓损伤者达到更好的功能恢复。用药必须在 8 小时内开始，超过 8 小时给药非但无效，反而有害。其重要副作用是消化道出血和高血压，应用 H_2 受体阻滞剂和对症处理可以控制。另外应用甘露醇、速尿等脱水剂，也能减轻脊髓水肿，保护脊髓，持续使用 1~2 周，神经节苷酯（GM-1）和神经生长因子（NGF）可作为甲基强的松龙应用后的继续治疗药物使用。

4．手术治疗 具有早期复位、重建脊柱稳定性、有效的椎管减压，并有对脊髓损伤局部低温灌洗、清除椎管脊髓内血肿、防止晚期畸形和慢性不稳定、明显缩短卧床时间、减少长期卧床并发症、利于患者早期开展康复治疗等优势。因此，对脊柱损伤合并脊髓损伤的患者，如无手术禁忌证，可考虑手术治疗。但应根据脊柱和脊髓损伤的类型，选择相应的外科治疗方案，包括手术入路、内固定方法、减压范围等。

5．中药治疗 脊髓损伤后的病理改变是多方面的，应当充分发挥中西医各自的优势，采用综合治疗方案，以期在多方面改善脊髓的病理状态，获得较好的功能恢复。

（1）早期 多为瘀血阻滞、经络不通，宜活血祛瘀、疏通督脉，兼以壮筋续骨，方用活血祛瘀汤加地龙、丹参、穿山甲、王不留行等，或用补阳还五汤加减。

（2）中期 局部肿痛减轻，饮食增加，腹胀消减，治宜补养气血、续筋接骨为主，内服壮筋续骨丹，外贴舒筋活络药膏。

（3）后期 多为脾肾阳虚、督伤络阻、阳气不能煦达，因而出现腰不举、四肢软弱无力，治宜温补脾肾、温经通络，可用补肾壮阳汤加补骨脂、穿山甲等，或用右归饮。如出现痉挛性瘫痪，属血虚风动，治宜养血柔肝、镇痉熄风，可内服天麻钩藤饮加全蝎等。如为气血虚弱，身体消瘦，精神不振，面色不华，应大补气血为主，可选用八珍汤、补中益气汤或归脾汤等。

对截瘫合并泌尿系感染者，应清热解毒、活血利尿，可用金银花、连翘、地丁、生地、车前子、滑石、白茅根、菊花、白薇、玉竹、茯苓、猪苓、赤芍、桃仁、甘草梢等，水煎服。对尿失禁者，可用缩泉丸或缩泉汤。合并肺部感染者，治宜清热解毒、宣肺化痰，可用板蓝根、金银花、黄芩、花粉、知母、贝母、款冬花、陈皮、半夏、桔梗、前胡、生栀子、甘草等，水煎服。

6．高压氧疗法 伤后 4~6 小时即应开始应用，以 2~2.5 个大气压的氧治疗，每次 2

小时，每日 2~3 次，持续 1~3 天。可增加脊髓组织内含氧量，改善局部组织缺氧，促进脊髓功能恢复。

7. 脊髓损伤的并发症及处理

（1）**肺部感染及呼吸衰竭**　这是颈髓、上胸髓损伤常见而又危险的并发症，是患者死亡的首位因素。其原因是肋间肌麻痹致咳嗽驱动力减弱，分泌物潴留阻塞气道引起细菌感染。防治措施主要为及时清除气道内分泌物，加强翻身、拍背，鼓励患者咳嗽排痰，可加入溴乙胺、α-糜蛋白酶、庆大霉素、地塞米松雾化吸入以稀释痰液，同时应用祛痰解痉药物和有效抗生素。在伤后 3~15 天左右患者往往会突然出现进行性呼吸困难和全身缺氧，尤以夜间为重，虽经充分给氧也不能纠正，逐渐出现肺实变、呼吸衰竭。救治应予全身营养支持，纠正低氧血症、酸碱和水电解质紊乱及全身炎症反应，在气管切开的同时应用呼吸机进行呼气末正压辅助呼吸。

（2）**排尿障碍和尿路感染**　脊髓损伤后膀胱逼尿肌完全性麻痹，尿道括约肌肌力也降低，但不完全丧失，致使尿道阻力高于膀胱压力而出现尿潴留。不同的脊髓损伤平面，对膀胱尿道功能产生不同的影响：①逼尿肌反射亢进型：见于骶髓以上损伤，位于骶髓部的排尿中枢完整，在脊髓休克过后，神经功能逐渐恢复，刺激大腿内侧、会阴部、骶尾部和耻骨联合上方可引起逼尿肌反射性收缩，出现不自主排尿。②逼尿肌无力型：见于脊髓圆锥和骶神经根完全性损伤，表现为逼尿肌无力收缩，只能通过用手挤压腹部增加腹压，才能排出尿液，放松后排尿即停止，在哭笑、咳嗽、喷嚏等腹压增加时均可引起尿失禁。由于患者残余尿增多，膀胱处于过度膨胀状态，可降低膀胱自身的抗菌能力。残余尿液沉渣中含有大量细菌，以大肠杆菌、变形杆菌、绿脓杆菌等革兰阴性菌为主，当身体抵抗力降低时，就会引起感染发作，出现发热、寒战等全身症状，但尿痛、尿急、尿频等症状却不明显。膀胱膨胀，内压升高使尿液沿输尿管逆流时，可引起上尿路扩张，肾盂积水，日久会造成肾功能损害。

排尿障碍治疗的主要目的是改善排尿状态，减轻日常生活中的不便，使患者在不用导尿的情况下有规律地排尿，没有或只有少量的残余尿，没有尿失禁，防止泌尿系感染。在脊髓休克期留置尿管并间隔 4~6 小时放尿，使膀胱习惯于节律性充盈和排空，有助于反射性收缩机能的恢复。对于上运动神经元瘫痪，反射性膀胱逐渐形成后，应定时刺激，训练排尿。严格无菌导尿，积极训练排尿，尽量减少导尿是预防泌尿系感染的重要措施。应抬高床头以利尿液引流到膀胱，减少尿液返流，每天饮水量应保持在 2500ml 以上，以稀释尿液，增加排尿，发挥机械冲洗作用。对已发生感染者，应每天用无菌生理盐水加抗生素冲洗膀胱，中药利水通淋，清热解毒，方用八正散、导赤散加减，全身应用敏感抗生素。

（3）**压疮**　是脊髓损伤的主要并发症，7%~8% 的脊髓损伤患者死于压疮并发感染。因截瘫平面以下感觉障碍，缺少正常保护性反应，长时间的皮肤受压而引起，被褥潮湿和皮肤过度摩擦也是其发生的重要原因。压疮主要发生于身体骨性突起处，如足跟、骶尾部、大粗隆、枕部等，有溃疡型和滑囊炎型。溃疡型根据压疮的深度不同分为 4 度：Ⅰ度局限于表皮及真皮层，局部皮肤发红、肿硬，表皮糜烂及渗液；Ⅱ度皮肤全层溃破坏死，深达皮下脂肪层；Ⅲ度深达肌肉和筋膜；Ⅳ度累及或通过窦道到达骨或关节。

预防压疮的发生要远远好于治疗。定时翻身，防止皮肤长时间受压，保持被褥平整干燥，适当按摩皮肤，改善血运，全身支持疗法等是预防压疮的主要措施。Ⅰ、Ⅱ度压疮可用50％酒精红花浸出液外涂，每天红外线照射 1 ~ 2 次，每次 20 分钟，换药保护疮面，可以愈合；Ⅲ、Ⅳ度压疮多需手术清除坏死组织，用皮瓣或肌瓣转移修复。

（4）关节挛缩 由于肢体长时间处于屈曲位，没有及时进行护理而使关节周围皮肤、肌肉、肌腱或韧带发生病变，关节处于屈曲挛缩状态，引起活动范围受限。脊髓损伤后应开展早期康复，被动活动所有关节，达到关节活动范围内的充分活动，每个关节都要轻柔稳妥活动，避免过快过猛活动以防关节损伤。活动完毕后要将肢体置于功能位，使肌肉、关节囊粘连降低到最低限度。对已发生关节挛缩者要进行伸展等手法矫正，但要避免发生骨折。保守治疗无效，关节挛缩明显，生活无法自理者，可行手术，如肌腱切断术、肌腱延长术、关节囊松解术等。

（5）便秘和腹胀 脊髓损伤后 3 ~ 6 周内的排便障碍多数表现为大便失禁，后期则主要表现为便秘，可伴有腹胀、食欲不振等症状。在胸腰椎骨折早期可因腹膜后血肿刺激，出现肠蠕动减少、肠扩张，甚至麻痹性肠梗阻等。治疗的关键是促进肠蠕动和训练排便反射。要根据伤前患者的排便习惯安排定时排便，患者尽可能取坐位，增加腹压，用手指按压肛门和腹部，刺激排便。调整饮食习惯，增加含纤维的食物，必要时应用番泻叶代茶饮，或予麻子仁丸、大黄片等缓泻药。腹胀明显者可服用木香顺气丸或用肛管排气等方法处理。

【预防与护理】

脊髓损伤后的多种并发症是截瘫患者死亡的主要原因。从受伤发生截瘫的急救运输之时起，在其恢复过程中，甚至在患者的终生，都要注意预防及治疗并发症，并及时进行积极的功能康复训练。早期强化康复可达到康复期短、康复效果好的目标。"早期"的含义是在伤后、入院后、手术后立即开始；"强化"的含义是根据脊髓损伤的情况确定康复程序，在身体可以承受的情况下增加康复训练时间，增加康复内容，尤应注意截瘫患者的心理康复和肢体使用器械能力的训练。在现代，康复治疗已经是截瘫治疗过程中非常重要、不可缺少和无法替代的一个组成部分。

【临证备要】

脊髓损伤是脊柱损伤最严重的并发症之一，以胸腰段脊柱骨折时最多见，约占半数以上。在诊治中既要看到脊髓损伤与脊柱损伤程度一致的普遍共性，也要认识到诸如无骨折脱位的脊髓损伤或脊柱损伤很轻而脊髓损伤很重的特殊表现；既要认识脊髓原发性损伤，更要理解各种继发性病理改变在脊髓损伤中的重要作用。治疗的要点是尽早整复脊柱骨折脱位，使脊髓彻底减压。治疗的目的是终止脊髓损伤进行性病理改变的进展，保存周围白质，这是截瘫恢复的基础。抑制并逆转各种毒性物质所造成的恶性序贯性损害，尽量保护残存的神经细胞和纤维的功能不受二次打击和破坏，是脊髓损伤治疗中的关键问题。由于搬运方式和治疗方法不当致瘫者并不鲜见，应努力普及急救知识，规范治疗方法。在积极治疗原发损伤的同时，要提高护理质量，预防各种并发症的发生。坚持终生的肢体和心理康复始终是现代脊髓损伤治疗中的最重要环节，也是降低死亡率、提高患者生存质量的重要措施。

骨 盆 骨 折

骨盆由左右髋骨与骶尾骨借左右骶髂关节、耻骨联合和骶尾联合以及骶棘韧带、骶结节韧带连接成盆状，成为躯干下部的骨性结构。骨盆的连接和稳定主要依靠骶髂关节和耻骨联合。骶髂关节面凹凸粗糙但彼此嵌合紧密，关节周围有骶髂前后韧带和骨间韧带加强连接，这些韧带形成类似吊桥的钢缆，将骶骨牢固悬吊固定于两髂骨之间，而骶骨上宽下窄的倒三角形状，嵌合于两髂骨之间，犹如拱形石桥，在负重时镶嵌得更为牢固。由于骶髂关节的骨和软组织结构的特殊性，决定了骶髂复合体的稳定和牢固，是骨盆的主要稳定及负重结构。在骨盆的前方，两侧耻骨借纤维软骨性耻骨盘相连，有耻骨上、耻骨前后韧带和耻骨弓状韧带加强。骶髂关节和耻骨联合将髋骨和骶骨连成一体，形成骨盆环。

骨盆可分为前、后两部。骨盆后部的主要功能是支持体重，为承重弓，是骨盆的主弓，骶骨是两侧主弓的汇合处。主弓又分为骶股弓和骶坐弓：骶股弓由两侧髋臼向上通过髂骨加厚部，经骶髂关节达骶骨，此弓在站立时支持体重；骶坐弓由两侧坐骨结节向上经髂骨加厚部，通过骶髂关节达骶骨，此弓在坐位时承受体重。骨盆前部上下各有1个起约束作用的副弓，上束弓经耻骨上支，防止骶股弓分离；下束弓经耻骨下支及坐骨支，支持骶坐弓，防止骨盆向两侧分离。此两弓起加强稳定两主弓的作用，但副弓远不如主弓坚强有力，易遭受暴力骨折，尤其主弓有骨折时，副弓很少不发生骨折（图9－115）。

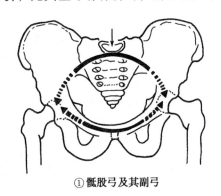 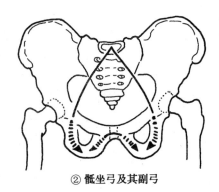

①骶股弓及其副弓　　　　　　　　　②骶坐弓及其副弓

图9－115　骨盆承重弓

盆腔内有膀胱、直肠、输尿管、前列腺、尿道以及女性的子宫和阴道等脏器。髂内动脉是盆内脏器和盆壁的主要血供来源，盆区血管丰富，动脉和静脉皆有交织成网的血管吻合。骨盆内部组织间隙宽大疏松，并与腹膜壁后间隙相通。盆腔内神经主要为骶神经丛和盆部自主神经，其副交感神经支配膀胱、尿道、直肠的平滑肌和阴茎勃起，骨盆骨折易合并这些组织脏器的损伤。

随着高速交通和工农业的发展，高能量外力所致的骨盆损伤的发生率也在明显提高。其中交通伤、重物压砸伤和高处坠落伤是骨盆损伤的主要原因。12.3％～37.3％的多发伤存在骨盆损伤，骨盆骨折的死亡率和致残率也远远高于其他部位的损伤，致死原因主要为骨盆损伤的严重并发症和合并损伤。

【病因病机】

由于暴力作用的方向和部位不同，造成的骨盆骨折也各有特点，临床上根据损伤机制分为5种类型。

1．侧方压缩型 外力由侧方挤压骨盆，使伤侧骨盆向内旋转，首先造成同侧或双侧耻骨支骨折，或耻骨联合重叠交锁，半骨盆继续内旋使骶骨前方压缩骨折，骶髂后韧带断裂，骶髂关节后侧张开，骶髂关节向内旋转半脱位，而骶髂前韧带完整，故骨盆有内旋位不稳定，而无垂直纵向不稳定。因骶髂后韧带非常坚强，在临床上常可见到其附着的髂骨后半部的撕脱骨折，称为半月形骨折（图9-116①）。由于骨盆内旋，盆内组织和血管未受明显牵拉，故出血量相对较少。

2．前后压缩型 骨盆受前后方向暴力挤压，首先造成耻骨联合的分离，暴力继续作用使髂骨以骶髂关节为轴向外旋转分离，似翻书本样，故又称为"开书本"损伤。一般耻骨联合分离小于2.5cm，骶髂韧带完整；大于2.5cm则骶髂前韧带和骶棘韧带断裂，而骶髂后韧带完整，故骶髂关节前部向外旋转分离，而无垂直纵向移位。当骨盆强力外旋使骶髂后韧带也发生断裂时，将导致完全的半骨盆分离，此时骨盆极不稳定，可因肌肉牵拉或重力作用发生骨盆向近端的垂直短缩移位（图9-116②）。在骨盆外旋的同时，盆壁血管受到牵拉而撕裂，出现盆腔内大出血，也可损伤内脏和腰骶神经丛。

3．垂直剪切型 常由高处坠落或交通伤产生的纵向剪切暴力所致。特点是前方为耻骨上下支骨折，或耻骨联合纵向分离，后方为骶骨、骶髂关节或髂骨后部纵向骨折或脱位，常向后上方短缩移位（图9-116③）。软组织损伤严重，有骶结节韧带和骶棘韧带撕裂，常合并内脏损伤及盆内大出血。

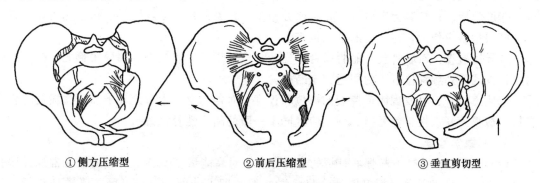

①侧方压缩型　　　　②前后压缩型　　　　③垂直剪切型

图9-116 骨盆损伤的类型

4．混合型 至少有两个方向的暴力起作用，如侧方挤压伤伴前后挤压伤或伴纵向剪切暴力，造成骨盆的多发性损伤和多方向移位。

5．撕脱性骨折 由于肌肉急骤收缩所致，多发生于青少年剧烈活动过程中，如快跑、跳跃时，尤其髂前上、下棘和坐骨结节撕脱骨折常见。该损伤不影响骨盆环的完整和稳定，但骨折块往往移位较大，局部软组织撕裂较明显。

【诊　　断】

1．外伤史　多为交通伤、重物压砸伤和高处坠落伤等高能外伤所致，尤其对多发伤、伴有昏迷的严重颅脑损伤、呼吸困难的重度胸部伤和重度休克的腹腔脏器损伤者，应高度重视有骨盆损伤的可能。

2．临床表现

（1）全身情况　由于致伤暴力强大，骨折疼痛剧烈，出血量多，常见面色苍白、头晕恶心、心悸脉速、血压下降、烦躁或神志淡漠等失血性休克表现。如合并颅脑、胸腹腔脏器损伤，则会出现昏迷、呼吸困难、紫绀、腹痛腹胀、腹膜刺激症状等。

（2）局部体征　骨盆处皮肤和软组织有挫伤、挤压伤痕或开放性伤口；腹股沟区、大腿近端、会阴、阴囊肿胀，皮下出血或血肿；触按髂嵴、耻骨支、耻骨联合、骶髂关节等处有压痛或骨擦音；下肢因疼痛而活动受限，被动活动下肢可使疼痛加重，无下肢损伤者出现两下肢不等长或有旋转畸形时，高度提示有骨盆损伤。

（3）特殊检查

①骨盆分离挤压试验：以两手分别置于髂前上棘处，向外后推压髂骨翼，或向前内挤压髂骨翼，出现疼痛为阳性，说明骨盆骨折，骨盆环完整性被破坏。

②"4"字试验：一侧下肢屈髋屈膝外展外旋，将踝外侧放置于对侧大腿下段前侧，呈"4"字状，向下按压屈曲的膝部，疼痛加重说明骶髂关节损伤。

③直腿抬高试验：患者自己缓慢将下肢平抬，引发骨盆部疼痛为阳性，对诊断骨盆骨折有很高的灵敏度。

④脐棘距：脐与两侧髂前上棘的距离不等长，较短的一侧为骶髂关节错位上移。

⑤肛门指诊：指套上有血迹，直肠前方饱满、张力大，或可触及骨折端，说明有直肠损伤，肛门指诊应作为骨盆骨折的常规检查。

⑥导尿检查：对耻骨支、耻骨联合损伤者，应常规做导尿检查。如导尿管无法插入及肛门指诊发现前列腺移位者，为尿道完全断裂。

⑦阴道检查：可发现阴道撕裂的部位和程度。对伴有泌尿生殖道和下消化道损伤的骨盆骨折，应视为开放性骨盆骨折，而不应混同于一般的闭合性骨盆骨折。

3．影像学检查

（1）X线检查　是诊断骨盆骨折的主要方法，对高能量损伤、多发性损伤者常规投照骨盆X线片，90%的骨盆骨折仅摄骨盆前后位X线片即可诊断，但对可疑的隐匿性骨折，可加特殊位置投照，以明确诊断。在阅读X线片时，要注意髂骨有无向内或向外旋转；双侧骶髂关节间隙是否对称，有否增宽或上移；骶骨孔结构变化；闭孔形状及是否双侧对称；耻骨联合处骨折或分离等。根据X线片表现可确定骨折类型。

①侧方压缩型：骨盆压缩变形，骨盆向健侧旋转，骨折端重叠，伤侧髂骨内旋，髂骨翼影像变窄，闭孔变大，耻骨联合向对侧移位，耻骨支骨折重叠。

②前后压缩型：骨盆张开，伤侧髋骨外翻外旋，髂骨翼影像变宽，闭孔变小，耻骨联合或耻骨断端互相分离，骶髂关节间隙增大，坐骨结节异常隆起，股骨外旋，严重者半侧骨盆

向上移位。

③垂直剪切型：伤侧半骨盆向上移位，耻骨联合及骶髂关节纵向脱位分离，无髂骨翼扭转变形。

（2）CT扫描 对判断骶髂关节脱位类型和程度、骶骨骨折和骨盆旋转移位有独到优势。应用螺旋CT三维重建技术可以清晰地显示损伤类型及病变与周围结构的立体关系，还可模拟复位，设计内固定安放位置和方向，具有很高的应用价值。

（3）数字减影技术（DSA） 对骨盆骨折并发大血管损伤特别适用，可发现并同时栓塞部分血管，既可明确出血原因及部位，又可起到治疗作用。

【治 疗】

1．早期救治 及时合理的早期救治是减轻伤员疼痛、控制出血、预防继发的血管神经损伤和休克等并发症的首要环节。应尽可能避免搬动伤员，以减少疼痛和对骨折的干扰。切忌在出现低血压等血流动力学不稳定的征象时，为了影像学检查和常规化验而来回搬动伤员，以免加重或加速休克的发生。

由于骨折处和盆内静脉损伤是出血的主要部位，在急诊室给予紧急复位并固定不稳定的骨盆，可明显减轻疼痛及减少骨盆容积，有助于压迫止血，是控制出血最迅速和最有效的方法。应根据骨折类型采用相应的复位方法，翻书型损伤将骨盆壁由外向中心"合书"挤压，侧方压缩型则将骨盆壁由内向外挤按，垂直剪力伤可通过下肢牵引、向远端推挤髂骨得到部分纠正。复位后利用外固定支架加以固定，翻书型损伤也可用骨盆兜捆绑固定。

抗休克裤有腹部和两下肢3个可充气的气囊，分别盘绕伤员腹部、骨盆和两个下肢，按照先下肢后腹部的顺序充气至40mmHg时，气囊即对相应部位施加压力，同时固定了骨盆并将肢体静脉血驱向躯干上部，增加了心、脑等生命器官的血液灌流，可收到固定骨盆、控制出血和抗休克三方面的效果。

2．手法复位外固定 应根据不同骨折类型选择复位及固定方法。由于患者翻身困难和在翻身时容易加重损伤，故最好在仰卧位进行复位。未影响骨盆环稳定的骨折，如耻骨支、坐骨支、髂骨翼的骨折，不需手法复位，仅需卧床休息2~3周，即可下地活动。

（1）翻书型损伤 由于没有垂直移位故不需牵引。术者用双手按住髂骨翼，自外上向内下推挤，使向外旋转移位的骨盆内聚复位（图9－118①）。复位后用骨盆兜悬吊固定。骨盆兜用厚帆布制成，长度以能盘绕两侧髂骨和臀部，宽度上抵髂骨翼，下达股骨大粗隆，悬吊重量以臀部抬高床面2~3cm为宜。由于骨盆兜持续产生使骨盆向中间内聚的力量，故维持复位的效果好。也可采用多头带将骨盆由后向前、由外向内兜起，两端布条在骨盆前方打结固定，兜布中间两条布带由大腿内侧绕至大腿前方与兜布下方的带条结扎在一起，以防兜布上移。固定的松紧度以骨折端相互接触、骶髂关节前方间隙消失为宜，过松则复位不良，过紧则骨折端容易重叠，导致骨盆狭窄。固定及悬吊时间为4~5周（图9－117）。

（2）侧方压缩型损伤 复位手法与"翻书型"相反，术者双手由内向外按压髂骨翼，以纠正骨盆向内移位，同时使用外固定器将骨盆向外撑开可以维持复位，固定时间同前（图9－118②）。此型损伤禁用骨盆兜等向内挤压的固定方法。

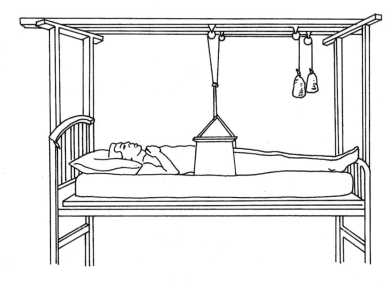

图 9 - 117　骨盆兜悬吊固定

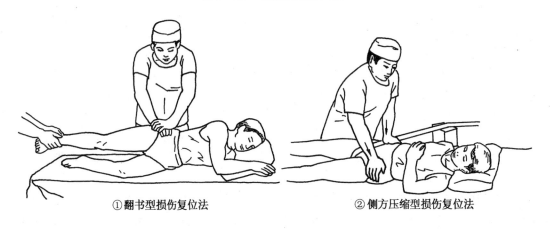

①翻书型损伤复位法　　　　　　　②侧方压缩型损伤复位法

图 9 - 118　骨盆骨折的整复手法

(3) 垂直剪切型损伤　单纯垂直剪力损伤者,可采用股骨髁上或胫骨结节持续牵引,术者用手置于伤侧髂嵴向足侧推动髂骨复位。如骶髂关节向后上脱位,则需手从背侧向前下推挤髂后上嵴,同时将下肢外旋才能复位。如合并骶髂关节外旋或内旋移位时,同时结合外固定架固定效果更好。

3．手术治疗　切开复位内固定可以使不稳定的骨折迅速获得稳定,其适应证以骶髂关节移位大于1cm,耻骨联合分离大于2.5cm的垂直不稳定型为主。主要针对骶髂关节脱位及附近骨折,前侧入路重建钢板固定,或后路骶骨棒或拉力螺钉固定,耻骨联合分离则选用下腹部弧形切口钢板固定。

4．骨盆外固定器固定　外固定器由针、针夹具和连接杆三部分组成。在髂前上棘后方3~5cm和6~10cm处的髂嵴局麻后,经皮在髂骨内外板之间用直径4~5mm螺纹针钻入4~5cm,用针夹把持住针尾,再用连接杆将两侧针夹连结成一体。在牵引和手法复位后,拧紧外固定器各固定旋钮，保持固定作用（图9－119）。外固定器使用简单，对旋转移位有可靠的纠正能力，能稳定骨折、减少骨盆容量和控制出血。由于它缺乏纠正垂直移位的作用力，故对垂直剪力损伤需结合骨牵引方能达到复位目的。在应用时应注意以下几点：①进针部位要准确，进针角度要依髂骨内外板的方向，保持钢针与躯干矢状面成15°～20°角，向内向下指向髋臼，深度应合适，以防针尖穿出或不牢固，在X线透视定位和监视下操作较为安全。②经临床检查及X线摄片证实复位满意后才能拧紧连接杆，如不满意应再进行调整。③固定期间要定期拍片及确保固定牢靠，防止固定针松动。④每日酒精消毒针眼皮肤，防止针道感染。

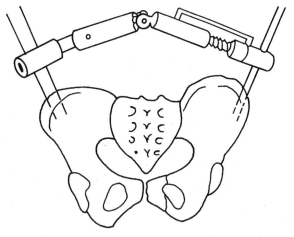

图9－119 骨盆外固定器固定

5．骨盆骨折主要并发症及其处理原则

（1）**失血性休克** 盆腔大出血主要由骨折端、盆腔静脉以及动脉损伤和膀胱直肠损伤引起，是骨盆骨折最常见、最紧急、最严重的并发症，是患者死亡的主要原因。严重骨盆骨折可在短时间内损失血容量的40%～50%，以低血压、脉速、冷汗、少尿等低血容量性休克为主要表现，在体表出现明显瘀血和血肿，并可形成腹膜后巨大血肿。需立即建立2～3条静脉通道，快速输入1500～2000ml晶体液和2～3单位红细胞悬液，以补充血容量，维持有效循环。及时固定骨折是控制出血的重要措施，且能有效止痛，但在治疗时往往忙于其他处理而忽视了这个问题，因此强调只要病情允许或在抗休克的同时进行骨折的复位与固定。对输血超过2000ml休克仍不见好转者，应做血管造影并同时行动脉栓塞。只有在动脉栓塞无法控制大出血而患者情况继续恶化者，或经手术探查找不到明确出血点但出血量很大时，方可考虑做髂内动脉结扎。原则上不可贸然打开后腹膜以免造成不可收拾的大出血，甚至造成患者死亡。

（2）**尿道损伤** 多由耻骨骨折引起，主要为撕裂伤，大多数发生于男性的后尿道。表现为虽有尿意但不能排出，尿潴留，尿道口流血或有血迹，会阴及下腹部胀痛，导尿管不能插入膀胱，无尿液流出或仅流出少量鲜血，肛门指诊发现前列腺升高，尿道逆行造影可见造影剂外溢。可行尿道会师术，对严重伤员，以耻骨上造瘘、延期尿道修复为主。

（3）**膀胱损伤** 骨折端刺破或在膀胱胀满时遭受挤压所致。伤后下腹部膀胱区疼痛，不能排尿，尿道口出血，可出现腹膜刺激症状。导尿管能顺利插入但未能引出尿液或仅有少量血性液体，自导尿管注入200～300ml无菌生理盐水，抽出的液体明显少于注入量时，提示膀胱损伤。膀胱造影有造影剂流出膀胱进入膀胱周围组织或腹腔，即可确诊。膀胱破裂应急诊手术修补。对于由耻骨联合分离或耻骨骨折引起的膀胱或后尿道损伤，在手术治疗下尿道损伤时应经同一切口行前环复位内固定以防尿道再次损伤。

（4）**直肠损伤** 多为骶骨骨折直接刺伤，少数可因骶骨、坐骨骨折移位使之撕裂所致。表现为肛门出血、下腹部疼痛和里急后重感。肛门指诊有血迹或可触及刺入直肠的骨折端。易导致弥漫性腹膜炎，处理不当，死亡率很高。应急诊手术修补裂口，常规结肠造瘘，直肠周围引流及使用有效抗生素。

（5）**神经损伤** 骨盆骨折并发神经损伤并不少见，但早期易被骨折症状所掩盖。多因神经走行部位的骨折牵拉、挫伤，或血肿机化压迫所致。临床表现为不完全感觉及运动障碍，男性可有阳痿。一般症状较轻微，可逐渐恢复，少数遗留永久症状。以处理骨折脱位、解除神经压迫为主。

【预防与护理】

骨盆骨折患者，特别是严重骨盆骨折合并出血较多者，尽量减少不必要的搬动，卧硬板床，减少骨折端活动与出血，休克患者应使用抗休克裤。对卧床患者要注意预防褥疮发生。

【临证备要】

严重外伤时，绝大多数并发有骨盆骨折，因此将骨盆骨折看作严重创伤的标志。骨盆损伤的严重危害除骨折的复杂性外，更重要的是因大出血和盆腔脏器损伤而导致的高死亡率，以及由于骨折复位不良引起的晚期后遗症。骨盆损伤救治应首先处理危及生命的损伤及并发症。采用简单有效的办法，对骨折及时复位、稳定固定，对于控制出血、减轻疼痛的重要作用已得到证实和重视，成为抗休克的重要措施之一。对于垂直不稳定骨盆损伤，牵引时间不够、牵引重量不足是引起再移位的主要原因。现多主张在保证生命安全的前提下，于伤后1～2周行手术治疗，尤以前路钢板固定较为可靠。

古 籍 选 萃

明·朱橚《普济方》："凡臀左右跌出骨者，右入左，左入右，用脚踏进，搏按平正，用药。如跌入内，令患人盘脚，按其肩头，医用膝抵入，虽大痛一时无妨。整顿平正，却用贴药，只宜仰卧，未可翻卧，大动后恐成损患。"

第五节 骨 骺 损 伤

儿童的四肢长骨干骺端与骨骺之间有一盘状软骨结构，称为骺板。骨骺是儿童出生后在不同的时间内出现的二次骨化中心，骨骺和骺板都是未成熟的四肢长骨的生长区域，也是儿童骨骼的最薄弱和最易骨折的部位。骨骺损伤后可引起肢体的生长障碍，导致肢体短缩或关节畸形。

【解剖结构】

1. 骨骺 胚胎第8周时，长骨中段软骨干随着血管的长入而首先骨化，形成初级骨化中心，并逐渐沿其纵轴向两端扩展而成骨干，其两端形成膨大的骨骺端。在骨骺端的远侧及近侧，存在着尚未骨化的软骨组织，称为骺软骨。长骨两骨骺端的骺软骨在出生后数年内相继骨化，称为二次骨化中心。骨骺软骨自中心向外连续不断的成骨活动，使其不断增大，骨化成分持续增加，而软骨成分逐渐减少，至青春期后整个骨骺仅关节面保留一薄层关节软骨。随着骨化中心向骨干方向增长，使骨干不断加长，骺板部分也由初期的球状逐渐变为圆盘状，成为化骨核与干骺端的分界线。根据骨骺所在部位及生理功能，可将其分为压力性骨骺和牵拉性骨骺两种，前者在四肢关节部直接承受并向骨干传导应力，是四肢骨的纵向生长区，后者为肌肉或肌腱附着部，常因肌肉牵拉而撕脱损伤。

2．骺板 也称为生长板，是位于骨骺与长骨干骺端之间的扁平状软骨结构，是通过软骨内化骨使骨干不断纵向生长的主要结构。它由透明软骨构成，在光镜下观察骺板的纵切面，从骨骺向干骺端依次分为静止细胞层、增殖细胞层、肥大细胞层和软骨内骨化层。由于肥大细胞层软骨基质少，强度最低，故为外伤性骨骺分离的恒定发生区域。骺板与干骺端呈波纹状凹凸嵌合，有小乳突状结构突入干骺端，使得它们之间的连接更加紧密和牢固，从而增加了骺板的内部稳定性。

3．干骺端 是骨干两端不同形状的扩张部分，主要为松质骨成分，外被一较薄的皮质骨，多孔性和含水量高的特点使得干骺端在受力时具有良好的减震和能量吸收能力，有助于避免损伤的发生。但是，由于干骺端松质骨强度较低，在纵向传达外力作用下容易压缩皱褶，而呈特征性的"竹节样"骨折，在剪切和纵向传达外力的综合作用下，骨骺损伤移位也常合并干骺端松质骨骨折。

4．骨骺的血液供应 有两种血供方式营养骨骺。一种是血管经附着在骨骺上的软组织直接进入骨骺，而且进入的血管往往是数条，在骨骺分离时，血管不易损伤。另一种是整个骨骺在关节内，血管通过紧贴骺板边缘的关节软骨进入骨骺，股骨头和桡骨头骨骺属于此类，一旦骨骺分离，血管常遭破坏，引起骨骺和骺板缺血。骨骺动脉的分支可穿过骺板进入增殖细胞层，为软骨提供营养，所以骨骺的血供破坏，能直接影响骺板细胞的增殖能力。骨干干骺动脉的终末支能进入骺板的软骨内骨化层，促进新骨沉积，有利于软骨内化骨过程的顺利完成，此组血管损伤可影响软骨基质的钙化。

5．骨化中心出现与融合年龄 骨化中心的出现与融合有一定的时间顺序及规律，但在不同性别和个体之间存在正常差异。一般来说，女性比男性发育早1～3年，个体间差异可达4～5年，骨化早的骨化中心正常差异范围较小，反之则较大。生长期完成后骺板变薄成为骺线直至最后消失，完成骨骺与干骺端的融合。骨骺正常融合多在青春期后，骨化中心出现越早、生长潜力越大的骨骺融合也越晚，如股骨头骨化中心出现于出生后3～6个月，16～19岁才融合，而肱骨滑车骨骺9～10岁才出现，15～18岁即完成融合。大多数骨骺在14～20岁间融合，个体之间正常差异可达5～6年。四肢长骨骨骺的不断骨化，使得长骨不断延长，这种通过骺板软骨内化骨使骨在骺板方向增长的能力，称为骺板生长潜力，这种潜力在每个骨骼和各骨之间是固有和恒定的，从而保证了肢体能够按比例相称地发育。骨化越早的骨骺其骺板生长潜力越大。在上肢肩和腕部的骨骺生长潜力明显大于肘部，而在下肢则膝部生长潜力大于踝部，髋部最小。骺板损伤可引起生长障碍或紊乱，表现为生长迟缓、生长停止、生长不对称及过度生长。

由于腕部诸骨化中心均在出生后 1~10 年内相继骨化，时间相对比较恒定，个体之间正常差异范围小，因而常作为判断小儿骨发育情况和测定骨龄的指标。而髂骨嵴骨骺的出现，是发育进入青春期的标志，对于确定骨骼成熟度、预测脊柱侧凸进展和决定治疗措施非常重要。整个髂骨骨骺完全骨化，提示四肢及躯干骨骼发育成熟，身高基本定型。

【病因病机】

骨骺损伤多因摔倒时手掌撑地，或从高处跌落，足踝着地，暴力沿肢体传达，在受力最明显处产生损伤。由于关节囊及韧带的强度远大于骺板，当作用于关节部位的暴力尚不足以引起韧带及关节囊损伤之前，就已经超过骺板所能承受的限度，因而发生骨骺骨折。由于剪切应力作用，在骺板最薄弱的肥大细胞层发生损伤的几率较大，纵向传达暴力集中作用于骨骺时，可使骺板发生压缩损伤或通过骨骺－骺板－干骺端的损伤。根据外力作用的方式不同，损伤的类型和程度也有较大差别，通常采用 Salter－Harris 分类法，将骨骺损伤分为 6 种类型（图 9－120）。

1. **Ⅰ型** 骨折线通过骺板的肥大细胞层，此层软骨强度最弱，新生儿肱骨远端全骺分离、感染或佝偻病继发的病理性骨骺分离多属此型损伤。

2. **Ⅱ型** 与Ⅰ型损伤近似，骨折线主要通过骺板软骨肥大细胞层，到达骺板边缘之前折向干骺端，分离的骨骺侧带有小块干骺端骨片，骨片侧为软组织铰链所在，肱骨近端骨骺分离多属此型。

3. **Ⅲ型** 为关节内骨折，骨折线从关节面开始通过骨骺进入骺板软骨生长区与成熟区，然后 90°转弯沿肥大细胞层直达骺板边缘。此型损伤较少见，好发于胫骨两端骨骺。

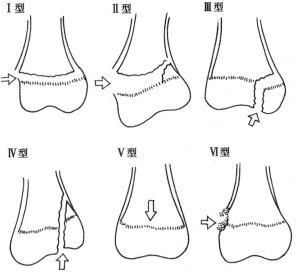

图 9-120　Salter－Harris 骨骺损伤分类法

4. **Ⅳ型** 亦为关节内骨折，骨折线开始于关节面，贯穿骨骺、骺板全层和干骺端三部分，肱骨外髁骨折和内髁骨折多属此型损伤。此型骨折不稳定，复位不良容易产生并发症。

5. **Ⅴ型** 乃垂直挤压暴力引起的骺板软骨压缩骨折，好发于膝部和踝部骨骺，X 线检查常无阳性发现，早期诊断困难，若与健侧对比可发现骺板厚度减小。由于软骨生长层细胞严重破坏和来自骨骺营养血管的广泛损伤，常导致骺板生长功能丧失，提前闭合。

6. **Ⅵ型** 此为骺板软骨膜环或 Ranvier 软骨膜沟损伤，常见于踝部交通碾压伤。X 线检查显示骺板边缘骨折或缺损，骨折常涉及邻近骨骺和干骺端，造成畸形。

由于损伤类型不同，骨骺损伤的愈合方式也有一定区别。骨骺的软骨损伤通过血肿机化，在损伤间隙处形成含有大量成纤维细胞和软骨细胞的软性骨痂，进一步软骨内化骨而愈合。在复位良好、骨折间隙很小时，软骨细胞的增殖和软骨基质的合成分泌使骨折愈合快而完善。当复位不良，骨折端存在较大间隙时，纤维性机化组织填充较多，软骨内化骨过程缓慢，易受到各种因素的干扰而发生永久性纤维连接，甚至不愈合，而累及干骺端的松质骨部分，通过膜内化骨产生骨痂愈合。

【诊 断】

1. 外伤史 由于儿童骺板的强度远不及韧带和关节囊坚强，所以儿童的四肢关节外伤，应首先考虑骨骺损伤。多为跑跳时摔倒致伤，由高处坠落伤、重物挤压伤则较少见。在轻微外力作用下发生的骺端损伤、骨骺滑脱等则多为如佝偻病、坏血病、成骨不全等病理性损害的结果。由于小儿表达能力的限制，病史的询问主要通过监护人加以了解，尤其应注意受伤经过和治疗情况。不注意病史的完整性和可靠性，就容易发生误诊和漏诊。

2. 临床表现 伤后患肢疼痛、肿胀、功能障碍，骨折移位明显时可见伤处畸形，甚至伴有血运障碍和神经损伤的表现。损伤较轻的患儿，可仅仅表现为肢体不敢活动，不能持物或负重，而局部肿胀和静止痛却不明显。检查时应仔细寻找压痛点，Ⅰ型损伤可在生长板水平发现环形触痛区，其他损伤则可在关节一侧出现固定性压痛或移位的骨折块，这是在检查一个不合作受伤儿童或婴幼儿时的诊断突破点，甚至是唯一的临床根据。由于骨骺在 X 线片上的显影不佳，临床检查甚至比 X 线片所提供的诊断线索更为确切。由于儿童关节脱位和韧带损伤极少发生，所以儿童关节部位损伤首先应考虑骨骺损伤，只有在大龄儿童膝关节骨骺分离时，为与侧副韧带断裂相鉴别才需行侧方应力试验，在应力位拍片以观察关节间隙变化或骨骺移位情况。

3. X线检查 常规行正侧位 X 线摄片，必要时加照斜位及正常肢体作为对照。骨骺损伤的 X 线特征是：

(1) 化骨核 骨骺在 X 片上可显影的部分只是其骨化了的部分，即化骨核，当化骨核的位置发生了变化就意味着骨骺发生了移位。由于化骨核周围包绕着较其大几倍的骺软骨是不显影的，因此 X 线片上所能看到的骨块影像要比实际"骨块"小。损伤距化骨核出现的时间越近，这种差别就越大。

(2) 干骺端骨折片 干骺端的三角形或片状骨折影，是Ⅱ型和Ⅳ型骨骺损伤的特征，也是作出诊断的重要线索。Ⅱ型损伤骨折片与骨膜相连，移位较小，Ⅳ型损伤骨折片长，骨膜断裂明显，故与干骺端分离较大。骨折片移位越大，说明损伤的骨骺移位越大。

(3) 骺板宽度改变 骺板一侧遭到纵向挤压时，其骺板宽度可被压缩而变窄，而骺板遭到牵拉外力或在成角的张力侧时，骺板可增宽分离，当一侧被挤压而对侧呈现张力时，两种情况同时显现。

(4) 关节骨端与邻近骨干的相互关系 Ⅰ、Ⅱ型损伤骨骺与干骺端分离，而与相对应关节的关系正常。Ⅲ、Ⅳ型损伤骨骺和其相对应的关节骨端关系异常。如果Ⅲ、Ⅳ型损伤同时合并关节脱位，则同时伴有形成关节的骨端及相邻骨干的相互关系异常。Ⅴ型损伤只发生骺板厚度的改变，无其他关系异常。

(5) 注意副骨化中心的存在 在正常骨化中心的邻近出现另外的骨化中心，是一种解剖变异。其 X 线特点是边缘光滑、间隙对称、密度均匀，无骨皮质断裂，应注意结合病史及体征加以鉴别。

【治　疗】

1. 根据骨折的类型决定治疗方法 Ⅰ、Ⅱ型损伤以闭合复位夹板固定为主。个别不稳定骨折或因有软组织嵌入断端而复位失败者，需手术治疗。Ⅲ、Ⅳ型损伤要求解剖对位，使关节面光滑平整，防止肢体发育障碍，故需手术治疗。

2. 尽可能避免加重损伤 骨骺软骨强度低，不能耐受挤压，粗暴的强力整复或手术中用器械撬压骺板复位等，均可造成医源性骨骺损伤。手法复位时，需要充分麻醉，使肌肉完全放松，重叠骨端得到完全牵开，使骨骺端在"不接触"的状态下得到整复。手术内固定时应注意选择细克氏针避开骺板插入，或尽量垂直骺板插入，切勿横向穿过骺板。

3. 固定时间不宜过长 骨骺损伤愈合较快，约需 3~4 周即可，固定时间不需过分延长，以避免关节僵硬。但Ⅳ型损伤骨折不稳定，易移位而影响愈合，故需拍片证实骨折已愈合后才能去除固定。固定去除后需加强关节功能锻炼，下肢应延后负重时间。

4. 定期随访，密切观察 由于骨骺损伤可导致骨骼生长障碍，其发生时间早晚不一，所以骨骺损伤的患儿，应在 2 年内密切观察，每 4 个月拍片一次，以后 1~2 年拍片一次，直至骨骺成熟为止。

【预防与护理】

由于骨骺损伤可导致骨骼生长障碍，其发生时间早晚不一，所以骨骺损伤的患儿，应在 2 年内密切观察，每 4 个月拍片 1 次，以后 1~2 年拍片一次，直至骨骺成熟为止。应告戒患儿家长保护好影像学资料并进行长期随访。

【临证备要】

由于骺软骨的存在，X 线显影部分不能代表骨骺的整体，临床上最易发生诊断上的错误和对预后估计不足。骨骺损伤有其独特的治疗要求，通常应用于成人关节内骨折的固定方法，却不能用于儿童骨骺损伤。儿童关节部位的损伤应首先考虑骨骺损伤，关节脱位和韧带断裂则极为罕见。应重视外伤史和仔细查体，结合 X 线表现，以作出正确诊断。骨骺损伤大多数经功能复位、夹板或石膏固定，即可获得满意疗效，不能为了追求解剖复位而反复粗暴手法整复或手术。只有对Ⅲ、Ⅳ型骨骺损伤、开放性骨折、多发性损伤、股骨头骨骺分离、桡骨头骨骺分离等才采用手术治疗。骨骺损伤容易引起肢体发育障碍，应使患儿家长了解长期随访的重要性。其预后与损伤的类型、受伤的年龄、受伤部位、骨骺的血运以及治疗因素等有关。受伤年龄小、骨骺血供破坏大、开放性损伤，以及Ⅳ型、Ⅴ型损伤预后多差。

第十章

脱　位

第一节　脱位概论

　　凡构成关节的骨端关节面脱离正常位置，引起关节功能障碍者，称为脱位。关节脱位多发生在活动范围较大、活动较频繁的关节。在大关节脱位中，以肩关节为最多，其次为肘关节、髋关节及颞颌关节。历代有"脱臼"、"出臼"、"脱骱"、"脱髎"、"骨错"等多种称谓。晋·葛洪《肘后救卒方》记载了"失欠颌车"（《备急千金要方》作"颊车"），即颞颌关节脱位。唐·蔺道人《仙授理伤续断秘方》首次描述了髋关节脱位，将其分为"从裆内出"（前脱位）和"从臀上出"（后脱位）两种类型，利用手牵足蹬法进行复位，并介绍了"肩甲骨出"（肩关节脱位）的椅背复位法。元·危亦林《世医得效方》提出："凡脚手各有六出臼"，还详细描述"整顿"（整复）手法，说明中医学对脱位及其治疗方法早就积累了丰富的经验。

　　一个关节是否易发生脱位，除因外力作用的方向以及受伤时关节所处的位置外，主要决定于受伤关节的解剖特点。不同类型关节的稳定程度，因其关节臼窝深浅及关节周围韧带强弱而有所不同。例如髋关节的臼窝较深，可容纳大部分股骨头，接触面积大，而且周围韧带坚强，故甚为稳定，不易脱位。而肩关节的关节盂小而浅，肱骨头主要由关节唇及关节囊所包绕，周围韧带较薄弱，故不甚稳定，易于脱位。

　　每个关节都包括关节面、关节囊和关节腔三种基本结构。构成关节的骨端接触面，即关节面，上面覆盖光滑的透明软骨和纤维软骨。关节囊的内层是滑膜，能分泌滑液，以润滑关节，减少关节运动时的摩擦，并营养关节面；外层由坚韧而富于弹性的纤维层构成，既起连接作用，又可稳定骨端，有利于关节的正常运动。关节腔是关节囊内两骨端间的腔隙。

　　关节的稳定和平衡主要依靠骨骼、韧带和肌肉维持。骨骼和韧带维持静力平衡，肌肉起动力平衡作用。当外来暴力超过维持关节稳定因素的生理保护限度，构成关节的骨端即可突破其结构的薄弱点而发生脱位。从关节类型看，杵臼关节较其他形式的关节更为稳定，如髋关节。韧带参与维持关节在运动状态下的稳定性，使关节的活动保持在正常的生理范围内。如膝、肘关节伸直时，两侧副韧带紧张，以限制非生理性的内收、外展活动。四肢大部分肌肉的肌腹或腱性部分通过一个关节或两个关节，但其主要作用是维持关节的动力平衡，即通过肌肉间的拮抗和协同作用来维持关节的稳定。例如，股四头肌中的股直肌、股中间肌、股外侧肌的作用方向与髌韧带不在一条直线上，髌骨有向外脱位的倾向，但因股内侧肌有向上方牵拉的作用力，可使髌骨维持在正常位置。各关节的结构特点不同，故维持稳定的条件亦不同。某一结构的稳定性不足，可通过其他结构的强化而得到补偿。如膝关节，胫骨上端关节面（胫骨平台）近似在一个水平面上，股骨内外侧髁关节面则向下、向后凸，单从骨性结构看，该关节不稳定，但膝关节周围有韧带、肌肉（腱）保护，关节内还有滑液囊、关节内韧带、半月板等辅助结构，故可增强关节的稳定性和活动功能。因此，只有对关节的稳定和不稳定因素进行综合分析，才能进一步探讨脱位的发病机制。

一、病因病机

（一）外因

损伤性脱位多由直接或间接暴力作用所致。其中间接暴力（传达、杠杆、扭转暴力等）引起者较多见。如患者在肩关节外展、外旋和后伸位跌倒时，不论是手掌或肘部着地，地面的反作用力都可向上传导，引起肩关节前脱位。当髋关节屈曲90°时，如果膝前方遭受暴力作用，则可造成髋关节后脱位。不论跌仆、挤压、扭转、冲撞、坠堕等损伤，只要外力达到一定程度，超过关节所能承受的应力，就能破坏关节的正常结构，使组成关节的骨端运动超过正常范围而引起脱位。

（二）内因

1．生理特点 主要与年龄、性别、体质、局部解剖结构特点等有关。如儿童因体重轻，关节软骨富有弹性，缓冲作用大，关节周围韧带和关节囊柔软而不易撕裂，虽遭受暴力，但不易脱位（小儿桡骨头半脱位例外）。

2．病理因素 先天性关节发育不良，体质虚弱，关节囊和关节周围韧带松弛，较易发生脱位，如先天性髋关节脱位。过度膝外翻及股骨外侧髁发育不良等，是髌骨习惯性脱位的病理基础。关节内病变或近关节的病变，可引起骨端或关节面损坏，引起病理性关节脱位。如化脓性关节炎、骨髓炎、骨关节结核等疾病的中、后期，可并发关节脱位。习惯性脱位因关节囊和关节周围其他装置的损坏未得到修复，而变得薄弱，受轻微外力，即可发生关节脱位。

二、分类

（一）按产生脱位的病因分类

1．外伤性脱位 正常关节因遭受暴力而引起脱位者。临床上最常见。

2．病理性脱位 关节结构被病变破坏而产生脱位者。

3．习惯性脱位 反复多次脱位者，称为习惯性脱位。大多数第一次脱位时皆有明显外伤史，但以后的每次脱位，其外力甚为轻微，或不是因外伤所致，而是在关节活动时，由于肌肉收缩使原来已不稳定的关节突然发生脱位，这种脱位最常见于肩关节和髌骨。

4．先天性脱位 因胚胎发育异常，导致先天性骨关节发育不良而发生脱位者。如先天性髋关节脱位、先天性髌骨脱位及先天性膝关节脱位。

（二）按脱位的方向分类

分为前脱位、后脱位、上脱位、下脱位及中心性脱位。如肩关节脱位时按脱位后肱骨头所在的位置可分为前脱位、后脱位；髋关节脱位时，按股骨头所在位置可分为前脱位、后脱位及中心性脱位。四肢及颞颌关节脱位以远端骨端移位方向为准，脊柱脱位则以上段椎体移位方向而定。

（三）按脱位的时间分类

分为新鲜脱位和陈旧性脱位。一般来说，脱位在2～3周以内者为新鲜脱位，发生在2～3周以上者，称为陈旧性脱位。

（四）按脱位程度分类

1. 完全脱位 组成关节的各骨端关节面完全脱出，互不接触。

2. 不完全脱位 又称半脱位，即组成关节的各骨端关节部分脱出，部分仍互相接触。

3. 单纯性脱位 系指无合并症的脱位。

4. 复杂性脱位 脱位合并骨折，或血管、神经、内脏损伤者。

（五）按脱位是否有创口与外界相通分类

分为开放性脱位和闭合性脱位。

三、诊断

关节脱位的诊断，主要根据临床症状、体征及X线摄片。

（一）一般症状

1. 疼痛和压痛 关节局部出现不同程度的疼痛，活动时疼痛加剧。单纯关节脱位的压痛一般较广泛，不像骨折的压痛点明显。

2. 肿胀 单纯性关节脱位，肿胀多不严重，且较局限。合并骨折时，多有严重肿胀，伴有皮下瘀斑，甚至出现张力性水疱。

3. 功能障碍 任何已脱位的关节，都将完全丧失或大部丧失其运动功能，包括主动运动和被动运动，有时可影响到协同关节的运动，如踝关节脱位后，会影响距下关节的运动。

（二）特有体征

1. 关节畸形 关节脱位后，骨端脱离了正常位置，关节骨性标志的正常关系发生改变，破坏了肢体原有轴线，与健侧对比不对称，因而发生畸形。如肩关节前脱位呈方肩畸形；肘关节后脱位呈靴样畸形；髋关节后脱位时，下肢呈屈曲、内收、内旋和短缩畸形等。

2. 关节盂空虚 构成关节的一侧骨端部分，完全脱离了关节盂，造成关节盂空虚，表浅关节比较容易触摸辨别。如肩关节脱位后，肱骨头完全离开关节盂，肩峰下出现凹陷，触摸时有空虚感。

3．弹性固定 脱位后，骨端位置改变，关节周围未撕裂的肌肉痉挛、收缩，可将脱位后的骨端保持在特殊位置上，若对脱位关节做被动运动时，虽然有一定活动度，但有弹性阻力，当去除外力后，脱位的骨端又回复到原来的特殊位置。

4．脱出骨端 关节脱位后往往可以触扪到脱位的骨端，如肩关节前脱位，在喙突或锁骨下可扪及肱骨头；髋关节后脱位，在臀部可触到股骨头。

（三）X线检查

对于关节脱位，X线检查是必要的，无论在复位前或复位后都如此。其主要目的有：判断脱位的程度和方向、判断有无合并骨折、判断有无其他病理改变、检查关节复位和骨折复位是否完全。X线检查有指导手法复位的作用，如在术前未摄X线片，不了解脱位的程度、性质以及有无合并骨折或其他病理改变，则有可能发生复位手法上的错误，如合并的骨折复位不全或产生病理骨折等。若在术后未摄X线片，则可能对关节是否已经复位发生判断上的错误，甚至有骨折片嵌在关节内而未被发现。

四、脱位的并发症

组成关节的骨端移位可引起的其他组织损伤，有早期并发症和晚期并发症两种。

（一）早期并发症

1．骨折 脱位并发骨折可由以下因素引起：骨端的相互撞击，如髋关节后脱位并发髋臼后上缘骨折；肌肉强力收缩产生的撕裂性骨折，如肩关节脱位并发肱骨大结节撕脱性骨折。大多数骨折块不大，脱位整复成功后，骨折亦可随之复位。

2．神经损伤 多因暴力引起，系由脱位的骨端牵拉或压迫神经干而造成。如肩关节脱位时腋神经损伤；髋关节后脱位时，坐骨神经被股骨头压迫或牵拉等。脱位并发神经干损伤多为挫伤，极少数造成神经断裂。通常观察3个月左右，如神经功能无恢复迹象，应施行神经探查术。

3．血管损伤 系由脱位的骨端压迫、牵拉关节周围的重要血管引起。多为血管挫伤，亦可发生血管撕裂伤。如肩关节前脱位合并腋动脉损伤；肘关节后脱位，肱动脉受压的损伤；膝关节脱位，动脉遭到挤压而致的血运受阻等。这类血管损伤，多能随着关节的复位而逐渐恢复。复位成功后，肢体血运仍无改善，或发生大血管破裂者，应做急症处理，施行手术修补、断端吻合或结扎血管。

4．感染 多为开放性关节脱位未及时清创或清创不彻底所致。在清创以前，应做创口细菌培养和抗生素敏感试验。为了保护关节软骨，要严密缝合关节囊，关节腔内不放引流。

（二）晚期并发症

1．关节僵硬 关节内、外的血肿机化后，形成关节内滑膜反折等处粘连，以及关节囊及其周围的韧带、肌腱、肌肉等组织的挛缩，而发生关节僵硬。

2．骨化性肌炎 脱位时损伤了关节附近的骨膜并与周围血肿相沟通，随着血肿机化和骨样组织形成，可引起骨化性肌炎。好发于肘、膝、肩等处。

3．骨的缺血性坏死 因暴力致关节囊和关节内、外的韧带损伤，并且使这些组织内的血管遭到损伤，致骨的血液循环受到破坏，发生骨缺血性坏死。其好发部位有股骨头、腕舟骨、月骨、距骨等。

4．创伤性关节炎 由于关节软骨面被损伤，造成关节面不平整，或整复操作不当，关节之间关系未完全复原，日久导致部分关节面磨损，活动时引起疼痛。后期可发生关节退行性变和骨端边缘骨质增生。尤以膝关节多见。

五、治疗

脱位的治疗目的是恢复受损关节的正常解剖关系及功能。应根据脱位的不同原因、类型确定治疗方案。

（一）新鲜脱位的治疗

1．麻醉的应用 麻醉可使痉挛的肌肉松弛，便于整复成功，减轻患者痛苦。根据脱位关节的位置可选择全身麻醉、臂丛神经阻滞麻醉、硬膜外麻醉等。对于肌肉不紧张的新鲜脱位，不用麻醉亦可复位成功；或仅选用止痛剂、镇痛剂，即可进行复位。

2．整复方法 根据脱位的方向和骨端所处的位置，选用适当手法。手法操作时，术者与助手密切配合，动作宜稳健、准确、使用巧力，力争复位一次成功。进行脱位手法整复的原理为：

（1）**欲合先离** 通过术者与助手对抗牵引或持续骨牵引使之离而复合。牵引手法是其他整复手法的基础。

（2）**原路返回** 根据造成关节脱位的损伤机制，使脱出的骨端沿发病原路，通过关节囊破裂口送回正常位置。如肘关节后脱位，先使关节伸直牵引，冠状突离开鹰嘴窝越过滑车，屈曲肘关节即可复位。

（3）**杠杆作用** 通过拔伸、屈伸、提按、端挤等手法，利用杠杆原理，将脱位的骨端轻巧地回纳，并恢复关节面的正常关系。

3．手术治疗 如果经临床和X线检查，认为关节内有障碍，复位有困难，应考虑手术复位。如无手术禁忌证，早期手术应比晚期容易，效果也好。切开复位的适应证有：多次手法复位失败者；需行血管、神经探查者；有骨折片嵌入关节腔内无法解脱者；合并肌腱、韧带断裂，复位后可能产生关节不稳定者；开放性脱位需要手术清创者，可在清创同时切开复位。

4．固定 固定是脱位整复后巩固疗效的重要措施之一。将肢体固定在功能位或关节稳定的位置上，可减少出血，使损伤组织迅速修复，并可预防脱位复发、习惯性脱位以及骨化性肌炎。脱位固定的器材有牵引带、胶布、绷带、托板、三角巾、石膏等。一般脱位应固定2~3周，不宜过长，否则易发生组织粘连、关节僵硬，影响疗效。

5. 药物治疗

(1) 初期　伤后1~2周内，应以活血化瘀为主，佐以行气止痛，内服可选用活血止痛汤、云南白药等，外用药则可选用活血散、消肿止痛膏等。

(2) 中期　伤后2~3周，应以和营生新、接骨续筋为主。内服可选用壮筋养血汤等，外用药可选用接骨续筋药膏、舒筋活络药膏等。

(3) 后期　受伤3周以后，应补养气血、补益肝肾、强壮筋骨。内服可选用补肾壮筋汤等，外治可选用五加皮汤、海桐皮汤熏洗。

6. 练功活动　练功可促进血液循环，加快损伤组织的修复，预防肌肉萎缩、肌腱韧带挛缩、骨质疏松及关节僵硬等并发症的发生。练功活动范围由小到大，循序渐进，持之以恒，但又要防止活动过猛，尤其要避免粗暴的被动活动。

(二) 陈旧性脱位的治疗

关节脱位未能在伤后2~3周内复位，称之为陈旧性脱位。脱位日久，由于关节囊内、外血肿机化，瘢痕组织充填在关节腔内，关节周围软组织已粘连、挛缩，从而造成整复的困难。近年来以河南洛阳正骨医院为代表的学术思想，对陈旧性脱位的认识不断加深，整复技术水平有所提高，使陈旧性关节脱位的整复成功率上升，减少了肢体关节因伤致残和切开复位的机会。在临床上，应根据患者的年龄、脱位时间、临床症状和体征及解剖特点，严格掌握闭合整复的适应证和禁忌证。

1. 闭合整复

(1) 适应证　①3个月以内青壮年患者，单纯性陈旧性关节脱位，对工作影响较大，关节尚有一定活动范围；②X线片可见关节软骨面正常或接近正常；③X线片尚未发现关节有创伤性关节炎者。

(2) 禁忌证　①60岁以上老年患者，伴有骨质疏松或心血管疾病，如高血压、心脏病等；②关节脱位超过3~6个月，脱位之关节活动较小，甚至僵硬，或关节周围骨质过于疏松，因疤痕组织较多，关节粘连较重，闭合整复难以成功；③关节周围软组织内有明显的钙化，或已有骨化性肌炎者，或合并骨折，骨折块已畸形愈合。

(3) 整复前的准备　①详细了解患者的全身情况，充分估计患者能否耐受麻醉和手法整复的疼痛刺激；②认真检查患肢局部病变与X线片情况，为手法复位前后提供复位成功依据；③加强功能活动，应以主动和被动功能锻炼相结合，逐渐加大关节活动范围，结合肢体关节脱位时间长短、肌肉丰厚情况选择不同牵引，待关节周围软组织松弛后，再行手法复位；④中药熏洗并辅以按摩患部，使患部粘连、挛缩逐渐松解，防止复位时并发症出现，同时拟定相应的预防措施。

(4) 操作步骤　①麻醉：在陈旧性关节脱位的复位中占首要地位。只有不痛，肌肉韧带才会松弛，手法复位才易成功。②松解粘连：是脱位整复成功的关键。根据关节原有活动范围，充分进行旋转、拔伸，使受伤关节屈、伸、收、展、旋转等活动功能恢复到正常范围，或接近正常范围。在活动中动作由小到大，要稳健有力，慢而轻柔，反复摇晃，以达充分松解粘连之目的。③整复脱位：使脱出的骨端关节面重新回到关节囊破裂口的相对位置时，再进行复位，则成功率较高。若手法复位不能成功，再分析 X 线片，查找关节周围软组织情况，针对粘连部位，耐心手法剥离，切不可粗暴操作，勉强复位，防止造成血管、神经损伤等。

2. 手术治疗 几经手法复位失败，应考虑改用手术切开复位治疗。某些陈旧性脱位，由于患者年龄太大，关节软骨面已明显破坏及残缺，关节复位后功能不理想，可选择其他手术措施，如关节融合术、关节成形术、截骨术。

第二节 颞颌关节脱位

颞颌关节脱位，亦称下颌关节脱位，又称失欠颊车、落下颌、颌颊脱下，俗称吊下巴。颞颌关节是面部唯一能动关节。由下颌骨的一对髁状突和颞骨的一对下颌关节窝组成。髁状突和关节窝均在关节囊内，关节囊较薄弱而松弛，尤以关节囊的前壁为甚。在闭口时，髁状突位于下颌凹内；张口时，髁状突向前滑至关节结节之上，为一不稳定的位置。此时，如髁状突继续向前滑动，越过关节结节的最高峰，不能自动退回下颌凹内，即造成前脱位。该型较常见，而后方、外方和上方脱位都很少见。根据发病的时间分为新鲜性、陈旧性和习惯性脱位；根据脱位侧别分为单侧脱位和双侧脱位；根据髁状突脱出的位置分为前脱位和后脱位等。临床上最常见的是双侧前脱位。

【病因病机】

1. 过度张口 在大笑、打呵欠、拔牙时，下颌骨的髁状突可过度向前滑动，移位于关节结节的前方，即可引起该关节一侧或双侧前脱位。

2. 外力打击 在张口状态下，外力向前下方作用于下颌角或颏部，关节囊的侧壁韧带不能抗御外来暴力，则可形成单侧或双侧颞颌关节前脱位。

3. 杠杆作用 在单侧上下臼齿之间，咬食较大硬物时，硬物为支点，肌力拉动下颌体向前下滑动，多形成单侧前脱位。

4. 肝肾亏虚 《伤科汇纂·颊车骨》云："夫颌颊脱下，乃气虚不能收束关窍也。"老年人和久病体质虚弱者，均有程度不同的气血不足、肝肾虚损、筋肉失养、韧带松弛，因此容易发生习惯性颞颌关节脱位。

【诊 断】

多有过度张口或暴力打击等外伤史。

1. 双侧前脱位 局部酸痛，下颌骨下垂，向前突出。口不能张合，言语不清，口流涎唾。摸诊时在双侧耳屏前方可触及下颌关节凹陷，颧弓下方可触及下颌骨髁状突。

2. 单侧前脱位 口角歪斜，颏部也向前突出，并向健侧倾斜。在患侧颧弓下可触及下颌骨髁状突，在患侧耳屏前方可触及一凹陷。

【治　疗】

1. 整复方法

（1）双侧脱位口腔内复位法　患者坐位，助手立于后侧，扶住患者头部或将患者头枕部靠墙固定，术者站在患者面前，用无菌纱布包缠拇指，然后将双手拇指伸入到患者口腔内，指尖尽量置于两侧最后一个下臼齿的嚼面上，其余手指放于两侧下颌骨下缘，两拇指将臼齿向下按压，俟下颌骨移动时再向后推，余指协调地将下颌骨向上端送，听到滑入的响声，说明脱位已复入。与此同时，术者拇指迅速向两旁颊侧滑开，随即从口腔内退出（图 10 - 1）。

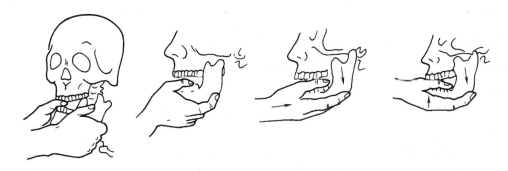

图 10 - 1　口腔内整复法

（2）单侧脱位口腔内复位法　患者坐位，术者位于患者旁侧，一手掌部按住健侧耳屏前方，将头部抱住固定，另一手拇指用纱布包缠好插入口内，按置于患侧下臼齿，其余 2 ~ 4 指托住下颌。操作时，2 ~ 4 指斜行上提，同时拇指用力向下推按，感觉有滑动响声，即已复位。

（3）口腔外复位法　术者站在患者前方，双手拇指分别置于患者两侧下颌体与下颌支前缘交界处，其余四指托住下颌体，然后双手拇指由轻而重向下按压，余指同时用力将下颌向后方推送，听到滑入关节之响声，说明脱位已整复。此法适于年老齿落者或习惯性脱位患者。

（4）软木复位法　如脱位 3 周后仍未整复者，为陈旧性脱位。因其周围的软组织已有程度不同的纤维性变，用上述方法整复比较困难者，可用此法。在局部麻醉下将高 2cm × 2cm 的软木块置于两侧下臼齿咬面上，然后上抬颏部，由于杠杆作用，可将髁状突向下方牵拉而滑入下颌窝内（图 10 - 2）。

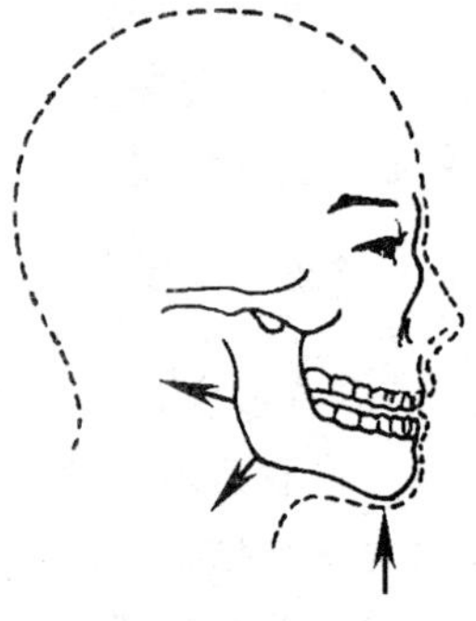

复位后若出现下列各项表现，则表明复位成功：①上颌上移或偏斜已得到纠正，口能闭合；②颏部前突消失，上下齿列或齿龈对齐；③颧弓下触不到高起的髁状突。

2. 固定方法　复位成功后，托住颏部，维持闭口位，用四头带兜住患者下颌部，四头分别在头顶上打结，固定时间 1 ~ 2 周。习惯性颞颌关节脱位固定时间为 2 ~ 3 周。其目的是维持复位后的位置，使被拉松拉长的关

图 10 - 2　软木整复法

节囊和韧带得到良好修复，防止再脱位。

3．药物治疗 初期应选用理气、活血、舒筋方剂，以促进气血运行、筋脉畅通，如复元活血汤等。中后期应选用补气血、益肝肾、壮筋骨的方剂，如壮筋养血汤、补肾壮筋汤等。

4．其他治疗

（1）硬化剂关节腔内注射法 习惯性脱位复位后可在局部浸润麻醉下，于张口位分别向两侧关节囊注入 5% 鱼肝油酸钠 0.5ml，经 2~3 次治疗，多可使关节囊纤维化和收缩，限制颞颌关节活动，预防再脱位。

（2）手术治疗 陈旧性脱位手法复位较为困难，若关节周围粘连严重，手法复位失败后，可行切开复位或髁状突切除术。

5．练功活动 在固定期间，经常主动做咬合锻炼，以增强咀嚼肌的牵拉力，医生在整复成功后，教会患者自行按摩，以双手拇指或中、食指放在翳风穴或下关穴上，轻柔按摩，以酸痛为度，每日 3~5 次，每次按揉 50~100 次，至痊愈为止，不可间断。

【预防与护理】

每天进行数次叩齿动作，使咀嚼肌得到运动，增强肌肉张力，以维持增强下颌关节的稳定。在固定期间，患者不应用力张口、大声讲话，宜吃软食，避免咬嚼硬食，四头带或绷带不宜捆扎过紧，应允许张口超过 1cm。

【临证备要】

颞颌关节是面部唯一能动关节，与饮食、语言、表情等活动密切相关，对人的生活极为重要。颞颌关节脱位临床以双侧前脱位较常见。该病好发于老年人和身体虚弱者。本脱位诊断较易，根据口角是否歪斜以及下颌有无偏歪可鉴别单、双侧脱位。复位时注意先用拇指下压，当髁状突滑过关节结节到达下颌关节窝前方时，再将下颌体向上方端托。复位后采取有效的固定和适当的练功活动对预防习惯性脱位极其重要，局部自我按摩也是行之有效的预防方法。习惯性脱位应适当延长固定时间。

古 籍 选 萃

唐·孙思邈《备急千金要方·七窍病》："治失欠颊车蹉开张不合方，一人以手指牵其颐（下颌骨）以渐推之，则复入矣。推当疾出指，恐误啮伤人指也。"

清·吴谦《医宗金鉴·正骨心法要旨》："凡治单脱者，用手法摘下不脱者，以两手捧下颏，稍外拽复向内托之，则双钩皆入上环矣。再以布自地阁缠绕头顶以固之，宜内服正骨紫金丹，外贴万灵膏。待能饮食后，去布，只用布兜其下颏，系于顶上，二三日可愈。若双脱者，治法同前。"

第三节　上肢脱位

肩关节脱位

　　肩关节脱位，亦称肩肱关节脱位，古称"肩胛骨出"、"肩髆骨出臼"或"肩骨脱臼"。肩关节是全身关节脱位中最常见的部位之一。肩关节由肱骨头及肩胛盂构成，肩胛盂小且浅，只占肱骨头关节面的 $1/4 \sim 1/3$，而肩关节囊松弛薄弱，前方尤为明显，这种结构为增大肩关节的活动度提供了良好的条件，但对关节的稳定则是不利因素。维持关节稳定的另一因素是肌肉的作用，如若肩部的主要肌肉麻痹或部分肌肉受损伤，肌力下降，可破坏关节的相对稳定性而致关节脱位。肩关节脱位好发于 $20 \sim 50$ 岁之间的男性。按肱骨头脱出方向分为前脱位和后脱位。前脱位包括喙突下脱位、锁骨下脱位、盂下脱位，严重者可脱位至胸内；后脱位包括肩峰下脱位、盂下脱位、肩胛冈下脱位。按脱位后时间的长短分为新鲜性脱位、陈旧性脱位和习惯性脱位。

【病因病机】

　　1．直接暴力　多因打击或冲撞等外力直接作用于肩关节而引起，但极少见。临床常见的是向后跌倒时，以肩部着地，或因来自后方的冲击力，使肱骨头向前脱位。

　　2．间接暴力　可分为传达暴力与杠杆作用力两种，临床最多见。

　　（1）传达暴力　患者侧向跌倒，上肢外展外旋，手掌着地，暴力由掌面沿肱骨纵轴向上传达到肱骨头。肱骨头冲破较薄弱的肩关节囊前壁，向前滑出至喙突下间隙，形成喙突下脱位，较为多见。若暴力继续向上传达，肱骨头可能被推至锁骨下部成为锁骨下前脱位，较为少见。

　　（2）杠杆作用力　当上肢过度高举、外旋、外展向下跌倒，肱骨颈受到肩峰冲击，成为杠杆支点，使肱骨头向前下部滑脱，先呈盂下脱位，因胸大肌和肩胛下肌的牵拉，肱骨头向后滑至肩前成喙突下脱位。

【诊　　断】

　　肩关节脱位有其特殊的典型体征。受伤后，局部疼痛、肿胀，肩部活动障碍。若伴有骨折，则疼痛、肿胀更甚。

　　1．前脱位　患者常以健手扶持患肢前臂，头倾向患侧以减轻肩部疼痛。上臂处轻度外展、前屈位。肩部失去正常圆钝平滑的曲线轮廓，形成"方肩"畸形。肩部软组织肿胀，肩峰至肱骨外上髁距离增长。患肩呈弹性固定状态，位于外展约 $30°$ 位，试图做任何方向的活动都可引起疼痛加重。触诊肩峰下空虚，常可在喙突下、腋窝处或锁骨下触到脱位的肱骨头。搭肩试验阳性。肩部正位和穿胸侧位 X 线摄片可确定诊断及其类型，并可以明确是否合并有骨折。

　　2．后脱位　肩关节后脱位是所有大关节脱位中最易误诊的一个损伤，较少见。肩关节后脱位大多数为肩峰下脱位，它没有前脱位时那样明显的方肩畸形及肩关节弹性交锁现象。

主要表现为有肩部前方暴力作用的病史，喙突突出明显，肩前部塌陷扁平，可在肩胛冈下触到突出的肱骨头，上臂呈现轻度外展及明显内旋畸形。肩部上下位（头脚位）X 线摄片可以明确显示肱骨头向后脱位。

3. 合并症

（1）肩袖损伤　肩关节本身疼痛和功能障碍，常常混淆和掩盖了肩袖损伤的体征，所以易造成漏诊。对于肱骨头移位明显的病例，如无大结节骨折，则应考虑肩袖损伤的可能。诊断不能明确时，可行肩关节造影，如发现造影剂漏入肩峰下滑囊，则证明已有肩袖撕裂。患肩不能自主外展，但在帮助下外展 30°～60°后，患肩又可继续上举，这是冈上肌肌腱断裂的特殊体征。

（2）肱骨大结节骨折　是肩关节脱位最常见的并发症。除肩关节脱位一般症状外，往往疼痛、肿胀较明显，可在肱骨头处扪及骨碎片及骨擦音。一般脱位后骨折块随着脱位的复位能自行复位，如仍有明显移位，必须另行复位。

（3）肱二头肌长头腱滑脱　临床上往往无明显症状，只是在整复脱位时，有软组织嵌插于关节盂与肱骨头之间而妨碍复位。

（4）血管、神经损伤　较容易遭受牵拉伤的是腋神经。腋神经损伤后，三角肌瘫痪，肩部前外、后侧的皮肤感觉消失。血管损伤则极少见，若肱动脉损伤，患肢前臂及手部发冷和紫绀，桡动脉搏动持续减弱或消失。

（5）肱骨外科颈骨折　合并肱骨外科颈骨折时，疼痛、肿胀更为严重。与单纯肩关节脱位不同的是上臂无固定外展畸形，有一定的活动度，并可闻及骨擦音，X 线摄片可以帮助诊断及了解骨折移位情况。

【治　疗】

对新鲜肩关节脱位，只要手法应用得当，一般都能成功。陈旧性脱位在 1 个月左右者，关节内外若无钙化影，亦可采用手法复位。若手法复位失败及习惯性肩关节脱位者，应考虑手术治疗。

1. 整复方法

（1）牵引推拿法　患者仰卧，用布带绕过胸部，一助手向健侧牵拉，另一助手用布带绕过腋下向上向外牵引，第三助手紧握患肢腕部向下牵引，向外旋转，并内收患肢。三助手同时徐缓、持续不断地牵引，可使肱骨头自动复位。若不能复位，术者可用一手拇指或手掌根部由前上向外下，将肱骨头推入关节盂内。第三助手在牵引时，应多做旋转活动，一般均可复位（图 10 - 3）。

（2）手牵足蹬法　患者取仰卧位，以右肩为例，术者立于患侧，双手握住患肢腕部，右膝伸直用足蹬于患者腋下，顺势用力牵拉伤肢，持续 1～3 分钟，先外展、外旋，后内收、内旋，伤处有滑动感，即表明复位成功（图 10 - 4）。

（3）拔伸托入法　患者取坐位，第一助手立于患者健侧肩后，两手斜形环抱固定患者胸部，第二助手一手握患侧肘部，一手握腕上部，外展外旋患肢，向外下方牵引，用力由轻而重，持续 2～3 分钟，术者立于患肩外侧，两手拇指压其肩峰，其余手指插入腋窝内，在助手对抗牵引下，术者将肱骨头向外上方钩托，同时第二助手逐渐将患肢向内收、内旋位牵拉，直至肱骨头有回纳感觉，复位即告完成（图10-5）。

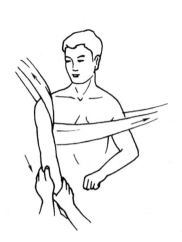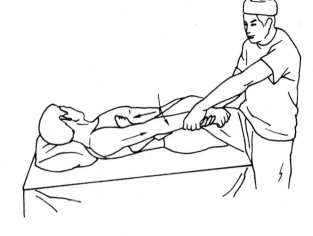

图10-3 牵引推拿法　　　　　　　　图10-4 手牵足蹬法

（4）**牵引回旋法**　患者取坐位或卧位（以右肩关节前脱位为例）。术者用右手握住患肢肘部，左手握住腕部，患肢屈肘90°位，先沿上臂畸形方向牵引，在维持牵引下，内收、外旋上臂，使肘关节贴近胸壁，至肘接近体中线时，内收上臂使患手搭于对侧肩上，复位即告成功。但年老体弱者慎用此法，以免并发骨折。

（5）**椅背复位法**　患者坐在靠背椅上，将患肢放在椅背外侧，腋肋紧靠椅背，用棉垫置于腋部，保护腋下血管、神经，一助手扶住患者和椅背，术者握住患肢，先外展、外旋牵引，再逐渐内收，并将患肢下垂，然后内旋屈肘，即可复位成功。此法是应用椅背作为杠杆支点整复肩关节脱位的方法，适用于肌力较弱的肩关节脱位者。

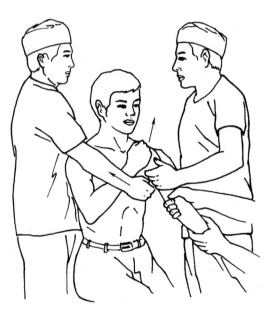

图10-5 拔伸托入法

（6）**悬吊复位法**　患者俯卧床上，患肢悬垂于床旁，根据患者肌肉发达程度，在患肢腕部系布带并悬挂2～5kg重物（不要以手提重物），依其自然位持续牵引15分钟左右，多可自动复位。有时术者需内收患肩或以双手自腋窝向外上方轻推肱骨头，或轻轻旋转上臂，肱骨头即可复位。此方法安全有效，对于老年患者尤为适宜（图10-6）。

复位后出现以下表现为复位成功：①搭肩试验阴性；②方肩畸形消失；③腋窝下、喙突下、锁骨下等部位摸不到肱骨头；④肩关节被动活动正常。

2．固定方法 一般采用胸壁绷带固定，将患侧上臂保持在内收、内旋位，肘关节屈曲 60°～90°，前臂依附胸前，用绷带将上臂固定在胸壁2～3周。一般原则是年龄越小，制动时间越倾向于较长。

3．手术治疗

（1）**适应证** ①多数新鲜肩关节脱位，都能通过手法复位，但遇到下列情况者，可考虑切开复位：合并肱二头肌长头腱向后滑脱、肱骨外科颈骨折、关节盂大块骨折、肱骨大结节骨折等，手法复位不能成功者；或脱位合并血管、神经损伤，临床症状明显者。②陈旧性脱位 6 个月以内的青壮年患者，或陈旧性脱位时间虽短，但合并有肱骨大结节骨折、肱骨颈骨折、腋部神经损伤以及闭合复位不成功的患者。手术

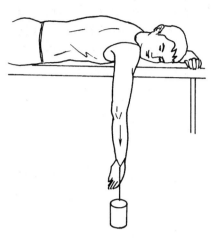

图 10－6 悬吊复位法

方式有切开复位、肱骨头切除术、人工肱骨头置换术和肩关节融合术等。

（2）**方法** 一般多采用肩前内侧入路，复位后修复盂唇及关节囊，注意检查有无肌腱断裂，并进行修复，缝合肱二头肌短头和喙肱肌，缝合创口。术后用外展架将肩关节固定于外展 60°，前屈 30°～45°位置，固定 3～4 周后进行功能锻炼。习惯性肩关节前脱位，手术方法以增强关节囊前壁、修复盂唇或行肱二头肌长头腱悬吊增强肱骨头稳定性为主要目的。

4．药物治疗 新鲜脱位，早期宜活血祛瘀、消肿止痛，内服舒筋活血汤、活血止痛汤等，外敷活血散、消肿止痛膏；中期肿痛减轻，宜舒筋活血、强壮筋骨，可内服壮筋养血汤、补肾壮筋汤等，外敷舒筋活络膏；后期体质虚弱者，可内服八珍汤、补中益气汤等，外洗方可选用苏木煎、上肢损伤洗方等，煎水熏洗患处，促进肩关节功能的恢复。

习惯性脱位，应内服补肝肾、壮筋骨的药物，如补肾壮筋汤、健步虎潜丸等。对于各种合并症，有骨折者，按骨折三期辨证用药；有合并神经损伤者，应加强祛风通络，用地龙、僵蚕、全蝎等；有合并血管损伤者，应加强活血祛瘀通络，可合用当归四逆汤加减。

5．陈旧性脱位的处理 陈旧性肩关节脱位的治疗因患者年龄、全身情况、脱位时间长短以及存在的症状和功能情况而有很大不同。老年患者脱位时间较长，无任何临床症状者，不采取任何治疗；年龄在 50 岁左右，体质强壮，脱位时间超过 2 个月以上，但肩关节外展达 70°～80°者，亦可仍顺其自然，不做治疗；年龄较轻，脱位时间超过 2～4 个月，但伴有骨折，或大量疤痕组织形成者，不宜采用手法复位，应切开复位。

（1）**功能治疗** 对于陈旧性肩关节脱位的治疗，医务人员和患者不要把复位作为唯一目标，而应以最后的功能恢复效果作为治疗的目的。对于年老体弱、骨质疏松或脱位时间超过 2 个月的中年以上的患者，可认为功能锻炼是一种积极有效的治疗方法。功能锻炼应循序渐进，活动量及活动范围逐渐加大，禁忌强力被动推拿按摩，以免增加创伤，影响功能恢复。

（2）**闭合复位** 适用于青壮年脱位在 1 个月以内，而又无骨折及神经血管受损等合并症者。脱位在 1～2 个月者也偶有成功的机会。复位时应采用全麻，以使肌肉完全松弛。复位

时必须先行手法松动肱骨头周围的粘连，一助手固定患者肩胛骨，另一助手握住患者前臂行牵引，术者握住患者上臂做轻轻摇动并旋转脱位的肱骨头，逐渐增大活动范围以松解肱骨头周围的粘连，随着周围粘连组织撕裂的响声，肱骨头的活动范围逐渐增大。维持牵引下拍摄X线片证实脱位的肱骨头已接近肩胛盂，肱骨头与肩胛盂间无骨性阻挡时，方可试行复位。复位手法要轻柔，禁用暴力和杠杆应力，以免造成骨折。

【预防与护理】

制动期间可行肘、腕、手的功能锻炼以及上肢肌肉的舒缩活动。去除固定后，开始练习肩关节功能锻炼。6周内禁止做强力外旋动作。对青少年患者，当脱位复位后，应接受严格制动3~4周，并按一定康复要求进行功能锻炼，不要过早参加剧烈活动。

【临证备要】

肩关节脱位以前脱位居多，尤其是喙突下脱位最常见，后脱位极少见。肩关节脱位的主要病理变化是关节囊撕裂和肱骨头移位。同时关节周围的软组织还可发生不同程度的损伤，或合并肩胛盂边缘骨折、肱骨头骨折与肱骨大结节骨折等。大结节骨折是最常见的并发症。方肩畸形、肩峰下空虚、弹性固定及搭肩试验阳性是特征性诊断。肩关节脱位复位方法较多，依脱位位置和患者具体情况而选择适当的、比较熟练的方法。复位的要领是：先牵引，再外展外旋，最后内收内旋。对陈旧性脱位处理困难，闭合复位时应严格掌握适应证和禁忌证，防止发生意外。对老年患者，以功能恢复为主，不可强求复位。

古 籍 选 萃

唐·蔺道人《仙授理伤续断秘方·医治整理补接次第口诀》："凡肩甲骨出，相度如何整。用椅当圈住胁，仍以软衣被盛簟，使一人捉定，两人拔伸，却坠下手腕，又着曲着手腕绢片缚之。"

明·朱橚《普济方·折伤门》："令患人服乌头散麻之，仰卧地上，左肩落者，用左脚蹬定，右肩落者，右脚蹬。用软绢如拳大，抵于腋窝内，用人脚蹬定，拿患者手腕近胁，用力倒身扯拽，可再用手按其肩上，用力往下推之。如骨入臼，用软绢卷如拳大，垫于腋下。"

清·胡廷光《伤科汇纂·髃骨》："肩膊骨出臼，如左手出者，医者以右手叉病人左手，如右手出者，医者以左手叉病人右手，却以手掌推其腋，用手略带伸其手，如骨向上，以手托上。"

肘关节脱位

肘关节脱位是最常见的脱位之一，多发生于青壮年，儿童与老年人少见。肘关节又是屈戌关节，由肱桡关节、肱尺关节及桡尺近侧关节组成，构成这3个关节的肱骨滑车、尺骨上端的半月切迹、肱骨小头、桡骨头共包在一个关节囊内，有一个共同的关节腔。肘关节囊的前后壁薄弱而松弛，但两侧的纤维层则增厚形成桡侧副韧带和尺侧副韧带，关节囊纤维层的环行纤维形成一坚强的桡骨环状韧带，包绕桡骨头。从整体来说，肘关节屈伸活动，是以肱尺关节为主，由肱桡关节和桡尺近侧关节的协调配合完成的。肘部的三点骨突标志是肱骨内、外上髁及尺骨鹰嘴。伸肘时这三点成一直线，屈肘时这三点形成一等边三角形，故又称

"肘后三角"。此三角关系可作判断肘关节脱位和肱骨髁上骨折的标志。

肘关节脱位按发病时间至整复时间，可分为新鲜及陈旧脱位。根据桡尺近侧关节与肱骨远端所处的位置可分为后脱位、前脱位、侧方脱位及分离脱位等。由于构成肘关节的肱骨下端呈内外宽厚、前后扁薄状，侧方有坚强的韧带保护，关节囊之前后都相对薄弱，尺骨冠突较鹰嘴小，对抗尺骨向后移位的能力要比对抗向前移位的能力差，所以肘关节后脱位远比其他方向的脱位多见。

【病因病机】

肘关节后脱位多因间接暴力（传达暴力或杠杆作用）所造成。患者跌倒时肘关节伸直前臂旋后位，手掌撑地，使肘关节过度后伸，以致鹰嘴尖端急骤撞击肱骨下端的鹰嘴窝，在肱尺关节处形成杠杆作用，使止于尺骨粗隆上的肱肌及肘关节囊的前壁被撕裂，肱骨下端向前移位，尺骨鹰嘴向后上移位，尺骨冠突和桡骨头同时滑向后方，形成肘关节后脱位。在引起肘关节后脱位的同时，由于暴力作用不同，可沿尺侧或桡侧向上传达，出现肘内翻或肘外翻，引起肘关节的尺、桡侧副韧带撕脱或断裂，尺骨鹰嘴和桡骨头除向后移位外，还同时向尺侧或桡侧移位，形成后内侧或后外侧脱位，骨端向桡侧严重移位者，可引起尺神经牵拉伤。偶尔可出现分离脱位，因肱骨下端脱位后插入尺桡骨之间，使尺桡骨分离。

肘关节前脱位极少见，若肘关节屈曲位跌仆，肘尖着地，暴力由后向前，先发生尺骨鹰嘴骨折，暴力继续作用，可将尺桡骨上部推移至肱骨下端的前方，成为肘关节前脱位。不合并鹰嘴骨折的前脱位较少见。

患者跌倒时，除具有后脱位的暴力外，同时伴有屈肌或伸肌的急骤收缩，可造成肱骨内上髁或外上髁的撕脱骨折。脱位时，肱三头肌腱和肱前肌腱被撕脱、剥离，韧带、关节囊均被撕裂，肘窝部形成血肿。若血肿纤维化，形成骨化性肌炎，将成为陈旧性肘关节脱位整复的最大困难。

【诊　断】

具有外伤史，肘部肿胀、疼痛、畸形、弹性固定、活动功能障碍。根据脱位类型不同，分述如下：

1．后脱位　肘关节呈弹性固定于45°左右的半屈曲位，呈靴状畸形，肘窝前饱满，可触到肱骨下端，肘后空虚凹陷，尺骨鹰嘴后凸，肘后三点骨性标志的关系发生改变，与健侧对比，前臂的掌侧明显缩短，关节的前后径增宽，左右径正常。

2．侧后方脱位　除具有后脱位的症状、体征外，可呈现肘内翻或肘外翻畸形，肘关节出现内收、外展等异常活动，肘部的左右径增宽。外侧脱位则前臂向外移位，肱骨髁明显突出，鹰嘴位于外髁后方，桡骨头突出。内侧移位者肱骨髁明显突出，尺骨鹰嘴、桡骨头向内侧移位。

3．前脱位　肘关节过伸，屈曲受限，肘窝部隆起，可触及脱出的尺桡骨上端，在肘后可触到肱骨下端及游离的尺骨鹰嘴骨折片。与健侧对比，前臂掌侧较健肢明显变长。肘关节正侧位 X 线片可明确脱位的类型，并证实有无并发骨折。

4．并发症

（1）早期并发症　肱骨内、外上髁撕脱骨折；尺骨冠状突骨折；桡骨头或桡骨颈骨折；肘内、外侧副韧带断裂；桡神经或尺神经牵拉性损伤；肱动、静脉压迫性损伤；前脱位并发鹰嘴骨折。

（2）后期并发症　侧副韧带骨化；损伤性骨化性肌炎；创伤性关节炎；肘关节僵直。

【治　　疗】

新鲜肘关节脱位应以手法整复为主，宜早期复位及固定。并发骨折者，应先整复脱位，然后处理骨折。陈旧性脱位，应力争手法复位，若复位失败，可根据实际情况考虑手术治疗。复位时可用局麻或臂丛麻醉。取仰卧位或坐位。

1．整复方法

（1）后脱位

①拔伸屈肘法：患者取坐位，助手立于患者背侧，以双手握其上臂，术者站在患者前面，以双手握住腕部，置前臂于旋后位，与助手相对牵引，3～5分钟后，术者以一手握腕部保持牵引，另一手的拇指抵住肱骨下端向后推按，其余四指置于鹰嘴处，向前端提，并缓慢地将肘关节屈曲，若闻及入臼声，则说明脱位已整复（图10-7）。

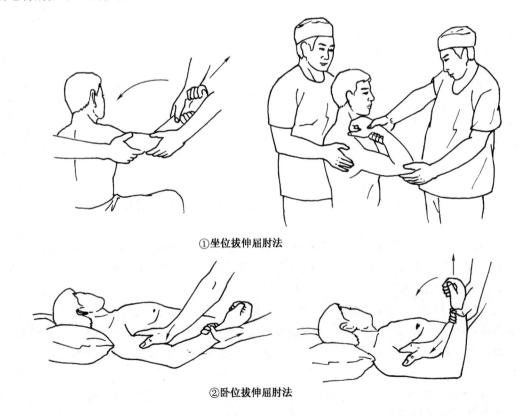

①坐位拔伸屈肘法

②卧位拔伸屈肘法

图 10-7　拔伸屈肘法

②膝顶复位法：患者取坐位，术者立于患侧前面，一手握其前臂，一手握住腕部，同时一足踏在凳面上，以膝顶在患侧肘窝内，先顺势拔伸，然后逐渐屈肘，有入臼声音，患侧手指可摸到同侧肩部，即为复位成功（图10-8）。

③推肘尖复位法：患者取坐位，一助手双手握其上臂，第二助手双手握腕部，术者立于患侧，双拇指置于鹰嘴尖部，其余手指环握前臂上段，先拉前臂向后侧，使冠突与肱骨下端分离，然后助手在相对牵引下，逐渐屈曲肘关节，同时术者由后向前下用力推鹰嘴，即可还纳鹰嘴窝而复位。

（2）侧后方脱位　外侧脱位者助手固定上臂，医者一手握腕部，使肘关节近于完全伸直位，另一手在尺骨上端向内挤压，前臂旋后，将外侧脱位变成后脱位，再按后脱位整复。内侧脱位复位时，将鹰嘴及桡骨头向后外挤压，使其变成后脱位，再按后脱位整复。

（3）前脱位　应遵循从哪个方向脱出，还从哪个方向回复的原则。如鹰嘴是从内向前脱出，复位时由前向后复位。术者一手握肘部，另一手握腕部，稍加牵引，保持患肢前臂旋内，同时在前臂上段向后加压，听到复位响声，即为复位成功。

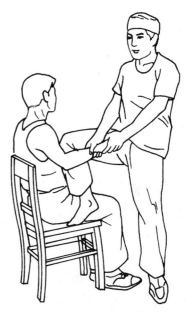

图10-8　膝顶复位法

2．固定方法　脱位复位后，一般用绷带做肘关节"8"字固定，1周后采用肘屈曲90°前臂中立位，三角巾悬吊或直角夹板固定，将前臂横放胸前，2周后去固定。合并骨折者，可加用夹板固定。亦可采用长臂石膏后托在功能位制动3周。

3．手术治疗　适用于闭合复位不成功者或伤后已数月且无骨化性肌炎和明显骨萎缩者。若脱位时间长，关节僵在非功能位，有明显功能障碍，此时关节软骨已变性及剥脱，不可能再行开放复位术，而患者之职业又要求有活动的肘关节，此时可做关节切除或成形术。人工关节置换术能恢复良好的关节活动并有适度的稳定性。习惯性肘关节脱位产生的原因有先天性关节囊松弛、鹰嘴发育不全、冠突骨折不愈合及后外侧脱位伴肱骨外上髁骨折不愈合等。其治疗应根据不同的病理变化采用不同疗法，如后外侧关节囊及侧副韧带紧缩术等。

4．药物治疗　复位后，可按损伤三期辨证施治。

【预防与护理】

固定期间，可做肩、腕及掌指关节的活动；去除固定后，积极进行肘关节的主动活动，以屈肘为主，因伸肘功能容易恢复。

【临证备要】

肘关节脱位临床最常见，在全身各大关节脱位中占1/2左右，居第1位。肘关节脱位后肘窝会形成血肿，该血肿容易骨化，成为整复最大的障碍，或影响复位后肘关节的功能。另外，肘关节脱位还可合并肱骨内上髁骨折，严重者可能合并血管神经损伤。后脱位复位比较简单，合并有骨折者，一般原则是先整复脱位，后整复骨折，再固定骨折。前脱位复位时应遵循从哪个方向脱出，还从哪个方向复回的原则。对内、外侧脱位，应先变成后脱位，再按后脱位处理。复位成功的标志是：肘关节主动或被动活动正常，手指能触摸到同侧肩峰，肘后三角关系正常。时间较短的陈旧性脱位以切开复位为宜，对时间较长的陈旧性脱位，当切开复位有困难时可考虑肘关节成形术。

古 籍 选 萃

清·吴谦《医宗金鉴·正骨心法要旨》："肘骨者，胳膊中节上、下支骨交接处也，俗名鹅鼻骨。若跌伤其肘尖向上突出，疼痛不止，汗出战栗，用手法翻其臂骨，拖肘骨令其合缝。其斜弯之筋，以手推摩，令其平复，虽即时能垂能举，仍当以养息为妙。"

清·胡廷光《伤科汇纂·肘骨》："两手肘骨出于白者，先服保命丹，后用药洗软筋骨。令患人仰卧，医者居其侧，……托其肘撑后，又用两指托其骨内，却试其曲肱，使屈伸两手、合掌并齐，方好摊膏贴之。"

小儿桡骨头半脱位

小儿桡骨头半脱位又称为"牵拉肘"。多发生在4岁以下的幼儿。因幼儿桡骨头发育不完全，头颈直径几乎相等，环状韧带比较松弛，所以在外力作用下，桡骨头易滑出导致环状韧带被卡住，发生半脱位。

【病因病机】

常由大人领着患儿走路，上台阶时，在跌倒瞬间猛然拉住患儿手臂而脱位。因为4岁以下的儿童，环状韧带较松弛，固定桡骨头的环状韧带远侧缘附着桡骨颈骨膜处部分较薄弱，桡骨头并非圆形，而是矢状面直径大于冠状面直径，当前臂旋前时桡骨头直径短的部分转至前后位，这时前臂受到牵引外力，桡骨头便自环状韧带的撕裂处脱出，肱桡关节间隙增大，关节内负压骤增，肘前关节囊及环状韧带被吸入关节内，并嵌在肱桡关节间。一般环状韧带滑脱不超过桡骨头的一半。

【诊　　断】

多有肘部的牵拉史。发病后患儿啼哭，拒绝活动患臂，穿脱衣服时啼哭不止，检查见患部多无肿胀、畸形，前臂常处于旋前位，不敢旋后，肘关节呈半屈曲位，桡骨头部位可有压痛。被动屈伸或旋转肘关节时疼痛加重。X线检查无异常表现。

【治　　疗】

不需麻醉，令其家人抱住患儿，术者一手握患儿腕部，一手拇指放在桡骨头处，并慢慢将前臂旋后，一般在旋后过程中常可复位。若仍不能复位，则可稍做牵引，至肘关节旋后位时，左拇指加压于桡骨头处，然后屈曲肘关节，常可感到轻微的入白感。或屈肘90°向旋后方向来回旋转前臂，亦可复位。

复位后幼儿疼痛即可解除，但由于疼痛的心理紧张并未消除，可在家人协助下，以物引诱幼儿上举患臂取物，如能上举至头高水平，则证明复位成功。

复位后无需特殊固定，悬吊屈肘功能位 1 周即可。对于反复多次发生脱位者，复位后患肢宜石膏托固定 2 周。

【预防与护理】

嘱家人在日常活动中避免牵拉患肢，穿、脱衣服时亦应多加注意，以免脱位再次发生。不需敷服药物，可适当固定，悬吊前臂 2～3 日即可。

【临证备要】

幼儿桡骨头虽大于桡骨颈，但头颈比例明显小于成年人，而且幼儿的环状韧带远侧缘相对松弛。这些可能是造成幼儿易发桡骨头半脱位的重要解剖因素。此外，幼儿桡骨上端后外侧部、头颈之间是呈坡状逐渐移行，环状韧带的外侧部最窄，其上部又有桡侧副韧带附着，限制它向远侧移位，因而突然牵引旋前的幼儿前臂，易导致桡骨头的半脱位。

腕 部 脱 位

腕关节包括桡腕关节、腕骨中间关节和下桡尺关节，是人体中结构最复杂的关节，这种复杂的结构，有利于手部功能的发挥。腕关节活动灵活，易受损伤而发生脱位。腕骨共 8 块，分为远近两排，由坚强的韧带相连，防止腕骨移动，腕关节韧带有两组，即外在韧带和内在韧带。外在韧带起于桡骨、尺骨和掌骨，止于腕骨，内在韧带起止均在腕骨。最重要的韧带是三角韧带，其起于头状骨，分别止于三角骨和舟状骨。腕部脱位多由直接暴力造成韧带损伤而发生，脱位后不易复位，复位后其位置亦不易保持。按脱位的机制可分为伸展型和屈曲型；按脱位的情况分为月骨脱位、舟骨月骨脱位、经舟骨月骨脱位、月骨周围腕骨脱位、舟骨月骨周围腕骨脱位、经舟骨月骨周围腕骨脱位。其中月骨脱位及月骨周围腕骨脱位占腕部损伤的 10%。

【病因病机】

若腕部处于极度背伸位，跌倒时以手着地，可致月骨向前倾而被挤出关节缝，向掌侧翻转脱出。背侧韧带断裂，致月骨的杯状面与头状面的关系失常而位于头状面之前，杯状面向前翻转，指向前方，形成月骨脱位。桡月掌侧韧带也可断裂，则影响月骨血液供应，容易引起缺血性坏死。若合并向尺侧倾斜及旋转时，可致腕舟骨和月骨一起向掌侧脱位，形成舟骨月骨脱位。若合并桡倾及旋转，可使腕舟骨撞击于桡骨茎突上致舟骨骨折，同时使舟骨的近半与月骨被挤出于腕关节的掌侧形成经舟骨月骨脱位。

腕关节背伸约 45°，以手着地，则暴力可直接推其余腕骨于月骨之后，桡月关系正常，则形成月骨周围腕骨背侧脱位。若同时向尺侧倾斜及旋转时，可致腕舟骨和月骨周围其他腕骨被推向背侧形成舟骨月骨周围腕骨背侧脱位。若同时向桡倾及旋转可使腕舟骨骨折后，舟骨远端骨折块同月骨周围其他腕骨被推向背侧，形成经舟骨月骨周围腕骨背侧脱位。

【诊　断】

一般多有外伤史，外伤后腕及手部肿胀、疼痛、压痛明显，腕部前后径增大、畸形，呈弹性固定，功能障碍。

1．月骨脱位　腕前可触及骨性突起，腕关节轻度背伸，手不能伸展，握拳时第 3 掌骨明显塌陷，常合并正中神经受压或刺激症状，可有桡侧 3 个半手指的感觉障碍或麻木刺痛。X 线片正位见月骨呈三角形，尖指向远端，三角的底向近端。侧位见桡、月、头骨三者关系失常，月骨已完全离开原位。头状骨不在月骨的杯状关节面内。月骨的杯形关节面空虚，指向掌侧的月骨的近侧面离开桡骨关系面，而指向背侧（图 10 - 9）。

2．月骨周围腕骨背侧脱位　腕关节背伸畸形、弹性固定，向桡侧偏移，腕部前侧凸起、背侧凹陷，畸形位于腕部，有时可有正中神经受压刺激症状，但无明显月骨脱位。X 线片正位见月骨外形和位置正常，处于原位，且与桡骨关节面的关系正常。其他腕骨与月骨的关系失常紊乱，并多向桡侧偏移。侧位见桡月关节正常，其他腕骨位于月骨背侧（或掌侧），特别以头状骨更加明显，成为诊断的标志，头状骨的近端不在月骨的杯状关节面内（图 10 - 10）。

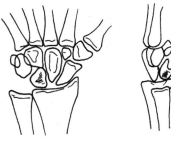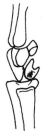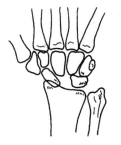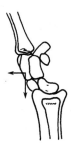

图 10 - 9　月骨前脱位 X 线片示意图　　　　图 10 - 10　月骨周围腕骨背侧脱位 X 线片示意图

3．经舟骨月骨脱位　症状与单纯月骨脱位相类似，尤以手鼻烟窝部压痛显著，且有空虚感。腕前骨突畸形面积大而宽，且有高低不平的骨错感。X 线片正位见月骨呈三角形，舟骨骨折，体部旋转分离。侧位见月骨与舟骨体部向掌侧脱位，与桡骨所构成的关节关系失常，其他同月骨脱出。

4．经舟骨月骨周围腕骨脱位　症状基本同月骨周围腕骨脱位，但腕鼻烟窝部压痛显著，且可触及骨错感及骨擦音。X 线片正位见舟骨骨折，月骨和舟骨体部与桡骨所构成的关节关系正常，其他腕骨和舟骨的远折块与月骨和舟骨的近块之间的关系紊乱，且多向桡侧偏移。侧位片见舟骨骨折，月骨和舟骨体部与桡骨远端关节面相吻合，唯舟骨的远折块和其他腕骨一致脱向月骨的背侧或掌侧，头状骨的近端不在月骨的杯状关节面内（图 10 - 11）。屈曲型脱位与此相反。

5．舟骨月骨脱位　症状与月骨脱位相似，唯腕前方可触及月骨和舟骨的骨性突起，且可合并正中神经的压迫和刺激症状。X 线正位片见舟骨、月骨与桡骨所构成的关节关系失

常，月骨呈三角形，连同舟骨旋转，侧位片见舟骨和月骨
与桡骨的远端关节面分离、旋转脱出于掌侧，其他腕骨的
关系正常，但与月骨和舟骨的关系失常。

6. 舟骨月骨周围腕骨脱位 症状与月骨周围腕骨脱位
相类似。X线片正位见舟骨和月骨与桡骨的关节面关系正
常，其他腕骨关系紊乱，且多偏向桡侧，侧位片见舟骨和
月骨与桡骨远端关节面关系正常，其他腕骨脱向背侧。屈
曲型脱位与此相反。

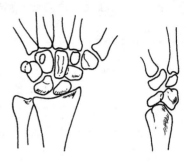

图 10－11　经舟骨月骨周围腕骨
脱位 X 线片示意图

【治　　疗】

1. 整复方法 月骨脱位复位时，患者坐位或仰卧位。一助手固定前臂，另一助手牵拉
患手，顺势背伸以扩大畸形，使掌侧关节间隙张开。术者站于患侧，用双手拇指按压杯状面
矫正其旋转，然后推月骨前缘向后，同时牵手的助手将腕关节掌屈，即可复位。舟骨月骨脱
位整复同月骨脱位，但牵患手时，应令其背伸与尺偏以扩大畸形。经舟骨月骨脱位复位也同
月骨脱位整复手法，但应将舟骨体部连同月骨一同整复，然后于腕关节前后左右加以推挤提
按，使舟骨骨折对位，促使其他腕骨之间严密对合。

月骨周围腕骨背侧脱位复位时，患者坐位或仰卧。助手固定前臂，掌心向下。术者站于
患侧，双手牵患手，先将腕关节顺势背伸牵引，以扩大畸形，使重叠和关节间的交锁分离，
头状骨的近端滑过月骨后缘；并以拇指扣住脱出的头状骨近端凹陷，其他四指端托腕的近
端，同时在牵拉的情况下使腕关节掌屈，即可复位。经舟骨月骨周围腕骨背侧脱位整复同月
骨周围腕骨背侧脱位，但脱位复位后，应再以推挤提按手法使舟骨骨折对位，和其他腕骨之
间严密对合。舟骨月骨周围腕骨背侧脱位的复位方法同月骨周围腕骨脱位，但牵患手时，应
令其背伸与尺偏以扩大畸形。

陈旧性脱位首先在麻醉下进行充分活筋，以分离粘连、缓解挛缩，然后按新鲜脱位的各
部位手法进行闭合手法复位。开放性脱位则在处理软组织损伤的同时在直视下复位。

2. 固定方法 腕关节伸展型脱位，复位后以腕关节塑形夹板将腕关节固定于掌屈位2～
3周。腕关节屈曲型脱位，复位后以腕关节塑形夹板将腕关节固定于背伸位 2～3 周。腕关
节脱位合并骨折者，特别是舟骨骨折，以塑形夹板固定 6～8 周，确定骨折愈合，解除固定。
陈旧性腕关节脱位固定 4 周左右。

3. 药物治疗

（1）外用药　复位后，外贴活血止痛膏，解除固定后，外擦展筋酊，并可配合药物熏
洗，以恢复其功能。

（2）内治法　早期应活血化瘀，消肿止痛，内服可选用舒筋活血汤等，解除固定后，可
内服壮筋养血汤或补肾壮筋汤。

【预防与护理】

复位固定后即应进行手指的屈伸活动及肩关节和肘关节的功能活动。解除固定后，做腕

关节的功能锻炼及按摩活筋，循序渐进，不能过于求速求快。

【临证备要】

在腕关节侧位片上，桡骨、月骨、头状骨排列在同一轴线上，多数人的轴线可以在同轴10°以内，认清桡、月、头状骨之间的关系是判断腕骨关节脱位类型的重要参考指征。当月骨脱位时，该轴线不再通过月骨而通过头状骨。当月骨周围脱位时，轴线不再通过头状骨而通过月骨。腕骨中央脱位时，此轴线既不通过月骨也不通过头状骨。其次，正常平行的腕骨关节间隙宽约 1～2mm，关节间隙消失或增宽，相应腕关节重叠或分离，也是腕骨脱位骨折的主要征象。腕关节脱位的种类繁多，病情复杂，临床上诊断相对困难，手法复位也相对困难，故在临床上应仔细读片，手法也应多操作。

古 籍 选 萃

清·钱秀昌《伤科补要·手腕骱》："腕骨，即掌骨，乃五指之本节也，俗名虎骨。其大小六枚，凑以成掌，非块然一骨也。其上并接臂、辅两骨之端，其外侧高骨俗名龙骨，能宛屈上下，故名腕。若手掌着地，只能伤腕，若手指着地，其指翻贴于臂者，腕缝必开，壅肿疼痛。先两手揉摩其腕，一手按住其骱，一手拔其指掌，掬转有声，活动，其骱复位。仍按摩其筋，必令调顺。然命脉之所，服宽筋散，需防着寒，得免酸疼之患。"

清·胡廷光《伤科汇纂》："手掌骨出白，不拘左右两手，倩傍人将患人身手扶住，若外出者，令其仰掌，医者用两手齐托伤处，两大拇指捺在骨陷之所，医者之掌复又压在患手之上擎住，尽力四指向上一拗，掌往下捺，微带拽势，则入窠白矣。"

清·赵濂《伤科大成》："手掌处腕骨被跌仆打伤，骱骨脱出者，腕缝必开，以两手先揉其腕，一手拿住其指，一手拿住其凹处，拔其手指，伸直手掌，曲起手骱，曲下一伸而上，骱内有响声，掌可活动，已复旧位。"

掌指关节脱位

掌指关节脱位是指近节指骨基底部脱离掌指关节向背侧移位。掌指关节由各掌骨头与相应近节指骨基底构成。拇掌指关节为屈戌型关节，可做屈伸运动。其他四指的掌指关节为球窝关节，能做屈、伸、内收、外展及环绕活动，但不能做回旋运动。掌指关节的两侧、背侧及掌侧均有韧带附着，加强关节稳定性。掌指关节脱位以拇指掌指关节脱位最多见，其次为食指掌指关节脱位，第 3～5 掌指关节脱位少见。按脱位的方向分背侧脱位和侧方脱位；按脱位的性质分一般性脱位和嵌卡性脱位。

【病因病机】

多由掌指关节过度背伸暴力引起，掌骨头穿破掌侧关节囊而脱出，故掌指关节脱位，多为背侧脱位。掌指关节脱位后，掌骨头向掌侧移位，近节指骨基底部向背侧移位，屈指肌腱被推向掌骨头尺侧，蚓状肌脱向桡侧，掌侧关节囊纤维板移至掌骨头背面，掌骨头掌侧被掌浅横韧带卡住，形成嵌卡性脱位。在关节极度过伸、扭转或侧方挤压外力作用时可造成指间关节脱位,有时伴有侧副韧带损伤,严重时侧副韧带断裂,或伴有撕脱骨折。

【诊　断】

脱位之关节梭形肿胀,疼痛,过度背伸畸形,呈弹性固定,自动屈伸活动障碍。在掌横纹处可触及高突的掌骨头。若指间关节脱位伴侧副韧带断裂,则有异常侧方活动。X线摄片检查可确诊。

【治　疗】

1. 整复方法　患者取坐位,助手固定患侧手腕部。术者一手握持伤指,并用拇、食二指捏住近节指骨,顺势向后下牵拉;同时用另一手握住手掌,并用拇指向背侧推按脱位的掌骨头。两手配合逐渐屈曲伤指的掌指关节,使其复位(图 10 - 12)。

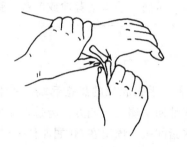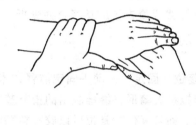

图 10 - 12　拇指掌指关节脱位整复方法

2. 切开复位内固定　对于嵌卡性脱位经手法治疗未能复位者可行切开复位。一般多用掌侧切口,沿关节脱位的远侧掌横纹做横行切口,注意勿损伤移位的血管神经束,切断掌浅横韧带,牵开掌骨头两侧的组织后即可暴露关节。脱位的掌侧板的两侧与掌深横韧带相连处,可能部分撕裂,如未撕裂或裂隙较小,可在此处做纵行切开,然后用小拉钩牵拉掌侧板绕过掌骨头,脱位的关节即随之复位。术后用背侧石膏托固定,防止过伸。

3. 药物治疗　内外用药参照腕部脱位。

【预防与护理】

脱位关节固定后,切忌触摸、揉捏、扭晃该关节,以免发生增生及粘连,致肿胀长期不消并遗留长期的功能障碍,并即应做未固定关节的功能锻炼。

【临证备要】

拇掌指关节为屈戌型关节,可做屈伸运动。其他四指的掌指关节为球窝关节,能做屈、伸、内收、外展及环绕活动,但不能做回旋运动。掌指关节脱位多为背侧脱位,脱位后掌骨头穿破掌侧关节囊而脱出。若掌骨头掌侧被掌浅横韧带卡住,可形成嵌卡性脱位,严重时侧副韧带断裂,或伴有撕脱骨折。一般的脱位处理简单,对于嵌卡性脱位经手法治疗未能复位者可行切开复位。

指间关节脱位

指间关节存在于各节指骨之间，该关节可做屈伸运动。指间关节脱位颇为多见，各手指的近侧或远侧指间关节都可发生，复位容易，但关节功能恢复较慢。

【病因病机】

指间关节脱位多因外力使关节极度过伸、扭转或侧方挤压造成关节囊破裂、侧副韧带撕裂而引起，甚至伴有指骨基底部小骨片撕脱。脱位的方向大多是远节指骨向背侧移位，同时向侧方偏移；向掌侧移位者极少见。

【诊　　断】

多有外伤史，外伤后手指肿胀、畸形、疼痛、压痛，手指呈背伸或侧弯，弹性固定，功能丧失。可拍 X 线片检查了解是否合并骨折。

【治　　疗】

1．**手法复位外固定**　一助手固定前臂，术者一手拉脱位的患指远端，一手持住近端指骨。先顺势牵拉扩大畸形，继推脱出的指节基底部向掌侧（或侧方）越过近端指骨的头部并屈患指间关节，即可复位。复位后以胶布粘贴将指间关节固定在 90°屈曲位 3 周。

2．**药物治疗**　内外用药参照腕部关节脱位。

【预防与护理】

早期需要重视患指以外的手指的功能锻炼，去固定后，可做患指的掌指关节和指间关节的主动屈伸活动，活动范围由小到大，逐渐进行，切忌用粗暴手法推拿。

【临证备要】

指间关节脱位颇为多见，各手指的近侧或远侧指间关节都可发生。脱位的方向大多是远节指骨向背侧移位。脱位后常伴有关节囊的撕裂伤，指间关节囊的修复比较缓慢，所以常需要 3～5 个月才能恢复，且有关节增粗、强硬、屈伸活动受限、疼痛等后遗症的出现。

第四节　下肢脱位

髋关节脱位

髋关节脱位常为强大暴力造成，故患者多为活动力强的青壮年男性。髋关节骨性结构由髋臼和股骨头组成。髋臼位于髋骨外侧中部，朝向前外下方。髋臼下缘之缺口，由位于髋臼切迹之间的横韧带弥补，使之成为完整的球窝。通过髋臼切迹与横韧带之间的小孔，股骨头圆韧带动脉进入股骨头。髋臼及横韧带四周镶以一圈关节盂缘软骨，借以增加髋臼深度。股骨头呈球状，其2/3纳入髋臼内。

除骨性稳定外，关节囊及周围韧带、肌肉对髋关节的稳定亦起重要作用。髋关节的关节囊坚韧，由浅层的纵行纤维及深层的横行纤维构成。关节囊的前后均有韧带加强，这些韧带与关节囊的纤维层紧密交错，以致不能互相分离。髂股韧带位于髋关节囊之前，呈倒"Y"型，位于股直肌深面，与关节囊前壁纤维层紧密相连。其尖端起于髂前下棘，向下分为两束，分别抵于转子间线的上部及下部。在伸髋及髋外旋时，该韧带紧张。在髋关节的所有动作中，除屈曲外，髂股韧带均保持一定紧张状态。髋关节脱位时，即以此韧带为支点，使患肢保持特有的姿势；而在整复髋关节脱位时，亦利用此韧带为支点复位。根据脱位后股骨头处在髂前上棘与坐骨结节连线的前、后位置，可分为前脱位、后脱位及中心性脱位。临床上以后脱位多见。

【病因病机】

直接暴力和间接暴力均可引起脱位，以间接暴力多见。髋关节结构稳定，一旦发生脱位，则说明外力相当强大，因而在脱位的同时，软组织损伤亦较严重，且往往合并其他部位多发损伤。本病多因车祸、塌方、堕坠等引起。

1. 后脱位 后脱位多因间接暴力所致。当髋屈曲，股骨干过度内收内旋，使股骨颈前缘紧抵髋臼前缘支点。此时，股骨头位于较薄弱的关节囊后下方，当受到前方来自腿部、膝前向后及后方作用于腰背部向前的暴力作用时，可使股骨头冲破关节囊而脱出髋臼，发生后脱位。来自膝前方的暴力可通过股骨干传递到股骨头，在造成髋臼或股骨头骨折后发生脱位。有时，特别强大的暴力可在造成脱位的同时造成股骨干骨折。发生时，多是先造成脱位，然后暴力或杠杆力继续作用于股骨干再造成骨折。由于髋关节屈曲的角度不同，股骨头冲破关节囊后所处的位置也不同。当髋关节屈曲小于90°时，发生髋骨部脱位较多；髋关节屈曲90°时，发生臼后方脱位较多，关节囊后下部撕裂，髂股韧带多保持完整；髋关节屈曲大于90°时，发生坐骨结节部脱位较多。髋关节后脱位时，股骨头圆韧带断裂，但髂股韧带仍可保持完整；使髋关节形成特有的屈髋、内收、内旋畸形。

2. 前脱位 当髋关节因外力极度外展、外旋时，大转子顶部与髋臼上缘接触，股骨头因受杠杆作用而被顶出髋臼，突破关节囊的前下方，形成前脱位。脱位后，股骨头若停留在耻骨支水平，则为耻骨部脱位，可引起股动、静脉受压而出现下肢血循环障碍；若股骨头停留在髋臼前方，则成为前方脱位；若股骨头停留在闭孔，则成为闭孔部脱位，可压迫闭孔神经而出现麻痹。

3. 中心性脱位 暴力从外侧作用于大转子外侧时，可传递到股骨头而冲击髋臼底部，引起臼底骨折。当暴力继续作用，股骨头可连同髋臼的骨折块一同向盆腔内移位，成为中心性脱位。或髋关节在轻度外展位，顺股骨纵轴加以冲击外力，也可引起中心性脱位。中心性脱位必然引起髋臼骨折，骨折可成块状或粉碎。中心性脱位时，关节软骨损伤一般较严重，而关节囊及韧带损伤则相对较轻。严重的脱位，股骨头整个从髋臼骨折的底部穿入骨盆，股骨颈部被髋臼骨折片夹住，复位困难。

陈旧性脱位可见周围肌腱、肌肉挛缩，髋臼内有纤维疤痕组织充填，撕破的关节囊裂口已愈合，血肿机化或纤维化后包绕股骨头。长时间的肢体活动受限，可发生骨质疏松及脱钙。

【诊　　断】

有明显的外伤史，伤后患髋疼痛、肿胀，功能障碍，畸形并弹性固定。不同方向脱位，有不同表现。

1. 后脱位　伤后患髋疼痛，患肢呈屈曲、内收、内旋及短缩的典型畸形。大粗隆向后上移位，常于患侧臀后触及隆起的股骨头。股骨大粗隆位于髂前上棘与坐骨结节连线之上。髋关节主动活动丧失；被动活动时，出现疼痛加重及弹性固定。若髂股韧带同时断裂（少见），则患肢短缩、外旋。X线摄片检查见股骨头呈内旋内收位，位于髋臼的外上方，股骨颈内侧缘与闭孔上缘所连的弧线（申通线）中断。对每一例髋关节后脱位的患者，都应该认真检查有无坐骨神经损伤，且应注意有无同侧股骨干骨折。

2. 前脱位　耻骨部脱位可于腹股沟前触及球形股骨头隆起，患肢呈外展、外旋和轻度屈曲的典型畸形，并较健肢长。若压迫股动、静脉而出现下肢血液循环障碍，可见患肢大腿以下苍白、青紫、发凉，足背动脉及胫后动脉搏动减弱或消失。闭孔部脱位在闭孔附近可扪及股骨头，患肢过度外展外旋。脱位的股骨头可压迫闭孔神经而出现麻痹症状。摄X线片可见股骨头在髋臼前方、闭孔内或耻骨上支附近，股骨头呈极度外展、外旋位，小转子完全显露。

3. 中心性脱位　髋部肿胀多不明显，但疼痛显著，下肢功能障碍。脱位严重的，患肢可有短缩，阔筋膜张肌及髂胫束松弛，大转子部平坦或轻度凹陷，有轴向叩击痛。骨盆骨折时，骨盆分离及挤压试验阳性，若骨盆骨折血肿形成，患侧下腹部有压痛，肛门指检常在伤侧有触痛。X线检查可显示髋臼底部骨折及突向盆腔的股骨头（图10-13）。CT检查可明确髋臼骨折的具体情况。

脱位可合并髋臼缘骨折或股骨干骨折。臼缘骨折一般在X线摄片上可显示，而临床上不易扪及，可因骨折块大而压迫或直接刺伤坐骨神经。强大暴力造成的股骨干骨折，可见除髋关节脱位症状外，并有患侧大腿肿胀、疼痛，异常活动和骨擦音，并有成角、短缩畸形。患处压痛及纵轴叩击痛明显。X线摄片显示：当后脱位合并股骨干上1/3骨折时，近折段内收，或骨折向内成角；前脱位合并骨折时，近折段呈极度屈曲、外展畸形。

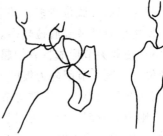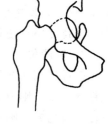

图10-13　髋关节中心性脱位X线片示意图

4. 髋关节脱位的合并症

（1）髋臼缘骨折　当外力造成髋关节脱位时，由于股骨头与髋臼缘相撞击，可导致髋臼缘骨折，确诊需依靠X线检查。大多数髋关节脱位合并髋臼缘骨折，骨折块随着脱位的整复，也可复位；即使未完全复位，只要不影响股骨头在髋臼内的稳定性，可任其愈合。如果较大骨块不能用手法整复，并向外倾斜，需切开整复，经髋关节后切口显露，将骨块整复，用一枚螺丝钉固定。牵引固定时间要延长至 8 周以上，待骨折愈合牢固后，才可下床活动锻炼。

（2）同侧股骨干骨折 髋关节后脱位合并同侧股骨干骨折比较少见，而前脱位合并同侧股骨干骨折更罕见。此类病例多为复杂暴力引起，常见于塌方或交通事故中，是一种严重的损伤，主要表现为股骨干骨折及全身其他部位的损伤症状，而髋关节脱位的症状多不显著，易造成漏诊。因此对每一侧股骨干骨折都应常规检查髋关节，特别是 X 线片显示横形骨折，并伴有近端内收的情况时更应注意，应加拍髋关节 X 线片，以明确诊断。

（3）血管神经损伤 髋关节后脱位，由于股骨头的移位，可造成坐骨神经的牵拉伤或挫伤。脱位整复后，应用维生素 B_1、辅酶 A 或活血祛瘀之中药如小活络丹等加减，亦可配合针刺环跳、足三里、承山等穴，一般 1～2 个月后均可好转。若坐骨神经麻痹，可能是由髋臼上分离的大的碎骨块卡压所致时，应手术探查神经，同时修复髋臼缘。髋关节前脱位合并股神经，股动、静脉或闭孔神经损伤极为少见，一般随股骨头的复位，症状可缓解。

（4）髋臼底骨折 由于传达暴力致使股骨头撞击髋臼底，造成髋臼底骨折，股骨向中线轻度移位或完全突入盆腔。如髋臼骨片夹住股骨颈，可能阻碍股骨头的复位。在一些病例中可有骨盆骨折及盆腔内广泛出血。骨折块夹住股骨头难以脱出者，亦可考虑切开复位。如臼底骨折为粉碎者，则不宜切开复位。

【治 疗】

1. 整复方法 新鲜脱位，一般以手法闭合复位为主；陈旧性脱位，力争手法复位，若有困难，可考虑切开复位；脱位合并臼缘骨折，一般随脱位的整复，骨折亦随之复位；合并股骨干骨折，先整复脱位，再整复骨折。

（1）后脱位复位手法

①屈髋拔伸法：患者仰卧于木板床或铺于地面的木板上。助手以两手按压髂前上棘以固定骨盆。术者面向患者，弯腰站立，骑跨于患肢上，用双前臂、肘窝扣在患肢腘窝部，使其屈髋、屈膝各 90°。先在内旋、内收位顺势拔伸，然后垂直向上拔伸牵引，使股骨头接近关节囊裂口，略将患肢旋转，促使股骨头滑入髋臼，当听到入臼声后，再将患肢伸直，即可复位（图 10－14）。

②回旋法：患者仰卧，助手以双手按压两侧髂前上棘固定骨盆，术者立于患侧，一手握住患肢踝部，另一手以肘窝提托腘窝部，在向上提拉的基础上，将大腿内收、内旋，髋关节极度屈曲，使膝部贴近腹壁，然后将患肢外展、外旋、伸直。在此过程中听到入臼声，复位即告成功。因为此法的屈曲、外展、外旋、伸直是一连续动作，形状恰似一个问号（左侧）或反问号（右侧），故亦称为划问号复位法（图 10－15）。

③拔伸足蹬法：患者仰卧，术者两手握患肢踝部，用一足外缘蹬于坐骨结节及腹股沟内侧（左髋脱位用左足，右髋脱位用右足），手拉足蹬，身体后仰，协同用力，两手可略将患肢旋转，即可复位（图 10－16）。

④俯卧下垂法：患者俯卧于床缘，双下肢完全置于床外。健肢由助手扶持，保持在伸直水平位。患肢下垂，助手用双手固定骨盆，术者一手握其踝关节上方，使屈膝 90°，利用患

肢的重量向下牵引，术者在牵引过程中，可轻旋患侧大腿，用另一手加压于腘窝，增加牵引力，使其复位（图 10 - 17）。

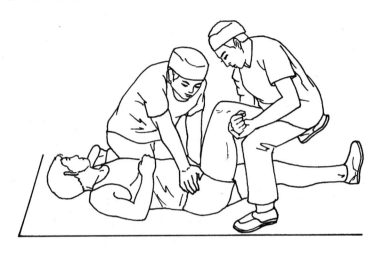

图 10 - 14　髋关节后脱位屈髋拔伸复位法

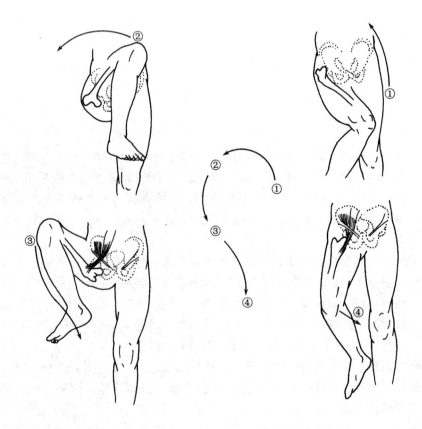

图 10 - 15　髋关节后脱位回旋复位法

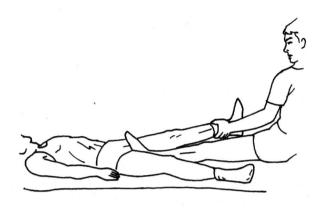

图 10 – 16 髋关节后脱位拔伸足蹬复位法

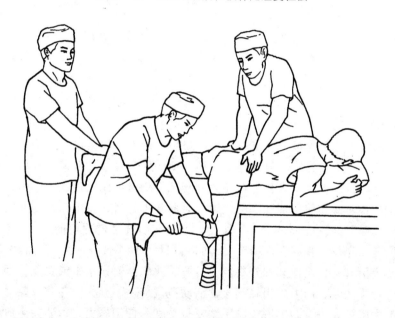

图 10 – 17 髋关节后脱位俯卧下垂复位法

（2）前脱位复位手法

①屈髋拔伸法：患者仰卧于铺于地面的木板上，一助手将骨盆固定，另一助手将患肢微屈膝，并在髋外展、外旋位渐渐向上拔伸至屈髋 90°；术者双手环抱大腿根部，将大腿根部向后外方按压，可使股骨头回纳髋臼内。

②侧牵复位法：患者仰卧于木板床上。一助手以两手按压两髂前上棘以固定骨盆，另一助手用一宽布绕过大腿根部内侧，向外上方牵拉，术者两手分别扶持患膝及踝部，连续屈伸患髋，在屈伸过程中，可慢慢内收内旋患肢，即感到腿部突然弹动，同时可听到响声，畸形随着响声消失，此为复位成功。

③反回旋法：其操作步骤与后脱位相反，先将髋关节外展、外旋，然后屈髋、屈膝，再内收、内旋，最后伸直下肢。

（3）中心性脱位复位手法

①拔伸扳拉法：若轻微移位，可用此法。患者仰卧，一助手握患肢踝部，使足中立，髋外展约30°，在此位置下拔伸旋转，另一助手把住患者腋窝行反向牵引。术者立于患侧，先用宽布带绕过患侧大腿根部，一手推骨盆向健侧，另一手抓住绕大腿根部之布带向外拔拉，可将内移之股骨头拉出。触摸大转子，与健侧相比，两侧对称，即为复位成功（图10－18）。

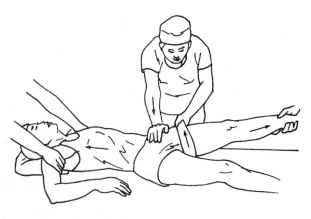

图10－18　髋关节中心性脱位拔伸扳拉复位法

②牵引复位法：适用于股骨头突入骨盆腔较严重的患者。患者仰卧位，患侧用股骨髁上牵引，重量8～12kg，可逐步复位。若复位不成功，可在大转子部前后位骨圆针贯穿，或在大转子部钻入一带环螺丝钉，左侧方牵引，牵引重量5～7kg。在向下、向外两个分力同时作用下，可将股骨头牵出。经床边X线摄片，确实已将股骨头拉出复位后，减轻髁上及侧方牵引重量至维持量，继续牵引8～10周。用此法复位，往往可将移位的骨折片与脱位的股骨头一齐拉出。

（4）合并同侧股骨干骨折复位手法　两处损伤的处理顺序应视具体情况而定。在多数情况下，先处理髋关节脱位为宜。复位方法：用一斯氏针穿过股骨粗隆部或用一螺丝装置拧入股骨近端，用以牵拉复位。有人认为在充分麻醉下，仍有可能通过徒手牵引，同时推挤股骨头而获得复位，并非必须使用辅助牵引装置。对股骨干骨折，多主张行切开复位内固定术。

一般来讲，陈旧性脱位未超过2个月者，仍存在闭合复位的可能，可先试行手法复位。在行手法复位前，先行股骨髁上牵引1～2周，重量约10～20kg，由原来的内收、内旋和屈髋位逐渐改变牵引方向，至伸直和外展位，待股骨头牵至髋臼水平或更低，即可在麻醉下行手法复位。施行手法时，用力应由轻到重，活动范围应由小到大，逐步解除股骨头周围的粘连，松动至最大限度，再按新鲜脱位的手法复位。切忌使用暴力，以防发生股骨头塌陷或股骨颈骨折等合并症。如手法复位遭遇困难，不应勉强反复进行而应改行手术治疗。

2．固定方法　复位后，可采用皮肤牵引或骨牵引固定，患肢两侧置沙袋防止内、外旋，牵引重量5～7kg。通常牵引3～4周，中心性脱位牵引6～8周，要待髋臼骨折愈合后才可考虑解除牵引。合并同侧股骨干骨折者，一般行股骨髁上骨牵引，牵引时主要考虑股骨干骨折的部位及移位方向，时间及注意事项与股骨干骨折相同。

3．手术治疗　后脱位合并大块臼缘骨折，妨碍手法复位者，可行切开复位，螺丝钉固定骨折块，修补关节囊。中心性脱位，骨折块夹住股骨头难以脱出者，亦可考虑切开复位。如臼底骨折为粉碎者，则不宜切开复位。如考虑有坐骨神经、闭孔神经、股动静脉受压，手法复位不能解除压迫，则应尽快切开复位，以便及时解除压迫。复位后，持续的足背或胫后动脉搏动消失，是手术探查动脉的指征。坐骨神经损伤，一般是压迫所致，如考虑为臼缘骨折块脱落压迫，要及时去除压迫，使神经早日恢复。陈旧性脱位时间在3～6个月者，以及上述闭合复位失败者，可行手术切开复位。脱位时间已超过6个月以及上述不宜再复位的患者，截骨术往往是首先考虑的治疗方法，可通过截骨矫正畸形，恢复负重力线，改进功能。

4. 药物治疗 损伤早期，以活血化瘀为主。患处肿胀、疼痛较甚，方选活血舒肝汤；腹胀、大便秘结、口干、舌燥苔黄者，宜加通腑泄热药如厚朴、枳实、芒硝等。中期理气活血、调理脾胃，兼补肝肾，以四物汤加续断、五加皮、牛膝、陈皮、茯苓等。后期补气血、养肝肾、壮筋骨、利关节，方选健步虎潜丸或六味地黄丸。外用药，早期可敷消肿散，后期以海桐皮汤或下肢损伤洗方熏洗。

5. 练功活动 整复后即可在牵引制动下，行股四头肌及踝关节锻炼。解除固定后，可先在床上做屈髋、屈膝及内收、外展及内、外旋锻炼，以后逐步做扶拐不负重锻炼。3个月后，X线摄片检查，见股骨头血供良好，方能下地做下蹲、行走等负重锻炼。中心性脱位，关节面因有破坏，床上练习可适当提早，而负重锻炼则应相对推迟，以减少创伤性关节炎及股骨头缺血性坏死的发生。

【预防与护理】

单纯性脱位及时复位固定后功能恢复良好，但延迟负重时间对预防股骨头缺血性坏死有很大好处。即使下地活动后也应尽可能减少患肢负重，以有效地防止股骨头缺血性坏死的发生和发展。

【临证备要】

髋关节是人体中最大最深的杵臼状关节，髋臼又有髋臼盂缘、髋臼横韧带附着加深，关节囊前后均有韧带加强。关节囊内下方和后下方较薄弱，尤其在髋屈曲、内收时，关节囊最为松弛，易发生后脱位。后脱位的典型体征是患肢呈屈髋、内收、内旋和短缩畸形。前脱位则发生在髋关节过度外展外旋位，典型体征是屈髋、外展、外旋并有患肢肢体变长。可并发坐骨神经损伤、股骨颈骨折、股骨头骨折、髋臼骨折、髋臼底骨折等。髋关节脱位的处理方法对远期疗效影响较大，必须慎重选择，不论采取何种方法，必须尽最大可能减少损伤，保护股骨头的血供。治疗时机尤其重要，早期及时治疗可减少周围软组织的损伤、解除血管痉挛，是减少或避免并发症的关键。复位的效果与股骨头和髋臼的软骨、软骨下骨的损害程度呈正相关。股骨头突入髋臼于盆腔内者由于髋完全粉碎，关节面破坏严重，关节软骨严重损伤，因此疗效差。合并股骨头、颈骨折者，处理困难，预后差，固定时间应延长至10~12周。

古 籍 选 萃

明·朱橚《普济方·折伤门》："凡辨腿胯骨出，以患人比，并之如不粘膝，便是出向内；如粘膝不能开，便是出向外。"

清·钱秀昌《伤科补要·臀骱骨》："胯骨，即髋骨也，又名髁骨，其外向之凹，其形似臼，以纳髀骨之上端，如杵者也，名曰机，又名髀枢，即环跳穴处也，俗呼臀骱。若出之，则难上，因其膀大肉厚，手捏不住故也。必得力大者三四人，使患者侧卧，一人抱住其身，一人捏膝上拔下，一手揿其骱头送进，一手将大膀曲转，使膝近其腹，再令舒直，其骱有响声者，已上。再将所翻之筋向前归之，服生血补髓汤，再服加味健步虎潜丸。若骱不上，则臀努斜行，终身之患也。"

清·胡廷光《伤科汇纂·环跳骨》："如左足出白，令患人仰卧于地，医人对卧于患人之足后，两手将患脚拿住，以右足伸牮患人胯下臀上，两手将脚拽来，用足牮去，身子住后卧倒，手足身子并齐用力，则入窠白矣。"

膝关节脱位

膝关节脱位比较少见，好发于青壮年。膝关节是人体结构最复杂的关节，关节接触面较宽阔，由股骨远端、胫骨近端和髌骨构成，属屈戌关节。其借助关节囊、内外侧副韧带、前后十字韧带、半月板等连接和加固，周围有坚强的韧带和肌肉保护而保持稳定。腘动脉主干位于腘窝深部，紧贴股骨下段、胫骨上段，位于关节囊与腘肌筋膜之后。腓总神经在腘窝上外侧沿股二头肌腱内缘下行，以后越过腓肠肌外侧头后面，走行于股二头肌腱和腓肠肌腱之间，在此处贴近膝关节囊，并向下沿腓骨头后面绕过其下之颈部，向前内穿过腓骨长肌起点，分为深、浅两支。膝关节伸直时，无侧方及旋转活动。当屈曲或半屈曲位时，可有轻度侧方及旋转活动。因为膝关节内外有坚强的韧带结构维护其稳定性，故只有在遭受强大暴力造成脱位时，才会并发韧带、半月板损伤，也可发生骨折乃至神经、血管的损伤。合并腘动脉损伤时，如诊治不当，则有导致下肢截肢的危险。

【病因病机】

膝关节脱位由强大的直接暴力及间接暴力引起，以直接暴力居多。如从高处跌下、车祸、塌方等暴力直接撞击股骨下端或胫骨上端。间接暴力则以股骨下端固定而作用于胫骨的旋转暴力多见。根据脱位后胫骨上端所处位置及暴力作用方向，可分为前脱位、后脱位、内侧脱位、外侧脱位和旋转脱位。其中，前脱位最常见，而旋转脱位较少见（图 10 – 19）。

1. 前脱位 多为膝关节强烈过伸所致。当膝关节过伸超过 30°，或膝关节屈曲时外力由前方作用于股骨下端，或外力由后向前作用于胫骨上端，使胫骨向前移位。

2. 后脱位 当屈膝时，暴力从前方向后方作用于胫骨上端，使其向后移位。这类脱位较少，但损伤极其严重。由于膝关节内侧关节囊与内侧副韧带和胫骨、股骨内侧紧密相连，故有限制后脱位的作用。另外，伸膝装置也有同样的限制作用，故膝关节后脱位时，必然合并严重的交叉韧带、内侧副韧带、内侧关节囊的撕裂伤，并可能发生肌腱断裂或髌骨撕裂骨折。同时，也常并发腓总神经损伤。动、静脉损伤较少见。

3. 外侧脱位 强大外翻力或外力直接由外侧作用于股骨下端，而使胫骨向外侧移位，常合并内侧胫骨平台骨折和腓总神经损伤。由于关节囊及内侧副韧带断裂后嵌入关节内，造成外侧脱位时的复位困难。

4. 内侧脱位 强大外力由外侧作用于胫腓骨上端，使胫骨内移脱位，常合并外侧胫骨平台骨折，严重者易引起腓总神经牵拉损伤或撕裂伤。

5. 旋转脱位 为旋转暴力所引起，多发生在膝关节微屈位，小腿固定，股骨发生旋转，

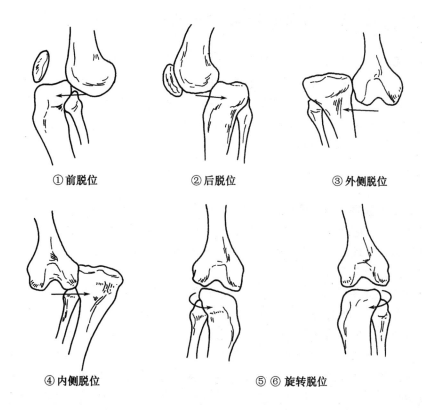

①前脱位　　　　②后脱位　　　　③外侧脱位

④内侧脱位　　　　　　　⑤⑥旋转脱位

图 10 - 19　膝关节脱位

迫使膝关节承受扭转应力而产生膝关节旋转脱位。这种旋转脱位可因位置不同分为前内、前外、后内、后外 4 种类型，以向后外侧脱位居多。一般移位幅度小，较少合并血管和神经损伤。但股骨内、外侧髁可冲破关节囊而被关节囊的钮扣状裂口卡住，影响复位。

　　膝关节完全脱位时，常造成关节周围软组织的严重撕裂和牵拉伤，多为前、后十字韧带完全撕裂，一侧副韧带断裂和关节囊后部撕裂。周围的肌腱，如腘绳肌、腓肠肌、股四头肌及腘肌等，都可造成一定程度的损伤，并可使肌腱及韧带附着的骨骼如胫骨结节、胫骨棘及胫、股骨髁撕脱或挤压骨折。因膝关节位置表浅，脱位可为开放性。前、后脱位占整个脱位的半数以上，且常伴有腘动、静脉损伤。腘动脉断裂，使膝以下供血下降的同时，因为大量出血而在腘部形成巨大血肿，压迫腘部血管分支；出血后向下流入小腿筋膜间隔，又加重膝以下缺血，若不及时处理，则可导致肢体坏死而截肢。血管内膜撕脱可造成栓塞，引起肢端缺血坏死。内侧严重脱位引起的腓总神经损伤，多数是广泛被撕裂而造成永久性病变。

【诊　　断】

　　有严重外伤史，伤后膝关节剧烈疼痛、肿胀、功能丧失。不全脱位者，由于胫骨平台和股骨髁之间不易交锁，脱位后常自行复位而没有畸形；完全脱位者，患膝明显畸形，下肢缩短，筋肉在膝部松软堆积，可出现侧方活动与弹性固定，在患膝的前后或侧方可摸到脱出的胫骨上端与股骨下端。合并十字韧带断裂时，抽屉试验阳性；合并内、外侧副韧带断裂时，侧向试验阳性。

若出现小腿与足趾苍白、发凉或膝部严重肿胀、发绀，腘窝部有明显出血或血肿，足背动脉和胫后动脉搏动消失，表示有腘动脉损伤的可能；或膝以下虽尚温暖而动脉搏动持续消失，亦有动脉损伤的可能性，要立即复位和处理。如果受伤后即出现胫前肌麻痹，小腿与足背前外侧皮肤感觉减弱或消失，是腓总神经损伤的表现。膝部正侧位 X 线摄片，可明确诊断及移位方向，并了解是否合并骨折。

【治　疗】

膝关节脱位属急症，一旦确诊，即应在充分的麻醉下，行手法复位。有血管损伤表现，在复位后未见恢复，应及时进行手术探查，以免贻误时机。神经损伤如为牵拉性，则多可自行恢复，故可不作处理。若韧带、肌腱或关节囊嵌顿而妨碍手法复位，应早期手术复位。神经或韧带断裂，如情况允许，亦应早期修补。

1．整复方法　复位一般在腰麻或硬膜外麻醉下进行，患者取仰卧位。一助手用双手握住患侧大腿，另一助手握住患侧踝部及小腿做对抗牵引，保持膝关节半屈伸位置，术者用双手按脱位的相反方向推挤或提托股骨下端与胫骨上端，如有入臼声，畸形消失，即表明已复位。复位后，将膝关节轻柔屈伸数次，检查关节间是否完全吻合，并可理顺被卷入关节间的关节囊及韧带和移位的半月板。一般均不主张在过伸位直接按压胫骨上端向后，以免加重腘动、静脉损伤。

2．固定方法　膝关节加压包扎，用长腿夹板或石膏托屈曲 20°～30°位固定 6～8 周，禁止伸直位固定，以免加重血管、神经损伤。抬高患肢，以利消肿。

3．手术治疗　膝关节脱位并发韧带、血管损伤及骨折者，应手术治疗。手术不但可修复韧带，而且可直接观察半月板有无损伤，以便早期处理。关节内如有骨软骨碎屑也可得到及时清理，以免形成关节游离体。合并腘动脉损伤者，更应毫不迟疑地进行手术探查及修复。合并髁部骨折者，也应及时手术撬起塌陷的髁部，并以螺栓、拉力螺丝或特制的"T"形钢板固定，否则骨性结构紊乱带来的关节不稳定将在后期给患者造成严重后遗症。

4．药物治疗　初期以活血化瘀、消肿止痛为主，方用桃红四物汤加牛膝、延胡、川楝子、泽泻、茯苓或服用跌打丸等；中后期选用强筋壮骨的正骨紫金丹或健步虎潜丸。脱位整复后，早期可外敷消肿止痛膏以消肿止痛；中期可用消肿活血汤外洗以活血舒筋；后期可用苏木煎水熏洗以利关节。

5．练功活动　复位固定后，即可做股四头肌舒缩及踝、趾关节屈伸练习。4～6 周后，可在夹板固定下，进行扶双拐不负重步行锻炼，8 周后可解除外固定。先在床上练习膝关节屈伸，待股四头肌肌力恢复及膝关节屈伸活动等稳定以后，才可逐步负重行走。

【预防与护理】

复位后在 40°～70°范围内的持续被动活动对伤后早期恢复活动是有帮助的，但应注意防止过度运动在后期遗留一定程度的关节不稳。股四头肌的训练对膝关节动力性稳定起着重大作用。固定后，指导患者做自主股四头肌收缩锻炼，肿胀消减后做带固定仰卧抬腿锻炼，4～8周解除外固定后，先开始做膝关节的自主屈曲，然后下床活动锻炼。

【临证备要】

膝关节缺乏骨性稳定，但膝关节依靠侧副韧带、交叉韧带以及半月板而形成相当稳定的关节，故脱位后容易引起这些结构的损伤。严重的脱位，极易引起腘动脉的牵拉性损伤、内膜破裂、继发血栓形成，引起远侧肢体血供完全丧失而坏死，应引起高度重视。复位后患肢血循环不见明显好转，甚至进行性加重者，必须急诊探察修复血管。神经损伤多为挫伤，可不予处理，观察3个月，如无恢复，可行二期手术探查修复。对确定有撕裂者，应早期修复。关节不稳者，因稳定关节的韧带、关节囊及半月板严重损伤，必须修复，否则易导致晚期关节不稳定，且时间愈久，治疗愈困难，效果也愈不理想。手法复位后抽屉试验阴性者、急诊探查修复血管神经损伤者，以及二期交叉韧带重建者，术后可用手法复位管型石膏固定。

古　籍　选　萃

《素问·脉要精微论》："膝者筋之府。"

清·钱秀昌《伤科补要·大楗骨膝盖骨》："其骱出者，一手按住其膝，一手捏住其膀，上下拔直，将膝曲转，抵着豚爿，其骱有声者，上也。"

髌　骨　脱　位

髌骨脱位，多数是由于骨及软组织缺陷，或暴力致股内侧肌及扩张部撕裂，促使髌骨向外侧脱出。髌骨向内脱位者少见。髌骨是人体最大的籽骨，略呈扁平三角形，底朝上，尖朝下，覆盖于股骨与胫骨两骨端构成的膝关节前面。髌骨上缘与股四头肌腱相连，下缘通过髌韧带止于胫骨结节，两侧为止于胫骨髁的股四头肌扩张部所包绕；其后面的两个斜形关节面，在中央部呈纵嵴隆起，该嵴与股骨下端凹形的滑车关节面相对应，可阻止其向左右滑动。股四头肌中的股直肌、股中间肌及股外侧肌的作用方向是向外上方，与髌韧带不在一条直线上用力，股内侧肌止于髌骨内上缘，其下部肌纤维呈横位，因此股内收肌下部纤维的走向及附着点有效地纠正这一倾向而防止向外滑脱。髌骨在正常伸膝及屈膝时，都位于膝关节的顶点，在屈膝时，并不向内、外侧滑动。但若出现解剖、生理缺陷时，易引起向外侧脱位；只是特殊暴力作用下才会发生向内侧脱位；股四头肌腱或髌韧带断裂，可向下或向上脱位。

【病因病机】

1．外伤性脱位　当膝关节屈曲位跌倒，髌骨内侧缘遭受向外的直接暴力冲击时，或膝关节在外翻位跌倒时，股四头肌扩张部内侧软组织发生撕裂时，可发生髌骨外侧脱位。当膝关节处于伸展位，突然在髌骨内侧遭到强力外旋暴力伤，髌骨可滑过股骨外髁，而发生髌骨外侧脱位。真正的创伤性髌骨脱位并不多见，多数伴有股骨外髁发育不良、异常Q角（从髂前上棘到胫骨结节的连线与髌骨－髌韧带正中线的交角，正常男性为8°～12°，女性为15°±5°，超过20°为不正常）等。外侧撕裂而向内侧脱位极少见。在暴力作用下，股四头肌断裂或髌韧带断裂，髌骨移位于下方或上方，有时可夹在关节间隙。

2．习惯性脱位 主要是由于先天性骨或软组织发育缺陷，骨的发育不良，包括髌骨、胫骨、股骨异常。股骨异常有股骨外髁低平、股骨内旋、股骨前倾角增大等；髌骨异常有翼状髌骨、高位髌骨、小髌骨等；胫骨异常有胫骨外旋、胫骨结节外移等；软组织异常包括股四头肌特别是内侧肌松弛、髌骨内侧支持带松弛、髂胫束挛缩或止点异常、髌腱止点异常等。此外急性脱位复位不良，固定时间不足，使创伤后愈合不良也可以引起习惯性髌骨脱位。

【诊　　断】

1．外伤性脱位 有外伤史，伤后膝部肿胀、疼痛，膝关节呈半屈曲位，不能伸直。膝前平坦，髌骨可向外、内、上、下方脱出。或有部分患者就诊时，髌骨已复位，仅留下创伤性滑膜炎及关节内积血或积液，在髌骨内上缘之股内侧肌抵止部有明显压痛。可通过详细询问病史以帮助诊断。膝部侧、轴位 X 线摄片可见髌骨移出于股骨髁间窝之外。

2．习惯性脱位 青少年女性居多，多为单侧，亦有双侧患病。有新鲜创伤性脱位病史；若先天发育不良者，可无明显创伤或急性脱位病史。每当屈膝时，髌骨即在股骨外侧髁上变位向外侧脱出。脱出时伴响声，膝关节畸形，正常髌骨部位塌陷或低平，股骨外侧髁前外侧有明显异常骨性隆起。局部压痛，轻度肿胀，当患者忍痛自动或被动伸膝时，髌骨可自行复位，且伴有响声。平时行走时觉腿软无力，跑步时常跌倒。膝关节正位片应观察髌骨的大小及位置，侧位片观察髌骨的高低，轴位片观察股骨外侧髁发育情况。

【治　　疗】

1．整复方法 患者取仰卧位。术者站于患侧，一手握患肢踝部，一手拇指按于髌骨外方，使膝在微屈状态下逐渐伸直的同时，用拇指将髌骨向内推挤，使其越过股骨外髁而复位。复位后，可轻柔屈伸膝关节数次，检查是否仍会脱出。

2．固定方法 长腿石膏托或夹板屈膝 20°～30°固定 2～3 周；若合并股四头肌扩张部撕裂，则应固定 4～6 周，固定时应在髌骨外侧加一压力垫。

3．手术治疗 外伤性脱位，有严重的股四头肌扩张部或股内侧肌撕裂及股四头肌腱、髌韧带断裂等，均应做手术修补。习惯性脱位，则以矫正伸膝装置力线、恢复正常 Q 角为主，如股内侧肌髌骨移植术、胫骨结节髌腱附着部内移及内侧关节囊紧缩术、膝外翻畸形截骨矫正术或股骨外侧髁垫高术。在胫骨上端骨骺闭合前，尽量不做截骨术或垫高外髁手术。

4．药物治疗 早期活血消肿止痛，方选活血舒肝汤加木瓜、牛膝；中期养血通经活络，内服活血止痛丸；后期补肝肾、强筋骨，可服健步虎潜丸。外治：早期可用活血止痛膏以消肿止痛，后期以苏木煎熏洗患肢以舒利关节。

5．练功活动 抬高患肢，并积极做股四头肌收缩练习。解除外固定后，有计划地指导加强股内侧肌锻炼，逐步锻炼膝关节屈伸。

【预防与护理】

复位固定后，抬高患肢，并积极做股四头肌收缩练习。解除外固定后，有计划地指导加强内侧肌锻炼，逐步锻炼膝关节屈伸。早期避免负重下蹲，以免发生脱位。

【临证备要】

髌骨为人体中最大的籽骨，是构成膝关节的一个重要组成部分。由于膝关节存在 $10°$ ~ $15°$的外翻角，股四头肌收缩时，髌骨有自然外移的趋向，故临床上髌骨外脱位较多见。治疗髌骨脱位的主要目的是控制关节不稳，使后期髌股关节骨性关节炎减少到最小程度，并防止形成习惯性脱位。伸膝装置挛缩变短、力线偏斜及髌骨和股骨外侧髁发育不良是习惯性脱位的症结所在。对习惯性髌骨脱位应以手术矫治为主，针对其病因制定可行的手术方案，重新分配各种应力，达到力学的平衡。当一种手术方法不足以纠正髌骨及再脱位时，应联合应用几种方法。

古 籍 选 萃

清·吴谦《医宗金鉴·正骨心法要旨》："膝盖骨即连骸，亦名髌骨。形圆而扁，复楗骱上下两骨之端，内面有筋联属……若膝盖离位向外侧者，则内筋肿大；向内侧者，则筋直腘肿。"

清·赵濂《伤科大成》："膝骱处油盏骨，在膝盖之处，其骱脱出于上者，使患者仰卧，一人抬起足踝。若出于左，随左而下；出于右，随右而下。医者缓缓双手挟擒，上手拿住其膝，下手擒住其足，弯使骱对膝上，手擒膝下，手向上一抬则上。贴损伤膏，服壮筋续骨丹。膝盖离位向外侧者，则内筋肿胀。向内侧者，则筋直起湾肿，看其骨如何斜错，依法捏拿，复其原位，服补筋药。"

踝关节脱位

踝关节由胫、腓、距三骨构成，距骨被内、外、后三踝包围，由韧带牢固固定在踝穴中，内侧的三角韧带起于内踝下端，呈扇形展开，附着于跟骨、距骨、舟骨等处，主要作用是避免足过度外翻。由于三角韧带坚强有力，常可因足过度外翻时，牵拉内踝造成内踝撕脱性骨折。外侧韧带起于外踝尖端，止于距骨和跟骨，分前、中、后三束，主要作用是避免足过度内翻。此韧带较薄弱，当足过度内翻时，常可导致此韧带损伤或断裂，亦可造成外踝撕脱骨折。下胫腓韧带紧密联系胫骨、腓骨下端之间，把距骨牢固控制在踝穴内，此韧带常在足极度外翻时断裂，造成下胫腓联合分离，踝距变宽，失去生理的稳定性。单纯性踝关节脱位极为罕见，多合并有骨折。踝关节骨折合并脱位已在"踝关节骨折"中讨论。本节讨论以脱位为主合并轻微骨折的损伤。根据脱位的方向不同，可分为外脱位、内脱位、前脱位和后脱位。根据有否创口与外界相通，可分为闭合性脱位和开放性脱位。一般内侧脱位较多见，其次是外侧脱位和开放性脱位，后脱位少见。由于踝关节周围软组织少，又处于皮下的缘故，踝关节脱位畸形严重，常伴有皮肤裂开，此时要仔细清创，防止感染。

【病因病机】

1．踝关节内侧脱位 多为间接暴力引起，如由高处跌下，踝关节处于相对的内翻位，常常首先发生内踝垂直或斜形骨折，暴力继续作用，可使外踝骨折，距骨连同双踝一起向内侧移位；也可以由过度外翻、外旋致伤。不合并踝部骨折的单纯内侧脱位很少见。

2．踝关节外侧脱位 多为间接暴力所致，由高处跌下，足的外侧先着地，足踝过度外翻，内踝撕脱骨折或三角韧带断裂，暴力继续作用使外踝骨折，距骨连同骨折块一起向外脱位。行走不平道路，或平地滑倒，使足过度内翻、内旋也可导致外侧脱位。

3．踝关节前脱位 间接暴力或直接暴力引起，如由高处跌下，足跟后部先着地，踝关节处于背屈位，而致胫骨下端向后错位，形成踝关节前脱位。由于踝关节背伸时较稳定，脱位时常合并胫骨下端前缘骨折。或踝关节处于跖屈位，暴力由后推足跟向前，胫骨相对向后移位，也可致踝关节前脱位。临床较少见，很少合并骨折。

4．踝关节后脱位 直接或间接暴力引起。从高处坠落，踝关节处于跖屈位，足尖或前足着地，身体向后倾倒，胫腓骨下端向前翘起而致踝关节后脱位；暴力由后方推挤胫腓骨下端向前，足前端受到向后的暴力，可造成距骨在踝穴内向后脱出，这种损伤较少见，往往合并后踝骨折。

5．踝关节分离旋转脱位 常因直接暴力引起。从高处垂直方向坠落，踝关节处于略外翻、外旋位，下胫腓韧带完全断裂，踝内侧三角韧带断裂，距骨被夹于分离的下胫腓骨之间，常有旋转，有时距骨体发生嵌压性骨折，常合并胫骨下端外缘粉碎性骨折或腓骨下端骨折。

踝关节开放性骨折脱位多由压砸、挤压、坠落和扭绞等外伤引起，均表现为自内向外，即骨折近端或脱位之近侧骨端自内穿出皮肤而形成开放创口。踝关节开放性骨折脱位，伤口污染较重，感染率相对增高，如单纯依靠外固定维持整复后的位置，一旦创口感染后进行换药，则影响固定效果，极易发生移位。

【诊 断】

1．踝关节内侧脱位 踝关节肿胀、疼痛、瘀斑、皮肤紧张发亮，甚至起水疱。足踝功能丧失，足呈外翻外旋，内踝下高突，局部皮肤紧张，外踝下凹陷，畸形明显，常合并有内踝、外踝骨折或下胫腓韧带撕裂。X线检查正位片可见距骨及其以下向内侧脱出，且往往可以看到内外踝骨折块（图10－20）。

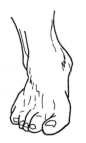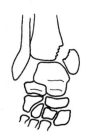

图10－20 踝关节内脱位

2．踝关节外侧脱位 踝关节肿胀、疼痛、瘀斑、皮肤紧张发亮，甚至起水疱。足呈内翻内旋，外踝下高突，皮肤紧张，内踝下空虚。若伴有外踝骨折，则肿胀疼痛更显著；若伴有下胫腓韧带撕裂，则下胫腓联合分离。X正位片可见距骨及其以下向外侧脱出，且往往合并有外踝及内踝骨折。有下胫腓韧带撕裂者，可见下胫腓关节脱位，间隙增宽（图10－21）。

3．踝关节前脱位 踝关节肿胀、疼痛、瘀斑，皮肤紧张发亮，甚至起水疱。踝关节前方皮肤皱起，纹沟加深。足呈极度背伸，不能跖屈，跟腱两侧有胫腓骨远端的骨性突起，后踝向前的弧度消失而饱满，跟腱紧张，常合并胫骨前缘骨折。X线检查侧位片可见距骨及其以下向前脱出，或合并胫骨前唇骨折（图10－22）。

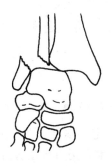

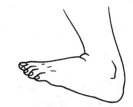

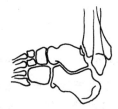

图 10－21 踝关节外脱位　　　　　　　　　图 10－22 踝关节前脱位

4. 踝关节后脱位　踝关节肿胀、疼痛、瘀斑、皮肤紧张发亮，甚至起水疱。足跖屈、跟骨后突，跟腱前方空虚，踝关节前方可触及突出的胫骨下端，而其下方空虚，常合并三踝骨折。X线检查可以确定是否合并骨折（图10－23）。

5. 踝关节分离旋转脱位　踝关节肿胀、疼痛、瘀斑、皮肤紧张发亮，甚至起水疱。踝关节功能丧失，弹性固定，踝关节内外距离增宽，内踝下方空虚，足有外旋或轻度外翻畸形。X线检查可见胫腓骨下端分离，有时可见胫骨下端外缘或腓骨下端骨折。

【治　疗】

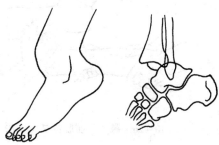

图 10－23 踝关节后脱位

1. 手法整复与固定

（1）踝关节内侧脱位　患者患侧卧位，膝关节半屈曲，一助手固定患肢小腿部，将小腿端起。术者一手持足跗，一手持足跟，顺势用力牵拉，并扩大畸形，然后以两手拇指按压内踝下骨突起部向外，其余指握足，在保持牵引的情况下，使足极度外翻、背伸，即可复位（图10－24）。复位后，用超踝塑形夹板加垫，将踝关节固定在外翻位，单纯脱位固定3周，合并有骨折者固定5周。

（2）踝关节外脱位　患者仰卧，膝关节屈曲，一助手固定患肢小腿部，将小腿提起。术者一手持足跗部，一手持足跟，顺势用力牵拉，并扩大畸形。然后以两手拇指按压外踝下方突起部向内，其余指握足，在保持牵引的情况下，使足极度内翻，即可复位（图10－25）。

（3）踝关节前脱位　患者仰卧，膝关节屈曲，一助手固定患肢小腿部，将小腿提起。术者一手握踝上，一手持足跗部，在顺势牵拉的情况下，持踝上之手提胫腓骨下端向前，握足跗的手使足跖屈、向后推按，即可复位（图10－26）。复位后以石膏托固定踝关节于稍跖屈的中立位3～4周。

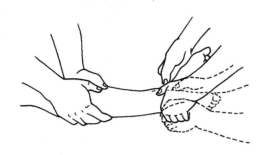

图 10 - 24 踝关节内脱位复位手法　　　　图 10 - 25 踝关节外脱位复位手法

（4）踝关节后脱位　患者仰卧，膝关节屈曲，一助手以双手固定小腿部，将小腿端起，一助手一手持足跖部，一手持足跟部，两手用力牵拉，扩大畸形。术者用力按压胫腓骨下端向后，同时牵足的助手在牵引的情况下，先向前下提牵，再转向前提，并略背伸，即可复位（图 10 - 27）。复位后，以石膏托固定踝关节于背伸的中立位 4～6 周。

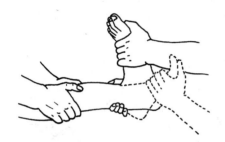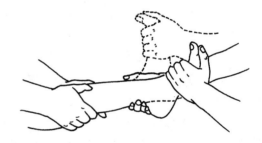

图 10 - 26 踝关节前脱位复位手法　　　　图 10 - 27 踝关节后脱位复位手法

（5）踝关节分离旋转脱位　患者仰卧位，一助手握住小腿，另一助手握住足跖部，两助手相对拔伸牵引。术者以双手掌分别置于内、外踝，在助手牵引下，两手掌向中央挤压，并令助手做轻度内旋和内翻，畸形矫正后，在术者两手掌挤压下，做踝关节背伸和跖屈活动，即可复位。

2．药物治疗　此伤位居足踝，瘀血易下注内结，多肿胀严重，或起水疱，故发病后，即应大剂量服用活血化瘀、利湿通经之剂，方用活血舒肝汤；待肿胀消退后，内服通经利节、壮筋骨之药，方用筋骨痛消丸；解除固定后，内服补气血、壮筋骨、强腰膝、通经活络之品，方用健步壮骨丸等。

3．手术治疗　开放性脱位在治疗上应着眼于如何防止感染及稳定骨折与脱位，使关节得以早期进行功能锻炼。因此踝关节骨折脱位多采用手术进行治疗。彻底清创，复位后，对合并骨折进行内固定。对损伤或污染严重不能内固定的病例，可依赖软组织缝合后的张力和管型石膏维持复位的位置，肿胀消退后及时更换，以期达到最大限度的功能恢复。闭合性踝关节骨折脱位切开复位内固定具有直视下达到解剖复位的优点，内固定又为早期开始关节功能活动创造条件，缩短了患肢功能恢复的时间，因此也主张采用手术进行治疗。

【预防与护理】

踝关节损伤脱位后切忌以水外洗，以免助湿，肿胀加重。复位后要早日进行功能活动，从固定一开始即做足趾的活动，2 周后，带固定下床做不负重活动锻炼；解除固定后，开始做踝关节的功能锻炼，1 周后下床练习负重行走，并配合进行踝关节的按摩、舒筋治疗。

【临证备要】

踝关节脱位多合并有严重的骨折和软组织损伤，单纯踝关节脱位很少见。骨折复位不良是后期产生创伤性关节炎的主要原因，因此良好的对位和有效的固定在踝关节脱位的治疗中非常重要。对于保守治疗达不到良好对位者，则应及早进行手术治疗。同时复位后有效、合理的功能锻炼对防止关节僵硬有重要意义，应在有效的固定下及时进行功能锻炼，使骨折愈合与功能恢复齐头并进。开放性骨折脱位应及时、彻底清创，术中将脱位复位后，对骨折行内固定，以便早期进行功能锻炼。

古 籍 选 萃

清·钱秀昌《伤科补要·骱骨脚踝跗骨》："下至踝骨、骱骨之下，足跗之上，两旁突出之高骨也：在内名内踝，俗名合骨；在外为外踝，俗名核骨。其骱出者，一手抬住其脚踝骨，一手扳住脚后跟拔直，拨筋正骨，令其复位，其骱有声，转动如故，再用布带缚之，木板夹定，服舒筋活血汤。一二日后，解开视之，倘有未平，再用手法，按摩其筋结之处，必令端直，再服健步虎潜丸。"

清·赵濂《伤科大成》："脚踝骨易出易入，一手抬住其脚踝，一手拿住其脚跟，将踝拔直捏正，其骨复于回位，脚指曲上，脚跟曲下，一伸而上骱，有响声，活动如故。"

"足背之骨缝错出，轻轻搓捏，令其骨合筋舒，贴损伤膏，服补筋药。"

跖跗关节脱位

跖跗关节是由第 1~3 跖骨与第 1~3 楔骨及第 4、5 跖骨与骰骨组成的关节。其中，第 1 跖骨与第 1 楔骨所组成的关节，其关节腔独立，活动性较大；其余部分相互连通，仅可做轻微滑动。除第 1、2 跖骨外，跖骨之间均有横韧带（骨间韧带）相连，在第 1 楔骨、第 2 跖骨之间的楔跖内侧韧带是跖跗关节最主要的韧带之一。

跖跗关节是足横弓的重要组成部分。其位置相当于足内、外侧缘中点画一连线，即足背的中部横断面。损伤后若恢复不完全，必然影响足的功能。临床中以第 1 跖骨向内脱位，第 2~5 跖骨向外、向背脱出较多见，可两者单独发生或同时发生。直接暴力打击、碾压等则多造成开放性骨折脱位。

【病因病机】

跖跗关节脱位多因急剧暴力引起，如高处坠下、前足着地，遭受暴力扭转，5 个跖骨可以连同一体向外、上或下方脱位；也可第 1 跖骨向内侧脱位，余 4 个跖骨向外侧脱位（图

10-28)。由于足背动脉终支自第1、2跖骨间穿至足底，故在跖跗关节脱位时足背动脉易受损伤。若因牵拉又引起胫后血管痉挛和主要跖血管的血栓形成，这时前足血运受阻，如不及时复位，将引起前足坏死。开放性骨折多由重物直接砸压于足前部或车轮碾压前足时发生。在造成脱位的同时，可伴有严重的足背软组织损伤及其他跗骨与跖骨骨折，关节多为半脱位。

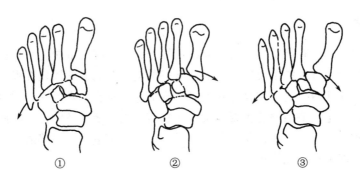

①第2~5跖骨向外侧脱位；②第1跖向内侧脱位伴第1跖骨基底骨折；
③第1跖骨向内侧脱位伴第2~5跖骨向外侧脱位，同时存在第1跖骨基底骨折
图 10-28　跖跗跗关节脱位的类型

【诊　　断】

损伤后前足或背部肿胀、疼痛、功能丧失，足部畸形呈弹性固定。分离性脱位者，足呈外旋、外展畸形，足宽度增大，足弓塌陷。开放性骨折脱位者软组织损伤严重，可有骨端外露或骨擦音。有血管损伤时前足变冷、苍白。足部正、侧位 X 线摄片检查可明确脱位类型、跖骨移位方向及是否伴有骨折。

【治　　疗】

跖跗关节脱位，可包括一个或多个跖骨脱出。由于各跖骨基底参差不齐，脱位后仍需要及时准确复位，以免肿胀加剧而加大复位难度，并可防止发生血液循环障碍。

1. 整复方法　手法复位应在腰麻或硬膜外麻醉下进行。患者仰卧，膝屈曲90°，一助手握踝部，另一助手握前足做对抗牵引，术者站于患侧，按脱位类型相反方向用手直接推压跖骨基底部使之回复。如第1跖骨向内，第2~5跖骨向外，则用两手掌对向夹挤，将脱出分离的跖骨推向原位。通常患者受伤时间较短，肿胀不重及足部软组织张力不大时，可试行闭合复位（图10-29）。

2. 固定方法　跖跗关节脱位整复后容易再脱位，因此，必须做有效的外固定。采用一直角足底后腿托板，连脚固定踝关节于背伸中立位。足弓处加厚棉垫托顶，以维持足弓；在足背处或足两侧脱出跖骨头处加压力垫，然后上面加一大小与足背相等的弧形纸板，用绷带加压将纸板连足底托板一起包扎固定3~4周。亦可用小腿石膏管型制动，但在足背及足外侧缘应仔细塑形加压，1周后需更换石膏，其后如有松动应再次更换以维持复位的稳定。固定8~10周后去除。复位后如不稳定则在松手后即刻又脱位，可经皮穿钢针交叉内固定，

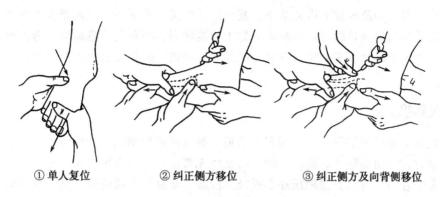

① 单人复位 　　　　② 纠正侧方移位 　　　　③ 纠正侧方及向背侧移位

图 10 - 29 　跖跗关节脱位复位法

6~8周后拔出固定钢针。

3．手术治疗 　手法整复多次未成功者或开放性脱位可行切开复位，复位后用细钢针经第 1、第 5 跖骨穿入第 1 楔骨及骰骨固定。如合并跖骨骨折，亦可行钢针内固定。陈旧性跖跗关节损伤多遗留有明显的外翻平足畸形，足内侧有明显的骨性突起，前足关节僵硬并伴有疼痛症状，可考虑跖跗关节融合术、足内侧骨性突起切除术及足弓垫的应用。

4．药物治疗 　可参照骨折脱位三期辨证用药方法。开放性损伤者，早期应用清热解毒药物，如银花、连翘、蒲公英等。

5．练功活动 　去除固定后，加强熏洗及踝部背伸、跖屈锻炼，并可用有足弓垫的皮鞋练习行走。

【预防与护理】

跖跗关节脱位复位后多不稳定，需经常检查复位和固定情况，加以调整，以免松动，造成再脱位。

【临证备要】

跖跗关节是足横弓的重要组成部分。损伤后若恢复不完全，必然影响足的功能。脱位后因牵拉可引起胫后血管痉挛和主要跖血管的血栓形成，使前足血运受阻，如不及时复位，将引起前足坏死。治疗时应设法维持正常的足弓，防止足弓塌陷。手法复位失败者，或损伤时间较长，已并发足筋膜间隔综合征者，或开放性骨折脱位，均宜采用切开复位内固定术，强调对第 5 跖跗关节应准确对位固定，否则易再脱位，对陈旧性损伤不能整复时，则行骨突切除或关节融合术。

跖趾关节及趾间关节脱位

跖趾关节脱位，是指跖骨头与近节趾骨构成的关节发生分离。临床上以第 1 跖趾关节向背侧脱位多见。近节趾骨与远节趾间关节发生分离者，称趾间关节脱位，好发于踇趾与小趾。

跖趾关节由跖骨小头和第 1 节趾骨构成。其结构及功能与掌指关节相似，可做屈、伸、收、展活动，但活动范围较掌指关节小，其中，背伸又比跖屈小，以跗趾最为显著。当全足着地时，跖骨参与形成足纵弓，跖趾关节处于伸展状态，跖趾关节囊薄弱，囊的两侧有侧副韧带加强，在 5 个跖骨小头之间，有足底深横韧带相连。趾间关节为滑车关节，可屈、伸活动。

【病因病机】

跖趾关节与趾间关节脱位，多因奔走急迫，足趾踢碰硬物或重物砸压而引起。其他使足趾过伸的暴力，如由高坠下、跳高、跳远时足趾先着地，也可发生。由于第 1 跖骨较长，前足踢碰时常先着力，外力直接砸压亦易损及，故第 1 跖趾关节脱位较常见。脱位的机理多因外力迫使跖趾关节过伸，近节趾骨基底脱向跖骨头的背侧所致。趾间关节脱位的方向亦多见远节趾骨向背侧移位，若侧副韧带断裂，则可向侧方移位。

【诊　断】

有明显踢碰硬物的外伤史，局部肿胀、疼痛较剧，患足不敢触地，跗趾过伸、短缩，关节屈曲，第 1 跖骨头在足底突出，跗趾近节趾骨基底部向背侧突出，关节呈弹性固定。趾间关节脱位之趾缩短，前后径增大，局部肿胀、疼痛，活动时痛剧，呈弹性固定。足部正、侧位 X 线摄片可明确诊断及了解是否合并骨折（图 10 - 30）。

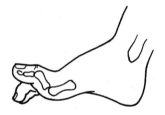

图 10 - 30　第 1 跖趾关节脱位

【治　疗】

复位一般以手法为主。开放性脱位可在复位后对创口清创缝合。单纯脱位一般不需要麻醉或仅用局麻。

1．整复方法

（1）跖趾关节脱位　一助手固定踝部，术者一手持跗趾，或用绷带提拉跗趾用力牵引，一手握前足，先用力向背牵引，加大畸形，然后握足背的跗指用力将脱出的趾骨基底部向远端推出，当滑到跖骨头处，在维持牵引下，将跗趾迅速跖屈，即可复位（图 10 - 31）。

（2）趾间关节脱位　术者一手握踝部或前足，一手捏紧足趾远端，水平牵引拔伸即可复位。

2．固定方法　跖趾关节脱位整复后，用绷带包扎患处数圈，再以夹板或压舌板固定跖趾关节于伸直位 2～3 周。趾间关节复位后可外敷消肿膏，以邻趾固定法固定。

3．手术治疗　陈旧损伤未复位者可导致爪状趾畸形及创伤性关节炎，这种情况有必要手术纠正畸形以利于负重及解除症状。跖趾关节脱位偶有闭合复位不成功者，可能是籽骨嵌入关节，应及时做开放复位术。

4．药物治疗　早期肿胀疼痛，内服舒筋活血汤；中后期内服补肾壮筋汤或健步虎潜丸。外治：早期用消肿散外敷，后期患足以海桐皮汤熏洗。

5．练功活动　早期即可做踝关节屈伸活动；1 周后肿胀消退，可扶拐以足跟负重行走；

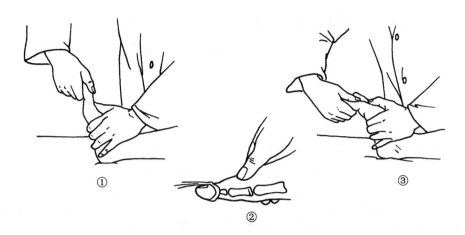

①②顺势拔伸牵引；③推提跖屈手法

图 10-31 跖趾关节脱位整复法

4 周后可去除外固定，逐步练习负重行走。

【预防与护理】

固定期间可扶拐下床活动，但患肢不负重。解除固定后，患者可穿一硬底鞋保护。

【临证备要】

跖趾关节和趾间关节脱位临床上较多见，尤其是蹈趾跖趾关节脱位，治疗时可能发生复位困难，应当着重了解。陈旧损伤未复位者可导致爪状趾畸形及创伤性关节炎，这种情况有必要手术纠正畸形以利于负重及解除症状。跖趾关节脱位偶有闭合复位不成功者，可能是籽骨嵌入关节，应及时做开放复位术。

古 籍 选 萃

清·吴谦《医宗金鉴·正骨心法要旨》："其受伤之因不一，或从陨坠，或被重物击压，或被车马蹿研。"

清·钱秀昌《伤科补要·胕骨脚踝跗骨》："跗骨，足背也，一名足跌，俗称脚面，其骨乃足趾本节之骨也。其受伤不一，轻者仅伤筋肉，易治；重则骨缝参差，难治。先以手轻轻搓摩，令其骨合筋舒，洗八仙逍遥汤，贴万灵膏，内服健步虎潜丸及补筋丸可也。"

第十一章 | 筋　伤

第一节　筋　伤　概　论

凡是各种暴力或慢性劳损等原因所造成的皮肤、皮下组织、筋膜、肌肉、肌腱、韧带、关节囊、关节软骨盘、椎间盘、腱鞘、神经和血管等软组织的损伤统称为筋伤。

一、病因病机

（一）外因

主要指外力的伤害，与外感六淫之邪关系密切。其外力包括直接外力、间接外力和慢性劳损，是筋伤的主要致病因素。直接外力是指外来暴力直接作用于肢体局部，引起直接受损部位的急性筋伤；间接外力是指外来暴力远离作用部位，因传导而引起的急性筋伤；慢性劳损是指长期、单调和反复的动作，作用于人体某一部位而积劳成伤。

（二）内因

指受人体内部因素影响而致筋伤的因素，常与身体素质、生理特点（年龄、解剖结构）和病理因素有着十分密切的关系。体质强壮、气血旺盛、肝肾充实，则筋骨强盛，抵御外力和风寒湿邪侵袭的能力强，不易发生筋伤；而体弱多病、气血虚弱、肝肾不足，则筋骨痿软，抵御外力和风寒湿邪侵袭的能力弱，易发生筋伤。儿童筋骨发育不全，易发生扭伤；青壮年活动和运动多，易造成筋的扭挫伤和撕裂伤等；中老年易出现劳损性、退行性疾病。解剖结构正常，抵御外力的能力强；解剖结构异常，抵御外力的能力也就相应减弱。另外人体解剖结构有强弱之分，有些部位的解剖结构本身较弱，就容易损伤。人体组织的病变与筋伤的发生亦有密切关系，内分泌代谢功能障碍、骨关节疾病等，均可引起筋的病变。

二、临床分类

（一）根据暴力形式分类

1．扭伤　系指间接暴力使肢体和关节突然发生超出正常生理范围的活动，外力远离损伤部，伤位多在关节周围，其关节及关节周围的筋膜、肌肉、肌腱、韧带、软骨盘等过度扭曲、牵拉，引起的损伤、撕裂、断裂或错位。

2．挫伤 系指直接暴力打击或跌仆撞击、重物挤压等作用于人体，引起该处皮下、筋膜、肌肉、肌腱等组织损伤。挫伤症状以直接受损部位皮下或深部组织损伤为主，轻则局部血肿、瘀血，重则肌肉、肌腱断裂，关节错位或神经、血管严重损伤。

3．碾挫伤 系指由于钝性物体的推移挤压与旋转挤压肢体，造成以皮下及皮下组织、筋膜、肌肉、肌腱、韧带与神经、血管等深部组织的严重损伤，易造成局部的感染和坏死。

（二）根据病理变化分类

1．瘀血凝滞 系指外力作用于肢体，造成筋膜、肌肉、韧带的络脉受伤，但无断裂或只有微小的撕裂。局部可有疼痛、肿胀，但不致引起严重的功能障碍。

2．筋位异常 系指外力作用于肢体，造成筋歪、筋翻、错缝等，局部可有瘀肿，肌腱、韧带等位置发生改变。

3．断裂伤 系指外力作用于肢体，造成肌肉、肌腱、韧带的断裂，伤后导致肢体严重的功能障碍和明显的疼痛、肿胀、瘀斑、畸形等临床表现。

（三）根据筋伤的病程分类

1．急性筋伤 又称新伤，是指由突然暴力所引起的新鲜损伤，一般不超过2周。有明显的外伤史，局部疼痛、肿胀、瘀斑、血肿、功能障碍等比较明显。

2．慢性筋伤 亦称陈伤，系由急性筋伤失治或治疗不当、不彻底所形成的慢性损伤，一般超过2周以上。慢性劳损造成的筋伤也属于此类。

三、诊断

筋伤的主要症状是疼痛、瘀肿和功能障碍。

（一）急性筋伤

1．筋伤初期 肢体受到急性损伤后，受伤处由于创伤反应致使气血瘀滞，脉络不通，而产生局部的剧烈疼痛。神经挫伤后则有麻木感或电灼样放射性剧痛。局部脉络受损，血溢脉外，伤后迅速肿胀，出现瘀血斑，其肿胀程度与外力的大小和损伤的程度有关，在2~3天内瘀聚凝结。由于损伤而致不同程度的功能障碍。

2．筋伤中期 受伤3~4天后，瘀血渐化，肿胀开始消退，瘀斑转为青紫，皮肤温热，疼痛渐减。至伤后10~14天，筋伤轻者可获康复，筋伤重者肿胀消退亦较显著，疼痛明显减轻，功能部分恢复。

3．筋伤后期 重证筋伤2周以后，瘀肿大部分消退，瘀斑转为黄褐色，疼痛渐不明显，功能轻度障碍，此种残余症状约经3~5周全部消失，功能亦可恢复。少数患者如筋断裂伤、神经损伤等恢复期较长，或余肿残存，或硬结如块、肌肉僵凝、肌力柔弱、疼痛隐约、动作欠利，迁延更多时日，最后可成为慢性筋伤。

（二）慢性筋伤

症状缺乏典型的演变过程，因患病部位不同，劳损的组织结构不同，可有各不相同的症状，或隐痛，或酸楚，或肿胀，或功能障碍，症状常因劳累或受风寒湿邪而加重。必须根据不同部位的特殊症状进行辨证分析。

无论是急性还是慢性筋伤，要仔细确定主要的压痛点，压痛部位往往就是损伤所在部位，在慢性筋伤患者尤为重要。同时要注意检查关节活动功能情况以及关节有无异常活动，对于严重筋伤患者，必要时可做 X 线检查，以排除骨折和脱位。

四、鉴别诊断

1．急性筋伤　需与风湿肿痛、湿热流注等相鉴别。风湿肿痛多无明显的外伤史，局部红肿而无青紫，全身发热等；湿热流注则有较重的全身症状，如发热、汗出而热不解、神疲纳呆等。局部应注意有无波动感，结合理化检查等，可明确诊断。

2．慢性筋伤　应与骨痨、骨肿瘤等骨关节疾病相鉴别。虽然通过 X 线片可观察到骨疾病所引起的骨骼病变，但某些骨关节疾病病程进展缓慢，微肿疼痛，症状轻，骨骼尚未发生明显病变，或骨骼变化不显著，往往难以早期明确诊断。应对全身情况、局部症状及理化检查等全面考虑，争取早期明确诊断。

五、并发症

筋伤除可产生局部症状外，在早期或晚期常会引起各种并发症。临床上要全面、仔细地检查，注意筋伤并发症的发生，及时预防其发展，治疗时一并处理，否则将会影响关节的功能康复。筋伤常见的并发症有以下几种：

1．小骨片撕脱　多由间接暴力所造成，由于附着于关节骨突的肌腱骤然强烈的收缩而发生的撕脱骨折。

2．神经损伤　神经被牵拉而损伤，或被血肿、损伤组织压迫和卡压而产生肢体运动、感觉功能障碍，肌肉萎缩等。

3．组织粘连、关节僵直　筋伤后血溢脉外，修复时机化导致周围组织粘连而影响关节功能，若失治、误治，常常引起筋的挛缩，使关节主动活动和被动活动受限而出现关节僵直。

4．增生肥厚与骨质增生　在慢性筋伤中，筋的损伤与修复同时进行，时间长久筋会发生增生肥厚，劳损的韧带产生钙化，关节边缘骨质增生。

5．关节内游离体　关节内的软骨损伤，软骨脱落、钙化而形成游离体，常随关节的屈伸活动而发生位置的改变，亦称"关节鼠"，多发生于膝关节。

6．损伤性骨化　多因关节部严重的扭挫伤，损伤了关节附近的骨膜，软组织内血肿与骨膜下血肿互相沟通，通过血肿机化，骨膜下化骨，关节周围组织的钙化、骨化的病理过程，导致关节功能障碍。X 线摄片显示不均匀的骨化阴影，多见于肘关节。

7．骨性关节炎　关节部位的筋伤，早期处理不当，后期关节软骨面发生退行性改变，承重失衡，出现关节疼痛，功能障碍。

六、治疗

筋伤的治疗应以辨证论治为基础，要严格贯彻首重气血、筋骨并重、标本兼治、内外结合的治疗原则。既要注意局部损伤的变化，又要重视脏腑、气血的盛衰；既要注意内服药物的治疗，又要重视外用药物的运用；并以八纲辨证和经络、脏腑、气血等辨证为治疗依据，根据损伤的虚实、久暂、轻重或缓急等具体情况，而选择应用不同的治疗方法。

筋伤的治疗方法有理筋手法、药物、针灸、小针刀、水针、固定及练功等疗法。因筋伤后的病情、病程及预后的差异很大，所以临床上多采用综合的治疗方法，以达到提高疗效、缩短疗程的目的。

（一）理筋手法

理筋手法是治疗筋伤的最主要方法，它是术者运用指、掌、腕、臂的劲力，直接作用于患者的损伤部位，通过各种手法的技巧及其力量以调节机体的生理、病理变化，达到治病疗伤、正复伤愈、强壮身体的治疗目的。手法治疗的原理和作用归纳起来有：活血化瘀、消肿止痛，整复错位、滑利关节，舒筋活络、软化瘢痕，松解粘连、消除狭窄，温经散寒、调和气血等。

手法适用于急、慢性筋伤，滑膜嵌顿，关节错缝、半脱位，肌肉萎缩，组织粘连，关节僵硬，骨关节炎引起的肢体疼痛、活动不利等。

对诊断尚不明确的急性脊柱损伤伴有脊髓症状患者，局部肿胀严重的患者，有严重心、脑、肺疾患的患者，有出血倾向的血液病患者，可疑或已明确诊断有骨关节、软组织肿瘤的患者，骨关节感染性疾病（骨髓炎、骨结核等）的患者，妊娠期妇女，传染性皮肤病及精神病不能合作的患者等均禁用手法治疗。

选用手法要以筋伤的主症为主，同时顾及兼症。新伤手法操作宜轻，陈伤手法宜较重。急性筋伤要求手法稳、妥、准，一次手法成功，避免增加损伤，减少患者痛苦。

手法要求先轻后重，轻时不宜虚浮，重时切忌粗暴；活动范围由小到大，速度先慢后快；手法均匀、柔和、持久、深透有力。自始至终贯彻稳、准、巧的原则，即在临床运用时要充分把握手法的连续性、节律性、自然性及时间与力度，还需将各点有机地紧密联系，不可断然分开。

每次手法治疗顺序可分为准备手法、治疗手法和结束手法 3 个阶段进行。要注意手法的感觉及异常反应，摆正医患之间的体位，辨证施治。手法不应引起患者的剧烈疼痛和加重病情，若在施术中出现剧烈疼痛，或术后引起病情日益加重等异常反应，应及时注意，立即调整手法或暂停手法治疗，查明原因。

（二）药物治疗

应从整体着眼，以辨证论治为基础，贯彻局部与整体兼顾、内治与外治结合的原则；同时辨病与辨证相结合，将筋伤的发生、发展、转归的连续性及阶段性与三期辨证分治用药结合起来。

1. 内服药物

（1）筋伤初期　气血瘀滞较甚，肿痛明显，治宜活血化瘀、行气止痛，多选桃红四物汤、复元活血汤、血府逐瘀汤、云南白药、七厘散、柴胡疏肝散等。

（2）筋伤中期　患部肿痛初步消退，但筋脉拘急并未完全消除，治宜舒筋活血、和营止痛，多选舒筋活血汤、和营止痛汤、定痛和血汤、补筋丸等。

（3）筋伤后期及慢性筋伤　因损伤日久，而耗损气血，肝肾亏虚，又常兼风寒湿邪侵袭，局部疼痛乏力，活动功能障碍，阴雨天则症状加重，或有肌肉萎缩，麻木不仁。治宜养血和络、补益肝肾、强壮筋骨、祛风宣痹为主，多选大活络丹、小活络丹、独活寄生汤、补肾壮筋汤、麻桂温经汤等。

2. 外用药物

筋伤初、中期宜消瘀退肿、理气止痛，常用药膏有定痛膏、定痛散、消毒定痛散等；若红热较明显者，宜消瘀清热、解毒退肿，可外敷四黄膏、金黄膏等。

筋伤后期及慢性伤筋，疼痛持续不愈，活动功能欠佳者，以活血止痛为主，用万灵膏等；若患处苍白不温，肌筋肿硬拘挛，可用熏洗方煎汤熏洗患肢，有温经止痛、滑利关节的作用，常用的熏洗方有散瘀和血汤、八仙逍遥汤、海桐皮汤等；陈伤隐痛及风寒痹痛可用蒸熟的药物在患处腾熨，有温经散寒、祛风止痛作用，常用方如熨风散等。

（三）针灸治疗

损伤初期一般多痛处局部取穴与邻近部位取穴相结合，早期以泻法为主，留针5~10分钟，可收到止痛、消肿、舒筋等功效；损伤中、后期与慢性劳损者主要是痛处局部取穴与循经取穴相结合，对证施治，用平补平泻法或补法，可收到消肿止痛、舒筋活络等功效，促使血脉通畅，肌肉、关节的功能恢复正常；对于损伤后期而有风寒湿邪者，可在针刺后加用艾灸、拔火罐等以温经止痛，其疗效更佳。

（四）小针刀疗法

小针刀疗法是近年来在临床上广泛使用的一种新的治疗方法，它使针刺疗法的针和手术疗法的刀融为一体，实际上是一种闭合性手术疗法。

小针刀施术的着眼点放在调整筋伤疾患中导致人体组织的动态平衡失调之上。筋伤后造成筋的粘连、挛缩和疤痕，小针刀通过剥离粘连、缓解痉挛、松解疤痕，而达到疏通阻滞、柔筋通脉、促进气血运行的作用。运用小针刀疗法，要掌握其适应证和禁忌证、操作方法和注意事项，才能取得良好的效果。并要严格执行无菌操作规程，防止发生感染。

（五）水针疗法

水针疗法是通过对筋伤的部位及邻近腧穴，直接注射药液进行治疗的一种方法，以达到抑制炎症的渗出、改善局部的营养状况、消肿止痛等作用，同时又起到了针刺穴位的作用。

常用的注射药物有复方丹参注射液2~6ml，复方当归注射液2~6ml，隔日1次，10次

为 1 个疗程；0.5%～2%盐酸普鲁卡因 2～10ml 加醋酸泼尼松龙 12.5～25mg，每周 1 次，3
次为 1 个疗程。

水针疗法要严格无菌操作，防止感染发生，注射部位要准确，尤其是胸背部要防止损伤
内脏。有高血压、溃疡病、活动性肺结核的患者禁用类固醇激素类药物，以防加重病情。

（六）固定治疗

大多数筋伤通过手法及药物治疗和适当休息，不用固定即可治愈。对肌腱、韧带的撕裂
伤等比较严重的筋伤，以及肌腱、韧带断裂缝合后应给予必要的固定，让损伤的组织有一个
静止舒适的休息体位，以减轻疼痛，解除痉挛，防止损伤的加重，为筋伤的修复创造有利的
条件。常用的固定方法有绷带或弹力绷带固定法、胶布固定法、纸板固定法、木夹板固定法
和石膏固定法等。

（七）练功活动

又称功能锻炼，是治疗筋伤不可缺少的重要组成部分，是加速损伤愈合过程，防止肌肉
萎缩、关节粘连和骨质疏松，帮助肢体恢复正常功能活动的一项重要步骤。指导患者进行积
极、有效、循序渐进的功能活动锻炼，使之尽快康复。

古 籍 选 萃

《素问·宣明五气》："久视伤血，久卧伤气，久坐伤肉，久立伤骨，久行伤筋，是谓五劳
所伤。"

《素问·阴阳应象大论》："气伤痛，形伤肿。故先痛而后肿者，气伤形也；先肿而后痛
者，形伤气也。"

隋·巢元方《诸病源候论·腕伤初系缚候》："夫腕伤重者，为断皮肉、骨髓，伤筋脉。皆
是卒然致损，故血气隔绝，不能周荣，所以须善系缚，按摩导引，令其血气复也。"

清·吴谦《医宗金鉴·正骨心法要旨》："或因跌仆闪失，以致骨缝开错，气血郁滞，为肿
为痛，宜用按摩法，按其经络，以通郁闭之气，摩其壅聚，以散瘀结之肿，其患可愈。"

清·钱秀昌《伤科补要·手法论》："其伤有轻重，而手法有所宜、失宜。其痊可之迟速及
遗留之残疾，皆关乎手法之所施也。"

第二节 上 肢 筋 伤

肩关节周围炎

肩关节周围炎是肩关节囊及其周围韧带、肌腱和滑膜囊的慢性非特异性炎症。以肩痛、
肩关节活动障碍为主要特征，简称"肩周炎"。其病名较多，因睡眠时肩部受凉引起的称
"漏肩风"或"露肩风"；因肩部活动明显受限，形同冻结而称"冻结肩"；因该病多发于 50

岁左右，又称"五十肩"；此外，还称"肩凝风"、"肩凝症"等。

【病因病机】

五旬之人，肝肾渐衰、肾气不足、气血虚亏、筋肉失于濡养，加之外伤劳损、风寒湿邪侵袭肩部而引起本病。肩关节的关节囊与关节周围软组织发生了范围较广的慢性无菌性炎症反应，而引起软组织的广泛性粘连，致使肩关节活动发生障碍。本病的发生可能与肩峰下滑囊炎、冈上肌腱炎、肱二头肌长头肌腱炎、肩袖破裂及喙突炎等有关，也有人认为与内分泌失调或自身免疫性疾病有关。

肩部及上肢的骨折、脱位，因固定时间过长或在固定期间不注意肩关节的功能锻炼亦可诱发肩周炎。

【诊　　断】

多见于中老年人，女性多于男性，多数患者呈慢性发病，少数有外伤史。初时肩周微有疼痛，1～2周后疼痛逐渐加重，肩部酸痛，夜间尤甚，肩关节外展、外旋活动开始受限，逐步发展成肩关节活动广泛受限。外伤诱发者，伤后肩关节外展功能迟迟不恢复，且肩周疼痛持续不愈，甚至加重。

检查肩部肿胀不明显，肩前、后、外侧均可有压痛，病程长者可见肩臂肌肉萎缩，尤以三角肌为明显。肩外展试验阳性，重者外展、外旋、后伸等各方向功能活动均受到严重限制（图 11 - 1）。

此病病程较长，一般在 1 年以内，长者可达 2 年左右。根据不同病理过程和病情状况，可将本病分为急性疼痛期、粘连僵硬期和缓解恢复期。X 线检查多属阴性，但对鉴别诊断有意义。有时可见骨质疏松、冈上肌腱钙化或大结节处有密度增高的阴影。

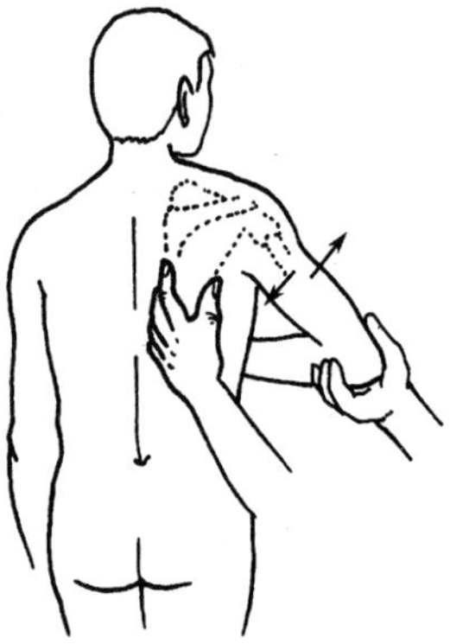

【鉴别诊断】

应与颈椎病相鉴别。颈椎病有颈部疼痛和活动障碍，但肩部活动尚可，肩臂部往往无明显压痛点，必要时可加摄颈椎 X 线片鉴别。

图 11 - 1　固定肩胛骨检查
肩肱关节

【治　　疗】

以手法治疗为主，配合药物、理疗及练功等治疗。

1. 理筋手法　患者端坐或侧卧，术者先运用滚、揉、拿捏法作用于肩前、肩后和肩外侧，用右手弹拨三角肌、肱二头肌短头喙突附着点和肱二头肌长头腱，再拨动痛点附近的冈上肌、胸肌以充分放松肌肉；然后术者左手扶住肩部，右手握患手，做牵拉、抖动和旋转活动；最后帮助患肢做外展、内收、前屈、后伸等动作，解除肌腱粘连，促进功能活动恢复。手法治疗时，会引起不同程度的疼痛，要注意用力适度，以患者能忍受为度，隔日治疗 1 次，10 次为 1 疗程（图 11 - 2）。

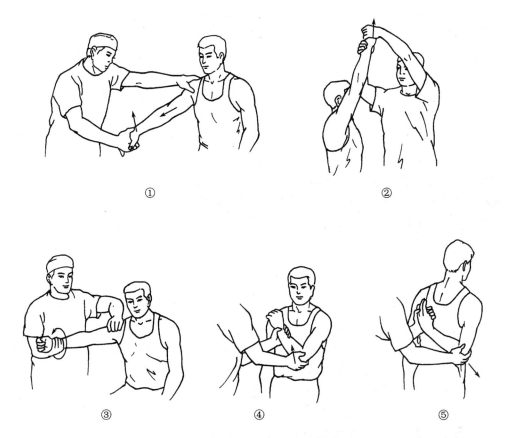

图 11－2 肩关节周围炎理筋手法

2. 药物治疗

（1）内服药 治以补气血、益肝肾、温经络、祛风湿为主，内服独活寄生汤或三痹汤等。体弱血亏较重者，可用八珍汤加减。

（2）外用药 急性期疼痛、触痛敏感，肩关节活动障碍者，可选用海桐皮汤热敷熏洗或熨风散热熨。

3. 物理治疗 可采用超短波、磁疗、蜡疗、光疗、热疗等，以减轻疼痛、促进恢复。对老年患者，不可长期电疗，以防软组织弹性更加减低，反而有碍恢复。

4. 练功活动 练功是治疗过程中不可缺少的重要步骤，早期由于肩关节的疼痛和肌肉痉挛而活动减少，此时可加强患肢的外展、上举、内旋、外旋等功能活动；粘连僵硬期，可在早晚反复做外展、上举、内旋、外旋、前屈、后伸、环转等功能活动，如"内外运旋"、"叉手托上"、"手拉滑车"、"手指爬墙"等动作。锻炼必须酌情而行，循序渐进，持之以恒，久之可见效果。

【预防与护理】

应避免风寒湿邪侵袭，衣着适宜。在骨折、脱位后固定不宜过久，应在不影响骨折愈合的情况下做合理的主动运动。患本病后应在可以忍受的情况下，每日进行 1 次肩关节各个方向的活动锻炼，以减轻粘连。

【临证备要】

肩关节周围炎好发于 50 岁左右，以肩痛、肩关节活动障碍为主要特征。急慢性损伤，风、寒、湿邪侵袭是本病的外因，肝肾不足、气血亏虚是本病发生的内因。肩关节周围炎病程长、疗效慢，部分患者虽可自行痊愈，但时间长，痛苦大，功能恢复不全。本病急性期以疼痛为主，肩关节主动、被动活动尚有较大范围，应注意减轻持重。治疗的重点在于缓解疼痛，防止关节进一步粘连；慢性期关节已粘连，关节主动、被动活动功能严重障碍，肩部肌肉萎缩，要加强肩关节各方向的功能锻炼。练功活动在本病的治疗中起着重要的作用，要鼓励患者树立信心，配合治疗，加强自主练功活动，并针对每个患者制定一个循序渐进、行之有效的锻炼方法，以增进疗效，缩短病程，加速痊愈。

古 籍 选 萃

《素问·上古天真论》："女子……七七，任脉虚，太冲脉衰少，天癸竭，……丈夫……七八，肝气衰，筋不能动，天癸竭，……"

隋·巢元方《诸病源候论·风病诸候》："此由体虚腠理开，风邪在于筋故也。春遇痹，为筋痹，则筋屈。邪客关机，则使筋挛。邪客于足太阳之络，令人肩背拘急也。"

附一：肩部扭挫伤

肩关节是人体活动范围最大的关节，多因跌挫、扭转、打击等因素造成肩部扭挫伤。本病可发生于任何年龄，损伤的部位多见于肩部的上方或外上方。

【病因病机】

肩关节过度扭转，可引起肩关节囊、筋膜的损伤或撕裂。重物直接打击肩部，可引起肌肉、脉络的损伤或撕裂，致使瘀肿疼痛，功能障碍。当上肢突然外展或已外展的上肢受外力使之突然下降，均可使冈上肌腱部分或全部断裂。如损伤严重，筋膜大片受伤，肿痛剧烈，往往导致瘀肿难以消除，疼痛不易全消，而形成慢性过程，继发肩关节周围炎等。

【诊 断】

有明显外伤史。伤后肩部疼痛、肿胀、压痛，肩关节活动暂时性受限。如肩部肿痛范围较大者，要查出肿痛的中心点，根据压痛最敏感的部位，判定受伤的准确位置。

冈上肌腱断裂时，冈上肌肌力消失，无力外展上臂。如果帮助患肢外展至 60°以上后，能自动抬举上臂。

【鉴别诊断】

应注意除外肱骨外科颈嵌入性骨折、肱骨大结节撕脱性骨折、肩关节脱位及肩锁关节脱

位。如外伤暴力不大，但引起严重肿痛者，应除外骨囊肿、骨结核等病变。必要时拍摄 X
线片，可进一步明确诊断。

【治　　疗】

以手法治疗为主，配合固定、练功、药物、理疗等治疗。

1. 理筋手法　患者正坐，术者立于患侧，一手握住患侧手腕，一手以虎口贴患处，并
徐徐自肩部向下抚摩至肘部，重复五六次。接着术者一手托患肘，一手握患腕，将患肢缓缓
向上提升，又缓缓下降，可重复数次。最后术者双手握患侧手腕，肩外展 60°，肘关节伸直，
做连续不断的抖动半分钟至 1 分钟，可使伤处有轻快感（图 11 - 3）。

2. 药物治疗　损伤初、中期以散瘀消
肿、生新止痛为主，内服舒筋活血汤，疼痛
难忍时加服云南白药，外敷定痛膏；后期以
活血舒筋为主，可内服宽筋散，并配合熏
洗。

3. 固定方法　扭挫伤较重者，伤后应
用肩"人"字绷带包扎，再用三角巾将患肢
屈肘 90° 悬挂胸前，以限制患肩活动 2～3
周。

4. 功能锻炼　肿痛减轻后，应做肩关

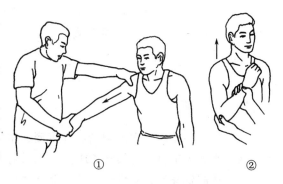

①　　　　　　　②
图 11 - 3　肩部理筋手法

节前屈后伸、内外运旋、叉手托上及自动耸肩等锻炼，使其尽早恢复活动功能。

【预防与护理】

初期出现瘀肿时忌热敷，可用冷水、冰块、冰袋或冰冻手巾贴敷，以减轻疼痛和抑制患
部出血。

【临证备要】

肩部急性筋伤因打击或撞击等直接暴力所致者，应仔细检查有无锁骨骨折、肱骨外科颈
骨折、肩锁关节脱位，以免漏诊；因扭转、牵拉等间接暴力所致者，应仔细检查冈上肌、肩
关节肌腱袖及肱骨大结节有无损伤，以判断病情的严重程度。对暴力不大而损伤严重者，应
排除骨的病变。由于肩部急性筋伤易于迁延成慢性筋伤，因此在治疗过程中自始至终要注意
动静结合，制动时间不宜过长，要早期练功，争取及早恢复功能，尽量预防转变为慢性筋
伤。

附二：冈上肌腱炎

冈上肌起于肩胛骨冈上窝，其肌腱在喙突肩峰韧带和肩峰下滑囊的下面、肩关节囊的上
面通过，止于肱骨大结节的上方（图 11 - 4）。冈上肌有协同肩关节外展的作用，肩峰下滑
囊将冈上肌腱与肩峰相隔，以减轻两者之间的摩擦。

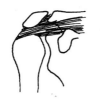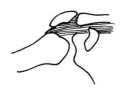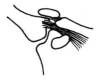

图 11-4　冈上肌腱解剖示意图

【病因病机】

当肩关节外展至 90°时，肩峰下滑囊完全缩进肩峰下面，冈上肌腱必然受到喙突肩峰韧带和肩峰的挤压和摩擦。肩部急性筋伤，气血瘀滞，筋膜粘连，或感受风寒湿邪，冈上肌腱更易受到挤压和摩擦，日久而形成劳损，转变为冈上肌腱炎。中年以后冈上肌发生退行性变，更易发生本病。少数患者冈上肌腱因劳损而渐趋粗糙，甚至钙化，或有冈上肌腱的部分断裂。

【诊　　断】

多数呈缓慢发病，肩外侧渐进性疼痛，用力肩外展时疼痛较明显，肱骨大结节处或肩峰下压痛。当肩关节自主外展至 60°左右时，因疼痛不能继续外展及上举，出现"疼痛弧"现象。冈上肌腱钙化时，X 线片可见局部有钙化影。

【鉴别诊断】

应与肩峰下滑囊炎、肱二头肌长头腱鞘炎相鉴别。

1. 肩峰下滑囊炎　主要表现为肩峰下疼痛、压痛，但当肩外展至 90°时，原肩峰下压痛处压痛不明显或消失。

2. 肱二头肌长头腱鞘炎　疼痛、压痛以肱骨结节间沟为主，肱二头肌抗阻力屈肘时疼痛加重。

【治　　疗】

以手法治疗为主，配合药物、固定、练功等治疗。

1. 理筋手法　患者正坐，术者先用拿法，拿捏冈上部、肩部、上臂部，自上而下，以疏通经络；然后术者用拇指在冈上肌部位做局部弹拨、按揉、分筋法，以舒筋活络；最后术者一手按肩部，一手拿腕部，相对用力拔伸肩关节，拿腕之手做摇肩法，以两手扣住患侧手大、小鱼际部，在向下牵引的同时做上肢的牵抖法，以滑利关节。

2. 药物治疗

（1）内服药　急性期宜舒筋活血、通络止痛为主，内服舒筋活血汤加减；慢性期可内服宽筋散。局部疼痛畏寒者可内服大活络丸或小活络丸；兼有血虚者可内服八珍汤。

（2）外用药　急性期疼痛较重时，外敷定痛膏；后期可用海桐皮汤熏洗或熨风散热熨患处。

3．**固定治疗** 急性期肿痛难忍者可用三角巾悬吊，短期制动。

4．**练功活动** 肿痛缓解后进行功能锻炼，如肩外展、前屈、外旋、甩手、上举等活动，以舒筋和络，恢复肩臂活动功能。

【预防与护理】

中老年人，尤其是平时缺乏锻炼者，在肩部活动时要避免突然、强力的动作，特别是在做大角度的外展、后伸、上举等动作时更要注意，以防止本病的发生。

【临证备要】

冈上肌腱因特殊的解剖结构而易于劳损，日久发生无菌性炎症，渐致肌腱增粗、钙化。"疼痛弧"试验是本病的特征性诊断，但要与肩峰下滑囊炎及肱二头肌长头肌腱炎鉴别。鉴别要点是压痛的部位不同，结合特征性诊断可以鉴别。急性期以轻手法治疗为主，慢性期可稍重。也可用针灸取穴如天宗、肩髃、臂臑、曲池等用泻法温经通络。局部痛点封闭也可取得较好疗效。急性期避免上肢外展、外旋等用力动作，慢性期可做甩手、上举等动作。

肱骨外上髁炎

肱骨外上髁炎亦称肱桡关节滑囊炎、肱骨外髁骨膜炎，因网球运动员较常见，故又称"网球肘"。

【病因病机】

多因慢性劳损致肱骨外上髁处形成急、慢性炎症所引起。肱骨外上髁是前臂腕伸肌的起点，由于肘、腕关节的频繁活动，长期劳累，使腕伸肌的起点反复受到牵拉刺激，引起部分撕裂和慢性炎症或局部的滑膜增厚、滑囊炎等变化。多见于特殊工种，如砖瓦工、木工、网球运动员等。中医认为本病多由气血虚弱，血不荣筋，肌肉失于温煦，筋骨失于濡养，加上肱骨外上髁腕伸肌附着点慢性劳损及牵拉引起。

【诊 断】

起病缓慢，初起时在劳累后偶感肘外侧疼痛，延久逐渐加重，疼痛甚至可向上臂及前臂放散，影响肢体活动，但功能活动多不受限。做拧毛巾、扫地、端壶倒水等动作时疼痛加剧，前臂无力，甚至持物落地。

肱骨外上髁以及肱桡关节间隙处有明显的压痛点，腕伸肌紧张试验阳性，前臂伸肌腱牵拉试验阳性。

X线摄片检查多属阴性，偶见肱骨外上髁处骨质密度增高的钙化阴影或骨膜肥厚影像。

【治 疗】

以手法治疗为主，配合药物、理疗、针灸、小针刀和水针疗法等治疗。

1．**理筋手法** 患者正坐，术者先用拇指在肱骨外上髁及前臂桡侧痛点处做弹拨、分筋；

然后术者一手由背侧握住腕部，另一手掌心顶托肘后部，拇指按压在肱桡关节处，握腕部之手使桡腕关节掌屈，并使肘关节做屈、伸交替的动作，同时另一手于肘关节由屈曲变伸直时在肘后部向前顶推，使肘关节过伸，肱桡关节间隙加大，如有粘连时，可撕开桡侧腕伸肌之粘连（图11-5）。

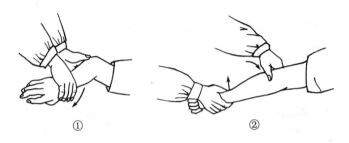

① ②

图 11 - 5 肱骨外上髁炎理筋手法

2．药物治疗

（1）内服药　治宜养血荣筋，舒筋活络，内服舒筋活血汤等。

（2）外用药　外敷定痛膏或用海桐皮汤熏洗。

3．物理治疗　可采用超短波、磁疗、蜡疗、光疗、离子透入疗法等，以减轻疼痛、促进炎症吸收。

4．针灸治疗　以痛点及周围取穴，隔日1次。或用梅花针叩打患处，再加拔火罐，3～4天1次。

5．小针刀疗法　局部麻醉后患侧伸肘位，术者左手拇指在桡骨粗隆处将肱桡肌拨向外侧，将小针刀沿肱桡肌内侧缘刺入，直达肱桡关节滑囊和骨面，做切开剥离2～3针刀即可出针，无菌纱布覆盖针孔后患肘屈伸数次。

6．水针疗法　用2%盐酸普鲁卡因2ml加醋酸泼尼松龙12.5mg做痛点封闭，每周1次，连续3次。或用当归注射液2ml做痛点注射，隔日1次，10次为1疗程。

【预防与护理】

尽量避免剧烈活动，尤其是腕伸肌的活动，必要时可做适当的固定，待疼痛明显缓解后及时解除固定并逐渐开始肘关节功能活动，但要避免使腕伸肌受到明显牵拉的动作。

【临证备要】

肱骨外上髁炎又名"网球肘"，因伸腕肌的起点反复受到牵拉刺激引起局部的慢性炎症而形成，可见滑膜增厚、滑囊炎等变化。肱骨外上髁部位压痛，腕伸肌紧张试验阳性是诊断的重要依据。经过休息、制动、手法、理疗和局部封闭治疗，大多数病例有效，但常复发，必要时可选择三角巾悬吊或前臂石膏固定3周左右。治疗无效时，可采用小针刀治疗，进行伸肌总腱附着点松解术，甚至可采用环状韧带部分切除术、桡侧腕短伸肌腱延长术等，其疗效迅速持久。

古 籍 选 萃

明·龚信《古今医鉴·卷十臂痛》："臂痛为风寒湿所搏，或睡后，手在被外，为寒邪所袭，遂令臂痛，及乳妇以臂枕儿，伤于风寒，而致臂痛者，……有血虚作臂痛者，盖血不荣筋故也。"

附一：肱骨内上髁炎

肱骨内上髁炎又称"高尔夫球肘"，是由于急性损伤或慢性劳损引起的肱骨内上髁或周围软组织炎性改变。肱骨内上髁为桡侧腕屈肌和旋前圆肌的起始点，肱骨内上髁炎的病机与肱骨外上髁炎相似，但作用的外力相反。

【病因病机】

多为慢性损伤引起。患者以从事前臂旋外、屈腕运动为主，如纺织工、矿工、泥瓦工等多见。由于长期劳累，腕屈肌起点反复受到牵拉刺激，引起肱骨内上髁肌腱附着处的慢性无菌性炎症。

【诊　断】

起病缓慢，初起时在劳累后偶感肘内侧疼痛，日久则有加重，疼痛可向上臂及前臂掌侧放射，抗阻力旋前或屈腕时疼痛明显。X 线一般无异常。严重者可有骨膜增生改变。

【治　疗】

1. 理筋手法　以右侧为例，医者与患者相对而坐，左手握患肢，右手在肘关节内侧痛点先用指揉法，放松周围软组织，然后用单侧拇指垂直于腕屈肌附着点行弹拨分筋，以松解周围粘连。

2. 药物治疗　同"肱骨外上髁炎"。

3. 功能锻炼　主动屈肘和前臂旋后、过伸等，每日 5～10 次。

4. 水针疗法　2% 盐酸普鲁卡因 2ml 加醋酸泼尼松龙 12.5mg 做痛点封闭，每周 1 次，连续 3 次。或用当归注射液 2ml 做痛点注射，隔日 1 次，10 次为 1 疗程。

【预防与护理】

尽量避免腕屈肌的剧烈活动，必要时可做适当的固定，待疼痛明显缓解后，及时解除固定并逐渐开始肘关节功能活动，但要避免使腕屈肌受到明显牵拉的动作。

【临证备要】

肱骨内上髁炎又名"高尔夫球肘"，因桡侧腕屈肌和旋前圆肌的起点反复受到牵拉刺激引起局部的慢性炎症而形成。肘内侧疼痛，疼痛可向上臂及前臂掌侧放射，抗阻力旋前或屈腕时疼痛明显为诊断依据。经过休息、手法和局部封闭治疗，大多数病例有效，但要防止复发。

附二：肘部扭挫伤

多因跌挫、扭转等外力使肘关节发生超过正常活动范围的运动而引起。

【病因病机】

由于关节的稳定性主要依靠关节囊和韧带的约束，而侧副韧带又有防止肘关节侧移的作用，所以肘关节扭挫伤常可损伤肘关节尺、桡侧副韧带，环状韧带，关节囊，肌腱，肌肉和筋膜。

【诊　　断】

有明显外伤史，伤后肘关节处于半屈曲位，呈弥漫性肿胀、疼痛，肘关节活动受限，可出现瘀斑。压痛点往往在肘关节的内后方和内侧副韧带附着部。

【鉴别诊断】

环状韧带的断裂常使桡骨头脱位合并尺骨上段骨折。在成人，通过 X 线摄片易确定有无合并骨折，在儿童骨骺损伤时较难区别，可与健侧同时拍片对比，避免漏诊。

【治　　疗】

1．理筋手法　伤后即来诊治者，宜将肘关节做一次 0°～140° 的被动屈伸，起到微细的关节错位的整复作用。在触摸到压痛点后，以两手掌环握肘部，轻轻按压 1～2 分钟，有减轻疼痛的作用。然后行轻按摩拿捏手法，以患者有舒适感为度。但不宜反复做，尤其在恢复期，更不能做猛烈的被动屈伸，以免引起血肿，更加重粘连，甚至引起血肿的钙化。

2．药物治疗

（1）内服药　初期治宜散瘀消肿，可内服七厘散或桃红四物汤；后期治宜消肿和络，可内服补筋丸或宽筋散。

（2）外用药　初期外敷定痛膏或定痛散；后期用海桐皮汤熏洗。

3．固定治疗　初期患肢用三角巾悬吊，肘关节置于屈曲 90° 功能位，以限制肘关节的屈伸活动，多做手指屈伸、握拳活动，以利消肿。

4．练功活动　肿痛减轻后，可逐步练习肘关节的屈伸功能，使粘连机化逐步松解，以恢复正常。禁止做粗暴的屈伸活动。

【预防与护理】

肘关节扭挫伤是最常见的肘关节闭合性损伤，活动时应防止其发生。一旦发生，早期应避免不适当的按摩和活动，晚期功能锻炼也不能操之过急。

【临证备要】

肘关节扭挫伤常可损伤尺、桡侧副韧带，而以桡侧副韧带损伤最为多见。严重的肘关节扭挫伤，伤后不固定或固定不恰当，或因不适当的按摩，都可使血肿扩大，通过骨膜下化骨，造成关节周围组织的钙化、骨化，形成骨化性肌炎。因此损伤早期切忌粗暴的手法，以免加重损伤；后期功能恢复也不能操之过急，否则常遗留关节强直的后患。部分严重的扭挫伤，有可能是肘关节脱位后已自动复位，应检查关节的稳定性，以免造成不良后果。

腱 鞘 炎

腱鞘位于手和足部的关节附近，是一个密闭的滑膜管。鞘壁的内层紧包肌腱，外层衬于腱纤维鞘内面，共同与骨面连结。鞘内有滑液，可减少肌腱活动时的摩擦。腱鞘炎系指因机械性摩擦而引起的慢性无菌性炎症改变。

【病因病机】

多为慢性积累性损伤，局部劳作过度、积劳筋伤，或受寒凉，气血凝滞、血不荣筋而发病。肌腱在腱鞘中频繁地来回磨动，日久即可使腱鞘发生损伤性炎症，造成纤维管的充血、水肿，鞘壁增厚，继之纤维管变性，使管腔变窄，肌腱变粗，肌腱在管腔内滑动困难而产生相应的症状。若局部病变迁延日久，腱鞘纤维化和挛缩使腱鞘腔狭窄，症状更为顽固。

【诊 断】

本病发病缓慢，在腱鞘处可有隆起，或有结节，压痛明显。部分患者局部有微红、微肿、微热，疼痛可有放射，关节活动受限。

【治 疗】

以手法治疗为主，配合针灸、小针刀、药物等治疗，必要时行松解术。

1．理筋手法 术者一手托住患肢，另一手在疼痛处或结节部及其周围做上下来回的按摩、揉捏；然后按压邻近穴位，并弹拨肌腱4~5次，在轻度拔伸下缓缓旋转及屈伸关节。理筋手法每日或隔日1次。

2．药物治疗

（1）内服药 治宜调养气血、舒筋活络为主，可用桂枝汤加当归、首乌、威灵仙等。

（2）外用药 外用海桐皮汤熏洗。

3．水针疗法 用2%盐酸普鲁卡因2ml加醋酸泼尼松龙12.5mg做痛点封闭，每周1次，连续3次。或用当归注射液2ml做痛点注射，隔日1次，10次为1疗程。

4．针灸治疗 取结节部及周围痛点或邻近穴位针刺，得气后留针15分钟，隔日1次。

5．小针刀疗法 在局麻下，小针刀平行于肌腱方向刺入结节部，沿肌腱走行方向做上下挑割，不要向两侧偏斜，否则可损伤肌腱、神经和血管，关节活动恢复正常，则表示已切开腱鞘。若创口小者可不缝合，以无菌纱布加压包扎即可。

6．腱鞘松解术 以上方法治疗未见效果者，可在局麻下纵行切开韧带和腱鞘（不缝合），解除对肌腱的卡压，缝合皮肤切口。

【预防与护理】

患者平时关节活动要缓慢，避免劳累，少用凉水，以减少局部刺激。疼痛严重时，要充分休息，有助于损伤肌腱的恢复。

【临证备要】

腱鞘是一个密闭的滑膜管，鞘内有滑液，可减少肌腱活动时的摩擦。腱鞘炎系指因机械性摩擦而引起的慢性无菌性炎症改变。早期或症状较轻者，减少手部及手指的活动，理疗，腱鞘内注射类固醇药物。腱鞘炎多次注射类固醇药物可引起广泛粘连，对晚期硬结明显者手法尽量不用，以免适得其反。非手术治疗无效，或反复发作腱鞘已有狭窄，行腱鞘切开术。近年来，采用小针刀治疗腱鞘炎取得较好疗效，要注意无菌操作和解剖要点，勿损伤肌腱、神经和血管。

附一：桡侧腕伸肌腱周围炎

前臂桡侧伸肌群主要有桡侧腕长伸肌、桡侧腕短伸肌和拇长展肌、拇短伸肌。在前臂背侧中下 1/3 处，拇长展肌、拇短伸肌从桡侧腕长伸肌、桡侧腕短伸肌之上面斜行跨过，二者交叉重叠，该处没有腱鞘，仅有一层疏松的腱膜覆盖。由于腕伸肌频繁活动，又无腱鞘保护，故容易引起肌腱及其周围的劳损。

【病因病机】

在桡侧腕长伸肌、桡侧腕短伸肌将腕关节固定于背伸位的情况下，用力握物或提重物时，因与交叉重叠的拇长展肌腱、拇短伸肌腱的运动方向不一而互相摩擦，引起腱膜组织的急性炎症反应，导致桡侧腕伸肌腱及其周围筋膜的损伤。

本病多见于木工、砖瓦工等，亦见于突然从事紧张的伸肘腕活动者或劳动者。

【诊　　断】

多发于青壮年，起病较快，有明显的劳损病史，发病与手腕部过度频繁活动和劳动有关。前臂桡背侧下 1/3 处桡侧腕伸肌腱呈条索状肿胀、疼痛，有明显压痛，局部灼热感，腕部活动受限。嘱患者握拳并做腕关节强力屈伸时，腕部疼痛加重，并可闻及摩擦感或捻发音。

【治　　疗】

1．理筋手法　一助手握患肢前臂上端，术者一手握拇指，与助手相对拔伸牵引，用另一手拇指沿桡侧腕伸肌腱自下而上反复用推法，直至桡腕关节活动时捻发音消失或减轻为止。肿胀消退后做拿捏和理顺手法。

2．药物治疗

（1）内服药　治宜祛瘀消肿、舒筋止痛，内服七厘散。

(2) 外用药 局部外敷定痛膏，肿痛减轻时可用海桐皮汤煎水熏洗。

3. 固定治疗 发病后若肿痛严重者，用硬纸板或夹板两块固定腕关节 1~2 周，待捻发感消失后去除外固定。

4. 水针疗法 用 2% 盐酸普鲁卡因 2ml 加醋酸泼尼松龙 12.5mg 做痛点封闭，每周 1 次，连续 3 次。或用当归注射液 2ml 做痛点注射，隔日 1 次，10 次为 1 疗程。

【预防与护理】

避免腕关节做长时间的过度背伸活动。局部肿痛消退后，逐步恢复工作。在相当长的一段时期内应避免腕关节过度的背伸活动。

【临证备要】

在前臂背侧中下 1/3 处，拇长展肌、拇短伸肌从桡侧腕长伸肌、桡侧腕短伸肌之上面斜行跨过，二者交叉重叠，该处没有腱鞘，仅有一层疏松的腱膜覆盖。若腕伸肌活动频繁，使肌腱间相互摩擦增多，容易引起周围腱膜、筋膜炎性改变。急性期应减少活动，不宜立即行手法治疗，可外敷消炎止痛膏，等病情缓解后再行手法治疗。处理不当，易反复发作且治疗困难，日久则局部可纤维变性而引起肌腱粘连。

附二：腱鞘囊肿

腱鞘囊肿是发生在关节或腱鞘内的囊性肿物，古称"腕筋结"、"腕筋瘤"、"筋聚"、"筋结"等。任何年龄均可发病，以青壮年和中年多见，女性多于男性。

【病因病机】

本病多为劳损所致。形成囊肿的原因与关节囊、韧带、腱鞘中的结缔组织营养不良，发生退行性变有关。腱鞘囊肿与关节囊或腱鞘密切相连，但并不一定与关节腔或腱鞘的滑膜腔相通。囊壁外层由致密结缔组织构成，内层为光滑之白色膜遮盖，囊腔多为单房，但也有多房者，囊内为无色透明或微呈白色、淡黄色的胶冻状黏液。

【诊 断】

腱鞘囊肿最常见于腕背部，腕舟骨及月骨关节的背侧，拇长伸肌腱及指伸肌腱之间。起病较快，增长缓慢，多无自觉疼痛，少数有局部胀痛。局部可见一个半球形隆起，肿物突出皮肤，表面光滑，皮色不变，触之有囊性感，与皮肤不相连，周围境界清楚，基底固定或推之可动，压痛轻微或无压痛。部分患者囊肿经长期的慢性炎症刺激，囊壁肥厚变硬，甚至达到与软骨相似的程度。

腱鞘囊肿还可见于踝关节背部和腘窝部。发生于腘窝部者，伸膝时可见如鸡蛋大的肿物，屈膝时则在深处，不易触摸清楚。

【治　疗】

1.理筋手法　对于发病时间短、囊壁较薄、囊性感明显者，可用按压法压破囊肿。将腕关节背伸，使囊肿固定和高突，术者用双手拇指压住囊肿，并加大压力挤压囊肿，使囊壁破裂。捏破后局部按摩，以便囊内液体充分流出，散于皮下，使之逐渐减少或消失（图11－6）。

2.药物治疗　囊壁已破，囊肿变小，局部仍较肥厚者，可贴万灵膏，并用绷带加压包扎2～3天，使肿块进一步消散。

3.针灸治疗　对囊壁厚，囊内容物张力不大，压不破者，可加针刺治疗。患处消毒后，用三棱针垂直刺入囊肿内。起针后在肿块四周加以挤压，可使囊肿内容物挤入皮下，部分胶状黏液可从针孔中挤出，然后用消毒敷料加压包扎，以减少复发。

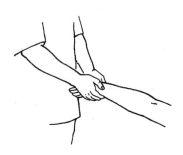

图11－6　腱鞘囊肿按压法

4.手术治疗　对于反复发作者，可手术切除。仔细分离并完整切除囊壁，如囊壁与关节相通者，应用细针线缝合关节囊，再将筋膜下左右两侧组织重叠缝合，术毕加压包扎。

【预防与护理】

囊肿破后，在患部放置半弧形压片（如钮扣等），适当加压保持1～2周，以使囊壁间紧密接触，形成粘连，避免复发。

【临证备要】

腱鞘囊肿是发生于关节附近或腱鞘内的囊性肿物，内含无色透明或微呈白色、淡黄色的黏稠液。形成囊肿的原因与关节囊、韧带、腱鞘中的结缔组织营养不良，发生退行性变有关，劳损是本病发生的诱因。对囊壁较薄者，可用指压法压破囊肿；较厚难压破者，用三棱针刺破后用手法将囊肿内容物散入皮下。无论手术还是非手术疗法，治愈后均有复发现象，局部加压固定可预防复发。

附三：桡骨茎突狭窄性腱鞘炎

桡骨茎突腱鞘为拇长展肌腱和拇短伸肌腱的共同腱鞘。两肌腱通过鞘管后折成一定角度，分别止于第1掌骨基底和拇指近节指骨基底。当拇指及腕部活动时，此折角增大，从而增加了肌腱与管壁的摩擦。

【病因病机】

多见于家庭妇女或文字誊写工作者。因手腕部长期过度劳累，使拇长展肌腱和拇短伸肌腱在共同的腱鞘内频繁地来回磨动，日久腱鞘发生损伤性炎症，造成纤维管的充血、水肿，管壁变厚，管腔变窄，肌腱变粗，肌腱在管腔内活动困难而产生相应的症状。若局部病变迁延日久，腱鞘纤维化可挛缩，使症状更加顽固。体弱血虚，血不荣筋者更易发生本病。

【诊　断】

发病缓慢，腕部桡侧疼痛，提物乏力，尤其不能做提壶倒水等动作。桡骨茎突处有隆起，或可有结节，在桡骨茎突及第 1 掌骨基底部之间有压痛。部分患者局部有微红、微肿、微热，疼痛可放射至手部。握拳试验阳性。

【治　疗】

1．手法治疗　术者一手托住患手，另一手于腕部桡侧疼痛处及其周围做上下来回的按摩、揉捏；然后按压手三里、阳溪、合谷等穴，并弹拨肌腱 4～5 次；再用左手固定患肢前臂，右手握住患手，在轻度拔伸下缓缓旋转及屈伸腕关节；最后用右手拇、食二指捏住患手拇指末节，向远心端拉伸，起舒筋解粘、疏通狭窄的作用，结束前再按摩患处 1 次。

2．固定　可用夹板或硬纸板将腕关节固定于桡偏、拇指伸展位 3～4 周，以限制活动，可缓解症状。

3．针灸治疗　可取阳溪为主穴，配合谷、曲池、手三里、列缺、外关等，得气后留针 15 分钟，隔日 1 次。

4．水针疗法　用 2% 盐酸普鲁卡因 2ml 加醋酸泼尼松龙 12.5mg 做痛点封闭，每周 1 次，连续 3 次。或用当归注射液 2ml 做痛点注射，隔日 1 次，10 次为 1 疗程。

5．小针刀治疗　刀口和桡动脉呈平行刺入，在鞘内纵行疏剥，病情严重者，亦可刺穿腱鞘，使刀口接触骨面，刀身倾斜，将腱鞘从骨面上剥离铲起，出针，针孔按压至不出血为止。注意勿损伤桡动脉和神经支。

6．肌腱松解术　以上方法治疗未见效果者，可在局麻下纵行切开腕背韧带和腱鞘（不缝合），解除对肌腱的卡压，缝合皮肤切口。有时拇长展肌腱与拇短伸肌腱各有一个腱鞘，此种解剖变异，术中应探查清楚。

【预防与护理】

患者平时做手部动作要缓慢，尽量脱离手腕部过度活动的工作，少用凉水，以减少刺激。疼痛严重者，可用硬纸板固定患腕于桡偏、拇指伸展位 3～4 周，以限制活动，可缓解症状。

【临证备要】

桡骨茎突腱鞘为拇长展肌腱和拇短伸肌腱的共同腱鞘。两肌腱通过鞘管后折成一定角度分别止于第 1 掌骨基底和拇指近节指骨基底。当拇指及腕部活动时，此折角增大，从而增加了肌腱与管壁的摩擦。因手腕部长期过度劳累，日久腱鞘发生损伤性炎症，造成纤维管的充血、水肿，管壁变厚，管腔变窄，肌腱变粗，肌腱在管腔内活动困难而产生相应的症状。减少活动和局部的刺激是有效的预防方法，久治不愈的患者可行小针刀治疗或行肌腱松解术，解除对肌腱的卡压。

附四：指屈肌腱腱鞘炎

指屈肌腱腱鞘炎又称"弹响指"、"扳机指"，多见于妇女及手工劳动者。好发于拇指，亦有单发于食指和中指，少数患者为多个手指同时发病。病变多发生在掌骨头颈相对应之指屈肌腱纤维鞘之起始处。

【病因病机】

指屈肌腱腱鞘是掌骨颈和掌指关节掌侧的浅沟与鞘状韧带组成的骨性纤维管，拇长屈肌腱和指深屈肌腱、指浅屈肌腱分别从各相应的管内通过，进入拇指和各个手指。腱鞘外层为纤维层，可将肌腱约束在掌骨头部；内层为滑膜层，可使肌腱在管内顺利活动。由于手指过度屈伸，使肌腱与骨纤维性鞘管反复摩擦，或长期用力握持硬物，骨纤维管受硬物与掌骨头的挤压，局部充血、水肿、渗出，日久增生、肥厚、粘连、管腔变窄，指屈肌腱在狭窄的管腔内受压而变细，两端膨大呈葫芦状。屈指时，膨大的肌腱部分通过腱鞘狭口受到阻碍，使屈伸活动受限，勉强用力屈伸患指或被动屈伸时，便出现扳机样的弹跳动作，并伴有弹响声（图 11 - 7）。

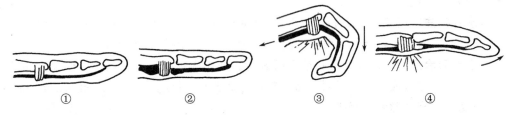

① ② ③ ④

①正常肌腱和腱鞘；②发病后腱鞘肿胀，肌腱也呈葫芦形肿大；③手指主动屈曲时，远侧膨大挤过窄的韧带 - 骨隧道，发生弹响；④手指由屈曲伸直时也同样发生弹响

图 11 - 7　弹响指示意图

【诊　断】

初起为患指不能屈伸，用力屈伸时疼痛，以晨起、劳动后和用凉水后症状较重，活动后或热敷后症状减轻。随着腱鞘狭窄和肌腱变性增粗，在掌骨头的掌侧面明显压痛，并出现弹跳动作，可触到米粒大的结节。压住此结节，嘱患者做充分的屈伸活动时，可感到弹响声。严重者患指屈曲后不能自行伸直，需健手帮助伸直。

【治　疗】

1. 手法治疗　术者左手托住患侧手腕，右拇指在结节部做按揉弹拨、横向推动、纵向拨筋等动作，最后握住患指末节向远端迅速拉开，如有弹响声则效果较好。

2. 水针疗法　用 2% 盐酸普鲁卡因 2ml 加醋酸泼尼松龙 12.5mg 做痛点封闭，每周 1 次，连续 3 次。或用当归注射液 2ml 做痛点注射，隔日 1 次，10 次为 1 疗程。

3. 小针刀治疗 刀平行于肌腱方向刺入结节部，沿肌腱走行方向做上下挑割，不要向两侧偏斜，否则可损伤肌腱、神经和血管。如弹响已消失，手指活动恢复正常，则表示已切开腱鞘。若创口小者可不缝合，以无菌纱布加压包扎即可。

【预防与护理】

患者平时做手部动作要缓慢，尽量脱离手腕部过度活动的工作，少用凉水，以减少刺激。发病时间短、疼痛严重的患者更要充分休息，有助于损伤肌腱的恢复。

【临证备要】

指屈肌腱腱鞘炎好发于拇指，多见于妇女及手工劳动者。病变多发生在掌骨头颈相对应之指屈肌腱纤维鞘之起始处。由于手指过度屈伸，或长期用力握持硬物，骨纤维管管腔变窄，指屈肌腱受压变细，两端膨大呈葫芦状。屈指时，膨大的肌腱部分通过腱鞘狭口受到阻碍，勉强用力屈伸患指或被动屈伸时，便出现扳机样的弹跳动作，并伴有弹响声。检查时压痛点在掌骨头的掌侧面，并可触及米粒大的结节，用力屈伸时疼痛并伴有弹响。手法可以减少和预防粘连，起到消肿、扩张狭窄的作用。但对晚期硬结明显者尽量不用，以免适得其反。小针刀治疗时一定要将刀口与肌腱的走向平行，沿肌腱的方向挑割。

腕管综合征

腕管系指腕掌侧的掌横韧带与腕骨所构成的骨－韧带隧道。腕管中有正中神经，拇长屈肌腱和4个手指的指深、浅屈肌腱。正中神经居于浅层，处于肌腱与腕横韧带之间（图11-8）。

腕管综合征是由腕管内容积减少或压力增高，使正中神经在腕管中受压而引起以手指麻痛乏力为主的证候群。中年患者居多，女性多见。

【病因病机】

腕部的创伤（桡骨下端骨折、腕骨骨折脱位、腕部扭挫伤等）、腕横韧带增厚导致腕管容积减小，或慢性损伤引起肌腱滑膜水肿，使管腔内压力增大，或腕管内有腱鞘囊肿、脂肪瘤等腕管内容

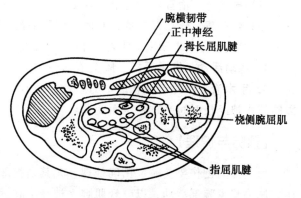

图 11－8 腕管横切面解剖图

物增多，均可导致正中神经受压而发生腕管综合征。

【诊 断】

主要表现为正中神经受压后，引起腕以下正中神经支配区域内的感觉、运动功能障碍。患者桡侧3个半手指麻木、刺痛或烧灼样痛，肿胀感。患手握力减弱，拇指外展、对掌无力，握物端物时，偶有突然失手的情况。夜间、晨起或劳累后症状加重，活动或甩手后症状

可减轻。寒冷季节患指可有发冷、紫绀等改变。病程长者大鱼际萎缩，患指感觉减退，出汗减少，皮肤干燥脱屑。

屈腕压迫试验，即掌屈腕关节同时压迫正中神经1分钟，患指症状明显加重者为阳性。叩击试验，即叩击腕横韧带之正中神经处，患指症状明显加重者为阳性。肌电图检查可见大鱼际出现神经变性，可协助诊断。

【鉴别诊断】

应注意与颈椎病、多发性神经炎等疾病相鉴别：

1. 颈椎病　引起神经根受压时，则麻木区不单在手指，往往前臂也有痛觉减退区，并且运动、腱反射也出现某一神经根受压的变化，同时有颈部的症状体征。

2. 多发性神经炎　常为双侧性，并不局限在正中神经，桡尺神经也受累，呈手套状感觉麻木区。

【治　疗】

以手法治疗为主，配合练功、药物、针灸治疗，必要时行手术治疗。

1. 理筋手法　先在外关、阳溪、鱼际、合谷、劳宫及痛点等处施以按压、揉摩手法；然后将患手在轻度拔伸下，缓缓旋转、屈伸腕关节数次；再左手握住腕上，右手拇、食指捏住患手拇、食、中、环指远节，向远心端迅速拔伸，以发生弹响为佳。以上手法可每日做1次，局部不宜过重过多施用手法，以减少已增加的腕管内压。

2. 药物治疗

(1) 内服药　治宜祛风通络，内服大活络丹。

(2) 外用药　外贴万灵膏，并用八仙逍遥汤或海桐皮汤熏洗。

3. 针灸治疗　取阳溪、外关、合谷、劳宫等穴，得气后留针15分钟，每日或隔日1次。

4. 练功活动　练习手指、腕关节的屈伸及前臂的旋转活动，防止废用性肌萎缩和粘连。

5. 手术治疗　对于症状严重的患者，经治疗无效时，可考虑切开腕横韧带以缓解压迫，以防正中神经长时间严重受压而变性。

【预防与护理】

对腕部的创伤要及时、正确处理，尤其是腕部的骨折、脱位，要求良好的对位。已经发生，则要减少腕部活动，以减轻肌腱、神经水肿。

【临证备要】

腕管综合征是由于腕管内容积减少或压力增高，使正中神经在腕管中受压而引起以手指麻痛乏力为主的证候群。施行理筋手法之后可用纸壳夹板固定腕部，也可以将前臂及手腕部悬吊，不宜做热疗，以免加重病情。腕管内类固醇类药物局部封闭治疗时，勿将药物注入正中神经。当保守治疗无效或症状加重时，应及早手术切开腕横韧带，去除骨性病因或软组织病因，扩大腕管容积，解除对正中神经的压迫。

附一：腕部扭挫伤

腕部扭挫伤是指外力作用造成腕关节部的韧带、筋膜等损伤。

【病因病机】

由于跌仆时手掌或手背着地，或用力过猛，迫使腕部过度背伸、掌屈及旋转活动，超出腕关节正常活动范围，引起腕部韧带、筋膜、关节囊的扭伤或撕裂。直接暴力打击可致腕部挫伤。

【诊　断】

有明显的外伤史，伤后腕部肿胀、疼痛，活动时加剧，局部压痛，腕关节活动受限。由于受力部位与方向的不同，可在相应或相反的部位发生肿胀、疼痛和压痛。桡骨茎突疼痛和压痛，多为桡侧副韧带损伤；尺骨茎突疼痛和压痛，多为尺侧副韧带损伤；腕部掌屈时疼痛，多为腕背侧韧带损伤；腕部背伸时疼痛，多为腕掌侧韧带损伤；腕部酸痛无力，尺骨小头异常突起，按之有松动感，多为下桡尺关节韧带损伤，腕关节 X 线正位片可显示下桡尺关节间隙明显增宽，必要时需与健侧片比较。若伤情严重，腕部各个方向活动均有疼痛及功能障碍时，可能为韧带、肌腱的复合伤或有骨折及半脱位的存在。

【鉴别诊断】

应与无移位的桡骨远端骨折、腕舟骨骨折相鉴别：

1．桡骨远端骨折　无移位的骨折肿胀多不明显，压痛局限在桡骨远端。

2．腕舟骨骨折　肿胀和压痛点局限在阳溪穴部位。

【治　疗】

1．理筋手法　患者正坐，术者先在腕部肿痛部位做抚摩、揉、捏等手法，然后拿住拇指及第 1 掌骨，自外向里摇晃 6~7 次，再拔伸、屈腕。按上法依次拔伸 2~5 指，最后将腕关节背伸。术毕再依肌腱走行方向理顺筋络数次。

2．药物治疗

（1）内服药　初期治宜祛瘀消肿止痛，可内服七厘散、补筋丸；后期治宜消肿和络，内服宽筋散。

（2）外用药　初期外敷定痛膏或定痛散；后期用海桐皮汤熏洗。

3．固定治疗　对损伤较重者、有韧带撕裂者可用两块夹板将腕关节固定于功能位 2 周。去除固定后，可用弹力护腕保护。

【预防与护理】

后期容易发生腕部的韧带挛缩，出现腕部关节、掌指关节的僵硬，应主动进行活动，如揉转金属球、核桃，以锻炼手腕部屈、伸和桡、尺侧偏斜及环转。

【临证备要】

腕部扭挫伤诊断时应注意损伤的部位，及可能的韧带、筋膜等组织损伤，尤其要注意对下桡尺关节的检查，并要注意可能合并的复合伤。腕部扭挫伤应适当休息，局部行简单外固定。软组织挫伤瘀血、肿胀广泛者，早期应冷敷，待好转后改为湿热敷。对有下桡尺关节脱位和合并复合伤者，应采取相应的措施。如治疗不当，后期易引起腕骨间彼此关系的改变，出现腕关节不稳。

古 籍 选 萃

清·钱秀昌《伤科补要·手腕骱》："若手掌着地，只能伤腕。若手指着地，其指翻贴于臂者，腕缝必开，壅肿疼痛。"

附二：腕三角软骨损伤

腕三角软骨为纤维软骨组织，略呈三角形，其基底边附着于桡骨远端关节面的尺切迹的边缘，软骨尖端附着于尺骨茎突基底部。腕三角软骨边缘较厚，其掌侧缘和背侧缘均与腕关节囊相连，中央部较薄，呈膜状，容易破裂。腕三角软骨横隔于桡腕关节与下桡尺关节之间，将此两关节腔完全隔开，具有稳定下桡尺关节和缓冲的作用，可增加关节滑动、限制前臂过度旋转。

【病因病机】

当腕关节遭受突然的过度扭转外力时或长期劳损，可引起三角软骨的损伤或破裂，重者可发生掌背侧韧带撕裂、下桡尺关节脱位，或并发于桡骨远端骨折及腕部的其他损伤。因此腕三角软骨损伤的早期症状常被其他严重损伤所掩盖。

【诊　　断】

有扭转、牵拉、跌打等外伤史。伤后局部肿胀、疼痛，局限于腕关节的尺侧或下桡尺关节部位。腕部屈伸旋转时因挤压三角软骨而疼痛加重，活动受到限制，握力显著下降。尺骨小头向背侧翘起，下桡尺关节不稳。并发下桡尺关节韧带的撕裂或断裂，检查可见尺骨小头移动度增大。后期肿胀基本消退，但尺骨小头部仍有微肿及压痛，酸楚乏力。将腕关节尺偏并纵向挤压，可引起局部的疼痛。做较快的屈伸旋转动作时可发出弹响声。X线检查可见下桡尺关节间隙增宽。

【鉴别诊断】

应注意与月骨无菌性坏死相鉴别，月骨无菌性坏死同样有外伤史，但压痛点在腕正中部。

【治　　疗】

以手法治疗为主，配合药物、固定、练功治疗。

1．理筋手法 患者正坐，掌心朝下，术者先行相对拔伸，之后将腕关节环转摇晃 6～7 次，然后再揉捏、挤压桡骨远端和尺骨小头的侧方以复位，使其突出处复平，最后将下桡尺关节捺正，保持稳定的位置。

2．固定治疗 损伤初期手法捺正下桡尺关节后，将腕关节固定于功能位 4～6 周；损伤中、后期如症状加重时，也可做短期的固定制动。

3．药物治疗

（1）内服药 初期治宜祛瘀消肿，内服七厘散；后期以温经止痛为主，内服加减补筋丸。

（2）外用药 初期外敷定痛膏或定痛散；后期外用海桐皮汤煎水熏洗。

4．手术治疗 症状严重，尺骨头持续向背侧明显脱位，旋转时发出弹响并经久不愈，成人可考虑行尺骨头切除。尺骨头切除术后腕部疼痛消失，但握力减弱。单纯三角纤维软骨盘破裂，做软骨盘切除术，有时疗效不甚理想，部分患者后遗有腕部慢性疼痛，应严格掌握手术指征。

5．练功活动 在无痛的情况下，逐步进行功能活动。

【预防与护理】

避免腕关节的过度活动。腕三角软骨具有损伤容易、痊愈难的特点，因此损伤早期应采取有效的固定制动，为软骨修复提供良好环境。解除固定后尽量避免做腕关节的旋转活动，并佩戴护腕保护。

【临证备要】

腕三角软骨呈三角形，其基底边附着于桡骨远端关节面的尺切迹的边缘，软骨尖端附着于尺骨茎突基底部。腕三角软骨分隔桡尺远端关节与桡腕关节，是维持尺、桡骨下端稳定的主要结构，也是腕尺侧的缓冲垫。腕三角软骨损伤诊断困难时，可行桡腕关节造影，若造影剂进入桡尺远侧关节及其囊状隐窝中，则可确诊。若腕三角软骨破损，嵌在关节间而影响关节活动，可手术将三角软骨嵌入的部分切除。陈旧性腕三角纤维软骨破裂可应用护腕保护，避免再度外伤及控制远端桡尺关节的过度活动。

指伸、指屈肌腱断裂

指伸肌腱抵止于末节指骨的基底部背面，该肌腱在近侧指间关节的背面分成中央束和两侧束，并有骨间肌和蚓状肌的肌腱加入侧束，形成腱帽。指深屈肌腱抵止于末节指骨基底部之掌侧面，指浅屈肌腱抵止于中节指骨干的掌侧面。

【病因病机】

锐器切割伤或手指在伸直位时突然受到暴力冲击指端，指伸、指屈肌腱强烈收缩，可造成其肌腱的断裂。不同区域的肌腱断裂，其临床表现也不尽相同。指伸肌腱断裂时，常将其止点所附着的骨骼撕脱；指屈肌腱断裂后，其肌腱明显回缩。

【诊　断】

有明显的外伤史。指伸肌腱在掌指关节近侧断裂时，掌指关节不能伸直，而指间关节因蚓状肌及骨间肌牵拉仍可伸直；在中央束的断裂，则近侧指间关节不能伸直，而远侧指间关节反被侧腱束拉成过伸畸形；在远侧指间关节平面断裂时，末节手指下垂屈曲畸形，不能主动伸直，临床上又称之为"锤状指"，常将其止点所附着的骨骼撕脱。

指深屈肌腱断裂时，指深屈肌试验阳性，固定患指中节，远侧指间关节不能屈曲（图11-9）；指浅屈肌腱断裂时，指浅屈肌试验阳性，固定除患指外的其他3个手指于伸直位，患指近侧指间关节不能屈曲（图11-10）；指浅、深屈肌腱均断裂时，上述两种方法检查指间关节均不能屈曲。

X线摄片，以除外指骨骨折、末节指骨基底部背侧小骨片撕脱、指间关节脱位。

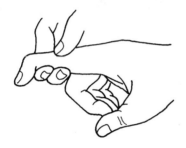 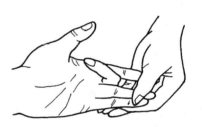

图11-9　指深屈肌腱检查法　　　　　　　　　　图11-10　指浅屈肌腱检查法

【治　疗】

1．手术治疗　新鲜的手指肌腱完全断裂时，应力争一期手术缝合。晚期由于肌腱断端的粘连及断端的回缩等，给手术增加了困难。

指伸肌腱断裂，若撕脱骨折片较大，伴有远侧指间关节脱位，需手术内固定。中央束断裂，需手术一期修复中央束。

指屈肌腱断裂，根据屈肌腱的解剖和生理特点，将其分为Ⅰ区（在前臂部）、Ⅱ区（在腕管内）、Ⅲ区（在手掌内）、Ⅳ区（在腱鞘内）和Ⅴ区（在接近肌腱抵止处）5个区，按指屈肌腱断裂的区域，采取相应的手术方法。

2．固定方法　对闭合性手指远节伸肌腱全断者，术后可用铝板条或指骨夹板，将患指近侧指间关节尽量屈曲，远侧指间关节过伸位固定4~6周（带有撕脱小骨片者，固定方法相同）。指浅、深屈肌腱全断者，术后患指固定于屈曲位4~6周。对于手指肌腱部分断裂者，可按上述方法做适当固定。

3．药物治疗

（1）内服药　初期宜活血祛瘀，消肿止痛，内服七厘散；后期因指节损伤，气血运行不畅，或气血凝滞，内服麻桂温经汤。

（2）外用药　后期用海桐皮汤熏洗。

4. 练功活动 解除制动后开始练习手指的屈伸活动，1 周后逐渐加大活动量。锻炼应循序渐进，以不引起疼痛为限。禁止做被动猛烈的屈伸活动。

【预防与护理】

指伸、屈肌腱断裂无论手术与否，都应将患手、指固定，固定的体位和时间很重要，关系到肌腱的两断端能否相互贴近，两断端之间能否充分粘合。肌腱断裂后，手指的功能恢复时间比较长，易引起指间关节僵硬，解除外固定后应积极、主动进行活动，尽早恢复功能。

【临证备要】

手指肌腱损伤，多为开放性损伤，尤以切割伤多见，常合并指神经损伤或骨折。对新鲜损伤，伤口较整齐，污染不重，肌腱缺损很小，只要条件允许都应争取早期缝合肌腱，及时处理骨折和神经损伤。术前应熟练掌握手部解剖，明确肌腱断裂的部位和分区，考虑到肌腱可能回缩位置，会减少术中的困难。术中应尽量减少肌腱新的创伤，要熟练掌握各种肌腱修复方法，并结合肌腱断裂区域的解剖特点，灵活地选用最适合的方法。术后肌腱粘连迄今仍是肌腱手术的最大难题，若在术中处理得当，术后固定合理有效并早期功能锻炼，可望减少粘连，获得较好的效果。

附：指间关节扭挫伤

指间关节扭挫伤多见于青壮年，当手指受到撞击压轧或过度背伸、掌屈、扭转，致使指间关节超过正常活动范围而损伤。

【病因病机】

手指在伸直位最易受伤，手指伸直时指间关节两侧副韧带紧张，无外展内收活动，此时手指受到骤然猛烈的外力，可使手指过度屈伸或侧偏，则可发生伸屈肌腱、侧副韧带或关节软骨损伤。重者可致韧带断裂、骨折、脱位、半脱位。

【诊　　断】

有明显的外伤史，以远侧指间关节多见。受伤后，指间关节迅速肿胀、剧烈疼痛，严重者手指不能屈伸。检查患指关节有明显压痛，做被动侧向活动时疼痛加重。如侧副韧带断裂或关节囊撕裂，则指间关节不稳，有侧向异常活动，并可见手指偏斜畸形。并发脱位，则畸形更明显，半脱位则有软骨面塌陷。应摄 X 线片检查以除外关节边缘的撕脱骨折。

【治　　疗】

1. 手法治疗 术者左手托住患手，右手拇、食指握住患指末节向远端牵引，使关节间隙拉宽，将卷曲的筋膜舒顺，而后将伤处轻揉屈伸、微微旋转，以滑利关节。侧副韧带断裂者，顺韧带的方向轻轻推压，将分离的组织推回原位，使其续接，并轻轻按压片刻以镇定，再在局部做推揉按摩，以局部舒适轻松为度。

2．药物治疗

（1）内服药　初期宜活血祛瘀，消肿止痛，内服七厘散。

（2）外用药　后期用海桐皮汤熏洗。

3．固定　带有撕脱小骨片者，可用铝板、夹板，将患指近侧指间关节尽量屈曲，远侧指间关节过伸位固定4~6周，当骨片愈合时，末节指骨无力背伸的症状即可消失。

4．练功活动　解除固定后即可开始锻炼手指屈伸功能，练功前先做局部的热敷或熏洗，锻炼应循序渐进，以不引起疼痛为限，禁止做被动猛烈的屈伸活动。

【预防与护理】

关节扭挫后，往往需要较长的时间才能痊愈，不要操之过急。伤后肿痛期应以制动为主，或予以固定。肿痛减轻后或解除固定后，开始练功活动。

【临证备要】

指间关节扭挫伤多见于青壮年。手指在伸直位最易受伤，伤后可发生伸屈肌腱、侧副韧带或关节软骨损伤，重者可致韧带断裂、骨折、半脱位、脱位。伤后处理的重点是防止后期的关节不稳和功能受限。功能锻炼应循序渐进，以不引起疼痛为限。

古 籍 选 萃

清·赵濂《伤科大成·接骨入骱用手巧法》："手足之筋多在指，指伤觉痛，则筋必促，煎宽筋散熏洗，经轻揉捏，再行摇动伸舒。"

清·徐瑛《接骨全书·接骨入骱奇妙手法》："大抵舒筋必用宽筋散煎汤熏洗为主，手促之筋，皆右手指动，指动者必此筋，就将此筋用汤抑洗激后动伸舒也。"

第三节　下肢筋伤

髋关节暂时性滑膜炎

本病多见于10岁以下的儿童，是一种非特异性炎症所引起的短暂的以急性髋关节疼痛、肿胀、跛行为主的病证。又称一过性滑膜炎、单纯性滑膜炎、急性短暂性滑膜炎、小儿髋关节扭伤、小儿髋关节半脱位、髋掉环等。

【病因病机】

多数患儿发病前有髋部的过度外展、外旋、劳累或感受风寒湿邪史，如跳皮筋、跳跃、奔跑、劈叉、体操等运动损伤。

儿童股骨头尚未发育成熟，髋关节活动度比较大，关节囊比较松弛，当髋关节受到外展牵拉时，股骨头从髋臼内被拉出一部分。由于关节腔内负压的作用，可将髋关节内侧松弛的关节滑膜吸入关节腔内。当股骨头恢复原来位置时，由于部分滑膜嵌顿于关节腔内，使关节不能完全复原；此外，关节内脂肪、关节内韧带也可能被挤压或反皱折在髋臼与股骨头之间，影响股骨头恢复到原来位置，因而引起髋关节短暂的急性肿痛的滑膜炎症。为了减轻嵌顿滑膜或脂肪、韧带所受的压迫，骨盆出现代偿性倾斜，使伤肢呈假性变长，患儿不敢放开脚步行走。

【诊　断】

多数起病急骤，起病前患儿多有蹦、跳、滑、跌等外伤史。髋关节疼痛、肿胀、跛行，可伴有同侧大腿内侧及膝关节疼痛。髋关节囊前方及后方均可有压痛，髋关节处于屈曲、内收、内旋位，被动内旋、外展及伸直活动受限，且疼痛加剧，并有不同程度的股内收肌群痉挛。身体摆正后可见骨盆倾斜，两下肢长短不齐，可有患肢比健肢长 0.5 ~ 2cm。个别病例发热，持续数天，重者类似急性关节感染。

X 线摄片检查，主要表现为髋关节囊阴影膨隆，关节腔积液严重时可见股骨头向外侧移位，关节间隙增宽，无骨质破坏。髋关节穿刺检查，为透明穿刺液，细菌培养阴性。关节囊滑膜组织检查为非特异性炎症变化。化验检查，多数病例白细胞计数和血沉均正常，结核菌素试验阴性，抗链 "O" 在正常范围以内。

【鉴别诊断】

本病应与髋关节滑膜结核、化脓性髋关节炎、风湿热、股骨头缺血性坏死等疾病鉴别：

1. 髋关节滑膜结核　有明显的结核中毒症状，初起症状为髋痛，患髋活动受限，行走跛行，托马斯征阳性。X 线片可见关节囊肿胀，关节间隙稍宽或窄，晚期可发展为骨关节结核，骨质破坏明显。

2. 化脓性髋关节炎　起病急、高热、寒战，白细胞总数及中性粒细胞升高，血沉加快，有败血症表现。髋痛、活动受限，患肢短缩屈曲畸形，关节穿刺可抽出脓性液体，细菌培养可得化脓菌。

3. 风湿热合并髋关节炎　多表现为多发性、游走性关节痛，伴有高热，关节症状较重。血沉加快，抗链 "O" 升高。

4. 股骨头缺血性坏死　髋关节活动轻、中度受限，X 线片显示股骨头骨骺有密度增高或碎裂，股骨颈变短而宽。

【治　疗】

以手法治疗为主，配合药物、卧床休息等治疗。

1. 理筋手法　患儿仰卧位，术者立于患侧，先用拇指轻柔弹拨患髋股内收肌群，以缓解肌肉痉挛；而后一手虎口压在腹股沟处，另一手握住小腿下端，将下肢拔直环绕摇晃髋关节；将患侧踝部夹在腋下，在拔伸牵引下，将伤侧髋关节尽量屈曲，使膝靠近胸部，足跟接近臀部；屈髋、内收、内旋患肢，同时缓缓将伤肢伸直；若患肢变短者，则做屈髋、外展、外旋手法。检查双下肢等长，骨盆不倾斜，症状即可消失。若仍有残留症状，可再施手法 1 次。一般患者经手法治疗后 1 次可愈。

2．药物治疗　一般不必服药，可在腹股沟部外用活血消肿止痛中药湿热敷。

3．牵引　手法治疗后局部症状仍未减轻，可卧床休息并做下肢屈曲位皮肤牵引，一般 2～3 日后症状即可消失，7～10 日可下地活动。

4．功能锻炼　患儿坐于小板凳上，髋膝屈曲 90°，患足踩管状物活动下肢，有助于症状减轻。锻炼后要卧床休息，避免患肢外展、外旋。

【预防与护理】

小儿应避免下肢过度的外展、外旋或内收、内旋活动。若患儿较小，家长可抱，不可背。治疗期间应卧床休息 2～3 日，避免负重和限制活动，局部可适当热敷，以利滑膜炎症的消退。

【临证备要】

儿童股骨头尚未发育成熟，髋关节活动度比较大，关节囊比较松弛。若关节活动不当，由于关节腔内负压的作用，可将髋关节内侧松弛的关节滑膜吸入关节腔内，部分滑膜嵌顿于关节腔间隙；此外，关节内脂肪、关节内韧带也可能被挤压或反皱折在髋臼与股骨头之间，影响股骨头恢复到原来位置，因而引起髋关节短暂的急性肿痛的滑膜炎症。髋关节急性滑膜炎多见于 10 岁以下的儿童，发病前多有轻度的髋部扭伤史。本病是一种非特异性炎症，有自愈的特点。手法的要点是逐渐将髋、膝关节屈曲至最大限度，解除滑膜的嵌顿。经治后症状在数日内消失，最长不超过 4 周。若 4 周后症状仍不能完全消失，跛行仍存在，应做进一步检查，排除其他疾患。

古 籍 选 萃

《素问·骨空论》："辅骨上，横骨下为楗（大转子），侠髋为机（髋关节），……"

清·吴谦《医宗金鉴·正骨心法要旨》："胯骨，即髋骨也，又名髁骨。若素受风寒湿气，再遇跌打损伤，瘀血凝结，肿硬筋翻，足不能直行，筋短者，脚尖著地，骨错者，臀努斜行。"

清·胡廷光《伤科汇纂·上髎歌诀》："环跳穴居胯骨前，中分杵臼似机旋，筋翻肿结脚跟超，骨错斜行腿足蹁，宜用手搐并脚牮，或施布缚及绳悬。"

弹 响 髋

弹响髋是指髋关节在做某些动作时出现听得见或可感觉到的"咔哒"响声，为青壮年的一种常见疾病。由于常伴有较大响声和疼痛，对患者精神有一定的影响。

【病因病机】

弹响髋以病变发生之部位不同，可分为关节内及关节外两种。关节内弹响较少见：一种类型发生于儿童，是由于股骨头在髋臼内的后上方边缘轻度自发性移位，造成大腿突然的屈曲和内收而发生弹响，日久可变成习惯性；另一种见于成年人，由于髂股韧带呈条索状的增厚，在髋关节过伸，尤其是外旋时与股骨头摩擦而产生弹响。关节外弹响较常见，习惯上称为弹响髋或阔筋膜紧张症。是由于髂胫束的后缘或臀大肌肌腱部的前缘增厚，在髋关节屈曲、内收或内旋活动时，增厚的组织滑过大转子的突起而发生弹响。同时可摸到和见到一条粗而紧的纤维带在大转子上滑过。一般无疼痛或只有轻度的疼痛。日后由于增厚组织的刺激，可发生转子部的滑囊炎。

中医认为本病是局部肌筋气血凝滞，血不濡筋，导致筋肉挛缩、疼痛，活动弹响；或是关节活动过度，慢性积劳成伤，迁延日久，肌筋肥厚、粘连、挛缩，活动弹响。

【诊　　断】

髋关节自主屈伸及行走时出现响声，但并不影响髋关节活动，疼痛不明显。以手触摸患侧大转子，让患者行走或屈伸髋关节，可触摸到有僵硬之筋滑过大转子并闻及响声。若形成滑囊炎，则可出现肿胀和滑囊积液；急性炎症时可有红肿、疼痛的症状。经 X 线检查可排除骨关节的病变。

【鉴别诊断】

先天性髋关节脱位，由于股骨头和关节囊发育不良，故患者在髋关节活动时，也可能有响声出现，应注意鉴别。

【治　　疗】

1. 手法治疗　先在臀部及大转子周围按摩，放松局部的肌肉，然后弹拨髂胫束及阔筋膜张肌，最后用手掌或指腹在大转子部位由上向下推摩，以缓解疼痛及其局部紧张状态。

2. 药物治疗　大转子部瘀阻化热，出现急性炎症时，治宜清热解毒、活血消肿止痛，内服五味消毒饮、黄连解毒汤。

3. 水针疗法　用 1% 盐酸普鲁卡因 5ml 加醋酸泼尼松龙 25mg 做痛点封闭，每周 1 次，连续 3 次。

4. 手术治疗　症状重，条索状增厚明显，经治疗无效者行手术治疗。切断或切除引起弹响的增厚肌腱和纤维组织。如转子部骨突过大，亦可切除部分突出部。对关节内型，合并髋臼后缘骨折或关节内游离体时，可将游离体摘除。

【预防与护理】

对无症状而精神紧张的患者，要耐心细致地解释，消除患者的紧张情绪。急性期疼痛剧烈，伴有滑囊炎时，应适当限制活动。

【临证备要】

对弹响髋首先要区别弹响的部位，判断弹响产生的原因。关节外型在治疗方面则应视具体情况而定，病程短、局部无明显疼痛及关节功能障碍者，不必治疗。若出现滑囊炎症状，应减少活动，注意休息，热敷、理疗或局部封闭治疗。若疼痛明显甚至患者难以忍受，或大转子上有其他病变时可考虑手术治疗。单纯将髂胫束切断容易复发，因此有人主张切除大转子突出部。对于关节内型，若合并脱臼后缘骨折或关节内游离体时，可将游离体摘除，术后早期进行功能锻炼。

膝关节侧副韧带损伤

膝关节的内外侧各有坚强的副韧带所附着，是维持膝关节稳定的主要支柱。内（胫）侧副韧带起于股骨内上髁，下止于胫骨内侧髁的内侧面，分深浅两层，呈扁宽，其深部纤维与关节囊及内侧半月板相连，具有限制膝关节的外翻和外旋的作用；外（腓）侧副韧带起于股骨外上髁，下止于腓骨小头，为束状纤维束，具有限制膝关节内翻的作用。

【病因病机】

膝关节在伸直位时，侧副韧带较紧张，膝关节稳定而无侧向及旋转活动。膝关节处于半屈曲位时，侧副韧带松弛，关节不稳，有轻度的侧向活动，易受损伤。

当膝外侧或内侧受到暴力打击或重物压迫，迫使膝关节过度外翻、外旋或内翻时，可使膝内侧或外侧间隙拉宽，内侧或外侧副韧带发生拉伤、撕裂、断裂等损伤。

由于膝关节有生理性外翻角，且膝外侧易受到外力的打击或重物的压迫，因此以内侧副韧带损伤多见。若为强大的旋转暴力，内侧副韧带完全断裂的同时易合并内侧半月板和前交叉韧带的损伤或胫骨髁间棘撕脱性骨折，称之为膝关节损伤三联征。严重损伤，还可伴有关节囊的撕裂和撕脱骨折。

【诊　断】

多有明显的外伤史，膝关节呈半屈曲位，肿胀、疼痛、皮下瘀斑，膝关节屈伸功能障碍。内侧副韧带损伤，压痛点在股骨内上髁；外侧副韧带损伤，压痛点在腓骨小头或股骨外上髁。膝关节侧向分离试验阳性。侧副韧带部分撕裂时，做膝侧向分离，关节无明显的侧翻活动，但伤侧疼痛加剧；完全断裂者，可有异常之侧翻活动。若合并半月板或交叉韧带损伤者，可有关节内血肿。

X线检查，在内、外翻应力下摄片，可发现侧副韧带损伤处关节间隙增宽，有助于诊断，若有撕脱骨折者，可在膝关节见到骨碎片。

【治　疗】

1.理筋手法　侧副韧带部分撕裂者，初诊时先在膝关节侧方痛点部位及其上下施以指揉法、摩法、擦法，再沿侧副韧带走行方向施以顺筋手法，最后扶膝握踝，予以屈伸一次膝关节，以整复轻微之错位，并可以舒顺卷曲的筋膜。手法不宜多做，否则有可能加重损伤。在后期可做局部按摩，运用手法可以解除粘连，恢复关节功能。

2.药物治疗

（1）内服药　初期宜活血消肿、祛瘀止痛为主，内服桃红四物汤加减。后期治以温经活血、壮筋活络为主，内服小活络丹。

（2）**外用药** 初期外敷定痛散；后期用散瘀和血汤或海桐皮汤熏洗。

3．固定治疗 侧副韧带有部分断裂者，可用石膏托或超膝关节夹板固定于膝关节功能位 6 周。

4．物理疗法 可采用超短波、磁疗、蜡疗、光疗、热疗等，以减轻疼痛、促进恢复。

5．练功活动 外固定后做股四头肌舒缩活动，解除固定后练习膝关节的屈伸活动。

6．手术治疗 内侧副韧带对膝关节的稳定性有着极其重要的作用，因此内侧副韧带完全断裂者，均主张进行手术修补，术中根据合并交叉韧带损伤或内侧半月板损伤的情况采取相应处理，以保证关节稳定和功能恢复；陈旧性断裂，可采用股薄肌肌腱修复法、膝内侧副韧带移位缝合法及正常肌腱移位法等手术。术后屈膝 45°位石膏外固定，3 周后解除固定。外侧副韧带完全断裂者，采用断端对端缝合或重叠缝合；陈旧性损伤致韧带松弛造成膝关节不稳者，行膝外侧副韧带起点上移紧缩术；对于合并交叉韧带损伤关节旋转不稳者，行膝外侧副韧带起点上移紧缩及髂胫束转移术、股二头肌重建术等。

【预防与护理】

早期或术后采取有效的固定，防止关节不稳，对韧带完全断裂，应修复韧带。解除固定后，进行膝关节屈伸锻炼，防止肌肉萎缩和软组织粘连。

【临证备要】

膝关节的内外侧各有坚强的副韧带所附着，是维持膝关节稳定的主要支柱。膝关节侧副韧带的损伤首先要判断是完全或不完全损伤。膝关节内侧副韧带对稳定膝关节极其重要，因内侧副韧带深部纤维与关节囊及内侧半月板相连，严重的内侧副韧带损伤往往合并内侧半月板和前交叉韧带损伤，称为膝关节损伤三联征。膝关节外侧副韧带损伤，一般不合并外侧半月板损伤，而易合并腓总神经损伤，表现为足下垂及小腿外侧下 1/3 及足背皮肤外侧感觉障碍。临床上要注意仔细检查，采取相应处理措施。对完全断裂者，应采用手术修补，防止后期膝关节不稳。对合并损伤也要采取有效的治疗措施。膝关节侧副韧带损伤后，要注意股四头肌的训练和关节功能的锻炼，以免发生肌萎缩及组织粘连。

附：膝关节交叉韧带损伤

交叉韧带位于膝关节之中，有前后两条，交叉如"十"字，又名十字韧带。前交叉韧带起于股骨髁间窝的外后部，向前内止于胫骨髁间隆突的前部，限制胫骨向前移位；后交叉韧带起于股骨髁间窝的内前部，向后外止于胫骨髁间隆突的后部，限制胫骨向后移位。因此交叉韧带对稳定膝关节起着重要作用。

【病因病机】

膝交叉韧带位置深在，非严重的外力不易引起交叉韧带的损伤或断裂，多因膝关节受到打击外力引起。一般单纯的膝交叉韧带损伤少见，多伴有其他损伤，如膝关节脱位、侧副韧带断裂等。

当外力撞击小腿上端的后方时，可使胫骨向前移位，造成前交叉韧带损伤，有时伴有胫骨隆突撕脱骨折、内侧副韧带和内侧半月板损伤；当外力撞击小腿上端的前方时，使胫骨向后移位，造成后交叉韧带损伤，可伴有膝后关节囊破裂、胫骨隆突撕脱骨折、外侧半月板损伤。

【诊　　断】

有明显的外伤史，交叉韧带的损伤常是复合损伤的一部分。受伤时自觉关节内有撕裂感，剧烈疼痛并迅速肿胀，关节内有积血，关节松弛、失去原有的稳定性，一般膝关节呈半屈曲状态，功能活动障碍。抽屉试验阳性是诊断交叉韧带损伤的重要依据，检查前先抽出关节内积血或积液，并在局麻下进行，正常情况胫骨平台前后滑动仅 0.5 cm 左右，若移动范围增大，则为阳性。

X 线摄片检查，有时可见胫骨隆突撕脱骨片或膝关节脱位。膝关节造影及关节镜检查可协助诊断。

【治　　疗】

1．理筋手法　适用于损伤后期，在膝部和股四头肌部行按摩推拿手法，并帮助膝关节做屈伸锻炼，改善膝关节屈伸活动度。

2．药物治疗

（1）内服药　初期宜活血祛瘀、消肿止痛，内服桃红四物汤、舒筋活血汤；后期治宜补养肝肾、舒筋活络，内服补筋丸，肌力不足者可服用健步虎潜丸、补肾壮筋汤。

（2）外用药　外敷定痛散或定痛膏。

3．固定治疗　不完全断裂的交叉韧带损伤，抽尽血肿后将患膝固定于屈膝 20°~30°位 6 周，使韧带处于松弛状态，以便修复重建。

4．练功活动　膝关节制动期间进行股四头肌舒缩锻炼，防止肌肉萎缩。解除固定后，可练习膝关节屈曲，并逐步练习扶拐行走。伤后膝关节不稳时，可佩戴护膝保护，以增加膝关节的稳定性。

5．手术治疗　对于交叉韧带完全断裂或伴有半月板、侧副韧带损伤者，需手术治疗，全面处理。

【预防与护理】

伤后膝关节不稳时，可佩戴护膝保护，以增加膝关节的稳定性。

【临证备要】

膝关节交叉韧带对膝关节的稳定性有极其重要的作用。抽屉试验检查是诊断交叉韧带损伤的重要方法，但容易加重韧带损伤及增加患者痛苦。检查时要注意双侧对比，从其侧方观察胫骨前后移动的程度，避免多次重复检查，以免加重创伤。交叉韧带损伤若合并侧副韧带损伤，引起膝关节旋转明显不稳，或出现内外翻异常活动，或有胫骨隆突撕脱骨折不能复位，或伴有半月板损伤者，应早期手术修复。后交叉韧带是膝关节屈伸和旋转活动的主要稳定结构，对后交叉韧带损伤，必须给予及时、适当的处理。膝关节韧带的手术修复方法很多，要掌握手术的适应证，根据损伤的时间、部位和程度，采取相应的手术方法。但无论是非手术还是手术治疗，都要注意股四头肌的训练和关节功能的锻炼，以免发生肌萎缩及组织粘连。

膝关节半月板损伤

半月板是位于股骨髁与胫骨平台之间的纤维软骨，分为内侧半月板和外侧半月板。内侧半月板较大，呈"C"形，位于膝关节的内侧间隙内。前角附着于胫骨髁间隆起的前方，在前交叉韧带附着点之前；后角附着于胫骨髁间隆起和后交叉韧带附着点之间，前后角间距较远。其后半部分与内侧副韧带相连，故后半部固定，扭转外力易造成交界处损伤。

外侧半月板稍小，近似"O"形。前角附着于胫骨髁间隆起的前方，在前交叉韧带附着的后方；后角附着于胫骨髁间隆起的后方。前后角间距较近，且不与外侧副韧带相连，因而外侧半月板活动度比内侧大。外侧半月板常有先天性盘状畸形，称先天性盘状半月板。正常膝关节有轻度外翻，胫骨外侧髁负重较大，故外侧半月板承受压力也较大，易受损伤。

半月板周边较厚而中央部较薄，加深了胫骨髁的凹度，以适应股骨髁的凸度，因此半月板具有缓冲震荡和稳定关节的功能。

【病因病机】

半月板损伤多见于球类运动员、矿工、搬运工等。引起半月板破裂的外力因素有撕裂性外力和研磨性外力两种。

撕裂性外力发生在膝关节半屈曲状态下的旋转动作，当膝关节处于半屈曲位时，半月板向后方移位，此时做内外翻或向内外扭转时，半月板虽紧贴股骨髁部随之活动，而下面与胫骨平台之间形成旋转摩擦剪力最大，当旋转碾挫力超过了半月板所能承受的拉力，就会发生半月板的撕裂损伤。在膝关节半屈曲外展位，股骨髁骤然内旋牵拉，可致内侧半月板破裂；若膝关节为半屈曲内收位，股骨髁骤然外旋伸直，可致外侧半月板破裂。

研磨性外力多发生在外侧半月板，因外侧半月板负重较大（或先天性盘状半月板），长期蹲、跪工作的人，由于半月板长期受关节面的研磨挤压，加快半月板的退变，发生外侧半月板慢性撕裂性损伤，常见分层破裂。

半月板损伤有边缘型撕裂、前角撕裂、后角撕裂、水平撕裂、纵形撕裂（桶柄式撕裂，此型易套住股骨髁发生交锁）、横形撕裂（多在中偏前，不易发生交锁）等类型。由于半月板属纤维软骨组织，无血液循环，仅靠关节滑液获得营养，故损伤后修复能力极差，除了边缘损伤部分可获愈合外，一般不易愈合。

【诊　断】

多有膝关节扭伤史。伤后膝关节立即发生剧烈的疼痛、关节肿胀、屈伸功能障碍，急性期由于剧痛，难以做详细的检查，故早期确诊比较困难。

慢性期或无明显外伤史的患者，病程漫长，持续不愈，主要症状是膝关节活动痛，以行走和上下坡时明显，部分患者可出现跛行。屈伸膝关节时，膝部有弹响，或出现"交锁征"，即在行走的情况下突发剧痛，膝关节不能屈伸，状如交锁，将患膝稍做晃动，或按摩2~3分钟，即可缓解并恢复行走。检查时见患膝不肿或稍肿，股四头肌较健侧萎缩，尤以内侧头明显。膝关节不能过伸和屈曲，关节间隙处压痛。回旋挤压试验（麦氏征）、挤压研磨试验阳性。必要时做关节空气造影、碘溶液造影、关节镜检查或MRI检查。

【治　疗】

以手法治疗为主，配合药物、固定和练功治疗，必要时手术治疗。

1．理筋手法　急性损伤期，可做一次被动的屈伸活动，嘱患者仰卧，放松患肢，术者左拇指按摩痛点，右手握踝部，徐徐屈曲膝关节并内外旋转小腿，然后伸直患膝，可使局部疼痛减轻；慢性损伤期，每日或隔日做1次局部推拿，先用拇指按压关节边缘的痛点，然后在痛点周围推揉拿捏，促进局部气血流通，使疼痛减轻。

2．药物治疗

（1）内服药　初期治宜活血化瘀、消肿止痛，内服桃红四物汤加牛膝、防风，或舒筋活血汤；后期治宜温经通络止痛，内服健步虎潜丸或补肾壮筋汤、大活络丸等。

（2）外用药　初期外敷消瘀止痛膏等药；后期可用四肢损伤洗方或海桐皮汤熏洗患处。

3．固定　急性损伤期膝关节功能位固定3周，以限制膝部活动，并禁止下床负重。

4．练功活动　肿痛稍减后，应进行股四头肌的舒缩锻炼，以防止肌肉萎缩。解除固定后，除加强股四头肌锻炼外，还可练习膝关节的屈伸活动和步行锻炼。

5．手术治疗　因半月板之边缘部血运较好，所以损伤在边缘部者，通过上述治疗多能获得治愈。对于其他类型的半月板损伤，如迁延不见好转者，可考虑手术治疗，以防止继发创伤性关节炎。

【预防与护理】

一旦出现半月板损伤，应减少患肢运动，避免膝关节骤然的屈伸、扭转动作。若施行手术治疗，术后1周开始股四头肌舒缩锻炼，术后2~3周如无关节积液，可下地步行锻炼。若出现积液则应立即停止下地活动，配合理疗及中药治疗等。

【临证备要】

半月板是一种纤维软骨组织，对膝关节具有重要的力学功能。半月板本身血供较差，周边血供良好，中间无血循环，故损伤后不易恢复。关节镜、MRI的检查手段，提高了临床的诊断准确性。MRI是诊断半月板撕裂准确而又无损伤的检查方法，为临床治疗提供了确切和可靠的诊断依据。膝关节镜检查是更精确的诊断手段，可直接观察半月板损伤的确实部位、类型，及关节内是否存在其他病变，如前交叉韧带断裂、滑膜病变、关节软骨变性、髌骨软骨软化等。半月板损伤急性期，卧床休息，抽吸关节内积液，弹力绷带加压包扎。手术限于有交锁、肿胀、疼痛等症状较明显者，其手术方法有关节镜窥视下手术、开放式手术。关节镜窥视下进行半月板手术，使手术的创伤小、术后病残轻、并发症少，预后比较理想。

膝关节创伤性滑膜炎

膝关节的关节囊滑膜层是构成关节腔的主要结构之一，膝关节的关节腔除了股骨下端内外侧髁、胫骨平台及髌骨的关节软骨面之外，其余的大部分为关节囊滑膜所遮盖。滑膜富有血管，血运丰富。滑膜细胞分泌的滑液，能润滑关节面以减少摩擦，营养软骨，排除代谢产物。一旦滑膜病变，如不及时、有效地处理，滑膜将发生功能障碍，影响关节活动而成为慢性滑膜炎。

【病因病机】

膝关节创伤性滑膜炎是指膝关节损伤后引起的滑膜无菌性炎症反应，临床上分急性创伤性和慢性劳损性炎症两种。

急性创伤性炎症，多发生于爱好运动的青年人，以出血为主。由于外力打击、扭伤、关节附近骨折或手术创伤等，使滑膜受伤充血、水肿、渗出，产生大量积液，滑膜损伤破裂则大量血液渗出。积液、渗血可增加关节内压力，阻碍淋巴、血液循环。由于关节内酸性代谢产物的堆积，可使碱性关节液变成酸性。如不及时清除积液或积血，则关节滑膜在长期慢性刺激和炎性反应下逐渐增厚、纤维化，并引起关节粘连，影响关节功能活动。

慢性劳损性炎症，以渗出为主。一般由急性创伤性滑膜炎失治转化而成，或其他慢性劳损导致滑膜产生炎症渗出、关节积液。多发于中老年人、身体肥胖者或过用膝关节负重者。属中医的"痹证"范畴，多由风寒湿三气杂合而成，一般夹湿者为多，或肥胖之人湿气下注于关节而发病。

【诊　断】

急性滑膜炎有膝关节受到打击、碰撞、扭伤等明显的外伤史。膝关节伤后肿胀、疼痛，一般呈膨胀性胀痛或隐痛，尤以伸直及完全屈曲时胀痛难忍。膝关节活动不利，行走跛行。压痛点不定，可在原发损伤处有压痛。肤温可增高，按之有波动感，浮髌试验阳性，关节穿刺可抽出血性液体。急性滑膜炎常是膝关节其他损伤的合并症，应仔细检查，需与骨折、脱位、韧带及半月板损伤相鉴别。

慢性滑膜炎有劳损或关节疼痛的病史。膝关节肿胀、胀满不适、下蹲困难，或上下楼梯疼痛，劳累后加重，休息后减轻，肤温正常，浮髌试验阳性。病程久则股四头肌萎缩，滑膜囊壁增厚，摸之可有韧厚感，关节不稳，活动受限。关节穿刺可抽出淡黄色清亮的渗出液，表面无脂肪滴。X线片示膝关节结构无明显异常，可见关节肿胀，有的可见骨质增生。

【治　疗】

1．理筋手法　急性损伤时，应将膝关节屈伸一次。先伸直膝关节，然后充分屈曲，再自然伸直，可使局限的血肿消散，疼痛减轻。肿胀消退后手法以活血化瘀、消肿止痛、预防粘连为目的。术者先点按髀关、伏兔、双膝眼、足三里、阴陵泉、三阴交、解溪等穴；然后将患者髋、膝关节屈曲90°，术者一手扶膝部，另一手握踝上，在牵引下摇晃膝关节6～7次；再将膝关节充分屈曲，再将其伸直；最后，在膝部周围施以滚法、揉捻法、散法、捋顺法等。动作要轻柔，以防再次损伤滑膜组织。

2．药物治疗

（1）内服药　急性期滑膜损伤，瘀血积滞，治宜散瘀生新为主，内服桃红四物汤加三七末3g；慢性期水湿稽留，肌筋弛弱，治宜祛风燥湿、强壮肌筋，内服羌活胜湿汤加减或服健步虎潜丸。若寒邪较盛，治宜散寒、祛风、除湿，内服乌头汤；若风邪偏盛，治宜祛风除湿，内服蠲痹汤。

（2）外用药　急性期外敷定痛散等；慢性期可外贴万灵膏或用熨风散热敷，散瘀和血汤、海桐皮汤熏洗患处。

3．固定治疗　急性期应将膝关节固定于伸直位2周制动，卧床休息，抬高患肢，并禁止负重，以减轻症状。但不能长期固定，以免肌肉萎缩。

4．练功活动　膝关节制动期间进行股四头肌舒缩锻炼，防止肌肉萎缩。后期加强膝关节的屈伸锻炼。

5．抽吸积液　对膝关节积血、积液较多者，可穿刺抽液。抽尽关节内的积血、积液后，用弹性绷带加压包扎，以促进消肿和炎性的吸收，防止纤维化和关节粘连。

【预防与护理】

平时要减少膝关节剧烈的反复屈伸活动。症状明显时要减轻劳动强度或减少运动量，膝关节屈伸动作宜缓慢，尤其要避免半蹲位。平时要注意膝部的保暖，勿受风寒，勿过度劳累。

【临证备要】

膝关节腔大部分为关节囊滑膜所遮盖。滑膜通过滑膜细胞分泌的滑液，润滑关节面，营养软骨，排除代谢产物。膝关节创伤性滑膜炎，常合并于膝关节的半月板、韧带等损伤。要注意与关节内血肿相鉴别，还要与膝关节结核、绒毛结节性滑膜炎、风湿性疾病等相鉴别。急性期应及时、正确地治疗，以免转变为慢性滑膜炎。积液较多时，穿刺抽取积液，以减轻关节内压力，注入药物封闭，加压包扎制动，或石膏托外固定，锻炼股四头肌收缩。慢性期关节内积液较多者，亦应卧床休息，减少关节活动，以利于炎症的吸收、肿胀的消退。

踝关节扭伤

踝关节周围主要的韧带有内、外侧韧带和下胫腓联合韧带。内侧韧带又称三角韧带，起于内踝，向下呈扇形止于足舟状骨、距骨前内侧、跟舟跖侧韧带和跟骨的载距突；外侧韧带起自外踝，止于距骨前外侧的为距腓前韧带，止于跟骨外侧的为跟腓韧带，止于距骨后外侧的为距腓后韧带；下胫腓联合韧带，为胫、腓骨下端之间的骨间韧带，是保持踝穴间距、稳定踝关节的重要韧带。

【病因病机】

踝关节扭伤甚为常见，可发生于任何年龄，但以青壮年较多。多因踝关节突然受到过度的内翻或外翻暴力引起，如行走或跑步时踏在不平的地面上，上下楼梯、走坡路时不慎失足踩空，或骑车、踢球等运动中不慎跌倒，使踝关节突然过度内翻或外翻而产生踝部扭伤。

临床上分为内翻扭伤和外翻扭伤两类。内翻扭伤中以跖屈内翻扭伤多见，因踝关节处于跖屈位时，距骨可向两侧轻微活动而使踝关节不稳定，容易损伤外侧的腓距前韧带；单纯内翻扭伤时，容易损伤外侧的跟腓韧带；外翻扭伤，由于三角韧带比较坚强，较少发生损伤，但可引起下胫腓联合韧带撕裂。

【诊　　断】

有明显的外伤史。受伤后踝关节骤然出现肿胀、疼痛，不能行走或尚可勉强行走，但疼痛加剧，局部压痛。伤后 2～3 天局部可出现瘀斑。足内外翻试验阳性：内翻扭伤时，在外踝前下方肿胀、压痛明显，若将足部做内翻动作时，则外踝前下方发生剧痛；外翻扭伤时，在内踝前下方肿胀、压痛明显，若将足部做外翻动作时，则内踝前下方发生剧痛。严重扭伤疑有韧带断裂或合并骨折脱位者，应做与受伤姿势相同的内翻或外翻位 X 线摄片检查。一侧韧带撕裂往往显示患侧关节间隙增宽，下胫腓联合韧带断裂可显示内外踝间距增宽。

【治　　疗】

以手法治疗为主，严重者外固定，配合药物、练功等治疗。

1. 理筋手法 对单纯韧带扭伤或韧带部分撕裂者，可进行理筋。瘀肿严重者，则不宜重手法。患者平卧，术者一手托住足跟，一手握住足尖，缓缓做踝关节的背伸、跖屈及内翻、外翻动作，然后用两掌心对握内外踝，轻轻用力按压，有散肿止痛作用。并由下而上理顺筋络，反复进行数遍，再于商丘、解溪、丘墟、昆仑、太溪、足三里等穴按摩（图 11－11）。

2. 药物治疗

（1）内服药　初期治宜活血祛瘀、

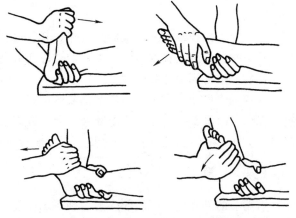

图 11－11　踝关节扭伤理筋手法

消肿止痛，内服七厘散或补筋丸；后期宜舒筋活络、温经止痛，内服小活络丹。

（2）外用药 初期外敷五黄散或定痛散；后期用散瘀和血汤熏洗。

3．固定治疗 损伤严重者，根据其损伤程度可选用绷带、胶布或石膏外固定，保持踝关节于受伤韧带松弛的位置。内翻扭伤采用外翻固定，外翻扭伤采用内翻固定，并抬高患肢，以利消肿，暂时限制行走。一般固定3周左右，若韧带完全断裂者固定4~6周。

4．练功活动 固定期间做足趾屈伸活动；解除固定后开始锻炼踝关节的屈伸功能，并逐步练习行走。

【预防与护理】

踝关节扭伤早期，瘀肿严重，可局部冷敷，忌手法按摩。踝关节的严重扭伤、韧带撕裂伤，易造成韧带松弛，要注意避免反复扭伤以免形成习惯性踝关节扭伤。

【临证备要】

踝关节内侧的三角韧带比外侧韧带坚强，因此踝关节扭伤以内翻扭伤多见。若外翻损伤，要注意检查有无下胫腓联合韧带撕裂。严重损伤要注意是否合并骨折，必要时拍内翻或外翻位X线片，以判断关节的稳定性。踝关节的损伤，治疗不当可后遗关节不稳定，容易反复扭伤，造成韧带松弛，要注意避免反复扭伤而形成习惯性扭伤。严重的损伤，久之可继发关节粘连或创伤性关节炎，以致关节功能障碍，因此在治疗上应像治疗骨折一样重视。同样也要重视足趾关节和踝关节的背伸、跖屈等活动锻炼，以防韧带粘连。

跟 腱 损 伤

跟腱由腓肠肌与比目鱼肌的肌腱联合组成，止于跟骨结节，主要功能是使踝关节做跖屈运动。跟腱是人体最强有力的肌腱，承受负重步行、跳跃、奔跑等强烈的牵拉力量。

【病因病机】

跟腱损伤可因直接暴力或间接暴力所致，直接暴力多见。临床上分为完全性断裂与不完全性断裂。

直接暴力损伤常发生于锐器割裂伤，其断面较整齐，腱膜也同时受到损伤。在跟腱处于紧张状态时，受到垂直方向的外力，如被踢伤或器械击伤亦可发生断裂，多为横断，局部皮肤挫伤较严重，周围血肿较大。

间接暴力损伤常由于在剧烈运动或劳动时，小腿三头肌的突然收缩，使跟腱受到强力牵拉，而引起跟腱部分撕裂或完全断裂，此种撕裂伤的断面参差不齐，其主要断面多在跟腱附着点上方3~4cm处，腱膜可以完整，少数断裂于跟腱附着部或近于肌腹部。

【诊 断】

有明显的外伤史。跟腱部疼痛、肿胀、压痛、有皮下瘀斑。足跖屈无力，活动受限，跛行，但由于足趾的屈肌和胫后肌腱的代偿，跖屈功能不一定完全丧失。完全断裂损伤，在断裂处可摸到凹陷空虚感，足背伸时更明显，跟腱近端由于小腿三头肌的收缩而向上回缩，在腓肠肌肌腹内可摸到隆起物，捏小腿三头肌试验阳性，即患者俯卧位，足垂于床端，用手挤压小腿三头肌时，踝关节出现跖屈为正常，若挤压后足无动作为阳性，表明跟腱断裂。跟腱部分撕裂损伤，各项症状均较轻。

【治 疗】

1．理筋手法 适用于跟腱部分撕裂损伤，将患足跖屈，在肿痛部位做较轻的按压、顺推，并在小腿三头肌肌腹处做按压揉拿，使肌肉松弛以减轻近段跟腱回缩，促进功能恢复。亦适用于手术后期。

2．药物治疗

（1）内服药 初期治宜活血祛瘀止痛，内服七厘散或补筋丸等；后期治宜补益肝肾，强壮筋骨，内服壮筋续骨丹（丸）。

（2）外用药 后期外用散瘀和血汤、海桐皮汤熏洗。

3．固定治疗 跟腱部分撕裂损伤者，在理筋手法后，可用夹板或石膏托将踝关节固定于跖屈位4～6周。跟腱修补缝合术后，用管型石膏将膝关节屈曲、踝关节跖屈位固定，3周后改用高跟短腿石膏外固定，6周解除固定。

4．手术治疗 适用于新鲜的跟腱完全性断裂损伤或开放性断裂损伤，宜早期施行手术修补缝合。

【预防与护理】

新鲜或陈旧性损伤术后，均应石膏外固定。固定期间抬高患肢以利消肿，禁止踝部背伸活动。解除固定后改穿高跟鞋，使跟腱处于松弛状态，开始锻炼踝关节的屈伸功能，并逐步练习行走，半年内不做足踝部的剧烈运动。

【临证备要】

跟腱是人体最强有力的肌腱，主要功能是使踝关节做跖屈运动，承受负重步行、跳跃、奔跑等强烈的牵拉力量。跟腱损伤后，必须判断是直接暴力或间接暴力，是完全还是不完全断裂。直接暴力导致的多完全断裂，断面整齐，易于缝合；间接暴力所致者，跟腱本身存在病理变化，断面参差不齐，缝合较难。部分断裂可考虑保守治疗，完全断裂必须手术尽早缝合。

附：跟痛症

跟痛症主要是指跟骨底面由于慢性损伤所引起的以疼痛、行走困难为主的病证，常伴有跟骨结节部的前缘骨质增生。

【病因病机】

跟痛症多发生于40～60岁的中、老年肥胖人，多为老年肝肾不足或久病体虚，气血衰少，筋脉懈惰，加之形体肥胖，体重增加，久行久站造成足底部皮肤、皮下脂肪、跖腱膜负担过重。足底的跖腱膜起自跟骨跖面结节，向前伸展，止于5个足趾近侧趾节的骨膜上，如果长期、持续牵拉，可在跖腱膜的跟骨结节附着处发生慢性劳损，或骨质增生，致使局部无菌性炎症刺激引起疼痛。

【诊　　断】

起病缓慢，多为一侧发病，可有数月或数年的病史。足跟部疼痛，行走加重。典型者晨起后站立或久坐起身站立时足跟部疼痛剧烈，行走片刻后疼痛减轻，但行走或站立过久疼痛又加重。跟骨的跖面和侧面有压痛，局部无明显肿胀。若跟骨骨质增生较大时，可触及骨性隆起。X线摄片常见有骨质增生，但临床表现常与X线征象不符，不成正比，有骨质增生者可无症状，有症状者可无骨质增生。

【鉴别诊断】

应与足跟部软组织化脓感染和骨结核、骨肿瘤相鉴别。足跟部软组织化脓感染虽有跟痛症状，但局部有红、肿、热、痛，严重者有全身症状；跟骨结核多发于青少年，局部微热，肿痛范围大。

【治　　疗】

1．理筋手法　在跖腱膜的跟骨结节附着处做按压、推揉手法，以温运气血，使气血疏通，减轻疼痛。

2．药物治疗

（1）内服药　治宜养血舒筋、温经止痛，内服壮筋养血汤；肾虚者治宜滋补肝肾、强壮筋骨，内服六味地黄丸、金匮肾气丸。

（2）外用药　外用八仙逍遥汤熏洗患足，或用熨风散热熨。

【预防与护理】

减轻体重，提高身体素质，避免长期持久的站立、行走是预防跟痛症的重要措施，尤其对存在足弓塌陷者。

【临证备要】

跟痛症常伴有跟骨结节部的前缘骨质增生。跟痛症临床一般分为两类：①跟后痛，主要有跟骨滑囊炎、痹证性跟痛等。②跟下痛，主要有足底腱膜炎、跟骨下滑膜囊炎、跟骨下脂肪垫炎、肾虚性跟痛症等。非手术治疗是本病的首选疗法，包括手法、中医辨证分型用药、局部理疗、局部痛点封闭等综合疗法。急性期宜休息，并抬高患肢，症状好转后仍宜减少步行，鞋以宽松为宜，并在患足鞋内垫跟骨垫，以减少足部压力。无效者考虑手术治疗，其方法有胫后神经跟下支切断术等，应慎行骨刺切除术。考虑为骨内压增高致病者可行跟骨减压术。

古 籍 选 萃

《素问·五脏生成》："足受血而能步，……"

唐·蔺道人《仙授理伤续断秘方·又治伤损方论》："手足久损，筋骨差爻，举动不能。损后伤风湿，支节挛缩，遂成偏废……。"

第四节 躯 干 筋 伤

颈 椎 病

颈椎病是因颈椎间盘退行性改变并因劳损或感受外邪加重退变，导致颈部软组织和椎体动、静力平衡失调，产生椎间盘突出（或膨出）、韧带钙化、骨质增生，从而刺激或压迫颈部肌肉、神经根、脊髓、血管而出现一系列症状和体征的综合征。多见于 40 岁以上的中老年患者。

本病属于中医"项强"、"颈肩痛"、"痹证"、"痉证"、"痿证"、"痰饮"、"眩晕"等范畴。

【病因病机】

颈椎病多与风寒湿刺激、慢性劳损、颈部外伤等有关。发病机制可归纳为风寒外袭，劳损筋骨，气滞血瘀，气血亏虚，痰瘀互阻，脾虚肾亏，脏腑失调。

1. 风寒湿刺激 颈椎病属于痹证范畴，与风寒湿邪外袭密切相关。颈项部为脑髓之门户，除手厥阴心包经和带脉外，几乎所有十二经脉和奇经八脉都由此通过，是外联肢体、内系全身脏腑的一个枢纽。风寒湿外邪往往侵犯太阳经，导致太阳经输不利，卫外不固，营卫失和，并可影响督脉，使项背挛急，头颈转动受限。按所累体表部位可分为皮痹、肉痹、脉痹、筋痹及骨痹等，其与五脏相合则成肺痹、脾痹、心痹、肝痹、肾痹等。颈椎病的症状不仅见于项背、四肢，也可内涉脏腑，出现脏腑功能失调的表现。

2. 慢性劳损 颈部长期超过正常生理活动范围，或局部各种超限活动可引起气血失和而损伤。如枕头过高、不良睡眠体位、长期连续低头屈颈工作等，使颈部长时间处于疲劳状态，加速颈部软组织劳损和颈椎间盘退变。

3. 咽喉部感染 风寒内袭，气血失和，痰瘀互结，郁而化热。或兼有风热内袭，痰热内结咽喉，呈现咽喉肿痛。临床流行病学研究证实颈椎病患者大多有不同程度的急性和慢性咽喉炎的表现。

4. 颈部外伤 急性暴力可导致纤维环破裂，髓核突出，棘间韧带、棘上韧带、项韧带、关节囊等断裂，颈椎失稳。颈部挥鞭伤可出现一过性颈椎脱位，软组织损伤，关节失稳而出现急性发病，或诱发退变椎间盘突出与骨质增生，刺激周围组织出现症状。

【诊　断】

颈椎病在临床上可分为颈型、神经根型、脊髓型、椎动脉型、交感型和混合型 6 种。

1．颈型颈椎病　常见于颈椎退变的早期。症状和体征都局限于颈部，表现为颈肩部疼痛，肌肉僵硬，头颈部活动受限，多在早晨起床时发病，有落枕史。临床检查颈项及上背肌紧张，棘突旁及关节囊有压痛点，头部活动受限。X 线片上显示颈椎曲度改变或椎间关节不稳。

2．神经根型颈椎病　是各型中发病率最高的一种。出现颈部单侧局限性痛，或向肩、臂、前臂乃至手指放射，可有麻木感。疼痛呈酸痛、灼痛或电击样痛，颈部后伸、咳嗽，甚至增加腹压时疼痛可加重。

临床检查：颈部活动受限、僵硬，颈椎有放射性压痛，患侧肩胛骨内上也多有压痛点，受压神经分布区感觉减退，腱反射异常，肌力减弱。臂丛神经牵拉试验阳性，椎间孔挤压试验阳性。

影像学检查：颈椎正侧位、斜位或过伸、过屈侧位 X 线摄片可显示椎体增生，钩椎关节增生，椎间隙变窄，颈椎生理曲度减小、消失或反角，轻度滑脱，项韧带钙化和椎间孔变小等改变。

3．脊髓型颈椎病　此型症状较严重，下肢症状早于上肢症状。早期双侧或单侧下肢发紧、发麻、疼痛、酸楚沉重无力，易跌倒。步态笨拙，有踩棉垫或沙滩感。继而单或双侧上肢发麻、疼痛，手部肌力减弱，发抖，不灵活，持物易落地，肌肉萎缩，严重者四肢瘫痪。初期常见尿急，排出不畅，便秘，渐而出现尿潴留或尿失禁。

临床检查：感觉减退，最早出现于下肢，逐渐向上，感觉平面不规则，肌张力增高，腱反射亢进，Hoffman's 征及 Babinski's 征阳性，腹壁反射、提睾反射减弱或消失。

影像学检查：X 线检查显示颈椎生理曲度改变，病变椎间隙狭窄，椎体后缘唇样骨赘，椎间孔变小。CT 检查见颈椎间盘突出、颈椎增生、椎管前后径缩小、脊髓受压等改变。MRI 检查显示受压节段脊髓有信号改变，脊髓受压呈波浪样压迹，部分病例伴有后纵韧带或黄韧带钙化或骨化。

4．椎动脉型颈椎病　头颈部体位改变而引起眩晕，单侧颈枕部或枕顶部发作性头痛，视力减弱，耳鸣，听力下降，可有猝倒发作。头颈旋转时引起眩晕发作是本病的最大特点。椎动脉血流检测及椎动脉造影可协助诊断，辨别椎动脉是否正常，有无痉挛压迫、迂曲、变细或阻滞。

影像学检查：X 线、CT 及 MRI 检查均会发现颈椎钩椎关节增生，椎间孔变小，椎间不稳，椎体变形（如梯形变）等。

5．交感型颈椎病　患者常诉颈痛、头痛、头昏、视物模糊、眼目干涩、心悸失眠、胸痛、肢体畏冷、麻木、自汗盗汗、听力下降、便秘或便溏、胃脘不适等症状。检查常发现颈椎压痛，颈部活动功能受限，心跳或快或慢，血压波动。

影像学检查：X 线、CT、MRI 检查，均可见颈椎有异常，如颈椎失稳、骨质增生、椎间盘突出等。

6．混合型颈椎病　同时合并两种或两种以上证型者称为混合型颈椎病。临床上经常发现有些患者早期为颈型，以后发展成神经根型或其他型颈椎病。混合型的患者病程一般较长，年龄较大。

【鉴别诊断】

1．颈型颈椎病　主要与落枕、肩周炎进行鉴别：

（1）落枕　压痛点位于肌肉（如胸锁乳突肌、斜方肌等），疼痛较明显，在颈背部可触及条索状肌肉痉挛隆起，压痛明显。颈型颈椎病压痛点多位于棘突、关节囊部，有轻度肌紧张。行颈椎牵引时，落枕者疼痛不减，有的甚至加重。痛点封闭后落枕者症状减轻或消失。

（2）肩周炎　多见于50岁左右患者。肩部疼痛，活动受限。压痛点多在肱二头肌短头、喙突附着处、肱二头肌长头腱鞘部。颈部无明显压痛，颈椎X线片未见异常。

2．神经根型颈椎病　应与肩周炎、胸廓出口综合征和腕管综合征相鉴别：

（1）肩周炎　多见于50岁左右患者。肩部疼痛，活动受限，一般不向前臂放射。压痛点多在肱二头肌短头、喙突附着处、肱二头肌长头腱鞘部。颈部无明显压痛，颈椎X线片未见异常。

（2）胸廓出口综合征　由锁骨与第1肋骨间隙狭窄，引起臂丛和锁骨下动脉受压，出现第8颈神经、第1胸神经和血管功能障碍等表现。疼痛多呈针刺样或烧灼样，可出现典型的臂丛神经痛，疼痛多从受压点向患侧颈部、腋下、前臂内侧及手部放射。患侧手高举而不耸肩时，锁骨动脉受压，出现手部皮肤变冷、苍白，甚至出现典型的雷诺现象。

（3）腕管综合征　是由于正中神经在腕管内受压迫，导致手指麻木、疼痛和雷诺现象。与掌腕过度背伸有关，如洗衣、揉面。突出症状是麻木，一般限于桡侧3个手指，夜间发作或加剧，影响睡眠。腕管韧带加压试验（手指压迫或叩诊锤叩打腕横韧带近侧缘）阳性，腕关节背屈试验阳性，但颈神经根牵拉试验、压顶试验阴性，颈椎X线无异常。

3．脊髓型颈椎病　应与椎管内肿瘤、脊髓空洞症和进行性脊肌萎缩症相鉴别：

（1）椎管内肿瘤　椎管内肿瘤包括髓内肿瘤和髓外肿瘤，后者包括硬膜内及硬膜外肿瘤；结核瘤、肉芽肿、寄生虫性囊肿亦可发生在椎管内，类似肿瘤。脊髓型颈椎病是髓外性压迫，与髓外肿瘤的鉴别很重要。肿瘤一般起病缓慢，但进行性发展；颈椎病往往初期症状可缓解。颈椎X线检查，髓外肿瘤椎板蒂间距离加宽，哑铃型神经纤维瘤可见椎间孔扩大，椎体后缘呈弧形压迫和硬化；如为恶性肿瘤则有骨质破坏。颈椎病则椎间孔缩小，椎体缘骨赘呈唇形。诊断困难者需做CT或MRI检查。

（2）脊髓空洞症　脊髓空洞症的主要特点是在颈胸神经分布区出现痛觉、温度觉障碍，触觉正常的感觉分离现象。由于颈椎病的脊髓型、神经根型亦可出现不典型的分离性感觉障碍，故临床上要注意区别。神经根型颈椎病出现的温度觉障碍多为不完全性，即不能辨别差别较小的温度，但可辨别较大的温度改变；典型的脊髓空洞症的温度障碍则多为完全性缺失，任何温度差别均难辨别。神经根型颈椎病的痛觉障碍表现在皮肤浅层，深层痛觉受损轻微，针刺皮肤痛觉明显障碍，用手捏压深层则痛觉存在或轻微减退；脊髓空洞症则为深浅痛觉平行消失。

（3）进行性脊肌萎缩症　进行性脊肌萎缩症的病理损害以脊髓前角细胞变性为主，首先出现一侧手大小鱼际肌、骨间肌萎缩，并逐步波及到对侧手部至肩背部、颈部和躯干等肌肉，随后下肢肌肉也受损。本病应与颈椎病手部肌肉或上背肌肉萎缩相鉴别。鉴别要点为：进行性脊肌萎缩症受累肌群常有肌束颤动，但无颈部僵硬，颈椎 X 线检查正常；如有下肢瘫痪应为弛缓性瘫痪，而颈椎病出现的下肢瘫痪多为痉挛性瘫痪，可有病理反射；颈椎病萎缩的肌肉可出现去神经电位和多相电位，进行性脊肌萎缩症则出现高振幅电位及同步电位。

4．椎动脉型颈椎病　应与美尼尔病、脑动脉硬化和颅内肿瘤相鉴别：

（1）美尼尔病　突然发作，有四周景物或自身在摇晃的错觉，易受刺激如光线、情绪波动等而眩晕加重。眩晕发作有规律性，伴有水平性眼球震颤。缓解后可毫无症状，神经系统检查无异常发现，前庭功能试验不正常。

（2）脑动脉硬化　大脑皮层功能减退症状如头晕、记忆力减退与颈椎活动无关。多伴有眼底动脉、主动脉、冠状动脉硬化的症状。血压偏高或偏低，特点是舒张压高，收缩压低，脉压差减少。血清总胆固醇量增高，总胆固醇与磷脂的比值增高，β脂蛋白和三酸甘油酯增高等。

（3）颅内肿瘤　第 4 脑室或颅后凹肿瘤可直接压迫前庭神经及其中枢，患者转头时也可突发眩晕。但颅内肿瘤常有头痛、呕吐等颅内压增高征，血压升高。头颅 CT 扫描可发现肿瘤病灶。

5．交感型颈椎病　应与雷诺病、神经官能症和冠状动脉供血不足相鉴别：

（1）雷诺病　多发于青年女性。可见阵发性、对称性、间歇性指端发白、紫绀等。情绪波动及寒冷可诱发，入夏缓解，周围脉搏正常。

（2）神经官能症　症状变化与情绪波动密切相关。主诉多而客观检查无明显体征。颈椎 X 线片显示正常。

（3）冠状动脉供血不足　心前区疼痛、胸闷、气短等症。无上肢颈脊神经根刺激的其他症状。心电图有改变，服硝酸甘油类药物可缓解。

【治　疗】

1．理筋手法　是重要的外治法之一，具有调整颈部动静力平衡、改善微循环及内脏功能、解除肌肉紧张的作用，是治疗各型颈椎病的常用方法之一。基本手法有摩法、揉法、按法、拿法与扳法。颈椎病手法治疗宜柔和，切忌暴力。椎动脉型、脊髓型患者慎用整骨手法（大幅度斜板或旋转手法）。未除外椎管内肿瘤、脊髓受压较重者、椎体及附件有骨性破坏者，亦不宜使用旋转、斜扳等整骨手法。

2．药物治疗　颈型颈椎病予葛根汤或羌活胜湿汤；神经根型颈椎病予身痛逐瘀汤；椎动脉型颈椎病偏寒湿予半夏白术天麻汤，偏瘀阻予血府逐瘀汤，偏湿热予温胆汤，偏气血虚予益气聪明汤；脊髓型颈椎病偏肝肾阴虚予左归丸合柴胡疏肝散，偏脾肾阳虚予圣愈汤合地黄饮子；交感型颈椎病予人参养荣汤加减。

3．牵引治疗　是治疗颈椎病最为常用的有效方法。牵引治疗要注重牵引的重量、时间与角度。轻量牵引（重量 3 ~ 4kg），用于椎动脉型及脊髓型；重量牵引（重量 5 ~ 6kg），用于颈型、神经根型。一般每次 45 ~ 60 分钟，每天 1 ~ 2 次，前屈 15° ~ 30° 体位。

4. 针灸治疗　颈椎病可常灸大椎、关元、气海、足三里。对于一般颈痛患者进针后，经过手法捻转得气后即可出针，颈椎病患者病程较长者，得气后可留针 10 ~ 20 分钟。留针期间每隔数分钟运针 1 次，反复数次以保持一定的刺激量以增强疗效。一般 10 ~ 20 次为 1 疗程，间隔 1 ~ 2 周再进行下一疗程的治疗。

5. 物理疗法　可以消除神经根及周围软组织的炎症、水肿，改善脊髓、神经根及颈部的血液供应和营养状态，缓解颈部肌肉痉挛。常用的方法有蜡疗、超声波、感应电、低频脉冲、水疗、泥疗等。

6. 固定治疗　颈领和颈托有保护脊椎过伸、过屈、过度转动作用，避免造成脊髓、神经的进一步受损，减轻椎关节间创伤性反应，有助于组织的修复和症状的缓解，防止复发。颈领和颈托可应用于各型颈椎病患者，颈托多用于颈椎骨折、脱位，经早期治疗仍有椎间不稳定或半脱位的患者。乘坐高速汽车等交通工具时，戴颈领、颈托是颈椎病患者十分重要的预防保健措施。

7. 练功活动　是巩固疗效、防止复发的重要手段。可以做颈项前屈、后伸、左右转向等活动锻炼。此外，还可做体操、太极拳、健美操等运动锻炼。

【预防与护理】

预防颈椎疾病的发生，要避免长时间低头工作，纠正工作与生活中不正确姿势，选择合适的枕头，避免在寒冷潮湿环境中工作和生活，戒烟或减少吸烟，避免咽喉部的反复感染，避免过度负重和人体震动进而减少对椎间盘的冲击。急性发作期应注意休息，以静为主，以动为辅，也可用颈围或颈托固定 1 ~ 2 周，慢性期以动为主。

【临证备要】

颈椎病是颈椎间盘退行性改变，因劳损或感受外邪等加重退变，导致椎间盘突出（或膨出）、韧带钙化、骨质增生，刺激或压迫颈部肌肉、神经根、脊髓、血管而出现一系列症状和体征的综合征。根据临床表现可分为颈型、神经根型、脊髓型、椎动脉型、交感型和混合型 6 种。颈椎病的治疗有手术和非手术之分，但真正有手术指征的颈椎病患者仅占该类就诊患者的 5% 左右，手术治疗主要是解除由于椎间盘突出、骨赘形成或韧带钙化所构成的对脊髓或动脉的严重压迫，有针对性地克服物理性因素。非手术治疗颈椎病方法很多，西药治疗主要是激素类、非甾体类消炎镇痛药物和扩张血管药，这些药物在脊柱病急性发作期有一定的疗效，但往往副作用较大。中医药综合疗法治疗绝大多数颈椎病患者，具有有效性、多样性、可补性、预防性、持续性五方面的优势。本病临床可按痹证辨证施治，应区别五体痹和五脏痹的不同与联系。本病往往时间较长，导致气血亏虚，肝脾肾不足。因此治疗要重视益气养血化瘀，同时要调理肝、脾、肾，即气血同治，脏腑兼顾，最终达到机体阴阳平衡。此外，还要注意咽部感染与上颈椎失稳的关系，治疗时，不应忽视对咽喉部的治疗。各种治疗方法既可以单一运用，也可以综合运用。应针对每个患者的具体情况，选择最佳的治疗方案，以提高综合疗效，确实解决患者的痛苦。通过中医药术前、术后"围手术期"（手术前的准备期和手术后的康复治疗期）的治疗方案，还可以为手术创造更好条件，巩固、提高手术疗效，同时在中西医互为补充中发挥中医药优势。总之，治疗要将辨病、辨型、辨证有机地结合，在诊断明确、分型可靠的基础上辨证施治，才能达到有的放矢的目的，从而增强疗效，缩短疗程。

附一：颈部扭挫伤

颈部扭挫伤是常见的颈部筋伤，各种暴力引起的颈部扭挫伤，除了筋伤外，还可能兼有骨折、脱位，或伤及颈髓，危及生命，临证时需仔细加以区别，以免误诊。

【病因病机】

颈部可因突然扭转或前屈、后伸而受伤。如在高速车上突然减速或突然停止时，头部猛烈前冲，打篮球投篮时头部突然后仰，嬉闹扭斗时颈部过度扭转或头部受到暴力冲击时，均可引起颈项部扭挫伤。钝器直接打击颈部引起的挫伤较扭伤少见。

【诊　　断】

有明显的外伤史。扭伤者可呈现颈部一侧疼痛，头多偏向患侧，颈项部活动受限，肌肉痉挛，在痛处可触及肿块或条索状硬结；挫伤者局部有轻度肿胀、压痛明显。检查时要注意有无手臂麻痛等神经根刺激症状，必要时拍摄 X 线照片以排除颈椎骨折、脱位。

【治　　疗】

以手法治疗为主，配合功能锻炼、药物、理疗等治疗。

1．手法治疗　有消散瘀血、松解肌肉痉挛、通络止痛的作用。常用的手法有点压、按摩、滚法、拿捏及提端摇转法等。

患者正坐，术者立于背后，左手扶住患者额部，右手以拇、中指轮换点压痛点及天柱、风池等穴，继而用右手拇、食指在患侧做由上而下的按摩，重复进行几遍。对扭伤者在压痛点周围可加用滚法和拿捏法，以小鱼际与掌尺背侧在患处做上下来回滚动，再以拇、食、中指对握痉挛的颈肌，做拿捏手法（图 11 – 12）。

最后视其情况，可加用提端摇转法。筋伤后颈部偏歪者，可做枕颌带牵引或手法牵引。

2．药物治疗　以祛瘀生新为主，兼有头痛头晕者可酌用疏散风邪药物，内服可用葛根汤或桂枝汤加减，症状好转时可服小活络丸。外治药以祛瘀止痛为主，局部肿胀者外敷定痛散。

3．物理治疗　可选用电疗、磁疗、超声波，以局部透热，缓解肌肉痉挛。

4．练功活动　疼痛缓解后练习头颈的俯仰动作和旋转动作，以舒筋活络，增强颈部肌肉力量。

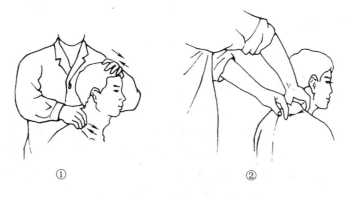

①   ②

图 11 - 12 颈项理筋手法

【预防与护理】

激烈运动或乘车时要注意自我保护，防止颈部受伤。伤后严重者要用颈围固定。平时经常做颈部功能锻炼，增强颈部肌力和稳定性。

【临证备要】

颈部扭挫伤除了筋伤外，还可能兼有骨折、脱位，或伤及颈髓，危及生命，临证时需仔细加以区别，以免误诊。单纯的颈部扭挫伤，急性期应以休息、限制活动为主，内服活血祛瘀的药物。疼痛减轻后可以通过手法疏筋通络，祛瘀止痛。损伤严重而症状较轻的患者要警惕颈椎脱位后又自动复位，应拍颈椎动力正、侧位片，以免漏诊造成后期颈椎不稳，甚至发生意外。

附二：落 枕

落枕，又称失枕。多因睡眠姿势不良，睡起后颈部疼痛，活动受限，似身虽起而颈尚留落于枕，故名落枕。好发于青壮年，冬春两季多发。

【病因病机】

睡眠时姿势不良，头颈过度偏转，或睡眠时枕头过高、过低或过硬，使局部肌肉处于长时间紧张状态，持续牵拉而发生的静力性损伤。常因平素缺乏锻炼，身体虚弱，气血运行不畅，舒缩活动失调，复遭受风寒侵袭，致经络不舒，气血凝滞而痹阻不通而痛。

【诊 断】

晨起突感颈部疼痛不适，头常歪向患侧，活动欠利，不能自由旋转后顾，如向后看时，整个躯干也向后转动。颈项部肌肉痉挛压痛，触及条索状硬结，斜方肌及大小菱形肌部位亦常有压痛。

风寒外束，颈项强痛者，可有淅淅恶风、身有微热、头痛等表证。其往往起病较快，病程较短，两三天内即能缓解，1周内多能痊愈。如痊愈不彻底，易于复发。若久延不愈，应注意与其他疾病引起之颈背痛相鉴别。

【治 疗】

以手法治疗为主，配合药物、理疗等治疗。

1．手法治疗 手法治疗落枕有很好的疗效，可很快缓解肌肉痉挛，消除疼痛，往往经治疗一次后，症状即减轻大半。同颈部扭挫伤所用点按、拿捏等手法，手法部位可施至上背部痛点。或可加用端项旋转手法：患者坐在低凳上，嘱其尽量放松颈项部肌肉，术者一手托住患者下颌，一手托住枕部，两手同时用力向上端提，此时患者的躯干部重量起了反向牵引的作用。在向上端提的同时，边提边摇晃头部，并将头部缓缓向左右、前后摆动与旋转 2~3 次后，慢慢放松提拉（图 11-13）。此种手法可重复 3~5 次，以理顺筋络，活动颈椎小关节，常可收到较好效果。

2．药物治疗 治宜疏风祛寒、宣痹通络，内服葛根汤、桂枝汤，或服独活寄生丸，每次 5 克，日 2 次。有头痛形寒等表证者，可用羌活胜湿汤加减。外敷定痛散等。

3．物理治疗 可选用电疗、磁疗、超声波，以局部透热，缓解肌肉痉挛。

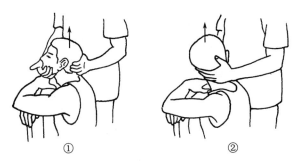

① ②

图 11-13 端项旋转法

【预防与护理】

平时要坚持锻炼身体，提高身体素质，也要避免不良的睡眠姿势，枕头不宜过高、过低或过硬。睡眠时注意保暖。落枕后及时治疗，以迅速缓解症状，解除肌肉痉挛。

【临证备要】

睡眠姿势不良，或睡眠时枕头过高、过低或过硬，是导致落枕的诱发因素；体质虚弱，气血失和，筋脉失养是导致本病发生的内在因素。多见晨起突感颈部疼痛不适，头常歪向患侧，活动欠利，不能自由旋转后顾，颈项部肌肉痉挛压痛，触及条索状硬结。落枕虽可逐渐自愈，但所需时间较长，患者痛苦大。手法治疗疗效肯定，一般经过 1 次治疗可明显减轻，2~3 次大多数可痊愈。对老年患者手法要谨慎，应拍片以排除其他病变，防止发生意外。

腰 部 扭 伤

本病系指腰部筋膜、肌肉、韧带、椎间小关节、腰骶关节突然遭受间接暴力所致的急性损伤，是常见的筋伤疾病，多发于青壮年和体力劳动者。

【病因病机】

当脊柱屈曲时，两侧骶棘肌收缩，以抵抗体重和维持躯干的位置，此时若负重过大或用力过猛，致使腰部肌肉强烈收缩，而引起肌纤维撕裂；当脊柱完全屈曲时，主要靠棘上、棘间、髂腰等韧带来维持躯干的位置，此时若负重过大或用力过猛，则引起韧带损伤；腰部活动范围过大、过猛，弯腰转身突然闪扭，致使脊柱椎间关节受到过度牵拉或扭转，引起椎间小关节错缝或滑膜嵌顿。

【诊　　断】

有明显的外伤史。伤后腰部即出现剧烈疼痛，其疼痛为持续性，深呼吸、咳嗽、喷嚏等用力时均可使疼痛加剧，常以双手撑住腰部，防止因活动而发生更剧烈的疼痛，休息后减轻但不消除，遇寒冷加重。脊柱多呈强直位，腰部僵硬，腰肌紧张，生理前凸改变，不能挺直，俯仰转侧均感困难，严重者不能坐立、行走或卧床难起，有时伴下肢牵涉痛。

腰肌及筋膜损伤时，腰部各方向活动均受限制，在棘突旁骶棘肌处、腰椎横突或髂嵴后部有压痛；棘上韧带或棘间韧带损伤时，在脊柱屈曲受牵拉时疼痛加剧，压痛多在棘突或棘突间；髂腰韧带损伤时，其压痛点在髂嵴部与第 5 腰椎间三角区，屈曲旋转脊柱时疼痛加剧；椎间小关节损伤时，腰部被动旋转活动受限并使疼痛加剧，脊柱可有侧弯，有的棘突可偏歪，棘突两侧较深处有压痛。

腰部扭伤一般无下肢痛。但有时可出现下肢反射性疼痛，多为屈髋时臀大肌痉挛，骨盆有后仰活动，牵动腰部的肌肉、韧带所致。所以，直腿抬高试验阳性，但加强试验为阴性，可与腰椎间盘突出神经根受压的下肢痛相鉴别。X 线摄片检查，主要显示腰椎生理前凸消失和肌性侧弯，不伴有其他改变。

【治　　疗】

以手法治疗为主，配合药物、固定和练功等治疗。

1. 理筋手法　选用适当的手法治疗腰部扭伤，其疗效显著。

患者俯卧位，术者用两手在脊柱两侧自上而下进行按揉、拿捏手法，以松解肌肉的紧张、痉挛；接着按压揉摩阿是穴、腰阳关、命门、肾俞、大肠俞、次髎等穴，以镇静止痛；最后术者用左手压住腰部痛点，用右手托住患侧大腿，同时用力做反方向扳动，并加以摇晃拔伸数次。如腰两侧皆痛者，可将两腿同时向背侧扳动。在整个手法过程中，痛点应作为施术重点区，急性期症状严重者可每日推拿 1 次，轻者隔日 1 次（图 11 - 14）。

对椎间小关节错缝或滑膜嵌顿者，用坐位脊柱旋转复位法。患者端坐方凳上，两足分开与肩等宽，以右侧痛为例，助手面对患者，用两腿夹住患者左大腿，双手压住左大腿以维持固定患者的正坐姿势。术者坐或立于患者之右后侧，右手自患者右腋下伸向前，绕过颈后，手指夹在对侧肩颈部，左手拇指推按偏右棘突的后下角。当右手臂使患者身体前屈 60° ~ 90°，再向右旋转 45°，并加以后仰时，左拇指用力推按棘突向左，此时可感到指下椎体轻微错动，或可闻及复位的响声。最后使患者恢复正坐，术者用拇食指自上而下理顺棘上韧带及

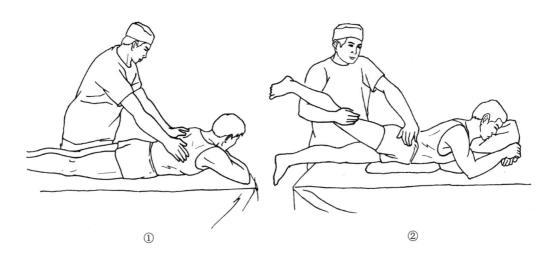

① ②

图 11 – 14 腰部扭伤理筋手法

腰肌（图 11 – 15）。

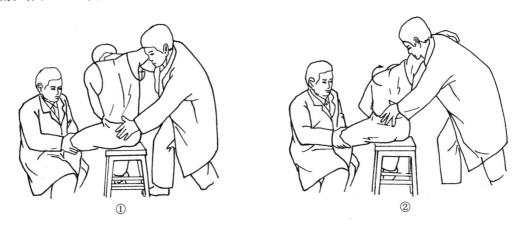

① ②

图 11 – 15 坐位脊柱旋转复位法

对患者不能坐位施术者，可用斜扳法。患者侧卧位，患侧在上，髋、膝关节屈曲，健侧在下，髋、膝关节伸直，腰部尽量放松。术者立于患者前侧或背侧，一手置于肩部，另一手置于臀部，两手相对用力，使上身和臀部做反向旋转，即肩部旋后、臀部旋前，活动到最大限度时，用力做一稳定推扳动作，此时往往可听到清脆的弹响声，腰痛一般可随之缓解（图 11 – 16）。

2. 药物治疗

（1）内服药 初期治宜活血化瘀、行气止痛，血府逐瘀汤加减等。兼便秘腹胀者，如体质壮实，可通里攻下，加番泻叶 10 ~ 15g 代茶饮。后期宜舒筋活络、补益肝肾，内服补肾壮筋汤。

（2）外用药 初期外敷定痛散；后期可配合中药热熨或熏洗。

3. 物理治疗 可采用超短波、磁疗、中药离子导入等，以减轻疼痛、促进恢复。

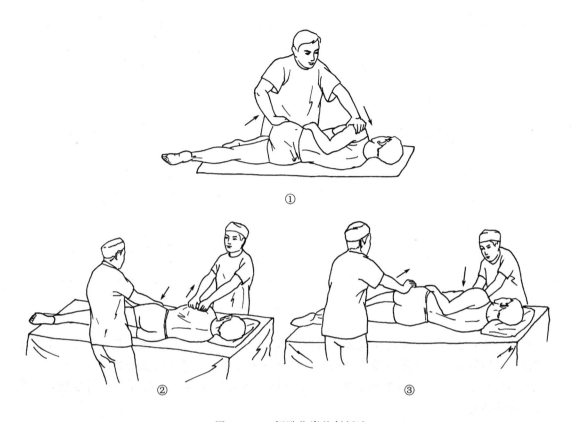

①

②   ③

图 11 - 16   侧卧位脊柱斜扳法

4．固定治疗   损伤初期宜卧硬板床休息，或佩戴腰围固定，以减轻疼痛，缓解肌肉痉挛，防止进一步损伤。

5．练功活动   损伤后期宜做腰部前屈后伸、左右侧屈、左右回旋等各种功能锻炼，以促进气血循行、防止粘连、增强肌力。

【预防与护理】

腰部扭伤强调以预防为主，平时要经常锻炼腰背肌，劳动或运动前做好充分准备活动，弯腰搬物姿势要正确，应量力而行。急性腰扭伤，应注意休息与腰部保暖，勿受风寒，佩戴腰围保护，并配合各种治疗。

【临证备要】

腰部扭伤是指腰部筋膜、肌肉、韧带、椎间小关节、腰骶关节突然遭受间接暴力所致的急性损伤。多发生在脊柱屈曲位，负重过大或突然用力，或注意力不集中。要仔细辨别损伤发生的部位：腰肌及筋膜损伤时，腰部各方向活动均受限制，在棘突旁骶棘肌处、腰椎横突或髂嵴后部有压痛；棘上韧带或棘间韧带损伤时，在脊柱屈曲受牵拉时疼痛加剧，压痛多在棘突或棘突间；髂腰韧带损伤时，其压痛点在髂嵴部与第 5 腰椎间三角区，屈曲旋转脊柱时疼痛加剧；椎间小关节损伤时，腰部被动旋转活动受限并使疼痛加剧，脊柱可有侧弯，棘突也可偏歪，棘突两侧较深处有压痛。经及时、正确的治疗，绝大多数可完全治愈。肌肉组织损伤的愈合期为 3~4 周，韧带、筋膜等组织损伤的愈合期约为 6 周。手法治疗，其方法得当，往往取得很好的效果。伤后腰背肌的锻炼，对巩固疗效、加强脊柱的稳定性、防止复发有着十分重要的作用。

古 籍 选 萃

唐·孙思邈《备急千金要方·卷第十九肾脏》："腰臀痛导引法：正东坐，收手抱心，一人于前据踏其两膝，一人后捧其头，徐牵令偃卧，头到地，三起三卧，止便瘥。"

明·张介宾《景岳全书·杂证谟》："跌仆伤而腰痛者，此伤在筋骨，而血脉凝滞也，宜四物汤加桃仁、红花、牛膝、肉桂、玄胡、乳香、没药之类主之。若血逆之甚，而大便闭结不通者，宜《元戎》四物汤主之，或外以酒糟、葱、姜捣烂罨之，其效尤速。"

清·吴谦《医宗金鉴·正骨心法要旨》："先受风寒，后被跌打损伤者，瘀聚凝结，若脊筋陇起，骨缝必错，则成伛偻之形。当先揉筋，令其和软，再按其骨，徐徐合缝，背脊始直。"

腰椎间盘突出症

腰椎间盘突出症系因纤维环破裂、髓核突出，刺激或压迫神经根而引起以腰痛及下肢坐骨神经放射痛等症状为特征的腰腿痛疾患。亦是临床最常见的腰腿痛疾患之一。

本病好发于 20~40 岁青壮年，男性多于女性。多数患者因腰扭伤或劳累而发病，少数可无明显外伤史。

【病因病机】

两个椎体之间是由椎间盘相连接，构成脊椎骨的负重关节，为脊柱活动的枢纽。每个椎间盘由纤维环、髓核、软骨板 3 个部分组成，起着稳定脊柱、缓冲震荡等作用。纤维环为纤维软骨组织，位于椎间盘的外周，其前部紧密地附着于坚强的前纵韧带，后部较疏松地附着于薄弱的后纵韧带。髓核为富有弹性的乳白色透明胶状体，位于纤维环之内，在幼年时呈半液体状态或胶冻样，随着年龄增长，其水分逐渐减少，纤维细胞、软骨细胞和无定型物质逐渐增加，以后变成颗粒状和脆弱易碎的退行性组织。软骨板为透明软骨组织，位于椎体的上、下面，与椎体松质骨紧密相连。

随着年龄的增长，以及在日常生活工作中，椎间盘不断遭受脊柱纵轴的挤压、牵拉和扭转等外力作用，使椎间盘不断发生退行性变，髓核含水量逐渐减少而失去弹性，继之使椎间隙变窄，周围韧带松弛，或产生裂隙，为腰椎间盘突出的内因；腰前屈时椎间盘前方承重，髓核后移，腰后伸时椎间盘后方负重，髓核前移。当腰椎间盘突然或连续受到不平衡外力作用时，使椎间盘后部压力增加，发生纤维环破裂、髓核向后侧或后外侧突出，为腰椎间盘突出的外因（图 11-17）。

由于椎间盘退变是发病的重要内在因素，少数患者无明显外伤史，只有受凉史而发病，多为纤维环过于薄弱，肝肾功能失调，风寒湿邪乘虚而入，腰部着凉后，引起腰肌痉挛，促使已有退行性变的椎间盘突出。

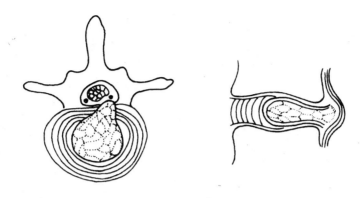

图 11 - 17 腰椎间盘突出示意图

下腰部是全身应力的集中点，负重及活动度大，损伤几率高，是腰椎间盘突出的好发部位。其中以腰 4、5 椎间盘发病率最高，腰 5 骶 1 次之。

纤维环破裂时，突出的髓核压迫和挤压硬脊膜及神经根，是造成腰腿痛的根本原因。若未压迫神经根时，只有后纵韧带受刺激，则以腰痛为主。若突破后纵韧带而压迫神经根时，则以腿痛为主。坐骨神经由腰 4、5 和骶 1、2、3 神经根的前支组成，故腰 4、5 和腰 5 骶 1 的椎间盘突出，引起下肢坐骨神经痛。初起神经根受到激惹，出现该神经支配区的放射痛、感觉过敏、腱反射亢进等现象；日久突出的椎间盘与神经根、硬膜发生粘连，长期压迫神经根，导致部分神经功能障碍，出现支配区放射痛、感觉减退、腱反射减弱甚至消失等现象。

多数髓核向后侧方突出，为侧突型，单侧突出者，出现同侧下肢症状；若髓核自后纵韧带两侧突出，则出现双下肢症状，多为一先一后，一轻一重，有交替现象。髓核向后中部突出，为中央型，有的偏左或偏右，压迫马尾甚至同时压迫两侧神经根，出现鞍区麻痹及双下肢症状。

【诊 断】

多有不同程度的腰部外伤史。

1．主要症状 腰痛和下肢坐骨神经放射痛。腰腿疼痛可因咳嗽、打喷嚏、用力排便等腹腔内压升高时加剧，步行、弯腰、伸膝起坐等牵拉神经根的动作也使疼痛加剧，腰前屈活动受限，屈髋屈膝、卧床休息可使疼痛减轻。重者卧床不起，翻身极感困难。病程较长者，其下肢放射痛部位感觉麻木、冷感、无力。中央型突出造成马尾神经压迫症状为会阴部麻木、刺痛、二便功能障碍、阳痿或双下肢不全瘫痪。少数病例的起始症状是腿痛，而腰痛不甚明显。

2．主要体征

（1）腰肌紧张、痉挛，腰椎生理前凸减少或消失，甚至出现后凸畸形。有不同程度的脊柱侧弯，突出物压迫神经根内下方时（腋下型），脊柱向患侧弯曲，突出物压迫神经根外上方（肩上型），则脊柱向健侧弯曲（图 11 - 18）。

（2）突出的椎间隙棘突旁有压痛和叩击痛，并沿患侧的大腿后侧向下放射至小腿外侧、

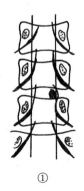 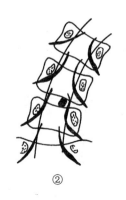 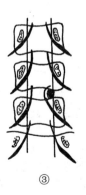 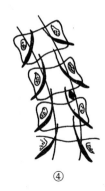

①　　　　　　　②　　　　　　　③　　　　　　　④

图 11 – 18　脊柱侧弯与髓核突出位置的关系

足跟部或足背外侧。沿坐骨神经走行有压痛。

（3）急性发作期腰部活动可完全受限，绝大多数患者腰部屈伸和左右侧弯功能活动呈不对称性受限。

（4）受累神经根所支配区域的皮肤感觉异常，早期多为皮肤过敏，渐而出现麻木、刺痛及感觉减退。腰 4、5 椎间盘突出，压迫腰 5 神经根，引起小腿前外侧、足背前内侧和足底皮肤感觉异常；腰 5 骶 1 椎间盘突出，压迫骶 1 神经根，引起小腿后外侧、足背外侧皮肤感觉异常；中央型突出则表现为鞍区麻木，膀胱、肛门括约肌功能障碍。

（5）受压神经根所支配的肌肉可出现肌力减退、肌萎缩。腰 5 神经根受压，引起伸踇肌力减退；骶 1 神经根受压，引起踝跖屈和立位单腿翘足跟力减弱，跟腱反射减弱或消失。

（6）直腿抬高试验阳性，加强试验阳性；屈颈试验阳性，即头颈部被动前屈，使硬脊膜囊向头侧移动，牵张作用使神经根受压加剧，而引起受累的神经痛。

（7）颈静脉压迫试验阳性，即压迫患者的颈内静脉，使其脑脊液回流暂时受阻，硬脊膜膨胀，神经根与突出的椎间盘产生挤压，而引起腰腿痛。

3．X 线检查

（1）X 线摄片检查　正位片可显示腰椎侧凸，椎间隙变窄或左右不等，患侧间隙较宽。侧位片显示腰椎前凸消失，甚至反张后凸，椎间隙前后等宽或前窄后宽，椎体可见休默结节等改变，或还有椎体缘唇样增生等退行性改变。X 线平片的显示必须与临床的体征定位相符合才有意义，主要用以排除骨病引起的腰骶神经痛，如结核、肿瘤等。

（2）脊髓造影检查　髓核造影能显示椎间盘突出的具体情况；蛛网膜下腔造影可观察蛛网膜下腔充盈情况，能较准确地反映硬膜脊受压程度和受压部位，以及椎间盘突出部位和程度；硬膜外造影可描绘硬脊膜外腔轮廓和神经根的走向，反映神经根受压的状况。

4．其他检查

（1）肌电图检查　根据异常肌电图的分布范围，可判定受损的神经根及其对肌肉的影响程度。

（2）CT、MRI 检查　可清晰地显示出椎管形态、髓核突出的解剖位置和硬膜囊神经根受压的情况，CT 检查必要时可加以造影。CT、MRI 的检查临床诊疗意义重大。

【鉴别诊断】

本病应与骶髂关节劳损、腰椎结核、椎管肿瘤和腰椎管狭窄症等疾病相鉴别。

1. 骶髂关节劳损 一侧腰臀部及股外侧疼痛或不适，跛行以及直腿抬高受限等，但无明显放射痛，无肌力、感觉和反射改变，且压痛部位在骶髂关节处。

2. 腰椎结核 腰痛，少数有神经根激惹症状，也可合并截瘫。多有全身症状，如低热、盗汗、消瘦、血沉加快等。X线片显示有骨质破坏、椎间隙变窄等改变。

3. 椎管肿瘤 椎管内肿瘤压迫脊髓或马尾神经，出现神经根或马尾神经损害症状；椎管外肿瘤，如转移性骨瘤、脊椎血管瘤等亦可对马尾神经和脊神经造成压迫损害。神经损害症状严重而广泛，病程发展为进行性，休息不能缓解症状。可疑病例可做腰穿脑脊液检查或行 CT 及脊髓造影检查。

4. 腰椎管狭窄症 间歇性跛行为最突出的症状，骑自行车或卧床时多无症状，检查可无任何异常体征。少数患者可有根性神经痛表现。严重的中央型椎管狭窄可出现大小便功能障碍。CT 检查或脊髓造影对诊断有帮助。

【治　疗】

以手法治疗为主，配合牵引、药物、卧床及练功等治疗，必要时行手术治疗。

1. 理筋手法

(1) 按摩法　患者俯卧，术者用两手拇指或掌部自上而下按摩脊柱两侧膀胱经，至患肢承扶处改用揉捏，下抵殷门、委中、承山。

(2) 推压法　术者两手交叉，右手在上，左手在下，手掌向下用力推压脊柱，从胸椎至骶椎；滚法，从背、腰至臀腿部，着重于腰部。缓解、调理腰臀部的肌肉痉挛。

(3) 俯卧位推扳法　推髋扳肩，术者一手掌对侧推髋固定，另一手自对侧肩外上方缓缓扳起，使腰部后伸旋转到最大限度时，再适当推扳 1~3 次，对侧相同 (图 11－19①)；推腰扳腿，术者一手掌按住对侧患椎以上腰部，另一手自膝上方外侧将腿缓缓扳起，直到最大限度时，再适当推扳 1~3 次，对侧相同 (图 11－19②)。

(4) 侧卧位推扳法　推髋扳肩，在上的下肢屈曲，贴床的下肢伸直，术者一手扶患者肩部，另一手同时推髂部向前，两手同时向相反方向用力斜扳，使腰部扭转，可闻及或感觉到"咔塔"响声，换体位做另一侧 (图 11－19③)；推腰扳腿，术者一手掌按住患处，另一手自外侧握住踝上，使之屈膝，进行推腰牵腿，做腰髋过伸动作 1~3 次，换体位做另一侧 (图 11－19④)。

推扳法可调理关节间隙，松解神经根粘连，或使突出的椎间盘回纳。推扳手法要有步骤有节奏地缓缓进行，绝对避免使用暴力。中央型椎间盘突出症不适宜用推扳法。

(5) 牵抖法　患者俯卧，两手抓住床头。术者双手握住患者两踝，用力牵抖并上下抖动下肢，带动腰部，再行按摩下腰部 (图 11－20)。

(6) 滚摇法　患者仰卧，双髋膝屈曲，术者一手扶两踝，另一手扶双膝，将腰部旋转滚动，1~2 分钟。以上手法可隔日 1 次，1 个月为 1 个疗程。

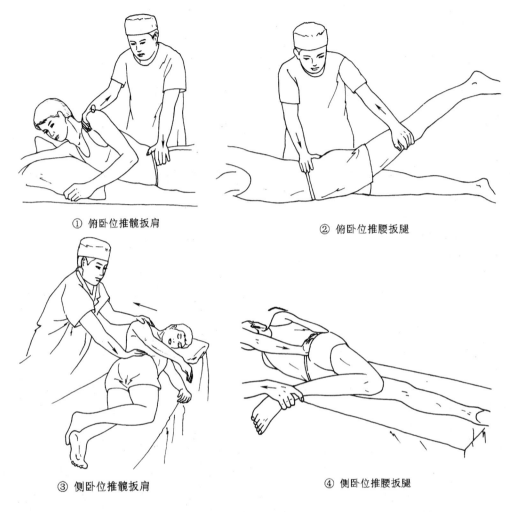

① 俯卧位推髋扳肩　　　　　　　　　② 俯卧位推腰扳腿

③ 侧卧位推髋扳肩　　　　　　　　　④ 侧卧位推腰扳腿

图 11 - 19　脊柱推扳法

2．药物治疗　急性期或初期治宜活血舒筋，可用舒筋活血汤加减；慢性期或病程久者，体质多虚，治宜补养肝肾、宣痹活络，内服补肾壮筋汤等；兼有风寒湿者，宜温经通络，方用大活络丹等。

3．牵引治疗　主要采用骨盆牵引法，适用于初次发作或反复发作的急性期患者，患者仰卧床上，在腰胯部缚好骨盆牵引带后，每侧各用1/5体重重量作牵引，并抬高床尾增加对抗牵引的力量，每天牵引1次，每次约30分钟，10次为1个疗程。目前已有各种机械牵引床、电脑控制牵引床替代传统的牵引方式。

4．练功活动　腰腿痛症状减轻后，应积极进行腰背肌的功能锻炼，可采用飞燕式、拱桥式练功，经常后伸、旋转腰部，直腿抬高或压腿等动作，以增强腰腿部肌力，有利于腰椎的平衡稳定。

5．手术治疗　经上述治疗，绝大多数患者症状可缓解或完全消失，但可屡次复发，每

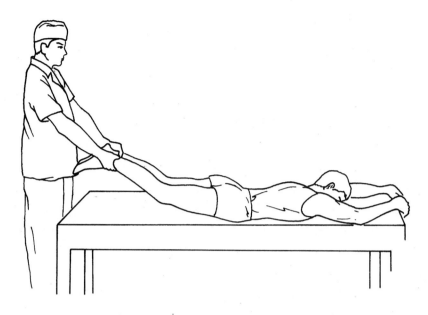

图 11 - 20 腰部牵抖法

次复发症状可加重，并持续较久，发作的间隔期可逐渐缩短。病程时间长，反复发作，症状严重者及中央型突出压迫马尾神经者，可手术治疗。可行椎板切除及髓核摘除术或经皮穿刺髓核透出术等。手术方式的选择，根据患者的病情、术者的经验及设备而定。

【预防与护理】

急性期应严格卧硬板床 3 周，手法治疗后亦应卧床休息，使损伤组织修复。疼痛减轻后，应注意加强腰背肌锻炼，以巩固疗效。久坐、久站时可佩戴腰围保护腰部，避免腰部过度屈曲或劳累或受风寒。弯腰搬物姿势要正确，避免腰部扭伤。

【临证备要】

腰椎间盘突出症系因纤维环破裂、髓核突出，刺激或压迫神经根而引起以腰痛及下肢坐骨神经放射痛等症状为特征的腰腿痛疾患。中医学认为引起腰痛有多种病因，与外伤劳损、外感风寒湿邪、脏腑经络有密切关系。风、寒、湿等外邪也可痹阻经络，导致气血运行失畅，日久痰瘀互结，阻滞经脉；同时由于气虚、气滞也可引起瘀血、痰浊阻滞。在辨证施治时应重视气血损伤、风寒湿邪和肾气内虚等三方面，同时要兼顾祛瘀化痰，疏通经络，达到气血调和、脏腑平衡。手法治疗本病有独特的优势。但需指出的是，施行手法应掌握其适应证，以免造成后遗症。推拿按摩手法的作用原理目前尚未完全肯定，许多学者从生物力学、放射学、解剖学等方面来进行研究并取得了一定的成果。还有采用椎间孔硬膜外注药、经皮穿刺椎间盘切除术、胶原酶溶解术等方法治疗，也能取得较好疗效。针灸治疗亦有消炎镇痛、改善功能之功效。中西医结合的综合非手术疗法，是治疗腰椎间盘突出症的发展趋势。经非手术治疗无效，或有广泛肌肉瘫痪、感觉减退及马尾神经损害者需手术治疗，但术后脊柱失稳、椎间盘突出复发等问题仍需今后进一部深入研究解决。

古 籍 选 萃

隋·巢元方《诸病源候论·腰背痛诸候》:"丹腰痛有五:一曰少阴,少阴肾也,十月万物阳气伤,是以腰痛。二曰风痹,风寒著腰,是以痛。三曰肾虚,役用伤肾,是以痛。四曰臀腰,坠堕伤腰,是以痛。五曰寝卧湿地,是以痛。""夫劳伤之人,肾气虚损,而肾主腰脚,其经贯肾络脊。风邪乘虚卒入肾经,故卒然而患腰痛。"

晋·葛洪《肘后备急方·治卒患腰胁痛诸方》:"治肾气虚衰,腰脊疼痛,或当风卧湿,为冷所中,不速治,流入腿膝,为偏枯冷痹,缓弱,宜速治之方:独活四分,附子一枚炮,杜仲、茯苓、桂心各八分,牛膝、秦艽、防风、川芎、芍药六分,细辛五分,干地黄十分。"

明·方隅《医林绳墨·腰痛》:"大抵腰痛之症,因于劳损而肾虚者,甚多。""盖肾虚而受邪则邪胜,而阴愈消,不能荣养于腰者,故作痛也。宜以保养绝欲,使精实而髓满,血流而气通,自无腰痛之患。"

清·徐灵胎《兰台轨范·诸痛》:"按:腰痛属虚者固多,而因风寒痰湿、气阻血凝者亦不少,一味蛮补必成痼疾,不可不审。"

附一:第 3 腰椎横突综合征

第 3 腰椎横突综合征是由于第 3 腰椎横突周围组织的损伤,造成慢性腰痛,出现以第 3 腰椎横突处明显压痛为主要特征的疾病。亦称第 3 腰椎横突滑囊炎或第 3 腰椎横突周围炎。因其可影响邻近的神经纤维,常伴有下肢疼痛,故称为第 3 腰椎横突综合征。本病多见于青壮年,尤以体力劳动者常见。

【病因病机】

多因急性腰部损伤未及时处理或长期慢性劳损所致。第 3 腰椎居 5 个腰椎的中点,其两侧的横突最长,是腰肌和腰方肌的起点,并有腹横肌、背阔肌的深部筋膜附丽其上。第 3 腰椎为 5 个腰椎的活动中心,其活动度较大,腰腹部肌肉收缩时,此处受力最大,易使肌肉附着处发生撕裂性损伤。

腰 3 横突部的急性损伤或慢性劳损,使局部发生炎性肿胀、充血、渗出等病理变化,而引起横突周围瘢痕粘连,筋膜增厚,肌腱挛缩,骨膜、纤维组织、纤维软骨增生等病理改变。风寒湿邪侵袭可加剧局部炎症反应。

臀上皮神经发自腰 1~腰 3 脊神经后支的外侧支,穿横突间隙向后,再经过附着于腰1~腰 4 横突的腰背筋膜深层,分布于臀部及大腿后侧皮肤。故第 3 腰椎横突处周围组织损伤可刺激该神经纤维,日久神经纤维可发生变性,导致臀部及腿部疼痛。

【诊　断】

腰部扭伤史或慢性劳损史。多表现为腰部疼痛及同侧肌紧张或痉挛,腰部及臀部弥散性疼痛,有时可向大腿后侧乃至腘窝处扩散,骶脊肌外缘腰 3 横突尖端处有明显压痛(有的可在腰 2 或腰 4 横突尖端处），压迫该处可引起同侧下肢反射痛，但反射痛的范围多不过膝。腰部活动时或活动后疼痛加重，有时患者翻身及行走均感困难，晨起或弯腰时疼痛加重，腰部功能多无明显受限。病程长者可出现肌肉萎缩，继发对侧肌紧张，导致对侧腰 3 横突受累、牵拉而发生损伤。

X 线摄片检查可见一侧或双侧第 3 腰椎横突过长。

【鉴别诊断】

应注意与腰椎间盘突出症、急性腰骶关节扭伤及臀上皮神经损伤等相鉴别，压痛点的部位具有鉴别诊断意义。

【治　疗】

以手法治疗为主，配合药物、练功等治疗。

1．理筋手法　患者俯卧位，术者在脊柱两侧的骶脊肌、臀部及大腿后侧，以按、揉、推、滚等手法，并按揉腰腿部的膀胱经腧穴，理顺腰、臀、腿部肌肉，解除痉挛，缓解疼痛。再以拇指及中指分别挤压、弹拨、按揉腰 3 横突尖端两侧，剥离粘连、活血散瘀、消肿止痛。

2．药物治疗

（1）内服药　肾阳虚者治宜温补肾阳，方用补肾活血汤；肾阴虚者治宜滋补肾阴，方用知柏地黄丸或大补阴丸加减；瘀滞型者治宜活血化瘀、行气止痛，方用地龙散加杜仲、续断、桑寄生、狗脊之类；寒湿型者治宜宣痹温经通络，方用独活寄生汤或羌活胜湿汤。

（2）外用药　外贴定痛膏或定痛散，亦可配合散瘀和血汤、八仙逍遥汤熏洗。

3．练功活动　患者身体直立，两足分开，与肩同宽，两手叉腰，两手拇指向后挺压腰 3 横突，进行揉按。然后旋转、后伸和前屈腰部，以利于舒通筋脉、放松腰肌、解除粘连、消除炎症。

【预防与护理】

平时要经常锻炼腰背肌，要注意腰部的保暖，勿受风寒。疼痛明显时应卧硬板床休息，起床活动时可用腰围保护，以减轻疼痛，缓解肌肉痉挛。

【临证备要】

第 3 腰椎横突最长，是腰肌和腰方肌的起点，并有腹横肌、背阔肌的深部筋膜附丽其上。第 3 腰椎又为 5 个腰椎的活动中心，活动度较大，易使肌肉附着处发生劳损，局部发生炎性肿胀、充血、渗出，日久引起横突周围瘢痕粘连，筋膜增厚，肌腱挛缩，骨膜、纤维组织、纤维软骨增生等病理改变。在急性期卧床休息、局部固定、减少活动，慢性期注意休息和腰背肌、腹肌功能锻炼相结合。非手术治疗是本病的首选疗法，保持良好的体位，加强腰背肌功能锻炼，有助于稳定和预防腰痛复发。症状严重，经非手术治疗无效，行腰背肌筋膜松解术、横突软组织剥离术、横突部分切除术。

附二：梨状肌综合征

梨状肌综合征是由于梨状肌损伤、炎症，刺激或压迫坐骨神经引起的臀腿痛。为临床常见的筋伤疾病之一。

梨状肌起始于第2、3、4骶椎的前面，骶前孔外侧和坐骨结节韧带，肌纤维穿出坐骨大孔后，抵止于股骨转子间窝。梨状肌是股骨外旋肌，主要是协同其他肌肉完成大腿的外旋动作，受骶丛神经支配。梨状肌把坐骨大孔分成上、下两部分，称为梨状肌上孔及梨状肌下孔，坐骨神经大多从梨状肌下孔穿出骨盆到臀部，但有的发生解剖变异，坐骨神经由梨状肌内穿过。

梨状肌的体表投影，为尾骨尖至髂后上棘作连线，此线中点向股骨大转子顶点作连线，此直线刚好为梨状肌下缘（图11－21）。

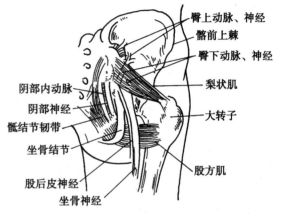

图11－21　梨状肌的体表投影

【病因病机】

梨状肌综合征多由间接外力所致，如闪扭、跨越、反复下蹲等动作及慢性劳损，感受风寒侵袭等引起。腰部遇有跌闪扭伤时，髋关节急剧外展、外旋，梨状肌猛烈收缩；或髋关节突然内旋，使梨状肌受到牵拉，均可使梨状肌遭受损伤。有坐骨神经走行变异者更易发生。梨状肌的损伤可能为肌膜破裂或部分肌束断裂，导致局部充血、水肿，肌肉痉挛、肥大或挛缩，常可压迫、刺激坐骨神经而引起臀部及大腿后外侧疼痛、麻痹，久之可引起臀大肌、臀中肌的萎缩。某些妇女由于盆腔炎、卵巢或附件炎等波及梨状肌，也可引起本病。

【诊　　断】

大多数患者有过度旋转髋关节的病史，有些患者有夜间受凉病史。主要症状是臀部疼痛，可向小腹部、大腿后侧及小腿外侧放射。疼痛多发生于一侧臀腿部，髋内旋内收活动时疼痛加重。严重者自觉臀部有"刀割样"或"烧灼样"疼痛，大、小便或大声咳嗽等引起腹内压增高时可使疼痛加剧，睡卧不宁，甚至走路跛行。偶有会阴部不适，小腿外侧麻木。

检查患者腰部无明显压痛和畸形，活动不受限。梨状肌肌腹有压痛，可触及条索状隆起的肌束或痉挛的肌肉，有钝厚感，或者肌腹呈弥漫性肿胀，肌束变硬、坚韧，弹性减低，臀肌可有轻度萎缩，沿坐骨神经可有压痛。直腿抬高试验在小于60°时，梨状肌被拉紧，疼痛明显，而大于60°时，梨状肌不再被拉长，疼痛反而减轻；加强试验阴性。梨状肌试验阳性，即髋关节内旋内收活动疼痛加重。梨状肌封闭后，疼痛可消失。

【鉴别诊断】

应与腰椎间盘突出症、腰椎椎管狭窄症等出现腰、臀、腿部疼痛相鉴别。

【治 疗】

以手法治疗为主，配合药物、针灸等治疗。

1. 理筋手法 患者俯卧位，术者先按摩臀部痛点，使局部略有发热的舒适感，然后术者以双拇指相重叠，触摸钝厚变硬的梨状肌，用力深压并用弹拨法来回拨动梨状肌，弹拨方向应与肌纤维相垂直，对较肥胖患者力度不够时，可用肘尖部深压弹拨。弹拨 10～20 次后，再做痛点按压。最后由外侧向内侧顺梨状肌纤维走行方向做推按捋顺，两手握住患肢踝部牵抖下肢而结束。手法每周 2～3 次，连续 2～3 周。

2. 药物治疗 急性期筋膜扭伤，气滞血瘀，疼痛剧烈，动作困难，治宜化瘀生新、活络止痛，可用桃红四物汤加减；慢性期病久体亏，经络不通，痛点固定，臀肌萎缩，治宜补养气血、舒筋止痛，可用健步虎潜丸；兼有风寒湿痹的，可选用独活寄生汤、小活络丸、宣痹汤等加减。

3. 针灸治疗 取阿是穴、环跳、殷门、承扶、阳陵泉、足三里等穴，用泻法，以有酸麻感向远端放散为宜。针感不明显者，可加强捻转。急性期每天针刺 1 次，好转后隔日 1 次。

【预防与护理】

急性期疼痛严重者应卧床休息，将伤肢保持在外旋、外展位，避免髋关节的旋转动作，使梨状肌处于松弛状态。疼痛缓解后应加强髋关节及腰部活动和功能锻炼，以减少肌肉萎缩，促进血液循环。

【临证备要】

梨状肌把坐骨大孔分成上、下两部分，称为梨状肌上孔及梨状肌下孔，坐骨神经大多从梨状肌下孔穿出骨盆到臀部，但有的发生解剖变异，坐骨神经由梨状肌内穿过。若梨状肌由于损伤、炎症、肥大、挛缩，刺激或压迫坐骨神经而引起臀腿痛则称为梨状肌综合征。有坐骨神经走行变异者更易发生。疼痛的特点是髋内旋内收活动，或抗阻力外展外旋时疼痛加重。一般可触及条索状隆起的肌束或痉挛的肌肉。本病绝大多数经保守治疗后能够痊愈，若经非手术治疗无效，行梨状肌的肌腹或肌腱部分切断术，松解粘连压迫，以解除对坐骨神经的压迫。

腰椎椎管狭窄症

腰椎椎管狭窄症是指腰椎椎管、神经根管及椎间孔变形或狭窄并引起马尾及神经根受压而产生相应的临床症状者，又称腰椎椎管狭窄综合征。多发于 40 岁以上的中年人。好发部位为腰 4、5，其次为腰 5、骶 1，男性较女性多见，体力劳动者多见。

【病因病机】

腰椎椎管狭窄症分为原发性和继发性两种。原发性即先天性，是椎管本身由于先天性或发育性因素而致的腰椎椎管狭窄，表现为腰椎管的前后径和横径均匀一致性狭窄；继发性多为后天性因素所致，其中退行性变是主要发病原因，中年以后腰椎发生退行性改变，如腰椎骨质增生、黄韧带及椎板肥厚、小关节突增生或肥大、关节突关节松动、椎体间失稳等均可使腰椎椎管内径缩小，椎管容积变小，达到一定程度后可引起脊神经根或马尾神经受挤压而发病。若在先天性椎管较为狭小的基础上再发生各种退行性改变，使椎管容积进一步狭小，最易导致本病。

此外，还有其他因素导致的椎管狭窄，如陈旧性腰椎间盘突出、脊椎滑脱、腰椎骨折脱位复位不良、脊柱融合术后或椎板切除术后等也可引起腰椎椎管狭窄。

腰椎椎管狭窄症属中医"腰腿痛"范畴。中医认为本病发生的主要内因是先天肾气不足，后天肾气虚衰，以及劳役伤肾等。而反复外伤、慢性劳损和风寒湿邪的侵袭则为其常见外因。其主要病理机制是肾虚不固，邪阻经络，气滞血瘀，营卫不和，以致腰腿筋脉痹阻而产生疼痛。

【诊　　断】

主要症状为缓发性、持续性的下腰和腿痛，间歇性跛行，腰部过伸活动受限。腰痛在下腰部、骶部，腿痛多为双侧，可左、右交替出现，或一侧轻一侧重。疼痛性质为酸痛、刺痛或灼痛。间歇性跛行是其特征性症状，即当站立和行走时，出现腰腿痛或麻木无力，跛行逐渐加重，甚至不能继续行走，下蹲休息后缓解，若继续行走其症状又出现，骑自行车无妨碍。

临床检查可见腰部后伸受限，并引起小腿疼痛，这是本病的一个重要体征。部分患者可出现下肢肌肉萎缩，以胫前肌及踇伸肌最明显，足趾背伸无力。小腿外侧痛觉减退或消失，跟腱反射减弱或消失。直腿抬高试验可出现阳性。症状轻而体征重是本病的特点之一。病情严重者，可出现尿频尿急或排尿困难，两下肢不完全瘫痪，马鞍区麻木，肛门括约肌松弛、无力或阳痿。

X线摄片检查，显示椎体骨质增生，小关节突增生、肥大，椎间隙狭窄，椎板增厚、密度增高，椎间孔前后径变小，或见椎体滑脱、腰骶角增大等改变。

脊髓造影检查，碘柱可显示出典型的"蜂腰状"缺损、根袖受压及节段性狭窄等影像，甚至部分或全部受阻。完全梗阻时，断面呈梳齿状。

CT、MRI检查，有助于明确诊断及量化标准。可显示椎体后缘骨质增生呈骨唇或骨嵴，椎管矢径变小；关节突关节可增生肥大向椎管内突出，椎管呈三叶形，中央椎管、侧隐窝部狭窄，黄韧带肥厚等征象。

【鉴别诊断】

本病应与血栓闭塞性脉管炎、腰椎间盘突出症相鉴别：

1. 血栓闭塞性脉管炎 此病属于缓慢性进行性动脉、静脉同时受累的全身性疾病，表现为下肢麻木、酸胀、疼痛和间歇性跛行，足背动脉和胫后动脉搏动减弱或消失，后期可产生肢体远端的溃疡或坏死；腰椎椎管狭窄症的患者，其足背、胫后动脉搏动是良好的，不会发生坏死。

2. 腰椎间盘突出症 多见于青壮年，起病较急，有反复发作病史，腰痛和放射性腿痛。体征上多有脊柱侧弯、平腰畸形，在下腰部棘突旁压痛，并向一侧下肢放射，直腿抬高试验和加强试验阳性。

【治 疗】

以手法治疗为主，配合药物、练功等治疗，必要时行手术治疗。

1. 手法治疗 一般可采用按揉、滚、点压、提拿等手法，配合斜扳法，以舒筋活络、疏散瘀血、松解粘连，使症状得以缓解或消失。手法宜轻柔，禁止用强烈的旋转手法，以防病情加重。

患者俯卧位，术者从腰骶部沿督脉、膀胱经向下，经臀部、大腿后部、腘窝部至小腿后部上下往返用掌根按揉、滚法；然后点按腰阳关、肾俞、大肠俞、次髎、环跳、承扶、殷门、委中、承山等穴；弹拨、提拿腰骶部两侧的骶脊肌及腿部肌肉。

患者仰卧位，术者从大腿前侧、小腿外侧直至足背上下往返用掌揉、滚法；再点按髀关、伏兔、血海、风市、阳陵泉、足三里、绝骨、解溪等穴；弹拨、提拿腿部肌肉。

一助手握住患者腋下，一助手握住患者两踝部，两人对抗牵引，术者两手交叠在一起置于腰骶部行按压抖动，一般要求抖动 20 ~ 30 次。

2. 药物治疗 中医认为本病主要是由于肾气亏虚，劳损久伤，或外邪侵袭，以致风寒湿邪瘀积不散所致。

肾气亏虚者治宜补肾益精：偏于肾阳虚者治宜温补肾阳，可用右归丸或补肾壮筋汤加减；偏于肾阴虚者治宜滋补肾阴，可用左归丸、大补阴丸。

外邪侵袭型属寒湿腰痛者治宜祛寒除湿，温经通络。风湿盛者以独活寄生汤为主，寒邪重者以麻桂温经汤为主，湿邪偏重者以加味术附汤为主。属湿热腰痛者治宜清热化湿，用加味二妙汤为主。

3. 练功活动 腰腿痛症状减轻后，应积极进行腰背肌的功能锻炼，可采用飞燕式、拱桥式练功，以增强腰部肌力；练习行走、下坐、蹬空、侧卧外摆等动作，以增强腿部肌力。

4. 手术治疗 经上述治疗无明显效果，或典型的严重病例，如疼痛剧烈、下肢肌无力和肌萎缩、行走或站立时间不断缩短，影响日常生活者应手术治疗。常用的手术方式为椎板切除、神经根减压，以解除椎管内、神经根管内或椎间孔内的神经组织和血管的压迫。

【预防与护理】

急性期应卧床休息 2 ~ 3 周，症状严重者可佩带腰围，以固定腰部后伸活动。后期行腰背肌及腰部屈曲功能锻炼，以增强腰椎稳定性，改善症状。术后卧床休息 1 ~ 2 个月，若行植骨融合术者，应待植骨愈合后进行腰部功能锻炼，以巩固疗效。无论何种方法治疗，腰背肌的功能锻炼都起着加强脊柱稳定性、防止复发、巩固疗效的重要作用。

【临证备要】

腰椎椎管狭窄症是指腰椎椎管、神经根管及椎间孔变形或狭窄并引起马尾及神经根受压而产生相应的临床症状者。腰椎椎管狭窄分为原发性和继发性两种：原发性是椎管本身由发育性因素而致的腰椎椎管狭窄；继发性多为退行性变引起。若在先天性椎管较为狭小的基础上再发生各种退行性改变，使椎管容积进一步狭小，最易导致本病。早期狭窄尚未形成持续性压迫的，非手术治疗是首选的治疗措施，以中西医综合疗法效果更好。手术治疗适合于已产生持续性压迫而症状较重者，有括约肌障碍、神经症状加重、疼痛不可耐受的患者，手术解除压迫马尾和神经根的狭窄因素。

附：腰椎滑脱症

椎弓上、下关节突之间的部分称为峡部，椎弓峡部骨质连续性中断称为峡部不连或峡部裂；若双侧峡部不连，则将整个脊椎分成椎体、椎根、横突、上关节突和椎板、棘突、下关节突两个部分，亦称为椎弓峡部崩裂；若两个部分分离较远，则称为脊椎滑脱症。无峡部不连而因脊椎骨性关节炎所致的向前或向后滑脱，称为假性滑脱；因椎弓峡部不连所致的脊椎滑脱症，又称真性滑脱。

椎弓峡部不连多为双侧，也可发生于一侧。脊椎滑脱的好发部位以第5腰椎最多，第4腰椎次之，是引起慢性腰腿痛的常见疾患之一。

【病因病机】

腰椎弓峡部崩裂的重要病理特征是峡部缺损或断裂。产生崩裂的原因，一是急性外伤致峡部断裂；二是椎弓峡部有先天性缺损或结构薄弱，在发育不良的基础上，受到慢性劳损而产生的一种应力性疲劳骨折。

腰椎滑脱是因峡部不连而引起，椎体向前滑脱，个别也有向后滑脱。滑脱最常见的部位是腰骶部，因腰椎有正常生理前凸，骶骨有生理后凸，两个弧形在该处成为一转折点，称骶骨角。躯干的重力加在骶骨角上，有一向前的分力，形成腰骶间的剪力，使腰5和腰4有向前滑脱的趋势。正常的上椎体的下关节突与下椎体的上关节突相互交锁，防止脊柱向前滑动。如双侧椎弓峡部崩裂，腰椎失去了正常的稳定，即使轻度的外伤，或积累性劳损，也可使腰椎的椎体连同以上的脊柱向前滑脱移位。这种滑脱可压迫硬脊膜、马尾或神经根，而产生腰痛或腰腿痛。

临床上根据椎体移位的程度，腰椎滑脱分为4度。将滑脱椎体的下一椎体上面分成4等份，根据滑脱椎体后下缘向前移位的位置分为Ⅰ～Ⅳ度滑脱。

【诊　　断】

腰椎滑脱的主要症状是慢性腰痛，有时疼痛放射到骶髂部，甚至可放射到下肢，站立或弯腰时疼痛加重，卧床减轻。无滑脱者，可无症状，或有轻度腰痛。严重滑脱者，可有马尾神经受压症状，下肢乏力，感觉改变和大小便功能障碍。

检查时下腰段有前凸增加或呈保护性强直，有滑脱或前凸重者腰骶交界处可出现凹陷。滑脱棘突有压痛，重压、叩打腰骶部可引起腰部及双侧下肢坐骨神经痛，腰部活动受限。部分患者双侧直腿抬高试验及加强试验均为阳性，并有神经根功能障碍表现。个别患者可有鞍状麻木区及泌尿生殖功能障碍。

X线检查：拍摄腰骶段正侧位与斜位X线片，可显示腰椎峡部有增宽的裂隙、硬化、颈部细长等改变，可观察脊椎滑脱的程度。

【治　疗】

以手法治疗为主，配合药物、固定、练功等治疗，必要时行手术治疗。

1. 理筋手法　手法治疗具有促进局部气血流畅、缓解肌肉痉挛和整复腰椎滑脱的作用。但手法应刚柔和缓，轻快稳妥，力度适当，切忌强力按压和扭转腰部，以免造成更严重的损害。

（1）推理骶棘肌法　患者俯卧，两下肢伸直，术者立于其左侧，用两手掌或大鱼际，自上而下地反复推理腰椎的骶棘肌，直至骶骨背面或臀部的股骨大转子附近，并以两手拇指分别点按两侧志室、腰眼穴。

（2）腰部牵引法　患者俯卧，两手紧抱床头，术者立于床尾，两手分别握住其两下肢的踝部，沿纵轴方向进行对抗牵引。

（3）腰部屈曲滚摇法　患者仰卧，两髋膝屈曲，使膝尽量靠近腹部。术者一手扶两膝部，一手扶两踝部，使腰部过度屈曲，再将双下肢用力牵拉伸直。

亦可采用坐位脊柱旋转复位手法，有时症状和体征可即刻减轻。

2. 药物治疗

（1）内服药　治宜补肾壮阳、舒筋活络，方用健步虎潜丸、六味地黄丸、右归丸等。

（2）外用药　可外敷定痛膏或定痛散。

3. 固定治疗　急性外伤性腰椎滑脱，或年幼的腰椎弓崩裂患者，经手法复位满意后，可施行石膏裤固定，双髋保持屈曲90°位，以维持腰椎屈曲位。症状轻者，可用宽腰带或腰围固定以加强下腰的稳定性。

4. 练功活动　注意加强腰背肌力的锻炼，但要注意防止腰过伸活动。

5. 手术治疗　适应证：腰椎滑脱明显，腰痛较重，或有神经压迫征，经非手术治疗不能减轻症状者。

【预防与护理】

假性滑脱，平时加强腰肌锻炼，防止腰部过伸。对真性滑脱症状较轻者，用腰围保护。真性滑脱牵引时要慎重，防止加重损伤。

【临证备要】

椎弓上、下关节突之间的部分称为峡部，椎弓峡部骨质连续性中断称为峡部不连或峡部

裂。腰椎滑脱首先要判断是假性滑脱还是真性滑脱，其次要判断滑脱的程度，此外还要注意
腰骶角的大小，这些都是决定治疗措施的因素。当然最主要的还是患者的症状和体征，对有
明显的神经功能障碍者，应考虑手术治疗，解决腰椎不稳的问题，以防滑脱继续加重，导致
严重损伤。程度较轻，症状不明显，或急性外伤所致，均宜采用非手术治疗。疼痛明显，经
非手术治疗不能减轻症状，或有神经压迫征，可施行手术治疗。手术的目的主要是加强脊柱
稳定，解除对神经根的压迫。

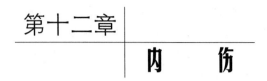

第十二章 内 伤

第一节 内 伤 概 论

凡因各种外力伤及人体内部气血、经络、脏腑，引起病理变化或功能紊乱，而产生一系列症状者，统称内伤。皮肉筋骨的损伤可导致气血运行失常，引起脏腑、经络功能紊乱，出现各种损伤证候；同时，外力亦可经皮肉筋骨内传直中脏腑、经络、奇恒之府，导致气血受损，功能障碍。

中医骨伤科的内伤与内科的内伤有着根本区别。骨伤科的内伤必须由外力损伤引起，而内科的内伤则是由七情、六淫、劳倦、饮食等原因所致。正因为骨伤科的内伤与内科的内伤在证因方面各有所异，因此它们之间的分类、病机、症状及治疗方法也就截然不同，在临床上应加以区别。

一、病因病机

（一）病因

1．外因 是指从外界作用于人体的致伤因素。内伤的产生与外力作用的性质、特点密切相关。外力的大小、方式、时间、速度等可造成不同的损伤。同时外力作用有明显的或不明显的，有直接的或间接的，有一时性或持续性的。

外来暴力直接作用于人体的某部而致的伤患以伤血为主要特征，多由跌仆、坠堕、撞击、敲打、压轧、拳击、殴打而致。可直接损伤其所在部位的气血、经络、脏腑。其损伤程度决定于作用力的大小和受伤的部位，严重者可致脏腑破损出血，危及生命。

外来暴力间接作用于人体而致的伤患，多由于负重、闪挫或扭捩等引起。因用力过度屏气而引起的内伤，俗称屏伤；因用力时体位不正，动作不协调而突然闪挫或强力扭捩所引起的内伤，称为闪伤或扭伤。间接暴力引起的损伤，临床以伤气为主要特征，损伤发生在远离外力接触的部位。

肌肉紧张收缩，亦可造成内伤。如老年人强力打喷嚏、咳嗽，以致肋间肌强烈收缩，可引起肋骨骨折，造成胸部的气血两伤。又如人体在毫无准备的情况下，腹肌骤然强力收缩可致腹部伤气，甚至气血两伤。

2．内因 是指人体自身内部功能结构影响伤病的因素。如体质强弱、生理特点、病理因素与内伤的发生均有一定的关系。内伤的发生，外因固然重要，但同一外因在不同的情况下可引起不同的内伤：体质强壮者伤轻，体质虚弱者则伤重；胸部外伤由于骨骼的保护，内脏不易损伤，而腹部外伤由于腹腔脏器无骨骼保护，则易受损伤；腹部受到外力撞击时，可移动性脏器损伤的机会就较少，而固定的脏器损伤的机会则较多；又如，男性尿道长约16～18cm，女性尿道长约3～5cm，故当会阴部受到外力撞击时，男性尿道损伤的机会较多。

内伤的发生与原有病变因素也有很大的关系，在同一外力作用下，正常的脏器与病变脏器损伤之程度、性质可能不同。例如，当右季肋部被拳击损伤时，虽然外力作用完全相同，但肝脏肿大或病变的患者，则易引起肝脏的破裂而危及生命。

损伤的病因比较复杂，往往是内外因素综合作用的结果。因此，必须正确理解内因与外因这一辩证关系，才能认识内伤疾患的发生与发展规律，更好地掌握内伤的辨证论治方法。

（二）病机

1. 伤气 是指损伤后气机运行失常，主要有气滞、气闭、气脱、气虚、气逆之分。气滞，指损伤后气机不利，滞于局部而产生疼痛等各种症状；气闭，多指因骤然损伤而使气机闭塞不通，神明失司，人事不省；气逆，指损伤后气机升降失和而逆犯肝胃、肺金；气虚，指损伤耗及正气，或损伤日久，正气虚衰；气脱，多指因骤然损伤，正气耗竭而脱之重证。

2. 伤血 伤血主要可分为瘀血、出血、血热、血虚及血脱。瘀血，指伤后离经之血，滞留体内，瘀积不散而成瘀血停滞；出血，是伤后有较大的血脉破裂，血溢脉外，或体内血逆妄行，经诸窍溢出体外，如吐血、咯血、衄血、便血、尿血等，或大量蓄积于胸腔、腹腔、颅内等处；血热，为伤后离经之血瘀滞壅遏积聚，郁而发热，或血络损伤，外邪乘虚而入，正邪相搏而发热；血虚，主要指损伤失血过多，或瘀血不去、新血不生引起的血虚之证；血脱，则是因失血量多且不止，而出现的血脱危证。伤气、伤血可单独出现，但气血两伤临床较多见，不过两者常有所偏重。

3. 伤脏腑 伤脏腑即内脏损伤。按发生部位之不同又可分为头部内伤、胸胁内伤、腹部内伤等。由于脏腑损伤错综复杂，脏腑器质性损伤较为严重且变化凶险，因此临证必须准确果断、审慎周详地进行诊治。

4. 伤经络 经络是运行气血、联络脏腑、沟通表里上下、调节各部位功能的通道。经络损伤，则气血失调，濡养不足，脏腑不和而引起病变。

二、诊断

（一）局部症状

1. 疼痛 是内伤最常见的症状之一。伤患处因络脉受损，气机凝滞，阻塞经络，不通则痛。气滞者，痛无定处，忽聚忽散，范围较广，无明显压痛点；血瘀者，痛有定处，范围局限，有明显的压痛点；伤在胸胁者，除局部压痛、胸胁胀痛、牵掣作痛外，常伴有咳嗽、呼吸不畅；伤在腹部，除脘腹胀痛、刺痛外，常有呕血、吐血、食欲改变、大便秘结，甚则腹硬如板；伤在腰背部，则可见腰背部疼痛，以及下肢放射性疼痛等；伤在头颅，则可见头痛、晕厥、烦躁、失眠、神志昏迷等症。

2．肿胀青紫 "气伤痛，形伤肿"，"凡肿者血作"。损伤后，因经脉受损，营血离经，阻塞络道，瘀滞于肌肤腠理，故出现肿胀。若血行之道不得宣通，"离经之血"较多，透过撕裂的肌膜与深筋膜，溢于皮下，一时不能消散，则成青紫瘀斑。损伤后瘀血留内，若阻于营卫则郁而生热，久则热盛肉腐而为脓；若积于胸胁则为痞满胀闷；若结于脏腑则为癥瘕积聚。若瘀血流注四肢关节，或留于胸腹腰背，则形成结块。由于肿胀青紫的病机不同，其临床表现也不尽相同。气虚者，青肿不消；气滞血瘀者，肿暗不消；血虚内热者，焮肿胀痛瘀血作脓；气血两虚者，肿不消，青不退。临证应细辨。

3．功能障碍 由于损伤后气血阻滞引起剧烈疼痛，肌肉反射性痉挛以及组织器官的损害，可引起肢体、躯干或组织器官发生不同程度的功能障碍。伤在手臂则活动受限；伤在下肢则步履无力或行动困难；伤在腰背则俯仰屈抑；伤在关节则屈伸不利；伤在颅脑则神明失守；伤在胸胁则心悸气急；伤在肚腹则脘腹痞满胀闷。若组织器官仅仅机能紊乱，无器质性损伤，功能障碍可以逐渐恢复；若组织器官有形态上的破坏与器质性损伤，功能障碍则难以完全恢复。

（二）内伤危证

是指机体遭受强大暴力伤害，导致气血逆乱，脏腑经络功能衰竭，临床表现来势凶猛，传变迅速，病情危重，已严重威胁到患者生命，随时可能出现死亡的内伤危急重证。按病性虚实可分为脱证和闭证两种。

1．闭证 机体遭受严重创伤，出现突然昏仆、不省人事、牙关紧闭、口噤不开、两手握固、大小便闭、肢体强痉、血压异常波动等症，是伤后气机不利，闭塞机窍之危急重实证。如兼颜面潮红，呼吸气粗，身热躁动，脉弦滑而数者为阳闭；面白唇暗，静而不烦，四肢欠温，脉沉滑缓者为阴闭。

2．脱证 机体遭受强烈袭击，出现神情淡漠或烦躁，面色苍白或灰白或紫赤，语声低弱，息微而促，大汗淋漓，尿少或无尿，血压下降，舌淡白而干，脉沉细数，甚则昏仆不省，目合口开，二便自遗，手撒肢冷，脉芤或伏，为元气损伤，营卫失和或伤津耗液、损精亏血，脱气亡阳以致五脏败伤、五络俱衰之危急重证。如见声低息微，倦怠乏力，汗漏不止，四肢微冷者为气脱；面色潮红，口干欲饮，皮肤干燥而皱者为阴脱；声息低微，四肢厥冷，大汗不止或汗出如油，二便失禁，舌卷而颤者为阳脱。

（三）损伤内证

是指因外力引起损伤，导致气血、脏腑、经络功能紊乱，而出现的单个临床表现，包括症状与体征。

1．伤后发热 指伤后因积瘀、感受邪毒或血虚而致体温升高超过正常范围者。

（1）瘀血热 伤后脉络破损，离经之血瘀滞于体中，壅遏积聚，郁而发热。瘀血热一般在伤后 24 小时后出现，一般可持续 1 周左右。发热无恶寒是瘀血热明显特点之一，体温常在 38℃左右，可有口渴、口苦等表现，舌质红，有瘀点，苔白厚或黄腻，脉多弦数或滑数。

（2）邪毒热 邪毒经伤口侵入机体，或因伤后瘀血凝滞，邪毒瘀血相合，腐肉成脓而发热，如创伤感染、开放性骨折感染、血肿感染引起的发热等。初起症见发热、恶寒、头痛、全身不适，苔白微黄，脉浮数。若伤部疼痛日益剧烈，体温较高，口渴，大汗，烦躁，苔黄脉洪大者，为阳盛实热证。热入营血者，出现高热，神昏谵语，夜间尤甚，烦躁不安，夜卧不宁或出现斑疹，舌质红绛或紫暗，脉细数或滑数。如毒邪壅于肌肤积瘀成脓者，见局部焮红、肿胀、灼热、疼痛。若脓肿穿溃，流出黄白色稠脓，可伴有全身发热、恶寒、头痛、周身不适等症。毒邪壅聚于脏腑，见胸胁疼痛日趋加剧，腹痛胀满，拘急拒按，腹壁板硬，身热较甚，恶心，呕吐，苔黄燥或黄腻，脉洪数或滑数者，当注意急腹症的发生并与其鉴别。若毒邪攻心，则烦躁不安、神昏谵语；若毒邪伤肝，则胁痛发黄，甚则痉挛抽搐；若毒邪伤脾胃，则烦渴、嗳气、腹胀、肠鸣、胃纳差；若毒邪伤肾，则尿黄、尿少、尿闭、腰痛。

（3）血虚热　若出血过多而致阴血亏虚，阴不制阳，阳无依属，外越而发热。有出血过多损伤史，日晡发热，喜热怕冷，常有头晕目眩、倦怠喜卧、面色无华、脉虚细等表现。

2．损伤昏厥　是因损伤引起的意识障碍或丧失、昏沉不省人事，又称昏愦、昏迷、昏死等。本证为损伤内证的危重证，应及时正确处理。

（1）气闭昏厥　头部受外力打击，或从高处坠下头受撞击，脑受震荡，气为震激，心窍壅闭，可致猝然昏倒。伤后立刻出现暂时昏迷，约在半小时以内可以苏醒，醒后常有头晕头痛、恶心呕吐诸症，但无再昏厥。

（2）血瘀昏厥　多由头部外伤，伤后颅内积瘀，瘀血遏阻心窍，元神受损，神明受扰则昏厥。头部外伤后出现头痛呕吐，烦躁扰动，神昏谵语或昏迷不醒，有些患者可清醒，但片刻后可再昏迷，甚则呼吸浅促，肢体瘫痪，二便失禁，瞳孔散大，舌质红绛，或有瘀点，苔黄腻，脉弦涩。因所伤部位及出血多少不同等原因，血瘀昏厥可分别在伤后数小时或伤后数天出现。

（3）血虚昏厥　损伤失血过多后，血不养心，心失所养，神明失司，而成昏厥。伤后失血过多，表现为神志呆滞，倦卧气微，目闭口张，四肢厥冷，面色爪甲苍白，二便失禁，舌淡唇干，脉细微。

3．内伤眩晕　伤后目视昏花为眩、头觉旋转为晕，二者并见为损伤眩晕。常见于颅脑损伤、损伤性贫血、颈椎病等。

（1）血瘀气滞　多见于头部损伤患者。损伤后颅脑瘀血壅阻，神明受扰，气机不畅，清阳不展，出现眩晕。晕痛并见，少寐多梦，泛泛欲吐，胃纳差，口苦，舌红有瘀点，苔薄，脉弦涩。

（2）气血虚亏　若伤后耗伤气血或失血之后，虚而不复，以致气血两虚，脑失所养，可致眩晕。眩晕每以劳累后即发，面色苍白，唇甲无华，心悸失眠，神疲倦怠，纳差，舌质淡，脉细弱。

4．伤后健忘　因伤后气滞血瘀、血虚精亏所致记忆力明显减退者称伤后健忘。临床上常见于头部内伤，或其他较重的损伤之后。

（1）瘀阻清窍　头部内伤，瘀血闭阻清窍，清气不升于髓脑，髓脑失养，神明失司，早期则神志不清，或昏迷。由于失治，瘀血未尽，气机未畅，致伤后出现遇事健忘、头晕、头痛。若头部内伤，常有近事遗忘，不能记忆受伤时的情况，对过去的事情则能清楚回忆。

（2）精血虚亏　骨折、颅脑损伤后，伤骨伤髓，致精髓虚亏，或失血过量，失于治疗，血虚阴亏，髓海空虚，脑失所养，心神不明，发为健忘之证。症见头眩，心悸，健忘，面黄肌瘦，肢体倦怠，腰膝酸软。

5．痿软麻木　痿软是指损伤后因运动功能障碍而出现的筋骨痿废失用、肌肉瘦削无力；麻木则为损伤后感觉功能受损或缺失而出现的肢体痛、温、触觉异常。

（1）经脉瘀阻　伤后积瘀，或陈伤残留，瘀血凝滞，阻滞经脉，导致经脉功能障碍，产生痿软麻木。患肢麻木不仁，局部疼痛、肿胀、瘀斑，一般疼痛、麻木部位固定，苔腻，脉涩。

（2）经脉伤断　若严重损伤，经脉受刀刃割裂伤断，或骨折、脱位严重移位，经脉受过度牵拉撕裂伤断，均可产生肢体痿软麻木。若脊髓损伤断裂时，则损伤平面以下肢体痿软麻木；若周围神经断裂后，其所支配的肢体范围可发生运动、感觉完全障碍。

（3）气血虚亏　伤后耗气伤血，气血虚亏，血不养筋，筋骨失养则可产生肢体痿软麻木。多见肌筋失气血濡养而挛缩、萎缩，四肢不知痛痒，关节活动受限，并见少气懒言，乏力自汗，面色苍白或萎黄，舌淡，脉细等。

6．损伤喘咳　主要指伤后瘀阻气道，气道不通所引起的喘、咳并见的证候。呼吸急促，甚至张口抬肩，鼻翼煽动为喘；痰涎阻滞气道或肺气不畅引起有声无痰为咳，有痰作咳为嗽。

（1）瘀阻气道　若胸胁损伤、肋骨骨折或严重挤压伤后，经脉破损，血瘀阻遏，气道不通，肺失清肃，气上逆为咳、不顺为喘，发为喘咳。气闭则咳喘频频，疼痛固定，咳嗽时痛苦异常，常咯出血痰，唇口紫绀，舌红或有瘀点，脉弦数。若胸部损伤后，积瘀生热，或损伤后复感外邪，则症见发热恶寒，胸闷气急，咳喘气促，痰黄稠黏，尿黄，舌红苔黄，脉浮数。

（2）气血虚亏　若伤后耗气伤血过多，气虚则气短气逆，血虚则气无所附，发为咳。多见于出血过多气血虚弱患者，表现为面色苍白，气息短促，舌淡，脉细弱。

7．损伤呕吐　由于损伤后胃气升降失司而出现胃内容物经食道从口腔吐出，称为损伤呕吐。

（1）瘀阻于脑　见于头部内伤。伤后瘀血壅滞脑海，气血壅塞，神明失司，升降逆乱，发为呕吐。呕吐者多有头部外伤史，常见头晕、头痛，严重者食后即吐，多为喷射样呕吐。

（2）瘀阻中焦　若胸胁脘腹损伤，脾胃气机不顺，胃失和降，反逆作呕；跌仆打击，闪腰岔气，造成肝气郁滞，横逆犯胃，胃气上逆，以致嗳气频繁，作呕欲吐。瘀阻中焦之呕吐，必见胸胁脘腹伤处疼痛，痛有定处，拒按，或脘腹胀满，纳呆便秘，舌苔黄腻。肝气犯胃之呕吐，痛无定处，胸胁痛闷，嗳气吞酸，胃失和降，作呕欲吐，脉弦数或弦紧。

8．损伤腹胀　损伤腹胀主要指损伤后恶血留内而引起的腹中满胀。

（1）血瘀腹胀　伤后，尤其是脊柱骨折脱位、骨盆骨折时，脉络损伤，血溢脉外，瘀停于腹中，或腹部挫伤，肝、胃、脾、肠出血，血蓄腹腔之中或肠道之内，瘀血阻遏，腑气不通，清气不升，浊气不降，壅滞腹中，则发为腹胀。症见伤后腹胀满逐渐发生，伤处疼痛难忍，大便不通，舌红苔黄干，脉数。若因脏腑伤后大出血，腹部胀痛欲死，腹壁板硬，不能屈伸，腹部压痛，反跳痛，可危及生命，应速请专科会诊治疗。

（2）**气虚腹胀** 伤后气血耗损，脾胃气虚，运化无权，腑气不通，可致腹胀。症见腹胀喜按，面色萎黄，四肢无力，纳呆便溏，舌淡，脉虚细。

9．伤后便秘 伤后排便间隔时间延长且排便困难，称为伤后便秘。

（1）**瘀血内停** 胸、腹、脊柱、骨盆等损伤，脉络损伤，血溢脉外，瘀停于腹中，血瘀气滞，传导失司，而致便秘，常伴腹胀满坚实，疼痛拒按，舌质红，苔黄厚而腻，脉弦。

（2）**气血虚弱** 伤后正气耗伤，中气不足，脾胃运化无权，传导疲乏，而致便秘；伤后阴血耗损，津血亏虚，血虚肠燥，致成便秘。症见伤后便意甚弱或排便努挣，精神倦怠，心悸气短，头晕目眩，面色苍白，唇淡苔薄，脉细弱等。

10．伤后癃闭 伤后排尿困难，甚至小便闭塞不通称为伤后癃闭。小便短少，滴沥不爽为癃；小便点滴难通，欲解不得为闭。健康成人，每24小时排尿量在1000~2000ml之间，白天多于夜晚1倍以上。尿量异常之少尿指24小时排尿量在50~400ml，无尿指24小时排尿量在50ml以下甚至无尿排出。严重者常伴全身症状，甚或意识障碍。

（1）**经络瘀阻** 如严重外伤瘀血阻遏，隧窍不通，膀胱气化失司，而产生癃闭。症见腹胀满，小便不利，烦躁，渴不思饮，漱水不欲咽，脉细或涩。

（2）**气血亏虚** 伤后耗气，出血量多，正气不足，阴液大耗。气不足，膀胱气化失司，水道通调不利；阴液大耗，化水之源枯竭，无水下输膀胱，由之产生癃闭。症见小便点滴而下，或点滴全无，面色苍白，肢体厥冷，口咽干燥，脉细软无力。

（3）**下焦湿热** 伤后尿路感染，或外受湿热之邪蕴结膀胱，湿热阻遏，膀胱气化失常，小便因之短少频急，小腹胀满，或热赤尿血，甚或点滴不通。

（4）**尿路破损** 骨盆骨折合并膀胱破裂、尿道破裂后，可造成癃闭。尿液流入腹腔者，可有腹膜刺激征；若尿道破裂，有膀胱膨胀、排尿困难、会阴部血肿及尿外渗等症，应速请专科诊治。

三、治疗

内伤治疗首要辨明缓急、轻重、虚实。损伤危急重证，传变无定，临床需动态观察，紧急救治，暴病当急不能缓，表里缓急急者先，虚实缓急据病情，以明辨虚实、权治缓急、拯救生命为第一原则。损伤内证，则应病证结合，整体分析，气血脏腑，辨证论治。

（一）内伤危证急救

1．常规急救 保持安静、平卧去枕、侧头，避免搬动，保暖防暑，临时包扎、止血或固定损伤部位。保持呼吸道通畅，鼻导管或面罩或气管插管吸氧。特护监测神志、血压、呼吸、心率、体温、瞳孔。立即建立静脉输液给药通道。

2．闭证急救 治宜醒脑开窍，化瘀涤痰。阴闭，辛温开窍，苏合香丸每次1丸（3g），化开后灌服或鼻饲，每日1~2次；阳闭，辛凉开窍，至宝丹每次1~2丸（3~6g），每日

1~2 次，热甚者加用安宫牛黄丸每次 1~2 丸（3~6g），每日 2~3 次，痉甚者加紫雪散，每次 2~3g，每日 1~3 次，均可化开灌服或鼻饲。静脉输液给药：清开灵注射液 40~60ml 加入 5％葡萄糖注射液 250ml 静脉滴注，每日 2 次；醒脑静注射液 10~20ml 加入 5％葡萄糖注射液 250ml 静脉滴注，每日 1 次。

3. 脱证急救 治宜回阳救逆，益气救阴固脱。气脱宜益气固脱，方用独参汤；阴脱宜救阴固脱，方用生脉散；阳脱宜回阳救逆，方用参附汤。均可煎汤去渣浓缩后，灌服或鼻饲。静脉输液给药：气脱，黄芪注射液 50ml 加入 5％葡萄糖注射液 250ml 中静脉滴注，参麦注射液 30ml 加入 5％葡萄糖注射液 250ml 中静脉滴注；阴脱，参麦注射液 100ml 加入 5％葡萄糖注射液 250ml 静脉滴注，每日 1 次，参附注射液 20ml 静脉注射，10~20 分钟后，用参附注射液 100ml 加入 5％葡萄糖注射液 250ml 静脉滴注；阳脱，参附注射液静脉注射加静脉滴注，黄芪注射液、参麦注射液静脉滴注，用法用量同前。

闭脱之证均属危急重证，因证候性质不同，临证时应予以区分。闭为实证，治宜祛邪开窍治标为主；脱为虚证，治宜扶正固脱治本为主。闭证可因失治、误治，正不胜邪，而发展为脱证，使病情进一步加重，也可经过救治，正气渐复，使脱证症状逐渐消失，病情好转。二者临床常有兼见的情况，在辨证时，必须掌握闭脱的主次。闭脱证多是各种疾病发展到严重阶段的一种表现，故必须及早确定闭脱之证的性质，在迅速、果断抢救的同时，还要积极治疗引起闭脱之证的原发创伤病灶。必须指出，在急救危急重病患者时，为拯救生命，切不可固守一法一方，要充分结合运用西医学在急救领域的诊治技术，唯此才不会贻误病情，从而收到良好的效果。

（二）损伤内证辨治

1. 伤后发热

（1）瘀血热 新伤瘀血发热，治宜祛瘀活血为主，用肢伤一方合犀角地黄汤加减。瘀血积于阳明之腑的实热证耐攻者，宜攻下逐瘀泻热，用桃仁承气汤；瘀血积于胸胁者，宜祛瘀活血、疏肝清热，用丹栀逍遥散。

（2）邪毒热 兼表证治宜疏风清热解毒，用银翘散；阳盛实热证，治宜清热解毒泻火，用黄连解毒汤或五味消毒饮加味，可用内疏黄连汤或栀子金花丸；热入营血者，治宜清营凉血，用犀角地黄汤合化斑汤或用安宫牛黄丸清热开窍；毒邪壅于肌肤，腐肉成脓者，治宜清热解毒、消肿溃坚，用仙方活命饮；若脓肿穿溃时，用透脓散。

（3）血虚热 治宜补气养血，用加味四物汤或当归补血汤；若阴虚阳浮，阴血亏耗而发热者，可滋阴潜阳，用大补阴丸。

2. 损伤昏厥

（1）气闭昏厥 治宜通闭开窍，可用苏合香丸合苏气汤。

（2）血瘀昏厥 治宜逐瘀开窍，用黎洞丸。血瘀昏厥严重者常需脑外科手术治疗。

（3）血虚昏厥 治宜固脱回阳，急用独参汤以益其元，并可用参附汤合生脉散加黄芪、当归等，并常用输血、输液抢救治疗。另外寻找出血原因，采用适当止血措施也是十分重要的。

3．内伤眩晕

（1）血瘀气滞　治宜行气活血为主，用苏气汤合活血通窍汤加减。

（2）气血虚亏　治宜补气养血，用十全大补汤加减。

4．伤后健忘

（1）瘀阻清窍　治宜活血通窍，用通窍活血汤。对中后期有气虚患者，可加益气之品。

（2）精血虚亏　治宜益精养血，河车大造丸合当归补血汤加减。

5．痿软麻木

（1）经脉瘀阻　治宜祛瘀通络，苏气汤合蠲痹汤加减。

（2）经脉伤断　治宜活血祛瘀、疏通督脉，用活血祛瘀汤合补肾壮阳汤加减。

（3）气血虚亏　治宜补气血、通经脉，补阳还五汤或人参养荣汤加减。

痿软麻木治疗时应加强功能锻炼，并配合按摩、针灸、药物熏洗等。

6．损伤喘咳

（1）瘀阻气道　治宜活血祛瘀、降气平喘，用失笑散合苏子降气汤；若胸部损伤后，积瘀生热，治宜清金化痰、下气止咳，用清气化痰丸加减。

（2）气血虚亏　治宜益气补血、降气平喘，用八珍汤合苏子降气汤加减。

7．损伤呕吐

（1）瘀阻于脑　治宜活血祛瘀、调和升降，用柴胡细辛汤合左金丸。

（2）瘀阻中焦　若胸胁脘腹损伤，治宜活血祛瘀、和胃降逆，用代抵当丸加减。损伤造成肝气郁滞，横逆犯胃者，治宜疏肝理气为主，用逍遥散合左金丸。

8．损伤腹胀

（1）瘀血腹胀　治宜攻下逐瘀，可用鸡鸣散合失笑散。

（2）气虚腹胀　治宜健脾益气和胃，可选用香砂六君子汤、补中益气汤。

9．伤后便秘

（1）瘀血内停　治宜攻下逐瘀，选用桃仁承气汤或当归导滞汤。单味番泻叶3～6g泡饮，有良好的泻下作用。

（2）气血虚弱　伤后气虚失运，治宜益气升阳，用补中益气汤加麻仁等。伤后出血过多，血虚阴亏，治宜养血润燥，用润肠丸或五仁丸；津液干枯，治宜清热润肠，用增液承气汤。

10．伤后癃闭

（1）经络瘀阻　治宜祛瘀利水，用代抵当丸。

（2）气血亏虚　治宜补气养阴，生津利水，用生脉散。

（3）下焦湿热　治宜清热利湿，通利小便，用八正散或小蓟饮子。

古籍选萃

《素问·缪刺论》："人有所堕坠，恶血留内，腹中满胀，不得前后，先饮利药，此上伤厥阴之脉，下伤少阴之络。"

明·薛己《正体类要》："伤重昏愦者，急灌以独参汤。虽内瘀血，切不可下，急用花蕊石散内化之，盖因恐而亡阴也。若元气虚甚者，尤不可下，亦用以前散化之。凡瘀血在内，大小便不通，用大黄、朴硝，血凝而不下者，急用木香、肉桂末三、二钱，以热酒调灌服，血下乃生。如怯弱之人用硝黄，须加肉桂、木香同煎，假其热以行其寒也。"

"若出血过多，面黑胸胀，或胸膈痛而发喘，乃气虚血乘于肺也，急用二味参苏饮。若咳血衄血者，乃气逆血蕴于肺而发喘也，急用十味参苏饮，加山栀、黄芩、苏木。""阴虚作喘者，此血虚所致耳，非瘀血为患，以四物汤加参、芪、五味、麦门冬治之，其喘顿止。又用补中益气加五味、麦冬而愈。此症果系瘀血熏蒸于肺而喘，只宜活血行血，亦不可下。如若面黑胸胀，或膈痛而喘，当用人参一两，苏木二两，作一剂，水煎急服，缓则不治。"

"伤损作呕，若因痛甚或因克伐而伤胃者，宜四君子汤加当归、半夏、生姜；或因忿怒而肝伤者，用小柴胡汤加山栀、茯苓；因痰火盛，用二陈汤加姜炒黄连、山栀；因胃气虚者，用补中益气汤加生姜、半夏；因出血过多者，或因溃后，用六君子汤加当归。"

明·张景岳《景岳全书·痿证》："痿证之义，《内经》言之详矣。观所列五脏之证，皆言为热，而五脏之证又总于肺热叶焦，以致金燥水亏，乃成痿证……败伤元气者亦有之。元气败伤，则精虚不能灌溉，血虚不能营养者，亦不少矣。若概从火论，则恐真阳亏败，及土衰水涸者，有不能堪。故当酌寒热之浅深，审虚实之缓急，以施治疗，庶得治痿之全矣。"

明·张景岳《景岳全书·癃闭》："小水不通是为癃闭，此最危最急证也。水道不通，则上侵脾胃而为胀，外侵肌肉而为肿，泛及中焦则为呕，再及上焦则为喘，数日不通则奔迫难堪，必致危殆。"

"治膀胱有溺，或因气闭，或因结滞阻塞，不能通达，诸药不效，危困将死者，用猪溲胞一个，穿一底窍，两头俱用鹅翎筒穿透，以线扎定，并缚住下口根，下出气者，一头乃将溲胞吹满，缚住上窍，却将鹅翎尖插入马口，解去根下所缚，手捻其胞，使气从尿管透入膀胱，气透则塞开，塞开则小水自出，大妙法也。"

明·王肯堂《证治准绳》："瘀血在膈间，阻碍气道而成者居多，以代抵当丸，作芥子大，取三钱，去枕仰卧，细细咽之，令其搜逐停积，至天明利下恶物，却好将息自愈。代抵当丸，用锦纹大黄四两，芒硝一两，桃仁去皮尖六十枚，当归尾、生地黄、穿山甲、蛤粉炒各一两，桂三钱或五钱，共为细末，炼蜜为丸。用归地者，欲下血而不损血耳，且引诸药至血分也，诸药犷悍，而欲以和济之也。如血老成积，此药攻之不动，宜去归地，加之茂醋浸透焙干一两，肉桂七钱。""伤损呕吐黑血者，始因打扑伤损，败血流入胃脘，色黑如豆汁，从呕吐而出也。形气实者，用百合散；形气虚者，加味芎归汤。"

"瘀蓄死血而胀，腹皮上见青紫筋，小水反利，脉芤涩，先以桃仁承气汤；势重者，抵当汤；虚人不可下者，且以当归活血散调治。"又云："血积胁瘀，桃仁、地榆之类，甚者虻虫、水蛭"。又云："失笑散治心腹痛甚效。"又方："用刘寄奴六线，玄胡索四钱，共为末，姜酒调服，亦治腹痛，皆通理气血之剂也。"

清·沈金鳌《杂病源流犀烛·跌打闪挫源流》："跌打闪挫，卒然身受，由外及内，气血俱伤病也。""夫至气滞血瘀，则作肿作痛，诸变百出。虽受跌受闪挫者，为一身之皮肉筋骨，而气既滞，血既瘀，其损伤之患，必由外侵内，而经络脏腑并与俱伤。"

清·胡廷光《伤科汇纂·昏愦》："跌扑则肝必受伤，瘀血未去，而行补气补血药，恐血瘀未能散除，转致不可救药为患；惟虚弱者受跌扑之患，于逐瘀中兼补益，似为两得"。

清·胡廷光《伤科汇纂·眩晕》："血虚则阴虚，阴虚则发热而渴，腹胀呕吐必兼中气太虚，故用补治如此。若扑打即时晕倒在地，此气逆血晕也。按《急救方》补注：用血管鹅毛煅存性一线，老酒调服即醒。又有真元不足，不能摄气归元而晕者，仍用补剂可也。如失血过多而晕者，用芎归汤亦可。"

清·胡廷光《伤科汇纂·秘结》："若胸腹胀痛，大便不通，喘咳吐血者，瘀血停滞也，用当归导滞汤通之。肚腹作痛，大便不通，按之痛甚者，瘀血在内也，用加味承气汤下之。凡腹停瘀血，用大黄等药，其血不下，反加胸膈胀痛，喘促短气，用肉桂、木香末各二钱，热酒调服，即下恶血。此因寒药凝滞不行，得辛温而自行耳，专用苦寒诸剂者察之！"

清·吴谦《医宗金鉴·正骨心法要旨》："伤损之证，头目眩晕，有因服克伐之剂太过，中气受伤，以致眩晕者；有因亡血过多，以致眩晕者。如兼腹胀呕吐，宜用六君子汤；兼发热作渴，不思饮食者，宜十全大补汤"。

"伤损之证，大便秘结，若因大肠血虚火炽者，用四物汤送润肠丸，或以猪胆汁导之。若肾虚火燥者，用六味地黄丸；若肠胃气虚者，用补中益气汤。若大便秘结，里实气壮，腹痛坚硬者，用玉烛散。"

清·唐容川《血证论·健忘》："凡心有瘀血，亦令健忘。""凡失血家猝得健忘者，每有瘀血"。

清·唐容川《血证论·咳嗽》："人身气道，不可有塞滞，内有瘀血，则阻碍气道，不得升降，是以壅而为咳，……须知痰水之壅由瘀血使然，但去瘀血，则痰水自消"。

清·叶天士《临证指南医案·痿》："夫痿证之旨，不外乎肝肾肺胃四经之病。盖肝主筋，肝伤则四肢不为人用，而筋骨拘挛。肾藏精，精血相生，精虚则不能灌溉诸末，血虚则不能营养筋骨。肺主气，为高清之脏，肺虚则高源化绝，化绝则水涸，水涸不能濡润筋骨。阳明为宗筋之长，阳明虚则宗筋纵，宗筋纵则不能束筋骨以流利机关，此不能步履，痿弱筋缩之症作矣"。

第二节 头部内伤

颅脑损伤发病率仅次于四肢伤，平时主要因交通事故、坠落、跌倒等所致。多年来，尽管在颅脑损伤的临床诊治及相关基础研究方面取得了许多进展，但其死亡率和致残率依然高居身体各部位损伤之首。颅脑损伤分为颅损伤与脑损伤两类，颅骨与头皮的损伤属颅损伤，颅腔内脑组织结构包括神经组织、血管的损伤属脑损伤。本节主要介绍脑损伤。

外界暴力造成头部内伤一般有两种方式：一种是暴力直接作用于头部引起的损伤，称为直接损伤；另一种是暴力作用于身体其他部位，然后传导至头部所造成的损伤，称为间接损伤。

直接损伤包括加速性损伤、减速性损伤和挤压性损伤3种。

相对静止的头部突然遭受外力打击，头部沿外力作用方向呈加速运动而造成的损伤，称为加速性损伤，例如钝器击伤即属此类。这种方式造成的损伤主要发生在着力部位，即着力伤。运动着的头部突然撞于静止的物体所引起的损伤，称为减速性损伤，例如坠落或跌倒时头部着地即属此类损伤。这种方式所致的损伤不仅发生于着力部位，也常发生于着力部位的对侧，即对冲伤。两个不同方向的外力同时作用于头部，颅骨发生严重变形而造成的脑损伤，称为挤压性损伤，如车轮压轧伤和新生儿产伤等。

间接损伤可见：坠落时双足或臀部着地，外力经脊柱传导至颅底引起颅底骨折和脑损伤；外力作用于躯干，引起躯干突然加速运动时，头颅由于惯性，其运动落后于躯干，于是在颅颈之间发生强烈的过伸或过屈，或先伸后又回跳性地过屈，有如挥鞭样动作，造成颅颈交界处延髓与脊髓连接部的损伤，即挥鞭伤；胸部突然遭受挤压时，胸腔压力升高，经上腔静脉逆行传递，使该静脉所属的上胸、肩颈、头面皮肤和黏膜及脑组织发生弥漫点状出血，称为创伤性窒息。

临床实际工作中所见的头部内伤，因单一方式所致者固然较多，但几种不同损伤相继发生者并不少见。

按损伤发生的时间和机制可将头部内伤分为原发性脑损伤和继发性脑损伤。前者是指外力作用于头部时立即发生的损伤，后者是指受伤一定时间后出现的脑损害。原发性脑损伤包括脑震荡、脑挫裂伤和脑干损伤等，继发性脑损伤包括颅内血肿和脑疝等。

按脑与外界是否相通可分为闭合性脑损伤和开放性脑损伤。凡脑膜完整的脑损伤均属闭合伤；脑膜破裂，脑与外界相通者则为开放伤。

头部内伤的伤情轻重不一，病理变化和伤后演变过程不同，治疗措施有异，因而临床上需要有一与之相适应的分类方法，以指导医疗实践。目前，国际上较通用的一种方法是根据格拉斯哥昏迷计分（Glasgow Coma Scale，GCS）所作的伤情分类法。GCS由英国格拉斯哥颅脑损伤研究所的 Teasdale 和 Jennet 提出（1974），分别对伤员的运动、言语、睁眼反应评分（表12 – 1），再累计得分，作为判断伤情的依据。轻型：13～15分，伤后昏迷时间不足20分钟；中型：9～12分，伤后昏迷20分钟～6小时；重型：3～8分，伤后昏迷超过6小时，或在伤后24小时内意识恶化并昏迷超过6小时。

表 12 – 1 　　　　　　　　　　**格拉斯哥昏迷计分（GCS）**

运动反应	计分	言语反应	计分	睁眼反应	计分
按吩咐动作	6	正确	5	自动睁眼	4
定位反应	5	不当	4	呼唤睁眼	3
屈曲反应	4	错乱	3	刺痛睁眼	2
过屈反应（去皮层）	3	难辨	2	不睁眼	1
伸展反应（去脑）	2	不语	1		
无反应	1				

脑 震 荡

脑震荡中医亦称"脑气震动"、"脑海震动",是指头部受到暴力伤害,大脑功能发生一过性功能障碍而产生的临床证候群。

【病因病机】

中医认为脑为奇恒之府,藏精气而不泻,元神舍居于脑中,性喜静守,恶扰动。《医宗金鉴·正骨心法要旨》云:"颠者,头顶也。……位居至高,内涵脑髓如盖,以统全体者也。"头部一旦受到外力的震击,如直接钝器的打击或碰撞,脑气受损,扰乱清窍,清阳不升,浊阴不降,神不守舍,心乱气越,脑的功能发生障碍或紊乱,使诸证皆发。

脑震荡后期主要病机为气血虚、肝肾虚。《灵枢·口问》曰:"上气不足,脑为之不满,耳为之苦鸣,头为之苦倾,目为之眩。"头晕、耳鸣、目眩等主要症状为脑气虚(气血虚)、肝肾虚不能生髓所致。

西医学认为脑震荡引起的意识障碍主要是脑干网状结构受损的结果,这种损害与外力打击瞬间脑脊液的冲击、颅内压力变化、脑血管功能紊乱、脑干的机械性牵拉或扭曲等因素有一定关系。脑震荡仅是中枢神经系统暂时的功能障碍,并无可见的器质性损害。

【诊　断】

1．意识障碍,损伤后有短暂的神志昏迷,持续时间可数秒或数分钟,一般不超过 30 分钟,意识清醒后可以恢复正常。

2．近事遗忘症,清醒后不能回忆受伤之时或受伤前后的情况,但对往事却能清楚回忆,故又称"逆行性遗忘症"。

3．清醒后可有头痛、头晕、目眩、耳鸣等症状,搬动头部或坐起时症状加重。

4．神经系统检查无阳性体征,体温、呼吸、脉搏和血压在意识障碍期间可出现变化,清醒后恢复正常,脑脊液、X 线摄片、CT 检查均正常。

【鉴别诊断】

脑震荡与脑挫裂伤、原发性脑干损伤、颅内血肿的鉴别诊断见表 12 - 2。

表 12 - 2　　　　　　　脑震荡与脑挫裂伤、原发性脑干损伤、颅内血肿的鉴别

	脑震荡	脑挫裂伤	原发性脑干损伤	颅内血肿
意识障碍	浅,时间短暂	深、浅不定	较深,时间长	多有中间清醒期
血压	正常或稍偏低	稍增高	正常或稍低	增高
脉搏	正常或稍弱	正常或稍快	加快	减慢
呼吸	正常	正常或稍快	病理呼吸	深而快
瞳孔变化	无改变	多无改变	双侧缩小、散大不等	患侧散大

续表

	脑震荡	脑挫裂伤	原发性脑干损伤	颅内血肿
颅神经损伤	无	Ⅰ、Ⅱ、Ⅶ、Ⅷ多见	Ⅲ、Ⅵ、Ⅶ、Ⅸ、Ⅹ、Ⅺ、Ⅻ多见	Ⅲ多见
瘫痪	无	中枢性面瘫、偏瘫	交叉性瘫痪	对侧偏瘫
锥体束征	无	有无不定	单侧或双侧出现	对侧出现
颈强直	无	多有	可有、可无	可有、可无
去脑强直	无	无	早期即出现	脑疝晚期出现
腰穿压力	正常	轻度升高	多不增高	明显增高
脑脊液红细胞	无	较多	较多	较多
头颅X线片	多无骨折	多有骨折	可有可无	多有骨折
脑电图检查	多无或轻微改变	弥漫性改变	轻度改变	局限性改变明显
CT检查	无改变	低密度区	轻度改变	高密度区

【治　疗】

脑震荡轻者一般无需特殊治疗，对症状较重者应给予及时治疗。

1. 昏迷期　脑震荡昏迷不醒、瘀阻气闭者，以开窍通闭为主，可选用苏合香丸灌服。

2. 苏醒期　脑震荡苏醒后，初期主要症状是头痛、头晕、恶心，时有呕吐，夜寐不宁，治应活血通窍，舒肝安神，用通窍活血汤合逍遥散。头痛较剧者加丹参、藁本、蔓荆子；头晕较甚加白蒺藜、双钩藤、龙齿、明天麻；恶心呕吐者可加紫丁香、姜竹茹、姜半夏；夜寐不宁者，加夜交藤、炒枣仁、炙远志。

3. 恢复期　10天以后，主要症状基本消失，但尚感头晕、疲惫、精神不振，治应益气补肾健脑，方药用八珍汤，或归脾汤、杞菊地黄汤。

【预防与护理】

脑震荡患者除适当的药物治疗和绝对卧床休息外，需要安静的环境和合理的调养，同时要帮助解除伤员对脑震荡的恐惧心理，促使患者早日康复。在治疗过程中还需警惕颅内血肿的存在。

【临证备要】

脑震荡仅是中枢神经系统暂时的功能障碍，并无可见的器质性损害。主要通过昏迷的持续时间、有无再昏迷而与脑挫裂伤及其他脑部损伤鉴别。脑震荡昏迷时间短，一般不超过30分钟，无再昏迷，不伴有颅神经损伤，无瞳孔大小的改变，不影响血压、脉搏、呼吸等一般情况。治疗一般无特殊处理，只是对症治疗。中医中药辨证施治可明显改善症状，促进康复，减少痛苦。

脑 挫 裂 伤

　　脑挫裂伤是指外伤造成脑组织出血、水肿、坏死，后期出现液化等脑器质性变化的损伤，中医称为"脑海损伤"。脑挫裂伤常伴有不同程度的脑水肿，如控制不力或过于严重者，常形成脑疝，造成严重后果。

【病因病机】

　　直接或间接损伤均可导致脑挫裂伤。外力损伤头部，使脑髓损伤，脑气受扰，心乱气越，脉络受损，血溢脉外，脑海气滞血瘀，经络闭塞，清窍受阻，神明皆蒙，或出血过多，伤及神明，则可出现危证或导致死亡。脑挫裂伤的范围可大小不等。轻度挫伤可在局部软脑膜下有多数小出血点，但出血仅限于皮层。如挫伤较重，其范围也较广泛，并常有软脑膜的撕裂，深部的白质亦多被累及。挫伤严重时，脑损伤的范围更加广泛，挫碎、破裂、坏死的脑组织与血液混在一起，局部出血、水肿，甚至形成血肿，导致颅内压增高，最终引发脑疝，危及生命。

【诊　　断】

1．症状与体征

　　（1）一般症状　伤后立即发生意识障碍是脑挫裂伤最突出的症状之一，其程度与脑损伤的轻重成正比，轻者仅数小时，重者可持续数日、数周或更长时间，乃至迁延性昏迷。头痛也是脑挫裂伤最常见的症状，可为间歇性，亦可为持续性，在伤后 1～2 周内最为明显，以后逐渐减轻。可能与蛛网膜下腔出血、颅内压增高或脑血管运动功能障碍相关。早期恶心、呕吐是由于外伤时第四脑室底的呕吐中枢受到脑脊液的冲击、蛛网膜下腔出血对脑膜的刺激或前庭系统受刺激等引起，颅底骨折血液咽入胃内刺激胃黏膜亦可引起呕吐。较晚发生的呕吐，多由于颅内压增高或颅内感染所致，有时亦可由颅内压低而引起。

　　（2）生命体征　轻度和中度脑挫裂伤患者的血压、脉搏、呼吸多无明显改变，严重脑挫裂伤，由于出血和水肿引起颅内压增高，可出现血压上升，脉搏徐缓，呼吸缓慢，危重者出现病理呼吸。

　　（3）脑膜刺激征　由于脑脊液内血液对脑膜的刺激，出现头痛、颈部强直和克匿格征阳性等，可持续 1 周左右。

　　（4）局灶性症状和体征　伤后立即出现与脑挫裂伤部位相应的神经功能障碍或体征，如运动区损伤出现对侧瘫痪，语言中枢损伤出现失语等。但额叶和颞叶前端等"哑区"损伤后，可无明显局灶性症状和体征。

2．辅助检查

　　（1）腰椎穿刺　脑脊液内含有血液是有力的诊断根据之一，可与脑震荡鉴别。同时可测定颅内压或引流血性脑脊液以减轻症状。但对颅内压明显增高的患者，腰穿要谨慎或禁忌。

　　（2）X 线检查　虽不能显示脑挫裂伤，但可了解有无骨折，对着力部位、致伤机制、伤情判断有意义。

（3）头部 CT 扫描 能清楚地显示脑挫裂伤的部位、范围和程度，是目前最常应用、最有价值的检查手段。脑挫裂伤的典型 CT 表现为：局部脑组织内有高低密度混杂影，点片状高密度影为出血灶，低密度影则为水肿区。同时可了解脑室受压、中线结构移位等情况。

（4）MRI 检查 因检查时间较长，一般很少用于急性脑挫裂伤的诊断，但对较轻的脑挫裂伤病灶的显示，MRI 优于 CT。

【治 疗】

1．严密观察病情 密切观察其意识、瞳孔、生命体征和肢体活动变化，必要时应做颅内压监护或及时复查 CT。

2．一般处理

（1）体位 如患者意识清楚，可抬高床头 15°~30°，以利颅内静脉血回流。但对昏迷患者，宜取侧卧位或侧俯卧位，以免误吸涎液或呕吐物。

（2）保持呼吸道通畅 对昏迷患者必须及时清除呼吸道分泌物。短期不能清醒者，应早做气管切开。呼吸减弱、潮气量不足的患者，宜用呼吸机辅助呼吸。

（3）营养支持 早期可采用肠道外营养，经静脉输入 5% 或 10% 葡萄糖液、10% 或 20% 脂肪乳剂、复方氨基酸液、维生素等。一般经 3~4 日，肠蠕动恢复后，即可经鼻胃管补充营养。少数患者由于呕吐、腹泻或消化道出血，长时间处于营养不良状态，可经大静脉输入高浓度高营养液体。个别长期昏迷者，可考虑行胃造口术。

（4）高热的处理 高热可使代谢率增高，加重脑缺氧和脑水肿，必须及时处理。中枢性高热，可取冬眠低温治疗。其他原因（如感染）所致的高热，应按原因不同分别处理。

（5）脑保护、促苏醒和功能恢复治疗 巴比妥类药物（戊巴比妥或硫喷妥钠）有清除自由基、降低脑代谢率的作用，可改善脑缺血缺氧，有益于重型脑损伤的治疗。神经节苷脂（GM_1）、胞二磷胆碱、乙酰谷酰胺、盐酸吡硫醇和能量合剂等药物及高压氧治疗，对部分患者的苏醒和功能恢复可能有帮助。

3．防止脑水肿或脑肿胀 限制液体入量，每日 1500~2000ml 左右。脱水、20% 甘露醇 125~250ml，静脉快速滴注，每 6~12 小时 1 次；速尿（呋喃苯胺酸）20~40mg，每 8~12 小时 1 次，静脉或肌内注射。

4．手术治疗 下列情况应考虑手术：①继发性脑水肿严重，脱水治疗无效，病情日趋恶化；②颅内血肿清除后，颅内压无明显缓解，脑挫裂伤区继续膨出，而又除外了颅内其他部位血肿；③脑挫裂伤灶或血肿清除后，伤情一度好转，以后又恶化出现脑疝。手术方法包括脑挫裂伤灶清除、额极或颞极切除、颞肌下减压或骨瓣切除减压等。

脑挫裂伤患者的预后与下列因素相关：①脑损伤部位、程度和范围；②有无脑干或丘脑下部损伤；③是否合并其他脏器损伤；④年龄；⑤诊治是否及时恰当。

5．中医中药治疗 中医药以急则治标、缓则治本、辨证施治为原则。

（1）昏迷期的治疗 以开窍通闭为主。

①辛香开窍法：适用于气闭昏绝，两手握固，牙关紧闭，苔白，脉沉迟的血瘀气闭患

者，用苏合香丸、黎洞丸磨汁灌服。

②清心开窍法：适用于高热、神昏窍闭、抽搐等症者，用安宫牛黄丸磨汁灌服，醒脑静静脉或肌内注射。

③清热豁痰开窍法：适用于昏迷痰热阻窍者，用至宝丹磨汁灌服。

④清热镇痉开窍法：适用于高热昏迷惊厥者，用紫雪丹或神犀丹磨汁灌服。

⑤回阳救脱法：适用于意识障碍，目合口开，鼻鼾息微，大汗淋漓，手撒尿遗，四肢厥冷，舌萎，脉微细或疣者，用独参汤或参附汤灌服。

（2）苏醒期的治疗　患者经救治后由昏迷逐渐苏醒，但仍需严密观察，积极治疗。此期常表现为神志恍惚不清、夜寐烦躁不宁、怔忡、兀兀欲吐、胸中气乱而热、失眠多梦等症，治宜镇心安神，清热养血，方用朱砂安神丸，应注意朱砂不能连续使用 5 天，以免尿潴留中毒。亦有主张偏治肝经，方用天麻钩藤饮，以平肝熄风，升清降浊。如醒后迟钝，昏沉嗜卧，头痛头晕，胸痞呕恶，甚或癫痫时作者，治宜活血通窍，化痰降浊，方用通窍活血汤合二陈汤。

（3）中、后期的治疗　由于头部内伤之后，人体的元气大伤，主要是耗气伤精而致脑气不足，同时亦影响到脏腑的功能。遵《内经》"虚则补之"，"形不足者温之以气，精不足者补之以味"的原则，常用味厚补腻之品，补肝肾，益脑髓，代表方剂为十全大补汤。偏于头痛，加蔓荆子、藁本、秦艽；偏于头晕目眩，加明天麻、白蒺藜、双钩藤、牡蛎、龙骨；偏于失眠、多梦，加炙远志、茯神、五味子。

【预防与护理】

在生产和生活中应严加防范，建立与遵守安全规章制度，尤其对建筑、驾驶等危险的职业，更应采取有效的预防措施，减少本病的发生。对较严重脑挫裂伤，有生命危险的患者，必须及时抢救，必要时请脑外科会诊或转科，千万不可延误抢救时机。

【临证备要】

脑挫裂伤是指外伤造成脑组织出血、水肿、坏死，后期出现液化等脑器质性变化的损伤。轻度挫伤出血仅限于皮层，有小出血点；挫伤较重则范围较广泛，并常有软脑膜的撕裂；挫伤严重时，脑损伤的范围更加广泛，挫碎、破裂、坏死的脑组织与血液混在一起，局部出血、水肿，甚至形成血肿，导致颅内压增高，最终引发脑疝，危及生命。损伤后一直昏迷或虽清醒但有再昏迷，伴有呕心、呕吐、头痛等症状，相应的损伤部位功能障碍。严重者还可出现血压、呼吸、脉搏等生命体征的改变及脑膜刺激征。CT 对早期诊断有极大的价值。治疗的重点是减轻脑水肿，降低颅内压，防止脑疝形成，抢救患者生命。对保守治疗不能控制，病情进行性恶化的患者，应及时果断地进行手术治疗。

古 籍 选 萃

《灵枢·厥病》："头痛不可取于腧者，有所击堕，恶血在于内，若肉伤，痛未已，可则刺，不可远取也。"

清·吴谦《医宗金鉴·正骨心法要旨》："若伤重内连脑髓及伤灵明，必昏沉不省人事。"

"颠顶骨：颠者，头顶也。……位居至高，内涵脑髓如盖，以统全体者也。或碰撞损伤，如卒然而死，身体强硬，鼻口有出入声气，目闭面如土色，心口温热跳动者，此证可治。……饮食宜素粥汤饮，忌气怒、油腻、面食。卧处宜净室，勿令人喧乱。后骨，头后枕骨也。……如被坠堕打伤，震动盖顶骨缝，以致脑筋转拧疼痛，昏迷不省人事，少时或明者，其人可治。"

原发性脑干损伤

脑干损伤分原发性与继发性两类。前者是指受伤当时直接发生的脑干损害；后者是由于颅内血肿或脑挫裂伤后脑水肿引起的脑疝对脑干压迫造成的损害。这里仅介绍原发性脑干损伤。

【病因病机】

原发性脑干损伤在颅脑损伤中约占 2%，在重型颅脑损伤中约占 5%～7%。有下列情况时易发生：①头部侧方着力，脑干为同侧小脑幕游离缘挫伤；前额部着力，与斜坡冲撞致伤；枕后着力，与枕骨大孔缘撞击受伤。②旋转性损伤中，脑干遭受牵拉和扭转而受伤。③在挥鞭样损伤中，延髓与颈髓交界处受伤。④双足或臀部着地引起延髓损伤。

脑干损伤的病理变化轻重不一。轻者仅有显微镜下可见的点状出血和局限性水肿；重者可见脑干内神经结构断裂，局灶性或大片出血、水肿和软化。

【诊　　断】

1．症状与体征

（1）意识障碍　伤后立即出现，多较严重，持续时间长。损伤严重者呈深昏迷，所有反射消失，四肢软瘫。较轻者对疼痛刺激可有反应，角膜和吞咽反射尚存在，躁动不安。

（2）瞳孔变化　较常见。表现为双瞳孔不等、大小多变，或双瞳孔极度缩小，或双瞳孔散大。

（3）眼球位置和运动异常　脑干损伤累及动眼、滑车或展神经核，可导致斜视、复视和相应的眼球运动障碍。若眼球协同运动中枢受损，可出现双眼协同运动障碍。

（4）锥体束征和去脑强直　脑干损伤早期多表现为软瘫，反射消失，以后出现腱反射亢进和病理反射。严重者可有去脑强直，此为脑干损伤的特征性表现。强直可为阵发性，也可呈持续性，或由阵发转为持续。

（5）生命体征变化　伤后立即出现呼吸功能紊乱是脑干严重损伤的重要征象之一，表现为呼吸节律不整，抽泣样呼吸或呼吸停止。同时，循环功能亦趋于衰竭，血压下降，脉搏细弱。常伴高热。

（6）内脏症状　常见的有消化道出血和顽固性呃逆。

2．辅助检查　单纯的原发脑干损伤少见，常常与脑挫裂伤或颅内血肿同时存在，症状交错，给诊断带来困难，就诊较晚者更难鉴别究竟是原发损害抑或继发损害。因此，除少数早期就诊，且伤后随即出现典型脑干症状者外，多数患者的诊断还需借助 CT、MRI 和脑干听觉诱发电位。

CT 可以发现脑干内灶状出血，表现为点片状高密度影，周围脑池狭窄或消失。MRI 在显示脑干内小出血灶和组织撕裂方面优于 CT。由于听觉传导通路在脑干中分布广泛，所以脑干听觉诱发电位检查不仅能了解听功能，还能了解脑干功能，脑干损伤后，受损平面以上的各波显示异常或消失。

【治　　疗】

治疗方法与脑挫裂伤相似。

【预防与护理】

与脑挫裂伤相同。

【临证备要】

原发性脑干损伤是指受伤当时直接发生的脑干损害。脑干损伤的病理变化轻重不一。轻者仅有显微镜下可见的点状出血和局限性水肿；重者可见脑干内神经结构断裂，局灶性或大片出血、水肿和软化。脑干损伤后意识昏迷多较严重，常伴有瞳孔大小的变化，易累及动眼、滑车或展神经核，导致斜视、复视和相应的眼球运动障碍。伤后立即出现呼吸功能紊乱是脑干严重损伤的重要征象之一；同时，循环功能亦趋于衰竭，常伴高热。治疗与脑挫裂伤相似，但本损伤更严重更迅速，应密切观察，及时抢救。原发性脑干损伤的死亡率和致残率均较高，但有些患者经积极治疗，仍可获得较好恢复。

颅 内 血 肿

颅内血肿是脑损伤中最常见最严重的继发性病变。当脑损伤后颅内出血聚集在颅腔的一定部位而且达到相当的体积后，造成颅内压增高，脑组织受压而引起相应的临床症状，称为颅内血肿。发生率约占闭合性颅脑损伤的 10% 和重型颅脑损伤的 40% ~ 50%。

【病因病机】

外伤性颅内血肿均有程度不同及方式不一的外伤史。平时多为车祸撞击或坠落伤所致，亦可由爆炸、火器伤所引起，个别的慢性血肿无明显外伤史。受伤的方式与打击着力点和形成血肿的部位有密切的关系。减速性损伤，血肿可发生在损伤部位，也可发生在对冲部位；加速性损伤，血肿多发生在着力点部位。

在正常状态下，颅腔容积等于颅内血容量、颅内脑脊液量和脑组织体积三者的总和。由于颅骨缺乏伸缩性和脑组织缺乏压缩性，故维持正常颅内压时，只有颅内血容量和脑脊液量的增减能起到代偿作用。在颅腔内血肿形成的早期，机体可借颅内血管反射性收缩，使颅内血容量减少，脑脊液产生速度减慢，脑室和脑池排空，脑脊液经蛛网膜下腔加快吸收等作用，以代偿颅内血肿所占的体积。但颅腔可供代偿的容积仅为 8% ~ 10%，当血肿进一步增大，超过代偿限度，即引起颅内压增高。颅内血肿的分类如下：

1．按血肿在颅内结构的解剖层次不同分类

（1）硬脑膜外血肿 系指血肿形成于颅骨与硬脑膜之间者。硬脑膜外血肿的主要来源是脑膜中动脉；除此之外，硬脑膜表面小血管、颅内静脉窦、脑膜中静脉、板障静脉或导血管损伤也可酿成硬脑膜外血肿。

（2）硬脑膜下血肿 系指血肿形成于硬脑膜与蛛网膜之间者。急性和亚急性硬脑膜下血肿的出血来源主要是脑皮质血管。

（3）脑内（包括脑室内）血肿 系指血肿形成于脑实质内或脑室内者。脑内浅部血肿多由于挫裂的脑皮质血管破裂所致，常与硬脑膜下血肿同时存在；脑内深部血肿系脑深部血管破裂所引起，脑表面无明显挫裂伤。

2．按症状出现时间的不同分类

（1）急性型 伤后 3 日内出现者，其中大多数发生在 24 小时以内。

（2）亚急性型 伤后 4～21 日出现者。

（3）慢性型 伤后 3 周以后出现者。

【诊 断】

1．症状与体征

（1）头痛、恶心、呕吐 头部外伤后出现剧烈头痛、恶心、呕吐频繁时，应当考虑有颅内血肿的可能。

（2）意识障碍 进行性意识障碍为颅内血肿主要症状之一。颅内血肿出现的意识变化过程，与原发性脑损伤的轻重有密切关系。若原发性脑损伤较轻时，伤后无原发昏迷，待血肿形成后始出现意识障碍（清醒→昏迷）。原发性脑损伤略重时，则常能见到典型的"中间清醒期"（昏迷→清醒→再昏迷）。若原发性脑损伤严重，则常表现为昏迷程度进行性加重（浅昏迷→深昏迷），或一度稍有好转以后又很快恶化（昏迷→好转→昏迷）。总之，原发性昏迷的长短取决于原发性脑损伤的轻重，而继发性昏迷的迟早主要取决于血肿形成的速度。

（3）瞳孔改变 颅内血肿所致的颅内压增高达到一定程度，便可形成脑疝。一侧瞳孔进行性散大，光反应消失，是小脑幕切迹疝的征象之一，系脑疝挤压脑干时，动眼神经受大脑后动脉压迫所致。单侧瞳孔散大多出现在血肿的同侧，若继续发展，脑干受压更加严重，中脑动眼神经核受损，则两侧瞳孔均散大，说明病情已进入垂危阶段。

（4）生命体征变化 血肿引起颅内压增高时，血压随之出现代偿性增高，脉搏徐缓、充实有力，呼吸减慢、加深，血压升高和脉搏减慢常较早出现，颅后窝血肿时，则呼吸减慢较多见。

（5）神经系统体征 伤后立即出现的局灶症状和体征，系原发性脑损伤的表现。单纯硬脑膜外血肿，除非压迫脑功能区，早期较少出现体征。硬脑膜下血肿和脑内血肿立即出现偏瘫等征象，是因脑挫裂伤所致。当血肿增大引起小脑幕切迹疝时，则可出现对侧锥体束征。脑疝发展，脑干受压严重时导致去脑强直。

2．辅助检查

（1）头部 X 线检查　注意观察有无骨折线通过脑膜中动脉和静脉窦沟，一般可以帮助早期诊断。

（2）CT 扫描　不仅可以直接显示血肿大小和部位，还可以了解脑室受压和中线结构移位的程度及并存的脑挫裂伤、脑水肿等情况，应及早应用于疑有颅内血肿患者的检查。硬脑膜外血肿 CT 表现为颅骨内板与硬脑膜之间的双凸镜形或弓形高密度影；急性或亚急性硬脑膜下血肿 CT 表现为脑表面新月形高密度、混杂密度影，多伴有脑挫裂伤和脑受压；脑内血肿表现为脑挫裂伤区附近或脑深部白质内类圆形或不规则高密度影。

【鉴别诊断】

不同部位颅内血肿鉴别诊断见表 12－3。

表 12－3　　　　　　　　　　　　不同部位颅内血肿的鉴别

血肿部位	受伤方式	骨折与血肿关系	血肿来源	好发部位	意识变化	瞳孔改变	肢体偏瘫	生命体征变化
硬脑膜外血肿	多见于加速性损伤	骨折线通过硬脑膜动脉沟或静脉窦沟	多见于硬脑膜中动脉	额、颞、顶部	多有中间清醒期	同侧散大，出现快	对侧肢体偏瘫明显	出现早，发展快
硬脑膜下血肿	多见于减速性损伤	骨折较少见	脑皮层血管断裂	脑损伤部位和对冲部位	昏迷时间较长，可出现中间清醒期	同侧散大，出现较慢	出现偏瘫，较慢而轻	出现较晚，进展较慢
脑内血肿	见于着力点或对冲部位	多有凹陷骨折或穿通伤	脑部血管断裂	多见于额颞叶	昏迷逐渐加深，少有中间清醒期	血肿侧散大较快	多有偏瘫	较明显
颅后窝血肿	枕部着力	多有枕骨骨折，骨折线跨越横窦或窦汇	多来自静脉窦	小脑内或硬脑膜外、硬脑膜下	很少患者有中间清醒期	双侧大小不等，眼球分离或偏斜	多为交叉性瘫痪	明显

【治　疗】

1．硬脑膜外血肿

（1）手术治疗　可根据 CT 所见采用骨瓣或骨窗开颅，清除血肿，妥善止血。血肿清除后，如硬脑膜张力高或疑有硬膜下血肿时，应切开硬膜探查。对少数病情危急，来不及做 CT 等检查者，应直接手术钻孔探查，再扩大成骨窗清除血肿。

（2）非手术治疗　凡伤后无明显意识障碍，病情稳定，CT 所示血肿量少于 30ml，中线结构移位小于 1.0cm 者，可在密切观察病情的前提下，采用非手术治疗。

硬脑膜外血肿在颅内血肿中疗效最好，目前死亡率已降至 10% 左右。导致死亡的主要原因有：①诊治延误，脑疝已久，脑干发生不可逆损害；②血肿清除不彻底或止血不善，术后再度形成血肿；③遗漏其他部位血肿；④并发严重脑损伤或其他合并伤。

2. 硬脑膜下血肿 急性和亚急性硬脑膜下血肿的治疗原则与硬脑膜外血肿相仿。需要强调的是，硬脑膜外血肿多见于着力部位，而硬脑膜下血肿既可见于着力部位，也可见于对冲部位。所以，如果因病情危急或条件所限，术前未做 CT 确定血肿部位而只能施行探查时，着力部位和对冲部位均应钻孔，尤其是额、颞极及其底部，是硬脑膜下血肿的最常见部位。此外，此类血肿大多伴有脑挫裂伤，术后应加强相应的处理。

急性和亚急性硬脑膜下血肿患者的预后不如硬脑膜外血肿，因为前者大多伴有较严重的脑损伤。

3. 脑内血肿 脑内血肿的治疗与硬脑膜下血肿相同，多采用骨瓣或骨窗开颅，清除硬脑膜下血肿和明显挫碎糜烂的脑组织。对少数脑深部血肿，如颅内压增高显著，病情进行性加重，也应考虑手术，根据具体情况选用开颅血肿清除或钻孔引流术。

脑内血肿患者的预后较差，病情发展较急者死亡率高达 50% 左右。

符合非手术治疗指征的患者，可施行中医药治疗，辨证施治方法与脑挫裂伤相似。

【预防与护理】

与脑挫裂伤相同。

【临证备要】

脑损伤后颅内出血聚集在颅腔的一定部位，造成颅内压增高，脑组织受压而引起相应的临床症状，称为颅内血肿。在正常状态下，颅腔容积等于颅内血容量、颅内脑脊液量和脑组织体积三者的总和。由于颅骨缺乏伸缩性和脑组织缺乏压缩性，只有颅内血容量和脑脊液量能起到代偿作用。当颅内血肿超过代偿限度，即引起颅内压增高，当颅内压增高到一定程度可形成脑疝。根据血肿在脑内的位置不同可分为：硬脑膜外血肿、硬脑膜下血肿、脑内血肿。临床以颅内高压征为表现，诊断首先要明确出血的部位和出血量的多少，这对治疗有指导意义。颅内血肿的治疗效果与有无脑疝发生或脑干受压时间长短有密切关系。有生命危险的患者，必须及时抢救，密切观察病情变化，必要时及时请脑外科会诊或转科，千万不可延误抢救时机。严格掌握颅内血肿的开颅手术指征，一经确诊尽快手术，开颅探查，清除血肿，彻底止血，减压。中医药治疗慢性硬脑膜下血肿较有影响的是 20 世纪 70 年代用颅内消瘀汤治疗颅内血肿，用补阳还五汤加味治慢性硬脑膜下血肿，此外也有个案及少量中西医结合综合治疗的临床报告。以中医为主治疗这一病证难度大，但能体现中医药的长处。

脑 疝

颅内病变所致的颅内压增高达到一定程度时，可使一部分脑组织移位，通过一些孔隙，被挤至压力较低的部位，即为脑疝。脑疝是颅脑损伤发展过程中的一种紧急而严重的情况，疝出脑组织压迫脑的重要结构或生命中枢，如发现不及时或救治不力，往往导致严重后果，必须予以足够的重视。

根据发生部位和所疝出组织的不同，脑疝可分为小脑幕切迹疝（颞叶钩回疝）、枕骨大孔疝（小脑扁桃体疝）、大脑镰疝（扣带回疝）和小脑幕切迹上疝（小脑蚓疝）等。这几种脑疝可以单独发生，也可同时或相继出现。在此介绍临床常见的小脑幕切迹疝和枕骨大孔疝。

【病因病机】

1. 小脑幕切迹疝　当小脑幕上一侧占位病变（颅内血肿、脑水肿等）不断增长引起幕上颅内压增高时，患侧大脑半球向对侧移位。半球上部由于有大脑镰限制，移位较轻，而半球底部近中线结构如颞叶的钩回等则移位较明显，可疝入脚间池，形成小脑幕切迹疝，使患侧的动眼神经、脑干、后交通动脉及大脑后动脉受到挤压和牵拉，出现相应的临床症状和体征。

2. 枕骨大孔疝　颅内压增高时，小脑扁桃体经枕骨大孔疝出到颈椎管内，称为枕骨大孔疝或小脑扁桃体疝。多发生于颅后窝占位病变，也见于小脑幕切迹疝晚期。枕骨大孔疝分慢性疝出和急性疝出两种：前者见于长期颅内压增高或颅后窝占位病变患者，症状较轻；后者多突然发生，或在慢性疝出的基础上因某些诱因，如腰椎穿刺或排便用力，使疝出程度加重，延髓生命中枢遭受急性压迫而功能衰竭，患者常迅速死亡。

颅后窝容积小，因此其代偿缓冲容积也小，较小的占位病变即可使小脑扁桃体经枕骨大孔疝入颈椎管上端，造成以下病理变化：①延髓受压：慢性枕骨大孔疝患者可无明显症状或症状轻微，急性延髓受压常很快引起生命中枢衰竭，危及生命；②脑脊液循环障碍：由于第四脑室中孔梗阻引起的脑积水和小脑延髓池阻塞所致的脑脊液循环障碍，均可使颅内压进一步升高，脑疝程度加重；③疝出脑组织的改变：疝出的小脑扁桃体发生充血、水肿或出血，使延髓和颈髓上段受压加重，慢性疝出的扁桃体可与周围结构粘连。

【诊　　断】

1. 小脑幕切迹疝

（1）颅内压增高　表现为头痛加重，呕吐频繁，躁动不安，提示病情加重。

（2）意识障碍　患者逐渐出现意识障碍，由嗜睡、朦胧到浅昏迷、昏迷，对外界的刺激反应迟钝或消失，系脑干网状结构上行激活系统受累的结果。

（3）瞳孔变化　最初可有时间短暂的患侧瞳孔缩小，但多不易被发现。以后该侧瞳孔逐渐散大，对光反射迟钝、消失，说明动眼神经背侧部的副交感神经纤维已受损。晚期则双侧瞳孔散大，对光反射消失，眼球固定不动。

（4）锥体束征　由于患侧大脑脚受压，出现对侧肢体肌力减弱或瘫痪，肌张力增高，腱反射亢进，病理反射阳性。有时由于脑干被推向对侧，使对侧大脑脚与小脑幕游离缘相挤，造成脑疝同侧的锥体束征，需注意分析，以免导致病变定侧的错误。

（5）生命体征改变　表现为血压升高，脉缓有力，呼吸深慢，体温上升。但到晚期，生命中枢逐渐衰竭，出现潮式或叹息样呼吸，脉频弱，血压和体温下降。最后呼吸停止，继而心跳亦停止。

2. 枕骨大孔疝

（1）枕下疼痛、项强或强迫头位　疝出组织压迫颈上部神经根，或因枕骨大孔区脑膜或血管壁的敏感神经末梢受牵拉，可引起枕下疼痛。为避免延髓受压加重，机体发生保护性或反射性颈肌痉挛，患者头部维持在适当位置。

（2）颅内压增高 表现为头痛剧烈，呕吐频繁，慢性脑疝患者多有视神经乳头水肿。

（3）后组脑神经受累 由于脑干下移，后组脑神经受牵拉，或因脑干受压，出现眩晕、听力减退等症状。

（4）生命体征改变 慢性疝出者生命体征变化不明显；急性疝出者生命体征改变显著，迅速发生呼吸和循环障碍，先呼吸减慢，脉搏细速，血压下降，很快出现潮式呼吸和呼吸停止，如不采取措施，不久心跳也停止。

与小脑幕切迹疝相比，枕骨大孔疝的特点是：生命体征变化出现较早，瞳孔改变和意识障碍出现较晚。

【治 疗】

1．小脑幕切迹疝 一旦出现典型的脑疝征象，应按具体情况，做如下紧急处理：①维持呼吸道通畅；②立即经静脉推注 20％甘露醇溶液 250～500ml；③病变性质和部位明确者，立即手术切除病变，尚不明确者，尽快检查确诊后手术或做姑息性减压术（颞肌下减压术、部分脑叶切除减压术）；④对有脑积水的患者，立即穿刺侧脑室做外引流，待病情缓解后再开颅切除病变或做脑室－腹腔分流术。

2．枕骨大孔疝 凡有枕骨大孔疝症状而诊断已明确者，宜尽早手术切除病变；症状明显且有脑积水者，应及时做脑室穿刺并给予脱水剂，然后手术处理病变；对呼吸骤停的患者，立即做气管插管辅助呼吸，同时行脑室穿刺引流，静脉内推注脱水剂，并紧急开颅清除原发病变。术中将枕骨大孔后缘和寰椎后弓切除，硬脑膜敞开或扩大修补，解除小脑扁桃体疝的压迫。如扁桃体与周围结构粘连，可试行粘连松解。必要时可在软脑膜下切除水肿、出血的小脑扁桃体，以减轻对延髓和颈髓上段的压迫及疏通脑脊液循环路。

中药治疗与脑挫裂伤相似。

【预防与护理】

各种颅脑损伤早期要积极治疗，尤其对有颅内压增高症状的患者，采取有效的措施降低颅内压，必要时果断手术，是防止脑疝发生、减少死亡率的有效办法。一旦发生脑疝，死亡率很高，应引起足够的重视。

【临证备要】

脑疝是颅脑损伤发展过程中的一种紧急而严重的情况，由于颅内压增高到一定程度，使脑组织通过一些孔隙，被挤至压力较低的部位。根据疝出的部位不同，可有小脑幕切迹疝、枕骨大孔疝、大脑镰疝和小脑幕切迹上疝等，以前两者多见。疝出的脑组织压迫脑的重要结构或生命中枢，如发现不及时或救治不力，往往导致严重后果，必须予以足够的重视。脑疝的诊断根据典型的临床表现并不困难，但临床上由于发现不及时或处理不当而酿成严重后果甚至死亡者，并不鲜见。因此，对颅内压增高的患者，应抓紧时间明确诊断，力争在脑疝未形成前或脑疝早期进行处理，同时尽快治疗原发病灶。

第三节　胸　部　内　伤

胸部内伤是指整个胸廓及其内部脏器受到外力打击或用力屏气而致内部气血、经络或内脏的损伤。胸廓由胸椎、胸骨、肋骨及肋间组织所组成，内藏心、肺等重要的组织器官。因"心主血"、"肺主气"，故胸部损伤时必然会损伤气血，严重者可伤及内脏。若诊治不及时，可导致气血衰脱，甚至在短期内死亡。因此，治疗胸部损伤，应注意及时改善和调整气血功能，积极防治内脏的损伤。

胸部屏挫伤

胸部由于负重屏气或受暴力撞击而致胸部气血、经络损伤者，称为胸部屏挫伤。由于负重屏气所致的损伤，称胸部屏伤；由于暴力直接作用于胸壁软组织所致的损伤，称胸部挫伤。

【病因病机】

1．屏伤　因强力负重，突然过度用力屏气所致，如挑担、推举或搬运重物用力过度等原因引起。

2．挫伤　由于外来暴力直接作用于胸部所致，如跌打、碰撞、堕坠、打击、压轧、刀刃、爆炸气浪的打击，以及各种机械冲撞人体的胸部等原因而引起。

以上两种暴力作用于胸部均能导致气滞血瘀。胸部屏伤多以伤气为主，导致气机阻滞，运化失职，经络受阻，不通则痛；胸部挫伤则以伤血为主，多因络脉受损，血溢于经络之外，瘀血停滞而为肿。气血是相辅相成、相互联系、相互影响的，故气血往往俱伤。但有时气先伤而后及于血，或血先伤而后及于气。

若新伤失治，气滞不通，血瘀未化，可以反复发作而为陈伤。

【诊　　断】

1．伤气型　有强力负重、突然用力过度的屏伤史，症见胸胁胀痛，痛无定处，胸闷气急，外无肿胀及固定之压痛点。

2．伤血型　有直接暴力所致的挫伤史，症见胸部有固定性、局限性刺痛，深呼吸或咳嗽时胸痛加剧，翻身转侧困难。伤处微肿，压痛固定，局部可有瘀斑青紫。重者可有咯血、吐血、低热等。

3．气血两伤型　兼有以上两型的症状。

4．胸胁陈伤型　可有明显的胸胁受伤史，胸胁隐痛，经久不愈，时轻时重，稍一劳累即能诱发。但外无肿胀及固定之压痛，脉多弦细或细涩。

【治 疗】

1. 手法治疗

（1）以伤气为主者，手法以摇拍为主。患者正坐，医者以右手"握"、"拉"住患者伤侧的手指，使该侧手臂于外展位，由前向后或由后向前做圆圈形的摇动 6～9 次，然后使该臂做快速的上下抖动数次。若有胸闷、呼吸不畅者，医者将右手五指并拢，身体微向前俯，手掌部呈拱屈状用力拍击患者背部数下。

（2）以伤血为主者，行按摩手法。令患者取卧位，术者用手掌沿肋间隙由前向后施行揉摩 2～3 分钟，随后集中于疼痛部位施行揉摩。

2. 药物治疗

（1）内治法 ①伤气型，宜疏肝行气止痛，方用柴胡疏肝散加减。气闷咳嗽不顺者，加瓜蒌、北杏仁、桔梗等。②伤血型，宜活血化瘀止痛，方用复元活血汤加减。痛甚者加延胡索、郁金、赤芍等。③气血两伤型，宜气血同治，方用柴胡疏肝散、复元活血汤、活血止痛汤加减。④胸胁陈伤型，宜行气破瘀，佐以调补气血。以气滞为主者，方用柴胡疏肝散、活血止痛汤加减；以血瘀为主者，方用血府逐瘀汤加减。

（2）外治法 胸部损伤而局部瘀肿疼痛者，宜消瘀退肿，行气止痛，常用的外用药有定痛散、定痛膏等。宿伤隐痛及风寒湿痹痛者，宜温经散寒、祛风止痛，常用万灵膏等。

3. 针灸治疗 取内关、公孙，配支沟、阳陵泉等穴，用强刺激手法。

【预防与护理】

避免外伤、负重过度或骤然闪挫等活动。发病后应适当休息，鼓励患者做深呼吸、咳嗽、咯痰。在不引起剧烈疼痛的情况下，多做上肢活动及扩胸动作，预防胸膜和筋膜等组织的粘连，以免长期遗留胸痛。

【临证备要】

胸部屏挫伤皆是以胸胁部疼痛、胀满为主症的损伤性疾患，是人们在日常生活和生产劳动中较常见的损伤。根据病因可分为由于负重屏气所致的胸部屏伤和由于暴力直接作用于胸壁软组织所致的胸部挫伤。中医辨证可分为伤气、伤血、气血两伤及陈伤。伤气者宜疏肝理气止痛，伤血者宜活血化瘀止痛。但由于往往两者相互影响，导致气血两伤，治宜气血兼顾。失治误治又可致陈伤，但仍可根据气血辨证施治。

气 胸

胸部损伤时，空气由胸壁伤口、肺或支气管破裂处进入胸膜腔者，称为损伤性气胸。临床上根据损伤性质和气胸内压的不同，将气胸分为闭合性、开放性和张力性 3 类。

【病因病机】

胸膜腔是两层胸膜间的一个潜在的空隙，胸膜腔内的压力低于大气压，称为负压。胸部受伤后，如刀、子弹、弹片等刺伤胸壁及胸膜，或肋骨断端刺破肺组织，或气管、食管破裂等，均可使空气进入胸膜腔而形成气胸。

1．闭合性气胸 空气进入胸膜腔后，伤口迅速闭合，空气不再继续进入胸膜腔，则称为闭合性气胸。此类气胸对胸腹腔内负压影响不大，仅使伤侧肺部分萎缩。

2．开放性气胸 胸壁有较大的伤口，多由刀刃锐器或弹片火器刺伤胸壁及胸膜形成，胸膜腔经胸膜和胸壁裂口与外界相通，空气随呼吸自由出入胸膜腔者，称为开放性气胸，常可严重地影响呼吸功能。吸气时大量气体进入胸膜腔，使伤侧肺受压萎缩，纵隔被推向健

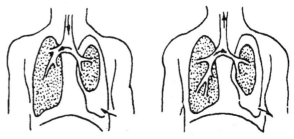

图 12 - 1　开放性气胸的病理变化

侧。呼气时空气由伤口排出，随之纵隔被推向伤侧（图 12 - 1）。因此，纵隔随着呼吸而移动，称为纵隔摆动。这样，就严重地影响呼吸功能，造成缺氧，增加静脉回流阻力，导致循环衰竭，同时，刺激纵隔和肺门神经，引起胸膜肺休克。

3．张力性气胸 又称高压性气胸或活瓣性气胸。多见于胸壁有窄长的伤口或肺、支气管裂伤，伤口与胸膜腔呈活瓣状相通。即吸气时空气进入胸膜腔，呼气时，活瓣闭合，空气不能排出（图 12 - 2）。于是，胸膜腔内压力不断增高，形成张力性气胸。这时，伤侧肺被显著压缩，纵隔被推向健侧，明显移位使健侧的肺亦受压缩，造成比开放性

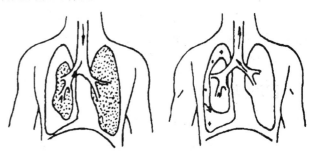

图 12 - 2　张力性气胸的病理变化

气胸更严重的呼吸循环障碍，发生缺氧、窒息和休克。

【诊　断】

1．闭合性气胸 临床症状与气体的进入量有关，少量空气进入可无任何症状。如空气进入较多时，由于肺受到一定的压缩，可表现为胸闷、气促不适等。查体见伤侧呼吸音减弱，叩诊呈鼓音。X 线检查可见不同程度的肺压缩。

2．开放性气胸 胸壁有开放性伤口，并随空气进入而出现响声，同时有胸胁疼痛、胸满气促、端坐呼吸、面色苍白、口唇发青、汗出肢冷、脉搏细数、血压下降等症状。查体除见闭合性气胸的体征外，尚可发现气管和纵隔移向健侧。X 线检查除肺有压缩外，尚有纵隔移位等。

3．张力性气胸 其症状和体征与开放性气胸相似。但本病表现为进行性呼吸困难、发绀、休克，并可有皮下或纵隔气肿，患侧胸廓显著膨隆。胸腔穿刺时有高气压（在 20kPa 以上）。穿刺抽出大量气体后，胸膜腔内压力很快又增高变成高压。X 线检查胸膜腔内有大量

气体和瘀血存在，纵隔明显推向健侧，有时尚有纵隔气肿。

【治 疗】

1. 局部处理 治疗的关键是将胸膜腔内异常的正压转化为正常的负压，使肺迅速复张。

（1）闭合性气胸 少量气胸（肺压缩在30%以下者）可在1~2周内自行吸收，不必特殊处理。积气较多引起症状时，可在胸前第2~3肋间锁骨中线处，在消毒和局麻下进行胸膜腔穿刺，将气体抽出。严重者或行闭式胸腔引流术，促使肺尽早膨胀，并使用抗生素预防感染。

（2）开放性气胸 首要的任务是封闭伤口，将开放性气胸转变为闭合性气胸，急救时用消毒厚纱布填塞伤口并加压包扎，使之不漏气。待一般情况改善后，经X线检查，施行清创术，去除污染组织、碎骨及异物。肺裂口予以修补，并用胸腔闭式引流（图12-3），污染严重者胸壁开放引流。

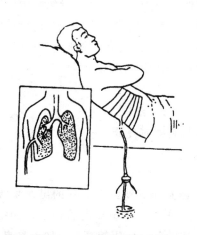

图12-3 胸腔闭式引流图

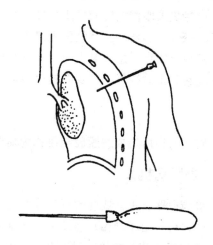

图12-4 张力性气胸的急救处理

（3）张力性气胸 首先要排除胸膜腔内高压空气，解除对肺和纵隔的压迫。急救时立即用粗针头于第2~3肋间锁骨中线处刺入胸膜腔内减压，或用一带孔的橡胶指套扎于针头的尾端，作为活瓣或单向排气装置，进行穿刺排气减压（图12-4）；然后再在局麻下，于锁骨中线处2~3肋间隙用橡皮管插入胸腔内连接水封瓶，进一步排气减压。如肺裂伤较小，一般在闭式引流减压后，可自行闭合，使气胸消失，肺叶扩张。若在24小时后，仍不断有气排出，则应考虑肺裂伤较大，需开胸修补或切除损伤的肺组织，术后仍应用胸腔闭式引流。

2. 药物治疗 若呼吸困难，面色苍白，唇绀者，宜扶正祛邪平喘，方用二味参苏饮加减；若气促兼有发热，苔黄，脉数者，则宜宣肺清热，方用十味参苏饮、苇茎汤加减；若咳嗽痰涎壅盛者，宜祛痰平喘，方用三子养亲汤加减。

3. 其他疗法 合并休克者，采用综合性抗休克治疗。呼吸困难者，给氧，必要时行气管切开。预防和控制胸腔内感染。开放性气胸，注射破伤风抗毒素1500单位。

【预防与护理】

气胸患者应严密观察病情变化，每隔 15～30 分钟测量血压、呼吸、脉搏，发现异常情况，应尽快处理。注意保持呼吸道通畅，去除口腔及呼吸道的分泌物。对严重休克患者，应平卧位，一旦血压恢复正常，应予半卧位，以利于胸腔引流。同时鼓励患者咳嗽、排痰，定时超声雾化。咳嗽前，轻轻拍打患者背部，自上而下进行；咳嗽时，轻轻按住伤口两侧，以减轻疼痛，促进肺膨胀。

【临证备要】

胸部损伤时，空气由胸壁伤口、肺或支气管破裂处进入胸膜腔者，称为损伤性气胸。临床将气胸分为闭合性、开放性和张力性 3 类。闭合性气胸因伤口已闭合，空气进入量少，无任何症状，不予处理，量多者可穿刺抽吸。开放性气胸空气与胸膜腔相通，严重影响呼吸功能，应尽快采取措施转变成闭合性。张力性气胸因气体不断进入胸膜腔，导致胸膜腔内压力不断增高，造成比开放性气胸更严重的呼吸循环障碍，此型最为紧迫，表现为进行性呼吸困难、发绀、休克，急救时立即用粗针头于第 2～3 肋间锁骨中线处刺入胸膜腔内减压。对开放性气胸和张力性气胸应及时施行清创术，修补肺裂口，并用胸腔闭式引流。

血　　胸

胸部损伤后造成胸膜腔积血称为血胸，有时可与气胸同时存在。

【病因病机】

多为刀器、火器或肋骨骨折断端直接刺伤胸内脏器和血管所致。血胸的出血来源有三：一是肺损伤，由于肺循环血压低，出血慢，多可自行停止；二是胸壁血管损伤，如肋间动、静脉和胸部内动、静脉破裂出血等，因这些血管属于体循环，血压较高，一般不易自止；三是心脏或胸内大血管的损伤，出血凶猛，伤员常因来不及救治而死亡。

根据胸膜腔内积血量分为：①小量血胸，血量一般不超过 500ml，积血仅限于肋膈角；②中等量血胸，血量为 500～1500ml，积血平面可达肩胛骨中部；③大量血胸，血量在1500ml 以上，积血平面超过肩胛骨中部。

血胸发生后，不仅因为丢失血容量出现内出血征象，并且随着胸膜腔内血液的积聚和压力的增高，可压迫肺使之萎缩，并将纵隔推向健侧，因而严重地影响呼吸和循环功能。

胸膜腔内的积血，因心脏、纵隔、肺和膈肌的活动而有去纤维蛋白的作用，不易凝固。时间稍久，有纤维素覆盖于胸膜腔的表面，呼吸运动减弱，则又失掉去纤维蛋白的作用，而形成凝固性血胸。此后覆盖于胸膜的纤维素和血块，逐渐形成增厚的纤维层，称为机化性血胸，如胸膜腔完全为纤维组织所充填，即形成纤维胸。

血液是细菌极好的培养基，尤其是开放性血胸，污染重或胸内有异物存留时，易继发感染，并发脓胸。

【诊 断】

血胸的临床表现与出血量有关，少量血胸可以没有明显的症状和体征。较大量的出血引起的血胸，可出现面色苍白、胸闷气促，甚至发绀、血压下降、脉细数而微弱等低血容量性休克的症状。

胸部检查时，有胸膜腔积液的体征，如积血量较多，可见肋间隙饱满、气管移向健侧，伤侧叩诊呈实音，听诊时呼吸音减弱或消失。

胸膜腔穿刺抽血是诊断血胸简单而有效的方法，并可从抽取的血液中进行涂片，检查血液中红、白细胞的比数及细菌培养，确定有无感染的存在。

X线检查可了解积血量的多少，有无合并伤的存在。少量积血仅有肋膈角消失，下胸部不清晰。较大量积血则伤侧肺为液体阴影所掩盖，并见纵隔被推向健侧。有气胸同时存在时，可见液平面。

早期胸部损伤发现有血胸，还应进一步判断是否继续出血，应严密观察病情，有下列表现者，表示出血未止，为进行性血胸：①在穿刺抽出大量积血后，短期内又出现大量积血者；②经输血或其他抗休克治疗之后，病情暂时好转，但很快又恶化，或经大量输血，而红细胞计数不变者；③穿刺抽出血液很快凝固。

【治 疗】

1．胸膜腔积血的处理

（1）非进行性血胸 少量血胸，一般能自行吸收，不需穿刺抽吸。若积血量较多，而病情稳定者，应早期进行胸膜腔穿刺，抽吸积血，促使肺膨胀，以改善呼吸功能。每次抽吸积血不超过1000ml，以后每天或隔天胸穿，至积血抽完为止。每次抽血后，可注入青霉素80万单位，或庆大霉素12万单位，以预防感染。为便于观察有无进行性出血，宜早期进行胸膜腔引流术，可有效地排净胸膜腔内积血，促使肺充分地膨胀。胸膜腔穿刺、引流，患者取半卧位，于患侧腋后线7~8肋间穿针。

（2）进行性血胸 应在积极防治失血性休克的同时，及时做剖胸探查止血。

（3）凝固性血胸 应行剖胸探查，取出血块和将增厚的纤维层剥脱。

2．药物治疗

（1）气血衰脱 补气摄血，方用独参汤、当归补血汤加三七、白及、炒蒲黄等。

（2）瘀血凝结 活血祛瘀，方用血府逐瘀汤。

（3）血瘀化热 清热凉血化瘀，方用活血散瘀汤合五神汤加减。

3．其他疗法 大量血胸，应输入足够的血液，以防止低血容量性休克。预防和控制胸部感染。必要时给予止血剂。合并胸部其他损伤时，亦应同时进行处理：如有肋骨骨折，予以固定；胸壁软组织挫伤，局部外敷消瘀止痛药膏。

【预防与护理】

血胸患者应严密观察病情变化，预防出血性休克。血胸等失血性疾病，应适当补充营养，增加高蛋白、高维生素及富铁食物。注意伤口卫生，防止胸腔感染。早期适当休息，中后期鼓励患者做深呼吸和主动咳嗽。

【临证备要】

胸部损伤后造成胸膜腔积血称为血胸，有时可与气胸同时存在。血胸的出血来源有三：一是肺损伤，多可自行停止；二是胸壁血管损伤，一般不易自止；三是心脏或胸内大血管的损伤，出血凶猛，伤员常因来不及救治而死亡。出血量不超过 500ml 为小量血胸；出血量在 500 ~1500ml 为中等量血胸；出血量在 1500ml 以上为大量血胸，可严重影响呼吸和循环功能。胸膜腔内的积血不易凝固，但时间稍久，可形成凝固性血胸；日久逐渐形成机化性血胸、纤维胸。治疗时可按非进行性血胸、进行性血胸、凝固性血胸分型。处理时应早期穿刺，防止进一步发展，同时对进行性血胸，要早期控制出血，防止出血性休克，以及呼吸、循环功能衰竭。

第四节　腹部内伤

腹部内伤在平时或战时都较常见，可分为闭合性与开放性两大类。平时以闭合性损伤为常见，多因挫伤、挤压伤引起，少数为尖刀刺伤；战时以开放性火器伤占多数。无论是开放性或闭合性，损伤范围可能仅限于腹壁，也可能同时兼有内脏损伤。单纯的腹壁损伤，一般症状比较轻微，可按一般软组织损伤处理。腹腔内脏损伤后，可导致大量内出血，引起休克，或因消化道穿破，内容物流入腹腔内，发生严重的腹膜炎，病情多危急，应早期正确诊断并及时合理治疗。

【病因病机】

闭合性腹部损伤多由拳击、撞击、堕坠、挤压、冲击等钝性暴力所致。肝、脾肿大或饱食者受外力冲击时，腹肌松弛未及防御性收缩者，则更易引起内脏损伤。开放性腹部损伤多由枪弹、弹片、刺刀或其他尖锐物体直接作用于腹部所致。若腹膜仍然完整，称为非穿透性伤；如腹膜已被穿破，致腹内脏器破裂，甚至脏器脱出，称为腹腔穿透伤。在穿透伤中，有入口和出口者，称贯通伤；只有入口而无出口者，称为盲管伤。

腹部损伤的严重程度与外界暴力的强弱有直接关系，也与腹腔内脏器的组织和解剖位置密切相关。腹部遭受外来暴力作用后，内部气血、经络、脏腑受伤。轻则气血阻滞，络脉破损，营血溢于肌肤之间；重则内动脏腑，甚至内脏破裂。如肝脾等腹腔实质性脏器破裂后，可引起严重出血，使血容量剧降，甚至发生失血性休克。如胃肠、胆等腹部有腔脏器破裂，其内容物流入腹腔，造成腹膜腔污染，产生腹膜炎。由于细菌内毒素的释出被组织所吸收，还可出现中毒性休克。

【诊　断】

1. 腹壁损伤　单纯的腹壁损伤症状比较轻，无腹膜炎和内出血的征象。腹痛、压痛、腹肌紧张多局限于受伤的部位，受伤区域腹部常柔软而无压痛。若有肿块则固定不移，且局限于腹肌的某一部位。令患者收缩腹肌时，疼痛加剧，肿块更明显，有时还可扪及肌肉间断裂或缺损的间隙。

若以伤气为主，则气闷胀满，疼痛走窜，腹软喜按，得嗳气或矢气则痛减；若以伤血为主，则腹部刺痛，瘀肿拒按，常能触及肿块。陈伤者，多因腹壁或腹腔内脏损伤后，引起脏腑间、脏腑和腹壁部粘连，致使气机不利，气血瘀积凝滞，经络壅塞不通，症见面色无华，形体瘦弱，腹部隐痛，轻按则舒，重按则痛，乍轻乍重，可由于劳累受寒而疼痛明显，脉细濡，临床所见多属虚证。

2．腹腔内脏损伤 可分为有腔脏器破裂和实质脏器破裂两种。

（1）有腔脏器破裂 主要表现为腹膜炎，随着胃、肠道的内容物进入腹腔，体温继续升高，脉搏逐渐加快，出现恶心呕吐，持续性剧烈腹痛。腹部压痛明显，有反跳痛，腹肌紧张，以伤处为中心，向全腹扩散，甚至呈"板状腹"。肝浊音界缩小或消失，有移动性浊音，腹胀如鼓，肠鸣音减弱或消失，肛门无排气。X线检查：若膈下出现游离气体，证实有气腹存在，对诊断具有决定性意义。腹腔穿刺可获得混浊液体。腹腔脏器破裂在受伤当时临床症状常不明显，但以后逐渐加重，甚至发生中毒性休克而死亡。

不同脏器的损伤其临床表现也略有不同，如胃、十二指肠、上段空肠和胆囊的损伤，受伤部位多在上腹部或伤道通过上腹部，全身症状出现早且较重，早期即可有休克表现，腹部体征较明显，呈"板状腹"，腹腔穿刺抽吸为胆汁样液体。如为其他小肠或结肠损伤，则受伤部位多在中下腹部或伤道通过中下腹部，早期全身反应较轻，腹膜刺激征亦较前者稍轻，肝浊音界无明显改变，腹部透视多无膈下游离气体，腹腔穿刺抽吸为粪样或脓性液体。

（2）实质脏器破裂 主要表现为腹腔内出血休克。患者可有面色苍白，出冷汗，眩晕，口渴，心悸，神志淡漠，脉搏细数，血压下降，腹部膨隆，压痛及反跳痛，轻度腹肌紧张。腹部表现为持续性腹痛、腹胀。腹部触诊出现移动性浊音，肠鸣音减弱或消失，血红蛋白及红细胞进行性下降。腹腔穿刺可抽出不易凝固的鲜血。如出血既多又快，则伤者迅速陷入失血性休克状态。

临床上常见的腹部实质性脏器损伤是肝脾损伤。肝损伤者，受伤的部位多在右下胸、右腰及右上腹等处。腹痛、压痛及反跳痛以右上腹为甚，牵涉性痛发生于右肩部，可迅速发生腹内大出血，呈现休克征象，还可由于肝内胆汁的流出而引起腹膜炎。X线腹部透视显示右膈上升及活动受限，肝阴影扩大。脾破裂者，受伤部位多在左下胸、左腰及左上腹等处，腹痛和压痛以左上腹最为显著。可迅速发生腹内大出血而出现休克。左下腹腔穿刺可抽出血液。X线腹部透视可见左膈上升，活动受限，有时可显示肠间隙增宽和结肠脾曲下降。脾包膜下出血者，常在受伤后数天出现延迟性脾破裂，极易漏诊。

【鉴别诊断】

腹部闭合性损伤的鉴别诊断应包括以下各点：

1．有无内脏损伤 多数伤者借临床表现可确定内脏是否受损，但仍有不少伤者的诊断并不容易。这种情况常见于早期就诊而腹内脏器损伤体征尚不明显者及单纯腹壁损伤伴明显软组织挫伤者。因此，进行短时间的严密观察十分必要。值得注意的是：有些伤者在腹部以外另有较严重的合并损伤，掩盖了腹部内脏损伤的表现，或因伤者、陪伴者，甚至医务人员的注意力被引至合并损伤的表现而忽略腹部情况。为了防止漏诊，必须做到：

（1）详细了解受伤史　包括受伤时间、受伤地点、致伤条件、伤情、受伤至就诊之间的伤情变化和就诊前的急救处理等。伤者有意识障碍或因其他情况不能回答问话时，应向现场目击者和护送人询问。

（2）重视全身情况的观察　包括脉搏、呼吸、体温和血压的测定，注意有无休克征象。

（3）全面而有重点的体格检查　包括腹部压痛、肌紧张和反跳痛的程度及范围，是否有肝浊音界改变或移动性浊音，肠蠕动是否受抑制，直肠指检是否有阳性发现等。还应注意腹部以外部位有无损伤，尤其是有些火器伤或利器伤的入口虽不在腹部，但伤道却通向腹腔内，导致腹腔内脏损伤。

（4）进行必要的化验　红细胞、血红蛋白与红细胞比容下降，表示有大量失血。白细胞总数及中性粒细胞升高是机体对创伤的一种应激反应，对确定诊断意义不大。血淀粉酶或尿淀粉酶升高提示胰腺损伤或胃肠道穿孔，或是腹膜后十二指肠破裂，但胰腺或胃肠道损伤未必均伴有淀粉酶升高。血尿是泌尿系损伤的重要标志，但其程度与伤情可能不成正比。

通过以上检查，如发现下列情况之一者，应考虑有腹内脏器损伤：①早期出现休克征象者（尤其是出血性休克）；②有持续性甚至进行性腹部剧痛，伴恶心、呕吐等消化道症状者；③有明显腹膜刺激征者；④有气腹表现者；⑤腹部出现移动性浊音者；⑥有便血、呕血或血尿者；⑦直肠指检发现前壁有压痛或波动感，或指套染血者。另外，在多发性损伤时，即使患者没有提供明确的腹痛症状，凡全身情况不好而难以用腹部以外部位创伤来解释者，都应想到腹内脏器损伤的可能。

2．具体损伤的脏器　应先确定是哪一类脏器受损，然后考虑具体脏器。

以下各项表现对于确定哪一类脏器破裂有一定价值：①有恶心、呕吐、便血、气腹者多为胃肠道损伤，再结合暴力打击部位、腹膜刺激征最明显的部位和程度确定损伤在胃、上段小肠、下段小肠或结肠；②有排尿困难、血尿、外阴或会阴部牵涉痛者，提示泌尿系脏器损伤；③有膈面腹膜刺激表现者，提示上腹脏器损伤，其中尤以肝和脾的破裂为多见；④有下位肋骨骨折者，有肝或脾破裂的可能；⑤有骨盆骨折者，提示有直肠、膀胱、尿道损伤的可能。

3．其他辅助检查

（1）诊断性腹腔穿刺术　阳性率可达90％以上，对于判断腹腔内脏有无损伤和哪一类脏器损伤有很大帮助。穿刺点最多选于脐和髂前上棘连线的中、外1/3交界处或经脐水平线与腋前线相交处。抽到液体后，应观察其性状（血液、胃肠内容物、混浊腹水、胆汁或尿液），借以推断哪类脏器受损。肉眼观察不能肯定所得液体的性质时，还应在显微镜下进行观察，必要时可做涂片检查。疑有胰腺损伤时，可测定其淀粉酶含量。如果抽到不凝血，提示系实质性脏器破裂所致内出血，因腹膜的去纤维作用而使血液不凝。抽不到液体并不能完全排除内脏损伤的可能，应继续严密观察，必要时可重复穿刺。

（2）X线检查　如伤情允许，有选择的X线检查对明确诊断有帮助，最常用的是胸片及平卧位腹平片。

（3）B超 主要用于诊断肝、脾、胰、肾的损伤，能根据脏器的形状和大小提示损伤的有无、部位和程度，以及周围积血、积液情况。

（4）CT 对实质脏器损伤及其范围程度有重要的诊断价值。假阳性率低，假阴性率约7%～14%。对肠管损伤，CT检查的价值不大，但若同时注入造影剂，CT对十二指肠破裂的诊断很有帮助。血管造影剂增强的CT能鉴别有无活动性出血并显示出血部位。

（5）其他检查 可疑肝、脾、胰、肾、十二指肠等脏器损伤，但上述方法未能证实者，可做选择性血管造影。MRI对血管损伤和某些特殊部位的血肿如十二指肠壁间血肿有较高的诊断价值。核素扫描能显示肝外胆管和脾的损伤，但精确度远不如B超和CT，基本不用。诊断性腹腔镜检查主要用于临床难以确诊时，一些作者报告其诊断价值不亚于剖腹探查术，而创伤性比剖腹探查小得多，但目前尚未发展为成熟的技术。

【治 疗】

对于一时不能明确有无腹腔内脏损伤的病例，严密观察是诊断中极为重要的一个步骤，以便尽早得出结论而不致贻误手术治疗的时机。观察的内容应包括：①每15～30分钟测定一次脉率、呼吸和血压；②每30分钟检查一次腹部体征，注意腹膜刺激征程度和范围的改变；③每30～60分钟测定一次红细胞数、血红蛋白和红细胞比容，了解是否下降，并复查白细胞数是否上升；④必要时可重复进行诊断性腹腔穿刺术或灌洗术。除了随时掌握伤情变化外，观察期间应做到：①不随便搬动伤者，以免加重伤情；②慎用止痛剂，以免**掩盖伤**情；③禁食，以免万一有胃肠道穿孔而加重腹腔污染。

为了给可能需要进行的手术治疗创造条件，观察期间还应进行以下处理：①积极补充血容量，并防治休克；②注射广谱抗生素以预防或治疗可能存在的腹内感染；③疑有空腔脏器破裂或有明显腹胀时，应进行行胃肠减压。

1．腹壁损伤 单纯的腹壁损伤，可按一般软组织损伤进行处理，如为开放性腹壁损伤，应清创缝合，视伤口污染的程度，适当地使用抗生素和破伤风抗毒血清预防感染。闭合性腹壁挫伤，多属气血凝滞，经络阻塞，内治法以活血祛瘀、行气止痛为主。偏于伤气者，以行气止痛为主，方用顺气活血汤、复元通气散；偏于伤血者，以活血化瘀为主，方用膈下逐瘀汤、桃仁承气汤等。后期可用参苓白术散、八珍汤加减调治，早期局部外敷定痛膏。

2．腹部内脏损伤

（1）急救处理 腹部损伤有时合并其他重要器官损伤者，首先将患者迅速就地抢救。急救时如遇呼吸困难、开放性气胸、明显的外出血等即刻威胁患者生命者，应迅速予以包扎，压迫处理。有四肢骨折者，应在搬运前初步固定。

腹部伤口要妥善包扎。如遇有内脏从伤口脱出，原则上不应送回腹腔，以免造成或加重腹内感染，可用纱布盖好后罩以饭碗保护，再加以包扎。如脱出之肠管已有穿孔，则可用止血钳夹住穿孔处，再将其包扎于敷料内。如有大量内脏脱出，加重休克或脱出内脏有狭窄的可能时，应立即设法送回腹腔，因这时感染不是主要矛盾。

（2）一般疗法 主要是防治休克。对于失血性休克的伤员，应快速输血，以维持伤员足够的血容量。如暂时无输血条件，可给右旋糖酐或乳酸复方氯化钠。腹部有内脏损伤的伤员，不应进食或口服药物。为了减轻腹胀或减少胃肠道液体外漏，应做胃肠减压。所有腹部脏器损伤的伤员，都应及早使用抗感染药物预防感染。对诊断肯定，准备施行手术的伤员，可以使用止痛药，但对诊断不明确者，一律禁止使用止痛药，以免影响继续观察。

（3）手术原则 腹部内脏损伤一旦成立，应尽早行剖腹探查，如能在伤后6小时内进行效果最好，时间越长效果越差。对于未能确诊而又疑有内脏损伤的伤员，要严密观察，积极治疗，必要时可行诊断性剖腹探查术。对腹腔内脏损伤伴有休克的伤员，一般应积极地进行抗休克疗法，待休克得到一定纠正后，再进行剖腹探查术。剖腹探查手术切口选择不仅要满足彻底探查腹腔内所有部位的需要，还应能快速切开和缝合，且创伤较小。常用正中切口，进腹迅速，出血少，可根据需要向上下延长，或向侧方添加切口甚至进入胸腔。腹部有开放伤时，不可通过扩大伤口处探查腹腔，以免伤口愈合不良、裂开和内脏脱出。

【预防与护理】

腹脏内脏损伤被漏诊可导致患者死亡，临床必须高度重视。腹腔内脏损伤一旦明确诊断，应迅速手术治疗，以免发生出血性休克或弥漫性腹膜炎。腹腔脏器等破裂者，无论术前或术后，患者应取半卧位，禁食，必要时予以胃肠减压。凡腹部内伤者，应密切注意腹部体征及体温、脉搏、血压等变化。

【临证备要】

腹部损伤可分为闭合性与开放性两大类，损伤范围可能仅限于腹壁，也可能同时兼有内脏损伤。内脏损伤后，可导致出血性休克或弥漫性腹膜炎。空腔脏器破裂者，以急性弥漫性腹膜炎为典型表现，严重者可出现中毒性休克。实质脏器破裂主要表现为腹腔内出血休克。要根据损伤和疼痛的部位，结合临床检查判断是哪一类脏器损伤以及损伤的程度。诊断性腹腔穿刺对于判断腹腔内脏有无损伤和哪一类脏器损伤有很大帮助。对于一时不能明确有无腹部内脏损伤的病例，严密观察是诊断中极为重要的一个步骤，以便尽早得出结论而不致贻误手术治疗的时机。观察的内容应包括：一般生命体征、腹膜刺激征、血象、诊断性腹腔穿刺。观察期间应禁食，不随便搬动伤者，慎用止痛剂。同时应积极补充血容量，防治休克，预防或治疗可能存在的腹内感染。在病情观察中如果出现症状体征加剧、生命体征恶化等变化，应及时做剖腹探查，尽管可能会有少数伤者的探查结果为阴性，为了拯救生命，只要严格掌握指征，剖腹探查术所付出的代价是值得的。

第十三章

骨 病

第一节 骨 病 概 论

一、中医骨病学范畴与分类

中医骨病学是以中医理论为指导，结合现代科学和西医学知识来研究骨与关节系统疾病的发生、发展及其防治规律的一门临床学科，是中医骨伤科学的重要组成部分。主要研究除外伤之外，发生于骨、关节、筋膜、肌肉等运动系统的疾病。骨病常将病因、病理及临床表现作为分类依据，用以指导治疗。中医骨病常分为以下几大类（表 13－1）：

表 13－1 中医骨病分类

分 类	疾 病 范 围
骨与关节先天性畸形	成骨不全、软骨发育不全、石骨症、脊椎裂、先天性脊柱侧弯、先天性髋关节脱位、并指畸形等
骨痈疽	急性化脓性骨髓炎、慢性骨髓炎、化脓性关节炎、骨梅毒等
骨痨	骨与关节结核
骨痹	风湿性关节炎、类风湿性关节炎、骨与关节退行性关节炎、强直性脊柱炎、血友病性关节炎、痛风性关节炎、神经性关节炎，及部分骨代谢性疾病，如骨质疏松症等
骨痿	多发性神经炎、小儿麻痹后遗症、骨软化症、佝偻病等
骨蚀	成人股骨头缺血性坏死、股骨头骨骺软骨病、胫骨结节骨骺软骨病、脊椎骨骺软骨病、腕舟骨缺血性坏死、足距骨缺血性坏死等
骨肿瘤	良性骨肿瘤、恶性骨肿瘤、转移性骨肿瘤和瘤样病损，如骨瘤、骨样骨瘤、骨巨细胞瘤、血管瘤、骨肉瘤、软骨肉瘤、纤维肉瘤、骨髓瘤、脊索瘤、尤文肉瘤、滑膜瘤、骨囊肿、骨纤维异样增殖症等
地方病与职业病	大骨节病、氟骨病、振动病、减压病、铅中毒、镉中毒、磷中毒等

二、病因病机

（一）病因

引起骨病的原因是多种多样的。六淫邪毒侵袭为外因，情志所伤为内因，饮食饥饱、金疮踒折、疰杵附着为不内外因，从总体上对病因作了概括。

1．外因 指外邪侵袭人体，引起筋骨为病的因素，包括外感六淫、劳力伤害、毒物、放射线等。

（1）外感六淫 《素问·痹论》曰："风、寒、湿三气杂至，合而为痹也。"《诸病源候论·风湿腰痛候》曰："劳伤肾气，经络既虚，或因卧湿当风，而风湿乘虚搏于肾，肾经与血气相击而腰痛。"都说明外感六淫是痹证的发病原因。

（2）邪毒感染 《医宗金鉴·痈疽总论歌》曰："痈疽原是火毒生。"感受不同的邪毒，可引起不同的疾病，如附骨痈、附骨疽、关节流注、骨痨、骨梅毒等。

（3）劳力伤害 《素问·宣明五气》曰："久视伤血，久卧伤气，久坐伤肉，久立伤骨，久行伤筋。"五劳可以引起气、血、筋、骨、肉损伤。

（4）地域环境 《素问·异法方宜论》指出不同的地理环境、气候条件、饮食习惯，能引发如大骨节病、氟骨病、佝偻病等不同的骨病。

（5）毒物与放射线 经常接触有害物质，包括各种不利于人体健康的无机毒物、有机毒物和放射线，均能导致骨损害。

2．内因

（1）先天缺陷 有些疾病与生俱来，属先天缺陷。许多先天畸形，如先天性马蹄内翻足、先天性髋关节脱位在出生时即已存在；有的是发育生长过程中逐渐出现，如先天性脊柱侧弯症、脆骨病、多发性外生骨疣。

（2）年龄 幼儿时期，稚阴未充，稚阳未长，易患感染性骨关节病，而老年人肝肾亏损，天癸竭，多患退行性骨关节病。

（3）体质 肾精充实，筋骨劲强，不易发生筋骨疾病；反之身体虚弱，肝肾亏损，则邪毒乘虚而入，易发骨痨或骨痈疽。

（4）营养障碍 营养障碍、后天失养可引起骨的代谢疾病，如佝偻病、骨软化症、骨质疏松症。

（二）病机

1．气血病机

（1）气滞血瘀 《素问·阴阳应象大论》曰："气伤痛，形伤肿。先痛而后肿者，气伤形也；先肿而后痛者，形伤气也。"肿与痛是气血运行受阻后筋骨关节病变的临床表现。

（2）气虚 气由先天之"肾中精气"、后天肺吸入的"清气"及脾胃化生的"水谷精气"组成。因生成不足或过度消耗而致病，见于严重的或慢性的骨关节疾病。表现为神疲乏力、面色㿠白、少气懒言、胃纳不馨、自汗等。

（3）血虚 多由于体内化生不足或失血过多引起，表现为面色苍白、爪甲失华、头晕目眩、心悸气短、舌淡白、脉细弱无力等，因血不养筋，常见关节僵硬痉挛、肢体麻木等症。

2. 脏腑病机

（1）肾精不足 骨的生长、发育、修复均依赖于肾精濡养。肾精不足，在小儿可发生五迟五软，在成人则可发生骨痿。肾虚骨枯，外邪侵犯则可发生骨痹疽、骨岩。

（2）肝失调畅 《素问·痿论》："宗筋主束骨而利机关也。"筋与骨关节功能关系密切。筋的功能依赖于肝血的濡养和气机调畅，如病则可出现肢体麻木，关节挛缩或萎废失用。

（3）脾不健运 《素问·痿论》曰："脾主身之肌肉。"《灵枢·本神》曰："脾气虚则四肢不用。"脾为后天之本，水谷精微化生之源。脾病则运化失常，化生无源，肌肉筋骨失养。临床表现为肌肉瘦削，四肢疲惫，或酸萎不用，伤病亦难以恢复。

三、诊断

（一）四诊

望、闻、问、切是诊查骨病的基本方法。

1. 望诊

（1）全身望诊

①神色：察神观色可以判定病情的严重程度。得神者昌，失神者亡。

②体态：指人的身体轮廓，某些骨病有独特体态，如强直性脊柱炎可表现为"尻以代踵，脊以代头"的体态。

③步态：下肢骨病常有特异性的步态，如肢体短缩步态、髋关节先天性脱位的鸭步步态、腓总神经麻痹时的跨阶步态。

④姿态：某些骨病患者有特殊姿态以减轻病痛，如颈椎结核患者常用双手撑扶下颌。

（2）局部望诊

①畸形：骨病多见畸形，如脊柱结核常见角状后凸畸形、特发性脊柱侧凸症因椎体旋转而形成剃刀背样畸形、先天性足内翻的马蹄足畸形。

②萎缩：肌萎缩无力是痿证的最主要临床表现。进行性肌萎缩症出现双侧四肢对称性近端肌肉萎缩，肌萎缩性侧索硬化症呈双前臂广泛萎缩，伴肌束颤动。

③挛缩：常因肌肉缺血性改变或筋、腱挛缩而形成关节形态和功能异常。如髂胫束挛缩时，髋关节呈屈曲、外展、外旋畸形。

④肿胀：骨病常伴有肿胀。观察肿胀要双侧对比。痈疽、骨痨、骨肿瘤常有局部肿胀，脊柱结核因流痰下注常可在腰三角、腹股沟部甚至膝、踝关节内侧发现肿胀。发生于关节部位的痹证，也常见关节肿胀。

⑤肤色：良性骨关节肿瘤，肤色正常，恶性者多有肤色发红甚或肤薄、色亮泽、紫绀。风湿性关节炎皮肤可出现环形红斑和结节，骨纤维异样增殖症常伴有咖啡色样色素沉着。

⑥创口：主要观察创口大小，肉芽老嫩，周围有无红肿，脓液的颜色、黏稠程度及有无腐肉及死骨排出。

2．问诊 问诊是诊疗过程中十分重要的环节。特别是初诊时，应尽一切可能通过问诊对疾病的发生、发展及其临床特点了解透彻，复诊时通过询问了解治疗效果和有无药物的毒副反应。应根据患者的主诉，既全面又有侧重地进行询问。青少年骨关节疼痛肿胀应高度警惕骨痛疽、骨痨、骨肿痛的发生，应着重了解起病过程的缓急、有无发热寒颤、疼痛程度、有无肿块等；老年患者以退行性关节病多见。要了解患者的基本情况，特别是对肿痛史要详细了解，警惕转移性骨肿瘤的发生。

3．闻诊 通过闻其五音的响亮、低微以判定患者的虚实寒热。还应注意在肢体活动时有无异常响声，如关节摩擦音或弹响声。嗅五味以求治之本，胃火炽盛时口气臭秽，宿食停滞则口气酸腐，大便酸臭多为湿热夹食滞证，便溏不臭多为脾胃虚寒，小便黄赤浊臭多为膀胱湿热。脓液恶臭多为附骨痈，腥气多为骨痨。

4．切诊

（1）切脉 风湿性关节炎早期多见浮脉，病邪在经络肌表；类风湿性关节炎邪郁于里，气血内困，多见沉脉；附骨痈、热盛肉腐，脉多见数；骨肿瘤耗精伤气，晚期多见虚脉。

（2）触诊 通过触诊主要了解局部皮温高低，以判定病的寒热属性。根据局部有无肿块与压痛，肿块的大小，与皮肤、骨、关节的关系，表面的光滑度，软硬度及生长速度，判别其善恶。

（二）关节运动检查

主要进行主动和被动运动检查。一般先检查主动运动，后检查被动运动，并与正常关节运动进行对比。若关节不能主动运动而被动运动正常或幅度超过正常关节，说明病变可能是肌肉、韧带、神经疾患；若主动运动与被动运动均受限，提示病变在关节或周围软组织内。关节活动受限，依据程度及病理性质不同，可分为关节强硬、关节强直、关节僵硬和关节挛缩4类。关节运动检查时是否合并疼痛也应记录。

（三）肌肉检查

主要检查肌容积、肌力与肌张力。肌容积主要观察有无肌肉萎缩和肥大，通过测量肢体周径以判断肌容积正常与否。肌力的测定主要为了判断运动神经元或肌肉损伤的程度和范围，根据肌力大小临床分为6级。当运动神经元或周围神经损害时，肌力减弱或消失，肢体部分或完全瘫痪。正常人体肌肉拮抗平衡，保持一定的张力，当张力增高或减低时可引起关节功能障碍，各种痿证、痹证、督脉损伤常引起肌力失衡。上运动神经元损伤时肌张力增加，下运动神经元损伤时肌张力减低。

（四）神经检查

主要包括感觉、反射和自主神经检查。

1．感觉检查 感觉障碍可分为感觉消失、感觉减退、感觉过敏、感觉分离、感觉过度和异常感觉6种。根据皮肤感觉障碍的节段分布可以确定脊椎病变部位和损害的类型。

2．反射检查 包括生理反射和病理反射。生理反射包括深反射和浅反射，深、浅反射的减弱或消失表示反射弧的抑制或中断。上运动神经元损伤时深反射增强，出现髌阵挛或踝阵挛，浅反射减弱或消失，出现病理反射；下运动神经元损伤时，深浅反射俱减弱或消失，不出现病理反射。

3. 自主神经检查 主要通过检查皮肤及附属器营养状态、颈交感神经的功能及皮肤划痕试验来帮助病损定位。

（五）化验检查

在骨病中，最常用的化验检查如下：

1. 血液检查 包括红细胞计数、血红蛋白、白细胞计数及分类、血小板计数、出凝血时间、凝血酶原时间及红细胞沉降率测定等。骨结核、恶性骨肿瘤时红细胞及血红蛋白减少，骨与关节感染时白细胞总数及中性粒细胞增多，血沉增快则见于多种骨疾病。

2. 生化检验 包括尿液、脑脊液检查，血清钙、磷、碱性磷酸酶、血尿酸盐、血清白蛋白、血浆蛋白电泳测定及肝、肾功能检查。如骨的恶性肿瘤常可引起血清钙升高、碱性磷酸酶升高，痛风性关节炎可有血浆尿酸盐升高，佝偻病血清钙降低。

3. 免疫学及细菌学检查 常用的检查有康氏反应、华氏反应、结核菌素皮内试验、抗溶血性链球菌素 "O" 测定、C反应蛋白、抗核抗体、免疫球蛋白、类风湿因子以及各种标本的细菌培养、药敏试验等。骨梅毒患者康氏反应、华氏反应呈阳性。类风湿因子阳性，提示类风湿性关节炎，而关节液中细菌培养阳性则可诊断为化脓性关节炎。怀疑有转移性骨肿瘤时，可以做肿瘤标志物免疫学测定，如甲胎蛋白、癌胚抗原、糖类抗原199、前列腺特异性抗原等测定。

（六）影像学检查

1. X线检查 可以显示骨与关节的全貌，对骨病的诊断是必不可少的。骨病的基本X线表现如下：

（1）外形异常 先天性畸形、骨发育异常及肿瘤、骨结核、佝偻病、骨软骨病等常表现为骨干的弯曲、骨端的膨大、骨骼的大小及长短差异，及局部的肿块、缺损、边缘不规则等，转移性脊柱肿瘤椎体常因压缩表现为楔形变。

（2）骨膜异常 正常骨膜不显影。在骨痈疽或骨肿瘤时常见局部的骨膜反应，先天性发育障碍、营养不良及血液病亦可见骨膜反应。

（3）骨质异常 主要表现为骨质疏松、骨质软化、骨质增生和骨质破坏。老年人、妇女绝经期、营养或代谢障碍、内分泌疾患等X线表现为全身骨质疏松或软化；而骨痈疽等可出现局限性骨质疏松；骨痈疽、骨痨和骨肿瘤所致的骨组织破坏，X线常表现为局部密度减低或因骨质破坏出现骨质缺损；慢性骨髓炎、骨纤维异样增殖症等可表现为骨质硬化；而在增生性关节炎时可在关节周缘出现增生性骨赘；X线表现有死骨形成时多由于骨髓炎或骨结核，而有瘤骨出现时则为骨的恶性肿瘤。

（4）关节间隙异常 主要观察关节间隙的宽窄、是否对称、有无脱位和关节内游离体及关节强直存在。化脓性关节炎及关节结核，早期因关节积液，常见关节间隙增宽；退行性关节病及类风湿性关节炎，关节间隙变窄；先天性畸形及化脓性关节炎、骨结核后期等常见关节脱位和关节强直；关节软骨瘤、神经性关节炎则可发现关节内游离体影。

2．CT、MRI 检查 CT 可提供骨骼横断面情况，可以发现小的病灶和 X 线检查不易发现的脊柱、骨盆等部位的病变，还能显示骨内和软组织的早期改变。MRI 对骨髓、脊髓及软组织的病变信号反映敏感，对诊断椎间盘病变、韧带病变、椎管内病变及转移性骨肿瘤很有帮助。

四、治疗

总的原则是在辨病与辨证相结合的基础上调整气血、脏腑、经络的功能，使机体邪去正安、气血调和、阴平阳秘。

（一）内治法

临证必须通过辨证求因，审因论治，才能取得好的治疗效果。

1．解毒法

（1）清热解毒 适用于热毒留滞筋骨，或内蕴营血。血喜温而恶寒，应用本法应防止寒凉太过。常用五味消毒饮、黄连解毒汤、仙方活命饮、清营汤、犀角地黄汤等。

（2）温阳解毒 适用于阴寒内盛之骨痨或附骨疽，常用阳和汤、消核散等。

（3）疏泄解毒 适用于地方性或职业性骨疾病，通过利尿、泻下使毒邪排出体外。在使用时应注意要适度，不可过下伤津。常用五苓散、增液承气汤、龙胆泻肝汤等。

2．活血法

（1）行气活血 适用于气血凝滞有肿痛者。常用桃红四物汤、血府逐瘀汤、膈下逐瘀汤等。

（2）活血解毒 适用于血瘀与毒邪内聚之恶性骨肿瘤，常用六军丸、琥珀黑龙丹等。

3．通络法

（1）祛邪通络 适用于痹证疼痛者，常用蠲痹汤、三痹汤等。

（2）舒筋解痉 适用于筋腱挛缩者，常用羚羊钩藤汤、镇肝熄风汤、大活络丹等。

（3）温经通络 适用于寒湿之邪阻于经络而肢节疼痛者，常用麻桂温经汤等。

4．补益法

（1）补益气血 适用于骨病体亏，面色萎黄、神疲乏力、纳呆脉虚者，常用八珍汤、十全大补汤等。

（2）托里排脓 适用于正虚不能托毒外出或虽已破溃，但排脓不畅者，常用托里消毒散、透脓散。

（3）补益肝肾 适用于筋骨痿软、步履艰难者，常用健步虎潜丸；损伤后期肾阴虚者，常用六味地黄丸；肾气虚损，筋骨痿软者，常用补肾壮筋汤。

（4）补益脾胃 适用于骨病表现为脾胃虚弱者或中气下陷者，常用参苓白术散、补中益气汤。

（二）外治法

1. 敷贴法 常用的有敷药、膏药与药粉等不同剂型。

（1）敷药 骨病敷药具有直接、迅速、使用方便的优点。常用的敷药按功能分为以下几类：①消瘀止痛类：适用于因瘀致痛的骨关节病，常用消瘀止痛药膏、定痛膏、三色敷药、消肿散、活血散等；②清热解毒类：适用于骨痹疽局部热痛或溃烂者，常用金黄散、四黄散、芙蓉散、消毒定痛散等；③温经通络类：适用于寒湿痹痛，关节活动欠利者，常用温筋通络膏、舒筋散等；④生肌拔毒类：适用于窦道口流脓不止，创面破溃不愈合者，常用生肌玉红膏、生肌象皮膏等。

（2）膏药 膏药携带方便，药效持久。祛风散寒类适用于各类痹证，常用狗皮膏、宝珍膏、万应膏、万灵膏及舒筋活络膏等；拔毒提腐类适用于骨痹疽创面破溃者，常用骨疽膏、太乙膏、密陀僧膏等。

（3）药粉 祛腐拔毒类适用于瘘管、窦道或溃疡经久未愈者，常用红升丹、白降丹等；生肌长肉类适用于肉芽创面新鲜，常用珍珠粉、生肌八宝丹等；温经散寒类适用于各类痹证，常用丁桂散、桂麝散、四生散等。

2. 涂擦法 用药水或油膏涂擦患处，或在施理筋手法时涂擦。适用于痿证、痹证及筋挛等疾病。常用酒剂、油剂或油膏等剂型。

3. 熏洗法 用药物煎汤熏洗患部，达到疏通经络、祛风活血、止痛解痉的作用。常用以下几种方法：

（1）熏蒸 指用含药蒸气熏蒸患处，适用于痿、痹、筋挛等病，常用八仙逍遥汤、风伤洗剂等。

（2）热罨 在不便使用熏蒸法的部位，将浸泡在煎药热汁中的纱布取出覆盖在患处。

（3）淋渍 用纱布蘸汤药，淋洗或浸渍患处，以清洗和消除创面脓液或腐肉，常用银菊汤、芩艾汤等。

（4）浸洗 将肢体直接在药液中浸泡。通常每天洗 2～3 次，每次 15～20 分钟。

第二节　化脓性骨髓炎

化脓性骨髓炎是因化脓性细菌侵入骨骼，引起骨组织的化脓性感染。《五十二病方》有"骨疽"的记载。《诸病源候论》中首次使用了"附骨痈"和"多骨疽"两种病名。临床常见急性、慢性和硬化性骨髓炎 3 种类型。脊椎化脓性骨髓炎少见。

本病感染途经：①血源感染：指身体其他部位的化脓性感染病灶中的细菌经血液循环至骨，引发骨感染，称为血源性骨髓炎；②邻近组织感染：指骨周围组织的化脓性感染细菌直接蔓延到邻近的骨组织引发的骨感染；③开放性感染：指外伤致开放性骨折，断端被细菌直接污染或骨科手术过程发生的术中感染。由于各类骨髓炎的发病机制不同，治疗方法也有差别。

急性化脓性骨髓炎

急性化脓性骨髓炎是骨与周围组织的急性化脓性疾病，古称"附骨痈"、"贴骨痈"。中医将急性化脓性骨髓炎归属于痈，其病因为"外邪贼风"，性属热，病位在骨。本病多见于 10 岁以下儿童，好发于四肢长骨的干骺端，短骨、扁骨及脊椎也可发病。

【病因病机】

本病常见的致病菌是金黄色葡萄球菌，其次为乙型链球菌和白色葡萄球菌；由大肠杆菌、绿脓杆菌、肺炎双球菌所致者少见。血源性骨髓炎的病理特点是骨质破坏、坏死和新骨形成同时并存，早期以破坏、坏死为主，后期以新骨形成为主。

1. 邪毒注骨 皮肤、咽喉部、耳道等部位化脓性疾病后，余毒未尽，循脉深隐依附于骨，遇时而发，邪毒致络脉阻塞，气血壅滞，郁而生热，热毒内蕴，腐骨化脓，遂成本病。

2. 损伤感染 外伤或手术使筋骨外露，邪毒侵袭，阻滞经络，气血瘀滞，热盛肉腐，附骨成痈。或因跌仆闪挫使局部气血凝滞，红肿热痛，积瘀成痈，借伤成毒，热毒流注筋骨而发病。

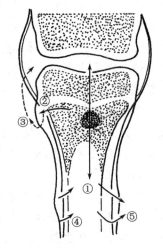

①干骺端病灶向骨髓腔发展，可进入关节腔；②穿破骨皮质侵入骨膜下；③穿破骨膜至关节周围，可再进入关节；④骨膜下与骨髓腔经骨小管相通；⑤穿破骨膜至软组织

图 13 - 1　胫骨上端急性化脓性
骨髓炎扩散途径

3. 正气虚弱 "正气存内，邪不可干"，"邪之所凑，其气必虚"，外邪、贼风、邪毒、积瘀是附骨成痈的外因。如营卫调和，气血流畅则外邪不能留聚蕴结。

血源性骨髓炎大多数发生在长骨的干骺端。细菌经血液循环，引起菌血症并传播至骨内，在干骺端生长繁殖，形成感染病灶。随着病情的继续发展，可出现 3 种转归：①炎症吸收：由于身体抵抗力强、细菌毒力低、治疗及时，感染灶迅速被控制，炎症吸收则痊愈。②形成局限性脓肿：身体抵抗力与细菌毒力抗争相当，炎症局限，形成局限性脓肿。③形成弥漫性骨髓炎：身体抵抗力弱、细菌毒力强、治疗不及时，则病灶迅速扩大而形成弥漫性骨髓炎。此时病灶内的脓液首先在骨髓腔内蔓延，再经哈佛管（Haversion's Canal）和福克曼管（Vockmann's Canal）达骨膜下，形成骨膜下脓肿。也可先穿破干骺端的骨皮质，达骨膜下，形成骨膜下脓肿，再经哈佛管和福克曼管进入骨干骨髓腔。骨膜下脓肿继续增大可穿破骨膜，进入软组织，形成蜂窝织炎或软组织脓肿，然后穿破皮肤，流出体外，形成窦道。此后急性炎症的症状逐渐消退，转入慢性骨髓炎阶段。儿童患者脓肿可由干骺端骨皮质进入关节，成人患者脓肿可直接穿入关节，形成化脓性关节炎（图 13 - 1）。

【诊　断】

1. 临床表现　临床一般分为初期、成脓期及窦道形成期。

（1）*初期*　起病急，在短暂的全身不适后，骤起恶寒发热，继而寒战高热，体温至39℃以上，苔由薄白转至黄腻，脉象洪数，有明显的毒血症。儿童可见烦躁、呕吐、惊厥。重者可出现感染性休克和昏迷。

（2）*成脓期*　约在起病后3~4天，患部剧痛，呈胀痛或跳痛，发于四肢骨则因肌痉挛使肢体屈曲，抗拒被动活动，局部皮温升高，有局限性压痛。发病部位如肌肉丰满，则肿胀不明显，反之则局部皮肤发亮、肿胀。骨膜下脓肿形成时压痛更明显。当脓液穿破骨膜后疼痛骤然减轻，形成软组织脓肿。此时局部的红、肿、热、痛更加明显。病灶临近关节可出现反应性关节积液，出现关节肿胀，脓液沿髓腔扩散则疼痛与肿胀范围广泛，范围大时，可发生病理性骨折。

（3）*窦道形成期*　由骨膜下脓肿破溃至软组织，形成深部脓肿，由深部脓肿至皮肤破溃形成窦道，约为3~4周后。皮肤窦道形成后，身热及肢痛逐渐缓解，出现精神疲惫，少气乏力，形体虚弱，面色苍白，舌淡苔少，脉象细数。

2. 实验室检查　白细胞计数增高，一般在 $10 \times 10^9/L$ 以上，中性粒细胞可占90%以上。在未使用抗生素前血培养常可有阳性结果。细菌培养同时，应做抗生素敏感试验。

3. 病灶穿刺　于可疑病灶处，由浅向深边吸边深入抽吸。当抽得混浊液体或血性液体时，做涂片检查和细菌培养。涂片发现脓细胞或细菌即可明确诊断。

4. 影像学检查　X线的阳性表现一般发生于发病2周后，早期的X线表现主要是层状骨膜反应及局部性干骺端骨质稀疏，其后逐渐演变为干骺区散在虫蚀样破坏，并向髓腔扩散，骨皮质不规则变薄。最后典型的X线表现是在骨破坏区出现死骨、空洞、增生或包壳。死骨的骨密度高，无骨小梁结构。少数病例可见病理性骨折。CT和MRI检查在早期即可发现异常。

5. 核素骨显像　发病后病灶部位血管扩张和血流增多，使99m锝浓聚于病灶部位。此项检查在发病后48小时即可有阳性发现。

【鉴别诊断】

1. 蜂窝织炎和深部脓肿　二者均为化脓性感染，因为发病部位不同，两者的临床表现是不同的：①急性骨髓炎全身毒血症状明显，而蜂窝织炎及深部脓肿局部红、肿、热、痛更明显。②急性骨髓炎多发生于四肢长骨的干骺端，患者多拒动，肢体屈曲，疼痛部位深；而蜂窝织炎及深部脓肿除了关节部位发病者，多数对关节活动无影响。③大多数蜂窝织炎其红肿热痛较表浅，且局限在肢体一侧的一个范围，不像急性骨髓炎的患肢呈弥漫性红肿热痛。④分层穿刺培养结果可明确炎症部位。

2. 化脓性关节炎　化脓性关节炎的病变在关节内，化脓性骨髓炎的病变在关节外。化脓性关节炎早期即有关节滑膜炎，疼痛和压痛均局限于受累关节，关节活动明显受限，关节周围肌肉痉挛，如行关节穿刺可抽出脓性关节液；化脓性骨髓炎则可在病变及脓液流注部位抽出脓液。

3．骨肉瘤 骨肉瘤多起源于长骨干骺端，疼痛肿胀、局部皮肤血管扩张、皮温高、皮肤红热。疼痛初起为隐痛、阵痛，迅速转变为剧痛，不能忍受，尤以夜间为甚。肿块坚硬、压痛明显、生长快，发热没有化脓性骨髓炎那么严重。白细胞计数稍增高，血清碱性磷酸酶、乳酸脱氢酶常增高。X线表现有增生性骨膜反应，可见典型的柯德曼（Codman）三角。

4．尤文肉瘤 尤文（Ewing）肉瘤好发于儿童，肿瘤多位于骨干部。发病初期，多有高热，早期X线也可表现为分层性的骨膜反应，与急性化脓性骨髓炎十分相似。然而，尤文肉瘤病变靠近骨干，破坏区广泛，早期产生放射状骨膜反应，全身症状和局部症状不如急性骨髓炎剧烈。病理检查可以确诊。

【治　疗】

早期应积极控制感染，防止转为慢性骨髓炎。

1．中医药治疗

（1）初期　治法是清热解毒，化瘀通络。

①内治法：病初起，痛不剧，症见恶寒发热，脉浮数，苔薄白，治以清热解毒，方用仙方活命饮合黄连解毒汤或五味消毒饮；症见壮热寒战，脉滑数，舌质红，苔黄腻，治以清营退热，方用黄连解毒汤合五味消毒饮加乳香、没药；症见高热神昏，烦躁不安，脉洪大，舌质红，苔黄，治以凉血解痉，方用犀角地黄汤合黄连解毒汤。神昏者加服安宫牛黄丸、紫雪丹等。

②外治法：选用拔毒消疽散、双柏膏、金黄膏、玉露膏等外敷肿痛处。为缓解肌肉痉挛、减轻疼痛、防止病理性骨折，患肢采用小夹板或牵引等方法固定制动。

（2）成脓期　治法是先清营托毒，后托里透脓。

①内治法：症见高热、肢端剧烈胀痛，治以清热解毒止痛，方用五味消毒饮、黄连解毒汤合透脓散加减；患肢环形肿胀、红热疼痛，治以托里止痛，方用托里消毒散加减；症见神昏谵语，斑疹隐现者，治以凉血解痉，方用犀角地黄汤、清营汤，或安宫牛黄丸。

②外治法：局部继续外敷上药，患肢制动。

（3）窦道形成期　脓毒破溃后，疼痛减轻，高热渐退，正气受损，治宜扶正托毒，祛腐生新，使创口早日愈合。

①内治法：初溃后，气血充实，脓多稠厚，治以托里排脓，方用托里消毒饮；溃后日久，脓液清稀，量多质薄，气血虚弱，治以补益气血，方用八珍汤。如偏阳虚有畏寒者用十全大补汤；如气阴两亏，口干纳呆，舌光无苔，用生脉散加山楂、谷麦芽等。

②外治法：疮口可用大黄液冲洗，并根据脓腐情况选用九一丹、八二丹、七三丹、五五丹、生肌散药捻，或用黄连液纱条插入疮口中，每日换药1次，外敷玉露膏或生肌玉红膏。疮口太小或疮口僵硬，腐肉不脱，可选用白降丹、红升丹、千金散药捻，插入疮口内，促使脓腐脱出。疮口腐肉脱、脓水将尽时，选用八宝丹、生肌散生肌收口。

2．抗生素治疗 早期、足量有效的抗生素治疗。在致病菌没有确定时，应联合应用抗生素。一种针对最常见的致病菌金黄色葡萄球菌，另一种可选用广谱抗生素。反复多次细菌培养和药敏试验对于选择抗生素十分重要。

3．手术治疗 目的是使脓液得以及时引流，减轻局部症状，纠正毒血症，防止其转变为慢性骨髓质。出现下列情况时应施行手术：①初期经 4～6 天非手术治疗后，全身和局部症状无好转甚至恶化；②骨膜下脓肿形成，或脓肿穿破骨膜造成软组织脓肿；③脓液在骨髓内广泛扩散并有死骨形成；④脓液进入关节；⑤窦道形成并久治不愈。

【预防与护理】

增强机体抵抗力，对开放性损伤及时进行彻底清创，预防化脓性骨髓炎的发生。患者注意饮食营养，增强体质。对体温高于 39℃者，配合使用物理降温。根据病情需要予以输液、输血。抬高患肢，以利减轻肿胀；限制患肢活动，必要时用石膏托固定患肢，防止发生病理性骨折。患肢早期红肿无破溃伤口，可外敷清热解毒之中药。

【临证备要】

急性化脓性骨髓炎是骨与周围组织的急性化脓性疾病。血源性骨髓炎大多数发生在长骨的干骺端，因干骺端有丰富的毛细血管网，此处血流缓慢，血中细菌容易在此停留。本病常见的致病菌是金黄色葡萄球菌，其次为乙型链球菌和白色葡萄球菌等。因身体抵抗力、细菌毒力强弱及治疗适当与否可出现炎症吸收、形成局限性脓肿或弥漫性骨髓炎等 3 种转归。血源性骨髓炎病理特点是骨质破坏、坏死和新骨形成同时并存。早期以破坏、坏死为主，后期以新骨形成为主。临床表现为寒战高热，体温至 39℃以上，疼痛剧烈，当脓肿溃破后则疼痛骤减。病灶穿刺检查可明确诊断，但有时需反复检查才能确诊。早期诊断和治疗对预后有决定性意义。X 线检查对早期诊断意义不大，MRI 及放射性核素扫描检查有助于早期诊断。早期应用足量、联合、有效的抗生素治疗可以防止转变为慢性骨髓炎。当脓肿和死骨形成，脓液有进入关节形成化脓性关节炎的可能时，应及时手术。

慢性骨髓炎

急性骨髓炎未能彻底控制，反复发作演变为慢性骨髓炎；亦有低毒性骨感染，在发病时即表现为慢性骨髓炎，是骨的慢性感染。

本病的特点是病程长，由数月至数十年不等。多伴有窦道和骨组织局部的增生、硬化、坏死，死腔、包壳、脓肿并存。

【病因病机】

因受脓肿刺激，骨膜下化骨形成一层新骨，逐渐增厚形成骨包壳，包壳厚薄不规则，内有多个孔道与髓腔相通。骨干在失去来自骨膜的血液供给的同时，骨内的供血滋养血管也因炎症形成血栓，使骨内供血阻塞，形成死骨，小块死骨可被吸收或经窦道排出，大块死骨留在内，使窦道口不能闭合，成为慢性骨髓炎的病理基础。死骨排净后，窦道口可闭合。骨内腔隙由瘢痕或新生骨替代，慢性骨髓炎可达临床治愈。部分大的腔隙内残留的致病菌，在一定条件下被激发引起感染复发。窦道使病灶与外界相通，窦道口表皮会内陷生长深入到窦道内。窦道部软组织长期受到脓液的刺激可恶变为鳞状上皮癌。

慢性骨髓炎致病菌大多数为金黄色葡萄球菌，由于窦道形成，绝大多数病例表现为混合感染。近年来革兰阴性菌引起的骨髓炎增多。

【诊　　断】

1．临床表现

（1）有感染史，多数慢性骨髓炎有急性血源性骨髓炎病史。

（2）有窦道，窦道口可反复闭合和破溃。窦道口内常排出稀薄脓液和细小死骨。窦道口有肉芽组织，周围皮肤呈暗紫色色素沉着。脓液排出不畅时，局部红、肿、热、痛明显，并可有全身发热及不适。死骨排出，窦道口闭合后，常会有一段静止期。在抵抗力下降时可诱发急性发作。部分病灶由于没有肌肉覆盖，可出现骨骼外露。

（3）有骨骼畸形，如扭曲和增粗畸形。儿童因为皮肤边缘与病变骨骼紧密相连，影响骨骼正常生长，肢体可出现短缩畸形。

（4）因反复发作，多见形体疲软、面色苍白、神疲乏力、盗汗或自汗、食欲减退、舌质淡、苔薄白、脉细数等脾肾两虚、气血双亏症状。

2．影像学检查　早期骨感染可呈不规则虫蛀样破坏，局部骨质稀疏，骨膜呈层状反应，与正常骨膜交界处可见三角形骨膜反应，逐渐出现局部骨质硬化，骨骼增粗，边缘不规则。可见不规则的片状或条状灰白色密度增高死骨影，周围包绕密度减低影，死骨没有骨小梁结构。CT可明显显示脓腔与死骨。

【治　　疗】

1．中医治疗　慢性骨髓炎多正气虚弱，虚中夹实，在治疗上应扶助正气、攻补结合、内外兼治。

（1）急性发作期　清热解毒，托里排脓，予透脓散合五味消毒饮。初起局部微红微肿，外敷金黄膏、玉露膏、拔毒消疽散；破溃后用冰黄液或三黄液冲洗，黄连液纱条填入疮口内，外用玉露膏或生肌玉红膏外敷。

（2）慢性期　扶正托毒，益气化瘀，予神功内托散，可配服醒消丸、小金片、十全大补汤、人参养荣汤等。皮肤无窦道，内有细小死骨者，外敷拔毒消疽散；窦道经久不愈者，用七三丹或八二丹药线插入疮口内，外敷生肌玉红膏；外有窦道内有死骨难出者，用金黄散或五五丹药线插入疮口内，腐蚀窦道以利死骨及脓液排出。脓尽后改用生肌散。

2．手术治疗　手术前需做脓液的细菌培养和药物敏感试验，术前2日开始用抗生素，使手术部位有足够的抗生素浓度。

（1）病灶清除术　适用于有大块死骨、窦道经久不愈、脓液多者。手术目的是清除死骨和炎性肉芽组织，消灭死腔。大块或大段死骨形成而包壳尚未生成者，死骨摘除将会造成骨缺损，需待包壳生成后才可摘除死骨。要注意保护骨的连续性和力学强度，预防病理性骨折。

（2）碟形凿骨术　死腔不大时可用骨刀将骨腔边缘削去，使呈平坦的碟状，缝合软组织使其与骨紧贴而消灭死腔。死腔太大时，可用带蒂肌瓣填塞消灭死腔。

（3）闭合灌洗法 小儿病灶清除后，因生长旺盛，骨腔易于闭合，故不必做碟形凿骨术或肌瓣填塞。可在创口内置两根引流管，一根用于灌注含抗生素溶液，另一根作引流管。开始 24 小时快速滴注灌洗液，灌洗持续时间为 2～4 周，引流液变清后即可拔管。

（4）庆大霉素–骨水泥珠链置入填塞法 将庆大霉素粉剂放入骨水泥中，制成直径 7mm 左右的小球，以不锈钢丝串连，聚合化后即成为庆大霉素–骨水泥珠链，每一颗小球约含庆大霉素 4.5mg。将珠链置入骨腔内。珠链可在体内 2 周持续释放出有效浓度的庆大霉素，2 周后拔除。

【预防与护理】

患者注意饮食营养，增强体质。伤口流脓，需及时更换敷料，保持引流通畅。必要时用石膏托固定患肢，防止发生病理性骨折。灌注治疗者，要密切观察引流管口是否堵塞，并及时排除堵塞。

【临证备要】

慢性骨髓炎可因急性骨髓炎失治、误治反复发作演变而成，也可因低毒性骨感染而成。多伴有窦道和骨组织局部的增生、硬化、坏死。骨膜下脓肿形成时，被剥离的骨膜形成一层新骨，逐渐增厚形成包壳，骨干因失去来自骨膜的血液供给而坏死，最后游离形成死骨。小块死骨可被吸收或经窦道排出，死骨排出后，窦道可逐渐闭合达到临床愈合；大块死骨留在内，使窦道口不能闭合，成为慢性骨髓炎的病理基础。部分腔隙内可有致病菌遗留，在一定条件下可被激发引起感染复发。因此治疗时要彻底清除死骨，并进行有效的抗生素治疗，消灭病变复发的潜在危险。同时要注意保护骨的连续性和力学强度，防止病理性骨折的发生。

脊椎化脓性骨髓炎

脊椎化脓性骨髓炎比较少见。本病可发生于任何年龄，但以 20～40 岁占多数。腰椎发病率最高，其次为下胸椎，颈椎、骶尾椎少见。

【病因病机】

热毒余邪随气血运行至脊椎，聚而不散，筋腐骨蚀而成。其致病菌以金黄色葡萄球菌多见。病原菌进入脊椎的途径有 3 种：①皮肤及黏膜化脓性感染菌经血液途径播散至椎体；②邻近脊椎的软组织感染直接侵犯；③经淋巴引流侵犯椎体。病原菌进入椎体后，可浸润破坏椎间盘、椎弓根及椎体，形成椎骨旁或椎骨内脓肿，损害、刺激神经根或脊髓，出现根性痛及肢体瘫痪。

【诊 断】

1. 临床表现 起病急骤，初起即有高热、寒颤，毒血症状明显，腰背部剧烈疼痛，椎旁肌肉痉挛明显，局部有压痛、叩击痛。当在腰以上部形成大量脓液时，可在腹股沟等部位触及肿块，并可出现腹胀、腹痛、腹肌紧张。脓液进入椎骨后出现神经根性放射痛，甚至发生大小便障碍、肢体不全瘫或截瘫。

2．实验室检查　白细胞增高，中性核左移，血沉增快，在未使用抗生素前血培养可呈阳性。

3．影像学检查　X线检查早期常无阳性发现，发病 1 个月后可见椎体内虫蚀样破坏。随着疾病的发展，可发现椎旁脓肿、椎间隙变窄、椎板破坏，最后，椎体硬化骨形成。4～6月后可见骨桥形成及椎体间的骨性融合。CT 及 MRI 检查可提前发现椎体内破坏及椎旁脓肿。

【治　疗】

1．药物治疗

（1）毒血症及疼痛明显者，治以清热解毒、化瘀止痛，方用仙方活命饮合黄连解毒汤加减。外敷拔毒散或消瘀散。

（2）急性期后正气受损者，治以扶正托毒，方用神功内托散合黄连解毒汤，配合服醒消丸。外敷拔毒散或消瘀散。治疗上必须同时使用足量、有效抗生素。血培养和药敏试验可以确定致病菌，指导选择合适的抗生素。

2．手术治疗　本病应以非手术治疗为主。当出现大量椎旁脓肿时做切开脓肿引流术。当硬脊膜外脓肿形成，脊髓、马尾神经受压产生临床症状时应尽早手术，解除脓肿对神经的刺激和压迫。

【预防与护理】

进行腰椎穿刺时，要注意严格的无菌操作，一旦怀疑本病，应进行足量、有效的抗生素治疗，防止脓肿形成和继发性的损害。

【临证备要】

脊椎化脓性骨髓炎的致病菌以金黄色葡萄球菌多见。病原菌可经血液途径、淋巴途径或直接蔓延进入脊椎，浸润破坏椎间盘、椎弓根及椎体，形成椎骨外或椎骨内脓肿，损害或刺激神经根、马尾神经与脊髓，出现根性痛及肢体瘫痪。早期使用足量、有效抗生素并配合中医辨证治疗，能有效控制病情；当出现大量椎旁脓肿，刺激、压迫脊髓、马尾神经时应做切开引流。

古 籍 选 萃

隋·巢元方《诸病源候论·附骨痈肿候》："附骨痈，亦由体盛热而当风取凉，风冷入于肌肉，与热气相搏，伏结近骨成痈，其状无头，但肿痛而阔，其皮薄泽，谓之附骨痈也。"

隋·巢元方《诸病源候论·骨疽瘘候》："骨疽瘘者，或寒热之气搏经脉所成，或虫蛆之气，因饮食入人脏腑所生。以其脓溃，侵食于骨，故名骨疽瘘也。初肿后乃破，破而还合，边旁更生。如是或六七度，中有脓血，至日西痛发，如有针刺。"

宋·窦汉卿《疮疡经验全书·附骨痈疽论》："夫贴骨痈者，即附骨痈也，皆附骨贴肉而生，字虽殊而病则一。此病之发，盛暑身热，贼风入于骨节，与热相搏，复遇冷湿，或房劳太过，两足下水，或久卧湿地，身体虚弱而受寒邪，然风热伏结，壅遏附骨而成。"

第三节 化脓性关节炎

化脓性关节炎是关节内的化脓性感染。多见于儿童，以髋、膝关节多见，常单关节发病，偶尔多发。化脓性关节炎属中医关节流注病。

【病因病机】

人体正气不足是本病发病之内因。邪毒侵袭，使经络气血瘀滞，津液不得输布，水湿内生，蕴热化脓，腐筋蚀骨，瘀阻关节，发为本病。在发病过程中，正盛邪弱则病向愈，正虚邪盛则病加剧。中医对邪毒来源的认识如下：

1. 正虚邪乘 腠理不密，邪得乘之，客于经络，正气不足，经脉受阻，乃发本病。

2. 热毒余邪 疔、疮、疡、痈、疽失于治疗，或患麻疹、伤寒之后，余毒未尽，阻滞经络，流注关节；或外感风寒，表邪未尽，余毒流注四肢关节所致。

3. 瘀血成毒 因积劳过度，肢体经脉受损，或跌仆闪挫，瘀血阻滞经络，郁而化热，恶血热毒凝聚关节而发病。

4. 创伤外毒 外伤致皮肤肌肉破损，外毒乘机侵入，留滞关节。

化脓性细菌进入关节的途径有：①血源性传播：皮肤黏膜或其他感染部位的细菌经血液循环传播至关节；②邻近感染灶细菌的直接蔓延：如髂骨骨髓炎直接传播至髋关节引起化脓性髋关节炎；③开放性损伤直接污染至关节引发化脓性关节炎；④医源性传播：关节内手术或关节内药物注射引发的感染。

病邪侵入关节后，病变过程可分为3个阶段：①浆液性渗出期：此期以滑膜充血、水肿，白细胞浸润和浆液性渗出为主要表现。渗出液中含大量白细胞。②浆液纤维素性渗出期：此期的特点是渗出量大，渗出液混浊，细胞数也增多，含有大量的纤维蛋白。③脓性渗出期：此期以关节脓性渗出为特点。

【诊 断】

1. 临床表现

（1）初期（浆液性渗出期） 全身不适、纳呆，很快出现发热恶寒，舌苔薄白，脉紧数。病变关节肿胀、灼热，动则疼痛，活动受限。关节穿刺液为浆液性渗出。

（2）酿脓期（浆液纤维素性渗出期） 寒战、高热，体温升至39℃以上，汗出，口干，苔黄腻。髋关节周围因厚实肌肉包绕，红肿不显著，其他浅表关节皮肤焮红、肿胀，胀痛或跳痛明显，拒按。关节屈曲位畸形，如髋关节常呈屈曲、外旋、外展位。关节积液在膝关节最为突出，髌上囊肿胀隆起，浮髌试验阳性，关节穿刺液呈混浊的纤维蛋白渗出液。镜下可发现脓球。

（3）溃脓期（脓性渗出期）　上述症状更加明显，关节穿刺液为黄白色黏稠的脓性渗出液。脓液穿透关节囊，则表现为严重的蜂窝织炎，深部脓肿穿破皮肤后形成瘘管。因脓毒外泄，全身症状迅速消退，病变进入慢性期。此时突出表现为正气虚弱，精神疲惫，面色少华，舌淡苔少，脉细数。

婴、幼儿化脓性髋关节炎的早期诊断比较困难。如患儿高热，髋部活动痛、活动受限或外旋轻度屈曲畸形，即应考虑本病。

2．实验室检查　血常规检查白细胞计数可达 $10 \times 10^9/L$ 以上，中性粒细胞增多。血沉增快。镜下可见到脓细胞，革兰染色涂片可见成堆的阳性球菌，多次反复血培养有可能发现致病菌。关节穿刺液对早期诊断有决定性价值。

3．X线检查　早期见关节周围软组织肿胀影，儿童病例可见到关节间隙增宽。局部骨组织可见骨质稀疏。酿脓期因关节软骨破坏，使间隙变窄，肿胀明显时可见肿大的关节囊。病变发展至软骨下骨时，可见关节面粗糙，并可见虫蚀状骨质破坏，严重者发生广泛的干骺端骨髓炎和死骨形成，并可见周围有骨质增生的表现；溃脓期可见关节脱位等畸形，关节间隙狭窄，骨质破坏区不规则硬化，可形成纤维性或骨性强直，甚至骨性融合。

【鉴别诊断】

1．化脓性骨髓炎　病变部位可见红肿热痛，但主要表现在骨干周围的软组织。化脓性关节炎的红肿热痛部位在关节周围，为减轻关节胀痛，患肢放在特殊的体位，化脓性骨髓炎无此特殊表现。化脓性骨髓炎的 X 线表现主要在干骺端及骨干，而化脓性关节炎则在关节部位。

2．关节结核　是结核杆菌感染引起的关节炎。起病缓慢，急性炎症现象不明显，罕见有高热，周围血象多数正常，血沉可增快，可有较长期的低热或潮热、盗汗，关节肿胀，但不红，溃破后脓液清稀且夹有干酪样絮状物，肢体萎缩，关节活动度小或消失。关节穿刺液可找到抗酸杆菌。

3．风湿性关节炎　与化脓性关节炎最显著的区别是好发于全身大关节，呈多发性对称性，关节局部可出现红肿热痛，但不化脓。炎症消退后，关节功能恢复，不遗留关节强直和畸形。皮肤可有环行红斑和皮下结节。血沉增快。

【治　　疗】

治疗目的是尽量保持关节功能正常，因此抗生素治疗和辨证施治尤为重要。

1．中医药治疗

（1）初期　治以清热解毒，除湿化瘀，方用黄连解毒汤合五神汤。局部敷药，选用玉露膏、金黄膏等。

（2）酿脓期　治以清热解毒，凉血利湿，方用五味消毒饮合黄连解毒汤。局部敷药选用玉露膏、金黄膏等。

（3）溃脓期　溃脓初期，热毒尚盛，治以托里透脓，方用托里消毒饮或透脓散。溃脓后期，正气虚弱，治以补益气血，方用八珍汤或十全大补汤。已溃后选用八二丹、五五丹、七三丹药线插入引流；脓水已尽时，改用生肌散，使其收口。如形成瘘管，脓腐难脱，可用三品一条枪或白降丹药袋，插入疮口内以化腐蚀骨，促使疮口闭合。

2．抗生素治疗　早期、足量、全身使用敏感抗生素。关节内使用抗生素：每天 1 次病变关节穿刺，将炎性关节液抽出后注射抗生素。经治疗关节液逐渐变清，局部症状和体征缓解，可继续治疗至关节积液消失，体温正常。如在治疗期间关节穿刺液变得更为混浊，应做关节灌洗。每日经灌注管滴入含抗生素溶液 2000～3000ml。吸引管内引流液清稀，症状及体征都已消退时可以拔管。如渗出液出现明显脓液，为保留关节功能应立即做关节切开，清除坏死组织与脓液，关节腔内持续灌洗至炎症消退。

3．关节矫形术　没有及时得到诊治的化脓性关节炎，在炎症控制后，往往遗留有关节非功能位强直或脱位。此时应在抗生素的保护下，施行手术矫正。常采用关节融合术或截骨矫形术。人工膝关节置换术因为有较高的感染复发率，要慎重。

【预防与护理】

增强体质，提高抗病能力。患本病后要密切注意患病关节成脓情况，以便及时采取措施。注意饮食营养调护，增强体质，以促进病愈。对体温高者要采取物理降温；对采用关节灌注疗法者，要密切观察引流管口是否堵塞，并及时排除堵塞。患肢应制动。

【临证备要】

化脓性关节炎是关节内的化脓性感染，发病以膝、髋关节最多见。通常是单个关节受累，个别病例亦可几个关节同时受侵犯。邪毒流注导致毒蓄关节，经络气血瘀涩，津液不得输布，蕴热化脓，腐筋蚀骨，成为本病。在本病的发生、发展演变中，始终存在着"正邪相搏"的抗争和"邪正消长"的过程。化脓性细菌进入关节的途径有血源性传播、邻近感染灶细菌的直接蔓延、开放性损伤直接污染及医源性传播。根据病理可分为浆液性渗出期、浆液纤维素性渗出期和脓性渗出期三期。浆液性渗出期关节软骨未被破坏，治愈后不遗留任何关节功能障碍；浆液纤维素性渗出期由于关节软骨破坏，治愈后可遗留关节粘连及功能障碍；脓性渗出期即使治愈，关节将发生严重粘连，甚至发生纤维性或骨性强直，后遗有严重的关节功能障碍。因此应早期诊断，并在发病早期全身使用足量、敏感抗生素，还可配合关节内抗生素持续灌洗。整个治疗过程都要以最大限度保留关节功能为目的。必要时应果断、及时行关节切开排脓。

古 籍 选 萃

明·汪机《外科理例·流注》："大抵流注一证，多因郁结，或暴怒，或脾虚湿气逆于肉理，或腠理不密，寒邪客于经络，或闪仆，或产后，瘀血流注关节，或伤寒余邪未尽为患，皆因真气不足，邪得乘之。"

清·祁坤《外科大成·环跳疽》："生环跳穴，漫肿隐痛，尺脉沉紧，腿不能伸。"

第四节 骨 结 核

骨与关节结核

骨与关节结核是结核杆菌经血行引起的继发性骨与关节慢性感染性疾病。此病发生在骨与关节部位，能在附近的筋肉间隙处形成脓肿，破溃后脓液稀薄如痰，故以痰论病。发于环跳部位的曰附骨痰、环跳痰，发于背脊的曰龟背痰，发于腰椎两旁的曰肾俞虚痰，发于膝部的曰鹤膝痰，发于踝部的曰穿拐痰等，统称流痰。又因其病发于骨，发病过程中耗伤津液，形体虚赢，缠绵难愈，称其为骨痨。《诸病源候论》中的"骨瘘疽"、"缓疽"均包括骨痨。

骨与关节结核好发于儿童与青少年，30岁以下的患者占80%。发病部位多在活动度大、负重多、易损伤部位。脊柱结核约占50%，其次是膝关节、髋关节和肘关节。

【病因病机】

1.病因 结核杆菌侵入体内，潜伏于骨与关节是致病的直接原因。下列因素是诱发因素：

(1) **正气虚弱** 儿童稚阴稚阳之体，气血未盛，或因先天禀赋不足，肝肾亏虚，后天失养；成人劳力过度，伤及脾胃或房劳过度，遗精带下，致肾亏骨空。正气虚弱，邪毒乘虚而入。

(2) **筋骨损伤** 闪挫跌仆，或为风寒外邪客于经络，瘀血阻滞。邪毒与气血相搏，津液不能输布，痰浊内生。病发后，邪毒附骨，气血不和，清烁津液，肾亏骨空。其本为虚，以阴虚为主，而痰浊阴邪久留不去，郁而化热，耗伤阴津，损筋腐骨；痰浊凝聚又为标实，常见阴虚火旺之候，脓溃后，久不收口，必致气血两亏，致使形体瘦赢，正气衰败。

2.分类 根据病变过程可分为3种类型：

(1) **单纯骨结核** ①松质骨结核：病灶在松质骨中心部位，可有炎症浸润、肉芽、干酪样物质、脓液和小块死骨，死骨吸收后形成空洞，其周围可见骨质硬化；若死骨较大不被吸收，可形成脓肿，致使病灶反复发作；病灶在松质骨边缘部位，易形成骨质缺损和椎旁脓肿，若脓肿穿破可进入关节内或空腔脏器中。②皮质骨结核：常见于四肢短管状骨，形成溶骨性破坏和脓液，进而形成骨膜下脓肿，出现骨膜下新骨，老年患者以溶骨性破坏为主，易发生病理性骨折。③干骺端结核：病灶在干骺端时，同时有松质骨结核的溶骨性破坏和皮质骨结核的骨膜下新生骨。

(2) **单纯滑膜结核** 滑膜受累后充血、水肿、增厚，关节内有浆液性渗出液。继而表面增生，深层有干酪样坏死和小的活动性结核病灶。

(3) **全关节结核** 由滑膜结核发展而来，继而侵犯软骨和软骨下骨板；来自骨结核的全关节结核，从骨组织开始，继而发展到软骨下、软骨和滑膜，最终使关节软骨面完全破坏，关节间隙变窄甚至完全消失。

骨与关节结核的最初病理变化是单纯性的滑膜结核或骨结核。此期如及时、正确治疗，由于关节软骨未被涉及，预后良好，关节功能不受影响。如病变发展至全关节结核，关节软骨发生不同程度破坏，即使治愈也必然留有关节功能障碍。

【诊　　断】

1．临床表现

（1）病势　缓慢起病，有低热、乏力、盗汗、消瘦、纳呆和贫血；儿童患者可以高热及毒血症急骤起病。

（2）疼痛　关节疼痛初起不严重，为隐痛，叩击痛，活动时加剧。小儿患者常因熟睡后肢体不自主活动引发疼痛，产生"夜啼"或"惊叫"。髋关节结核可出现膝关节内侧疼痛。

（3）肿胀　早期局部肿胀，当关节周围肌肉萎缩时，关节肿胀呈棱形。髋关节、肩关节等部位因肌肉丰满，肿胀常不明显，肿胀的关节部位肤色如常。

（4）肌肉挛缩　受累关节部位肌肉挛缩，关节拘紧，活动不利。脊柱发病表现为腰背肌僵直呈板状，下肢屈曲，腰部活动受限。

（5）畸形　多为关节结核的晚期表现，系关节腔内粘连所致的纤维性关节僵硬或关节脱位。关节挛缩于非功能位，产生外观畸形。脊柱感染后由于重力作用，椎体发生压缩性骨折，出现角状驼背。儿童可因结核影响骨与关节的生长而致肢体长度不等。

（6）寒性脓疡及窦道瘘管形成　全关节结核常在病灶部位积聚许多脓液、结核性肉芽组织、死骨和干酪样物质。因为没有急性炎性反应时常见的皮肤红热，故称之为"寒性脓疡"或"冷脓肿"。因为重力原因，脓肿通过疏松的组织间隙远离病灶部位，向体表破溃形成窦道，与空腔内脏器官相连形成内瘘，与皮肤相连形成外瘘。脓肿破溃后常因混合感染引起高热。

2．中医辨证分型

（1）阳虚痰凝　患处红、肿、热不明显，病变处隐隐酸痛。继则关节活动障碍，动则疼痛加重。可伴有头晕乏力，食少纳呆，胸闷气促，舌淡，苔薄，脉濡细。

（2）阴虚内热　发病部位形成脓肿，脓液可流向远处，在远离病灶区域形成脓肿，若部位表浅，可见漫肿，皮色微红。伴有口唇色赤，两颧红赤，潮热，盗汗，骨蒸劳热，心胸烦闷不宁，少寐多梦，手足心热，舌红，苔少，脉细数。

（3）气血双亏　脓肿破溃后排出稀薄脓液，有时夹有干酪样物，形成窦道。患者形体消瘦，面色无华，畏寒，心悸，失眠，自汗，盗汗，舌淡红，苔白，脉细数或虚数。

3．实验室检查

（1）血液检查　常有轻度贫血，白细胞计数正常或稍高，混合感染后，白细胞计数可明显升高。结核活动期血沉快，稳定期和恢复期血沉降至正常。血沉检查可作为结核病的敏感观察指标。结核菌素试验在我国城市中5岁以上的儿童大部分为阳性，因此对未接种卡介苗的5岁以下儿童可以试用。试验阳性则说明已感染过结核。

（2）脓液检查　未破溃的寒性脓疡中脓液的结核杆菌培养，阳性率可达70％。混合感染时结核杆菌培养阳性率极低。

4．影像学检查 X线检查对诊断骨与关节结核是必需的。但其阳性表现一般在病后2个月，不能用于早期诊断。

（1）单纯骨结核 松质骨结核，初期可见病灶区骨小梁结构消失，代之以磨砂玻璃样改变；随后可出现不规则形死骨影，尤其是当死骨周围被脓液或肉芽组织包围后，则更清晰；死骨吸收后主要表现为溶骨性改变，出现骨质缺损。骨干结核则可见死骨干内有散在的不规则密度减低区，其周围有葱皮样骨膜下成骨。

（2）单纯滑膜结核 关节周围软组织肿胀，关节间隙呈云雾状模糊不清，与一般的滑膜炎类同，无特征性异常。

（3）全关节结核 关节间隙早期可因渗出液较多而增宽，软骨面破坏后关节间隙变窄，软骨下骨板可见破坏。CT检查可较X线更早发现病变。尤其对病灶周围的寒性脓疡及死骨能较清楚显示。MRI检查可以在炎症早期即显示出异常信号，脊柱的MRI可观察到寒性脓疡对脊髓的压迫。

【鉴别诊断】

1．类风湿性关节炎 典型的类风湿性关节炎常累及手、足小关节，常双侧、对称性发病，尤其是掌指和近节指间关节。无寒性脓疡或窦道。血清类风湿因子阳性。单纯滑膜结核不易与单关节的类风湿性关节炎鉴别，关节穿刺液检查及关节镜下滑膜活检可区分。

2．化脓性关节炎 急性起病，高热、寒战、剧烈疼痛。白细胞总数及中性粒细胞均显著升高。X线片可见有骨质坏死，大量新骨形成。细菌学检查可以帮助诊断。

3．风湿性关节炎 多数患者有上呼吸道感染史，呈游走性多关节红、肿、热、痛，但不化脓。常有皮下结节和环行红斑，可出现心肌炎症状。有轻度或中度发热，脉搏快，出汗，但与体温不成相关关系。抗链球菌溶血素"O"、抗链球菌激酶、抗透明质酸酶均高于正常参数。

【治 疗】

骨与关节结核是全身感染与局部损害并存的慢性消耗性疾病。邪正消长决定疾病的转归。治疗时在祛邪的同时应时时顾护正气，防止单纯性骨结核或滑膜结核转变为全关节结核、单纯性结核杆菌感染转变为混合感染。同时在治疗过程中，最大限度保护关节功能不被破坏，防止畸形的发生。

1．内治法 在治疗过程中要加强支持疗法，注意休息和营养。每日保证有足够的蛋白质、维生素和矿物质，及时纠正贫血。混合感染急性期在加强局部治疗的同时，给予有效的抗生素。

（1）抗结核治疗 抗痨是治疗结核、根本消除病因的主要措施。正确使用抗痨药，要有足够的疗程，选用异烟肼、利福平、吡嗪酰胺、乙胺丁醇，以上3种或4种药同时应用，配合服用复合维生素B等以护肝，1日用量1次服用，服用至少9个月以上。定期复查肝、肾功能。

（2）中医药治疗

①阳虚痰凝：治以补益肝肾、温经通络、散寒化痰，方用阳和汤加减。外用回阳玉龙膏、阳和解凝膏。

②阴虚内热：治以养阴清热托毒，方用六味地黄丸合清骨散、透脓散加减。脓已成可穿刺抽脓，或切开排脓。

③气血双亏：治以补气养血，方用八珍汤、人参养荣汤加减。若窦道口凹陷，周围皮色紫暗，不易收口，可外用生肌玉红膏。脓肿外溃或窦道形成可选用五五丹、七三丹、八二丹药线插入引流，内服托里透脓散。脓水收净，改掺生肌散，促其收口。窦道或瘘管久不愈合，或脓腐难脱落者，可用三品一条枪或白降丹药粉以化腐蚀骨。

2．手术治疗　当药物治疗无效时，应及时采用手术治疗。

适应证：①病灶内有大块死骨，或有巨大脓肿不能自行吸收者；②单纯骨结核，有穿破到关节内可能时；③单纯滑膜结核，经非手术治疗 1～2 疗程无效者；④全关节结核久治不愈，或结核病灶稳定，遗有畸形，有严重功能障碍者；⑤脊柱结核有神经刺激症状及对脊髓产生压迫者；⑥窦道或瘘管经久不愈者。

禁忌证：①活动期骨关节结核，伴有混合感染，全身中毒症状明显者；②有其他脏器结核，病变尚处于活动期，及心、肝、肺、肾功能损害者；③全身性情况差，不能耐受手术者。

为提高手术安全性，手术应在抗痨治疗 2～4 周后进行。常用手术方法有：结核病灶清除术、畸形矫正术、植骨融合术、关节置换术。

3．局部治疗

（1）局部制动　药物治疗和局部制动相结合，其疗效优于单独抗结核治疗。制动可选择石膏固定或肢体牵引。石膏固定效果可靠，一般小关节部位需固定 1 个月，大关节部位可延长至 3 个月。

（2）局部注射　局部注射抗结核药物具有浓度高、用药量小和全身毒副反应少的优点，最适合于关节滑膜结核。常用药物为链霉素、异烟肼，单独使用或联合使用。链霉素剂量为 0.25～0.5g，异烟肼剂量为 100～200mg，每周注射 1～2 次，每次注射前应将积液抽尽。如积液颜色转清，量减少，则可继续坚持治疗；如无效，则应及时手术治疗。

【预防与护理】

注意环境卫生和个人卫生，避免接触结核病环境，增强体质，注意饮食营养，提高抗病能力。骨与关节结核的治疗要积极提倡以预防为主。对儿童要接种卡介苗，成人应进行预防结核感染的教育，对开放性结核患者加强管理。应积极开展结核病普查，做到早诊断、早治疗。

【临证备要】

结核杆菌侵入体内，潜伏于骨与关节是致病的直接原因。若始发于骨，未进入关节，称单纯骨结核，根据病灶所在的部位又可分为松质骨结核、皮质骨结核、干骺端结核 3 种。单纯滑膜结核则由于结核杆菌直接侵犯滑膜导致。无论骨结核还是滑膜结核，失治误治均可引起全关节结核，使关节软骨发生不同程度破坏，遗留各种关节功能障碍。本病一旦确诊，应进行规范化的抗结核治疗。目前存在的主要问题是结核杆菌的耐药性，使骨与关节结核发病率有上升趋势，因此早期、规范、足量地使用抗结核药物十分重要，不能仅仅以临床症状改善或消失作为停药标准。其次，儿童应避免使用链霉素，因其能产生不可逆神经性耳聋。要最大限度地保护关节功能，适时手术十分重要。中医药对改善结核杆菌产生的临床症状作用明显，并可明显改善患者的营养状况，提高正气。

古 籍 选 萃

清·高秉钧《疡科心得集·辨附骨疽附骨痰肾俞痰》："附骨痰者，亦生于大腿之侧骨上，为纯阴无阳之证。小儿三岁、五岁时，先天不足，三阴亏损，又或因有所伤，致使气不得升，血不得行，凝滞经络，隐隐彻痛，遂发此疡。初起或三日一寒热，或五日一寒热，形容瘦损，腿足难以屈伸，有时疼痛，有时不痛，骨酸漫肿，朝轻暮重，久则渐渐微软，似乎有脓，及刺破后，脓水清稀，或有豆腐花块随之而出，肿仍不消，元气日衰，身体缩小，而显鸡胸鳖背之象。"

隋·巢元方《诸病源候论·附骨疽候》："附骨疽者，由当风取凉，风入骨解，风与热相搏，复遇冷湿；或秋夏露卧，为冷所折，风热伏结壅歇，附骨成疽。喜著大节解间，丈夫及产妇、女人，喜著鼠髅、髂头、胜膝间，婴孩、嫩儿，亦著髆、肘、背脊也。其大人、老人著急者，则先觉痛，不得转动，按之应骨痛，经日便觉皮肉生急，洪洪如肥状，则是也。其小儿不知字名，抱之才近，其便啼唤，则是支节有痛处，便是其候也。大人、老人著缓者，则先觉如肥洪洪耳，经日便觉痹痛不随也。其小儿则觉四支偏有不动，不动摇者，如不随状，看支节解中，则有肥洪洪处，其名不知是附骨疽，乃至合身成脓，不溃至死，皆觉身体变青黯也，其大人、老人，皆不悟是疽，乃至于死也。亦有不别是附骨疽，呼急者为贼风，其缓者谓风肿而已。"

脊 柱 结 核

脊柱结核发病率居骨与关节结核的首位，以椎体结核为主，附件结核少见。腰椎发病率最高，其次为胸椎、颈椎，骶尾椎罕见。本病儿童多见，30岁以上发病率明显下降。

【病因病机】

椎体结核分为中心型、边缘型和韧带下型3种。中心型结核多见于儿童，病变以骨质破坏为主，发展较快，常形成游离死骨。椎体广泛破坏后，可穿破椎间盘而累及相邻椎体，甚至累及相邻多节椎体，形成巨大的寒性脓疡。干酪样寒性脓疡由脓液、死骨、游离软骨及坏死椎间盘组成，晚期多由肉芽组织填充。边缘型结核多见于成人，以腰椎多见。病灶在椎体边缘，多数在椎体前缘和前纵韧带下的椎间盘。边缘型结核的特点是破坏椎体边缘，形成局限性的骨缺损，很少形成大块死骨。脓液可沿韧带及骨膜与骨的间隙向上下椎体蔓延，但很少有累及3个以上椎体的。早期椎间盘多不累及，椎体的破坏与塌陷亦不明显。韧带下型结核少见，病变可累及椎旁韧带，形成椎旁脓肿。

当椎体破坏、塌陷后，多产生脊柱畸形。胸背部呈后凸畸形，腰椎多表现为生理前凸减少、消失甚至反弓畸形，颈椎表现为短缩、旋转畸形。颈椎椎体结核可形成咽后壁脓肿，胸椎多形成椎旁梭形脓肿，腰椎的椎旁脓肿可流至腰三角处，或沿腰大肌鞘向下经股骨小粗隆流注至大腿腹股沟部，甚至沿阔筋膜流注到膝部。

脊柱结核可因脓液及坏死组织对脊髓、马尾、神经根的刺激压迫产生相应的神经功能损害，严重的可发生截瘫。导致截瘫的脊柱结核，主要位于颈椎和胸椎的脊髓膨大处。在结核活动期突然发生的截瘫，是病理组织对脊神经的压迫，及时手术减压效果好，截瘫多能恢复。渐进性截瘫，是由于椎体压缩后对脊髓的长期刺激、纤维肉芽组织的增生压迫造成的，因为脊髓本身已有病变，减压效果较差。腰椎因为椎骨较大，圆锥与马尾对压迫和刺激的承受性较强，多数不发生截瘫。

脊柱结核初始多表现为虚寒，渐转虚热，以阴虚火旺为主，后期阴阳俱损，气血双亏。在疾病演变过程中，常虚实并见，寒热交错。

【诊 断】

1．临床表现 本病临床根据病变程度不同分为 3 期。

（1）初期 起病缓慢，患处仅有轻微酸痛，继而少气乏力，全身倦怠，出现夜间休息痛，脊柱活动时疼痛加剧，舌质淡红，苔薄白，脉沉细。

（2）中期 疼痛明显，痛有定处，出现潮热、盗汗、失眠、纳呆、颧红，舌质红，少苔或无苔，脉沉而细数。

（3）后期 皮肤破溃，窦道形成。脓液稀薄，时有干酪样物或细小死骨排出，周围肤色紫暗；窦道口皮肤凹陷。窦道口时而自闭，闭后复溃，经久不愈。大肉削脱，心悸失眠，自汗盗汗，舌质淡，苔少，脉虚大，属元气虚弱，气血两亏；若午后潮热、口燥咽干、纳食不馨、舌红少苔、脉细数者为阴虚火旺证。

2．实验室检查 脊柱结核活动期血沉多增快，白细胞计数正常或稍增多。混合感染时白细胞明显增多。未经治疗者，脓液结核杆菌阳性检出率 70％ 左右。

3．影像学检查 X 线片示脊柱生理弧度改变，椎体破坏，椎间隙狭窄或破坏，椎前或椎旁有寒性脓肿形成的肿大阴影。胸椎正位可见梭状、球状、筒状和不对称的软组织影，腰椎正位可见腰大肌阴影模糊或增宽。慢性病例可见椎旁脓肿内有大量点、絮状的钙化影。病椎椎体及附件能见坏死骨。CT 对骨破坏及寒性脓疡诊断可靠，MRI 对观察脊髓受压情况很有帮助。

【鉴别诊断】

1．化脓性脊柱炎 多急性起病，发热恶寒，全身中毒症状明显，局部疼痛及压痛、叩击痛明显。发病前多有其他部位感染病灶。白细胞计数明显升高，早期血培养为阳性，多数由金黄色葡萄球菌感染引起。X 线表现进展快。

2．脊柱肿瘤 多见于老年人，脊柱肿瘤一般单椎体发病，破坏从椎体开始，可以侵犯椎弓根，但椎间隙一般正常，而脊柱结核椎间隙多变窄或消失，代之以脓液、死骨和肉芽组织，常在椎旁发现寒性脓疡形成的阴影。

【治　疗】

全身治疗如前文所述。局部固定：胸椎及上腰椎结核用石膏背心，下腰椎结核用单腿石膏裤，固定期为3个月。全身情况差，不能耐受石膏者，可卧床3个月。

手术治疗是脊柱结核经常采用的治疗方法。由于内固定器械的改进，通过抗痨治疗、适时病灶清除和内固定，往往可以获得较好的治疗效果。

常用的手术有两种类型：①切开排脓：患者情况不允许做病灶清除手术，而寒性脓疡较大，全身中毒症状较重，继发混合感染时，为挽救生命可采用切开排脓。②病灶清除术：彻底清除脓液、干酪样坏死物质、坏死骨、肉芽组织及坏死椎间盘，必要时行椎间植骨和内固定。

【预防与护理】

晚期并发截瘫的病例，要预防褥疮，一旦发生褥疮，要按褥疮常规护理，争取疮面愈合。要密切注意由褥疮而引起的并发症，如创面感染、泌尿系感染、坠积性肺炎等。

【临证备要】

脊柱结核发病率居骨与关节结核的首位，以椎体结核为主，腰椎发病率最高。因椎体部位深在，起病多隐缓。对伴有阴虚内热证，腰背痛缠绵不愈者要高度警惕。在排除其他疾病的前提下，可以试行抗痨治疗。椎体破坏塌陷或死骨、寒性脓疡、坏死椎间盘组织都可突入椎管产生神经损伤，发生不全瘫或截瘫，故应坚持规范化抗痨治疗。抗痨治疗无效，巨大寒性脓疡形成或出现神经刺激症状时应及时进行手术治疗。

古 籍 选 萃

《灵枢·痈疽》："热气淳盛，下陷肌肤，筋髓枯，内连五脏，血气竭，当其痈下，筋骨良肉皆无余，故命日疽，疽者，上之皮夭以坚，状如牛领之皮。"

清·赵濂《医门补要·腰痛日久成龟背痰》："脾肾二亏，加之劳力过度，损伤筋骨，使腰胯隐痛，恶寒发热，食少形瘦，背脊骨中凸肿如梅，初不在意，渐至背伛项缩。盖肾衰则骨痿，脾损则肉削，但龟背痰已成，愈者甚寡，纵保得命，遂为废人。"

第五节　风湿性关节炎

风湿性关节炎是风湿热的关节表现形式，可见关节红肿、疼痛、屈伸不利等症状。临床特点是痛无定处，故该病多属于行痹。

【病因病机】

风湿病是一种常见的反复发作的全身性反应性结缔组织疾病，可能是溶血性链球菌感染引起的变态反应。主要以心脏和关节受累最为显著，其次是侵犯皮肤、浆膜、血管和神经系统。临床表现以心肌炎和关节炎为主，急性发作后常遗留显著的心脏损害。风湿性关节炎是风湿热的主要表现之一，以青少年发病为多，以大关节受累为主。

【诊　断】

1. 临床表现　发病前 1~3 周约半数患者先有咽峡炎或扁桃体炎等上呼吸道感染史，起病时周身疲乏，食欲减退，烦躁。典型表现为游走性的多关节炎，由一个关节转移至另一个关节，常对称累及膝、踝、肩、腕、肘、髋等大关节。局部呈红、肿、热、痛的炎症表现，但不化脓。不典型者仅有关节酸痛而无其他炎症表现。急性炎症消退后，关节功能完全恢复，不遗留关节强直和畸形，但常反复发作。在关节炎发作期，大部分患者有发热，以不规则的轻度或中度发热多见，但亦有弛张型高热或持续性低热者。皮肤常出现环形红斑和皮下小结。前者见于四肢内侧和躯干，为淡红色环状红晕，初时较小，以后迅速向周围扩大而中心消退，边缘略隆起，几个红斑可逐渐互相融合，形成较大的边缘不规则的圆圈。皮下小结位于肘、膝、踝、枕后、前额、棘突等骨质隆起或肌腱附着处，如豌豆大小，数目不定，质地较硬，与皮肤无粘连，无触压痛。半数以上侵犯心脏，以心肌炎为主，症见心前区不适或疼痛、心悸、心动过速、心脏增大、胎心样心音、舒张期奔马律、心律失常等。反复的风湿性心肌炎可造成慢性风湿性心脏病。

2. 实验室检查　一般检查可见白细胞总数轻度至中度增高，中性粒细胞稍增多，常有轻度贫血。血沉增快，抗链球菌溶血素"O"、抗链球菌激酶、抗透明质酸酶均在正常数值以上。

诊断主要依靠临床表现，辅以实验室检查。常将各项征象分为主要表现和次要表现。主要表现为：游走性、多发性关节炎，心肌炎，皮下小结及环形红斑；次要表现为：发热，关节酸痛，实验室检查阳性，过去有风湿性关节炎病史。有两项主要表现，其中包括一项关节症状体征，或有一项主要表现加两项次要表现，其中至少有一项关节症状体征，即可诊断为风湿性关节炎。

【鉴别诊断】

1. 类风湿性关节炎　通常为多发性、对称性小关节炎或脊柱炎，后期常伴小关节畸形。X 线片可显示关节面破坏，关节间隙变窄，邻近骨组织可有骨质疏松，较少伴发心脏损害。

2. 系统性红斑狼疮　可有关节痛、发热、心肌炎、肾脏病变等，但同时可见面部对称性蝶形红斑，白细胞计数减少，血液或骨髓液涂片内可找到狼疮细胞。

【治　疗】

1. 中医治疗

（1）热邪偏盛型　症见关节红肿灼热，疼痛剧烈，活动不便，发热，恶风，多汗，口渴喜冷饮，烦闷不安，小便黄赤，舌苔黄燥，脉数。治以清热解毒，疏风祛邪，予白虎汤加黄柏、黄芩、栀子、桑枝、秦艽、忍冬藤。

（2）湿热蕴蒸型　症见关节红肿、疼痛，身热不扬，头胀痛如裹，口渴不欲饮，多汗。舌苔黄腻，脉滑数或濡数。治以清热化湿，疏风通络，予宣痹汤加黄柏、知母、甘草。

（3）寒湿偏盛型　症见关节酸痛，酸多痛少，不肿或肿胀而不红不热，得热症减，遇寒加剧，不发热或微热，小便清长，舌苔薄白或白腻，脉弦紧或浮紧。治以散寒除湿，祛风通络，予蠲痹汤加独活、桂枝、秦艽、川芎、海风藤、桑枝、鸡血藤。

（4）气阴两虚型　症见关节疼痛微肿，心悸，气短，胸闷，自汗。舌体胖，舌质红，苔薄白，脉濡数或细数。治以补气活血，滋阴通络，予生脉散加白术、薏苡仁、防己、木瓜、秦艽、当归、丹参、生甘草。

2. 西医治疗　风湿性关节炎急性发作期，应用非甾类抗炎药物可退热、消除关节炎症。症状控制后减半用药，维持6～12周。确诊为风湿性关节炎后，应考虑给予足量的抗生素以彻底消除链球菌感染。激素疗效与乙酰水杨酸无明显区别，但见效较快，尤其是并发心脏炎时可酌情使用。激素治疗开始时剂量宜大，以后逐渐减量。

【预防与护理】

预防上呼吸道感染，慢性扁桃体炎反复发作者应切除扁桃体。急性期一般应卧床休息，注意保暖。无心脏并发症者，血沉正常后即可起床活动；有风湿性心脏并发症者，急性期症状消失、血沉正常后，仍需继续卧床4～8周。发热时予以流质饮食，退热后予以半流质或软质饮食，补充足量的维生素B、C。肿痛的关节应予以适当的保护及固定。

【临证备要】

风湿性关节炎是一种反复发作的急性或慢性关节胶原组织炎症，与A型溶血性链球菌感染有关。正气不足为发病的内因；感受风、寒、湿、热邪为发病的外因。中医辨证施治有良好疗效。急性发作期可选用非甾类抗炎药物等控制症状，但应注意毒副作用的监控，如副作用大，应及时更换药物。当合并心脏炎时酌情使用激素，同时考虑给予足量抗生素以彻底消除链球菌感染。对风湿性关节炎来说，迅速控制临床症状、防止或减轻心脏合并症、提高机体抵抗力、防止反复发作是治疗的关键。

古 籍 选 萃

《素问·痹论》："故骨痹不已，复感于邪，内舍于肾。筋痹不已，复感于邪，内舍于肝。脉痹不已，复感于邪，内舍于心。肌痹不已，复感于邪，内舍于脾。皮痹不已，复感于邪，内舍于肺。所谓痹者，各以其时重感于风寒湿之气也。"

《素问·风论》："风之伤人也，或为寒热，或为热中，或为寒中，或为疠风，或为偏枯，或为风也，其病各异，其名不同，或内至五脏六腑……风气藏于皮肤之间，内不得通，外不得泄，风者善行而数变，腠理开则洒然寒，闭则热而闷，其寒也则衰食饮，其热也则消肌肉，故使人怢栗而不能食，名曰寒热。

第六节 类风湿性关节炎

类风湿性关节炎是一种以关节滑膜炎为特征的慢性全身性自身免疫性疾病。滑膜炎持久反复发作，可导致关节内软骨和骨的破坏。病变常累及全身多个器官，故本病又称为类风湿病。属于"痹证"范畴，称为"周痹"、"骨痹"、"肾痹"、"历节"、"顽痹"、"尫痹"等。

多见于女性，男女之比约为1:2.5。16～55岁发病率最高。在绝大多数情况下，本病不致影响患者寿命，但在少数患者中，可造成严重残废，使患者完全丧失劳动能力。

【病因病机】

1. 病因 现代病因学尚未完全明确。类风湿性关节炎是一个与环境、细菌、病毒、遗传、性激素及神经精神状态等因素密切相关的疾病。寒冷、潮湿、疲劳、营养不良、创伤、精神因素等，常为本病的诱发因素。

（1）细菌因素 实验研究表明 A 型溶血性链球菌可能为类风湿性关节炎发病的一个持续的刺激原。支原体所制造的关节炎动物模型与人的类风湿性关节炎相似，但不产生人的类风湿性关节炎所特有的类风湿因子（RF）。在患者的关节液和滑膜组织中从未发现过细菌或菌体抗原物质，提示细菌可能与类风湿性关节炎的起病有关，但缺乏直接证据。

（2）病毒因素 该病与病毒，特别是 EB 病毒的关系是国内外学者关注的问题之一。研究表明，EB 病毒感染所致的关节炎与类风湿性关节炎不同，类风湿性关节炎患者对 EB 病毒有比正常人更强烈的反应性。在类风湿性关节炎患者血清和滑膜液中出现持续高度的抗 EB 病毒 – 胞膜抗原抗体，但到目前为止在类风湿性关节炎患者血清中一直未发现 EB 病毒核抗原或壳体抗原抗体。

（3）遗传因素 本病在某些家族中发病率较高，在人群调查中，发现人类白细胞抗原 HLA – DR$_4$ 与 RF 阳性患者有关。对 HLA – DR$_4$ 的深入研究发现患者具有类风湿性关节炎的易感基因，因此遗传可能在发病中起重要作用。

2. 病机 人体在劳倦涉水或汗出淋雨等情况下，阳气受损，腠理空虚，卫气不固，则风、寒、湿邪乘虚侵袭肌肤，流注经络、关节，气血运行阻滞，关节肿胀疼痛，僵硬变形，发为本病。

类风湿性关节炎主要侵犯关节滑膜，类风湿性滑膜炎是原发病变，而软骨、软骨下骨质、关节囊、韧带和肌腱的病变都是继发的，但这些继发病变可造成关节脱位、畸形或强直，最后使受累关节完全丧失功能。在重型病例也常常侵犯其他器官出现关节以外的病理改变，如血管炎、皮下结节及心脏、肺脏和眼的病变。

【诊 断】

1. 临床表现

（1）症状 多数患者可表述引发本病的各种诱因，如精神刺激、受凉、受潮、劳损、产后、外伤等。临床表现随发作方式、受累部位、严重程度和进展速度而异。70%的患者隐渐发病，但亦常有急性发作。初起时，仅感觉少数（1~2个）关节疼痛，疼痛时轻时重，时好时坏，但无明显肿胀和发热。数周或数月后，渐发现少数关节肿胀及活动受限，并逐渐累及其他对称的关节。多累及指、腕、膝、趾关节，在手部又以掌指及近侧指间关节最常见。早期的全身表现有低热、倦怠、乏力、全身肌肉酸痛、纳呆、消瘦、贫血等。关节疼痛，明显的晨僵现象，常首先发生于手部关节，但随着病情的发展，可出现全身关节的僵硬感。

（2）常见体征　多关节受累，受累关节软组织肿胀或有积液；局部压痛及活动痛；受累关节呈对称性、多发性；手的掌指关节、近侧指间关节及腕、膝、踝、肘、趾依次受累；典型畸形表现为腕关节尺偏畸形，手指的鹅颈畸形和扣眼畸形，握力减弱，足部呈外翻畸形，行走速度减慢等；有时可见皮下结节、血管炎等其他关节外结缔组织病损。颈部也是风湿性关节炎的好发部位。

2．实验室检查　贫血常见，可见血红蛋白减少，白细胞计数正常或降低，淋巴细胞计数增加，血沉加快，但也可正常。在活动期常见血小板增多、C反应蛋白增高。约70%的病例可出现类风湿因子阳性。RA33/36抗体、抗Sa抗体、抗角蛋白抗体及抗核周围因子抗体对诊断类风湿性关节炎有较高的特异性，应引起高度重视。

3．X线表现　早期可见关节周围软组织肿胀，关节附近轻度骨质疏松，关节间隙因积液可增宽。以后软骨面边缘骨质腐蚀，关节软骨下有囊腔形成，关节间隙因软骨面破坏而狭窄。由于严重的关节破坏和肌肉痉挛，可见到关节的半脱位、脱位。至晚期，关节软骨面完全破坏消失后，关节即纤维性强直或骨性强直于畸形位置。

4．诊查标准　美国风湿病学会（ARA）修订的诊断标准：①晨僵至少1小时（≥6周）；②3个或3个以上关节肿（≥6周）；③腕、掌指关节或近端指间关节肿（≥6周）；④对称性关节肿（≥6周）；⑤皮下结节；⑥手X线片改变；⑦类风湿因子阳性（滴度＞1:32）。

确诊为类风湿性关节炎需具备以上4条或4条以上标准。

【鉴别诊断】

类风湿关节炎发病较隐匿，缺乏特异症状和体征，一些急性起病者，往往表现形式多样，因此，早期诊断比较困难，需与许多疾病相鉴别。

1．风湿性关节炎　本病多见于青少年，一般起病较急剧，有发热，关节红、肿、热、痛明显，多侵犯大关节，游走性也较显著，通常1~6周内自然消肿，无骨质破坏，无晨僵和肌萎缩。

2．骨关节炎　多发生于中年以后，发病率随着年龄增长而增高。主要表现在膝、髋、踝、脊柱等负重的大关节，活动时疼痛加重，休息后减轻，无明显晨僵。X线表现骨质呈唇样或刺样增生，没有广泛的骨质疏松，可见关节间隙狭窄但不会消失。滑膜活检主要是变性改变，滑膜绒毛和细胞层萎缩，毛细血管增生，淋巴细胞浸润和纤维化。

3．结核性关节炎　结核性关节炎一般均具有结核中毒症状，大多侵犯单个大关节，病变持续进展，夜间疼痛加剧。滑液中以淋巴细胞为主。X线可见骨破坏灶不整齐，少有关节面破坏，不伴骨质增生和硬化。结核菌素皮试呈强阳性，RF阴性。抗结核治疗有效。

【治　疗】

类风湿性关节炎治疗的目的在于：①控制关节及其他组织的炎症，缓解症状；②保持关节功能和防止畸形；③修复受损关节以减轻疼痛和恢复功能。

1．内治法

（1）中医治疗

①肾虚内寒型：受累关节晨僵、疼痛、肿胀、变形、屈伸不利、功能障碍，昼轻夜重，痛不任地，痛如虎啮，局部有冷痛感。形寒畏冷，得温则舒，遇寒则剧或时有呕恶，纳呆，大便溏薄，小便频数，妇女可见月经不调，男子可见阳痿。舌质淡，苔白，脉沉弱。治以温阳补肾、散寒通络，常用桂枝汤、真武汤或右归丸加减。

②肾虚标热型：关节疼痛、变形、屈伸不利，腰膝酸软，或足跟疼痛不能着地。五心烦热，皮肤微红，昼轻夜重，欲凉而不耐凉，肢体久置凉处疼痛反而加重。常有头晕、耳鸣、咽干、目涩、汗出、消瘦、乏力、失眠等症状，舌质淡红或红，脉细数。治以补肾清热、通经活络，方用左归丸、知柏地黄丸、黑骨藤追风活络胶囊加减。

③肝肾两虚型：筋骨关节疼痛不能活动，腰痛不能转侧，严重者关节肿大，四肢畸形，功能丧失。常伴有头晕、耳鸣、咽干、视物昏花、食欲减退、腹胀、倦怠乏力、肌肤麻木、爪甲薄而脆、齿摇发疏等症状。舌质淡有齿痕，脉沉弱或弦细。治以补肝肾、强筋骨、通经络，常用补肾壮筋汤、独活寄生汤加减。

雷公藤有非甾体类抗炎作用，又有免疫抑制或细胞毒作用，可以改善症状，使血沉和RF效价降低。雷公藤多苷片60毫克/天，1～4周可出现临床效果。昆明山海棠作用与雷公藤相似，每次2～3片，每天3次，疗程3～6月以上。可以配合辨证用药。

（2）西医治疗

①一线药物：用于初发或轻证病例，可以达到消炎止痛的效果。包括水杨酸制剂，如乙酰水杨酸、水杨酸钠；消炎止痛药物，如吲哚美辛，不能耐受阿司匹林可换用本药；丙酸衍生物，如布洛芬、萘普生等；灭酸类药物，如甲灭酸、氯灭酸、甲氯灭酸等。

②二线药物：包括金制剂，常用硫代苹果酸金钠、硫代葡萄糖金钠等；青霉胺，如 D－青霉胺；氯喹；左旋咪唑等。

③三线药物：属免疫抑制剂，适用于其他药物无效的严重类风湿性关节炎患者，常用的有硫唑嘌呤、环磷酰胺等。

④肾上腺糖皮质激素：肾上腺糖皮质激素针对关节肿胀，消炎止痛作用迅速，但效果不持久，对病因和发病机理毫无影响。一旦停药，短期即复发。

2．外治法

（1）理筋手法　局部肿痛者可选用点穴镇痛及舒筋手法；关节活动不利、功能障碍者，可选用活节展筋手法。

（2）膏药外用　可选用麝香风湿膏、伤湿止痛膏、狗皮膏或宝珍膏等膏药烊化后温贴。

3．手术治疗　系统综合治疗18个月以上，关节肿痛仍无明显改善者，可行关节滑膜切除术。病变静止，关节尚有一定活动度但有显著畸形者，可行截骨矫形术。髋、膝的屈曲挛缩畸形可行关节囊剥离和肌腱延长术。对少数破坏严重的负重关节，如膝、踝、髋等，可行关节融合术或人工关节置换术。

【预防与护理】

类风湿性关节炎系长期慢性消耗性疾病，要求适当补充营养，增加优质蛋白质和高维生素食物，并补充维生素 D 和钙剂。应注意居室阳光充足、温度适当，加强保暖、防潮等，为治疗提供一个有益的保健环境。急性期应适当休息，减少活动，保持关节在功能位置，必要时可用小夹板或石膏固定，以减轻疼痛，防止炎症加重；在亚急性期或缓解期，应尽可能早期开始关节功能锻炼，活动量应由小到大，由弱到强，循序渐进，主动活动与被动活动结合，以主动活动为主，防止肌肉萎缩、关节强直，保持关节功能。缓解期的中医药防治十分重要，可以通过调整气血阴阳达到内环境的稳定，防止和延缓复发。患者由于长期受疾病的折磨，往往会丧失治病信心，出现悲观、失望的情绪，因此，医护人员及其家属必须针对患者心理障碍，予以深切的同情与关怀，鼓励患者增强治病信心，树立乐观精神，充分调动其主观能动性，密切配合医护坚持治疗，争取早日康复。

【临证备要】

类风湿性关节炎以关节滑膜炎为特征，属于慢性全身性自身免疫性疾病。发病与环境、感染、遗传、内分泌、神经精神状态等因素密切相关。类风湿性滑膜炎是该病的原发病变，病变主要侵犯关节滑膜，软骨、软骨下骨质、关节囊、韧带和肌腱的病变都是继发的，但这些继发病变可造成关节脱位、畸形或强直，最后使受累关节完全丧失功能。本病多侵犯掌指关节及近侧指间关节，很少侵犯远侧指间关节；为对称性发病；典型的表现为晨僵，且时间多超过 1 小时；典型畸形表现为腕关节尺偏畸形、手指的鹅颈畸形和扣眼畸形；此外还可见类风湿因子阳性、血沉增快、皮下结节及手部典型的 X 线表现。类风湿性关节炎的治疗是一项十分细致的工作，采用单一的药物，由于疗效差、副作用大，往往不能坚持长期服用，故趋向选用不同药物先后交替长期治疗。治疗的目的在于：①控制关节及其他组织的炎症，缓解症状；②保持关节功能和防止畸形；③修复受损关节以减轻疼痛和恢复功能。治疗应尽量选用一线、二线的药物，三线、四线药物要慎用。中医辨证施治疗效明显，副作用小，可以长期服用。与本病预后不良有关的一些因素为：①典型的病变（对称性多关节炎，伴有皮下结节和类风湿因子的高滴度）；②病情持续活动 1 年以上者；③30 岁以下的发病者；④具有关节外类风湿性病变表现者。

古 籍 选 萃

《素问·气穴论》："积寒留舍，营卫不居，卷肉缩筋，肋肘不得伸，内为骨痹。"

金元·张从正《儒门事亲·论痹》："此疾之作，多在四时阴雨之时，及三月、九月，太阳寒水用事三月，故草枯水寒为甚。或频水之地，劳力之人，辛苦失度，触冒风雨，寝处潮湿，痹从外入。"

宋·严用和《济生方·五痹历节》："痹之为病，寒多则痛，风多则行，湿多则着，在骨则重而不举，在脉则血凝而不流，在筋则屈而不伸，在内则不仁，在皮则寒，逢寒则急，逢热则纵，此皆随所受邪气而生证也。"

第七节 强直性脊柱炎

强直性脊柱炎是一种主要侵犯脊柱，并可不同程度累及骶髂关节、关节突、附近肌肉和近躯干的周围大关节的慢性进行性炎性疾病。属"痹证"范畴。

本病主要以腰、颈、胸段脊柱关节、韧带以及骶髂关节的炎症和骨化为特征。目前公认该病属结缔组织血清阴性疾病，而不再是类风湿性关节炎的一种类型。它的发病率比类风湿性关节炎为低，约占全人口的0.1%。多见于男性青年，男女之比约为10:1，好发于15~30岁。有家族史的阳性率为23.7%，类风湿因子仅见于10%以下的病例。

【病因病机】

本病的病因目前尚未完全阐明，大多认为与遗传、感染、免疫环境等因素有关，创伤、内分泌、代谢障碍和变态反应等亦被疑为发病因素。尚无一种学说能完满解释强直性脊柱炎的全部表现，很可能在遗传因素的基础上受环境因素（包括感染）等多方面的影响而致病。

强直性脊柱炎的特征性病理改变是韧带端及肌腱附着端的炎症，导致骨赘形成、椎体方形变、椎骨终板破坏、跟腱炎和其他改变。病变最初从骶髂关节开始，由下而上脊柱的其他关节相继受累。关节的滑膜改变为以肉芽肿为特征的滑膜炎。关节周围软组织有明显的钙化和骨化，韧带附着处均可形成韧带骨赘，不断向纵向延伸，成为两个直接相邻椎体的骨桥，椎旁韧带同椎前韧带钙化，使脊柱呈"竹节状"。

随着病变的进展，关节和关节附近有较显著的骨化倾向。早期韧带、纤维环、椎间盘、骨膜和骨小梁为血管性和纤维性组织侵犯，被肉芽组织取代，导致整个关节破坏和附近骨质硬化；经过修复后，最终发生关节纤维性强直和骨性强直，椎骨骨质疏松，肌萎缩和胸椎后凸畸形。

心脏病变特征是侵犯主动脉瓣，使主动脉瓣膜增厚、瓣膜下纤维化、主动脉瓣关闭不全、二尖瓣脱垂及关闭不全、心脏扩大，亦可见房室传导阻滞和束支传导阻滞。

【诊　断】

1. 临床表现 绝大多数首先侵犯骶髂关节，以后上行发展至颈椎。表现为腰痛、腰骶部僵硬感，腰痛间歇或两侧交替出现，伴有两侧臀部疼痛，偶可放射至大腿，直腿抬高试验阴性。直接按压或旋转骶髂关节可引起疼痛。腰椎受累时，多数表现为下背部和腰部活动受限。体检可发现腰椎棘突压痛，腰椎旁肌肉痉挛，后期可有腰肌萎缩。胸椎受累时，表现为背部、前胸和侧胸痛，胸廓扩张受限，吸气、咳嗽或打喷嚏时胸痛加重，严重者胸廓扩张度较正常人降低50%以上，因此只能靠腹式呼吸辅助，可出现驼背畸形。病变也可侵犯周围关节，早期病变处关节有炎性疼痛，伴有关节周围肌肉痉挛，有僵硬感，晨起明显；也可表现为夜间疼痛，经活动或服止痛剂缓解。随着病情发展，关节疼痛减轻，而各脊柱段及关节活动受限和畸形；晚期整个脊柱和下肢变成强硬的弓形，向前屈曲，严重者仅能看到自己足尖前方的小块地面，不能抬头平视。

2．实验室检查 本病活动期，白细胞增多，80％的患者血沉增快。临床表现和 X 线片所见尚不足以诊断本病时，血沉的增快有诊断参考价值。90％以上的患者组织相容抗原 HLA – B_{27} 为阳性。尿 17 – 酮皮质激素升高，血清碱性磷酸酶、磷酸肌酸激酶也多见升高。

3．X 线检查

（1）骶髂关节病变 骶髂关节是最常见的受累关节，故骶髂关节病变是诊断本病的主要依据之一。骶髂关节可有三期改变：早期：关节边缘模糊，并稍致密，关节间隙加宽；中期：关节间隙狭窄，关节边缘骨质腐蚀与致密增生交错，呈锯齿状；晚期：关节间隙消失，骨小梁通过，呈骨性强直。

（2）髋关节病变 约60％的患者合并髋关节病变。早期可见骨质疏松、闭孔缩小及关节囊肿胀；中期可见关节间隙狭窄、关节面腐蚀破坏、髋臼外上缘韧带骨赘明显增生、髋臼内陷及骨盆变形；晚期可见关节间隙消失，骨小梁通过，骨性强直于畸形位。

（3）脊椎改变 ①韧带骨赘的形成，甚至呈竹节状脊柱融合；②方椎畸形；③普遍骨质疏松；④关节突关节的腐蚀、狭窄、骨性强直；⑤椎旁韧带骨化，以黄韧带、棘间韧带和椎间纤维环的骨化最常见；⑥脊柱畸形，包括腰椎及颈椎前凸消失或后凸、胸椎生理后凸加大，驼背畸形多发生在腰段及上胸段；⑦椎弓和椎体的疲劳骨折及寰枢椎半脱位。

（4）肌腱附着点的改变 多为双侧性，早期骨质浸润致密及表皮腐蚀，晚期可见韧带骨赘形成。

4．诊断要点 目前常用的临床诊断参考标准为 1966 年提出的纽约诊断标准：

（1）腰椎在前屈、侧弯、后仰 3 个方向活动皆受限。

（2）腰椎或腰背部疼痛或有腰背疼痛史 3 个月以上。

（3）胸部扩张受限，取第 4 肋间隙水平测量，扩张 < 2.5cm。

5．根据临床标准及骶髂关节炎 X 线改变分级

（1）肯定性强直性脊柱炎 ①双侧骶髂关节炎Ⅲ或Ⅳ级，同时至少有上述临床诊断参考标准中之一项者；②单侧骶髂关节炎Ⅲ或Ⅳ级，或双侧骶髂关节炎Ⅱ级，并具备临床诊断参考标准第 1 项，或具备临床诊断参考标准第 2 项、第 3 项者。

（2）可能性强直性脊柱炎 双侧骶髂关节炎Ⅲ或Ⅳ级，但不具备任何一项临床诊断参考标准者。

（3）骶髂关节炎 X 线分级 0 级：正常；Ⅰ级：可疑变化；Ⅱ级：轻度异常，可见局限性侵蚀、硬化，关节间隙正常；Ⅲ级：明显异常，为中度或进展性骶髂关节炎，伴有以下 1 项或 1 项以上改变：侵蚀硬化、关节间隙增宽，或狭窄，或部分骨化；Ⅳ级：严重异常，完全性关节强直。

【治 疗】

1．中医治疗 中医治疗本病以祛风、散寒、活血、通络、补肾、健骨为主，常用药为羌活、独活、防风、赤芍、牛膝、狗脊、当归、桑枝、苍术、茯苓等。发热者加知母、黄柏、石膏；痛重者加威灵仙、乳香、没药；风胜者加秦艽、川芎；寒胜者加附子、肉桂、干姜；湿胜者加防己、泽泻、薏苡仁；骨质疏松者加穿山甲、龟板、川牛膝。雷公藤对该病的治疗不亚于对类风湿性关节炎的疗效，止痛效果在 1 周后出现，消肿和功能改进的作用亦比较好。

中成药可选用正清风痛宁、雷公藤多苷片、黑骨藤追风活络胶囊等。

2．西药治疗 治疗强直性脊柱炎的药物可分为 4 类：①抑制病情活动、影响病程进展的药物，如柳氮磺胺吡啶、甲氨蝶呤等；②非甾类抗炎药，适用于夜间严重疼痛及僵硬患者，可在睡前服用；③镇痛药与肌松药，如镇痛新、强痛定、肌舒平，常用于长期应用非甾类抗炎药无效者。④肾上腺皮素激素，如泼尼松、甲基强的松龙、地塞米松等。

3．放射治疗 深部 X 线可以减轻疼痛，缓解肌肉痉挛。一般都按腰、胸、颈椎及一侧骶髂关节各 2Gy 的放射剂量治疗。由于其并发症多而顽固，目前只选择用于常规治疗无效的病例。

4．手术治疗 严重脊柱驼背畸形，待病情稳定后可行截骨矫正手术。髋关节严重屈曲畸形，可行全髋关节转换术或髋关节成形术，但效果不够理想，术后易发生再强直。

【预防与护理】

应食用富含蛋白质及维生素饮食，骨质疏松的应加服钙剂和鱼肝油。适当休息，避免风寒湿邪的侵袭，避免长期从事弯腰工作。适当理疗、休养。保持良好的生理姿势，宜卧硬板床，低枕或不用枕睡眠，尽量采用俯卧睡姿。坚持功能锻炼，做深呼吸操，温水中游泳等。

【临证备要】

强直性脊柱炎主要侵犯脊柱，并可累及骶髂关节和周围大关节。强直性脊柱炎多数是从骶髂关节开始，逐渐上行蔓延到脊柱诸关节，造成骨性强直。大多认为本病的病因与遗传、感染、免疫、环境因素等有关。特征性病理改变是韧带附着端及肌腱端的炎症，关节周围软组织有明显的钙化和骨化，韧带附着处均可形成韧带骨赘，不断向纵向延伸，成为两个直接相邻椎体的骨桥，椎旁韧带同椎前韧带钙化，使脊椎呈"竹节状"。初发症状常为下腰、臀、髋部疼痛及活动不便，随着病变的进展，疼痛和脊柱活动受限逐渐上行到胸及颈椎。影像学表现为骶髂关节破坏。血沉增快，HLA-B_{27}阳性对本病有较大的诊断价值，腰部疼痛、活动僵硬受限是该病的典型表现。对于本病的诊治最重要的是早期诊断，早期综合治疗，迅速控制症状、减轻疼痛、缩短疗程。强直性脊柱炎患者为减轻疼痛，常采取蜷缩姿势，这是最终形成驼脊畸形的原因。故止痛是重要的，保持脊柱的正直同样重要。脊柱外表现如外周关节病变、虹膜炎、呼吸及心血管系统病变均应给予积极治疗。

古 籍 选 萃

《素问·痹论》："肾痹者，善胀，尻以代踵，脊以代头。""其入脏者死，其留连筋骨间者疼久，其留皮肤间者易已。"

《中藏经》："五脏六腑，感于邪气，乱于真气，闭而不仁，故曰痹。"

汉·张仲景《伤寒论·辨太阳病脉证并治》："风湿相搏，骨节烦疼、掣痛，不得屈伸，近之则痛剧，汗出短气，小便不利，恶风不欲去衣，或身微肿者，甘草附子汤主之。"

第八节　痛风性关节炎

痛风性关节炎是由于嘌呤代谢紊乱致使尿酸盐沉积在关节及其他组织而引起病损及炎性反应的一种疾病。其临床特征为高尿酸血症，伴急性痛风性关节炎反复发作，痛风石沉积，病程迁延则表现为慢性痛风性关节炎和关节畸形。常累及肾脏，引起慢性间质性肾炎和肾尿酸结石形成。

【病因病机】

痛风是嘌呤代谢异常引起尿酸盐沉淀在组织中并对组织造成损害的一种疾病，可分为原发性和继发性两种。原发性者与家族遗传有关，继发性者可由肾脏病、心血管疾病、血液病等多种原因引起。原发性痛风患者，部分由于酶及代谢缺陷，尿酸生成增加，另一部分主要是由肾脏清除尿酸能力减退所致。继发性痛风，除细胞核破坏过多、核酸分解加速使尿酸生成增加外，主要由于尿酸排泄减少所致，尤其是各种肾脏疾病及心血管疾病晚期，肾功能衰竭致使尿酸大量滞留体内。痛风的主要病理变化是尿酸盐沉积在关节囊、滑囊、软骨、骨质、肾脏、皮下及其他组织中所引起的组织反应。尿酸盐沉积于关节软骨和骨质内，逐渐增多，突破关节面，刺激滑膜，即发生急性炎症，滑液增加，关节红肿。痛风石是痛风的特征性病变。尿酸盐沉积为细小针尖状结晶，常发生于软骨面、耳轮、滑囊周围、腱鞘表面、皮下组织和肾脏间质等处，引起相应症状。

【诊　　断】

1. 临床表现　发病开始可累及包括第1跖趾关节在内的2个或3个关节。第1跖趾关节病变约占50%，为本病最常见的受累关节；踝、跗跖、膝、肘和腕关节也可见到。原发性痛风通常分为4期：

（1）无症状期　时间较长，仅血尿酸增高，约1/3患者以后有关节症状。

（2）急性关节炎期　多在夜间突然发病，受累关节剧痛，首发关节常为跗趾关节，其次为踝、膝等关节。关节红、肿、热、痛，全身乏力、发热、头痛等，可持续3~11天左右。饮酒、暴食、过劳、着凉、精神紧张等均可成为发作诱因。

（3）间歇期　为数月或数年，随病情反复发作，间歇期变短、病期延长、病变关节增多，渐转入慢性关节炎期。

（4）慢性关节炎期　由急性发病至转为慢性关节炎期平均为11年左右，关节出现僵硬畸形、活动受限。30%左右患者可见痛风石，也可发生肾脏合并症以及输尿管结石。晚期有高血压，肾、脑动脉硬化，心肌梗死。少数患者死于肾功能衰竭和心血管意外。

2．实验室检查 无症状期仅有血尿酸值增高，一般超过 6mg%；急性关节炎期除血尿酸值增高外，还见周围血白细胞计数增高，红细胞沉降率加快；慢性病例急性发作期血尿酸值大多在 10～12mg% 以上，最高可达 20mg%。尿液尿酸测定，24 小时尿酸在 600mg 以下，痛风石针抽可吸出粉笔末样的尿酸盐结晶，偏振光显微镜检可见其呈针芒样弱折光现象。

3．X 线检查 关节附近的骨质中可见穿凿样破坏，周围骨质稍致密，附近软组织肿胀。尿酸盐沉积多的骨质被广泛破坏，局部软组织膨隆。

【鉴别诊断】

1．踇囊炎 多位于第 1 跖趾关节内侧，有红、肿、热、痛，多见于中老年妇女，常有踇外翻畸形，血尿酸正常可资鉴别。

2．牛皮癣（银屑病）关节炎 痛风晚期出现关节畸形与僵硬时应与牛皮癣关节炎鉴别。有时牛皮癣关节炎可有痛风样发作，使诊断发生困难。此时可从病史、体征、血清尿酸浓度、对治疗痛风药物的反应及 X 线检查上鉴别，必要时可做活检，寻找痛风石中的尿酸盐结晶，或在急性发作时做滑囊液检查而确诊。

3．假性痛风 起病急骤，病变关节红、肿、热、痛、压痛，与痛风非常相似。但痛风多发生于第 1 跖趾关节，而假性痛风多发生于腕、肩、踝、膝关节，急性发作。发病原因为焦磷酸钙双水化合物沉积引起急性关节炎。血清尿酸值正常。

【治 疗】

1．中医治疗

（1）风湿热型 关节疼痛剧烈，红肿明显，扪之发热，痛不可触，屈伸不利，得冷则舒，遇热则剧。风热偏胜者兼见发热、口渴、汗出、咽喉肿痛，舌红，苔薄黄或黄燥，脉浮数；湿热偏胜者兼见胸脘烦闷，身重，肿痛以下肢为甚，舌苔黄腻，脉滑数。治以祛风除湿、退热清痹，清痹汤加减。

（2）风寒湿型 肢体关节疼痛，屈伸不利，冬春阴雨天气尤易发作；局部皮色不红，触之不热，遇寒痛增，得热痛减。风偏胜者，疼痛游走不定或呈放射性、闪电样，或兼有表证，舌苔薄白，脉浮缓；寒偏胜者，痛有定处，疼痛较风偏胜者剧烈，局部欠温，得热痛减，舌苔薄白，脉弦紧；湿偏胜者，疼痛如坠如裹，重着不移，肿胀明显或兼有麻木，舌苔白腻，脉濡。治以祛风散寒、除湿通痹，通痹汤加减。

（3）瘀血型 关节疼痛呈针刺、刀割样，固定不移，压痛明显，局部皮色紫暗，肌肤甲错，关节及其附近可能触到硬结，日久者关节畸形、僵硬，舌质紫暗，有瘀斑，脉弦涩。治以活血化瘀、通络除痹，化瘀通痹汤加减。

2．西医治疗

（1）急性发作期 ①秋水仙碱：为抗痛风药，发作时首次口服 1mg，以后每小时口服0.5mg 或每 2 小时口服 1mg 直至痛止，若出现恶心、腹泻则停药。第 1 日总量 4mg，维持量0.5mg，每日 2～3 次。②消炎镇痛类：常用保泰松、消炎痛、炎痛喜康、芬必得等。③促肾上腺皮质激素（ACTH）：对病情严重而秋水仙碱等治疗无效时，可采用 ACTH 治疗。

（2）间歇期及慢性期 以排尿酸及抑制尿酸生成的药物为主，如羧苯磺胺、别嘌醇等，使血尿酸值保持在 6mg% 以下，防止痛风石形成。

【预防与护理】

忌饮酒，多喝水，少食嘌呤含量高的食物，如脂肪，动物的内脏，海产品如蠔、蛤、蟹，及扁豆、菠菜等，可喝碱性饮料，促进尿酸转化；肥胖患者应控制饮食，适当减轻体重。有痛风家族史的男性应经常检查血尿酸，如有可疑，即给予预防性治疗。为了防止复发，可长期服用小剂量秋水仙碱，也可服用小剂量羧苯磺胺。发作期间应卧床休息，可适当固定患病关节，并局部热敷。缓解期，为维持血尿酸在正常范围，应口服别嘌醇。局部破溃者可按一般外科处置。

【临证备要】

痛风是嘌呤代谢异常引起尿酸盐沉淀在组织中所造成的一种疾病，可分为原发性和继发性两种。原发性者与家族遗传有关，继发性者可由肾脏病、心血管疾病、血液病等多种原因引起。其临床特征为高尿酸血症伴急性痛风性关节炎反复发作，痛风石沉积，病程迁延则表现为慢性痛风性关节炎和关节畸形。目前，痛风性关节炎发病率有逐年上升的趋势，应引起警惕。临床上对无症状的高尿酸血症应积极治疗，并跟踪观察，在急性发作时，应采用药物和尿碱化促使排泄，缓解期忌富含嘌呤的饮食。

第九节 骨性关节炎

骨性关节炎是最常见的慢性退行性骨关节疾病，又称增生性关节炎、退行性关节炎、老年慢性关节炎等。主要病理特点是关节软骨的退行性改变和继发性的骨质增生。本病临床分原发性骨关节炎和继发性骨关节炎。继发性骨关节炎主要见于因创伤、关节畸形等影响关节软骨或造成关节负重不平衡的骨关节疾病。本病多在中年以后发生，好发于负重大、活动多的关节，如脊柱、髋、膝等关节处。

【病因病机】

1. 病因

（1）肝肾亏损 肝藏血，血养筋，故肝之合筋也。肾藏精，精养髓，故肾之合骨也。诸筋者，束骨利关节，皆属于节。中年以后，肝肾亏损，血虚不能荣筋，肾虚骨枯髓减，筋骨失养则发病。

（2）慢性劳损 久行伤筋，久立伤骨。肝肾因过劳而损伤则筋骨懈惰，行步不正。

（3）外邪侵袭 风寒湿邪乘虚阻滞关节经络。

2. 病机 骨性关节炎病理改变主要表现为滑膜炎、关节软骨变性及软骨下骨质硬化和

骨赘形成。

（1）滑膜炎　早期表现为增殖性滑膜炎，其特点是滑膜增殖，水肿明显，滑液渗出，肉眼可见滑膜呈葡萄珠样改变。晚期表现为纤维性滑膜炎，关节内只有少量甚至没有滑液渗出，增殖的滑膜组织由条束状的纤维组织代替，并向关节囊发展，葡萄珠样改变消失，关节囊增厚纤维化，关节囊挛缩，关节间隙狭窄，关节活动受限。

（2）关节软骨变性　在骨关节炎早期，软骨表面由蓝白色、光滑透明细腻，变为浅黄色、失去正常光泽；晚期软骨表面粗糙不平，甚至出现病灶性的细小或大片软骨脱落，软骨下骨质暴露。

（3）软骨下骨质硬化　软骨下骨密度增加，骨小梁增粗，呈象牙质变，同时软骨下骨内形成小的散在囊性改变。关节周围的肌肉因疼痛产生保护性痉挛，使关节活动进一步受到限制。

（4）骨赘形成　骨关节炎时，在关节软骨的边缘、韧带或肌腱附着部，由于血管的增生，通过软骨内化骨，形成明显的骨赘。

【诊　　断】

1．临床表现　本病多发生于中老年患者，一般没有外伤史。

（1）疼痛　慢性起病，初期表现为晨起关节活动不适或钝痛，稍事活动则消失。逐渐表现为过多活动后也发生疼痛，休息后自行缓解。随时间推移疼痛逐渐加重，甚至发生静息痛，影响睡眠。脊柱部位的骨质增生可刺激神经产生放射痛。

（2）僵硬　关节僵硬常表现在清晨起床后或休息后再运动时，与其他关节病僵硬显著不同的是，僵硬时间较短，稍事活动即可缓解。

（3）肿胀　在早期由于滑液增加，关节囊内饱满肿胀，尤其是在浅表关节如膝关节表现明显，经休息肿胀可迅速消退；后期由于滑膜变性，肿胀不明显，但因软骨面破坏，关节间隙变窄，关节面失去平衡及骨赘形成，出现关节畸形。

（4）跛行　主要因关节畸形和疼痛引起。临床检查可发现关节肿胀，肌肉萎缩，局部压痛，畸形，关节主动活动或被动活动时出现关节内摩擦音，关节活动受限。

2．实验室检查　血常规、血沉在正常范围，抗链"O"试验及类风湿因子测定阴性。关节液检查，白细胞计数在 $10 \times 10^9/L$ 以下。

3．X线检查　早期无变化，偶尔可观察到关节囊肿胀、关节周围局灶性骨质疏松。典型的 X 表现为关节间隙狭窄，关节面不规则，关节内有游离体，关节面骨质硬化增生，关节软骨下骨有大小不等的囊性改变，关节周围有骨赘形成。

【鉴别诊断】

1．骨关节结核　早期有低热或潮热、盗汗，血沉增高，X线可表现为骨关节破坏，晚期骨关节结核有寒性脓疡或窦道形成。

2．风湿性关节炎　典型表现为游走性多关节炎，常呈对称性。关节局部可出现红、肿、热、痛，但不化脓。非发作期，关节功能正常，不产生关节畸形。皮肤可出现环形红斑和皮下结节。血沉可升高。常有关节外病变存在。

3．类风湿性关节炎 常为多关节发病，多累及手足小关节。关节出现晨僵、肿胀，晚期出现手足畸形，血清类风湿因子检测阳性。

【治　疗】

治疗目的主要是减缓关节病变的发展，减轻症状。疼痛明显时应适当休息，限制关节活动，膝、髋关节负重大，可用手杖助行。伴有神经放射痛者可短期行牵引治疗。

1．内治法

（1）肝肾亏损型　面色无华，神疲乏力，腰膝酸软，肌肉痿软，四肢不温，关节疼痛，小便清长，舌淡苔薄，脉沉细。治以补益肝肾，方用金匮肾气丸、六味地黄汤等。

（2）慢性劳损型　早期可出现气血虚弱之证，精神萎靡，神情倦怠，面黄少华，少气懒言，关节肌肉酸痛无力，或筋惕肉瞤，肌肉萎缩，关节变形，舌淡苔薄白，脉细弱。晚期可出现肝肾不足之证，见关节冷痛，畏寒喜温喜按，腰膝酸软，四肢不温，舌淡苔白滑，脉沉弦无力。早期益气补血，用八珍汤、十全大补汤；晚期补益肝肾，用金匮肾气丸、六味地黄丸、左归丸、右归丸等。

（3）寒湿痹阻型　症见关节冷痛重着，屈伸不利，疼痛逢寒加剧，遇热则减，昼轻夜重，或关节肿胀，舌淡苔白腻，脉弦紧。治以利湿通络、祛风散寒，方用乌头汤、蠲痹汤等。

2．外治法　可采用中药外敷、外洗及针灸治疗。

3．手术治疗　患者有持续性疼痛或明显畸形者，应根据年龄、体质及职业选择不同的手术方法。关节内有游离体的应做关节清理术，畸形致关节力线不正应做截骨术矫正力线，关节面破坏严重，关节间隙狭窄，骨质增生严重者应考虑行人工关节置换。发生在脊柱的退行性关节炎常因小关节增生对脊髓及脊神经根刺激和压迫而产生严重症状，可行椎板减压术和神经根管扩大术。

【预防与护理】

增强体质，延缓衰老。防止过度劳累，避免超强度劳动和运动造成损伤。适当体育锻炼，增强体质，维护关节的稳定性。减轻体重，减轻关节负担。对患病的关节应当妥善防护，防止再度损伤，症状严重时应注意休息，避免负重甚至可以适当制动，热敷和手法按摩促进气血运行，缓解症状。

【临证备要】

骨性关节炎是一种退行性疾病，主要病理特点是关节软骨的退行性改变和继发性的骨质增生，关键环节是软骨细胞生物学功能的减退、软骨基质蛋白多糖生物合成与分解的异常。一系列生化变化的结果将导致关节软骨生物学性能的减退并继发周围组织的炎症反应及相关炎性介质、酶的释放，最终形成骨性关节炎。肝主筋，肾主骨，因此该病与肝肾亏虚密切相关。气主煦之，血主濡之，关节之所以能运动灵活，离不开气血的温煦濡养，益气活血一方面可延缓关节的退变，另一方面又可促进损伤软骨的修复。

益肾法可以保护软骨、延缓软骨退变；健脾法可以抑制炎症、消除肿痛；柔肝法可以抑制炎症和镇痛，促进软骨细胞的合成代谢，延缓软骨退变进程；活血法可以减轻或延缓关节软骨退变的发生和发展，促进软骨自身的修复。总之，益气活血、养血柔肝、补脾益肾是骨性关节炎的治疗原则。

第十节 骨骺软骨病

骨骺软骨病是指骨在发育期间，骨化中心由于受到各种原因干扰而出现的软骨内化骨紊乱。病变发生在骨骺部，故又称之为骨骺炎、骨软骨炎、骨骺无菌性坏死或骨骺缺血性坏死。好发于股骨头、胫骨结节等部位。

股骨头骨骺软骨病

股骨头骨骺软骨病又称扁平髋、股骨头无菌性坏死、Perthe's病。股骨头骨骺的骨化中心出现在1岁左右，至18岁时骨化融合。股骨头骨骺软骨病是一种自限性疾病，病变部位在股骨头的骨化中心，股骨头部的形态会发生不同程度的改变，使股骨头与髋臼的匹配关系失衡，导致晚期退行性关节炎。本病多发于3～12岁儿童，男多于女，以单侧多见。

【病因病机】

1．病因 真正病因目前还不能肯定。多数学者认为与下列因素有关：

（1）解剖因素 股骨头部的血供主要有3条动脉参与，即股骨头外骺动脉、圆韧带动脉和股骨头部干骺端髓内动脉。在9岁以前主要依靠外骺动脉供血，血供脆弱，是股骨头骨骺软骨病发病的高峰期；至9岁以后，圆韧带动脉参与供血，发病率逐渐下降；18岁左右骨骺骨化融合，骨干髓内滋养动脉参与供血，极少发病。

（2）骨内微循环因素 有证据表明，当本病发生时，存在髋关节滑膜炎，股骨头、颈部骨内压增高，骨内静脉回流障碍。骨内压增高和静脉回流障碍互为因果，导致骨髓组织缺血缺氧，最终导致股骨头骨骺坏死。

（3）创伤因素 在流行病调查中，男孩股骨头骨骺软骨病发病率约占全部病例的80%，双侧患病者占10%，提示轻微的慢性创伤可能是发病的重要因素之一。

（4）环境因素 包括围产期和出生后的生活条件。Gormley报道臀产位儿童的发病率是正常儿的4倍。出生时父母年龄偏大和家庭经济状况差的儿童易患本病。

（5）其他 有可能的致病因素还有发育异常、内分泌紊乱、遗传、自身免疫反应等。

2．病理 股骨头骨骺软骨病自发病到愈合共有4个病理过程：

（1）缺血期 由于缺血，软骨下骨细胞坏死，骨化中心停止生长，骨小梁碎裂成片，股骨头外形正常。骺软骨通过关节滑液营养继续发育，软骨层会较正常增厚。这一病程由数日至年余。此期临床症状轻微，常被忽视。

（2）血供重建期 新生血管从周围组织长入坏死骨骺，新生骨出现，但由于致病因素依然存在，骨的坏死和新生并存，基底层软骨因得不到滑液的营养失去活性，坏死区中央附近的软骨可变薄甚至破裂，坏死区内肉芽组织形成。此期可持续1～4年，是治疗的关键时期。

（3）愈合期　骨吸收自行停止，继之因为骨化，纤维肉芽组织全部为新骨替代。新生骨是不成熟的板状骨，小梁纤细脆弱，因为压力关系，发生压缩性改变，股骨头变形。股骨头变扁变大，呈扁平状蘑菇头样。同时由于滑膜反应和股内收肌、髂腰肌的牵缩，使股骨头向前外侧半脱位。骺板的过早闭合，影响了股骨颈的生长，使大转子超过股骨头顶端水平，使臀中肌、臀小肌肌力及外展的功能受到影响，形成鸭步步态。

（4）畸形期　当骨骺闭合，坏死骨完全吸收后，病变静止，畸形固定。此期的特点是病程长，病情缓慢发展。主要的临床问题是髋关节不稳和迟发性退行性髋关节炎。

【诊　　断】

1．临床表现

（1）疼痛　早期疼痛轻微，极少有剧痛者。疼痛主要位于髋前方，部分主诉在膝内侧。腹股沟中点有压痛。

（2）跛行　检查时可发现患肢轻度屈曲、内收畸形，大腿和臀部肌肉轻度萎缩，髋关节各方向活动都受限，以内旋外展受限为主。初期跛行是由于滑膜炎或疼痛引起，后期主要是由于股骨头变形或肢体短缩，肌力不平衡引起。劳累时疼痛加重。

2．影像学检查

（1）早期　X线可见髋关节间隙增宽，关节囊呈球形肿胀，股骨头轻度外移，骨骺内缺血坏死部分密度增高，周围骨相对稀疏。此期股骨头不出现碎裂，病情发展，骨化中心变小，骨纹理消失，骨骺失去正常外形，变平、变宽，干骺端变宽。

（2）修复期　坏死组织的吸收，使部分坏死区密度减低。坏死区域新骨生成、密度增加，X线表现为密度增高、减低并存，整个骨骺呈"破碎"状。由于血供的增加，骨骺逐渐增大，但一般都失去了正常外形。修复一直进行到骨质完全愈合、骨小梁结构完全恢复。此时X线检查为股骨头扁平宽大，股骨颈短、粗，颈干角变小，同时髋臼也出现相应改变。

【鉴别诊断】

1．骨骺发育不良　是一种遗传性疾病。临床表现为髋、膝疼痛，僵硬，行走不便。X线表现与骨骺软骨病十分相似，但骨骺发育不良为多发性，四肢骨骺可同时受累，肢体长度发育障碍，手指粗短，握拳困难。

2．股骨头骨骺滑移　早期极易混淆，临床均有髋部疼痛，多向活动轻度受限，局部压痛及跛行。但股骨头骨骺滑移，X线检查显示骨骺本身正常，无碎裂变形，病变位于骺板，使头部呈"歪戴帽"状。

3．暂时性滑膜炎　又称一过性滑膜炎。多见于儿童髋关节，常有跛行和局部疼痛，检查可见轻度肢体长短不一，髋内旋轻度受限。但暂时性滑膜炎经过1～2周短暂休息便可痊愈，X线检查骨骺没有任何异常。

【治　疗】

股骨头骨骺软骨病是一种自限性疾病，疾病过程中发生的股骨头塌陷变形，是最终致残的主要原因。治疗目的是使髋关节保持正常的解剖学和生物学环境，防止股骨头的变形，避免或减轻日后发生的骨关节病。

理想的治疗应使股骨头完全包容在髋臼内，避免髋臼外上缘对股骨头的局限性压应力，维持髋关节良好的头臼匹配关系。

1. 内治法

（1）湿痹型　外感湿邪，湿浊痹阻；脾虚水湿不化，湿滞经脉、关节。症见关节轻度肿胀，关节活动时有轻微不适或疼痛，肌肉轻度萎缩，舌质淡，苔薄白或白腻，脉弦细滑。治以健脾化湿，方用桂枝芍药知母汤加减。

（2）血瘀型　湿滞日久或外伤血瘀经脉、关节。症见跛行，关节疼痛、压痛、拒按，痛有定处，舌质紫暗或现瘀斑，脉弦涩。治以活血化瘀、强筋壮骨，方用身痛逐瘀汤加减。

（3）肾虚型　年幼体弱，肾气失充，不能温煦机体、濡养筋骨。症见四肢酸软，隐痛绵绵，神疲乏力，舌淡，苔白，脉沉细无力。治以补肾壮骨，方用健步虎潜丸加减。

（4）劳损型　慢性劳损引起筋骨损伤，营卫气血运行受阻，筋骨失养。症见患部疼痛、肿胀、压痛明显，功能受限，舌质淡，苔白，脉弦紧。治以行气活血，方用顺气活血汤加减。

2. 外治法

（1）行走支架　目前认为行走支架是一种较好的治疗方法。支架将患髋固定于外展45°，内旋10°位，白天用支架扶双拐下地行走，晚间去除支架后，改用三角枕置于两腿之间，维持外展、内旋位。固定时间1~2年，期间定期X线复查。

（2）髋"人"字石膏　患肢外展内旋位髋"人"字石膏固定也是一种有效的办法。每3个月更换石膏1次，每次更换石膏时去石膏休息1周，在不负重的情况下，锻炼髋膝关节，防止关节僵硬和关节软骨的变性。

3. 手术治疗　在保守治疗效果不好或病情继续进展时，应及时采用手术治疗。

（1）滑膜切除术　骨骺坏死，无明显塌陷、干骺端无改变时做滑膜切除术，可以改变股骨头的营养，促进新骨生成。

（2）股骨近端内翻截骨术　适用于保守治疗无效，股骨头坏死区扩大，与正常部分界线清楚，干骺端有轻度改变者。

（3）骨盆截骨术　股骨头不能被髋臼很好包容，有弥漫性干骺端改变，股骨头骨骺外侧出现钙化或硬化点，股骨头向外侧半脱位时，可以做骨盆截骨术，增加髋臼对股骨头的包容。

【预防与护理】

本病早期诊断、早期治疗效果好。患病期间少站立、少行走以减轻股骨头的负重，防止股骨头塌陷。非手术治疗者要确保病髋位于合理的外展位并定期X线检查，根据病情进展情况确定治疗方案。手术治疗的患者需要做好术后护理。

【临证备要】

股骨头骨骺软骨病是一种自限性疾病，病变部位在股骨头的骨化中心。股骨头部的血供在 9 岁以前主要依靠外骺动脉供血，血供脆弱，是股骨头骨骺软骨病发病的高峰期。此外发病还与关节内压力、创伤、环境因素关系密切。治疗目的是使髋关节保持理想的解剖学和生物学环境，防止股骨头的变形，避免日后发生骨关节病或减轻骨关节病的程度。本病最重要的是要早期诊断和早期治疗。对于发育期的儿童出现不明原因的跛行，髋、膝关节疼痛，一定要引起高度警惕。CT、MRI、ECT 与 X 线的互相印证可以提高早期诊断率。确诊为股骨头骨骺软骨病后，要减轻髋关节的负重，增加髋臼对股骨头的包容，防止股骨头塌陷。发生半脱位时，要采用有效的手术方法，增加髋臼对股骨头的包容，尽量恢复关节的功能。发病年龄超过 6 岁，肥胖，内收肌痉挛，X 线示股骨头骨骺存在临危征象，早期就有干骺端改变的患者一般将会留有后遗症。

<h2 style="text-align:center">胫骨结节骨骺软骨病</h2>

胫骨结节骨骺软骨病亦称 Osgood – Schlatter's 病。病变部位在胫骨结节处，以青少年中喜好运动者多见，男多于女。

【病因病机】

本病病因主要为慢性劳损引起气血瘀滞，营卫不通，致胫骨结节处失去正常的气血温煦和濡养。胫骨结节是髌韧带的附着部位，该部位的骨骺至 18 岁以后与胫骨上端融合。过多参与剧烈运动时胫骨结节受到髌韧带的过度牵拉，使胫骨结节部骨骺发生撕脱拉开，影响血液循环，致胫骨结节骨骺发生缺血性坏死。随着坏死的修复，胫骨结节增生肥大，骨骺提前闭合。从髌骨到髌韧带止点所形成的斜角增大也可能是本病的解剖学因素。

【诊　　断】

1. 临床表现　胫骨结节处高突隆起，局部疼痛、压痛，膝关节用力活动时疼痛加重，休息后可减轻，局部无波动感，压之较硬，无全身症状。

2. X 线检查　X 线侧位片显示髌韧带及其周围软组织有肿胀阴影，胫骨结节与韧带之间的锐角消失。胫骨结节骨骺碎裂。

【鉴别诊断】

胫骨结节骨骺撕脱性骨折　是突发暴力损伤的结果，受伤力较大，伤后即不能行走，疼痛剧烈，肿胀、压痛明显，局部可见青紫瘀斑。X 线片显示胫骨结节骨骺分离。

【治　　疗】

绝大多数患者通过保守治疗可获痊愈。应避免膝关节剧烈运动。疼痛严重者可用长腿石膏托或夹板固定膝关节于伸直位。可内服桃红四物汤，外用消肿止痛膏敷贴。保守治疗后，病情反复发作，严重疼痛伴功能障碍且骨骺已闭合者可考虑手术治疗。

【预防与护理】

避免运动量过大，尤其是剧烈的田径运动、球类运动。当胫骨结节部出现不适与疼痛时，要停止激烈运动，减少活动。局部热敷，促进血液循环。

【临证备要】

胫骨结节骨骺软骨病多见于青少年中喜好运动者，男多于女。其发生的机理是由于髌韧带撕脱，损伤胫骨结节部骨骺，发生骨骺软骨的坏死。随着坏死的修复，胫骨结节增生肥大，骨骺提前闭合。治疗的关键是限制膝关节过度的活动。对疼痛严重的患者可以封闭治疗甚至采取手术治疗。

第十一节 骨 坏 死

成人股骨头缺血性坏死

成人股骨头缺血性坏死是由于血液循环障碍，导致股骨头因局部缺血而发生的坏死，晚期可因股骨头塌陷，发生严重的髋关节骨性关节炎。是临床上常见的疾病，属中医骨痹、骨痿、骨蚀范畴。发病年龄以青壮年多见，男性多于女性。

【病因病机】

损伤是致病的主要原因；正气虚弱，外邪侵袭是本病发病的重要因素。先天不足、后天失养、外伤失治均可导致本病发生。

成人股骨头缺血性坏死的病因病理可分为 3 类：

第一类：病因病理明确。见于创伤（股骨颈骨折、髋关节外伤性脱位、股骨头部骨折等）、减压性股骨头坏死（包括减压病及高空飞行病）、血管栓塞性股骨头坏死（镰状细胞贫血病、栓塞性动脉炎等）。

第二类：病因明确，病理尚不确定。见于使用皮质类固醇药物和接受放射治疗者、脂肪代谢紊乱（包括高脂血症、高黏血症、脂肪肝等）和长期饮酒者。

第三类：病因病理均不明确。见于某些胶原性疾病并未使用皮质类固醇药物治疗者（包括类风湿性关节炎、系统性红斑狼疮等）和某些代谢性疾病（包括高尿酸血症、痛风等）。

【诊　断】

1．临床表现　本病发展缓慢，隐匿起病。初期多在劳累时感到髋关节酸痛或有静息痛，不影响活动，休息后好转；渐至疼痛加剧，跛行，肌肉萎缩。疼痛多位于髋关节的内外侧，早期部分患者以膝内侧疼痛为主诉，检查时可发现肢体轻度不等长，髋周围的肌肉紧张痉挛，髋关节活动受限。患髋"4"字试验阳性，髋关节屈曲挛缩试验阳性，髋外展内旋试验阳性，臀中肌试验阳性。晚期髋关节各向活动均受限。

2．实验室检查 因创伤引起的股骨头缺血性坏死血生化检查正常，因其他疾病引起者常有血生化检查异常。

3．影像学检查 MRI、CT、ECT 都有助于股骨头坏死的早期诊断。ECT 在 X 线出现异常之前即可显示放射性核素分布异常，灵敏度高，但特异性较差。诊断时要排除其他髋关节疾病。CT 检查可以清楚观察股骨头内部的骨结构改变。MRI 有很高敏感性、特异性及准确率，是检查股骨头缺血性坏死最敏感的方法，用于 0 期和Ⅰ期患者的诊断，亦可用于骨修复及预后的判定。

Ficat 根据 X 线结合临床表现将股骨头坏死分为 5 期，用于指导治疗和判定预后：

0 期：X 线片无异常改变，临床也无明显症状，但已有病理改变，称静默髋。本期为临床前期。

Ⅰ期：X 线片正常或有散在稀疏改变。临床有髋痛、静息痛，髋关节内旋或外展轻度受限。本期为临床早期。应做 CT 或 MRI 检查，防止误诊。

Ⅱ期：Ⅱ$_a$ 期 X 线片显示广泛骨质疏松，散在骨质硬化和囊性变，股骨头外形正常，无塌陷。临床疼痛加重，症状持续存在。Ⅱ$_b$ 期 X 线片示局部普遍硬化，形成与股骨头上方外形一致的弧形硬化带，软骨面下有骨质稀疏区或囊变区，股骨头顶部出现 2mm 以内塌陷，正常股骨头圆弧状外形有改变，骨小梁有异常。本期为临床进展期，临床症状加重。

Ⅲ期（塌陷期）：X 线片除可见到头内普遍硬化、头下囊性变以外，头顶区塌陷大于 2mm，因血管新生，坏死骨下方死骨开始吸收，典型的 X 线表现"新月征"出现。关节间隙多数正常。本期为临床晚期。

Ⅳ期（髋关节骨性关节炎期）：X 线片示股骨头出现阶梯状或双峰状塌陷，关节软骨丢失，关节间隙变窄，髋周围骨质增生硬化，股骨头向外上方半脱位。

【鉴别诊断】

1．髋关节结核 早期髋关节结核的临床表现与股骨头缺血性坏死十分相似。但结核常出现潮热、盗汗、五心烦热等阴虚内热症状，多数髋关节有肿胀，X 线除表现为股骨头部骨质疏松、头下有细小囊状变化外，髋臼也同时出现病变。动态观察，关节间隙很快出现狭窄，病程短、进展快是髋关节结核与股骨头缺血性坏死的显著不同。

2．类风湿性关节炎 髋痛可以是类风湿性关节炎的局部表现。通常有血沉增快，类风湿因子阳性。因血管翳侵入关节软骨及软骨下，在 X 线片上出现骨质稀疏。囊性变不仅存在于股骨头下而且波及髋臼，早期即出现关节间隙狭窄，但不出现死骨，呈对称性、多关节损害。在骨隆起部位或关节伸侧有皮下结节形成。临床上通常有低热、肌肉酸痛及关节僵硬。

3．强直性脊柱炎 强直性脊柱炎的髋关节损害，表现为髋关节的疼痛、不适及关节活动障碍。X 线片示股骨头及髋臼软骨下骨细小而不规则的骨质破坏和囊性变，关节间隙一致性狭窄，不出现股骨头轮廓的改变，髋臼及股骨头外方骨赘形成，髋臼周边骨质增生形成股骨头内移的深大髋臼改变。同时，骶髂关节的特异性 X 线表现及血清 HLA – B$_{27}$阳性、血沉增快可资鉴别。

【治　疗】

治疗原则是尽量去除致病因素，促使股骨头血运改善，保持股骨头正常外形，推迟髋关节骨性关节炎的发生。

1．中医治疗

（1）气滞血瘀型　髋部胀痛或刺痛，痛处不移，动则痛甚，舌质紫暗，脉沉涩。治以活血化瘀、行气止痛，方用桃红四物汤。

（2）肝肾亏损型　症见髋部疼痛，不耐久步，形体瘦羸，自汗或盗汗，健忘失眠，五心烦热，舌红少苔，脉细数。治以补益肝肾，方用六味地黄汤。

（3）正虚邪侵　面色㿠白，头昏耳鸣，畏寒肢冷，髋膝酸痛。方用八珍汤加减。

2．非手术治疗　适用于早期患者。限制负重，或用下肢外展、内旋位牵引，缓解关节周围软组织痉挛，减低关节内压力，增加髋臼对股骨头的包容。此外，推拿按摩手法，可以改善髋关节周围软组织血运、缓解肌肉痉挛、增加关节活动度。

3．手术治疗　有保留股骨头手术和关节重建两类手术。Fical 分期对手术方式的选择有指导意义。

（1）钻孔髓芯减压术　最适用于Ⅰ期患者，对于Ⅱ期患者应从严掌握。通过股骨头部钻孔，降低骨内压，以中止病理进程，改善股骨头内血循环，恢复股骨头血运，促进骨的修复。

（2）血管束骨内植入术　适用于Ⅱ、Ⅲ期患者。先形成指向股骨头坏死区的骨髓道，刮除死骨及肉芽组织，空腔植骨后导入旋股外血管束，达到减压、促进血管再生和股骨头再骨化目的。

（3）带血管蒂植骨术　适用于Ⅱ期和部分Ⅲ期患者，将带有血管蒂的骨块或骨膜组织移植于股骨头坏死区内，通过活骨移植改变股骨头血运，加速坏死组织的修复，对防治股骨头球面塌陷有效。常用带旋髂深血管蒂植骨。

（4）经粗隆间截骨术　适用于Ⅱ、Ⅲ期年轻患者，病灶小而局限，通过手术使坏死区或塌陷区离开负重区，使头臼接触面增加，降低骨内压，促进坏死骨吸收。

（5）人工关节置换术　适用于Ⅲ、Ⅳ期年龄偏大患者。此类手术不再保留自体股骨头，对年轻患者应慎重。对 50 岁以上的患者因病程缩短，关节活动好，选择人工股骨头置换术或是全髋关节置换术要依据患者具体情况决定。

【临证备要】

股骨头缺血性坏死由各种不同病因引起，但共同的病机是破坏了股骨头的血液供应，导致股骨头局部缺血性坏死，晚期可因股骨头塌陷，发生严重的髋关节骨性关节炎。X 线对本病的诊断有极高的参考价值，但不易早期发现。MRI 和放射性核素扫描可以大大提前诊断的时间，从而为早期治疗创造条件。早期诊断、早期治疗可有效预防股骨头塌陷造成髋关节的病残，越来越引起西医和中医界的关注。髋部创伤后损伤了股骨头的血供血管是股骨头缺血性坏死的最主要病因。治疗除及时早期进行复位外，中医补肾强筋、活血化瘀不失为防止继发股骨头缺血性坏死的有效途径。中医根据自己的临床体会，对股骨头缺血性坏死的辨证分型各有侧重，但均以虚、实二字为中心。虚即肝肾气血的不足，实即以瘀血为主的经脉阻滞。据体质的差异有瘀血夹热、寒、湿、痰等具体证型。

腕舟骨缺血性坏死

腕舟骨骨折约占腕骨骨折的 70％左右，由于解剖学血供特点，腕舟骨骨折后有较高的骨不愈合和缺血性坏死发生率。

腕舟骨缺血性坏死大多数是腕舟骨骨折后的并发症，与骨折类型关系密切，以腕舟骨腰部骨折和移位骨折的发生率最高。

【病因病机】

腕舟骨骨折多数由于跌倒所致的传导暴力所致，骨折常发生于血供薄弱的舟骨腰部，当合并移位或复位后未能有效固定发生再移位时，因折端血供中断，即可形成腕舟骨缺血性坏死。

【诊　　断】

1．临床表现　有腕舟骨骨折史。
（1）疼痛　腕部疼痛，活动后加剧，腕部活动受限，鼻咽窝区有压痛。
（2）肿胀　鼻烟窝肿胀。
2．X 线表现　早期可见腕舟骨密度增高、骨不连或伴有移位；晚期则出现外形不规则、碎裂、囊性变和骨小梁结构消失等。诊断困难者，可做 ECT 扫描检查，有助于早期确诊。

【鉴别诊断】

先天性双舟骨　双舟骨属先天性畸形，临床少见，局部无肿胀疼痛。X 线表现为两骨间界限清楚，边缘光滑整齐，无致密坏死等征象。

【治　　疗】

1．非手术治疗　早期以保守治疗为主，包括制动、理疗、中药内外服。
2．手术治疗　保守治疗无效者手术治疗，包括死骨刮除加自体骨移植术、血管束植入术、带血管蒂骨瓣植入术，及桡腕关节融合术、近排腕骨切除术和腕舟骨切除术等。

【预防与护理】

腕舟骨缺血性坏死主要发生在舟骨骨折后。特别是舟骨腰部骨折和近端骨折，由于解剖及血供特点，极易发生骨不连和骨坏死。轻微的手法、准确的骨折对位、稳妥的外固定和定期观察，对于预防骨不连、骨坏死都是必要的。手法复位达不到要求者应行切开复位内固定术。

【临证备要】

腕舟骨骨折的正确处理是防止骨不连和骨坏死发生的重要环节。腕舟骨骨折临床有"三易"：①易漏诊：约25%的患者可因初次X线检查阴性而发生漏诊。对临床高度怀疑而X线检查阴性者应按骨折处理。MRI检查能提供早期诊断。②易移位：腕舟骨界于远排腕骨与桡骨远端之间的腕部活动中心，骨折后由于远、近排腕骨的活动，产生明显的剪力，易移位。而移位后骨不连的发生率可达46%～63%。③易坏死：根据文献报道，腕舟骨的坏死发生率高达13%～50%。排除治疗不当因素，主要是由骨折类型及对局部血供破坏程度所决定的，腰部骨折的坏死率超过30%，而近端骨折坏死发生率接近100%。

古 籍 选 萃

清·钱秀昌《伤科补要·手腕骱》："腕骨，即掌骨，乃五指之本节也，俗名虎骨。其大小六枚，凑以成掌，非决然一骨也。其上并接臂辅两骨之端，其外侧高突，俗名龙骨，能宛屈上下，故名腕。若手掌着地，只能伤腕。"

清·赵廷海《救伤秘旨》："夫两手腕骨断，极难调理，用药不可过凉。夹后不可使掌兜挂项下，要时常屈伸。"

足距骨缺血性坏死

【病因病机】

距骨无肌肉附着，全部骨质几乎被软骨关节面包裹，血供主要来自由距骨颈前外侧进入的足背动脉关节支。胫距关节和距跟关节间韧带提供的血液有限，因此当距骨骨折有移位或距骨脱位后，易发生缺血性坏死。由于胫距关节为承重关节，坏死后易发生塌陷。

【诊　断】

1. 临床表现　早期表现为踝部酸痛不适，易疲劳，行走能力减弱，休息后缓解；继而关节僵硬，疼痛，跛行明显；晚期与踝关节创伤性关节炎表现相似。

2. 影像学检查　X线早期仅见距骨密度增高。典型的距骨缺血性坏死可见距骨密度不均匀，软骨下骨囊性变，距骨顶部塌陷，骨小梁结构消失，关节间隙狭窄。

对于诊断困难者可做ECT扫描检查，有助于早期确诊。

【治　疗】

1. 非手术治疗　包括患肢不负重、中药内服外敷、理疗、行走石膏固定等，一般需要治疗1年以上。

2. 手术治疗　保守治疗无效者可酌情施行三关节融合术、胫距关节融合术、血管束植入术等，人工踝关节置换术多数远期效果不好。

第十二节　骨质疏松症

骨质疏松症是以骨量减少、骨的微细结构退化为特征，致使骨的脆性增加、易于发生骨折的全身代谢性骨骼疾病。骨质疏松症属中医"骨痿"、"骨痹"范畴。

【病因病机】

骨质疏松症是由多种原因引起的骨骼系统的代谢性骨病。其病因和发病机制比较复杂，多与激素调控失常、营养因素、物理因素、遗传因素以及某些药物因素的影响有关。这些因素导致肠对钙的吸收减少，肾脏对钙的排泄增多、回吸收减少，引起破骨细胞数量增多，活性增强，溶骨过程占优势；同时成骨细胞的活性减弱，骨基质形成减少，骨代谢处于负平衡。骨基质及骨钙含量均减少而钙化过程基本正常，骨脆性增加而易发生骨折。

根据发病原因可分为原发性、继发性和特发性骨质疏松症。原发性骨质疏松症主要指老年性骨质疏松症和女性绝经后骨质疏松症，由增龄和体内激素的突然减少而引发；继发性骨质疏松症主要是由于其他疾病或药物诱发；特发性骨质疏松症一般多伴有遗传病史，8～14岁青少年多见，女性多于男性。

原发性骨质疏松症可分为两型，Ⅰ型为绝经后骨质疏松症，为高转换型骨质疏松症，发生于女性绝经后；Ⅱ型为老年性骨质疏松症，属低转换型，发生在65岁以上的老年人。

本病的发生、发展与肾的关系最为密切，主要有3个因素：

1.肾精亏损　年老，天癸竭，肾脏衰，肾精不足，或精失所藏，肾阳虚衰，肾阴不足，不能生骨充髓，则骨枯髓减，发为骨痿。

2.先天不足　肾为先天之本，与脾之后天相合，主人体生、长、壮、老、已，先天禀赋不足，后天失养则筋骨懈惰。

3.正虚邪侵　正虚，卫外不固，外邪乘虚而入，使气血闭阻，骨失所养，髓虚骨疏。

【诊　　断】

1.临床表现　多数发生在50岁以上的人群，女性发病率明显高于男性。以疼痛、骨折和畸形为主要表现。

（1）疼痛　是骨质疏松症最常见也是最主要的症状。缓慢起病，初起全身不适，酸楚，逐渐发展为隐痛，疼痛加重，喜按，改变体位疼痛可减轻，发生骨折时，产生剧烈的持续疼痛。最常见的疼痛部位是腰背部、肋部及髋骨。发生胸背部畸形后，全身均可疼痛。

（2）骨折　骨质疏松症常因为骨折而就诊。由于骨小梁的断裂吸收，皮质骨变薄，骨强度下降，在轻微外力下，如身体扭转、持物、跌仆等情况下即可发生骨折。骨折常发生在胸腰椎、股骨颈、股骨粗隆间及桡骨远端等松质骨较多的部位，发生骨折时有明显疼痛、畸形和功能障碍。

（3）畸形　常因椎体压缩性骨折，而椎体后部结构未波及，造成身高减低，脊柱后凸畸形。除此，有的患者还出现脊柱侧弯、鸡胸等胸廓畸形。

2．实验室检查　血生化、血清骨型碱性磷酸酶（BALP）、血清碱性磷酸酶（ALP）、血清骨钙素（BGP）、血清钙、骨代谢物及性激素水平的检测对于诊断、鉴别诊断和预防治疗有重要作用。常用的检查项目有：尿羟脯氨酸（HOP）、羟赖氨酸糖苷（HOLG）、骨 I 型胶原（BIC）降解产物及雌二醇、雌酮、促卵泡激素、促黄体激素等测定。

3．影像学检查　X 线检查对早期骨质疏松症诊断意义不大。一般认为只有当骨量丢失达 25%～30% 时，才能观察到骨质疏松的征象；但因其简便，对骨质疏松症的诊断还是必不可少的。X 线主要表现是：①透光度改变：由于骨量减少，骨对 X 线的吸收减少而导致 X 线片的透光度增高。②骨小梁改变：骨小梁是松质骨的主要成分，骨质疏松症时反应较皮质骨敏感。在椎体，由于选择性骨吸收初期，非承重小梁吸收，承重小梁相对增粗，椎体内小梁呈垂直栅栏状排列。骨小梁吸收由椎体中央部向皮质扩展，当累及纵向小梁时，X 线透光度增加，表现为椎体中央的透亮。严重的骨质疏松症，椎体残存的皮质缘呈"画框"样改变。椎体侧位可呈楔形或双凹形。③骨皮质改变：常见于严重骨质疏松症时，表现为皮质骨变薄，髓腔扩大。X 线对骨质疏松程度定量评价较困难，一般可依据股骨头、颈部小梁吸收情况进行评估。

4．骨密度检查　骨密度的测量已成为诊断骨质疏松症的主要手段。常用的有双能 X 线骨密度仪（DEXA）、定量 CT（QCT）和超声骨密度测量仪（QVS）。骨密度的测定由于所使用的仪器及方法不同，检测的部位也有所区别，如双能 X 线骨密度仪可测量全身骨密度，超声骨密度测量仪一般检测胫骨和跟骨骨密度。原发性骨质疏松症的诊断，其骨密度应与当地同性别的峰值骨密度相比：减少 1%～2% 为基本正常，减少 13%～24% 为骨量减少，减少 25% 以上为骨质疏松症，减少 37% 以上为严重骨质疏松症。

【鉴别诊断】

1．骨软化症　骨质疏松症时残存骨组织有正常的钙化，骨基质并不增多，矿物质与有机基质维持正常比例；而骨软化症表现为钙化过程障碍，骨样组织增加，有机基质过剩，骨骼的自发性疼痛、压痛出现较早，范围也广，以腰痛及下肢疼痛为甚。骨软化症临床常有脂肪痢和胃大部切除或肾病史。X 线表现为骨质广泛疏松，出现压力性畸形，如驼背，脊柱侧弯，髋、膝内外翻，长骨弯曲及假性骨折。骨活检计量学检查显示类骨质层增加时，对诊断骨软化症很有意义。骨软化症与骨质疏松症常同时存在。

2．原发性甲状旁腺功能亢进症　临床表现十分相似，可有疼痛、畸形及轻微外伤后的骨折。血钙升高，血磷降低，血碱性磷酸酶升高。X 线检查骨膜下皮质骨吸收及颅骨内外板边缘模糊，有普遍颗粒状脱钙现象和管状骨内近似囊性的骨吸收。发病年龄以 20～50 岁多见，不同于骨质疏松症。尿中钙、磷排泄增多，尿路结石发生率高。血清免疫活性甲状旁腺激素明显高于正常值，血钙、尿钙增高，可资鉴别。

3．骨髓瘤　主要表现为贫血及全身疼痛，以腰背部、胸廓、骨盆等部位多见。X 线检查可见骨质疏松和局限性骨质破坏。溶骨性病变主要见于颅骨、髂骨、脊椎等，可以单发，也可多发，呈圆形，边缘清晰如钻凿状骨质缺损。血、尿免疫学检查提示异常。骨髓检查可确诊。

【治　疗】

1. 中医治疗　以补益肝肾、健脾益气为主。脾胃为后天之本，脾胃得养则化生有源；肾为先天之本，主藏精，肾精得补，则髓满骨实。骨痿日久，可酌加活血化瘀药物和血肉有情之品。如发生骨折，则应在顾护正气的前提下，按骨折三期用药原则处方。

（1）肝肾亏虚　症见体倦乏力，头晕目眩，耳鸣口干，腰膝酸软，伛偻日进，步履艰难，少寐健忘，舌红苔少，脉沉细。治以滋补肝肾，强筋壮骨，方用健步虎潜丸。

（2）脾肾阳虚　神疲体倦，面色萎黄不华，肢冷畏寒，腰背酸痛，纳谷不馨，便溏溲清，舌淡苔薄白，脉沉细。治以益肾健脾，方用参苓白术散合右归饮。

（3）气滞血瘀　骨痛，腰背疼痛，腰膝酸软，胁肋胀闷，走窜疼痛或见四肢关节畸形，舌暗红，苔白腻，脉沉弦。治以活血行气，通络止痛，方用身痛逐瘀汤。

2. 西医治疗　常用的药物按药理作用可分为 3 类：①促进骨形成类，如氟化物等；②抑制骨吸收类，如雌激素、降钙素及二磷酸盐类；③促进骨矿化类，如维生素及钙剂等。

（1）钙剂　补充钙剂可使骨代谢由钙的负平衡转为正平衡。每日补充离子钙 1500mg。

（2）维生素 D　维生素 D 对钙代谢有调控作用，可促进钙在肠道的吸收，维持正常骨重建。过大剂量可引起高血钙症和高尿钙症，使用时应注意。

（3）性激素　女性可使用性激素治疗绝经后骨质疏松症。雌激素能促进降钙素的分泌，使活性维生素 D_3 的合成增加，与甲状旁腺激素有拮抗作用。使用雌激素类药物治疗时，要认真评价药物的治疗作用和副作用，谨慎选择合适药物，定期检查防止发生严重合并症。

（4）氟化物　氟为亲骨元素，可以替代羟磷灰石中羟基，形成氟磷灰石，减少骨盐结晶的溶解及反应性，加强骨的稳定。服用含氟制剂时应适当合用钙剂。

（5）双磷酸盐　双磷酸盐能抑制破骨细胞介导的骨吸收而起治疗和预防作用。

（6）降钙素　降钙素具有直接抑制破骨细胞活性作用，广泛用于骨吸收增加和以骨量丢失为特点伴有疼痛的骨质疏松症的治疗。

【预防与护理】

骨质疏松症的预防应从年轻时开始。骨量峰值高，骨量储备多，即使出现增龄性或女性绝经后骨量的逐渐丢失，仍可能维持日常活动所需的骨量，而不致发生严重骨质疏松症。注意饮食营养，加强体育锻炼，增强体质。对已患有骨质疏松症的老年人应加强防护，防止骨折的发生。对绝经后妇女和老年人注意饮食调养以保证足量的钙、蛋白质和维生素的摄入。对于能影响骨盐代谢的药物要慎用。对骨折要采用更积极的治疗方法，防止因长期卧床而引起严重并发症。

【临证备要】

骨质疏松症是以骨量减少、骨的微细结构退化为特征，致使骨的脆性增加以致易于发生骨折的全身性骨骼疾病。发病主要与性激素、降钙素缺乏，营养失衡，遗传等有关。临床上要认真对原发性和继发性骨质疏松症进行鉴别，对影像学、血生化检测结果可认真分析，争取早诊断、早治疗。要有针对性地选用钙制剂、维生素 D、降钙素、双磷酸盐及氟化物类药物。

性激素补充替代疗法，因对其可能存在的副作用争议较大，应慎用。老年人发生脊柱、股骨颈及股骨粗隆间骨折应视为骨质疏松症引起的病理性骨折。中医药治疗骨质疏松症日益受到关注并取得了一定的成果。本病其本为虚，多见肝肾亏虚，也可因虚致实，出现痰湿、瘀血阻滞，临床应仔细辨证。

古 籍 选 萃

《素问·痿论》："肾主身之骨髓，……肾气热则腰脊不举，骨枯而髓减，发为骨痿。"

《素问·上古天真论》："其知道者，法于阴阳，和于术数，食饮有节，起居有常，不妄作劳，故能形与神俱，而尽终其天年，度百岁乃去。""丈夫……五八，肾气衰，发堕齿槁。六八，阳气衰竭于上，面焦，发鬓颁白。七八，肝气衰，筋不能动，天癸竭，精少，肾脏衰，形体皆极。八八，则齿发去。肾者主水，受五脏六腑之精而藏之，故五脏盛，乃能泻。今五脏皆衰，筋骨解堕，天癸尽矣。"

《素问·痹论》："肾痹者，善胀，尻以代踵，脊以代头。"

第十三节 骨 肿 瘤

概　论

骨肿瘤指发生在骨内或起源于骨基本组织和骨附属组织的肿瘤，包括原发性、继发性和转移性骨肿瘤。骨基本组织指骨、软骨、骨膜、骨髓等；骨附属组织指骨与关节内的神经、血管、滑膜、脂肪及韧带等。殷墟甲骨文中刻有"瘤"字，是中医学对骨肿瘤认识的最早记载。其后凡以肿块为特征的疾病多以痈、疽、瘤、痰核、瘿、岩为病名，将石疽从以肿块为特征的疾病中分出是对骨肿瘤认识的进步。唐代孙思邈著《千金要方》，把肿瘤分为骨瘤、脂瘤、石瘤、脓瘤、血瘤或息肉 6 种类型，是真正意义上认识骨肿瘤的开始。

【病因病机】

1. 正虚邪侵　体质强弱与本病的发生、发展、预后有密切关系，正虚体弱，腠理不密，脏腑脆弱、功能失常，气虚血亏，气血不和，气血壅塞，结聚成瘤。

2. 气滞血瘀　气血瘀滞，经络阻隔，蕴结日久，凝结成块。

3. 痰凝气滞　肺主输布，脾主运化，肺脾失司，则水湿不化，或七情郁结，气机阻滞，水湿聚而成饮，凝而为痰，随气而行，阻于经络筋骨，凝结为瘤。

内因是骨肿瘤发生的重要条件，如某些胚胎性细胞错置，未能正常发育，长期保持静止状态，一旦受到某些刺激，便迅速生长，形成骨肿瘤。有些骨肿瘤的发生与损伤有关；有些与感染有关；人体长期接受大量放射线物质亦可诱发本病。

原发性骨肿瘤来源于骨、软骨、造血组织或骨髓、纤维组织、脉管、脂肪、神经、脊索、上皮等，或来源不清。原发性骨肿瘤的分类，主要是根据肿瘤组织的形态结构，特别是根据肿瘤细胞所显示的分化类型及所产生的细胞间物质类型进行的。在此基础上，结合肿瘤的生长特性，将骨肿瘤分为良性和恶性两大类。骨肿瘤虽有良性和恶性之分，但并非截然分开，有些肿瘤表现为良性与恶性之间的中间性，故有"相对恶性"与"低度恶性"之称谓。一般为单发，也有多发者，如骨软骨瘤、软骨瘤、骨髓瘤等。发生于骨的各种瘤样病损，其形态改变和临床表现，常类似骨肿瘤，且可与骨肿瘤并存或作为某些骨肿瘤发生的基础。目前，我国多应用原发性骨肿瘤及瘤样病损分类（表 13 - 2）。继发性骨肿瘤即转移瘤，原发病大多是癌，几乎所有癌皆可转移至骨，仅少数为肉瘤的骨转移。

表 13 - 2   **我国的骨肿瘤分类（1983 年修定）**

组织来源	良 性	中间性 （相对恶性、低度恶性）	恶 性
骨	骨瘤 骨样瘤病 良性成骨细胞瘤		骨肉瘤 皮质旁骨肉瘤 恶性成骨细胞瘤
软骨	软骨瘤（单发、多发） 骨软骨瘤（单发、多发） 皮质旁软骨瘤 良性成软骨细胞瘤 软骨黏液样纤维瘤	透明细胞软骨肉瘤	软骨肉瘤 未分化软骨肉瘤 间充质软骨肉瘤 皮质旁软骨肉瘤 恶性成软骨细胞瘤 恶性软骨黏液样纤维瘤
纤维	成纤维性纤维瘤 骨化性纤维瘤 非骨化性纤维瘤		纤维肉瘤
组织细胞或 纤维组织细胞	良性纤维组织细胞瘤 骨巨细胞瘤Ⅰ级	骨巨细胞瘤Ⅱ级	恶性纤维组织细胞瘤 骨巨细胞瘤Ⅲ级

骨髓			骨髓瘤（单发、多发）
			尤文肉瘤
			恶性淋巴瘤
			   1. 霍奇金瘤
			   2. 非霍奇金瘤

脉管	血管瘤（单发、多发）	血管内皮细胞瘤 侵袭性血管外皮细胞瘤	血管肉瘤 恶性血管外皮细胞瘤 恶性神经鞘瘤

（续表）

组织来源	良 性	中间性 （相对恶性、低度恶性）	恶 性
神经	神经鞘瘤 神经纤维瘤 节神经瘤		恶性神经鞘瘤
脂肪	脂肪瘤		脂肪肉瘤
脊索			脊索瘤
"上皮包涵性"			长骨"釉质器瘤" 长骨"滑膜肉瘤" 长骨"基底细胞瘤"
间充质或 混合间充质	良性间充质瘤		恶性间充质瘤
其他			横纹肌肉瘤 平滑肌肉瘤 腺泡状肉瘤

注：骨肉瘤亚型：①典型骨肉瘤；②毛细血管扩张型骨肉瘤；③小圆细胞型骨肉瘤；④骨膜型骨肉瘤；⑤表面骨肉瘤；⑥照射后骨肉瘤；⑦Pagel 肉瘤。

恶性淋巴瘤：原分为网织细胞肉瘤、淋巴瘤及霍奇金瘤。目前国内外已普遍将恶性淋巴瘤分为：①霍奇金瘤；②非霍奇金瘤。

【诊　断】

1. 临床表现　由于骨肿瘤独特的生物学行为和不同的预后，诊断骨肿瘤必须认真谨慎。详尽的病史、仔细的体格检查、高质量的影像学资料及必要的实验室检查对于诊断都是不可缺少的。临床、影像学与病理学三者结合分析判断是诊断骨肿瘤的主要方法。正确的病理结果是诊断骨肿瘤最可靠的依据。

（1）问诊

①过去史：应全面了解既往疾病史。在既往良性肿瘤的基础上，病变迅速扩展应警惕恶变。脊柱上的骨肿瘤绝大部分是其他肿瘤转移而至。

②现病史：了解肿瘤部位、生长速度、治疗经过及疗效。

③年龄：不同的骨肿瘤有不同的发病年龄，如 Ewing 肉瘤常见于儿童，骨肉瘤发病年龄在 10～20 岁之间占了约一半，20～30 岁之间占了近 30％，转移性骨肿瘤常见于中老年人。

④疼痛：了解疼痛的程度、性质、持续时间。恶性肿瘤的疼痛是渐进性的，从隐痛到剧烈疼痛，从活动痛到静息痛、夜间痛。一般隐痛、钝痛、间歇性轻痛多数为良性肿瘤。

⑤肿块：应注意肿物的部位、大小、硬度、活动度、边界是否清楚、有无波动感。良性

肿瘤生长缓慢，不侵犯周围软组织，界限分明；而恶性肿瘤多呈浸润生长，肿瘤增长速度快，边缘不清。位于浅表部位的肿瘤易发现，生长于骨髓内、脊柱及肌肉丰满部位的肿瘤多不易早期发现。

⑥功能障碍：位于关节部位，生长迅速的肿瘤或巨大的良性肿瘤多伴有疼痛和明显的功能障碍，良性骨肿瘤一般没有功能障碍。

（2）望诊

①望全身：骨肿瘤无论良性或恶性，早期全身症状一般不明显。良性骨肿瘤主要表现为局部症状，脉、舌多无明显变化。恶性骨肿瘤的晚期，病人常见大肉削脱、面色㿠白或苍白、精神萎靡等征象。

②望局部：主要观察肿痛部位皮肤颜色及浅表静脉有否怒张，观察局部肿胀情况。骨肿瘤早期，肤色一般无异常。恶性骨肿瘤则可见皮肤菲薄、色紫暗、浅表静脉怒张。

2．实验室检查　对骨肿瘤病人应全面进行化验检查，包括血、尿、便常规及肝肾功能检查，血钙、碱性磷酸酶和酸性磷酸酶也应常规检查。凡骨组织有广泛性破坏时，血钙往往升高；成骨性肿瘤，血清碱性磷酸酶升高；男性酸性磷酸酶升高提示肿瘤来自前列腺癌的骨转移。一些骨肿瘤有特异性较高的生化指标，也应检查，如尿本-周（Bence-Jones）蛋白阳性，可能是浆细胞性骨髓瘤。肿瘤标志物的免疫学检查，对确定转移性骨肿痛的原发肿瘤很有帮助，如癌胚抗原（CEA）异常提示胃肠道肿瘤、糖类抗原199（CA-199）异常提示胰腺、胆道癌，糖类抗原153（CA-153）异常提示乳腺癌，前列腺特异性抗原（PSA）异常提示前列腺癌。

3．影像学检查　X线检查是诊断骨肿瘤的常规检查，能提示骨肿瘤生长的部位、大小、形态、结构以及与周围组织的关系。结合临床可以作出初步诊断。

（1）发病部位　不同的骨肿瘤有不同的好发部位，如骨肉瘤好发于长骨干骺端，尤以股骨远端和胫骨近端为好发部位，骨巨细胞瘤好发于长骨骨端；尤文肉瘤则好发于长骨骨干，软骨瘤常见于手、足短管状骨，脊索瘤以骶骨多见，而转移性骨肿瘤最常见于脊柱。

（2）单发与多发　一般原发性骨肿瘤多单发，而转移性骨肿瘤以多发为主。

（3）骨质破坏　良性骨肿瘤一般无骨质破坏，如有破坏多呈膨胀性生长，边界规则、清晰，有硬化骨包绕；恶性骨肿瘤有明显的侵蚀性骨破坏，边界不清。常见的皮质破坏的征象为虫蚀样改变，是由于肿瘤细胞沿皮质骨内、外板和哈佛管破坏而形成；当肿瘤同时浸润伏克曼管和哈佛管，局部骨组织溶解，骨皮质缺损，可见皮质中断、残缺，是肿瘤细胞对皮质骨侵蚀破坏的结果，临床上此类破坏易导致病理性骨折。

（4）瘤骨　有些骨肿瘤细胞能产生瘤骨。瘤骨的X线特点是密度高、结构紊乱，呈均匀性毛玻璃样改变，是肿瘤细胞向周围浸润形成的反应性硬化骨。硬化骨，是骨小梁被肿瘤细胞浸润取代的表现，常见于肿瘤中心。排列致密，分化好的成斑片状，肿瘤恶性程度较低；排列紊乱呈棉絮状，说明肿瘤恶性程度极高。针状瘤骨，是瘤骨沿骨皮质垂直生长所形成的X征象，常见日光放射状和毛发状。生长迅速的骨肿瘤很少有反应骨，X线表现为溶骨性骨缺损，常见于转移性骨肿瘤。

（5）骨膜反应　出现骨膜反应，是恶性骨肿瘤的X线特征之一。是由于肿瘤浸润皮质骨，刺激骨膜产生新骨而引起。骨膜反应的形式多种多样，常见的有袖口征（即Codman三角)、葱皮样反应、日光放射状反应。骨折修复期、骨膜炎和骨髓炎时也可见到骨膜反应，应认真鉴别。

(6) 软组织阴影 软组织中出现肿瘤样阴影，说明肿瘤已突破皮质侵入软组织，这是恶性骨肿瘤或良性骨肿瘤恶变的表现。常见的软组织阴影有棉絮团样、斑点状、斑片状、象牙样等。

观察一个骨肿瘤的影像学表现，应全面仔细。应拍摄正、侧位片，必要时加拍其他体位，以了解全貌。^{99mm}锝骨显象，可早期发现原发病灶及转移病灶。CT所提供的横断面影像，对观察骨髓及瘤骨很有帮助。MRI能清楚反映软组织浸润情况，能较好地反映脊椎肿瘤对脊髓的压迫。

4．病理检查 是确认肿瘤唯一可靠的检查，可分为切开活检和穿刺活检两种。临床上要特别注意，由于病理组织取材部位不当或制片技术问题，可造成错误诊断，因此病理诊断必须坚持与临床、影像资料相互印证，才可避免误诊。

【鉴别诊断】

1．先天性骨发育异常 先天性骨发育异常可形成肿块，但当骨骺闭合以后，肿块不再发展。

2．内分泌紊乱引起的骨病变 如甲状旁腺机能亢进，表现为多发性骨囊样变，需与骨巨细胞瘤、骨囊肿等相区别，前者血清钙高、磷低，血清碱性磷酸酶增高。

3．原因不明的骨病变 如畸形性骨炎，是多发的骨骼变形疾病，骨小梁呈镶嵌结构，颅骨肥厚，头颅增大，受累骨干不规则肥厚，血清碱性磷酸酶明显增高。

4．感染性骨疾病 化脓性骨髓炎出现高热、白细胞增多等急性感染表现，血培养常阳性，脓肿破溃后有细小死骨排出，脓液可培养出致病菌。骨与关节结核早期出现低热、盗汗等阴虚内热症状，局部可产生寒性脓疡，X线片可见骨与关节的破坏。

5．骨化性肌炎 因外伤或手术引起肌肉内出血，血液不被吸收，逐步形成骨化或钙化，受伤骨骼周围的肌腱、韧带钙化，引起关节功能受限。病变部位肌肉内可触及硬性包块，局部疼痛但不剧烈，X线显示肌肉内有毛糙不整齐的团块状密度增高影。

【治 疗】

骨肿瘤治疗的关键是早期发现、早期正确的诊断。尤其是恶性骨肿瘤，应积极进行病理学检查，不可无目的地观察，贻误时机。

良性骨肿瘤及瘤样病损，手术是主要的根治办法。在保存功能的前提下，要求彻底切除，防止复发。对于恶性骨肿瘤，则应根据肿瘤特点，因人而异制定治疗方案，采用手术、中医中药、化疗、放疗和生物治疗。

1．中医治疗 临证常采用攻补兼施的办法。肿瘤早期，正气内存，以攻为主；肿瘤中期，正盛邪实，应先攻后补或以攻为主；肿瘤晚期多为正虚邪实，宜先补后攻，时时顾护正气，增强病人体能。在术后及放疗、化疗过程中配合中医药辨证施治，常能提高疗效和生存质量。补法常可选六味地黄丸、左归饮、补中益气丸、八珍汤、十全大补汤等；攻法可选用蟾酥丸、大黄䗪虫丸等。临床实践中黄芪、灵芝、人参、党参、女贞子、半枝莲、白花蛇舌草、山慈菇、三棱、莪术、水蛭、蜈蚣等对骨肿瘤有一定的疗效。

2．手术治疗　良性肿瘤可选用刮除术、切除术，根据情况加植骨术；恶性肿瘤可选用瘤段切除术、瘤段切除人工假体置换术，也可选用截肢术。

3．放射治疗　病变组织对放射线的吸收量决定了疗效。放射线对某些肿瘤敏感，如原发性骨恶性淋巴瘤、血管瘤、动脉瘤样骨囊肿；对某些肿瘤中度敏感，如骨巨细胞瘤等；对某些肿瘤不敏感，如骨肉瘤等。因此放射治疗应选择对其敏感的肿瘤，而中度敏感的放疗应作为辅助治疗，至于不敏感的，一般不应选择放疗。放射治疗的禁忌证：晚期肿瘤出现恶病质、肿瘤所在脏器穿孔或合并大量积液、急性炎症及心力衰竭未能控制、血小板或白血球过低等。肺功能严重不全时，不作肺大面积照射。

4．化学药物治疗　化学药物不仅对局部恶性肿瘤有效，对周身多发或转移病灶也起作用。根据作用机制分为干扰核酸合成、干扰蛋白质合成、直接与DNA结合影响其结构和功能，及通过改变或调整机体激素水平而起作用的4大类药物。

结合肿瘤细胞增殖动力学知识指导药物应用可以提高疗效。某些药物作用于整个细胞增殖周期，有些药物只作用于增殖周期中的某个阶段，如干扰核酸合成的药物对DNA合成期细胞较敏感，长春碱类药物对有丝分裂期细胞敏感，烷化剂、抗肿瘤抗菌药及铂类药物对整个增殖周期中的细胞均有杀灭作用。

5．免疫疗法　是用免疫学的方法使机体产生免疫反应，从而遏制肿瘤细胞的生长。在肿瘤治疗中比较广泛应用的免疫疗法为非特异免疫疗法，其对骨肿瘤的治疗尚处于探索阶段。

【预防与护理】

增强体质，提高抗病能力，避免外伤，防范病理性骨折。骨肿瘤无论良性或恶性，宜早诊断、早治疗，有些良性骨肿瘤有恶变倾向，应及时做根治术。对于恶性骨肿瘤，早期治疗，疗效较好，治疗方法选择余地较大。并发病理性骨折时，局部处理和维护骨的稳定性同样重要，应避免加重损伤，减轻疼痛，争取修复。晚期恶性骨肿瘤患者往往全身情况很差，要注意饮食调养、清洁卫生和心理疏导。若久病卧床不起者，应注意防止发生褥疮等合并症。应交替使用各类止痛药，减低临终病人的痛苦。

【临证备要】

恶性骨肿瘤是严重危及生命的疾病。原发性骨肿瘤约占全身肿瘤的2%～3%，其中1/3是恶性骨肿瘤。尸检资料显示，25%～85%的癌症病人有骨转移病灶存在。大多数恶性骨肿瘤在得到临床确诊前已发生肺部及远处转移。临床诊治的重点集中在对恶性肿瘤的早期诊断和积极有序的治疗。在临证时，最重要的是防止误诊和漏诊。X线摄片、同位素骨扫描、CT、MRI的联合应用，提高了骨肿瘤的早期检出率，某些特异性较高的肿瘤标志物的发现也开始在临床应用于骨肿瘤的诊断。在治疗学上最显著的进展是依据恶性骨肿瘤的分期原则确定手术方案；应用新辅助化疗观念，进行谨慎的保肢手术和肢体功能重建术。恶性骨肿瘤的治疗更趋积极，疗效也有所提高。中医药在提高病人的生存质量和应对放、化疗所引起的不良反应方面作用明显。手术、放疗、化疗、免疫、中医药综合治疗已成为我国独具的肿瘤治疗特色和优势。

古 籍 选 萃

隋·《诸病源候论·石痈候》："石痈者，亦是寒气客于肌肉，折于血气，结聚所成。其肿结确实，至牢有根，核皮相亲，不甚热，微痛，热时自歇。此寒多热少，坚如石，故谓之石痈也。"

明·陈实功《外科正宗》："骨瘤者，形色紫黑，坚硬如石，疙瘩高起，推之不移，昂昂坚贴于骨。"

明·薛己《外科枢要·卷三》："若伤肾气，不能荣骨而为肿者，其自骨肿起，按之坚硬，名曰骨瘤。先天禀赋不足，髓不养骨，或禀承遗传，易生骨肿瘤；女子七七，任脉虚，男子八八，天癸竭，肾虚精亏，营卫失调，气血不和，肾气精血俱衰，不以荣骨，骨瘤乃发。"

清·吴谦《医宗金鉴·外科心法要诀·瘿瘤》："瘤者，随气留者，故有是名也。多外因六淫，荣卫气血凝郁，内因七情，忧恚怒气，山岚水气而成，皆不痛痒……形色紫黑，坚硬如石，疙瘩叠起，推之不移，昂昂然贴于骨，名骨瘤……骨瘤尤宜补肾散坚，行瘀利窍，调元肾气丸主之。"

良性骨肿瘤

一、骨瘤

骨瘤是骨的膜内成骨过程发生异常，引起骨组织过度增殖而形成的少见骨肿瘤。多数骨瘤发生于颅骨和颌面骨。骨瘤生长缓慢，一般在人体发育成熟后停止生长。

【诊　断】

1．临床表现　骨瘤可长期无症状，常见颅骨表面的小丘状突起，质硬，无压痛，肤色正常。如向颅内生长，可因突起压迫脑组织，产生头痛，甚至引发癫痫。生于骨窦内的可引起鼻塞和鼻窦炎。

2．X线检查　骨皮质外或骨窦内致密而均匀的象牙骨样阴影，边缘整齐，无骨膜反应。

3．病理检查　真性骨瘤是一致密圆顶状骨块，表面光滑，覆有骨膜，无软骨帽和滑囊。镜下可见正常的骨小梁结构。

【治　疗】

无症状者可以不作治疗。骨瘤较大有临床症状或影响外观者可做骨瘤切除术。预后良好。

二、骨样骨瘤

骨样骨瘤是骨的孤立的小圆形或卵圆形病变，伴以疼痛为主要表现的良性骨肿瘤。10～

20 岁为高发年龄，男性发病较多。发病部位以长骨为主，尤其以股骨近端多见，也可发生在短骨。在骨的良性肿瘤中是较常见的一种骨肿瘤。

【诊　　断】

1．临床表现　主要是疼痛，呈进行性加重，可以影响睡眠。疼痛经服阿司匹林大多数可以缓解，此特点可作为诊断依据。如肿瘤位于表浅部位，局部可扪及骨性肿块，有压痛；发生于下肢可出现跛行和肌肉萎缩；发生于关节附近可发生关节滑膜炎。

2．X 线检查　特征性的表现是"瘤巢"的存在。瘤巢指在一片密度增高的反应骨中央，有直径为 1cm 左右的圆形或卵圆形的低密度透亮区。瘤巢中央可见到细小死骨。位于骨干部的可见骨干梭形肿大，表面光滑。

3．病理检查　瘤巢组织呈红灰色，周围有硬化骨。镜下为不成熟的骨小梁组织和骨样组织，小梁边缘有成骨组织包绕。

【治　　疗】

以手术治疗为主。应彻底切除瘤巢，切除不彻底可以复发。

三、骨软骨瘤

骨软骨瘤是常见的软骨源性良性肿瘤，是骨的错构瘤，来源于迷走生长的软骨骨膜下的胚芽。骨软骨瘤多发生于青少年，男性多见。好发部位是骨的干骺端。当骨骺闭合后，肿瘤也停止生长。肿瘤由骨组织及其表面的软骨组成，偶尔在肿瘤表面可形成滑囊。多发性骨软骨瘤或广基底的骨软骨瘤有恶变的可能。

【诊　　断】

1．临床表现　骨软骨瘤常在无意中被发现。主要表现是在长骨的干骺端有硬性包块，与皮肤不粘连，无压痛。当滑囊发炎或骨软骨瘤恶变迅速增大时，可出现疼痛。

2．X 线检查　在干骺端可见带蒂或广基底的骨性突起。可见不规则硬化的软骨帽。瘤体静止不增大，如在短时期内出现瘤体增大，要警惕恶变。

3．病理检查　生长期的骨软骨瘤的软骨帽组织镜下与正常生长软骨大致相同，成人的软骨帽组织类似于成熟的关节软骨。

【治　　疗】

一般不需治疗。如发生在躯干部，因恶变可能性较大，即使无症状亦可考虑手术。

如瘤体过大，对周围组织如血管、神经等产生压迫，影响关节活动，或骨软骨瘤有恶变倾向时，应及时手术。手术应将瘤体的基底连同软骨帽、滑囊一并彻底切除，防止复发。

四、软骨瘤

软骨瘤是好发于手足短管状骨的常见良性骨肿瘤，由分化良好的软骨组成。位于骨干中心的称内生软骨瘤，偏心向外突出者称骨膜下软骨瘤。

【诊　　断】

1. 临床表现　多数病人没有临床不适，发生于指、趾短管状骨时，由于病变骨的膨大而出现肿胀。如病理骨折时则有剧痛；如生长于肢体其他部位，往往是在偶尔 X 线摄片时被发现的。

2. X 线检查　主要可见短管状骨内的溶骨性改变，皮质变薄，肿瘤呈中心性生长，一般不扩张，或仅有轻度膨胀，溶骨区内见斑点状密度增高影。骨膜下软骨瘤可见皮质有凹形缺损，缺损区内可见斑点状密度增高影。

3. 病理检查　肿瘤由半透明软骨小叶构成，有颗粒状的钙化骨区。软骨组织成熟，软骨细胞稀疏，细胞核呈小圆形。

【治　　疗】

以手术治疗为主，采取刮除植骨术，预后好。如有复发，则应考虑为低度恶变，在经细胞学证实后应采取更积极的治疗措施，可采用瘤段切除术。

恶性骨肿瘤

一、骨巨细胞瘤

骨巨细胞瘤是起源于骨髓结缔组织间充质细胞，以基质细胞和多核巨细胞为主要结构的潜在恶性骨肿瘤。好发于长骨的骨骺部，多数发生在股骨下端和胫骨上端。好发年龄 20 ~ 40 岁。骨巨细胞瘤在软骨生长停止之前发病罕见，50 岁以后也很少发病。

【诊　　断】

1. 临床表现　主要表现为局部疼痛和肿胀。肿瘤生长迅速时局部皮肤红热，也可因病理性骨折而偶然发现。局部包块压之有乒乓球样感觉。由于肿瘤位于骨骺端，常引起关节活动受限和关节内渗出。1% ~ 2% 的骨巨细胞可发生肺转移，很少的一部分人会发生肉瘤样恶变。

2. X 线检查　可见位于骨骺部偏心性的溶骨性破坏，肿瘤呈膨胀性生长，瘤内有密度增高的纤维样间隔影，表现为肥皂泡样改变。病变局部骨皮质变薄，病灶内既无钙化，也无骨化现象。与松质骨界限清晰。

3. 病理检查　肿瘤由稠密的、大小一致的单核细胞群组成。可见大量的多核巨细胞。核为圆形或椭圆形，染色清晰，核中常可见一个或多个大小不等的核仁，常见核分裂。Jaffe根据镜下骨巨细胞瘤浸润的不同程度分为 3 个组织学等级，并认为Ⅰ级系良性，Ⅲ级为恶性，Ⅱ级介于良、恶性之间。Jaffe 分级与临床病情不完全相符，只能供临床确定治疗方案时参考。

【治　疗】

主要以病灶清除植骨、功能重建为主。如肿瘤恶变，则应做部分切除加以综合治疗。肿瘤转移至肺部，应施以放疗。化疗对骨巨细胞瘤作用甚微。如患者条件许可，对孤立的肺部转移病灶应做切除术。

位于脊柱或骶髂关节，手术难以切除者，应做肿瘤刮除加植骨术，恶变时预后较差。

二、骨肉瘤

骨肉瘤是常见的骨肿瘤，恶性程度极高。由产生骨质的间质细胞生成，好发于 10 ~ 20 岁青少年，女性多见。发病部位主要在长骨干骺端，股骨远端、胫骨近端和肱骨近端约占发病率的 75%，其次可见于脊柱、肩胛骨、桡骨、肋骨、胸骨等。

【诊　断】

1. 临床表现　主要症状为长骨干骺端的中等程度疼痛，间歇发作，活动后加剧，很快出现不分昼夜的持续性疼痛。可触及肿块，肿瘤生长迅速，局部皮肤温度增高，皮肤红亮变薄，浅表静脉怒张，触痛、压痛明显。病变发展快，可在较短时间内出现贫血和恶病质。本病极易发生早期肺部或其他部位的转移，产生相应症状。

2. X 线检查　主要可见长骨干骺端的骨破坏，产生大量新生瘤骨，在溶骨性破坏区域内见到极不规则的密度增高影，边缘模糊。可见 Codman 三角或"日光放射状"骨膜反应，皮质骨破坏，在软组织内也可见高密度的瘤骨影。CT、MRI 检查可提供肿瘤在髓内、软组织内及肺部转移灶情况。

3. 实验室检查　ALK 持续增高，血沉增快。

4. 病理检查　肿瘤组织呈白色鱼肉样，有出血时可见玫瑰样，新生的骨样组织质地较硬，可见出血坏死囊变区。镜下见肿瘤中心区域骨化较多，在成骨少的区域细胞高度恶性特征明显。细胞大、多形性、非典型性，着色过度，核畸形，常见不规则有丝分裂象。

【治　疗】

主要以手术为主，根据病情选用保肢手术或截肢术，术前术后应进行规范化化疗。骨肉瘤的肺转移发生率高，单个、局限的转移灶可以手术切除。本病经积极治疗，5 年生存率约在 50% 以下。

三、软骨肉瘤

软骨肉瘤是发生于软骨细胞的恶性骨肿瘤，分原发性和继发性。继发性软骨肉瘤是良性软骨肿瘤的恶变；原发性软骨肉瘤源自骨内，好发于 30 岁以上的成年人，男性多发。股骨近端、髂骨、肱骨近端、肩胛骨、胫骨近端等是好发部位，也见于软骨模式成骨的颅底骨和颜面骨。

【诊　断】

1. 临床表现　起病缓慢，症状轻微。主要表现为深部的轻微疼痛，呈间歇性发作。继发性软骨肉瘤可在原软骨瘤病变基础上突然出现疼痛和肿块迅速变大。晚期表现为局部明显肿胀，持续性剧烈疼痛，关节活动受限。

原发性软骨肉瘤破坏骨皮质后，可在软组织中形成肿块。肿瘤发生于脊柱、骶骨或骨盆时，由于神经及肠腔的受压可产生剧烈疼痛、神经功能障碍和肠腔的不全梗阻。

2. X线检查　原发性软骨肉瘤表现为骨的溶骨性改变，多位于骨干中央，在干骺则为偏心性生长，内有不规则的颗粒状钙化或骨化影。

【治　疗】

软骨肉瘤的治疗以手术为主，应尽早治疗。软骨肉瘤对放射线不敏感，故放疗只用于肿瘤无法切除时的止痛治疗。化疗仅用于未分化型原发软骨肉瘤。软骨肉瘤手术疗效总体优于骨肉瘤，但也存在术后局部复发和肺转移的可能，发生转移一般较迟。

四、尤文肉瘤

尤文肉瘤起源于骨髓间充质细胞，是以含糖原的小圆细胞为特征的恶性骨肿瘤。尤文肉瘤明显好发于长骨的骨干部。90%发生在 5～25 岁年龄段，10～20 岁发病率较高，5 岁以下、25 岁以上很少发病，男性多见。

【诊　断】

1. 临床表现　主要症状为局部疼痛、肿胀，并呈进行性加重，常伴体温升高，局部红肿热痛，白细胞增高，血沉升高。临床表现与急性骨髓炎极为相似，但由于肿瘤发展迅速，很快会出现恶病质。

2. X线检查　可见骨干部广泛的溶骨性浸润样破坏，骨皮质呈虫蚀样改变，有葱皮样或板层状骨膜反应影。

3. 病理检查　镜下见互相聚集、染色浓重、均匀一致的小圆核丛，胞浆少，色苍白，有空泡，并以边缘模糊为其特征。

【治　疗】

对放疗敏感，小剂量照射后，肿瘤可迅速缩小，局部症状减轻；化疗对尤文肉瘤也有良好的近期疗效。但尤文肉瘤多数发生早期转移，单独放疗和化疗远期疗效差。现应用保肢或截肢手术配合化疗、放疗等综合治疗，生存率有一定的提高。

五、骨髓瘤

骨髓瘤是起源于骨髓造血组织，以异常浆细胞为主的恶性骨肿瘤。多数为多骨损害，故也称为多发性骨髓瘤。肿瘤局限于骨组织内，发病年龄多在 40 岁以上，男性多见。发病部位多在脊椎、肋骨、颅骨、胸骨等扁平骨和松质骨。

【诊　　断】

1. 临床表现　本病可以长期没有局部症状，只表现为全身乏力、消瘦或贫血。许多情况下是在检查贫血作骨髓涂片或偶尔体检时发现的。因脊椎受累较多，常有腰背区的深部疼痛，轻度外伤后可出现剧烈疼痛甚至截瘫。病程长也是其临床特点。

2. X线检查　主要表现为散在的溶骨性凿洞样骨破坏，病灶周围很少出现硬化骨。没有骨膜反应，也没有骨外软组织肿块。可伴有广泛的骨质疏松。

3. 病理检查　骨髓穿刺找到大量异常浆细胞可以确诊。瘤体内肿瘤细胞丰富，其间无支持性间质，细胞大小较一致，类似圆形或椭圆形的浆细胞，核大深染。血清球蛋白增高，A/G 倒置。蛋白电泳异常，尿 Bence–Jones 蛋白阳性发生率约 40%。

【治　　疗】

以化疗、放疗为主。对长管状骨的病理性骨折可行内固定术，严重者可截肢。对脊髓压迫者可行椎板切除减压术。预后较差。

六、脊索瘤

脊索瘤是来自残留在骨组织中的胚胎性脊索组织的恶性肿瘤。脊索组织形成颅底和脊柱，在颅底和脊柱的任何部位都有发病的可能。85% 的脊索瘤位于骶尾部和蝶枕部，其余部位少见。发病年龄以 50~70 岁多见，好发于男性。

【诊　　断】

1. 临床表现　生长缓慢，早期多无症状。随着肿瘤的增大，对周围组织产生压迫和刺激，产生疼痛。肿瘤长于骶尾部，向后方生长，可扪及大的肿块；长于骶骨前方，可出现顽固性便秘和排尿困难，也可以产生直肠及膀胱的刺激症状，严重者可出现外阴部、臀部及下肢感觉和运动功能障碍、肌力下降、大小便失控。肿块富有弹性，表面光滑。发生在蝶枕部的脊索瘤，早期即可因压迫垂体、颅神经或颅内压增高等出现相关症状。

2. X线检查　病变部位广泛性溶骨性破坏，皮质变薄，膨胀性改变。骶骨孔影消失，溶骨区呈毛玻璃样改变，在溶骨区内及肿大的肿瘤性组织中，有散在的密度增高影，无骨膜反应，颅底部的溶骨性改变多累及枕骨斜坡和蝶鞍。

3. 病理检查　分化较差者瘤细胞排列紧密，细胞体积较小，边缘清晰，细胞内外黏液较少；分化较成熟的，细胞排列稀疏，体积较大，细胞质内有明显空泡，细胞核呈圆形或椭圆形，核心明显，部分细胞核同样可见空泡状改变。细胞内有黏液排出，并在细胞外形成肿瘤组织内的黏液性间质。

【治　　疗】

以手术治疗为主。因肿瘤生长缓慢，较少转移，应做根治术。根治术困难者做肿瘤部分切除，配合放疗。化疗无效。

七、转移性骨肿瘤

转移性骨肿瘤是原发于骨外器官或组织的恶性肿瘤，通过血液循环或淋巴系统转移至骨骼而发生的肿瘤。骨骼是仅次于肺和肝的转移性肿瘤好发部位。继发性转移性骨肿瘤可以先于原发肿瘤发病，也有部分转移性骨肿瘤至死也未能发现和确定原发肿瘤。

常见的转移性骨肿瘤来源于乳腺癌、前列腺癌、肺癌、甲状腺癌、鼻咽癌和肾癌等。发病部位以脊柱、髂骨、肋骨等多见，很少发生在膝、肘关节远侧的部位。一般发病年龄较大。

【诊　　断】

1．临床表现　以疼痛为主要症状。初期多为间歇性疼痛，继而出现夜间疼痛，逐渐发展至持续剧烈疼痛，多伴有消瘦、贫血或出现恶病质。生长于脊柱部位可对脊髓产生刺激和压迫，产生相应临床症状。也有以病理性骨折为首发症状的。当高度怀疑转移性骨肿瘤时，应该认真检查乳房、前列腺、甲状腺及胸腹部，争取发现原发肿瘤。

2．影像学检查　转移性骨肿瘤依据原发肿瘤的不同有不同的特征，主要有溶骨性、成骨性和混合性3种不同的X线表现。绝大多数转移性骨肿瘤以不规则溶骨性骨破坏为主，骨皮质破坏但无骨膨胀，无骨膜反应，可见软组织肿块影和病理性骨折。转移性骨肿瘤发生压缩性骨折时，溶骨表现被掩盖。成骨性转移性骨肿瘤病灶呈斑点状或棉絮状骨硬化影，边缘不规则；在椎体则表现为均匀硬化。

对疑有转移性骨肿瘤而X线表现阴性者进行 ECT、CT 或 MRI 检查，可以提高早期诊断率。

3．实验室检查　溶骨性转移性骨肿瘤时，血清钙、磷多升高；成骨性转移性骨肿瘤时，血清钙、磷可正常或降低。成骨性转移性骨肿瘤碱性磷酸酶升高，溶骨性转移性骨肿瘤多在正常范围。前列腺癌骨转移时可见酸性磷酸酶增高。肿瘤标志物的免疫学检查对发现转移性骨肿瘤的原发肿瘤很有帮助。

4．病理检查　一般情况下，转移灶肿瘤组织常显示原发恶性肿瘤的细胞学特征及组织结构。

【治　　疗】

转移性骨肿瘤多属疾病晚期，应采取综合治疗方法以减轻疼痛，提高生活质量，延长病人生命。化疗、放疗、内分泌治疗、中医药治疗、手术等治疗方案的选择要依据原发肿瘤及转移性肿瘤发生部位及对病人综合情况的分析而决定。手术治疗以姑息治疗为主，目前对可以切除的骨转移病灶倾向于手术切除。对前列腺癌骨转移主张睾丸切除和雌激素治疗。乳腺癌骨转移也主张用雌激素或雄激素治疗。对发生于脊柱的转移性骨肿瘤可做椎管减压手术、人工椎体置换术，防止发生截瘫。对发生于四肢的转移性骨肿瘤，疼痛剧烈的可行姑息性截肢术。为减轻病人疼痛，止痛剂按"三步阶梯治疗方案"应用。

瘤 样 病 损

一、骨囊肿

骨囊肿是发生于骨内的囊肿样的局限性瘤样病损。本病多发于 5~15 岁儿童，男性多于女性。多数发生于长骨的干骺端，随着骨的生长，逐渐移向骨干。肱骨近端、股骨近端、胫骨近端、桡骨远端为好发部位。

【诊　断】

1. 临床表现　绝大多数无临床症状，在偶尔的 X 线检查或发生病理性骨折时发现。部分病人有局部的轻微隐痛或局部肿胀。

2. X 线检查　干骺端的圆形或椭圆形界限清楚的透亮区，骨干膨大，骨皮质变薄。无骨膜反应及软组织肿胀。

3. 病理检查　囊腔内为淡黄色液体，腔壁内覆衬一层结缔组织薄膜。镜下囊壁为疏松网状骨组织。骨壳内有众多扩张的薄壁血管组织，周围可见破骨细胞和多核巨细胞。

【治　疗】

骨囊肿发生病理性骨折时，按骨折治疗原则施治，部分囊肿骨折后可自愈。囊肿内甲基强的松龙注射，80~200mg，每月注射 1 次，一般经 2~3 次注射后多数可恢复正常骨结构，其机制尚不清楚。保守治疗无效时，可行囊肿刮除植骨术，刮除应彻底，以防止复发。

二、骨嗜酸性肉芽肿

骨嗜酸性肉芽肿指局限于骨的组织细胞增殖症。多见于儿童和青少年，男性多发。

发病部位以颅骨、肋骨、脊柱、肩胛骨、髂骨等多见。发生在长骨的病变多见于干骺端和骨干。

【诊　断】

1. 临床表现　可以没有任何临床症状，也可以有局部的疼痛、肿胀和功能障碍。

2. X 线检查　主要是位于干骺端或骨干部位的边缘不整齐但界线清晰的溶骨性改变，皮质骨破坏后，产生骨膜反应。也可以表现为病理性骨折。

3. 病理检查　病变组织呈铁锈色，柔软而质韧。镜下肉芽肿内有大量毛细血管新生，或见纤维细胞及炎性组织浸润。以嗜酸性细胞最多，并可见淋巴细胞、泡沫细胞和浆细胞。

【治　疗】

单发者行刮除植骨术。对发生于非重要功能部位的也可以行节段切除术。不宜手术治疗者，放射治疗效果较好。但对儿童施行放疗后有破坏骨骺或促使病变恶化的可能。对关节破坏严重者可行人工关节置换术。

三、骨纤维异样增殖症

骨纤维异样增殖症也称骨纤维结构不良，是以骨骼的发育障碍、骨组织被纤维组织替代为特征的骨病。可以单发，也可以多发，多发者可为一侧或双侧。除骨骼病变外尚有皮肤色素沉着，少数病例可伴有骨早熟和性早熟。女性多见，多数在儿童期发病。单发者以股骨、胫骨、腓骨和肱骨为多见，多发者则大多集中于同一侧肢体，特别是下肢多见。

【诊　　断】

1. 临床表现　本病主要以畸形为主。发生于颅骨者可出现面颈部不对称；发生于肋骨及脊柱者可见胸廓不对称，脊柱侧弯；发生于四肢者可见肢体弯曲，尤以下肢为甚。多发者一般身材矮小。常伴有深黄色或黄褐色的皮肤色素沉着。生于长骨者，骨发育过程中往往有反复骨折史，骨折可自愈，但畸形往往会越来越明显。

2. X线检查　受累骨变粗、膨胀，皮质骨变薄，髓腔扩大，呈磨砂玻璃样改变，界限清楚，无骨膜反应。发生于颅骨者可见致密的颅底骨和枕颞骨畸形。

3. 病理检查　可见骨膨胀，骨皮质变薄，内侧有嵴状骨突起，髓腔内灰白色质坚韧组织，有砂粒样感。镜下主要是胶原纤维，内有纤维骨或交织骨，纤维排列杂乱。

【治　　疗】

单发病变行刮除植骨术，畸形严重者可行病灶刮除植骨矫正术。发生于肋骨或腓骨部的可行段切术，病理性骨折在病灶清理后按骨折治疗原则处理。

附　方

二　画

二陈汤（《太平惠民和剂局方》）

【组成】　半夏 15g　橘红 15g　茯苓 9g　炙甘草 5g

【功效与适应证】　燥湿化痰，理气和中。适用于痰浊内阻、中脘不适，或痰窜经络、气滞痹阻等。

【制用法】　为粗末，每服 12g，加乌梅 1 个，生姜 7 片水煎服。

二味参苏饮（《正体类要》）

【组成】　人参 30g　苏木 60g

【功效与适应证】　益气补血。主治出血过多，瘀血入肺，面黑喘促。

【制用法】　水煎服。

七厘散（《同寿录》）

【组成】　上朱砂（水飞）3.6g　真麝香 0.36g　梅花冰片 0.36g　净乳香 4.5g　红花 4.5g　明没药 4.5g
瓜儿血竭 30g　粉口儿茶 7.2g

【功效与适应证】　活血祛瘀，定痛止血。治跌打损伤，瘀滞肿痛，筋断骨折，创伤出血。

【制用法】　研细末。每用 0.5～1g，烧酒冲服，复用药以烧酒调敷患处。

八正散（《太平惠民和剂局方》）

【组成】　车前子　瞿麦　扁蓄　滑石　栀子仁　炙甘草　木通　大黄各 500g

【功效与适应证】　清热泻火，利水通淋。用于腰部、骨盆损伤后并发少腹急满、尿频、尿急、尿痛、
淋沥不畅或癃闭、渴欲冷饮、脉数实等症。

【制用法】　上药各等分，共研细末，每服 6～10g，用灯心汤送服，每日服 4 次。亦可根据临床需要拟
定药量作汤剂，水煎服，每日服 1～3 次。

八仙逍遥汤（《医宗金鉴》）

【组成】　防风　荆芥　川芎　甘草各 3g　当归（酒洗）　黄柏各 6g　苍术　丹皮　川椒各 9g　苦参
15g

【功效与适应证】　祛风散寒，活血通络。治损伤后肢体瘀肿疼痛，或感受风寒湿邪，筋骨酸痛者。

【制用法】　煎水熏洗患处。

八珍汤（《正体类要》）

【组成】　当归 10g　川芎 6g　熟地 10g　白芍 10g　党参 10g　白术 10g　茯苓 10g　炙甘草 5g　生姜 3
片　大枣 2 枚

【功效与适应证】　补益气血。治气血俱虚者。

【制用法】　清水煎服，每日 1 剂。

八厘散（《医宗金鉴》）

【组成】　苏木　红花　番木鳖（油炸去毛）各 3g　自然铜（醋淬 7 次）　乳香　血竭各 9g　麝香
0.3g　丁香 1.5g

【功效与适应证】 行气止痛，散瘀接骨。治跌打损伤。

【制用法】 共研细末，每服 0.2～0.3g，黄酒送服，每日服 1～2 次。

九一丹（《医宗金鉴》）

【组成】 煅石膏 27g 黄灵药 3g

【功效与适应证】 提腐祛脓。用于溃疡、瘘管脓流未尽者。

【制用法】 研极细末，掺于疮面，或制成药线插入疮口或瘘管。

十全大补汤（《医学发明》）

【组成】 人参 肉桂（去粗皮） 川芎 地黄（洗，酒蒸，焙） 茯苓（焙） 白术（焙） 炙甘草 黄芪 当归 白芍各等分

【功效与适应证】 补益气血。治气血虚弱、自汗、盗汗、萎黄消瘦、不思饮食、倦怠气短等证。

【制用法】 水煎服，日 1 剂。

十灰散（《十药神书》）

【组成】 大蓟 小蓟 荷叶 侧柏叶 茅根 茜草根 山栀 大黄 牡丹皮 棕榈皮各等量

【功效与适应证】 凉血止血。治损伤所致呕吐血、咯血、创面渗血。

【制用法】 各烧炭存性，研极细末保存待用。每服 10～15g，用鲜藕汁或鲜萝卜汁调服。

十味参苏饮（《正体类要》）

【组成】 人参 紫苏 半夏 茯苓 陈皮 桔梗 前胡 葛根 枳壳各 3g 炙甘草 1.5g

【功效与适应证】 益气降逆，祛瘀止咳。治肺伤气逆，血蕴上焦者。

【制用法】 水煎服。

人参养荣汤（《三因极一病证方论》）

【组成】 黄芪 当归 桂心 炙甘草 橘皮 白术 人参各 30g 白芍 90g 熟地 9g 五味子 茯苓各 4g 远志（去心，炒）15g

【功效与适应证】 补益气血，养心宁神。治骨病后期气血虚弱或虚损劳热者。

【制用法】 为散，每服 12g，加生姜 3 片，大枣 2 枚水煎，日 1 剂，空腹服。或做丸剂，每服 10g，日 2 次。

三 画

三子养亲汤（《韩氏医通》）

【组成】 紫苏子 9g 白芥子 9g 莱菔子 9g

【功效与适应证】 降气消食，温化痰饮。治咳嗽喘逆，痰多胸痞，食少难消。

【制用法】 水煎服。每剂不过 9g，用生绢小袋盛之，煮作汤饮，代茶水啜用，不宜煎熬太过。若大便素实者，临服加熟蜜少许，若冬寒加生姜 3 片。

三黄宝蜡丸（《伤科补要》）

【组成】 天竺黄 90g 雄黄 60g 藤黄（隔汤炖十数次，去沫）120g 红芽大戟 90g 刘寄奴 麒麟竭各 90g 归尾 45g 朱砂 儿茶 乳香（去油） 琥珀 轻粉 水银（同轻粉研至不见星） 麝香各 9g

【功效与适应证】 活血祛痰，开窍镇潜。治跌打损伤、瘀血奔心、痰迷心窍等证。

【制用法】 各药研细末，用黄蜡适量泛丸。每服 1～3g。

三痹汤（《校注妇人良方》）

【组成】 川续断 杜仲（去皮，切，姜汁炒） 防风 桂心 细辛 人参 白茯苓 当归 白芍药 甘草各 30g 秦艽 生地黄 川芎 川独活各 15g 黄芪 川牛膝各 30g

【功效与适应证】 补肝肾，祛风湿。治气血凝滞，手足拘挛、筋骨痿软、风湿痹痛等。

【制用法】 为末，每服 15g，加姜 3 片，大枣 1 枚水煎服，不拘时候，但稍空腹服之。

大成汤（《仙授理伤续断秘方》）

【组成】 大黄 枳壳各 20g 芒硝（冲服） 甘草 陈皮 红花 当归 苏木 木通 厚朴各 10g

【功效与适应证】 攻下逐瘀。治跌仆损伤后，瘀血内蓄，昏睡，二便秘结者，或腰椎损伤后伴发肠麻痹、腹胀。

【制用法】 水煎服，药后得下即停。

大防风汤（《太平惠民和剂局方》）

【组成】 川芎 附子（炮，去皮脐）各 45g 熟地黄 白术 防风 当归（酒浸，焙，炒） 白芍 黄芪 杜仲各 60g 羌活 人参 炙甘草 牛膝（酒浸，微炒）各 30g

【功效与适应证】 温经通络，祛风化湿，活血壮筋。治鹤膝风、附骨疽、流痰，病变局部皮色不变，漫肿酸痛，或腰部损伤后期。

【制用法】 为粗末，每服 15g，加生姜 7 片，大枣 1 枚，水煎食前服。

大补阴丸（《丹溪心法》）

【组成】 熟地（酒蒸） 龟板（酥炙）各 180g 黄柏（炒褐色） 知母（酒浸，炒）各 120g

【功效与适应证】 养阴清热。适用于流痰所致肝肾阴虚者。

【制用法】 研细末，猪脊髓蒸熟，炼蜜为丸，每服 6～9g，空心盐白汤送下。

大承气汤（《伤寒论》）

【组成】 大黄（酒洗）12g 厚朴（去皮，炙）24g 枳实（炙）12g 芒硝 9g

【功效与适应证】 峻下热结。主治：①阳明腑实证：大便不通，频传矢气，脘腹痞满，腹痛拒按，按之硬，甚或潮热谵语，手足濈然汗出，舌苔黄燥起刺，或焦黑燥裂，脉沉实。②热结旁流：下利清水，色纯青，脐腹疼痛，按之坚硬有块，口舌干燥，脉滑实。③里热实证之热厥、痉病或发狂等。

【制用法】 水煎，大黄后下，芒硝溶服。

大活络丹（《兰台轨范》，又名**大活络丸**）

【组成】 白花蛇 乌梢蛇 威灵仙 两头尖（以上俱酒煎） 草乌 煨天麻 全蝎（去毒） 何首乌（黑豆水浸） 炙龟板 麻黄 贯众 炙甘草 羌活 官桂 藿香 乌药 黄连 熟地黄 大黄（蒸） 木香 沉香各 60g 细辛 赤芍 没药（去油） 丁香 乳香（去油） 僵蚕 天南星（姜制） 青皮 骨碎补 白豆蔻 安息香（酒熬） 制附子 黄芩（蒸） 茯苓 香附（酒浸，焙） 玄参 白术各 30g 防风 75g 葛根 炙虎胫骨（狗骨代） 当归各 45g 血竭 21g 炙地龙 犀角（水牛角代） 麝香 松香各 15g 牛黄 片脑各 4.5g 人参 90g

【功效与适应证】 舒筋活络，祛风定痛，散寒祛湿。治中风瘫痪、痿痹痰厥、拘挛疼痛，及痈疽流注、跌打损伤、小儿惊痫、妇人经闭，临床主要用于慢性风湿性关节炎、类风湿性关节炎、脊髓灰质炎及脑血管意外后遗症属风寒湿痰痹阻者。

【制用法】 蜜丸，每丸 5g。口服，每次 1 丸，每日 2 次，温黄酒或温开水送服。肝肾阴虚者慎用，孕妇忌服。

大黄牡丹汤（《金匮要略》）

【组成】 大黄 12g 牡丹皮 3g 桃仁 9g 冬瓜仁 30g 芒硝 9g（冲服）

【功效与适应证】 泻热破瘀，散结消肿。治伤后瘀血内蓄，少腹疼痛拒按、大便秘结等里实证。

【制用法】 水煎内服。

大黄䗪虫丸（《金匮要略》）

【组成】 大黄（蒸）6g 黄芩 60g 甘草 90g 桃仁 60g 杏仁 60g 芍药 120g 干地黄 300g 干漆 30g 虻虫 60g 水蛭 60g 蛴螬 60g 䗪虫 30g

【功效与适应证】　祛瘀生新，通络攻毒。用于骨肿瘤瘀阻实证。

【制用法】　共为细末，炼蜜为丸如小豆大，每服 5 丸（3g），日服 3 次，黄酒送服。

下瘀血汤（《金匮要略》）

【组成】　大黄 6g　桃仁 12g　䗪虫（熬，去足）9g

【功效与适应证】　破血下瘀。主治下焦蓄血、瘀热互结者。

【制用法】　炼蜜为丸，以酒煮丸顿服。

万灵膏（《医宗金鉴》）

【组成】　鹳筋草　透骨草　紫丁香根　当归（酒洗）　自然铜（醋淬 7 次）　血竭　没药各 30g　川芎 24g　赤芍 60g　半两钱（醋淬）1 枚　红花 30g　川牛膝　五加皮　石菖蒲　茅山苍术各 15g　木香　秦艽　蛇床子　肉桂　川附子（制）　半夏（制）　石斛　草薢　鹿茸各 9g　虎胫骨（狗骨代）1 对　麝香 6g

【功效与适应证】　消瘀散毒，舒筋活血，止痛接骨。治跌打损伤，骨折后期或寒湿为患，局部麻木疼痛者。

【制用法】　血竭、没药、麝香各分别研细末另包，余药先用香油 5000g 微火煨浸 3 日，然后将群药入油内熬黑为度，去渣，加入黄丹 2500g，再熬至滴水成珠，离火，俟少时药温，将血竭、没药、麝香末放入，搅匀取起，去火毒，制成膏药。用时烘热外贴患处。

小活络丹（《太平惠民和剂局方》，又名**活络丹、小活络丸**）

【组成】　川乌（炮，去皮、脐）　草乌（炮，去皮、脐）　地龙（去土）　天南星（炮）各 180g　乳香（研）　没药（研）各 60g

【功效与适应证】　散风止痛，活血通络。治风湿痹痛，麻木不仁，四肢酸痛，半身不遂。可用于脑血栓形成、脑溢血后遗症和慢性风湿性关节炎的关节疼痛、筋脉拘挛、经久不愈而证属湿痰凝滞经络者。

【制用法】　蜜丸，每丸 3g，1 次 1 丸，1 日 2 次，陈酒或温开水送服。孕妇禁用。

小蓟饮子（《济生方》）

【组成】　生地黄　小蓟　滑石　木通　蒲黄　藕节　淡竹叶　当归　栀子　甘草各 9g

【功效与适应证】　凉血止血，利水通淋。治泌尿系损伤，瘀热结于下焦，血淋者。

【制用法】　水煎内服。

四　画

五仁丸（《世医得效方》）

【组成】　桃仁　杏仁（麸炒，去皮尖）各 30g　松子仁 5g　柏子仁 15g　郁李仁 3g　陈皮（另研末）120g

【功效与适应证】　润肠通便。治年老体弱或伤后血虚肠燥之便秘。

【制用法】　5 种仁捣成膏，再加入陈皮末研匀，炼蜜为丸，如梧桐子大。每次服 50 丸（9g），饭前稀米汤送下。

五加皮汤（《医宗金鉴》）

【组成】　当归（酒洗）　没药　五加皮　皮硝　青皮　川椒　香附子各 9g　丁香　地骨皮各 3g　麝香 0.3g　丹皮 6g　老葱 3 根

【功效与适应证】　舒筋和血，定痛消瘀。用于伤患后期。

【制用法】　煎水外洗（可去麝香）。

五苓散（《伤寒论》）

【组成】　猪苓（去皮）9g　泽泻 15g　白术 9g　茯苓 9g　桂枝（去皮）6g

【功效与适应证】 化气利水，温阳化气。用于外有表寒，内停水湿，症见头痛发热，烦渴饮水或水入则吐，小便不利，或吐泻频作，舌苔白腻，脉浮者。可用本方加减或与其他方剂配伍，治疗各种原因之水肿、水泻、黄疸等。

【制用法】 散剂，每服 6~10g，日 3 服；汤剂，用量按原方比例酌定，水煎服，多饮暖水。

五味消毒饮（《医宗金鉴》）

【组成】 金银花 20g 野菊花 蒲公英 紫花地丁 紫背天葵子各 15g

【功效与适应证】 清热解毒。治骨关节感染初期。

【制用法】 水煎服，每日 1~3 剂。

五神汤（《外科真诠》）

【组成】 茯苓 12g 金银花 15g 牛膝 10g 车前子 12g 紫花地丁 15g

【功效与适应证】 清热利湿。用于附骨疽等湿热凝结而成者。

【制用法】 水煎服，日 1 剂。

五黄散（《证治准绳》）

【组成】 黄丹 黄连 黄芩 黄柏 大黄 乳香各等分

【功效与适应证】 清热化瘀。治挫伤热毒肿痛。

【制用法】 共为细末，用水或饴糖调成膏外敷。

天麻钩藤饮（《中医内科杂病证治新义》）

【组成】 天麻 9g 钩藤 12g 生决明 15g（先煎） 山栀 黄芩各 9g 川牛膝 12g 杜仲 益母草 桑寄生 夜交藤 朱茯神各 9g

【功效与适应证】 清热化痰，平肝潜阳。治脑震荡而引起的眩晕、抽搐及阴虚阳亢，肝风内动，兼见痰热内蕴之证。

【制用法】 水煎服，日 1 剂，分 2~3 次服。

太乙膏（《外科正宗》，又名加味太一膏）

【组成】 肉桂 白芷 当归 玄参 赤芍 生地黄 大黄 土木鳖各 60g 槐枝 柳枝各 100 段 阿魏 9g 轻粉 12g 血余 30g 黄丹 1200g 乳香 25g 没药 15g

【功效与适应证】 清热消肿，解毒生肌。治各种疮疡及创伤。

【制用法】 将前 10 味入麻油 2500g 浸，慢火熬至药枯。滤去渣滓，入血余熬化后，再入黄丹（一般每 500g 油加东丹 200g）熬搅，至老嫩合宜下阿魏，待化尽再下乳香、没药、轻粉拌匀成膏。隔火炖焠，摊于纸或布上敷贴。

云南白药（成药）

【组成】 三七 麝香 草乌 雪上一枝蒿等

【功效与适应证】 活血止血，祛瘀定痛。治损伤瘀滞肿痛、创伤出血、骨疾病疼痛等。

【制用法】 内服每次 0.5g，隔 4 小时 1 次。外伤创面出血，可直接掺撒在出血处然后包扎；亦可调敷。

木香顺气汤（《医学发明》）

【组成】 木香 10g 厚朴（姜制）12g 青皮（去白） 陈皮 益智仁 茯苓（去皮） 泽泻 干姜 半夏（汤洗） 吴茱萸（汤洗）各 6g 当归 15g 升麻 柴胡各 3g 草豆蔻 9g 苍术（泔水浸）各 9g

【功效与适应证】 顺气散滞。治跌打损伤，胸腹胀闷，两胁疼痛。

【制用法】 水煎服。

内疏黄连汤（《医学入门》）

【组成】 连翘 6g 大黄 4.5g 黄连 黄芩 栀子 薄荷 木香 槟榔 白芍 当归 桔梗 甘草各

3g

【功效与适应证】　清热解毒，活血攻里。治跌仆损伤，瘀热内蕴之证及痈疽阳毒。

【制用法】　水煎服。

丹栀逍遥散（《校注夫人良方》，又名**加味逍遥散**）

【组成】　柴胡　当归　白芍　白术　茯苓各12g　丹皮　栀子　甘草各6g

【功效与适应证】　清热解毒，疏肝解郁。治肝胆两经郁火，胸胁疼痛，头眩，发热盗汗，寒热往来。

【制用法】　水煎服。

少林寺秘传内外损伤主方（《救伤秘旨》）

【组成】　归尾　川芎　生地　续断各6g　苏木　乳香（去油）　没药（去油）　木通　乌药　泽兰各3g　桃仁（去皮尖）14粒　甘草2.4g　木香2.1g　生姜3片

【功效与适应证】　活血消肿，化瘀定痛。用于全身各处内外损伤，以肿痛为主要见症者。

【制用法】　水煎，加童便、老酒各1杯冲服。随症加减。

少腹逐瘀汤（《医林改错》）

【组成】　小茴香（炒）7粒　干姜（炒）3g　延胡索3g　没药6g　当归9g　川芎6g　官桂3g　赤芍6g　蒲黄9g　五灵脂（炒）6g

【功效与适应证】　活血祛瘀，温经止痛。治腹部挫伤，气滞血瘀，少腹肿痛。

【制用法】　水煎服，日1剂。

乌头汤（《金匮要略》）

【组成】　麻黄　芍药　黄芪　炙甘草各9g　制川乌5枚

【功效与适应证】　温经通络，祛寒逐湿。用于损伤后风寒湿邪乘虚入络者。

【制用法】　水煎服。

化斑汤（《温病条辨》）

【组成】　生石膏30g　知母12g　生甘草9g　玄参9g　犀角（水牛角代）60g　粳米9g

【功效与适应证】　清热生津，滋阴解毒。治热毒入营，高热发斑，神昏谵语。

【制用法】　水煎服。

六一散（《黄帝素问宣明论方》）

【组成】　滑石180g　甘草30g

【功效与适应证】　祛暑利湿。治身热烦渴、小便不利，或泄泻。

【制用法】　研为细末，每服9~18g，包煎，或温开水调服，日2~3服，亦可加入其他方药中煎服。

六味地黄（丸）汤（《小儿药证直诀》）

【组成】　熟地黄24g　山萸肉　山药各12g　泽泻　牡丹皮　茯苓（去皮）各9g

【功效与适应证】　滋水降火。治肾水不足，腰膝酸痛，头晕目眩，咽干耳鸣，潮热盗汗，骨折后期迟缓愈合等。

【制用法】　为末，炼蜜为丸，每服3丸，日3次。或水煎服，日1剂。

五　画

正骨紫金丹（《医宗金鉴》）

【组成】　丁香　木香　血竭　儿茶　熟大黄　红花各30g　当归　莲子　茯苓　白芍各60g　牡丹皮15g　甘草9g

【功效与适应证】　活血祛瘀，行气止痛。治跌仆堕坠，闪挫伤之疼痛、瘀血凝聚等证。

【制用法】　共研细末，炼蜜为丸。每服9g，黄酒送服。

玉真散 (《外科正宗》)

【组成】 南星　防风　白芷　天麻　羌活　白附子各等量

【功效与适应证】 祛风镇痉。用于破伤风。

【制用法】 共研为末，每服 3～6g，每日 3 次，热酒调服；外用适量，敷患处。

术附汤 (《普济方》引《保生回车论》)

【组成】 白术 60g　附子（炮裂，去皮脐）15g

【功效与适应证】 温运脾阳，祛寒燥湿。治寒湿相搏致肢体疼痛。

【制用法】 杵，每次 12g，水煎服，日 3 次。

左归丸 (《景岳全书》)

【组成】 大怀熟地 240g　山药（炒）　枸杞　山萸肉各 120g　川牛膝（酒洗蒸熟）90g　鹿角胶（敲碎，炒珠）　龟板胶（切碎，炒珠）　菟丝子（制）各 120g

【功效与适应证】 补益肾阴。治损伤日久或骨疾病后，肾水不足，精髓内亏，腰膝腿软，头昏眼花，虚热，自汗盗汗等。

【制用法】 先将熟地蒸烂，杵膏，炼蜜为丸如梧桐子大。每服 9g，每日 1～2 次，饭前服。

右归丸 (《景岳全书》)

【组成】 熟地黄 240g　山药（炒）120g　山萸肉（微炒）　枸杞子（微炒）各 90g　菟丝子（制）　鹿角胶（炒珠）　杜仲（姜汁炒）各 120g　肉桂 60g　当归 90g　制附子 60～180g

【功效与适应证】 补益肾阳。治骨及软组织伤患后期，肝肾不足、精血虚损而致神疲气怯，或心跳不宁，或肢冷痿软无力。

【制用法】 先将熟地蒸烂，杵膏，炼蜜为丸如梧桐子大。每服 6～9g，每日 1～2 次。

左金丸 (《丹溪心法》)

【组成】 黄连 180g　吴茱萸 30g

【功效与适应证】 清泻肝火，降逆止呕。治损伤后肝火炽盛，左胁疼痛、脘痞吞酸、口苦、呕吐等症。

【制用法】 共研细末，水泛为丸，每次 2～3g，每日 2～3 次，温开水送服。

龙胆泻肝汤 (《医方集解》，原书未注剂量)

【组成】 龙胆草（酒炒）6g　黄芩（炒）9g　栀子（酒炒）9g　泽泻 12g　木通 6g　当归（酒炒）3g　生地（酒炒）9g　柴胡 6g　生甘草 6g　车前子 9g

【功效与适应证】 泻肝经湿热。治肝经所过之处损伤而有瘀热者，或痈疽之病表现有肝经实火而津液未伤者均可使用。

【制用法】 水煎服，日 1～2 剂。

四生丸 (《妇人大全良方》)

【组成】 生地黄　生艾叶　生荷叶　生侧柏叶各等量

【功效与适应证】 凉血、止血。治损伤出血，血热妄行，吐血或衄血。

【制用法】 等量为丸，每服 6～12g，日 3 次。或水煎服，或将生药捣汁服。

四生散 (《太平惠民和剂局方》，原名青州白丸子)

【组成】 生半夏 210g　生川乌 15g　生南星 90g　生白附子 60g

【功效与适应证】 祛风逐痰，散寒解毒，通络止痛。治跌打损伤肿痛，肿瘤局部疼痛，关节痹痛。

【制用法】 共为细末存放待用，用时以蜜糖适量调成糊状外敷患处。用醋调煮外敷亦可。如出现过敏性皮炎即停敷。亦可为丸内服，但需防止中毒。

四君子汤 (《太平惠民和剂局方》)

【组成】　人参（去芦）　白术　茯苓各 9g　炙甘草 6g

【功效与适应证】　补益中气，调养脾胃。治损伤后期中气不足，脾胃虚弱，肌肉消瘦，溃疡日久未愈。

【制用法】　水煎服，日 1 剂。

四物汤（《仙授理伤续断秘方》）

【组成】　当归（去芦，酒浸炒）9g　川芎 6g　白芍 9g　熟地黄 12g

【功效与适应证】　养血补血。治伤患后期血虚之证。

【制用法】　水煎服，日 1 剂。

四逆汤（《伤寒论》）

【组成】　炙甘草 6g　干姜 6g　附子（生用，去皮，破 8 片）15g

【功效与适应证】　回阳救逆。治损伤或骨疾病出现汗出肢冷、脉沉微或浮大无根等亡阳证。

【制用法】　水煎服。现亦有制成注射剂，供肌肉或静脉注射用。

四黄散（膏）（《证治准绳》）

【组成】　黄连　黄柏　黄芩　大黄　滑石各 15g　五倍子 7.5g

【功效与适应证】　清热解毒，消肿止痛。治创伤感染及阳痈局部红肿热痛、有汁不干者。

【制用法】　共研细末，每次 6~9g，清油或凡士林调敷患处。

归脾汤（《正体类要》）

【组成】　白术　当归　白茯苓　黄芪（炒）　远志　龙眼肉　酸枣仁（炒）各 3g　人参 6g　木香 1.5g　炙甘草 1g

【功效与适应证】　养心健脾，补益气血。治骨折后期气血不足、神经衰弱、慢性溃疡等。

【制用法】　加生姜、大枣，水煎服，日 1 剂。亦可制成丸剂服用。

失笑散（《太平惠民和剂局方》）

【组成】　五灵脂（酒研，淘去沙土）　蒲黄（炒香）各 6g

【功效与适应证】　行气活血，散结止痛。治一切外损内伤瘀血积滞作痛者，尤以肝经瘀血者为宜。

【制用法】　共研细末，每服 6g，黄酒或醋冲服，每日 1~3 次。

半夏白术天麻汤（《医学心悟》）

【组成】　半夏 4.5g　天麻　茯苓　橘红各 3g　白术 9g　甘草 1.5g

【功效与适应证】　燥湿化痰，平肝熄风。治风痰上扰证，眩晕头痛、胸闷呕恶、舌苔白腻、脉弦滑等。

【制用法】　加生姜 1 片，大枣 2 枚，水煎服。

白降丹（《医宗金鉴》）

【组成】　朱砂　雄黄各 6g　水银 30g　硼砂 15g　火硝　食盐　白矾　皂矾各 45g

【功效与适应证】　腐蚀平胬。治溃疡脓腐难去，或已成瘘管，肿疡成脓不能自溃，以及赘疣、瘰疬等经外用其他消散药物而无效者。

【制用法】　研制成细末，以清水调敷病灶上，或做成药捻，插入疮口、瘘管中，外盖药膏，每次用 0.01~0.05g，每 1~2 天换药 1 次。

生肌玉红膏（《外科正宗》）

【组成】　白芷 15g　甘草 36g　当归 60g　紫草 6g　血竭　轻粉各 12g　白蜡 60g　麻油 500g

【功效与适应证】　活血祛腐，解毒镇痛，润肤生肌。治溃疡脓腐不脱，新肌难生者。

【制用法】　先将当归、白芷、紫草、甘草 4 味，入油内浸 3 日，慢火熬微枯，滤清，再煎滚，入血竭化尽，次入白蜡，微火化开。将膏倾入预放水中的盅内，候片刻，把研细的轻粉末放入，搅拌成膏。将膏匀涂纱布上，敷贴患处。并可根据溃疡局部情况的需要，掺撒提脓、祛腐药在膏的表面上外敷，效果更佳。

生血补髓汤（《伤科补要》）

【组成】 生地12g 芍药9g 川芎6g 黄芪9g 杜仲9g 五加皮9g 牛膝9g 红花5g 当归9g 续断9g

【功效与适应证】 调理气血，舒筋活络。治扭挫伤及骨折脱位的中后期患处未愈合并有疼痛者。

【制用法】 水煎服，日1剂。

生脉散（饮）（《医学启源》）

【组成】 人参 麦冬各9g 五味子6g

【功效与适应证】 益气敛汗，养阴生津。治热伤气津，或损伤气血耗损，汗出气短，体倦肢凉，心悸脉虚者。

【制用法】 水煎服。现代亦有制成注射剂，供肌内注射或静脉注射，在急救情况，亦有用来作心腔内注射。

代抵当丸（《证治准绳》）

【组成】 大黄120g 芒硝30g 桃仁（炒）30g 当归尾（酒洗） 生地 穿山甲各30g 肉桂9~15g

【功效与适应证】 攻下逐瘀，通经活络。治跌打损伤，蓄血瘀血，症见局部肿痛、按之痛甚、二便不通、舌红脉实者。

【制用法】 研为细末，炼蜜为丸，如梧桐子大，每服20丸，百涝水煎汤送下，每日2次。或按病情酌量，水煎服。

仙方活命饮（《校注妇人良方》）

【组成】 白芷3g 贝母 防风 赤芍药 当归尾 甘草节 皂角刺（炒） 炙穿山甲 天花粉 乳香 没药各6g 金银花 陈皮各9g

【功效与适应证】 清热解毒，消肿溃坚，活血止痛。治骨痈初期。

【制用法】 水煎服。

加味二妙汤（《医宗金鉴》）

【组成】 黄柏 炒苍术 牛膝各9g 槟榔 泽泻 木瓜 乌药各6g 当归尾4.5g 黑豆49粒 生姜3片。

【功效与适应证】 清热燥湿，强筋壮骨。主治牙疳龈肿，腿肿色青。

【制用法】 水煎服。

加味术附汤（《世医得效方》）

【组成】 白术6g 附子4.5g 甘草4.5g 赤茯苓4.5g 生姜7片 大枣2枚

【功效与适应证】 祛湿散寒。治寒湿腰痛偏于湿重者。

【制用法】 水煎服。

加味四物汤（《伤科汇纂》）

【组成】 当归 川芎 白芍 生地 黄芩 黄连 黄柏 知母 五味子 蔓荆子

【功效与适应证】 养血清热。治伤后血虚发热或阴火上冲头痛。

【制用法】 依病情酌量，水煎服。

加减补筋丸（《医宗金鉴》）

【组成】 熟地 白芍 陈皮各60g 当归 红花 乳香 茯苓 骨碎补各30g 没药9g 丁香15g

【功效与适应证】 活血、壮筋、止痛。治跌仆伤筋，血脉壅滞，青紫肿痛。

【制用法】 共为细末，炼蜜为丸，如弹子大，每丸重9g，每次服1丸，用无灰酒送下。

圣愈汤（《兰室秘藏》）

【组成】　熟地黄　生地黄　川芎　人参各9g　当归　黄芩各15g

【功效与适应证】　清营养阴，益气除烦。治创伤出血过多，或化脓性感染病灶溃后，脓血出多，以致热躁不安，或哺热作渴等症。

【制用法】　水煎服。

六　画

地黄饮子（《圣济总录》）

【组成】　熟干地黄（焙）12g　巴戟天（去心）　山茱萸（炒）　石斛（去根）　肉从蓉（酒浸、切、焙）　附子（炮裂，去皮、脐）　五味子（炒）　官桂（去粗皮）　白茯苓（去黑皮）　麦门冬（去心，焙）　菖蒲　远志（去心）各15g

【功效与适应证】　滋肾阴，补肾阳，开窍化痰。喑痱，舌强不能言，足废不能用，口干不欲饮，足冷面赤，脉沉细弱。

【制用法】　加生姜、大枣，水煎服。

地龙汤（散）（《兰室秘藏》）

【组成】　当归尾0.3g　肉桂　地龙各1.2g　麻黄1.5g　苏木1.8g　独活　黄柏　甘草各3g　羌活6g　桃仁6个

【功效与适应证】　舒筋活血，散瘀止痛。治损伤早中期肿痛积瘀。

【制用法】　研末，水煎空腹温服。或作汤剂，剂量依病情酌定。

至宝丹（《太平惠民和剂局方》）

【组成】　犀角（水牛角代）　朱砂　雄黄　玳瑁　琥珀各30g　麝香　冰片各0.3g　牛黄15g　安息香45g　（原方有金箔、银箔各50片，现已少用）

【功效与适应证】　开窍安神，清热解毒。治感染性疾病高热所致的昏迷、烦躁不安、抽搐等，头部内伤的脑震荡昏迷等。

【制用法】　研细末为丸，每丸3g，每服1丸，小儿酌减。

夺命丹（《伤科补要》）

【组成】　归尾90g　桃仁90g　血竭15g　地鳖虫45g　儿茶15g　乳香30g　没药30g　自然铜60g　红花15g　大黄90g　朱砂15g　骨碎补（去毛）30g　麝香1.5g

【功效与适应证】　祛瘀宣窍。治头部内伤昏迷及骨折的早期重伤。

【制用法】　共为细末，用黄明胶熟化为丸如绿豆大，朱砂为衣，每次服10～15g，每日服3～4次。

托里散（《外科真诠》）

【组成】　黄芪　当归　续断　茯苓　白芍　香附　金银花　枸杞　穿山甲　甘草　桂圆

【功效与适应证】　扶正托毒。治疮疡已成脓，或溃后气血亏虚者。

【制用法】　按病情确定药量，水煎服，日1剂，日服3次。又可为末，冲服。

托里透脓散（《医宗金鉴》）

【组成】　人参　白术（土炒）　穿山甲（炒研）　白芷　升麻　甘草节　青皮（炒）　当归　黄芪　皂角刺

【功效与适应证】　托里透脓。治痈疽脓已成未溃而气血衰弱者。

【制用法】　按病情确定药量，水煎服，日1剂，日服3次。服时加适量米酒。

托里消毒散（饮）（《外科正宗》）

【组成】　人参　川芎　白芍　生黄芪　当归　白术　茯苓　金银花各3g　白芷　甘草　皂角刺　桔梗各1.5g

【功效与适应证】 补益气血，托里消毒。治疮疡体虚邪盛，脓毒不易外达者。

【制用法】 制成散剂冲服。或按病情酌定剂量，水煎服，日1剂，日服3次。

回阳玉龙膏（散）（《仙传外科集验方》）

【组成】 草乌（煨） 干姜（煨）各90g 赤芍（炒） 白芷 天南星（煨）各30g 肉桂1.5g

【功效与适应证】 温经散寒通络。治阴证肿疡。

【制用法】 共研细末作散剂，热酒调敷。亦可用凡士林80％，药散20％，调成软膏，外用。

当归补血汤（《内外伤辨惑论》）

【组成】 黄芪30g 当归6g

【功效与适应证】 补气生血。治血虚发热，以及大出血后，脉芤，重按无力，气血两虚等证。

【制用法】 水煎服。

当归四逆汤（《伤寒论》）

【组成】 当归12g 桂枝（去皮） 芍药各9g 细辛3g 炙甘草6g 通草6g 大枣8枚

【功效与适应证】 活血温经，通络止痛。治血虚寒凝、经脉不通、四肢周身痹痛等证。

【制用法】 水煎服。

朱砂安神丸（《内外伤辨惑论》）

【组成】 朱砂（另研，水飞为衣）15g 黄连（去须，净，酒洗）18g 炙甘草16.5g 生地4.5g 当归7.5g

【功效与适应证】 镇心安神，清热养血。治心火上炎，灼伤阴血所致的心神烦乱、怔忡、兀兀欲吐、胸中气乱而热、失眠多梦、舌红、脉细数。

【制用法】 上药为末，炼蜜为丸，每次服6~9g，睡前开水送下；亦可水煎服，用量按原方比例酌情增减。

血府逐瘀汤（《医林改错》）

【组成】 桃仁12g 红花 当归 生地黄各9g 川芎4.5g 赤芍6g 牛膝9g 桔梗4.5g 柴胡3g 枳壳 甘草各6g

【功效与适应证】 活血逐瘀，通络止痛。治瘀血内阻，血行不畅，经脉闭塞疼痛。

【制用法】 水煎服，日1剂。

壮筋养血汤（《伤科补要》）

【组成】 白芍 当归 川芎 川断 红花 生地 牛膝 牡丹皮 杜仲

【功效与适应证】 活血壮筋。用于软组织损伤。

【制用法】 据病情酌定剂量，水煎服。

壮筋续骨丹（丸）（《伤科大成》）

【组成】 当归 菟丝子 党参 补骨脂 刘寄奴各60g 川芎 白芍 杜仲 桂枝 三七 虎骨（狗骨代） 木瓜各30g 熟地（炒）120g 川断 五加皮各45g 骨碎补 黄芪 蟅虫各90g

【功效与适应证】 壮筋续骨。用于骨折、脱位、筋伤中后期。

【制用法】 共研细末，糖水泛丸，每次服12g，温酒下。

安宫牛黄丸（《温病条辨》）

【组成】 牛黄30g 郁金30g 犀角（水牛角代）30g 黄连30g 朱砂30g 冰片7.5g 麝香7.5g 珍珠15g 山栀30g 雄黄30g 黄芩30g

【功效与适应证】 清心解毒，开窍安神。治神昏谵语、身热、狂躁、痉厥以及头部内伤晕厥。

【制用法】 研极细末，炼蜜为丸，每丸3g，每服1丸，每日1~3次。

红升丹（《医宗金鉴》）

【组成】 朱砂 雄黄各 15g 水银 白矾各 30g 硝石 120g 皂矾 18g

【功效与适应证】 祛腐敛疮，拔毒生肌，燥湿杀虫。治一切疮疡溃后，疮口坚硬，肉暗紫黑者。

【制用法】 将硝矾拌匀，加火硝 1 小杯炖化，再与他药同研至不见水银星为度。装入陶罐内，用铁盏盖好，用纸条密封，用盐泥封固。用炭火烧炼该陶罐，炼制过程频频用冷水擦拭罐口的铁盏盖，使之冷却，罐内的药物冷凝在铁盏盖上，即是红升丹；罐下残余物即灵药药渣，又称红粉底。把升丹研为极细粉末，供掺撒用；或制成 12%～20% 的凡士林软膏纱布，供敷贴或作填塞引流深而大的脓腔；亦可制成条剂，供插条用。一般每 1～2 天更换 1 次。

如圣金刀散 （《外科正宗》）

【组成】 松香末 210g 生白矾 枯矾各 45g

【功效与适应证】 止血燥湿。治创面渗血或溃烂流液。

【制用法】 共研细末，掺撒伤处。

阳和汤 （《外科证治全生集》）

【组成】 熟地 30g 麻黄 2g 鹿角胶 9g 白芥子（炒研）6g 肉桂（去皮，研粉）3g 生甘草 3g 炮姜炭 2g

【功效与适应证】 温阳通脉，散寒化痰。用于流痰、附骨疽和脱疽的虚寒型。

【制用法】 水煎服。

阳和解凝膏 （《外科全生集》）

【组成】 鲜牛蒡全草 1500g 鲜白凤仙梗 120g 大麻油 5000g 川附 桂枝 大黄 当归 肉桂 官桂 草乌 川乌 地龙 僵蚕 赤芍 白芷 白蔹 白及各 60g 川芎 120g 续断 防风 荆芥 五灵脂 木香 香橼 陈皮各 30g 乳香 没药各 60g 苏合油 120g 麝香 30g 黄丹 210g

【功效与适应证】 行气活血，温经和阳，祛风化痰，散寒通络。治各类疮疡属阴证者。

【制用法】 先将鲜牛蒡、白凤仙入锅中，加入香油，熬枯去渣，次日除乳香、没药、麝香、苏合油外，余药俱入锅煎枯，去渣滤净，加入黄丹，熬至滴水成珠，不粘指为度，离火后，再将乳、没、麝、苏合油入膏搅和，半月后可用。用时，摊膏敷贴患处。

导赤散 （《小儿药证直诀》）

【组成】 生地黄 木通 生甘草梢各等分

【功效与适应证】 清热利水。用于急性泌尿系感染，小便短赤而涩、尿时刺痛。

【制用法】 加入竹叶适量，水煎服。

七 画

苏子降气汤 （《太平惠民和剂局方》）

【组成】 紫苏子 法夏（汤洗 7 次）各 75g 川当归（去芦）45g 甘草 60g 前胡（去芦） 厚朴（去粗皮，姜汁拌炒）各 30g 肉桂（去皮）45g

【功效与适应证】 降气平喘。用于瘀血壅盛之喘咳。

【制用法】 用量按原方比例酌定，加生姜 2 片，大枣 1 枚，苏叶 2g，水煎服。

苏气汤 （《辨证录》）

【组成】 乳香 3g 没药 3g 大黄 3g 苏叶 9g 山羊血末 1.5g 荆芥 9g 丹皮 9g 当归 15g 白芍 15g 羊踯躅 1.5g 桃仁 14 粒

【功效与适应证】 行气活血。用于从高坠下，昏厥不苏。

【制用法】 水煎服。

苏木煎 （《简明正骨》）

【组成】 苏木 大力草各 30g 卷柏 9g 艾叶 30g 羌活 牛膝各 9g 伸筋草 鸡血藤各 30g

【功用】 通经活络，疏利关节。治损伤后期关节僵凝，气血停滞之证。

【制用法】 水煎洗。

苏合香丸 （《广济方》录自《外台秘要》）

【组成】 白术 朱砂（研，水飞） 麝香 诃黎勒皮 香附子（中白） 沉香（重者） 青木香 丁子香 安息香 白檀香 荜茇（上者） 犀角（水牛角代）各 30g 熏陆香 苏合香 龙脑各 15g

【功效与适应证】 温宣通窍。治头部内伤昏迷。

【制用法】 苏合香炖化，余药分别研成细末加入，炼蜜为丸，每丸 3g。每服 1 丸，每日 1～2 次，温开水送服，小儿减半。

苇茎汤 （《外台秘要》引《古今录验方》）

【组成】 苇茎 60g 薏苡仁 30g 冬瓜仁 24g 桃仁 9g

【功效与适应证】 清肺化痰，逐瘀排脓。主治胸部内伤后肺热咳嗽或瘀热而成肺痈。

【制用法】 水煎服。

芪附汤 （《重订严氏济生方》）

【组成】 黄芪（蜜炙） 附子（炮，去皮脐）各等分

【功效与适应证】 温阳固表。治伤患后气血耗失以致卫阳不固，虚汗自冒者。

【制用法】 每服 12g，加生姜 10 片，水煎服。

杞菊地黄丸（汤） （《麻疹全书》）

【组成】 杞子 杭菊各 9g 熟地黄 24g 山萸肉 干山药各 12g 泽泻 牡丹皮 茯苓（去皮）各 9g

【功效与适应证】 滋肾养肝明目。治肝肾不足、眩晕头痛、视物不清、耳鸣肢麻等症。

【制用法】 水煎服，或为丸服。

花蕊石散 （《普济方》引《产经》）

【组成】 花蕊石 480g 石硫磺 120g

【功效与适应证】 化瘀止血。治创伤出血。

【制用法】 共入瓦罐煅，研为细末。外掺伤面后包扎。

吴茱萸汤 （《伤寒论》）

【组成】 吴茱萸（洗）9g 人参 9g 生姜 18g 大枣 4 枚

【功效与适应证】 温肝暖胃，降逆止呕。治头部损伤脑震荡后头晕、头痛等症。

【制用法】 水煎服。

龟鹿二仙胶汤 （《医便》）

【组成】 鹿角 5000g 龟板 2500g 枸杞子 900g 人参 450g

【功效与适应证】 填精养血，助阳益气。治气阴两虚，精血亏虚所致腰膝酸软。

【制用法】 鹿角、龟板另熬成膏，慢火熬炼成胶，每服 4.5～6g，空腹酒化下。或水煎服，按病情酌定剂量。

羌活胜湿汤 （《内外伤辨惑论》）

【组成】 羌活 独活各 3g 炙甘草 藁本 川芎 防风各 1.5g 蔓荆子 1g

【功效与适应证】 祛风除湿。治伤后风湿邪客者。

【制用法】 为粗末，水煎去渣服。或作汤剂，根据病情酌定剂量，水煎服。

身痛逐瘀汤 （《医林改错》）

【组成】 秦艽 3g 川芎 6g 桃仁 红花各 9g 甘草 6g 羌活 3g 没药 6g 当归 9g 五灵脂（炒）6g 香附 3g 牛膝 9g 地龙 6g

【功效与适应证】　活血行气，祛瘀通络，通痹止痛。主治气血痹阻经络所致的肩、腰、腿或周身疼痛，经久不愈。

【制用法】　水煎服。忌生冷油腻，孕妇忌服。

补中益气汤（《内外伤辨惑论》）

【组成】　黄芪 18g　炙甘草 9g　人参（去芦）6g　当归（酒焙干，或晒干）3g　橘皮（不去白）6g　升麻 6g　柴胡 6g　白术 9g

【功效与适应证】　补中益气，升阳举陷。治疮疡日久，元气亏损，损伤气血耗损，中气不足诸证。

【制用法】　水煎服。

补阳还五汤（《医林改错》）

【组成】　黄芪（生）120g　归尾 6g　赤芍 4.5g　地龙（去土）　川芎　桃仁　红花各 3g

【功效与适应证】　活血补气，疏通经络。治气虚而血不行的半身不遂、口眼歪斜，以及外伤性截瘫。

【制用法】　水煎服。

补肾活血汤（《伤科大成》）

【组成】　熟地 10g　杜仲 3g　杞子 3g　破故纸 10g　菟丝子 10g　归尾 3g　没药 3g　萸肉 3g　红花 2g　独活 3g　淡苁蓉 3g

【功效与适应证】　补肾壮筋，活血止痛。治伤患后期各种筋骨酸痛无力等症，尤以腰部伤患更宜。

【制用法】　水煎服。

补肾壮筋汤（丸）（《伤科补要》）

【组成】　熟地　当归　牛膝　山萸　云苓　川断　杜仲　白芍　青皮　五加皮

【功效与适应证】　补益肝肾，强壮筋骨。治肾气虚损，习惯性关节脱位等。

【制用法】　据病情酌定剂量，水煎服，日 1 剂。或制成丸剂服。

补筋丸（《医宗金鉴》）

【组成】　五加皮　蛇床子　沉香　丁香　川牛膝　茯苓　白莲子心　肉苁蓉　菟丝子　当归（酒洗）　熟地　丹皮　木瓜各 30g　山药 24g　人参　木香各 9g

【功效与适应证】　补肾壮筋，益气养血，活络止痛。治跌仆伤筋，血脉壅滞，青紫肿痛。

【制用法】　共为细末，炼蜜为丸，如弹子大，每丸重 9g，每次服 1 丸，用无灰酒送下。

陀僧膏（《伤科补要》）

【组成】　南陀僧（研末）600g　赤芍 60g　全当归 60g　乳香（去油研）15g　没药（去油研）15g　赤石脂（研）60g　苦参 120g　银黝 30g　百草霜 60g　桐油 1000g　香油 500g　血竭 15g　儿茶 15g　川大黄 250g

【功效与适应证】　解毒止血。治创伤，及局部感染疼痛等。

【制用法】　陀僧研成细末，用香油把其他药煎熬，去渣后入陀僧末，制成膏，外用。

鸡鸣散（《伤科补要》）

【组成】　归尾 15g　桃仁 9g　大黄 30g

【功效与适应证】　攻下逐瘀。治胸腹部挫伤，疼痛难忍，并见大便秘结者。

【制用法】　酒煎，鸡鸣时服。

八　画

抵当丸（汤）（《伤寒论》）

【组成】　水蛭 9g　虻虫 9g　桃仁 6g　大黄 15g

【功效与适应证】　破瘀血，消癥瘕。用治各种骨肿瘤有瘀阻者。

【制用法】　共为细末，炼蜜为丸如绿豆大小。每服 3 ~ 6g，每日 1 ~ 2 次。作汤剂时，水煎服，但需注意病者的耐受情况。

苓桂术甘汤（《伤寒论》）

【组成】　茯苓 12g　桂枝 9g　白术　炙甘草各 6g

【功效与适应证】　温化痰饮，健脾渗湿。治中焦阳虚，水饮内停所致诸证。

【制用法】　水煎服，日 1 剂，日服 3 次。

肾气丸（《备急千金要方》）

【组成】　干地黄 8 分　肉苁蓉 6 分　麦门冬　远志　防风　干姜　牛膝　地骨皮　葳蕤　山药　石斛　细辛　甘草　附子　桂心　茯苓　山茱萸各 4 分　钟乳粉 10 分　公羊肾 1 具

【功效与适应证】　温补肾阳。用于虚劳，肾气不足，腰痛阴寒，小便频数，或有余沥，阴囊湿冷，阳痿不起。

【制用法】　为末，炼蜜为丸，梧桐子大，每服 15 ~ 30 丸，酒送下，日 3 次。

肾气丸（《脉因症治》卷上方）

【组成】　苍术（米泔浸）　熟地黄各 500g　五味子 250g　川芎 15 ~ 30g（冬 30g，夏 15g，春、秋各 21g）

【功效与适应证】　补肾健脾。用于肾脾不足，房室虚损。

【制用法】　为末，枣肉为丸，米汤送下。

虎潜丸（《丹溪心法》）

【组成】　黄柏（酒炒）240g　龟板（酒炙）120g　知母（酒炒）60g　熟地　陈皮　白芍各 60g　锁阳 45g　虎骨（狗骨代，炙）30g　干姜 15g

【功效与适应证】　滋阴降火，强壮筋骨。治损伤之后肝肾不足，筋骨痿软，腿足瘦削，步履乏力等证。

【制用法】　为细末，炼蜜为丸，每丸 9g，每次 1 丸，每日 2 次，淡盐汤送服。

金黄散（膏）（《医宗金鉴》）

【组成】　天花粉 5000g　黄柏　姜黄　大黄　白芷各 2500g　厚朴　陈皮　甘草　苍术　制南星各 500g

【功效与适应证】　清热解毒，散瘀消肿。治感染阳证，跌打肿痛。

【制用法】　为末。用酒、油、菊花、金银花膏、丝瓜叶或生姜等捣汁调敷，或按凡士林 8 分，金黄膏 2 分的比例调制成膏外敷。

金铃子散（《太平圣惠方》）

【组成】　金铃子　玄胡各 30g

【功效与适应证】　理气止痛。治跌仆损伤后心腹胸胁疼痛，时发时止，或流窜不定者。

【制用法】　共为细末，每服 6 ~ 9g，温开水或温酒送下，每日 2 ~ 4 次。

金匮肾气丸（《金匮要略》）

【组成】　干地黄 240g　山药　山茱萸各 120g　泽泻　茯苓　牡丹皮各 90g　桂枝　附子（炮）各 30g

【功效与适应证】　温补肾阳。治肾阳亏虚。

【制用法】　为细末，炼蜜和丸如梧桐子大，酒下 15 丸（6g），日 2 次。

和营止痛汤（《伤科补要》）

【组成】　赤芍　归尾　川芎　苏木　陈皮　乳香　桃仁　续断　乌药　没药　木通　甘草

【功效与适应证】　活血止痛，祛瘀生新。治损伤积瘀肿痛。

【制用法】　据病情酌定剂量，水煎服。

知柏地黄丸（《医方考》）

【组成】　知母（盐炒）　黄柏各6g　熟地24g　干山药　山萸肉各12g　泽泻　牡丹皮　茯苓（去皮）各9g

【功效与适应证】　滋阴降火。治骨病阴虚火旺，潮热骨蒸等证。

【制用法】　炼蜜为丸如梧桐子大，每服6g，温开水送服。

定痛散（《伤科汇纂》）

【组成】　当归　川芎　白芍药　升麻　防风　官桂各3g　山柰9g　紫丁香根　红花各15g　麝香1g

【功效与适应证】　定痛消肿，舒筋和络。主治打仆损伤，动筋折骨，赤肿疼痛。

【制用法】　为细末，老葱汁调和，敷患处。

定痛膏（《证治准绳》）

【组成】　芙蓉叶60g　紫荆皮　独活　天南星　白芷各15g

【功效与适应证】　祛风消肿止痛。治跌打损伤肿痛，疮疡初期肿痛。

【制用法】　共研细末。用姜汁、水、酒调煮热敷；可用凡士林调成软膏外敷。

定痛和血汤（《伤科补要》）

【组成】　乳香　没药　红花　当归　秦艽　川断　蒲黄　五灵脂　桃仁

【功效与适应证】　活血定痛。用于各种损伤，瘀血疼痛。

【制用法】　据病情酌定剂量，水、酒各半煎服。

参苓白术散（《太平惠民和剂局方》）

【组成】　莲子肉（去皮）500g　薏苡仁500g　缩砂仁500g　桔梗（炒令深黄色）500g　白扁豆（姜汁浸，去皮，微炒）750g　白茯苓1000g　人参1000g　甘草（炒）1000g　白术1000g　山药1000g

【功效与适应证】　补气健脾，渗湿止泻。治脾失健运，饮食不化者。

【制用法】　为细末，每服6g，大枣煎汤送服。或作汤剂，水煎服，用量按原方比例酌减。

参附汤（《重订严氏济生方》）

【组成】　人参15g　附子（炮，去脐）30g

【功效与适应证】　回阳救逆。治伤患阳气将脱，如休克、四肢厥冷、气短呃逆、喘满汗出、脉微细者。

【制用法】　为粗末，分3服，每服加生姜10片，水煎服。或作汤剂，据病情酌定剂量。

参黄散（《伤科补要》）

【组成】　参三七30g　大黄120g　厚朴　枳实各30g　桃仁　归尾各90g　赤芍45g　红花　穿山甲各15g　郁金　延胡索各30g　肉桂15g　柴胡18g　甘草12g　青皮30g

【功效与适应证】　攻下逐瘀，疏通经络。治损伤较重者。

【制用法】　共为细末，每服6g，酒调送下。

九　画

草乌散（《世医得效方》）

【组成】　皂角　木鳖子　紫金皮　白芷　半夏　乌药　川芎　当归　川乌各150g　大茴香　坐拏草（酒煎热）　草乌各30g　木香9g

【功效与适应证】　麻醉止痛。用于骨折、脱臼等整骨手术麻醉。

【制用法】　为末，每服6g，红酒调下。若伤重刺痛，手不得近者，加坐拏草、草乌、曼陀罗各15g。

栀子金花丸（《中国药典》一部）

【组成】　栀子116g　黄连48g　黄芩192g　黄柏60g　大黄116g　金银华40g　天花粉60g　知母40g

【功效与适应证】　清热解毒，散瘀泻实。治感染发热，大便秘结之里热实证。亦可以用于肺胃热盛之吐衄、口舌生疮、牙痛咽肿等症。

【制用法】 研成细粉，过筛，混匀，水泛为丸，每服 9g，每日 2~3 次，温开水送服。

顺气活血汤（《伤科大成》）

【组成】 苏梗 厚朴 枳壳 香附 赤芍（炒）各 30g 砂仁 红花各 1.5g 归尾 苏木各 6g 木香 1.2g 桃仁 9g

【功效与适应证】 行气活血，祛瘀止痛。用于胸腹挫伤、气滞胀满作痛。

【制用法】 水煎，可加入少量米酒和服。

复元通气散（《丹溪心法》）

【组成】 茴香 穿山甲（蛤粉炒） 穿山甲（生用）各 60g 炒白牵牛子 延胡索 炒甘草 陈皮各 30g 木香 45g

【功效与适应证】 理气通络。气不宣流，或成痈疖；并闪挫腰痛，诸气滞闭，耳聋、耳痛。

【制用法】 为末，每服 3g，热酒调下。

复元通气散（《秘传外科方》）

【组成】 木香 茴香 青皮 穿山甲（炙酥） 陈皮 白芷 甘草 漏芦 贝母（去心，姜制）各等分

【功效与适应证】 理气止痛。治打仆损伤，气滞作痛。

【制用法】 共研细末，每次服 3~6g，温酒调下。

复元活血汤（《医学发明》）

【组成】 柴胡 15g 天花粉 当归各 9g 红花 甘草 穿山甲（炮）各 6g 大黄（酒浸）30g 桃仁（酒浸，去皮尖）12g

【功效与适应证】 活血祛瘀，消肿止痛。治跌打损伤，血停积于胁下，肿痛不可忍者。

【制用法】 水煎，分 2 次服，如服完第 1 次后，泻下大便、得利痛减则停服；如 6 小时之后，仍无泻下者，则服下第 2 次，以利为度。

香砂六君子汤（《古今名医方论》）

【组成】 人参 3g 白术 6g 茯苓 6g 甘草 2g 陈皮 2.5g 半夏 3g 木香 2g 砂仁 2.5g

【功效与适应证】 健脾养胃，益气和中。治损伤后期，元气虚弱，肿痛不减，或气虚湿滞中焦，脘腹胀痛。

【制用法】 加生姜 2g，水煎服。

独参汤（《医方类聚》引《劳证十药神书》）

【组成】 人参 30g

【功效与适应证】 补气、摄血、固脱。治失血后气血衰虚，虚烦作渴，气随血脱之危证。

【制用法】 水炖服。近年来亦有制成注射剂用。

独活寄生汤（丸）（《备急千金要方》）

【组成】 独活 90g 桑寄生 杜仲 牛膝 细辛 秦艽 茯苓 桂心 防风 川芎 人参 甘草 当归 芍药 干地黄各 60g

【功效与适应证】 祛风湿，止痹痛，益肝肾，补气血。治肝肾两亏，气血不足，感受风寒湿邪，腰膝冷痛，膝关节屈伸不利，或麻痹不仁，畏寒喜温。临床主要用于风湿性关节炎、类风湿性关节炎、骨性关节炎、坐骨神经痛、骨质增生性腰腿疼痛、腰肌劳损、肩周炎、颞颌关节功能紊乱综合征、小儿麻痹等属于肝肾两亏、气血不足的风寒湿痹痛者。

【制用法】 为粗末，水煎分 3 次服；或作汤剂，按原方比例用药。蜜丸，每丸 9g，每次 1 丸，每日 2 次。温开水加黄酒少许空腹冲服，7 岁以上小孩服成人半量，孕妇慎用。

活血四物汤 （《医学入门》）

【组成】 当归 川芎 芍药 生地黄各4.5g 桃仁9枚 红花3g 苏木2.5g 连翘 黄连 防风 甘草各2g

【功效与适应证】 活血祛瘀，清热祛风。治疮疡经久不愈。

【制用法】 水煎服。

活血止痛汤（丸） （《伤科大成》）

【组成】 当归 苏木 落得打各6g 川芎1.8g 红花1.5g 乳香 没药 三七 赤芍（炒） 陈皮各3g 地鳖虫 紫荆藤各9g

【功效与适应证】 活血止痛。治跌打损伤肿痛。

【制用法】 水、酒各半煎服。目前临床上常去紫荆藤。

活血散瘀汤 （《医宗金鉴》）

【组成】 当归尾 赤芍 桃仁（去皮尖） 大黄（酒炒）各6g 川芎 苏木各4.5g 丹皮 枳壳（麸炒） 瓜蒌各3g 槟榔2g

【功效与适应证】 活血祛瘀。治瘀毒所致之疮疡。

【制用法】 水煎空腹服，日1剂，日服3次。

济生肾气丸 （《济生方》，又名**加味肾气丸**）

【组成】 炮附子2个 茯苓 泽泻 山萸肉 山药（炒） 车前子（酒蒸） 丹皮各30g 官桂 川牛膝 熟地各15g

【功效与适应证】 温补肾阳，利水消肿。治肾（阳）虚水肿，腰重脚肿，小便不利。

【制用法】 上为细末，炼蜜和丸，如梧桐子大，每服70丸（9g）。

神犀丹 （《温热经纬》）

【组成】 犀角（水牛角代）1800g 石菖蒲 黄芩各180g 生地 银花各500g 金汁 连翘各300g 板蓝根270g 香豉240g 元参210g 花粉 紫草各120g

【功效与适应证】 清热凉血，解毒。治热入营血，热毒内陷，神昏谵妄，发斑发疹，舌绛，目赤，烦躁。

【制用法】 将石菖蒲、鲜生地捣汁，豆豉煮烂，将余药研粉和匀，再相互打和搅匀为丸，每料成480丸，日服1丸，分2~4次，凉开水调化。

宣痹汤 （《温病条辨》）

【组成】 防己15g 杏仁15g 滑石15g 连翘9g 山栀9g 薏苡仁15g 半夏（醋炒）9g 晚蚕沙9g 赤小豆皮9g

【功效与适应证】 清利湿热，宣通经络。治湿热痹证，症见寒战热炽，骨节烦痛，小便短赤，舌苔灰滞或黄腻。

【制用法】 水煎服。

十　画

桃花散 （《医宗金鉴》）

【组成】 白石灰6分 大黄1分

【功效与适应证】 止血。治创伤出血。

【制用法】 先将大黄煎汁，泼入白石灰内，为末，再炒，以石灰变成红色为度，将石灰过筛备用。用时掺撒于患处，纱布紧扎。

桃仁承气汤 （《温疫论》）

【组成】　大黄（后下）12g　芒硝（冲服）6g　桃仁9g　当归　芍药　丹皮各6g

【功效与适应证】　活血祛瘀，清热泻下。治跌打损伤，血滞作痛，大便秘结，或下腹蓄瘀等证。

【制用法】　水煎服。

桃红四物汤（《医垒元戎》，录自四物汤《玉机微义》）

【组成】　当归9g　川芎6g　白芍9g　熟干地黄12g　桃仁9g　红花6g

【功效与适应证】　活血祛瘀。用于损伤血瘀证。

【制用法】　水煎服。

桃核承气汤（《伤寒论》）

【组成】　桃仁（去皮尖）12g　大黄（后下）12g　桂枝（去皮）6g　炙甘草6g　芒硝6g（冲服）

【功效与适应证】　攻下逐瘀。治跌打损伤，瘀血停滞，或下腹蓄瘀，疼痛拒按，瘀热发狂等证。

【制用法】　水煎服。

桂枝汤

【组成】　一方：桂枝（去皮）9g　芍药9g　炙甘草6g　生姜9g　大枣4枚（《伤寒论》）

二方：桂枝　赤芍　枳壳　香附　陈皮　红花　生地　归尾　元胡　防风　独活各等分（《伤科补要》）

【功效与适应证】　祛风胜湿，和营止痛。用于失枕、上肢损伤、风寒湿侵袭经络作痛等证。

【制用法】　一方：水煎服；二方：童便、陈酒煎服。

桂麝散（《药蔹启秘》）

【组成】　麻黄　细辛各15g　肉桂　丁香各30g　皂角9g　生半夏　天南星各24g　麝香1.8g　冰片1.2g

【功效与适应证】　温化痰湿，消肿止痛。治疮疡阴证未溃者。

【制用法】　共研细末，外敷患处。

逍遥散（《太平惠民和剂局方》）

【组成】　柴胡（去苗）　当归（去苗，锉，微炒）　白芍　白术　茯苓（去皮）各30g　炙甘草15g

【功效与适应证】　疏肝解郁，健脾益血。治伤后肝气郁结，肝气犯胃，脾虚血虚，胸胁作痛，头痛目眩，口燥咽干，神疲食少，或寒热往来。

【制用法】　共研细末，每服6～9g，生姜、薄荷少许煎汤冲服，每日3次；或水煎服，用量按原方比例酌减。

柴胡疏肝散（《证治准绳》引《医学统旨》方）

【组成】　柴胡　陈皮（醋炒）各6g　川芎　香附　枳壳（麸炒）　芍药各4.5g　炙甘草1.5g

【功效与适应证】　疏肝理气止痛。治胸胁损伤。

【制用法】　按病情拟定药量，并酌情加减，煎服。

健步虎潜丸（《伤科补要》）

【组成】　龟胶（蛤粉炒成珠）　鹿角胶（蛤粉炒成珠）　虎胫骨（狗骨代，酥油炙）　何首乌（黑豆拌，蒸、晒各9次）　川牛膝（酒洗焙干）　杜仲（姜汁炒断丝）　锁阳　威灵仙（酒洗）　当归（酒洗晒干）各60g　黄柏（酒洗晒干，盐水拌酒炒）　人参（去芦）　羌活　白芍（微炒）　白术各30g　熟地60g　大川附子45g

【功效与适应证】　补气血，壮筋骨。治跌打损伤，血虚气弱，筋骨痿软无力，步履艰难。

【制用法】　共为细末，炼蜜为丸如绿豆大。每服9g，空腹淡盐水送下，每日2～3次。

健脾养胃汤（《伤科补要》）

【组成】　党参　黄芪　淮山药各15g　归身12g　白术　云苓　白芍　泽泻各10g　小茴香6g　陈皮

5g。

【功效与适应证】　调理脾胃。治伤损后脾胃功能失调者。

【制用法】　水煎服。

益气聪明汤（《东垣试效方》）

【组成】　人参　黄芪各4g　升麻22.5g　葛根9g　蔓荆子　白芍　黄柏（酒炒）各3g　甘草1.5g

【功效与适应证】　益气升阳，聪耳明目。主治眩晕、白内障、耳鸣或多年目暗、视物不能。

【制用法】　为粗末，每服12g，水煎服。或作汤剂，按原方比例酌定剂量。

透脓散（《外科正宗》）

【组成】　生黄芪12g　穿山甲片（炒）3g　川芎9g　当归6g　皂角刺5g

【功效与适应证】　托毒排脓。治痈疽诸毒，脓已成，不易外溃，或因气血虚弱不能化毒成脓者。

【制用法】　共为末，开水冲服。亦可水煎服。

润肠丸（《正体类要》）

【组成】　麻子仁30g　煨大黄　归尾　羌活　桃仁　皂角刺　秦艽各15g

【功效与适应证】　清热，润肠，通便。治损伤血结便秘。

【制用法】　共为细末，炼蜜为丸，如梧桐子大，每服30~50丸，温开水送服，每日2~3次。

消肿活血汤（《简明正骨》）

【组成】　苏木　羌活　灵仙各9g　红花　没药　乳香各6g　丹参　五加皮各15g

【功效与适应证】　行气活血，消肿止痛。治损伤中期。

【制用法】　水煎洗患处。

消毒定痛散（《医宗金鉴》）

【组成】　炒无名异　炒木耳　大黄各15g

【功效与适应证】　泻火，解毒，定痛。治跌仆损伤。

【制用法】　共研细末，蜜水调敷患处。

海桐皮汤（《医宗金鉴》）

【组成】　海桐皮　透骨草　乳香　没药各6g　酒当归5g　川椒9g　川芎　红花各3g　威灵仙　白芷　甘草　防风2.4g

【功效与适应证】　活络止痛。治跌打损伤疼痛。

【制用法】　共为细末，布袋装，煎水熏洗患处。亦可内服。

宽筋散（《伤科补要》）

【组成】　羌活　防风　续断各30g　桂枝12g　当归45g　白芍30g　甘草12g

【功效与适应证】　舒筋止痛。治损伤后期筋肉拘痛。

【制用法】　共为末，每服30g，陈酒送下，每日3次。

通关散（《丹溪心法附余》）

【组成】　猪牙皂　细辛各3g

【功效与适应证】　通关开窍。治中恶客忤或痰厥所致猝然口噤气塞、人事不省、牙关紧闭、痰涎壅盛，属闭证、实证者。

【制用法】　研极细末，和匀，吹少许入鼻中取嚏。

通窍活血汤（《医林改错》）

【组成】　赤芍　川芎各3g　桃仁（研泥）　红花各9g　老葱（切碎）3根　鲜姜（切碎）9g　红枣（去核）7个　麝香（绢包）0.16g

【功效与适应证】　活血通窍。用于头面等上部出血，或颅、脑损伤瘀血，或头部损伤后头晕、头痛，或脑震荡等。

【制用法】 将前7味加入黄酒250g，煎一盅，去渣，将麝香入酒内，再煎二沸，临卧服。

十一画

黄土汤 （《金匮要略》）

【组成】 甘草 干地黄 白术 附子（炮） 阿胶 黄芩各9g 灶心黄土30g

【功效与适应证】 温阳健脾，养血止血。治阳虚便血，或吐血、衄血，四肢不温，面色萎黄，舌淡，脉沉细无力。

【制用法】 水煎服。

黄连解毒汤 （《外台秘要》引崔氏方）

【组成】 黄连9g 黄芩 黄柏各6g 栀子9g

【功效与适应证】 泻火解毒。治创伤感染、附骨痈疽等。

【制用法】 按病情拟定药量，水煎，1日分2~3次服。

接骨丹 （《种福堂公选良方》，又名十宝散）

【组成】 冰片 麝香各0.36g 朱砂 净乳香各3.6g 红花 雄黄各12g 血竭4.8g 儿茶0.72g 当归尾30g 净没药4.2g

【功效与适应证】 活血止痛接骨。用于跌打损伤，筋断骨折。

【制用法】 共为细末，已破者干掺，未破者调敷，昏迷者冲服。

接骨散 （《丹溪心法》）

【组成】 没药 乳香各15g 自然铜（煅淬）30g 滑石60g 龙骨 赤石脂各9g 麝香（另研）一字

【功效与适应证】 和营定痛，接骨续筋。主治骨折疼痛。

【制用法】 为末，好醋浸没，煮干、炒燥，临卧时以麝香少许留舌上，温酒送药末。若骨已接、尚痛，去龙骨、赤石脂。

接骨紫金丹 （《杂病源流犀烛》）

【组成】 土鳖虫 乳香 没药 自然铜 骨碎补 大黄 血竭 硼砂 当归各等量

【功效与适应证】 祛瘀、续骨、止痛。治损伤骨折，瘀血内停者。

【制用法】 共研细末，每服3~6g，开水或少量酒送服。

银翘散 （《温病条辨》）

【组成】 银花 连翘各30g 苦桔梗 薄荷各18g 竹叶12g 生甘草15g 芥穗12g 淡豆豉15g 牛蒡子18g

【功效与适应证】 疏风清热解毒。治邪毒感染初期发热。

【制用法】 杵为散，每服18g，鲜苇根煎汤，香气大出，即取服，勿过煎。

清上瘀血汤 （《证治准绳》）

【组成】 羌活 独活 桔梗 苏木 大黄 连翘 枳壳 当归 栀子 黄芩 川芎 桃仁 红花 赤芍 甘草 生地

【功效与适应证】 活血祛瘀，祛风解毒。治膈上损伤后吐血、咯血、痰中带血。

【制用法】 据病情酌定剂量，水煎，加烧酒或童便和服。

清营汤 （《温病条辨》）

【组成】 犀角（水牛角代）30g 生地黄15g 元参9g 竹叶心3g 麦冬9g 丹参6g 黄连4.5g 银花9g 连翘（连心用）6g

【功效与适应证】 清营透热，养阴解毒。治创伤或骨关节感染后，温热之邪入营内陷，症见高热烦渴，谵语发癫，舌绛而干者。

【制用法】　水煎服。

清骨散（《证治准绳》）

【组成】　银柴胡 4.5g　胡黄连　秦艽　鳖甲（醋炙）　地骨皮　青蒿　知母各 3g　甘草 2g

【功效与适应证】　养阴清热。治流痰溃久，骨蒸潮热者。

【制用法】　水煎服，日 1 剂，日服 3 次。

清瘟败毒饮（《疫疹一得》）

【组成】　生石膏（先煎）36g　生地黄 12g　犀角（水牛角代）120g　川黄连 6g　栀子 6g　桔梗 6g　黄芩 10g　知母 10g　赤芍 10g　玄参 10g　连翘 12g　甘草 30g　丹皮 6g　鲜竹叶 12g

【功效与适应证】　清热解毒，凉血止血。治疔疮走黄，痈毒内陷，阳毒炽盛，症见寒战壮热，烦躁口渴，昏狂谵语，或吐血、衄血、皮肤发斑。

【制用法】　水煎服，日 1 ~ 2 剂。

清气化痰丸（《医方考》）

【组成】　瓜蒌仁　黄芩　茯苓　枳实　杏仁　陈皮各 30g　胆南星　半夏各 45g

【功效与适应证】　清热化痰，下气止咳。治痰火内结，咳嗽痰黄，黏稠难咯，胸膈痞满。

【制用法】　共研细末，用姜汁为丸，每服 6 ~ 9g，温开水送下。或依病情酌量，水煎服。

麻子仁丸（《伤寒论》）

【组成】　麻子仁 500g　芍药 250g　枳实 250g　大黄 500g　厚朴 250g　杏仁 250g

【功效与适应证】　润肠泄热，行气通便。主治大便干结，小便频数。

【制用法】　共研细末，炼蜜为丸，每次 9g，每日 1 ~ 2 次，温开水送服。亦可水煎服，用量按原方比例酌减。

麻桂温经汤（《伤科补要》）

【组成】　麻黄　桂枝　红花　白芷　细辛　桃仁　赤芍　甘草

【功效与适应证】·　通经活络去瘀。治损伤之后风寒客注而痹痛。

【制用法】　按病情确定剂量，水煎服。

羚角钩藤汤（《通俗伤寒论》）

【组成】　羚羊角（先煎）4.5g　霜桑叶 6g　京川贝（去心）12g　鲜生地 15g　双钩藤（后下）9g　滁菊花 10g　茯神木 9g　生白芍 9g　淡竹茹 15g　生甘草 2.4g

【功效与适应证】　凉肝熄风，增液舒筋。治感染或头部内伤而高热动风者。

【制用法】　水煎服。

鹿角胶丸（《医学正传》）

【组成】　鹿角胶 500g　鹿角霜　熟地各 250g　牛膝　茯苓　菟丝子　人参各 90g　当归 120g　白术　杜仲各 60g　虎胫骨（狗骨代）　炙龟板各 30g

【功效与适应证】　扶正固本。治腰痛，腿膝酸软，食欲不振，气短神疲，足跟疼痛，舌淡红，脉沉细无力。

【制用法】　蜜丸，每次服 9g，日 2 次。又可作汤剂，剂量酌减，日 1 剂，日服 3 次。

十二画

散瘀和伤汤（《医宗金鉴》）

【组成】　番木鳖（油炸）　红花　生半夏各 15g　骨碎补　甘草各 9g　葱须 30g

【功效与适应证】　活血祛瘀止痛。治软组织损伤瘀肿疼痛及骨折关节脱位后期，筋络挛痛。

【制用法】　用水煎药，沸后，入醋60g再煎5～10分钟，熏洗患处，每日3～4次，每次熏洗都把药液煎沸后用。

葛根汤（《伤寒论》）

【组成】　葛根12g　麻黄（去节）9g　桂枝（去皮）6g　生姜（切片）9g　甘草6g　白芍6g　大枣3枚

【功效与适应证】　解肌散寒。治颈部扭伤兼有风寒乘袭者。

【制用法】　水煎服，煎渣湿热敷颈部。

紫荆皮散（《世医得效方》）

【组成】　紫荆皮　南星　半夏　黄柏　草乌　川乌　当归　川芎　乌药　补骨脂　白芷　刘寄奴　牛膝　桑白皮各等分

【功效与适应证】　消肿止痛，治跌打损伤，伤处浮肿，及一切肿痛未破者。

【制用法】　共研细末，调敷。

紫雪丹（《太平惠民和剂局方》）

【组成】　石膏　寒水石　滑石　磁石　玄参　升麻　炙甘草　朴硝　硝石　丁香　朱砂　木香　麝香　犀角（水牛角代）　羚羊角　黄金　沉香

【功效与适应证】　清热解毒，宣窍镇痉。治高热烦躁，神昏谵语，发斑发黄，疮疡内陷，疔毒走黄及药物性皮炎等，或颅脑损伤后高热昏迷。

【制用法】　剂量、制法详见《医方集解》，每服1～2g，重证可每次服3g，每日1～3次。

舒筋活血汤（《伤科补要》）

【组成】　羌活6g　防风9g　荆芥6g　独活9g　当归12g　续断12g　青皮5g　牛膝9g　五加皮9g　杜仲9g　红花6g　枳壳6g

【功效与适应证】　舒筋活络。治软组织损伤及骨折脱位后期筋肉挛缩者。

【制用法】　水煎服。

象皮膏（《伤科补要》）

【组成】　第一组：大黄60g　川芎　当归　生地各30g　红花9g　川连9g　甘草15g　荆芥9g　肉桂9g　白及9g　白蔹6g　冰片3g

第二组：黄占　白占各9g

第三组：地鳖虫30g　血竭15g　象皮15g　龙骨9g　海螵蛸9g　珍珠6g　乳香（去油）15g　没药（去油）15g　人参6g　百草霜适量

【功效与适应证】　活血生肌，接筋续损。治开放性损伤及各种溃疡腐肉已去，且已控制感染，无明显脓性分泌物，期待其生长进而愈合者。

【制用法】　第一组药，用麻油熬煎至色枯，去渣取油。入第二组药，炼制成膏，以百草霜调节稠度，装瓶备用。第三组药分别为细末，混合后加入膏内搅拌，用时直接摊在敷料上外敷。近年来，有把药物分别为末后混合，用凡士林调煮，制成象皮膏油纱，外敷用。

普济消毒饮（李东垣方，录自《医方集解》）

【组成】　黄芩（酒炒）　黄连（酒炒）各15g　陈皮（去白）　甘草（生用）　玄参　柴胡　桔梗各6g　连翘　板蓝根　马勃　牛蒡子　薄荷各3g　僵蚕　升麻各2g

【功效与适应证】　清热解毒，疏风散邪。治大头瘟恶寒发热，头面红肿，目不能开，咽喉不利，舌燥口渴，脉浮数有力者。

【制用法】　水煎服。

温胆汤（《三因极一病证方论》）

【组成】　半夏（汤洗 7 次）　竹茹　枳实（麸炒，去瓤）各 60g　橘皮 90g　炙甘草 30g　白茯苓 45g

【功效与适应证】　理气化痰，清胆和胃。治胆胃不和，痰热内扰证。

【制用法】　锉为散，每服 12g，加生姜 5 片，大枣 1 枚，食前服。水煎服，用量按原方比例酌减。

疏风养血汤（《伤科补要》）

【组成】　荆芥 9g　羌活 6g　防风 6g　川芎 12g　花粉 12g　白芍 9g　秦艽 9g　薄荷 4g　红花 6g　当归 12g

【功效与适应证】　养血祛风，治损伤后复感风寒者。

【制用法】　水煎服。

犀角地黄汤（《小品方》录自《外台秘要》）

【组成】　犀角（水牛角代）30g　生地黄 24g　赤芍 12g　丹皮 9g

【功效与适应证】　清热凉血解毒。治热入血分，疮疡热毒内攻，表现为吐血、衄血、便血、皮肤瘀斑、高热神昏谵语、烦躁等症。

【制用法】　水煎服。水牛角锉末冲，或磨汁和服。

十三画以上

增液汤（《温病条辨》）

【组成】　玄参 30g　麦冬（连心）24g　生地黄 24g

【功效与适应证】　增液润燥。治损伤后津液耗损，口干咽燥，大便秘结，或习惯性肠燥便秘。

【制用法】　水煎服。

增液承气汤（《温病条辨》）

【组成】　玄参 30g　麦冬（连心）24g　生地 24g　大黄 9g　芒硝 4.5g

【功效与适应证】　增液通便。治气伤津少，大便硬结不通。

【制用法】　水煎服。

膈下逐瘀汤（《医林改错》）

【组成】　五灵脂（炒）6g　当归 9g　川芎 6g　桃仁（研泥）9g　丹皮　赤芍　乌药各 6g　延胡索 3g　甘草 9g　香附 4.5g　红花 9g　枳壳 4.5g

【功效与适应证】　活血祛瘀，行气止痛。治腹部损伤，蓄瘀疼痛。

【制用法】　水煎服。

熨风散（《外科精义》引《玉于子中箱集》）

【组成】　羌活　防风　白芷　当归　细辛　芫花　白芍　吴茱萸　官桂各等量

【功效与适应证】　温经散寒，祛风止痛。治流痰、附骨疽及风寒湿痹证所致的筋骨疼痛。

【制用法】　共研细末，每次取适量药末与适量连须赤皮葱捣烂混合，醋炒热，布包，热熨患处。

镇肝熄风汤（《医学衷中参西录》）

【组成】　怀牛膝 30g　生赭石（轧细）30g　生龙骨（捣碎）15g　生牡蛎（捣碎）15g　生龟板（捣碎）15g　生杭芍 15g　玄参 15g　天冬 15g　川楝子（捣碎）6g　生麦芽 6g　茵陈 6g　甘草 4.5g

【功效与适应证】　镇肝熄风。治头部内伤后遗头晕头痛、目胀耳鸣等。

【制用法】　水煎服。

黎洞丸（《伤科补要》）

【组成】　牛黄　冰片　麝香各 7.5g　阿魏　雄黄各 30g　大黄　儿茶　三七　天竺黄　瓜儿血竭　乳香　没药（去油）　藤黄（隔汤煮十数滚，去浮沫，用山羊血 15g 拌晒。如无山羊血，以子羊血代之）各 60g

【功效与适应证】 祛瘀生新。治跌打损伤，瘀阻气滞，剧烈疼痛，或瘀血内攻，不省人事，及无名肿毒等证。

【制用法】 共研细末，将藤黄化开为丸如芡实大，焙干，稍加白蜜，外用蜡皮固封。每次服1丸，开水或酒送服。外用时，用茶卤磨涂。

橘术四物汤 (《证治准绳》)

【组成】 当归　川芎　白芍　生地　陈皮　白术　桃仁　红花

【功效与适应证】 活血散瘀，行气止痛。治跌打损伤，瘀血作痛。

【制用法】 据病情酌定剂量，水煎服。

蠲痹汤 (《杨氏家藏方》)

【组成】 酒当归　羌活　姜黄　黄芪（蜜炙）　白芍　防风各45g　炙甘草15g

【功效与适应证】 行气活血，祛风除湿。治损伤后风寒乘虚入络者。

【制用法】 剂量按原方比例酌减，加生姜5片，水煎服。